国家卫生健康委员会住院医师规范化培训规划教材

妇产科学

Obstetrics and Gynecology

第 2 版

主　审　郎景和

主　编　杨慧霞　狄　文　朱　兰

副主编　王建六　赵　霞　漆洪波

　　　　薛凤霞　陈敦金　曹云霞

人民卫生出版社

·北　京·

版权所有，侵权必究！

图书在版编目（CIP）数据

妇产科学 / 杨慧霞，狄文，朱兰主编 . —2 版 . —
北京：人民卫生出版社，2021.1（2024.3 重印）
国家卫生健康委员会住院医师规范化培训规划教材
ISBN 978-7-117-30416-0

Ⅰ. ①妇…　Ⅱ. ①杨…②狄…③朱…　Ⅲ. ①妇产科
学 —职业培训 —教材　Ⅳ. ①R71

中国版本图书馆 CIP 数据核字（2020）第 166508 号

人卫智网　**www.ipmph.com**	医学教育、学术、考试、健康， 购书智慧智能综合服务平台	
人卫官网　**www.pmph.com**	人卫官方资讯发布平台	

妇产科学
Fuchankexue
第 2 版

主　　编：杨慧霞　狄　文　朱　兰
出版发行：人民卫生出版社（中继线 010-59780011）
地　　址：北京市朝阳区潘家园南里 19 号
邮　　编：100021
E - mail：pmph @ pmph.com
购书热线：010-59787592　010-59787584　010-65264830
印　　刷：三河市潮河印业有限公司
经　　销：新华书店
开　　本：850×1168　1/16　印张：34
字　　数：1151 千字
版　　次：2016 年 2 月第 1 版　　2021 年 1 月第 2 版
印　　次：2024 年 3 月第 4 次印刷
标准书号：ISBN 978-7-117-30416-0
定　　价：110.00 元

打击盗版举报电话：**010-59787491**　E-mail：**WQ @ pmph.com**
质量问题联系电话：**010-59787234**　E-mail：**zhiliang @ pmph.com**

编 者 名 单
（按姓氏笔画排序）

编　委

丁依玲	中南大学湘雅二医院
马彩虹	北京大学第三医院
王子莲	中山大学附属第一医院
王世宣	华中科技大学同济医学院附属同济医院
王志坚	南方医科大学南方医院
王沂峰	南方医科大学珠江医院
王建六	北京大学人民医院
王谢桐	山东大学附属省立医院
朱　兰	中国医学科学院北京协和医院
华克勤	复旦大学附属妇产科医院
刘彩霞	中国医科大学附属盛京医院
杨冬梓	中山大学孙逸仙纪念医院
杨慧霞	北京大学第一医院
狄　文	上海交通大学医学院附属仁济医院
邹　丽	华中科技大学同济医学院附属协和医院

张　龑	北京大学第三医院
张震宇	首都医科大学附属北京朝阳医院
陈敦金	广州医科大学附属第三医院
郑勤田	广州市妇女儿童医疗中心
赵　霞	四川大学华西第二医院
赵先兰	郑州大学第一附属医院
赵爱民	上海交通大学医学院附属仁济医院
胡娅莉	南京大学医学院附属鼓楼医院
徐　阳	北京大学第一医院
徐丛剑	复旦大学附属妇产科医院
曹云霞	安徽医科大学第一附属医院
崔保霞	山东大学齐鲁医院
谢　幸	浙江大学医学院附属妇产科医院
漆洪波	重庆医科大学附属第一医院
滕银成	上海交通大学附属第六人民医院
薛凤霞	天津医科大学总医院

编写秘书

朱毓纯	北京大学第一医院
季　芳	上海交通大学医学院附属仁济医院
曹　杨	中国医学科学院北京协和医院

出 版 说 明

　　为配合 2013 年 12 月 31 日国家卫生计生委等 7 部门颁布的《关于建立住院医师规范化培训制度的指导意见》，人民卫生出版社推出了住院医师规范化培训规划教材第 1 版，在建立院校教育、毕业后教育、继续教育三阶段有机衔接的具有中国特色的标准化、规范化临床医学人才培养体系中起到了重要作用。在全国各住院医师规范化培训基地四年多的使用期间，人民卫生出版社对教材使用情况开展了深入调研，全面征求基地带教老师和学员的意见与建议，有针对性地进行了研究与论证，并在此基础上全面启动第二轮修订。

　　第二轮教材依然秉承以下编写原则。①坚持"三个对接"：与 5 年制的院校教育对接，与执业医师考试和住培考核对接，与专科医师培养与准入对接；②强调"三个转化"：在院校教育强调"三基"的基础上，本阶段强调把基本理论转化为临床实践、基本知识转化为临床思维、基本技能转化为临床能力；③培养"三种素质"：职业素质、人文素质、综合素质；④实现"三医目标"：即医病、医身、医心；不仅要诊治单个疾病，而且要关注患者整体，更要关爱患者心理。最终全面提升我国住院医师"六大核心能力"，即职业素养、知识技能、患者照护、沟通合作、教学科研和终身学习的能力。

　　本轮教材的修订和编写特点如下：

　　1. 本轮教材共 46 种，包含临床学科的 26 个专业，并且经评审委员会审核，新增公共课程、交叉学科以及紧缺专业教材 6 种：模拟医学、老年医学、临床思维、睡眠医学、叙事医学及智能医学。各专业教材围绕国家卫生健康委员会颁布的《住院医师规范化培训内容与标准（试行）》及住院医师规范化培训结业考核大纲，充分考虑各学科内亚专科的培训特点，能够符合不同地区、不同层次的培训需求。

　　2. 强调"规范化"和"普适性"，实现培训过程与内容的统一标准和规范化。其中临床流程、思维与诊治均按照各学科临床诊疗指南、临床路径、专家共识及编写专家组一致认可的诊疗规范进行编写。在编写过程中反复征集带教老师和学员意见并不断完善，实现"从临床中来，到临床中去"。

　　3. 本轮教材不同于本科院校教材的传统模式，注重体现基于问题的学习（PBL）和基于案例的学习（CBL）的教学方法，符合毕业后教育特点，并为下一阶段专科医师培养打下坚实的基础。

　　4. 充分发挥富媒体的优势，配以数字内容，包括手术操作视频、住培实践考核模拟、病例拓展、习题等。通过随文或章节二维码形式与纸质内容紧密结合，打造优质适用的融合教材。

　　本轮教材是在全面实施以"5+3"为主体的临床医学人才培养体系，深化医学教育改革，培养和建设一支适应人民群众健康保障需要的临床医师队伍的背景下组织编写的，希望全国各住院医师规范化培训基地和广大师生在使用过程中提供宝贵意见。

融合教材使用说明

本套教材以融合教材形式出版,即融合纸书内容与数字服务的教材,读者阅读纸书的同时可以通过扫描书中二维码阅读线上数字内容。

如何获取本书配套数字服务?

第一步:安装 APP 并登录	第二步:扫描封底二维码	第三步:输入激活码,获取服务

扫描下方二维码,下载安装"人卫图书增值"APP,注册或使用已有人卫账号登录

使用 APP 中"扫码"功能,扫描教材封底圆标二维码

刮开书后圆标二维码下方灰色涂层,获得激活码,输入即可获取服务

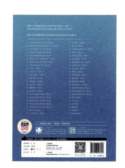

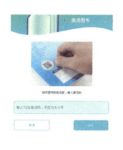

配 套 资 源

➤ **配套精选习题集:《妇产科分册》** 主编:王建六　王建东
➤ **电子书:《妇产科学》**(第 2 版) 下载"人卫 APP",搜索本书,购买后即可在 APP 中畅享阅读。
➤ **住院医师规范化培训题库** 中国医学教育题库——住院医师规范化培训题库以本套教材为蓝本,以住院医师规范化培训结业理论考核大纲为依据,知识点覆盖全面、试题优质。平台功能强大、使用便捷,服务于住培教学及测评,可有效提高基地考核管理效率。题库网址:tk.ipmph.com。

主 编 简 介

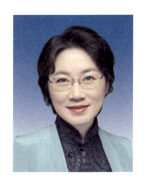

杨慧霞

教授、主任医师、博士生导师,北京大学第一医院妇产科主任,北京大学妇产科学系副主任。享受国务院政府特殊津贴专家。获"全国优秀科技工作者""中国十大妇产医师""北京百名领军人才"等称号。

任中华医学会妇产科学分会副主任委员、中华医学会围产医学分会第七届主任委员、妇幼健康研究会副会长、中华预防医学会生命早期发育与疾病防控专业委员会主任委员、中国医师协会妇产科医师分会常务委员兼母胎医学专业委员会副主任委员;国际妇产科学联盟(FIGO)母胎医学专家组专家、国际健康与疾病发育起源(DOHaD)学会理事成员、世界卫生组织(WHO)妊娠期糖尿病诊断标准专家组专家、FIGO"关于青少年及育龄女性妊娠前和妊娠营养"区域特使等。

任《中华围产医学杂志》总编辑,*Maternal-Fetal Medicine* 杂志共同主编,《中华妇产科杂志》《中华产科急救电子杂志》《中国医刊》等杂志副总编辑。承担多项国际、国家及北京市等基金,发表中、英文专业论文 600 余篇。主编及主译 20 余部专业书籍。荣获中华医学科学技术二等奖及妇幼健康科学技术一等奖等多项奖励。

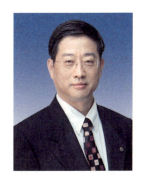

狄 文

教授,主任医师,博士生导师。1984 年毕业于上海医科大学(现为复旦大学医学院),获医学学士学位。1992 年毕业于上海第二医科大学(现为上海交通大学医学院),获医学博士学位。1995 年至 1998 年在美国密歇根大学(University of Michigan)医学中心从事博士后研究。

现任上海交通大学医学院附属仁济医院副院长、妇产科主任,上海市妇科肿瘤重点实验室主任,中华医学会妇产科学分会副主任委员,中国医师协会妇产科医师分会副会长。

《中华妇产科杂志》副总编辑,《中国实用妇科与产科杂志》《上海医学》副主编及多个杂志的编委。发表 SCI 论文 110 余篇。主编、参编专著 50 余部。以第一完成人获教育部科学技术进步二等奖、上海医学科技奖一等奖。

主 编 简 介

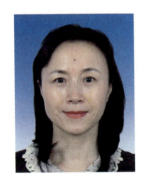

朱 兰

教授,主任医师,博士生导师,中国医学科学院北京协和医院妇产科学系主任、普通妇科中心主任。

中华医学会妇产科学分会候任主任委员,中国医师协会妇产科医师分会常委兼总干事,中国预防医学会盆底功能障碍防治专业委员会主任委员,中华医学会妇产科学分会妇科盆底学组组长。

卫生部有突出贡献中青年专家,国家自然科学基金评审专家,"新世纪百千万人才工程国家级人选",全国"三八"红旗手,享受国务院政府特殊津贴专家,第九届中国青年科技奖和中国第二届女医师协会五洲女子科技奖获得者。获国家科学技术进步奖多次。《中华妇产科杂志》副主编、《中国计划生育与妇产科》主编、妇产科核心期刊《实用妇产科杂志》与《中国实用妇科与产科杂志》副主编、*International Urogynecology Journal* 编委。

主持国家行业基金、国家自然科学基金、国家及部级科研课题等多项。以第一作者在国内、外核心专业刊物上发表论文数百篇,以通信作者及第一作者发表 SCI 文章 150 余篇。主编及主译《女性盆底学》等多部著作,获专利 12 项。

副主编简介

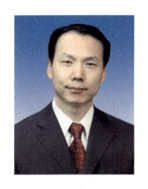

王建六

教授,博士生导师,北京大学人民医院教学副院长,党委委员,妇产科教研室主任。

现任中华医学会妇产科学分会常委,中华医学会妇科肿瘤学分会常委,中国研究型医院学会妇产科学专业委员会主任委员,中国整形美容协会女性生殖整复分会会长,北京医学会妇产科学分会主任委员,*Gynecologic Oncology*、*Journal of Gynecologic Oncology* 等国际期刊编委,《中华妇产科杂志》等多个期刊常务编委。

承担国家级及省部级课题 28 项,发表论文 300 余篇,获省部级科技成果 11 项,共主编、主译专著 18 部。

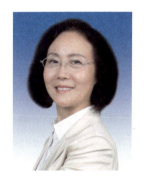

赵 霞

教授,主任医师、博士生导师,四川大学华西第二医院妇产科主任,享受国务院政府特殊津贴专家,全国百篇优秀博士论文指导教师,教育部自然科学奖一等奖获得者,中华医学会妇科肿瘤学分会常委,《实用妇产科杂志》主编,*Human Gene Therapy* 编委、*Gynecology and Pelvic Medicine* 主编,连任十一到十三届四川省人大代表。

从事妇产科临床工作 30 余年,侧重于妇科及妇科肿瘤,结合妇科疾病及妇科肿瘤临床需求进行了一系列的研究,并获得了国家"863""973"及国家自然科学基金项目资助。研究论文在 SCI 收录的国际著名杂志上发表,并在国际妇科肿瘤大会会议交流,共 200 余篇。

副主编简介

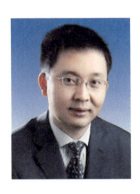

漆洪波

教授,博士生导师,现任重庆医科大学附属第一医院妇产科主任。中华医学会围产医学分会副主任委员、"新世纪百千万人才工程"国家级人选、国家卫生健康突出贡献中青年专家。

从事医疗教学科研工作 20 余年,主要研究方向为母胎医学。主持国家重点研发计划、国家自然科学基金重点项目 20 多项,发表论文 320 余篇(SCI 70 余篇)。

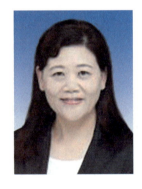

薛凤霞

教授,主任医师,博士生导师,享受国务院政府特殊津贴专家。现任天津医科大学总医院妇产科主任,中华医学会妇产科学分会常委,中国医师协会妇产科医师分会常委,中国优生科学协会副会长,中国优生科学协会生殖道疾病诊治分会主任委员,《中华妇产科杂志》等多种核心期刊编委。

从事本科生、硕士生、博士生及国际学院留学生的妇产科教学工作 30 余年,主要研究方向为妇科肿瘤及女性生殖道感染。主持国家自然科学基金项目 6 项,教育部及天津市科委课题多项;发表中英文论著 200 余篇;相关科研成果获中华医学科学技术一等奖 1 项,华夏医学科技奖二等奖 1 项。

副主编简介

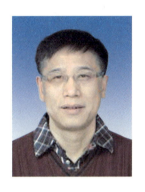

陈敦金

教授，博士生导师，享受国务院政府特殊津贴专家。现任广州妇产科研究所所长、广州重症孕产妇救治中心主任、广州医科大学妇产科学系主任、广东省产科临床质量控制中心主任、广东省母胎医学工程技术研究中心主任。

中国医师协会妇产科医师分会常委，兼任中国医师协会妇产科分会母胎医师专业委员会主任委员、世界华人医师协会妇产科分会母胎医师专业委员会主任委员；中华医学会围产医学分会常委，兼任中华医学会围产医学分会重症学组常务副组长。

《中华产科急救电子杂志》总编辑、*Maternal-Fetal Medicine* 副主编、《中国实用妇科与产科杂志》副主编、《中国妇产科临床杂志》副主编、《中国生育健康杂志》副主编、《中华妇产科杂志》编委、《实用妇产科杂志》常务编委、*Reproductive Sciences*、*Chinese Medical Journal*、*OB/GY Investigation*、*Scientific Reports* 特约审稿专家。

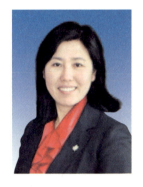

曹云霞

教授，主任医师，博士生导师，享受国务院政府特殊津贴专家。安徽医科大学校长，安徽医科大学妇产科学系主任。国家卫生健康委配子及生殖道异常研究重点实验室主任，出生人口健康教育部重点实验室副主任。

妇幼健康研究会副会长，中国医师协会生殖医学专业委员会副主任委员，中国医师协会医学遗传医师分会副会长。卫生部有突出贡献中青年专家，全国优秀科技工作者。

主持包括国家重大科技专项、国家自然科学基金项目在内的国家级和省级课题 40 余项，2014 中国科学十大进展获得者。研究成果分别在 *Cell*、*Nature Genetics*、*American Journal of Human Genetics* 等杂志发表。先后获得省科学技术进步奖一等奖 2 项、二等奖 3 项、中国妇幼健康科技奖一、二等奖各 1 项，发表 SCI 论文 100 余篇。

序

国家卫生健康委员会住院医师规范化培训规划教材《妇产科学》(第2版)出版了,有发展、有新意,值得推荐!

一、住培期间的主要任务

可以一言以蔽之:临床实践。住培医师完成了大学本科的学习课程,或者经历了研究生的科研训练,进入临床做医生,是从根本上改变"角色",或者真正要开始当大夫了。

这个转化和改变,是一种"蜕变"!在某种意义上从"学"到"做",把从课本上和实验室里学的知识转化为临床技能,从学习生理、病理、实验、解剖等单个学科到面对有思想、感情、意愿、要求及家庭、社会背景的人。

这不是表演舞台,而是现实。

"实践第一"对于医学是不变的真理。无论何时何地,无论科技如何发展,住院医师当然也要参与教学、科研等工作,这些都是以实践为基础的;而实践没有捷径,不可取巧,只能靠脚踏实地工作,日积月累、集腋成裘。

住院医师虽然有了"行医执照",实际却相当于"医学徒",需在主治医生指导下工作。其独立性有限,特别是面对诊疗决定、手术抉择与实施等,均需上级医师的指令。目前,国外仍将住院医师列入"training period(训练时期)",直到成为主治医师方可"挂牌开业"。

二、妇产科学的各个亚专业都很重要

妇产科学虽然属于二级学科,但其内容广泛而深入,又有许多分类或亚学科,即产科学(亦可再分生理产科学、病理产科学,或者妊娠高血压疾病、遗传咨询与产前诊断等专业,其他亚专业亦可细化)、普通妇科学、妇科肿瘤学、生殖内分泌学、生育调控及妇女保健等。

妇产科学不仅与全身状态及其他学科密切相关,其内在各个亚专业之间的关联更是密不可分,互相作用、互相影响。产科学是妇产科学的基础,内分泌学是妇产科学的内科学、药理学基础,妇科肿瘤学是妇产科学的外科治疗学基础。住院医师需要打好基础,可以有某种爱好或志向,但不可以轻慢和鄙薄其他领域,不可过早地进入一个狭小的领地。"你可以是专家,你可以知道别人不知道的;但不可以别人都知道的,你却不知道。"不要想过早地当专家,当专家的时间多着呢,当专家的道路长着呢。

三、从典型病例到具体掌握

通过典型病例解读疾病诊断与处理是本教材的一个特点,这当然是个很好的教学示范方法,可以使读者学习掌握基本点、关键点。

但是我们必须清楚,教科书上的"典型病例"在临床实践中是"最不典型的"。如宫外孕的闭经、出血、腹痛三大症状,在实际病例中常常是模糊不清的:月经的历史有些"乱",出血只是一点点,或者只是有点下坠感或里急后重。有经验的、敏锐的妇产科医生会发现问题的症结或端倪,考虑和发现宫外孕,甚至早期的、未破裂的宫外孕。

在诊治中，要遵循"规范化、个体化、微创化、人性化"四项基本原则。规范化是原则，是指南、是规矩；个体化是具体问题具体分析、不同病人不同处理。必须将其结合起来。

妇产科学疾病种类繁多，似无章序，但不外乎五大类：畸形、炎症、肿瘤、损伤和功能障碍，我们总可以将其纳入归属，再进而详分种系。妇产科学疾病症状杂乱多变，似难捕捉，但亦可构成血、带、痛、块四大状况，可谓妇产科疾病的风雨观测，以理出头绪，清晰乱象。在不同年龄阶段，妇产科学的疾病和问题会更倾向于某类疾病（或者症状）与年龄构成的"经纬线"，于是就形成了妇产科疾病的"地图"或"年龄谱"。即在何种年龄阶段更容易遭遇何种病患，从最容易发生的问题着想、入手，也是最合情合理的思维方法。当然任何时候都有意外情况，医学、医疗更是没有什么不可能的（Nothing is impossible）。

四、临床思维方法和学习方法

正确的临床思维方法秉承哲学理念。医学和哲学联系密切，甚至同源同归，所谓"哲学始源于医学，医学归隐于哲学"。

思维方法或哲学理念，包括全面的观察和思考，克服主观性和片面性；运动地、发展地看待事物，克服机械性、固定性；辩证地、灵活地分析问题，克服绝对性、僵化性。所以，正确的哲学理念有助于医生发现问题，全面分析问题，合理处理问题。其意义和作用是普遍性的、终身性的。

实践是最好的学习，但并非有了实践就能学习，或有了实践就能学得多、学得好，依然有学习方法的长短优劣。医生要善于积累、善于思考、善于分析、善于总结。养成日间"吃草"，夜余"反刍"的习惯，勤奋读书、勤奋写作，设定目标、坚持不懈。我的《妇科手术笔记》完全是业余时间的医疗手术笔记。《妇产科临床备忘录》是一位3年住院医师的学习日志，是由查房讨论、学习心得、读书摘要等整理编撰而成，有心、用心，堆沙成山。我在书的扉页题词道："不是我们学得少，而是实践得不够；不是我们实践得少，而是思索得不够；不是我们记忆得少，而是忘却得多。"应对这个问题的基本方法就是实践、思索和写作。

五、整合是策略，人文是统帅

近一二十年，医学界的新观念、新词汇接踵而至，层出不穷，从循证医学、转化医学到精准医学、智能医学，对科技发展、理念翻新均有一定促进作用。其根本均在医学本源和哲学内涵之内，均可以"认识论""实践论"及辩证法概括之。

近年，又有"整合医学"悄然崛起，风靡于世。"整合"本身倒是符合哲学理念，特别是针对西医的先天缺陷有良好互补作用。但对于医学而言，最为重要、最怕流失的却是人文理念和人文精神。

人文精神是医学本源和精髓，诊断治疗疾病正是人文关怀的具体过程和体现。离开人文关怀的医疗是冷酷的、没有温度的，是机械的。医院不是加工厂，不是修配厂。永远记住特鲁多的话："有时候是治愈，常常是帮助，总是关怀和慰藉。"

医疗双向，或者医患两厢，都是人，要尊重、信任，要交流、合作，要平等、携手。这其中无论是谁，都不应有金钱傲慢、权力傲慢、地位傲慢和技术傲慢。就连我们最常做的适应证的选择和禁忌证的避免，都同样需要综合考虑疾病和病人，即医者和患者，而不仅是简单的什么病用什么方法治疗。如下图所示：

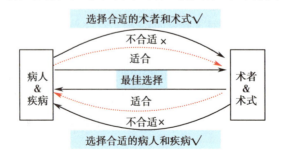

医生是个劳累辛苦、高风险又要终身学习的职业。庄严、神圣，需要仁心仁术。所谓"十年磨一剑"，即要经历艰苦的锻炼：像一块铁石，在火中焦炼，在砧上锤打，在冷水中淬火；再反复发出阵阵白气，是叹息、是呼叫；终于可以百炼成钢！所谓"十年磨一剑"，要历经得艺、得气、得道三阶段，要跋涉知之、为之、乐之三境界。我们不忘初心，砥砺前行！

一个医生要学习的东西很多，哲学、文学、艺术、宗教等，要会做、会说、会写、会读。要"解剖别人"，也要"解剖自己"，前者是诊治手术，后者是修身养性。就从住院医师开始吧！也许这些并没有在教科书中写明，却要深刻记在每个人心中！

主编让我写几句话，竟然拉杂于是。本想提纲挈领地讨论几个问题，抛砖引玉，供编者和读者同道们考虑。如果觉得不够实际有用，就翻过去看后面的教材吧。

谢谢编著者和读者同道！

郎景和

二〇二〇年冬

前　言

2016 年，为配合全国住院医师规范化培训工作的全面开展，人民卫生出版社组织全国的专家编写并出版了本书第 1 版。在使用过程中，本书得到了全国妇产科医师及医学生、研究生的广泛好评，妇产科住院医师几乎人手一本。这说明该书以培养临床思维为理念、以病例分析为引导的编写形式得到了读者的认可和喜爱。

由于临床知识、技术和研究的快速发展，各种疾病的诊疗进展和临床指南也不断更新，为与时俱进，人民卫生出版社组织了《妇产科学》(第 2 版)的修订工作。再版仍由多家国内知名的医学院校妇产科学教授共同编写完成。本书为住院医师进入妇产科临床后的前期轮转培训而编写，上接院校教育，下启专科医师培训。编写主要依据为《住院医师规范化培训内容与标准(试行)》和住院医师规范化培训专业理论考核大纲。

本书秉承第 1 版的编写理念，具有极强的临床实用性，注重住院医师临床思维的培养，力求使刚刚进入临床轮转的妇产科住院医师通过学习书中的典型病例，迅速把握妇产科常见疾病诊治的关键点，高效掌握并解决临床实践中遇到的具体问题，培养住院医师发现问题、分析问题、解决问题的能力，促其形成临床思维、掌握临床技能。本书继续坚持 PBL+CBL 编写模式，以经典病例为导引，根据疾病进展分阶段提供病例资料，再现临床情景。随着问题的提出及解决，将疾病诊疗过程中的临床思路清晰地展示在读者面前。依据规范的临床诊疗实践和流程，将理论点与实践点相结合，并以点带面，帮助住院医师举一反三。本书延续了第 1 版的知识点模块，对病例分析中所涉及的知识核心进行回顾、总结与提高。

在本书编写过程中，编者根据近年来疾病诊治和研究的新进展，进行了内容更新，引入前沿知识；详细梳理了第 1 版的读者反馈，对读者提出的问题进行讨论和修正；更换了有争议和陈旧的病例；紧扣大纲，对第 1 版遗漏的疾病进行了补充。本书的另一大亮点是跟随信息化时代的步伐，增加数字化阅读部分，内容涵盖手术和操作视频、教学查房视频等，更便于临床实践和临床技能的培养；并且贴合住院医师规范化培训考核要求，增加了住院医师多站式考核视频及模拟试题。数字化内容赋予本书功能多样化，增加了实用性。

本教材在编写工作中，得到了郎景和院士的大力支持和帮助，并亲自为本书撰序；同时获得各参编单位的协助，在此一并表示深深的谢意。由于编写时间匆忙，难免有错误和不足之处，敬请批评斧正。

杨慧霞　狄　文　朱　兰

2020 年 12 月

目　录

第一篇

产　科

第一章 产前检查及孕期保健

第一节 产前检查

产前检查(antenatal care)与孕期保健是降低孕产妇死亡和出生缺陷的重要措施。通过对孕妇及胎儿的孕期监护,能够及早发现并治疗妊娠期并发症或合并症,及时发现胎儿异常,结合孕妇及胎儿的具体情况,确定分娩方式,保障母婴安全。著名产科学者 Eastman 曾经指出,在当今时代,通过孕期保健来保障孕产妇生命,这是其他任何手段都无法比拟的。

2011 年,中华医学会《孕前和孕期保健指南(第 1 版)》发布,这是我国制定的适宜我国国情的第一部孕前和孕期保健指南。通过该指南在全国的实施和推广,对规范我国的孕前检查和产前检查方案起到了重要的作用。近年对产前检查的方案又有了新的认识,特别是对产前筛查相关技术的快速发展了解更深入,为此,中华医学会妇产科分会产科学组决定在《孕前和孕期保健指南(第 1 版)》的基础上,参考美国、英国、加拿大和世界卫生组织(World Health Organisation,WHO)等发布的孕前和孕期保健指南,并遵循《中华人民共和国母婴保健法》、国家卫生健康委员会发布的相关管理办法和技术规范,同时也考虑了卫生经济学的要求,制定了《孕前和孕期保健指南(2018)》。主要内容包括:健康教育及指导、常规保健内容、辅助检查项目(分为必查项目和备查项目)。其中必查项目适用于所有的孕妇,有条件的医院或有指征时可开展备查项目。

早孕期检查记录摘要

女性,31 岁,孕 3 产 0(G_3P_0),因"停经 57 天,B 超提示宫内早孕"于 2018 年 2 月 13 日来产科门诊就诊。末次月经时间:2017 年 12 月 18 日,既往月经规则,4~5 天 /28 天,量中,无痛经。5 年前人工流产一次,3 年前孕 28 周早产一次。无腹痛及阴道流血,超声检查提示宫内可见 3.0cm×2.8cm×2.0cm 孕囊,有胚芽及原始心管搏动。有生育要求。

【问题 1】通过病史采集,我们首先获得的临床信息是什么?

思路:该孕妇为育龄期女性,月经周期规律。有明确的停经史,超声检查见胚芽及原始心管搏动,可诊断为宫内早孕。有早产史,为早产高危孕妇。因有生育要求,本次检查为首次产检,目的:①确定孕妇和胎儿的健康状况;②估计和核对孕期或胎龄;③制订产前检查计划。

知识点 1:产前检查的次数与时间

合理的产前检查时间及次数不仅能保证孕期保健的质量,也能节省医疗卫生资源。针对发展中国家无合并症的孕妇,世界卫生组织(2016 年)发布的孕期保健指南将产前检查次数增加到 8 次,分别为:妊娠 <12 周、20 周、26 周、30 周、34 周、36 周、38 周和 40 周。

根据中华医学会《孕前和孕期保健指南(2018)》,推荐的产前检查孕周分别是:妊娠 6~13^{+6} 周,14~19^{+6} 周,20~24 周,25~28 周,29~32 周,33~36 周,37~41 周,共 7~11 次。有高危因素者,酌情增加次数。

【问题 2】早孕期(6~13^{+6} 周)的产前检查包括哪些内容?

应详细询问病史,进行全面的体格检查、产科检查及必要的辅助检查,同时做好健康教育及指导。根据孕妇具体情况,早孕期产前检查可以分为两次进行,包括 6~8 周和 11~13^{+6} 周。如果只进行一次,则推荐 11~13^{+6} 周进行首次产前检查。因为在该孕周范围内能进行胎儿染色体非整倍体异常的早孕期母体血清学筛查和超声测定胎儿颈后透明层厚度(nuchal translucency,NT)。

知识点2:早孕期产前检查——健康教育及指导

①流产的认识和预防;②营养和生活方式的指导(卫生、性生活、运动锻炼、旅行、工作),根据孕前身体质量指数(body mass index,BMI),提出孕期体质量增加建议;③继续补充叶酸0.4~0.8mg/d至孕3个月,有条件者可继续服用含叶酸的复合维生素;④避免接触有毒有害物质(如放射线、高温、铅、汞、苯、砷、农药等),避免密切接触宠物;⑤慎用药物,避免使用可能影响胎儿正常发育的药物;⑥改变不良的生活习惯(如吸烟、酗酒、吸毒等)及生活方式,避免高强度的工作、高噪音环境和家庭暴力;⑦保持心理健康,解除精神压力,预防孕期及产后心理问题的发生。

知识点3:早孕期产前检查——常规保健的内容

①建立孕期保健手册。②仔细询问月经情况,确定孕周,推算预产期。③评估孕期高危因素。孕产史,特别是不良孕产史如流产、早产、死胎、死产史、生殖道手术史,有无胎儿畸形或幼儿智力低下,孕前准备情况,孕妇及配偶家族史和遗传病史。注意有无妊娠合并症,如慢性高血压、心脏病、糖尿病、肝肾疾病、系统性红斑狼疮、血液病、神经和精神疾病等,及时请相关学科会诊,不宜继续妊娠者应告知并及时终止妊娠;高危妊娠并选择继续妊娠者,评估是否转诊。本次妊娠有无阴道出血,有无可能致畸的因素。④全面体格检查,包括心肺听诊,测量血压、体质量,计算BMI;常规妇科检查(孕前3个月未做者);胎心率测定(多普勒听诊,妊娠12周左右)。

知识点4:早孕期产前检查——辅助检查的内容

1. 必查项目　①血常规;②尿常规;③血型(ABO和Rh型);④肝功能;⑤肾功能;⑥空腹血糖;⑦HBsAg筛查;⑧梅毒血清抗体筛查;⑨人免疫缺陷病毒(HIV)筛查;⑩地中海贫血筛查(广东、广西、海南、湖南、湖北、四川、重庆等地);⑪超声检查,在孕早期(妊娠6~8周)行超声检查,以确定是否为宫内妊娠及孕周、胎儿是否存活、胎儿数目、子宫附件情况。

2. 备查项目　①丙型肝炎病毒(HCV)筛查。②抗D滴度检查(Rh阴性者)。③75g口服葡萄糖耐量试验(OGTT)(高危孕妇)。④甲状腺功能检测。⑤血清铁蛋白(血红蛋白水平<110g/L者)。⑥结核菌素(PPD)试验(高危孕妇)。⑦子宫颈细胞学检查(1年内未查者)。⑧子宫颈分泌物检测淋球菌和沙眼衣原体(高危孕妇或有症状者)。⑨细菌性阴道病(BV)的检测(有症状或早产史者)。⑩胎儿染色体非整倍体异常的孕早期(妊娠10~13^{+6}周)母体血清学筛查[妊娠相关血浆蛋白A(PAPP-A)和游离β-人绒毛膜促性腺激素(β-hCG)]。注意事项:空腹;超声检查确定孕周;确定抽血当天的体质量。⑪超声检查:妊娠11~13^{+6}周测量NT;核定孕周;双胎妊娠还需确定绒毛膜性质。NT的测量按照英国胎儿医学基金会标准进行(超声医生需要经过严格的训练并进行质量控制)。高危者,可考虑绒毛活检或羊膜腔穿刺检查。⑫绒毛穿刺取样术(妊娠10~13^{+6}周,主要针对高危孕妇)。⑬心电图检查。

早孕期(妊娠6~8周)检查记录(1)

检查时间:2018年2月13日

产前检查结果:

体格检查:身高163cm,体重58kg,血压106/68mmHg。

妇科检查:外阴(−),阴道畅,宫颈光,子宫前位,饱满,质软,活动,压痛(−),双附件(−)。

超声检查提示宫内可见3.0cm×2.8cm×2.0cm孕囊,有胚芽及原始心管搏动。

目前诊断:宫内早孕(孕 57 天),孕 3 产 0

处理意见:

1. 口服叶酸 0.4~0.8mg/d,有条件者可服用含叶酸 0.4~0.8mg 的复合维生素片,每日一片。

2. 检测血常规、尿常规、血型、梅毒螺旋体、HIV 筛查、肝功能、肾功能、空腹血糖、HBsAg 和地中海贫血筛查。

3. 孕前 8 个月已经进行宫颈细胞学筛查,故可以不做宫颈细胞学筛查。孕前未做甲状腺功能检测,可考虑在早孕期检测血清促甲状腺激素(TSH)。

4. 告知下次的超声检查(妊娠 11~13^{+6} 周) 测量 NT,根据头臀长核定孕周。

5. 告知胎儿染色体非整倍体异常的早孕期母体血清学筛查(妊娠 10~13^{+6} 周)。

6. 如有腹痛或阴道流血,及时就诊。

7. 预约下次产前检查时间 4 周复查(妊娠 12 周)。

早孕期(妊娠 12 周)检查记录(2)

检查时间:2018 年 3 月 12 日

产前检查结果:

体格检查:体重 59kg,血压 114/77mmHg。

专科检查:胎心听诊 148 次/min。无阴道流血,无腹痛等不适。

辅助检查结果:

1. 实验室检查 血红蛋白 102g/L,血小板 124×10^9/L,血清铁蛋白 10.6μg/L;尿常规未见异常;HIV 筛查、梅毒螺旋体和 HBsAg 阴性;地中海贫血筛查(血红蛋白电泳)未见异常;血型 A 型,Rh D 阴性,抗 D 抗体未检出;肝功能和肾功能未见异常;空腹血糖 4.9mmol/L。早孕期母体血清学筛查(12 周):低风险。血清 TSH 正常。心电图示窦性心动过速。同时检查丈夫血型为 B 型,Rh D 阳性。

2. B 超(妊娠 12 周) 头臀长:52mm,NT:1.1mm,最大暗区垂直深度(AFV):31mm;有胎心、胎动(图 1-1)。

目前诊断:①妊娠 12 周,孕 3 产 0;② RhD 阴性血型。

处理意见:

1. 有条件者可继续服用含叶酸 0.4~0.8mg 的复合维生素片,每日一片。

2. 妊娠 15~20 周,行胎儿染色体非整倍体异常的中孕期母体血清学筛查。

3. 预约下次产前检查时间 4 周复查(妊娠 16 周)。

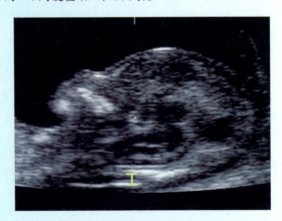

图 1-1 胎儿颈后透明层厚度测量

【问题 3】14~19^{+6} 周产前检查的内容有哪些?

知识点 5：妊娠 14~19⁺⁶ 周的产前检查内容

1. 健康教育及指导　①流产的认识和预防。②妊娠生理知识。③营养和生活方式的指导。④中孕期胎儿染色体非整倍体异常筛查的意义。⑤非贫血孕妇，如血清铁蛋白 <30μg/L，应补充元素铁 60mg/d；诊断明确的缺铁性贫血孕妇，应补充元素铁 100~200mg/d。⑥开始常规补充钙剂 0.6~1.5g/d。

2. 常规保健　①分析首次产前检查的结果。②询问阴道出血、饮食、运动情况。③体格检查，包括血压、体质量，评估孕妇体质量增加是否合理；子宫底高度；胎心率测定。

3. 必查项目　无。

4. 备查项目　①无创产前检测（non-invasive prenatal testing，NIPT），检测孕周为 12~22⁺⁶ 周；②胎儿染色体非整倍体异常的中孕期母体血清学筛查（妊娠 15~20 周，最佳检测孕周为 16~18 周）。注意事项：同早孕期血清学筛查；③羊膜腔穿刺术检查胎儿染色体核型（妊娠 16~22 周）（高危人群）。

妊娠 14~19⁺⁶ 周产前检查记录

时间： 2018 年 4 月 15 日

产前检查结果：

体格检查： 体重 61kg，血压 118/68mmHg。

专科检查： 胎心听诊 142 次 /min。无阴道流血，无腹痛等不适。

辅助检查结果： 中孕期母体血清学筛查（16⁺⁶ 周）：低风险。

目前诊断： ①妊娠 16⁺⁶ 周，孕 3 产 0；②RhD 阴性血型。

处理意见：

1. 有条件者可服用含叶酸 0.4~0.8mg 的复合维生素片，每日一片；开始补充多糖铁复合物 150mg/d；补充钙剂 600mg/d。

2. 预约系统超声检查（妊娠 20~24 周）。

3. 由于孕妇为早产高危，建议阴道超声测定宫颈长度。

4. 预防早产　微粒化黄体酮阴道栓 200mg 或黄体酮阴道凝胶 90mg，每晚一次，从 16 周至 36 周。

5. 复查血常规、尿常规（妊娠 20~24 周）。

6. 预约下次产前检查时间　6 周以后（妊娠 22~23 周）。

【问题 4】20~24 周产前检查的内容有哪些？

知识点 6：妊娠 20~24 周的产前检查内容

1. 健康教育及指导　①早产的认识和预防；②营养和生活方式的指导；③胎儿系统超声筛查的意义。

2. 常规保健　①询问胎动、阴道出血、饮食、运动情况；②体格检查同妊娠 14~19⁺⁶ 周产前检查。

3. 必查项目　①胎儿系统超声筛查（妊娠 20~24 周），筛查胎儿的严重畸形；②血常规；③尿常规。

4. 备查项目　阴道超声测量子宫颈长度，进行早产的预测。

妊娠 20~24 周产前检查记录

时间： 2013 年 5 月 30 日

产前检查结果：

体格检查： 体重 63.5kg，血压 104/69mmHg。

专科检查： 无阴道流血，无宫缩，自觉胎动。宫高 22cm。胎心 132 次 /min。胎先露：头，双下肢无水肿。

辅助检查：

1. 实验室检查　复查血常规：血红蛋白 108g/L，血小板 105×10⁹/L；尿常规未见异常。

2. 系统超声　见宫内单活胎（孕 23⁺² 周），头位，胎盘成熟度 Ⅰ 级（图 1-2）。

产科彩色多普勒超声报告

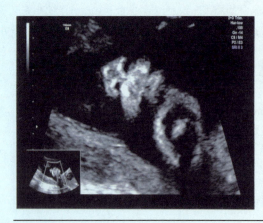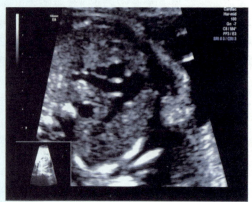

检查所见：

此检查能筛查出胎儿大部分结构异常，但耳部、指趾、生殖器、下消化道等畸形不在筛查范围内。

胎先露：头，双顶径57mm-23w3d，头围215mm-23w4d，

腹围182mm-23w0d，股骨长度41mm-23w3d。估计胎儿体重约575g。

脊柱位置：右侧。NuA：0。

胎盘位置：宫体后壁。成熟度：1级。胎盘厚度26mm，下缘距宫颈内口约39mm。宫颈管长度约33mm。

最大羊水深度55mm。

胎心、胎动有。胎心率142bpm，律齐。

胎儿颅骨呈环形强回声，脑中线居中，小脑横径23mm，小脑延髓池前后径6.5mm，侧脑室后角宽度5.2mm，透明隔宽度3.6mm。胎儿上唇未见明显中断，鼻骨7.2mm，眼内距13mm，眼外距38mm。心脏四腔心切面可显示，左右房室大小基本对称，心脏中央"十字"交叉存在，左右房室瓣启闭运动可见。

腹壁连续，肝、胆囊、胃泡、双肾、膀胱可显示。脊柱双条带状强回声结构平行排列，整齐连续。胎儿左上肢可显示，右上肢可显示，左下肢可显示，右下肢可显示。脐带血管数目正常。

检查提示：（此报告仅反映受检者当时检查情况，仅供参考）

宫内单活胎（23^{+2}周）

头位、胎盘成熟度 Ⅰ 级

随访

图 1-2 胎儿系统超声筛查（妊娠 23^{+2} 周）

3. 经阴道超声测定宫颈长度 34mm。

目前诊断：①妊娠 23^{+2} 周，孕 3 产 0 ；② RhD 阴性血型。

处理意见：

1. 有条件者可服用含叶酸 0.4~0.8mg 的复合维生素片，每日一片；补充多糖铁复合物 150mg/d；补充钙剂 600mg/d。

2. 告知妊娠 24~28 周产前检查重点内容 妊娠期糖尿病（GDM）筛查（75g OGTT）。

3. 由于孕妇无早产症状且宫颈长度 34mm，妊娠 24~28 周暂不用检测宫颈阴道分泌物胎儿纤维连接蛋白（fFN）水平。

4. 预约下次产前检查时间 2 周复查（妊娠 25 周）。

【问题 5】25~28 周产前检查的内容有哪些？

知识点 7：妊娠 25~28 周产前检查内容

1. 健康教育及指导 ①早产的认识和预防；②GDM 筛查的意义。
2. 常规保健 ①询问胎动、阴道出血、宫缩、饮食、运动情况；②体格检查同妊娠 14~19⁺⁶ 周产前检查。
3. 必查项目 ①GDM 筛查。直接行 75g OGTT，其正常上限为空腹血糖水平为 5.1mmol/L，1h 血糖水平为 10.0mmol/L，2h 血糖水平为 8.5mmol/L。孕妇具有 GDM 高危因素或者医疗资源缺乏地区，建议妊娠 24~28 周首先检测空腹血糖（fasting plasma glucose，FPG）。具体参考中华医学会《妊娠合并糖尿病诊治指南（2014）》；②血常规、尿常规。
4. 备查项目 ①抗 D 滴度检查（Rh 血型阴性者）；②宫颈阴道分泌物检测胎儿纤维连接蛋白（fFN）水平（子宫颈长度为 20~30mm 者）。

妊娠 25~28 周产前检查记录

时间：2018 年 6 月 13 日

产前检查结果：

体格检查：体重 65.5kg，血压 118/70mmHg。

专科检查：无腹痛及阴道流血，自觉胎动。宫高 24cm。胎心：147 次/min。胎先露：头。双下肢无水肿。

辅助检查：75g OGTT（孕 25⁺² 周）：空腹血糖：4.7mmol/L，餐后 1h：9.2mmol/L，餐后 2h：7.8mmol/L；抗 D 抗体未检出；血红蛋白 121g/L，血小板 128×10^9/L；尿常规未见异常。

目前诊断：①妊娠 25⁺² 周，孕 3 产 0；②RhD 阴性血型。

处理意见：

1. 有条件者可服用含叶酸 0.4~0.8mg 的复合维生素片，每日一片；补充多糖铁复合物 150mg/d；补充钙剂 600mg/d。
2. 告知孕妇妊娠 28 周，可采用单剂 300μg 抗 D 免疫球蛋白肌内注射。
3. 告知妊娠 30~32 周产前检查内容：超声检查；复查血常规和尿常规。
4. 合理饮食，适当锻炼。
5. 预约下次产前检查时间 妊娠 29~32 周之间。

【问题 6】29~32 周产前检查的内容有哪些？

知识点 8：妊娠 29~32 周产前检查内容

1. 健康教育及指导 ①分娩方式指导；②开始注意胎动或计数胎动；③母乳喂养指导；④新生儿护理指导。
2. 常规保健 ①询问胎动、阴道出血、宫缩、饮食、运动情况；②体格检查同妊娠 14~19⁺⁶ 周产前检查；胎位检查。
3. 必查项目 ①血常规、尿常规；②超声检查：胎儿生长发育情况、羊水量、胎位、胎盘位置等。
4. 备查项目 无。

妊娠 29~32 周产前检查记录

时间：2018 年 7 月 25 日

产前检查结果：

体格检查：体重 68.0kg，血压 115/72mmHg。

专科检查：无腹痛及阴道流血，自觉胎动。宫高 29cm。胎心 144 次/min。胎先露：头。双下肢无水肿。

辅助检查：复查血常规示血红蛋白 114g/L，血小板 117×10^9/L；尿常规未见异常。超声检查：头位，双顶径 7.8cm，头围 29.9cm，腹围 27.8cm，股骨长 6.2cm，胎盘位于子宫体前壁，距离宫颈口 5cm，羊水指数（4.5，5.6，3.2，3.8cm），胎盘成熟度 Ⅰ~Ⅱ级。

目前诊断：①妊娠 31^{+2} 周，孕 3 产 0；②RhD 阴性血型。

处理意见：

1. 有条件者可服用含叶酸 0.4~0.8mg 的复合维生素片，每日一片；补充多糖铁复合物 150mg/d；补充钙剂 600mg/d。

2. 合理饮食，适当锻炼。

3. 告知妊娠 33~36 周产前检查内容：尿常规，B 族链球菌（GBS）筛查，孕妇为重庆人，应复查肝功能、检测血清胆汁酸，电子胎儿监护。

4. 预约下次产前检查时间　3~4 周复查（妊娠 34~35 周）

【问题 7】33~36 周产前检查的内容有哪些？

知识点 9：妊娠 33~36 周产前检查内容

1. 健康教育及指导　①分娩前生活方式的指导；②分娩相关知识（临产的症状、分娩方式指导、分娩镇痛）；③新生儿疾病筛查；④抑郁症的预防。

2. 常规保健　①询问胎动、阴道出血、宫缩、皮肤瘙痒、饮食、运动、分娩前准备情况；②体格检查同妊娠 29~32 周产前检查。

3. 必查项目　尿常规。

4. 备查项目　①妊娠 35~37 周 GBS 筛查：具有高危因素的孕妇（如合并糖尿病、胎膜早破、前次妊娠出生的新生儿有 GBS 感染等），取直肠内（肛门括约肌上方）和阴道下 1/3 分泌物培养；②妊娠 32~34 周肝功能、血清胆汁酸检测［妊娠期肝内胆汁淤积症高发病率地区的孕妇］；③妊娠 32~34 周后可开始电子胎心监护（无负荷试验，non-stress test，NST）检查；④心电图复查（高危孕妇）。

妊娠 33~36 周产前检查记录

时间：2018 年 8 月 20 日

产前检查结果：

体格检查：体重 69.5kg，血压 119/71mmHg。

专科检查：无腹痛及阴道流血。自觉胎动，偶有宫缩。宫高：32cm。胎心 149bpm。胎先露：头。双下肢轻度水肿。

辅助检查：查尿常规、肝功能、血清总胆汁酸未见异常。GBS 筛查：阴性。NST：有反应型（正常）。

目前诊断：①妊娠 35 周，孕 3 产 0；②RhD 阴性血型。

处理意见：

1. 有条件者可服用含叶酸 0.4~0.8mg 的复合维生素片，每日一片；补充多糖铁复合物 150mg/d；补充钙剂 600mg/d。

2. 注意胎动，合理饮食，适当锻炼。

3. 电子胎儿监护（34 周后，每周一次）。

4. 告知妊娠 37~41 周产前检查内容　超声检查及电子胎儿监护（NST）。

5. 产检期间发现异常情况，需来院检查并考虑是否住院治疗。

6. 预约下次产前检查时间　2 周复查（妊娠 37 周）。

【问题 8】37~41 周产前检查的内容有哪些？

知识点 10：妊娠 37~41 周产前检查内容

1. 健康教育及指导　①分娩相关知识（临产的症状、分娩方式指导、分娩镇痛）；②新生儿免疫接种指导；③产褥期指导；④胎儿宫内情况的监护；⑤妊娠 ≥ 41 周，住院并引产。

2. 常规保健内容 ①询问胎动、宫缩、见红等;②体格检查同妊娠30~32周产前检查。

3. 必查项目 ①超声检查:评估胎儿大小、羊水量、胎盘成熟度、胎位,可检测脐动脉收缩期峰值和舒张末期流速之比(S/D值)等;②NST检查(每周1次)。

4. 备查项目 子宫颈检查及Bishop评分。

妊娠 37~41 周产前检查记录

时间:2018年9月4日

产前检查结果:

体格检查:体重70.5kg,血压117/68mmHg。

专科检查:无阴道流液。自觉胎动。腹壁扪及不规律弱宫缩。宫高34cm。胎心135次/min。胎先露:头。双下肢轻度水肿。胎儿估计体重3 200g。

宫颈检查:可见少许血性分泌物。宫颈管容受80%,质软,前位,Bishop评分8分。

辅助检查:

1. 胎心监护 不规律弱宫缩,有反应型。

2. 超声检查(孕37周) 头位,胎位ROA,双顶径9.0cm,头围33.1cm,腹围32.5cm,股骨长7.0cm,胎盘位于子宫体前壁,羊水指数(5.0,4.8,3.7,3.2cm),胎盘成熟度Ⅲ级,脐血流S/D值未见异常。

目前诊断:①妊娠37周,先兆临产,孕3产0;②RhD阴性血型。

处理意见:

1. 有条件者可服用含叶酸0.4~0.8mg的复合维生素片,每日一片;补充多糖铁复合物150mg/d;补充钙剂600mg/d。

2. 注意胎动,合理饮食,适当运动。

3. 电子胎儿监护(每周一次)。

4. 预约下次产前检查时间 每周一次,直到临产入院,如妊娠≥41周,未临产,应住院并引产。

5. 产检期间发现异常情况,需来院检查并考虑是否住院治疗。

首次产前检查的时间应从确诊妊娠早期开始,首次检查时间最好在妊娠6~8周为宜,不同的孕周推荐进行相应的孕期保健内容,产前检查方案应参照目前我国《孕前和孕期保健指南(2018年)》(表1-1)。

表1-1 产前检查的方案

检查次数	常规保健内容	必查项目	备查项目	健康教育及指导
第1次检查(6~13⁺⁶周)	1. 建立孕期保健手册 2. 确定孕周、推算预产期 3. 评估孕期高危因素 4. 血压、体重与体重指数 5. 妇科检查 6. 胎心率(妊娠12周左右)	1. 血常规 2. 尿常规 3. 血型(ABO和Rh) 4. 空腹血糖 5. 肝功和肾功 6. 乙型肝炎表面抗原 7. 梅毒血清抗体筛查和HIV筛查 8. 地中海贫血筛查(广东、广西、海南、湖南、湖北、四川、重庆等地) 9. 早孕期超声检查(确定宫内妊娠和孕周)	1. HCV筛查 2. 抗D滴度(Rh阴性者) 3. 75g OGTT(高危妇女) 4. 甲状腺功能筛查 5. 血清铁蛋白(血红蛋白<110g/L者) 6. 宫颈细胞学检查(孕前12月未检查者) 7. 宫颈分泌物检测淋球菌和沙眼衣原体 8. 细菌性阴道病的检测 9. 早孕期非整倍体母体血清学筛查(10~13⁺⁶周) 10. 妊娠11~13⁺⁶周超声检查测量胎儿颈项透明层厚度 11. 妊娠10~13⁺⁶周绒毛活检 12. 心电图	1. 流产的认识和预防 2. 营养和生活方式的指导 3. 避免接触有毒有害物质和宠物,慎用药物 4. 孕期疫苗的接种 5. 改变不良生活方式;避免高强度的工作、高噪音环境和家庭暴力 6. 保持心理健康 7. 继续补充叶酸0.4~0.8mg/d至3个月,有条件者可继续服用含叶酸的复合维生素

续表

检查次数	常规保健内容	必查项目	备查项目	健康教育及指导
第2次检查 (14~19⁺⁶周)	1. 分析首次产前检查的结果 2. 血压、体重 3. 宫底高度 4. 胎心率	无	1. 无创产前检测（NIPT）（12~22⁺⁶周） 2. 中孕期非整倍体母体血清学筛查（15~20周） 3. 羊膜腔穿刺检查胎儿染色体（16~22周）	1. 中孕期胎儿非整倍体筛查的意义 2. 非贫血孕妇,如血清铁蛋白<30μg/L,应补充元素铁60mg/d,诊断明确的缺铁性贫血孕妇,应补充元素铁100~200mg/d 3. 开始常规补充钙剂0.6~1.5g/d
第3次检查 (20~24周)	1. 血压、体重 2. 宫底高度 3. 胎心率	1. 胎儿系统超声筛查（20~24周） 2. 血常规 3. 尿常规	阴道超声测量宫颈长度（早产高危）	1. 早产的认识和预防 2. 营养和生活方式的指导 3. 胎儿系统超声筛查的意义
第4次检查 (24~28周)	1. 血压、体重 2. 宫底高度 3. 胎心率	1. 75g OGTT 2. 血常规 3. 尿常规	1. 抗D滴度复查（Rh阴性者） 2. 宫颈阴道分泌物胎儿纤维连接蛋白（fFN）检测（宫颈长度为20~30mm者）	1. 早产的认识和预防 2. 营养和生活方式的指导 3. 妊娠期糖尿病筛查的意义
第5次检查 (29~32周)	1. 血压、体重 2. 宫底高度 3. 胎心率 4. 胎位	1. 产科超声检查 2. 血常规 3. 尿常规	无	1. 分娩方式指导 2. 开始注意胎动 3. 母乳喂养指导 4. 新生儿护理指导
第6次检查 (33~36周)	1. 血压、体重 2. 宫底高度 3. 胎心率 4. 胎位	尿常规	1. B族链球菌（GBS）筛查（35~37周） 2. 肝功、血清胆汁酸检测（32~34周,怀疑妊娠肝内胆汁淤积症的孕妇） 3. NST检查（34孕周以后）	1. 分娩前生活方式的指导 2. 分娩相关知识 3. 新生儿疾病筛查 4. 抑郁症的预防
第7~11次检查（37~41周）	1. 血压、体重 2. 宫底高度 3. 胎心率 4. 胎位	1. 产科超声检查 2. NST检查（每周1次）	宫颈检查（Bishop评分）	1. 分娩相关知识 2. 新生儿免疫接种 3. 产褥期指导 4. 胎儿宫内情况的监护 5. 超过41周,住院并引产

知识扩展：

孕期不推荐常规检查的内容

1. 骨盆外测量；
2. 弓形虫、巨细胞病毒、单纯疱疹病毒血清学筛查；
3. 细菌性阴道病筛查；
4. 宫颈阴道分泌物 FFN 检测及超声宫颈评估；
5. 每次产检时检查尿蛋白和血常规；
6. 甲状腺功能筛查；
7. 结核病筛查。

小　　结

临床关键点：

1. 产前检查推荐的检查孕周分别是：妊娠 $6\sim13^{+6}$ 周，$14\sim19^{+6}$ 周，$20\sim24$ 周，$25\sim28$ 周，$29\sim32$ 周，$33\sim36$ 周，$37\sim41$ 周。有高危因素者，酌情增加产检次数。
2. 产前检查的内容包括详细询问病史、全面体格检查、产科检查及必要的辅助检查。

（漆洪波）

第二节　妊娠期母儿监护及常见症状处理

孕期监护包括母亲监护和胎儿监护。本节主要介绍产前胎儿监护。产前胎儿监护的目的是评估胎儿状态、改善围产儿结局、预防胎儿死亡。对于胎儿，首先要明确是否存在发育受限，继而要评估目前宫内的状态。临床常用的产前胎儿监护技术包括胎动评估、无应激试验（non-stress test，NST）、缩宫素激惹试验（oxytocin challenge test，OCT）、生物物理（biophysical profile，BPP）和改良的 BPP，以及脐动脉多普勒血流测定。

病例摘要

患者，女性，33 岁，以"停经 8 个月，水肿半个月，胎动减少 2 天"为主诉就诊。平素月经规律。停经 40 余天确定妊娠，超声推算孕周与停经日期相符，现妊娠 34^{+2} 周。妊娠 19 周初感胎动。孕中期唐氏筛查阴性，OGTT 正常。妊娠 24 周行胎儿超声未发现明显的胎儿畸形及发育受限。现无腹痛及阴道流血。近半个月出现明显水肿，休息后不消失。近 2 日自觉胎动次数明显减少，强度减弱，来诊。患者患慢性高血压 3 年，孕前孕期均未进行系统治疗。孕 1 产 0。

【问题 1】目前的临床资料提示我们什么？

思路 1：此患者有 3 年的慢性高血压病史，为高危妊娠，胎儿为高危儿，产前需要严密监护母儿的状态变化。患者依从性差，孕前和孕期没有对高血压进行系统治疗，此次就诊需要全面了解病史，认真查体，完善相关辅助检查，充分了解病情。患者自述胎动减少，提示可能存在胎儿状态不良，需要进一步的评估。

思路 2：对于无合并症的孕妇，根据目前我国孕期保健的现状和产前检查项目的需要，推荐产前检查孕周分别是：妊娠 $6\sim13^{+6}$ 周，$14\sim19^{+6}$ 周，$20\sim24$ 周，$25\sim28$ 周，$29\sim32$ 周，$33\sim36$ 周，$37\sim41$ 周。该患者属于高危孕妇，需要酌情增加次数。

【问题 2】我们还需要进一步了解哪些相关病史？

针对该患者的情况，我们还需要了解与高血压有关的情况，包括是否有高血压家族史、高血压的症状（例如头晕、头痛等）、饮食情况（盐摄入情况）、高血压的并发症（高血压性心脏病和肾病等）。慢性高血压患者妊娠后可能会发展成子痫前期重度,表现为高血压、水肿和蛋白尿,还会出现头晕眼花、肝区疼痛等症状,严重威胁母儿健康,对此要提高警惕。

知识点 1:胎动评估

　　胎动评估是最古老、最常用的评估胎儿状态的方法,是目前唯一的向所有孕妇推荐的产前胎儿监护手段。正常胎动是胎儿状态良好的一个特异性的指标。胎动减少意味着围产期并发症,尤其是死产和胎儿发育受限,提示孕妇需要进一步的评估。目前医学上对胎动减少的定义有很多种,包括"胎动消失 24h""2h 内胎动少于 10 次"等,后者是目前在所有人群中正式确认胎动计数方法中推荐的方法。不过,有学者认为这些计数方法在所有人群中作为筛查方法的假阳性率非常高,会增加产前检查和胎儿评估的次数,临床应用弊大于利。他们认为,胎动计数与不计数相比,的确能改善围产儿结局,但是这并不归功于胎动减少的警戒值确定,而是来自于孕妇本身对胎动的警觉,母亲对胎动减少的明显及持续的感知应该是胎动减少的最主要的定义。

产前检查结果:

　　体格检查:体温 36.7℃,脉搏 82 次/min,呼吸 18 次/min,血压 160/105mmHg,身高 170cm,体重 80kg。眼结膜轻度水肿。自动体位,心、肺听诊正常,腹膨隆,肝、脾肋下未扪及,双下肢水肿可达大腿部。

　　产科检查:宫高 27cm,腹围 100cm,胎心率 130 次/min,头先露,无宫缩。

　　患者体格检查提示血压高于正常,水肿明显,需要进一步除外子痫前期重度。宫高数值小于相应孕周,不除外胎儿发育受限可能。

【问题 3】患者还应进一步做什么检查?

　　对于母亲来说,需要进行尿常规、肝肾功能化验、尿蛋白定量、心脏多普勒超声等检查进一步除外慢性高血压的并发症及子痫前期重度。

　　对于胎儿来说,胎动不好在除外胎儿畸形后,要警惕胎儿状态不良,需要采取电子胎心监护(NST 和OCT)和超声检查(评估 BPP 和羊水量)进行进一步的评估。患者孕 24 周行胎儿超声未发现明显的胎儿畸形,且当时胎儿发育正常。如果目前的超声提示胎儿发育受限,说明胎儿的发育异常是发生在妊娠 24 周之后,与母亲合并症可能有密切的相关性。此外,针对该患者的妊娠期高血压疾病和胎儿发育受限,还应进行脐血管多普勒血流监测。

知识点 2:胎儿产前评估手段的临床意义

　　1. 电子胎心监护(electronic fetal monitoring,EFM)　是临床最常用的评估胎儿储备能力的手段,亦称为胎心宫缩描记图(cardiotocography,CTG)。产前 EFM 包括在无宫缩、无外界负荷刺激下进行的 NST 和运用缩宫素诱发宫缩的 OCT。

　　2. BPP　分为完整的 BPP 和改良的 BPP。完整的 BPP 包括 5 部分(NST,超声下的胎儿呼吸运动、胎动、胎儿肌张力和羊水量),总分 10 分。综合评分 ≥ 8 分为正常,6 分为可疑,≤ 4 分为异常。综合监测比任何单独监测更加准确,可以明显降低 EFM 的假阳性率。因 BPP 评分较费时,临床应用日趋减少。目前较常用的是改良的 BPP,是 NST 和羊水量的联合监测和评估。如果 NST 有反应及羊水指数 >5cm,认为结果正常;如果 NST 无反应或羊水指数 ≤ 5cm,改良的 BPP 异常。如果结果异常,应进一步进行 BPP 全项。

　　3. 脐动脉血流测定　正常发育的胎儿的脐动脉舒张期血流量高,而宫内发育受限的胎儿的脐动脉舒张期血流量减少、缺失甚至反向,这样的围产儿发病率和死亡率相当高。怀疑胎儿发育受限和子痫前期的孕妇将其作为基本的产前监测手段,可以有效降低围产儿死亡率,但是对其他的高危孕妇(如过期妊娠、糖尿病、系统性红斑狼疮或抗磷脂抗体综合征等)没有益处,因此不推荐将其作为胎儿受损的筛查试验。

辅助检查结果

血常规结果正常,尿常规尿蛋白(+++),尿蛋白定量 5.0g/24h,血白蛋白 29g/L,肝肾功能结果正常。患者孕早中期尿常规结果提示尿蛋白(−)。

NST 异常。

胎儿超声提示:双顶径 8.0cm,股骨长 6.0cm,胎心率(FHR)130 次/min,胎盘成熟度 Ⅱ级,厚约 3cm。羊水深度 1.7cm,羊水指数 4.6cm。S/D 值 4.5,搏动指数(PI)值 >1(正常值 0.45~0.76)。

辅助检查结果提示:①患者子痫前期重度诊断成立;②胎儿评估:超声显示胎儿发育小于相应孕周,提示胎儿发育受限;NST 结果异常,超声显示羊水减少,提示改良的 BPP 结果异常;BPP 评分 4 分。脐动脉多普勒血流监测异常。综合这些评估结果,高度提示胎儿宫内状态不良,需要及时终止妊娠。

【问题 4】产前胎儿监测手段的临床应用有哪些?

思路 1:产前胎儿监测的临床意义。

产前胎儿监测的阴性预测值非常高。在纠正致命的先天性异常和不可预知的死亡原因后,NST 是 99.8%,OCT、BPP 和改良的 BPP 均大于 99.9%,脐动脉多普勒血流测定是 80%~99%。但是,每种手段的阳性预测值都很低,NST 为 10%,完整 BBP 为 40%,OCT 不到 35%。此外,这些监测手段不能预测母胎发生急剧变化的胎儿,如胎盘早剥或脐带脱垂。而且,即使近期的产前胎儿监测结果正常,也不能确定分娩中的胎儿状况,应进行必要的产时胎儿监测。

思路 2:当产前胎儿监测结果异常时,该如何分析及处理?

当结果异常时,必须斟酌监测结果的本质有无假阳性。某些内科急症(如糖尿病酮症酸中毒、肺炎并发低氧血症)可能导致胎儿监测结果异常,通常随着孕妇情况的改善,胎儿的监测结果将恢复正常。在这种情况下,稳定孕妇病情后再重新监测胎儿更为合适。

对于孕妇病情稳定而胎儿监测结果异常的病例,应采用多种监测手段对胎儿状况进行评估,有利于获得高阴性预测值,使不必要分娩的可能性降低到最小。因此,面对异常监测结果应根据临床具体情况进行调整。孕妇自诉胎动减少时应通过 NST、OCT、BPP 或改良的 BPP 给予评估;这些结果若正常,通常足以排除迫在眉睫的胎儿危险。无反应 NST 或异常的改良 BPP 通常需要继续跟踪另外的监测(OCT 或 BPP 全项)。OCT 阳性提示 NST 无反应是缺氧引起酸中毒的结果,阴性意味着 NST 无反应是因其他原因所致,如胎儿不成熟、孕妇药物治疗、胎儿处于睡眠周期,或既往存在的神经损伤。

许多情况下,OCT 阳性结果表示应当分娩。需要注意的是,NST 无反应合并 OCT 阳性常常伴随着严重的胎儿畸形,需要通过超声检查证实。实际上,对于可疑的胎儿窘迫,只要条件允许,在干预前应该先评价严重的胎儿解剖结构异常。

没有产科禁忌证的情况下,监测结果异常的胎儿通常可以尝试引产,在分娩过程中应连续监测胎心率和宫缩。

思路 3:产前胎儿监护的开始时间及频率。

产前胎儿监测开始时间的选择取决于几方面的综合考虑,包括新生儿存活能力的预测、孕妇合并症和并发症的严重程度、胎儿死亡的风险,以及假阳性结果可能造成医源性早产的可能性。目前公认的观点是,从孕 32~34 周开始对大多数高危孕妇进行胎儿监测。对于多胎妊娠或令人担忧的高危妊娠(如慢性高血压伴胎儿宫内生长受限),产前胎儿监测可早至孕 26~28 周开始。

产前胎儿监测的频率也取决于多个因素,包括临床判断。如果监测指征不是长期的(例如,仅出现 1 次胎动减少、接下来的胎心监护图形可靠,或者无妊娠并发症),就不需要重复。如果孕妇内科合并症稳定且 OCT 正常,通常每周 1 次复查 NST、OCT、BPP 或改良的 BPP。如果存在某些高危情况(如过期妊娠、1 型糖尿病、胎儿宫内生长受限或妊娠期高血压),应每周两次复查 NST、BPP 或改良的 BPP。孕妇出现任何医疗状况有意义的恶化(如胎动急性减少),需要对胎儿再次评估,不管最后一次监测是什么时间。

13

知识点 3 : EFM 的基本术语的定义及解析

1. 胎心率(FHR)基线 指 10min 内除外胎心周期性或一过性变化及显著变异的平均 FHR 水平,至少观察 2min。正常 FHR 基线为 110~160 次 /min,>160 次 /min 为胎心过速(图 1-3),<110 次 /min 为胎心过缓(图 1-4)。

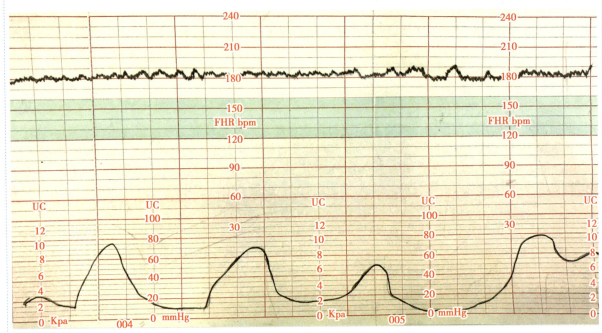

图 1-3 胎心过速

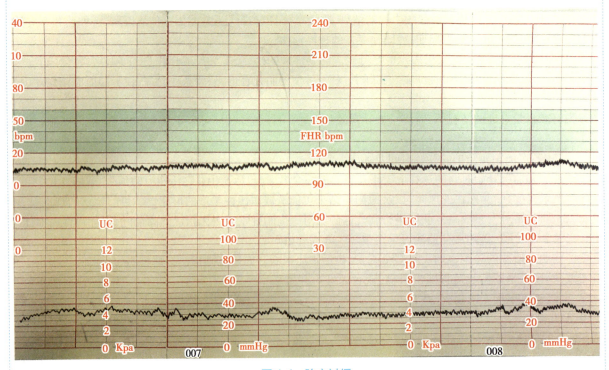

图 1-4 胎心过缓

2. 基线变异 指 FHR 基线存在振幅及频率波动,可分为变异缺失(图 1-5)、细小变异(变异幅度
<5 次 /min)(图 1-6)、中等变异(正常变异,变异幅度为 6~25 次 /min)(图 1-7)、显著变异(变异幅度
>25 次 /min)(图 1-8)。

3. 宫缩 正常宫缩是指观察 30min,10min 内有 5 次或者 5 次以下宫缩。宫缩过频是指观察
30min,10min 内有 5 次以上宫缩。当宫缩过频时应记录有无伴随胎心率变化。

4. 加速 指胎心率突然显著增加。孕 32 周及以上:胎心加速 >15 次 /min,持续时间 >15s,但不超
过 2min;孕 32 周以下:胎心加速 >10 次 /min,持续时间 >10s,但不超过 2min;延长加速:胎心加速持续
2~10min。胎心加速 ≥ 10min 则考虑胎心率基线变化(图 1-9)。

5. 早期减速及晚期减速 指伴随宫缩的胎心率对称性渐进减慢及恢复(从开始到胎心率最低点的
时间 ≥ 30s)。早期减速的最低点与宫缩高峰一致,大部分早期减速的开始、最低值及恢复与宫缩的开始、
峰值及结束相一致(图 1-10)。晚期减速的发生延后于宫缩,胎心率最低点晚于宫缩高峰。大部分晚期
减速的开始、最低值及恢复延后于宫缩的开始、峰值及结束(图 1-11)。

6. 变异减速 指与宫缩无固定关系的胎心率突然、显著的减慢(从开始到胎心率最低点的时间
<30s)。变异减速程度应 ≥ 15 次 /min,持续时间 ≥ 15s,但不超过 2min(图 1-12)。

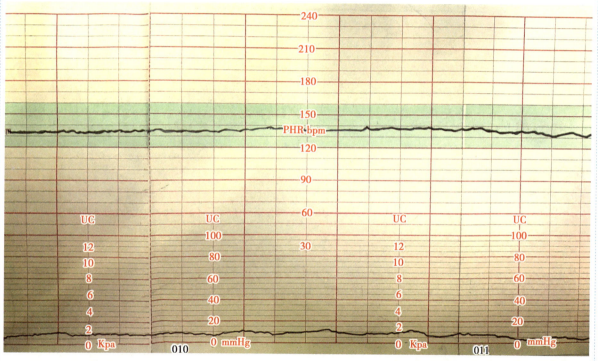

图 1-5 胎心变异缺失

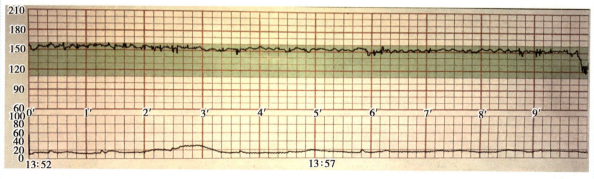

图 1-6 细小变异

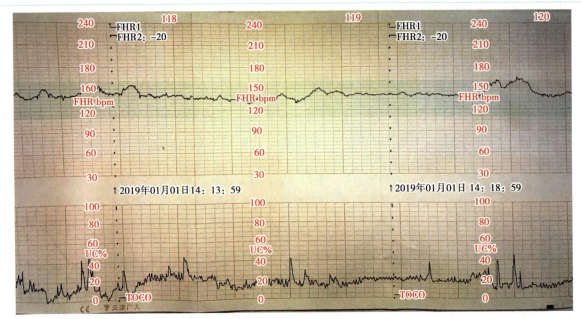

图 1-7　正常变异

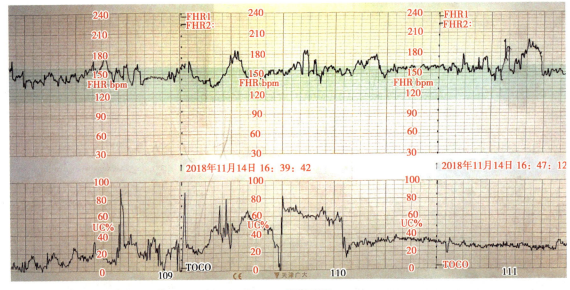

图 1-8　显著变异

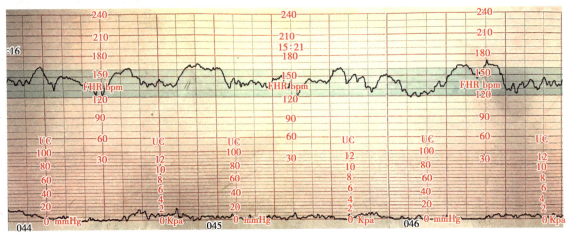

图 1-9　加速

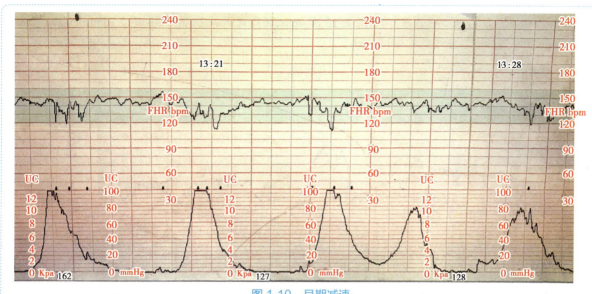

图 1-10 早期减速

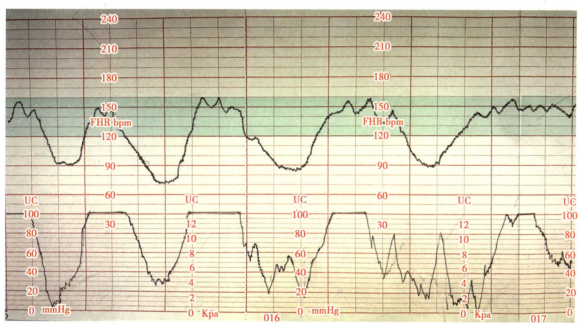

图 1-11 晚期减速

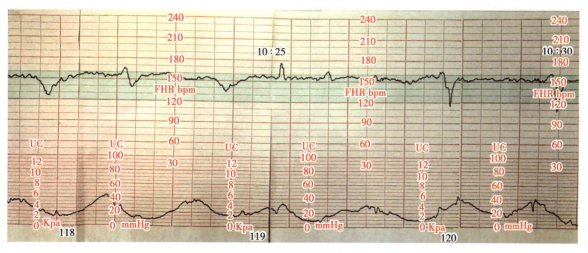

图 1-12 变异减速

7. 延长减速　指胎心率显著的减慢,≥15 次 /min,持续时间 ≥ 2min,但不超过 10min。胎心减速 ≥ 10min 则考虑胎心率基线变化(图 1-13)。

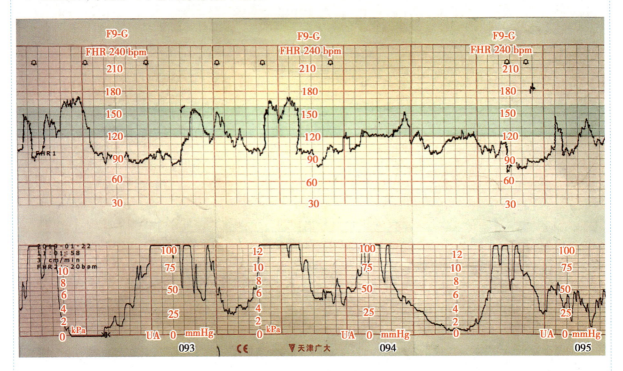

图 1-13　延长减速

8. 正弦波　胎心基线呈现平滑的正弦波样摆动,频率固定,3~5 次 /min,持续 ≥ 20min(图 1-14)。

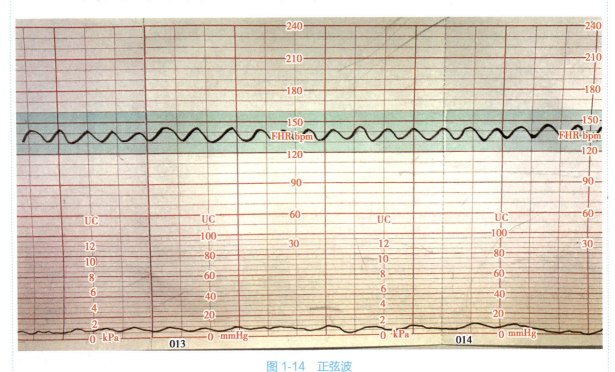

图 1-14　正弦波

知识点 4：无应激试验（NST）

NST 是临床上应用最广泛的产前胎儿监护技术，评估的是胎儿在宫内的储备能力。NST 的基本原理是对于没有酸中毒或神经抑制的胎儿，胎动时胎心率会瞬时加速，从而反映正常胎儿的自主神经功能。缺乏反应通常和胎儿睡眠周期最相关，也可能是中枢神经抑制所致，包括胎儿酸中毒。

仪器描记胎心率曲线，一般需要 20min。考虑到胎儿睡醒周期的变化，必要时可延长至 40min。我国之前将 NST 的结果分为有反应和无反应两种类型。有反应型 NST 是指不论孕妇是否觉察有胎动，20min 内有 2 次或 2 次以上的胎心率加速，每次加速幅度超过 15 次 /min、持续时间超过 15s。无反应型 NST 是指缺少足够的胎心率加速超过 40min。早产胎儿的 NST 通常是无反应型：妊娠 24~28 周，高达 50% 的 NST 无反应；妊娠 28~32 周，15% 的 NST 无反应。目前 NST 的判读参照的是 2007 年加拿大妇产科医师协会（the Society of Obstetricians and Gynaecologists of Canada，SOGC）发布的指南（表 1-2）。

NST 无反应时，需要通过刺激诱发加速。声振刺激试验引出胎心加速，说明胎儿无酸中毒，能够有效预测胎儿的健康。这样的刺激有利于安全地减少酸中毒胎儿无损害检测的整体测试时间。进行声振刺激时，将人工喉定位在孕妇腹部并刺激 1~2s，可重复三次并逐渐延长持续时间至 3s，以诱发胎心率的加速。

高达 50% 的 NST 中可观察到变异减速。如果变异减速是不重复或短暂的（<30s），表明无胎儿受损，不需要产科干预。重复变异减速（20min 内至少 3 次），即使是轻度的，也与产时 EFM 异常导致剖宫产风险增加有相关性。NST 期间胎心率减速持续 1min 或更长时间，能够明显增加因胎心率图形异常和胎儿死亡两者需行剖宫产的风险。

对于低危孕妇，NST 可以从妊娠 34 周开始监护（目前我国列为备查项目，国外对低危孕妇不常规做 NST），高危妊娠的孕妇酌情提前，可从妊娠 26~28 周开始。

表 1-2　NST 的结果判读及处理

参数	正常 NST（先前的"有反应型"）	不典型 NST（先前的"可疑型"）	异常 NST（先前的"无反应型"）
基线	110~160 次 /min	100~110 次 /min；>160 次 /min，<30min；基线上升	胎心过缓 <100 次 /min；胎心过速 >160 次 /min，超过 30min；基线不确定
变异	6~25 次 /min（中等变异）；≤ 5 次 /min，<40min	40~80min 内 ≤ 5 次 /min	≤ 5 次 /min，≥ 80min；≥ 25 次 /min，>10min；正弦型
减速	无减速或偶发变异减速持续短于 30s	变异减速持续 30~60s	变异减速持续时间超过 60s；晚期减速
加速（≥ 32 周胎儿）	20min 内两次或者两次以上加速超过 15 次 /min，持续 15s	20min 内两次以下加速超过 15 次 /min，持续 15s	20min 一次以下加速超过 15 次 /min，持续 15s
加速（<32 周胎儿）	40min 内两次或者两次以上加速超过 10 次 /min，持续 10s	40~80min 内两次以下加速超过 10 次 /min，持续 10s	>80min 两次以下加速超过 10 次 /min，持续 10s
处理	观察或者进一步评估	需要进一步评估	积极处理；全面评估胎儿状况；BPP 评分；及时终止妊娠

知识点 5：缩宫素激惹试验（OCT）

OCT 反映的是胎心率对子宫收缩时胎儿的氧合作用暂时恶化的反应情况。未达最佳氧合的胎儿，断断续续氧合恶化的结果可以导致胎儿晚期减速的胎心率图形。某些羊水过少的病例，因子宫收缩时脐带受压也可能刺激或加重可变异减速的图形。

孕妇侧卧位时,胎儿的心率和子宫收缩同时记录在胎儿外监护仪上。如果 10min 内存在至少 3 次自发性宫缩,并且每次持续 40s 或以上,不必行子宫刺激。如果 10min 内少于 3 次持续 40s 的宫缩时,应予刺激乳头或静脉注射稀释的缩宫素引发宫缩。

OCT 的解读是根据是否存在胎心率的晚期减速,定义是宫缩的高峰后减速到达谷底并且通常持续至宫缩结束后。OCT 的结果分为以下几类:①阴性,无晚期减速或明显的变异减速(图 1-15);②阳性,≥ 50% 的宫缩伴随晚期减速,若宫缩频率未达到 3 次 /10min,即有晚期减速,提示胎儿已出现不可耐受的缺氧状态;③含糊 - 可疑,间歇性晚期减速或明显的变异减速;④可疑过度刺激,胎心率减速发生在比每 2min 更为频繁的宫缩或持续长于 90s 的宫缩;⑤不满意,10min 内宫缩小于 3 次或不能判读的曲线。OCT 结果的判读采用了三级判读系统,参照的是 2009 年美国妇产科医师学会(American College of Obstetricians and Gynecologists, ACOG)发布的指南(表 1-3)。

OCT 可以增加早产临产、分娩、子宫破裂和子宫出血的风险,其临床应用的相对禁忌证包括:①早产或有早产高风险的孕妇;②早产胎膜早破;③子宫大手术或古典剖宫产手术史;④已明确的前置胎盘。

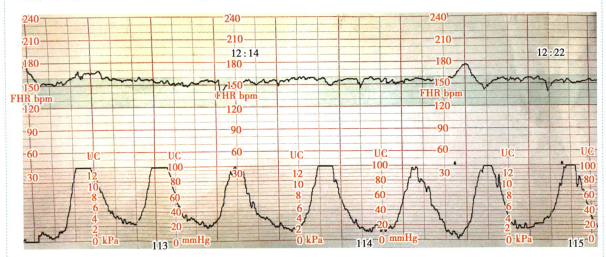

图 1-15 无晚期减速或明显的变异减速

表 1-3 三级 EFM 判读标准及临床意义

级别	图形特点	临床意义
Ⅰ级	基线:110~160 次 /min 基线变异:正常 加速:有或无 减速:有或无早期减速,无晚期减速或变异减速	提示在监护期内胎儿酸碱平衡状态良好,不需要特殊的处理
Ⅱ级	除了 Ⅰ、Ⅲ 以外的波形 包括以下任何一项: ①基线:胎儿心动过缓但不伴变异缺失;胎儿心动过速 ②基线变异:变异缺失但不伴反复性减速;微小变异;显著变异 ③加速:刺激胎儿后没有加速 ④减速:间歇性变异减速;反复性变异减速伴微小变异或正常变异;延长减速(≥ 2min,<10min);反复性晚期减速伴正常变异;变异减速有其他特征,如:恢复基线缓慢,存在"尖峰"或"双肩峰"	尚不能提示胎儿宫内有异常的酸碱平衡状况,需要综合考虑临床情况、持续监护、采取其他评估方法来判定胎儿有无缺氧,可能需要宫内复苏
Ⅲ级	包括以下任何一条: ①基线变异缺失 + 以下任何一条: 胎儿心动过缓 反复性晚期减速 反复性变异减速 ②正弦模式	提示在监护期内胎儿出现异常的酸碱平衡状态,必须立即采取措施进行宫内复苏。如果实施上述措施胎心曲线没有改善,需立即终止妊娠

【问题5】BPP 的临床意义。

思路1：关于完整的 BPP。

BPP 评分采用 Manning 评分法(表1-4),满分 10 分,8~10 分无急慢性缺氧,6~8 分可能有急或慢性缺氧,4~6 分有急或慢性缺氧,2~4 分有急性缺氧伴慢性缺氧,0 分有急慢性缺氧。评分 6 分时的处理有争议：对于足月的胎儿,要求立即终止妊娠;对于未足月的胎儿,应该在 24h 内复查 BPP。在此期间,对小于 34 周的孕妇应予以使用糖皮质激素促胎肺成熟。重复试验可疑的评分者应终止妊娠或继续加强监测。BPP 评分≤4 分时提示存在胎儿窘迫,BPP 评分 4 分通常提示即使孕周很小,也应立即终止妊娠,处理应遵循个体化。无论总体评分多少,羊水过少都需要进一步评估,如行 OCT。

该患胎儿 BPP 评分 4 分,提示存在急性或者慢性缺氧,且孕周已经超过 34 周,应该立即终止妊娠。

表 1-4　Manning 评分法

项目	2分(正常)	0分(异常)
无应激实验(20min)	≥2 次胎动伴胎心加速≥15 次/min,持续≥15s	<2 次胎动;胎心加速 <15 次/min,持续 <15s
胎儿呼吸运动(30min)	≥1 次,持续≥30s	无或持续 <30s
胎动(30min)	≥3 次躯干和肢体活动(连续出现算 1 次)	≤2 次躯干和肢体活动;无活动肢体完全伸展
肌张力	≥1 次躯干和肢体伸展复屈,手指摊开后合拢	无活动;肢体完全伸展;伸展缓慢,部分复屈
羊水量	羊水暗区垂直直径≥2cm	无或最大暗区垂直直径 <2cm

思路2：关于改良的 BPP。

孕中晚期胎儿的尿量决定了羊水量。胎盘功能减退可导致胎儿肾血流灌注减少,导致羊水过少。因此羊水量可以长期用于对子宫胎盘功能的评估,是产前胎儿监测的主要手段。羊水量的测定指标为羊水指数(amniotic fluid index,AFI),是指将腹部分为四个象限,测量各象限羊水池(不包括脐带)的最大深度之和。羊水指数大于 5cm 通常认为羊水量充足。羊水过少的广泛定义是超声检查最大暗区垂直深度≤2cm。然而,羊水指数作为干预指标的理想切割值还有待于探索和建立。

羊水量与 NST 的联合监测被称为“改良的 BPP”。如果 NST 有反应及羊水指数 >5cm,认为改良的 BPP 结果正常;如果 NST 无反应或羊水指数≤5cm,那么改良的 BPP 异常,需要进一步进行 BPP 全项的评估。

思路3：羊水过少的处理。

超声提示羊水减少时(羊水最大深度 <2cm),需要加强监护或者进行进一步的评估;提示羊水过少时,处理方式需要从下面几个因素来考虑,包括孕周、孕妇与胎儿的情况(如胎儿健康的其他数据测定)、目前测量的羊水指数值、是否存在胎膜已破。

羊水过少在过期妊娠中常见,伴有胎粪污染及胎心率不可靠等情况,行剖宫产终止妊娠的风险增加。因此,羊水过少已作为过期妊娠分娩的指征,尽管这种方法改善围产儿预后的有效性还没有被证实。

足月妊娠并发羊水过少,终止妊娠是最佳处理,然而处理应个体化。如果妊娠足月但宫颈未成熟、无合并症、其他胎儿监测结果可靠,即使羊水指数为 5cm,也可以安全地推迟分娩。但必须对羊水量和胎儿状态进行动态监测。

早产胎儿的处理取决于孕妇和胎儿的状况,期待治疗是最佳的处理方法(如胎膜早破的早产或存在胎儿畸形)。一旦诊断羊水过少,如果继续妊娠,应当随访羊水量并评估胎儿生长。如果羊水过少持续存在,应密切监测孕妇情况并进行持续的产前胎儿监测以指导进一步治疗。如果羊水过少是因胎膜早破所致,后续的羊水量评估通常可忽略。

对于胎膜早破导致的羊水过少或者羊水过少进入产程的病例,经阴道行羊水灌注可改善变异减速及降低剖宫产率,但国内尚无宫内压力导管进行羊水灌注,而且羊水灌注是否可以降低羊膜炎、吸入性肺炎的发生及改善新生儿结局,尚存在争议。

【问题6】脐/胎儿血管血流测定的临床意义是什么？

(1) 脐动脉多普勒血流监测：脐动脉血流多普勒监测是评估供应胎盘(注意,不是胎儿)的血管阻力的无创检测方法,常用的测量流速指数,以收缩期峰值频移(S)、舒张末期峰值频移(D)和心动周期的平均峰值频移(A)为特征,包括的指标有S/D值、阻力指数(RI,S-D/S)、搏动指数(PI,S-D/A)(图1-16)。脐动脉多普勒血流测定的随机研究通常将异常血流定义为舒张期血流缺失(图1-17),或血流指数大于平均孕周的2个标准差。测量时应评估多个波形,避免掩盖舒张期血流。脐动脉S/D值、PI和RI并非固定,不同的孕周数值也不同。挪威学者报告了妊娠期各孕周的数值范围,可供参考。

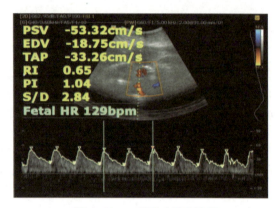

图1-16　正常脐动脉血流图

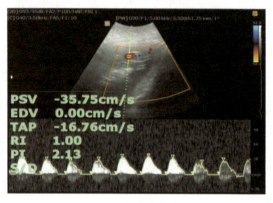

图1-17　脐动脉血流缺失

怀疑胎儿宫内发育受限和子痫前期的孕妇采用脐动脉多普勒血流测定作为基本的产前监测手段,可以有效降低围产儿死亡率。2007年加拿大《胎儿监测：产前和产时的共识指南》建议,对于既往有高血压、肾脏病、具有严重的肾脏和血管并发症的1型糖尿病、并发胎盘早剥、胎儿发育受限和胎死宫内等病史的孕妇,以及此次妊娠具有妊娠期高血压疾病、母亲hCG/AFP血清筛查异常(>2.0MOM)以及PAPP-A低水平的孕妇,在妊娠18~22周时应常规进行脐动脉血流测定,如果结果异常,需要在24~26周再次评估。如果仍为异常,必须在孕期加强对母亲和胎儿的监护。

脐动脉血流监测结果正常与良好的妊娠结局的关系非常密切。但是,它仅仅代表的是胎儿-胎盘血管阻力,并不等同于胎儿血管的多普勒血流测定,与胎儿循环的多普勒血流测定相关性差。脐动脉舒张期血流消失或者反向不是决定终止妊娠的指标,仅提示需要进一步进行其他的脐/胎儿血管的多普勒血流测定或需要对胎儿进行密切观察。

(2) 其他脐/胎儿血管多普勒超声测定：胎儿静脉导管是脐静脉和心脏之间的短而窄的连接,其血流测定值反映的是这两个结构之间的压力差。胎儿静脉导管的多普勒超声测定是监测发育受限和具有先天性心脏病的胎儿的重要手段,也用来确定胎儿是否存在酸中毒和预测围生期死亡。当胎儿脐动脉血流异常时,需要进一步测定胎儿静脉导管血流,如果数值正常,可以继续观察;如果异常,需进一步测定脐静脉血流。

从孕中期开始,正常的脐静脉波形表现为持续的低速的血流。血流波形的异常提示胎儿存在严重的状况不良或心力衰竭,说明胎儿有短期内死亡的风险。

胎儿大脑中动脉(middle cerebral artery,MCA)血流测定是针对高危妊娠的评估手段,异常结果提示存在胎盘功能不良和胎儿贫血的风险。大脑中动脉流动阻力下降(S/D值降低)和脐动脉流动阻力增加(S/D值升高)之间存在相关性,这种现象现已归因于"脑保护效应"对胎儿低氧血症的适应。目前大脑中动脉多普勒血流测定应考虑为研究阶段。

手 术 情 况

患者行急诊剖宫产术结束妊娠。手术经过顺利,剖娩一女活婴,体重1 650g,身高35cm,Apgar评分1min 6分,5min 8分,送新生儿ICU观察。术中见羊水量50ml。

术中所见证实了羊水过少。新生儿情况：新生儿窒息、小于孕龄儿。

小　结

临床关键点：

1. 高危孕妇应通过 NST、OCT、BPP 或改良的 BPP 进行产前胎儿监测。

2. 当临床情况需要进行动态监测时,应定期复查直至分娩,根据监测方法和具体的风险来决定每周 1 次还是每周 2 次。任何孕妇临床表现的明显恶化或急性胎动减少时,需要对胎儿进行重新评估,不管上次监测的时间间隔有多久。

3. 对于低危孕妇,NST 的监测一般从妊娠 34 周开始,高危孕妇酌情提前。

4. 异常的 NST 或改良的 BPP 通常应进行进一步评估 OCT 或完整的 BPP。随后的处理应根据 OCT 或 BPP 的结果、孕周、羊水过少的程度及孕妇的合并症来综合判断。

5. 正常的产前胎儿监测结果不能决定产时是否需要应用胎儿监测。

6. 羊水过少定义为超声检查最大暗区垂直深度 ≤ 2cm。羊水过少时,需要综合考虑羊水过少的程度、孕龄和孕妇的临床状况,选择分娩或密切监测母儿情况。羊水减少时(羊水指数在 5~7cm),需要加强监护或者进行进一步的评估。

7. 脐动脉多普勒血流测定仅对胎儿宫内生长受限和子痫前期的妊娠并发症有益处,异常结果不是终止妊娠的指征,需要进一步测定其他的脐 / 胎儿血管多普勒血流。

产前胎儿监护的处理流程

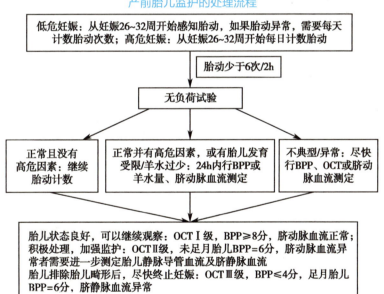

知识扩展：

孕期母体管理 - 孕期母体常见症状及处理

1. **消化系统症状**　是最常见的症状。妊娠早期恶心、晨起呕吐,心口灼热。

处理:应少食多餐,忌油腻的食物。给予维生素 B$_6$ 10~20mg,每日 3 次,口服;避免饭后弯腰和平躺。妊娠剧吐者,应及时就医。

2. **贫血**　妊娠期铁不足,可致严重贫血,使机体免疫功能降低,反复感染,胎儿宫内发育迟缓,并增加母亲死亡率、早产和低体重儿。出生后由于铁储备不足,过早出现贫血,以至食欲不佳、抵抗力下降,严重者可影响智力、行为、运动的发育。

处理:妊娠后半期对铁需求量增多,仅靠饮食补充明显不足,应自妊娠 4~5 个月开始补充铁剂。如已出现贫血,应查明原因,以缺铁性贫血最常见,其次缺叶酸、维生素 B_{12},少见的还有地中海贫血。非贫血孕妇,如血清铁蛋白 <30μg/L,应补充元素铁 60mg/d;诊断明确的缺铁性贫血孕妇,应补充元素铁 100~200mg/d。

3. 便秘　肠蠕动及肠张力均减弱,排空时间延长,水分被肠壁吸收,增大的子宫及胎先露部对肠道下段压迫所致。

处理:清晨饮白开水、多吃易消化的含有纤维素的新鲜蔬菜和水果,适当活动,按时排便。必要时口服缓泻剂,如车前番泻颗粒 5g/d。

4. 痔疮　由于增大的子宫或便秘使痔静脉回流受阻,引起直肠静脉压升高所致。痔静脉曲张可在妊娠间首次出现,也可使已有的痔疮复发和加重。

处理:多吃蔬菜,少吃辛辣刺激食物,温水浸泡,或口服缓泻剂车前番泻颗粒可缓解疼痛和肿胀感。

5. 腰背痛　妊娠期间关节韧带松弛,增大的妊娠子宫向前突,使躯体重心后移,腰椎向前突使背肌处于持续紧张状态,孕妇常出现轻微腰背痛。

处理:休息时,腰背部垫枕头可缓解疼痛。若腰背痛明显,应及时查找原因,按病因治疗。必要时卧床休息,局部热敷及药物治疗。

6. 下肢及外阴静脉曲张　静脉曲张主要由于股静脉压力增高所致,随妊娠次数增多而逐渐加重。

处理:妊娠末期应尽量避免长时间站立,可穿有压力梯度的弹力袜,晚间睡眠时应适当垫高下肢,以利于静脉回流。分娩时应防止外阴部曲张的静脉破裂。

7. 下肢肌肉痉挛　肌肉痉挛多发生在小腿腓肠肌,是孕妇缺钙(原因不明)的表现,常在夜间发作。

处理:建议按摩、锻炼等非药物处理。

8. 下肢浮肿　孕妇于妊娠后期常有踝部、小腿下半部轻度浮肿,休息后消退,属正常现象。

处理:睡眠取左侧卧位,下肢垫高 15° 使血液回流改善,浮肿减轻。若下肢水肿明显,经休息后不消退,应想到妊娠期高血压疾病,合并肾脏疾病或其他合并症的可能,需要查明病因后及时给予治疗。

9. 仰卧位低血压　于妊娠末期,孕妇若较长时间取仰卧位姿势,由于增大妊娠子宫压迫下腔静脉,使回心血量及心排出量突然减少,出现低血压。

处理:此时孕妇改为左侧卧位,使下腔静脉回流顺畅,血压迅即恢复正常。

10. 尿频　因骨盆腔血流供应增大或子宫变大,压迫到膀胱所致。

处理:晚餐后尽量少摄取液体,以减少夜间排尿。感觉有尿意时,尽早排尿,不要憋尿。

11. 皮肤瘙痒

(1)一般瘙痒症:大都发生在局部,如随着妊娠子宫的增大,多数孕妇腹壁皮肤出现紫色或淡红色的妊娠纹且有瘙痒感。有的瘙痒则是过敏引起的,如服用某些药物或接触过敏性物质,以及气候变化等,大多发生在暴露的皮肤上,或全身或局部出现疹子。只要脱离过敏源,局部用些抗过敏药,瘙痒即可缓解消失。

(2)特殊皮肤瘙痒:其症状特点是瘙痒难忍,多以腹部及下肢为重,夜间尤甚,孕妇往往因不能克制剧烈的瘙痒而留下道道搔痕,也有些孕妇表现为食欲下降、恶心厌油腻,常常伴有轻微腹泻,另一表现是黄疸,约有 1/4 的患者身上会出现。

(3)胆汁淤积症:其发病原因可能与雌激素水平增高、肝脏中酶的异常引起胆红素代谢异常、免疫功能的改变、遗传及环境有关。

(4)处理:应及时到医院空腹抽血,检查肝功和胆汁酸。

(刘彩霞)

第三节　妊娠期用药原则及安全性的评价

妊娠期母体各器官系统发生一系列的生理改变,胎儿各器官系统处于发生发育过程中,此期用药不当对胎儿、新生儿可能产生不良影响。妊娠期妇女用药十分普遍,如何在妊娠期安全、有效、合理地用药,对保护母婴健康,提高人口素质有重大意义。

一、妊娠期用药的变迁

我国没有明确的妊娠期用药指南。美国食品药品监督管理局(FDA)在2015年之前根据药物致畸风险,将药物分为A、B、C、D和X五类。2015年6月之后,FDA批准的新药已不再使用这种分类方法。因五级分类法简单易用,本文仍采用五级分类讲述妊娠期用药原则及安全性。

在美国1980—2000年批准上市的486个药物中,91.2%致畸性尚不明确。医生案头参考(physician's desk reference,PDR)药物仅40%有妊娠危险性分级,有分级药物中的60%为危险性不能确定的C级。据统计,70%~80%的孕妇使用过药物,平均每人3~4种,甚至10余种。药物在孕妇体内发生的药动学和药效变化也与非孕期有明显的差异:一些药物虽然可能没有致畸性,但可增加自发流产、早产和低出生体重儿的发生率。某些药物还可通过胎盘屏障,对胚胎、胎儿甚至新生儿产生不利影响。迄今,绝大多数出生缺陷的发生原因不明,但至少有2%~3%可能与药物有关,有些出生缺陷不排除药物在某些特定条件下与其他因素相互作用的结果。

妊娠期用药可循章程不多,长期以来,均以美国FDA的五级分类作为妊娠期用药选定的佐证,FDA分类很少更新,临床循证医学参考数据不足。研究显示,约有60%的X类药物没有任何人类数据。某种药物仅仅因为缺乏妊娠期用药经验而被归入X类,例如口服避孕药,常被错误地告知会增加胎儿发生畸形的风险。其实,妊娠女性服用的药物中,包含的C类、D类或X类药物,主要是抗生素、抗癫痫药、他汀类、苯二氮䓬类或华法林等,致畸率无明显升高。对于我国临床常用的药物硫酸镁,由于长期应用可引起胎儿骨骼脱钙,造成新生儿骨折,FDA已将其从妊娠期用药安全性分类中的A类降为D类。

为了更加客观地妊娠期用药,有专家提出了三点建议:①在使用和停止任何药物治疗前仔细考虑与妊娠的相关因素;②明确妊娠期血容量和代谢变化的特点,有些可能需要增加用药频率或剂量;③妊娠期用药信息来源应当参考更多的资料,不能单纯依赖FDA分类。

此外,与孕产妇的沟通应当留有余地,尽量信息对称,有些仅提供参考,以便选择。

二、妊娠期母儿药物代谢与转运

1. 消化与吸收　受妊娠期高雌、孕激素的影响,孕妇消化系统动力下降,胃肠蠕动减慢,药物在胃肠道吸收更加完全。胃酸和蛋白酶分泌减少,使弱酸性药物(如水杨酸钠)吸收减少,弱碱性药物(如镇痛、安眠类)吸收增多。肠壁代谢的药物(如氯丙嗪),在小肠停留时间长,进入体循环的药量减少,生物活性降低。如果早孕期呕吐,影响口服药物的吸收。

妊娠晚期下肢血液回流受阻,血流动力学的改变,经皮下或肌内注射吸收会受到影响,采用静脉注射药物利于快速起效。

胎儿吸收药物主要经过胎盘脐静脉进入体内,一部分药物经羊膜进入羊水,胎儿吞咽后胃肠道吸收,同时药物经肾脏排泄到羊水中,可再经胎儿的吞咽重吸收形成羊水-肠道循环。

2. 分布　药物在孕妇体内的分布与药物和组织、血浆蛋白的结合有关。妊娠后孕妇血容量逐渐增加,血液稀释,药物分布容积增加,血药浓度下降。血浆蛋白尤其是白蛋白减少,药物与蛋白结合率降低,血中游离药物增多,活性增大,极易造成胎儿风险。

胎儿的肝脏和脑部相对较大,血流多,因而药物分布也较多。宫内缺氧时,由于血流的再分配,胎儿脑血流增加,药物会更集中。

3. 代谢　药物代谢的主要器官是肝脏。妊娠期,高雌激素水平使母体肝酶系统活力降低,廓清速率减慢,生物转化功能下降,容易产生药物蓄积中毒。

胎儿肝脏线粒体酶系统功能低下,葡萄糖醛酸转移酶活性仅为成人的1%,肝脏对药物解毒能力极低。

胎儿靠胎盘转运,将接受的药物重返母体解毒排泄。

4. 排泄　肾脏是药物排泄的主要器官,其次为肠道,很少部分可以通过唾液腺、汗腺排泄。妊娠期母体肾脏血流量、肾小球滤过率逐渐增加,加速了药物排出,半衰期缩短。特别注意的是妊娠合并症(妊娠期高血压疾病伴肾功能不全)时,由于药物清除减慢,容易蓄积中毒。

胎儿肾脏在妊娠 11~14 周有排泄功能,肾小球滤过率低,排泄缓慢,使药物在血或组织内半衰期延长,清除率下降,容易引起药物及其代谢物的蓄积,对器官产生损害。

三、胎盘与药物转运

几乎所有药物都可以通过胎盘屏障转运到胎儿体内。胎盘对药物的转运受药物理化性质影响,分子量小、脂溶性高、血浆蛋白结合率低、非极性的药物容易到达胎儿。胎盘上有多种内源性、外源性受体表达,受体的存在增加了胎盘转运量。胎盘的生物转化作用可使某些药物的中间产物或终产物获得致畸活性,如苯妥英、利福平,抗组胺药、己烯雌酚等。也有药物经胎盘转化失活,对胎儿影响小,如皮质醇泼尼松等,而地塞米松则不经胎盘代谢直接进胎儿体内。

四、药物对胎儿的致畸作用

用药时的胎龄与损害性质的关系(图 1-18):受精后 2 周内,孕卵着床前后,药物对胚胎影响为"全"或"无":"全"表现为胚胎早期死亡导致流产;"无"则为胚胎继续发育,不出现异常。受精后 3~8 周之间,是胚胎器官分化发育阶段,胚胎开始定向分化发育,受到有害药物作用后,即可能产生形态上的异常而出现畸形,称为致畸高度敏感期,具体地说,如神经组织于受精后 15~25 日,心脏于 21~40 日,肢体和眼睛于 24~46 日易受药物影响;受精后 9 周 ~ 足月是胎儿生长、器官发育、功能完善阶段,仅有神经系统、生殖器和牙齿仍在继续分化,特别是神经系统分化、发育和增生是在妊娠晚期和新生儿期达最高峰。在此期间受到药物作用后,由于肝酶结合功能差及血脑通透性高,易使胎儿受损,还可表现为胎儿生长受限、低出生体重和功能行为异常。

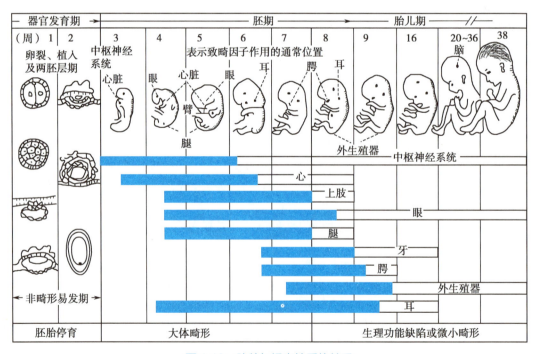

图 1-18　胎龄与损害性质的关系

在相同致畸剂量,短暂暴露很少致畸,而长期慢性暴露导致致畸风险显著增加,因此妊娠期用药尽可能缩短用药时间。通常暴露剂量越大,对胚胎和胎儿的危害越大,由于胚胎对有害因子较成人敏感,当暴露剂量尚未对母体有明显影响时,可能已经对胚胎产生不良影响。因此,用药咨询需要考虑用药的时间长度和暴露剂量,综合分析。

五、妊娠期用药的基本原则

1. 用药必须有明确的指征,避免不必要的用药。
2. 根据病情在医师指导下选用有效且对胎儿相对安全的药物。
3. 应选择单独用药、避免联合用药。
4. 应选用结论比较肯定的药物,避免使用较新的、尚未肯定对胎儿是否有不良影响的药物。
5. 严格掌握剂量和用药持续时间,注意及时停药。
6. 妊娠早期若病情允许,尽量推迟到妊娠中晚期再用药。

六、妊娠期用药的安全性评价

FDA 根据药物对动物和人类具有不同程度的致畸危险,将其分为 5 类。

A 类:临床对照研究中,未发现药物对妊娠早期、中期及晚期的胎儿有损害,其危险性极小。维生素类和甲状腺素属于此类药物。应当注意的是 FDA 分类与药物剂量有关,如正常范围量的维生素 A 是 A 类,而大剂量(每日剂量 2 万 IU)的维生素 A 可致畸,成为 X 类药物。

B 类:临床对照研究中,药物对妊娠早期、中期及晚期胎儿的危害证据不足或不能证实。部分常用的抗生素属于 B 类,如青霉素类及绝大多数的头孢菌素药物、林可霉素、克林霉素、红霉素、呋喃妥因等。甲硝唑虽然在动物实验中对啮齿类动物可致畸,但在人类,长时间积累的大量临床资料证实早期妊娠应用也未增加胎儿致畸率,所以 FDA 将其置于 B 类。还有抗结核药如乙胺丁醇,心血管系统药物如洋地黄、地高辛及毛花苷丙,解热镇痛药如吲哚美辛、双氯芬酸、布洛芬也属 B 类药。需注意的是:妊娠 32 周以后不应服用吲哚美辛,因其可使胎儿动脉导管狭窄或闭锁,致胎儿死亡造成不良后果。

C 类:动物实验发现药物造成胎仔畸形或死亡,但无人类对照研究,使用时必须谨慎权衡药物对胎儿的影响。C 类药物较多,包括抗病毒药如阿昔洛韦、齐多夫定、拉米夫定;部分抗癫痫药和镇静剂如乙酰胺、巴比妥、戊巴比妥;自主神经系统药物中的拟胆碱药、抗胆碱药;拟肾上腺素药中的肾上腺素、麻黄碱、多巴胺等;抗高血压药如甲基多巴、哌唑嗪及所有常用的血管扩张药;利尿剂中呋塞米、甘露醇及肾上腺皮质激素类药物泼尼松,倍他米松及地塞米松等。建议孕期避免使用喹诺酮类药物,因为它对骨和软骨的亲和力较强,可引起儿童关节炎,虽然尚无妊娠期使用喹诺酮类药物后新生儿出现骨骼肌肉功能障碍或其他缺陷的证据,但仍不推荐应用。常用免疫抑制剂如环孢素属于 C 类,该药不会引起新生儿先天畸形,或很难确定妊娠风险是由药物本身还是母体疾病所致。但患者妊娠期使用环孢素应有一定限制,因为可能增加早产和低出生体重的风险,同时妊娠高血压、子痫前期、妊娠期糖尿病等合并症的风险也相应增加。

D 类:药物对人类胎儿有危害,但临床非常需要,又无替代药物,应充分权衡利弊后使用。抗生素如四环素族、氨基糖苷类及几乎所有的抗肿瘤药是 D 类药物。镇痛药小剂量使用时为 B 类药,大剂量使用为 D 类药,特别是长期应用,出现胎儿生长发育不良及分娩后对药物成瘾性等,如解热镇痛药中阿司匹林、双水杨酸、水杨酸小剂量使用时为 C 类药,但长期大剂量服用时为 D 类药。镇静和催眠药中地西泮、氯氮及去奥沙西泮等都是 D 类药。利尿剂中氢氯噻嗪、苄塞嗪均属 D 类药。香豆素衍生物(双香豆素、双香豆乙酯)为 D 类药,其分子量低,很容易通过胎盘,引起明显的畸形和胎儿缺陷。抗癫痫药几乎都是 D 类药,最常报道的畸形是口面部裂、心脏畸形、神经管缺陷和发育迟缓,尤其是丙戊酸类,当其总剂量 >1 000mg/d 时,胎儿先天性畸形的发生率明显升高。癫痫患者妊娠后胎儿畸形率比一般人群高,使用抗癫痫药更增加畸变率,因此必须向患者和家属交代清楚,如孕期必须服用抗癫痫药物,应选择致畸危险性最小的药物,尽量采取单药治疗并调整为控制癫痫发作的最小剂量。

X 类:对动物和人类均具有明显的致畸作用,这类药物在妊娠期禁用。本类药物对胎儿的危险性远超过孕母可能取得的裨益,故对妊娠或准备妊娠的妇女列为禁忌。已知的致畸药物有:奎宁、乙硫异烟胺、利巴韦林、雄激素、氯米芬、丹那唑、己烯雌酚、视黄醇类、异维 A 酸、华法林、沙利度胺、锂制剂、甲氨蝶呤、放射碘、三甲双酮等等。

(邹　丽)

第四节　产前筛查和产前诊断

一、产前筛查

产前筛查是通过简便、易行、价廉的方法,在广大孕妇人群中挑出胎儿异常的高风险孕妇进行产前诊断的前期检查。产前筛查的目的是筛出危害严重且发生率高的出生缺陷。禁止仅为选择胎儿性别而筛查。目前国际通行的产前筛查方法主要包括:①早孕期母血清生化指标加超声检测胎儿颈项透明层厚度筛查胎儿非整倍体异常;②中孕期超声筛查胎儿结构异常;③中孕期母血清生化指标筛查常见的胎儿非整倍体;④母血清检测胎儿游离脱氧核糖核酸(deoxyribonucleic acid,DNA)筛查胎儿21三体、18三体及13三体综合征。

二、产前诊断

产前诊断是对筛查出的高风险孕妇进行确诊,包括:①绒毛、羊水或脐血穿刺取样,进行细胞遗传学、分子遗传学及生物化学分析,明确胎儿有无染色体数目、结构异常及DNA拷贝数异常变异或部分基因缺陷、遗传代谢性疾病;②影像学诊断胎儿是否有严重结构畸形,包括超声诊断和磁共振诊断。对结构畸形的胎儿推荐作遗传学病因检查。产前筛查与产前诊断是出生缺陷二级干预的重要措施。

病例摘要

孕妇,31岁,已婚2年,既往月经规律5/28天,停经3个月,自测尿妊娠试验阳性1月余。3周前社区医院超声提示宫内单胎妊娠约10周,见胎心搏动。既往自然流产1次。来早孕门诊咨询胎儿筛查的相关知识。

【问题1】通过病史采集,我们首先获得的临床信息是什么?

思路1:育龄妇女,月经规律,停经3个月,尿妊娠试验阳性,外院超声提示宫内妊娠,见胎心。结合病史和检测结果首先考虑早期妊娠,但需要超声检查核实孕周,符合条件者,在知情同意基础上进行早孕筛查。

知识点1:产前胎儿非整倍体筛查的基本原理

计算每个孕妇怀孕染色体异常胎儿风险的方法,是用其背景风险乘以标记物的似然比。背景风险取决于孕妇年龄、人种及孕周,而血清标记物的似然比则取决于其测量值。若在染色体异常胎儿中有X%胎儿合乎某测量值,而在正常胎儿中有Y%合乎该测量值,则似然比等于X除以Y。每个指标均有1个似然比,综合似然比计算出发病相对风险。该数学模型仅适用于不同检测指标互相独立的情形。

为便于不同实验室检测值的比较,通常须将检测值标准化,产前筛查中用MoM值:即中位数倍数,指某个指标检测值除以同一孕周正常孕妇检测值的中位数。MoM使孕龄得到标准化,便于实验室间检测值相互比较。

知识点2:早孕期产前筛查常用指标

1. 人绒毛膜促性腺激素(hCG)　在孕11~13⁺⁶周时,母血清中hCG随孕周增加而下降,而怀孕21三体胎儿的孕妇,血清中hCG较怀孕正常胎儿者高(约2MoM)。结合孕妇年龄,固定假阳性率在5%时,hCG可检出约42%的21三体胎儿。在妊娠18三体、13三体胎儿孕妇血清中hCG水平较低(分别约0.2MoM和0.3MoM),故也可用于18三体和13三体综合征的胎儿筛查。

2. 妊娠相关血浆蛋白-A(PAPP-A)　早孕期母血清PAPP-A随孕龄增长迅速上升,而怀孕21三体胎儿的孕妇,血清中PAPP-A较怀孕正常胎儿者低(约0.5MoM)。结合孕妇年龄,设定5%假阳性率时PAPP-A可检出52%的21三体综合征的胎儿。在妊娠18三体、13三体胎儿的孕妇血清中PAPP-A水平较低(分别约0.2MoM和0.4MoM),故也可用于18三体和13三体综合征胎儿的筛查。

3. 超声测量胎儿颈项透明层厚度(NT)(图 1-19) 染色体异常或及某些结构畸形与 NT 增厚相关。英国胎儿医学基金会推出严格的 NT 测量质量管理方法得到全球的响应。颈项透明层的测量应于妊娠 $11\sim13^{+6}$ 周(胎儿头臀长为 45~84mm)时进行。通常以相应孕周 95th 的测量值为切割值。

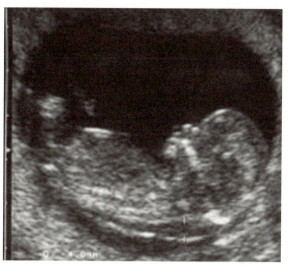

图 1-19 胎儿颈项透明层厚度

为了提高早孕期筛查的检出率,同时降低假阳性率,目前国际产前诊断协会(ISPD)推荐,标准早孕产前筛查是 NT+hCG+PAPP-A 的联合筛查,也是一线筛查方案。

知识点 3 : 中孕期母血清学产前筛查指标

常用的中孕期(15~20 周)母血清学筛查指标包括: 甲胎蛋白(AFP)、hCG、非结合雌三醇(uE$_3$)和抑制素 A(inhibin A),结合孕妇年龄、孕周、采血当天体质量指数、病史等进行综合风险评估,得出胎儿罹患 21 三体、18 三体综合征和开放性神经管缺陷的风险值。在筛查阳性率设定在 5% 时,4 种指标联合筛查可检出 70%~86% 的 21 三体胎儿。中孕期母血清学筛查包含了对开放性神经管缺陷的筛查。

知识点 4 : 基于胎儿游离 DNA 的无创产前检测(NIPT)

通过母体外周血富集游离胎儿 DNA 进行测序,检测 21 三体、18 三体、13 三体高风险胎儿,又叫基于胎儿游离 DNA 的无创产前检测。该方法检测准确率与母血中胎儿 DNA 浓度有关,一般要求胎儿 DNA 浓度至少达到 4%,妊娠 12 周左右时绝大部分孕妇血清中胎儿游离 DNA 浓度 ≥ 4%,因此 NIPT 多在妊娠 12 周以上时采母血。胎儿 DNA 浓度越高,检测准确率越高。由于目前推向临床应用的 NIPT 仅能检出上述 3 条染色体的数目异常,以及检测准确性达不到诊断要求,故全球将 NIPT 定位于筛查方法,孕妇若 NIPT 为阳性,仍须进一步介入性产前诊断;因目前 NIPT 价格相对高,故不推荐低风险孕妇将 NIPT 作为一线筛查方案。

在产前筛查中检出率与假阳性率与切割值的选择紧密关联。因此,在评价筛查质量或者比较筛查方法优劣时,需固定假阳性率比较检出率,或者固定检出率比较假阳性率,因为提高检出率的同时也提高了假阳性率。

思路 2 : 由上述知识点可知,应建议该孕妇首选早孕期筛查。还需补充哪些相关病史?

筛查风险值与孕妇的预产期年龄、体质量、种族、孕周、月经周期、受孕方式、不良孕产史(有非整倍体染色体病孕产史者再次生育时患病风险增加近 1%)、胎儿个数、是否吸烟、是否患有糖尿病等有关,须详细询问及记录。预产期年龄应按照孕妇公历出生日期计算,体重需现场测量,且注意扣除冬春不同季节着装重量的影响。建议使用早孕期超声头臀长测量值确定孕周,它是反映孕龄最准确的指标。1 型糖尿病孕妇母血清 AFP 平均降低 20%;吸烟者 hCG 较不吸烟孕妇低 20%~30%;计算风险时应予校正。对接受辅助生殖技术妊娠者应建立相应的数据库作为参照,否则不建议进行母血清学筛查。

值得强调的是,筛查不同于诊断,需要符合卫生经济学原则,考虑合适的成本 / 效益比。目前的筛查方法需平衡假阳性率与检出率,提高检出率应通过严格质量管理及建立符合本地区经济水平的合理筛查策略达到。无限扩大假阳性率来达到高检出率会失去筛查意义。另筛查前须充分告知孕妇:筛查内容、目的、意义、报告形式及本筛查中心的检出率、筛查试验的局限性等,告知孕妇低风险不等于无风险,而高风险孕妇不等于胎儿一定异常,应当进一步确诊,而不是终止妊娠。

【问题 2】 孕妇了解早孕筛查基本情况后,签署知情同意书,接受早孕筛查。超声测量头臀长 69mm,妊娠 13^{+4} 周,NT 1.6mm(0.95MoM),hCG 5.11MoM,PAPP-A 0.6MoM,风险计算:21 三体高风险(1:188),下一步如何处理?

思路 1 : 该孕妇早孕筛查指标综合分析为 21 三体高风险,应该建议孕妇介入性产前诊断。

思路 2 : 对高风险孕妇进行遗传咨询时,除解释胎儿可能的患病风险外,应说明筛查不等于诊断,筛查只能将可能异常的胎儿挑选出来,多数高风险胎儿经产前诊断后会确诊为正常。应避免筛查阳性即终止妊娠的现象。对早孕期筛查高风险者推荐绒毛取样核型分析(孕 11~14 周),而中孕筛查高风险者推荐行羊水穿刺核型分析(孕 17~22 周)。

思路 3 : 如果该孕妇 NT 增厚(超过 95th)而绒毛染色体核型正常,在后续超声检查时应注意排除胎儿结构异常,如心脏畸形、膈疝、脐膨出、体蒂异常、骨骼发育异常等。

在早孕期筛查中,既往超声检查内容仅包括确定胎儿个数、测量胎儿头臀长、核实孕周、测量 NT 值;若为双胎需确定绒毛膜性。随着检查技术和仪器分辨率的提高,早孕超声还可能发现胎儿严重畸形,如体蒂异常、无脑儿、无叶型前脑无裂畸形、腹裂和胎儿巨膀胱等。目前,国际妇产科超声协会正在推荐有条件单位开展早孕胎儿系统结构筛查,旨在提前诊断严重出生缺陷的胎儿,便于进一步处理。

【问题 3】 若该孕妇没有进行早孕期筛查,来院时根据早孕期超声推算已经妊娠 19 周,要求排除胎儿异常,该如何做?

思路 1 : 在核实孕周后,可以进行中孕期血清学筛查,同时进行中孕期(孕 18~24 周)超声筛查胎儿结构畸形。若筛查结果异常,建议行羊膜腔穿刺(孕 17~22 周)介入性产前诊断。

超声在产科的主要应用(微课)

思路 2 : 若中孕期超声扫描发现胎儿结构畸形,即使该畸形似乎是独立出现,仍建议孕妇进行介入性产前诊断,最好行分子核型分析,目前 ISPD 推荐将染色体微阵列分析(chromosomal microarray analysis,CMA)作为结构畸形胎儿的一线诊断方法。若该病变为致命性或会造成严重残障(例如全前脑),应充分告知孕妇及家属,讨论是否继续妊娠及终止妊娠方案。

若中孕超声筛查发现某些超声软指标阳性,如鼻骨缺失、肠管强回声、侧脑室增宽等,可结合背景筛查风险和该指标发病似然比,重新评估胎儿染色体异常的风险,对于高风险者建议进行介入性产前诊断。

知识点 7 : 中孕期超声胎儿结构筛查

妊娠 18~24 周的胎儿超声结构筛查,在出生缺陷中,胎儿结构异常占绝大部分,故中孕期常规筛查胎儿结构对严重出生缺陷的二级干预至关重要。为提高超声检查质量,实施胎儿结构筛查的超声医师必须经过专门培训。检查过程中强调标准切面、标准测量,且检查时间需充分。

中孕期超声筛查的主要意义:

1. 发现重要的胎儿结构畸形。

2. 根据胎儿各测量径线,提供孕龄参考(无早孕超声检查者)。

3. 为胎儿的后续生长速度评估提供基础参数。

4. 多胎妊娠评估。

由 17 个欧洲国家参与的 EuroCAT 的经验表明,仅一次中孕期筛查平均可检出 65% 的重要结构畸形,有较好的成本 / 效益比。

但同时在超声检查前需要孕妇了解:超声检测具有局限性,且胎儿结构筛查受孕妇的皮下脂肪厚度、既往手术瘢痕及胎儿体位、胎儿活动、胎儿骨骼声影、羊水量等多种因素的影响,某些器官或部位可能无法显示或显示不清。同时,胎儿发育是一个动态生长的过程,胎儿结构筛查不能排除所有先天性畸形。超声诊断意见仅供临床参考。

常见胎儿畸形的
超声检查(微课)

对超声扫描怀疑复杂器官异常如中枢神经系统和心脏异常者,可借助于磁共振检查和胎儿超声心动图检查进一步确诊。超声筛查前要有知情谈话,签署知情同意书。

对胎儿结构异常的处理常需要多学科会诊及孕妇、家属充分知情同意谈话后决定。

【问题 4】介入性产前诊断的取样途径、风险和遗传学检测方法有哪些?

思路:超声引导下绒毛或羊水穿刺为介入性产前诊断采集胎儿细胞的最常用方法,相对安全。两种介入性穿刺流产风险相似(一般低于 0.5%),其余风险包括:如作细胞核型,可能因细胞培养失败发不出报告、宫内感染等,但发生率很低。

知识点 8 : 介入性产前诊断相关问题

穿刺术前准备:完成孕妇血型、乙型肝炎病毒、艾滋病病毒抗体和梅毒抗体检测。穿刺前应充分告知穿刺意义、风险等,签署知情同意书。

穿刺术中:超声定位选择穿刺点,避开胎盘,皮肤消毒后,以套管针快速进针,取样。

穿刺术后:若孕妇为 Rh 阴性血型,配偶为 Rh 阳性血型,术后立即注射抗 D 免疫球蛋白。

绒毛及羊水穿刺指征:

1. 超声发现胎儿结构异常。

2. 孕妇曾生育过染色体异常患儿。

3. 夫妇一方为染色体结构异常携带者。

4. 孕妇曾生育过单基因病患儿或遗传性代谢病患儿。

5. 产前筛查高风险。

6. 孕妇预产期年龄 ≥ 35 岁。

绒毛及羊水穿刺禁忌证:

1. 绒毛穿刺时有先兆流产表现。

2. 体温(腋温)高于 37.4℃。

3. 有出血倾向(血小板 ≤ 70×10^9/L,凝血功能检查有异常)。

4. 有盆腔或宫腔感染征象,或腹壁感染。

5. 单纯为性别鉴定。

知识点 9：常用遗传学检测方法

经典的遗传学检测方法为细胞培养，染色体 G 显带核型分析即细胞核型，检测分辨率 5-10Mb；近年快速普及的分子核型分析（chromosomal microarray analysis，CMA）技术至少能检出 400kb 及以上的染色体重复 / 缺失，使检测敏感性提高。2014 年我国发表了《染色体微阵列分析技术在产前诊断中的应用专家共识（2014）》，指出产前超声检查发现胎儿结构异常时，应进行 CMA 检查。CMA 的检测局限性包括：不能检出染色体平衡易位及相对小比例的嵌合核型等，也不能识别单基因病。此外，常用遗传学检测方法还包括：荧光原位杂交技术（FISH）、聚合酶链式反应（PCR）、多重连接探针、一代测序、二代测序等。

小　结

临床关键点：

1. 产前筛查在内容上包括胎儿常见染色体非整倍体筛查和胎儿结构筛查；在方法上有母血清学生化指标筛查、影像筛查、NIPT 等；在时间上有早孕筛查和中孕筛查。不论何种筛查方案，均需严格质量管理，以期达到高检出率、低假阳性率。

2. 产前筛查不仅要筛查常见染色体非整倍体，还应包括严重的胎儿结构畸形，因为后者在出生缺陷中占更大比例。筛查方案的选择需考虑合理的成本效益比。

3. 产前筛查与产前诊断需有知情同意过程并签知情同意书。

（胡娅莉）

第五节　妊娠期妇女营养管理和体重增长建议

一、概述

孕期营养是围产期保健重要且不可或缺的内容之一，健康和疾病的发育起源（developmental origin of health and disease，DOHaD）学说提出：胎儿期和婴幼儿期的营养摄入合理、均衡，将有助于降低成年后糖尿病、代谢综合征、心血管疾病、精神行为异常等慢性疾病的发生发展，生命早期 1 000 天（宫内和出生后起初两年）是对一生健康影响最重要的时期。孕期营养及围产期的健康为妇女整体健康的一部分，孕前和孕期健康的生活方式有益于下一代的健康，是一项重要的公共卫生问题。

2015 年 5 月，国际妇产科联盟（the International Federation of Gynecology and Obstetrics，FIGO）在《国际妇产科杂志》上发表了关于青少年及育龄女性孕前和孕期营养的实用建议。FIGO 倡导：①提升女性对营养状况可影响其自身及子代健康的认知；②更加关注母亲营养不良令子代患慢性非传染性疾病（noncommunicable diseases，NCDs）风险的增加；③采取行动改善青少年和育龄女性的营养状况；④采取公共卫生措施加强营养教育，尤其针对青少年和年轻女性；⑤增强对育龄女性孕前服务的普及程度，协助其实现有计划性的健康妊娠。

二、孕期营养对母儿不良结局的影响

围孕期营养不良与多种母儿不良结局，如妊娠期高血压疾病、妊娠期糖尿病、贫血、孕期超重或肥胖、胎儿生长发育受限、低出生体重儿、巨大胎儿、胎儿窘迫、早产或死胎、胎儿贫血、胎儿畸形等都存在关联。

围孕期营养不良包括营养缺乏和营养过剩。营养缺乏：母亲营养缺乏，可影响子代近远期智力、生理和

社交能力的发展,可增加先天性畸形、低出生体重、生长发育迟缓、成年身高偏低、低教育程度和低收入的发生。营养缺乏的女性有更高的风险发生妊娠合并症,且由营养不足引起的低出生体重会增加子代远期发生肥胖和 NCDs 的风险。营养过剩:营养过剩是指经常摄入过多的热量,通常导致超重甚至肥胖。营养过剩和肥胖可增加女性妊娠期高血压疾病、妊娠期糖尿病和产道梗阻的发生风险,其子代也更容易发生巨大儿、高血糖/糖耐量异常、高胰岛素血症、新生儿低血糖、早产、死产、儿童期肥胖和远期 NCDs。75% 的肥胖儿童成人后也患有肥胖症,进而导致全球肥胖症和其相关的 NCDs 发病率逐年增加。

三、孕期营养需要及营养素参考摄入量

由于胎儿生长发育及母体需为产后泌乳进行营养储备,怀孕期间,母体对各营养素的需要量在非孕妇女基础上均有所增加。由于胎儿在不同时期的生长发育速度不同,母体所需的营养素也不相同。

(一)能量

妊娠期间,能量消耗主要包括基础代谢;体力和脑力活动消耗;食物特殊动力作用;胎儿及母体生殖器官的生长发育及母体用于产后泌乳的脂肪储备。每日摄入总能量:应根据不同妊娠前体重和妊娠期的体重增长速度而定,如表 1-5 所示。虽然需要控制糖尿病孕妇每日摄入的总能量,但应避免能量限制过度,妊娠早期应保证不低于 1 500kcal/d(1kcal=4.184kJ),妊娠晚期不低于 1 800kcal/d。碳水化合物摄入不足可能导致酮症的发生,对孕妇和胎儿都会产生不利影响。

表 1-5　基于孕前 BMI 的每日能量推荐和孕期体重增长

孕前 BMI	能量系数 /(kcal·kg⁻¹)理想体重	平均能量 /(kcal·d⁻¹)	妊娠期推荐体重增长 /kg
<18.5	35~40	2 000~2 300	12.5~18.0
18.4~24.9	30~35	1 800~2 100	11.5~16
≥25	25~30	1 500~1 800	7.0~11.5

2013 年发布的《中国居民膳食营养素参考摄入量(2013)》建议孕前能量摄入由 2 100kcal/d 改为 1 800kcal/d,中晚孕期由增加 200kcal/d 改为增加 300~450kcal/d。

(二)碳水化合物

孕期葡萄糖是胎儿代谢所必需的唯一能量来源;五碳糖可被利用以合成核酸,为胎盘蛋白质合成所需;如果母体碳水化合物摄入过少可造成脂肪酸不能被彻底氧化,导致酮症。

碳水化合物的供给应占总能量的 55%~60%,摄入量在孕早期与孕前相同,在孕中期及孕晚期每日控制在 200~250g。每日碳水化合物不低于 150g 对维持妊娠期血糖正常更为合适。应尽量避免食用蔗糖等精制糖,等量碳水化合物食物选择时可优先选择低血糖指数食物。无论采用碳水化合物计算法、食品交换份法或经验估算法,监测碳水化合物的摄入量是血糖控制达标的关键策略。食物中碳水化合物的来源有 5 大类:即谷物、蔬菜、水果、奶和糖。

(三)蛋白质

推荐饮食蛋白质摄入量占总能量的 15%~20% 为宜,以满足孕妇妊娠期生理调节及胎儿生长发育之需。《中国居民膳食营养素参考摄入量(2013)》建议孕期膳食蛋白质增加值为孕早、中、晚期分别为 0g/d、15g/d、30g/d。

(四)脂类

推荐饮食脂肪摄入量占总能量的 25%~30% 为宜。但应适当限制饱和脂肪酸含量高的食物,如动物油脂、红肉类、椰奶、全脂奶制品等,饱和脂肪酸摄入量不应超过总摄入能量的 7%;而单不饱和脂肪酸如橄榄油、山茶油等,应占脂肪供能的 1/3 以上。减少反式脂肪酸摄入量可降低低密度脂蛋白胆固醇、增加高密度脂蛋白胆固醇的水平。

(五)脂溶性维生素

1. 维生素 A　维生素 A,亦名视黄醇。维生素 A 与胎儿的生长发育、骨骼和胎盘的生长、免疫系统形成及母婴的视力维护等均有重要作用。推荐孕中、晚期维生素 A 参考摄入量为 900μg/d,约相当于 3 000IU。

2. 维生素 D 维生素 D 的生理作用主要包括维持血清钙和磷浓度的稳定,促进孕期及哺乳期输送钙到子体。有文献报道,孕期维生素 D 缺乏可导致母体和出生的子代钙代谢紊乱,包括新生儿低钙血症、手足搐搦、婴儿牙釉质发育不良以及母体骨质软化症。推荐孕期维生素 D 参考摄入量为 10mg/d,约相当于 400IU。

3. 维生素 E 维生素 E 是生育酚与三烯生育酚的总称。其生化功能主要包括抗氧化作用;影响脂类代谢和衰老过程等。在动物实验观察到,孕早期缺乏维生素 E 可导致子代先天性畸形,降低子代的体重。有研究提示,由于维生素 E 的抗氧化作用,可能对新生儿红细胞膜产生保护性作用而减少新生儿溶血和溶血性贫血的发生。推荐孕期维生素 E 的参考摄入量为 14mg/d。

4. 维生素 K 维生素 K 是含有 2-甲基 -1,4 萘醌的一类化合物。凝血过程中至少有 4 种因子依赖维生素 K 在肝脏内合成。有研究表明孕期维生素 K 的营养状况可能对新生儿和婴儿早期维生素 K 缺乏性出血产生影响,产前补充维生素 K,或新生儿补充维生素 K 均可以有效地预防。

(六) 水溶性维生素

1. 维生素 B_1 维生素 B_1(thiamin,硫胺素)参与碳水化合物代谢和能量生成。孕期若出现缺乏或亚临床缺乏时,母体可能无显著症状,但新生儿可能出现先天性维生素 B_1 缺乏病。孕期维生素 B_1 的推荐摄入量(RNI)为 1.5mg/d。

2. 维生素 B_2 核黄素维生素 B_2 主要功能是构成体内许多黄素酶中的辅酶,这些酶参与三羧酸循环及呼吸链中氧化还原反应与能量代谢。典型的核黄素缺乏,出现口腔生殖系综合征。维生素 B_2 缺乏时还可导致缺铁性贫血,影响生长发育。妊娠期缺乏可导致骨骼畸形。孕期维生素 B_2 的 RNI 为 1.7mg/d。肝脏、蛋黄、肉类、奶类是维生素 B_2 的主要来源。

3. 叶酸 叶酸参与氨基酸代谢、核苷酸的代谢、血红蛋白及甲基化合物的合成,是细胞增殖、组织生长和机体发育不可缺少的营养素。叶酸摄入不足对妊娠结局还有多种负面影响,包括出生低体重和胎盘早剥,在发展中国家还有常见的孕后期巨幼红细胞性贫血。建议围产期妇女应多摄入富含叶酸的食物,或补充叶酸 600mg/d。叶酸可来源于肝脏、豆类和深绿色叶菜,但食物叶酸的生物利用率仅为补充剂的 50%,因此应补充 400mg/d 叶酸或食用含有 400mg/d 叶酸强化剂的食物。

(七) 矿物质

矿物质包括常量元素和微量元素两大类。在人体中含量大于 0.01% 的无机盐称为常量元素,其中含量较多的(>5g)为钙、磷、钾、钠、氯、镁、硫 7 种;在人体中含量小于 0.01% 的无机盐称为微量元素,包括铁、铜、锌、碘、锰、钼、钴、铬、镍、锡、钒、硅、氟和硒 14 种。

1. 钙 孕期储存的钙量约为 30g,其中 25g 保存于胎儿体内,其余保存于母体骨骼中以备哺乳之需。孕中期妇女钙的推荐值为 1 000mg/d,孕晚期为 1 200mg/d。

2. 铁 孕期体内铁的储存量为 1g,其中胎儿体内约 300mg,红细胞增加约需 450mg,其余储存在胎盘中。随着胎儿娩出、胎盘娩出及出血,孕期储存铁的 80% 被永久性丢失,仅 200mg 的铁保留到母体内。推荐孕妇铁参考摄入量为 25mg/d。

3. 碘 碘在人体内主要参加甲状腺素的生成,其生理功能也通过甲状腺素的生理作用显示为调节能量产生,蛋白质的合成等。推荐孕期碘参考摄入量为 200μg/d,最高摄入量(UL)为 1 000μg/d。

4. 锌 锌参与人体内多种金属酶的组成,可促进机体的生长发育和组织再生;促进食欲;促进性器官和性功能的正常;保护皮肤健康;并参与免疫过程。有关母体锌营养状况对妊娠结局影响的实验研究表明,母体摄入充足的锌可促进胎儿的生长发育和预防先天性畸形。非孕妇女膳食锌参考摄入量为 11.5mg/d,孕中期后为 16.5mg/d。

四、妊娠期糖尿病的孕期营养管理

妊娠期糖尿病(gestational diabetes mellitus,GDM)的治疗应首选合理膳食及运动治疗,约 85% 的 GDM 孕妇通过调整生活方式,血糖就可以达到理想范围,但是如果治疗 1~2 周后,空腹血糖仍高于 5.3mmol/L,或餐后 2h 血糖高于 6.7mmol/L,则应给予药物治疗。到目前为止,饮食及运动控制失败的糖尿病患者妊娠期主要采用胰岛素来调节血糖。

医学营养治疗(medical nutrition treatment,MNT)是糖尿病孕妇基础的治疗手段。合理的膳食安排能提供妊娠所需的能量和营养素且不易导致餐后高血糖。营养治疗目的是使母亲的血糖控制在正常范围。理想的饮食控制目标在于既能保证和提供妊娠期间的热量和营养需要,又能避免餐后高血糖或饥饿酮症出现,胎儿生长发育正常。经过合理的饮食控制和适当的运动治疗,大多数 GDM 患者都能将血糖控制在满意范围,但要注意避免过分控制饮食,否则会导致孕妇产生饥饿性酮症,发生胎儿生长受限。

糖尿病营养治疗中碳水化合物的含量占总热能的 40%~50%,蛋白质的需求量是 80g/d 或 1.0~1.2g/(kg·d)。膳食中脂肪总量所占的能量百分比可高于 30%。同时注意膳食纤维、维生素等的摄入。各餐及分餐比例如下(表 1-6)。

表 1-6　不同餐次能量与碳水化合物分布

餐次	能量 /%
早餐	10~15
加餐点心	5~10
午餐	20~30
加餐 1	5~10
晚餐	20~30
加餐 2	5~10

总之,膳食计划必须实现个体化,要根据文化背景、生活方式、经济条件和教育程度进行合理的膳食安排和相应的营养教育。

综上所述,孕期营养是孕期保健的重要内容之一,而我国幅员辽阔,各地区经济水平参差不齐,医疗水平差异较大,很难做到对所有孕妇进行精细化的孕期营养管理。针对我国目前的卫生经济条件,建议对孕期营养采取分层管理,对于有条件的地区建议加强所有孕期营养管理,对低危孕妇加强孕期营养和体重管理的宣教,对高危孕妇如妊娠合并糖尿病、妊娠期高血压疾病、孕前超重或肥胖等进行专业化的具体指导,对于经济欠发达地区至少应做好孕期体重管理。

(杨慧霞)

推荐阅读资料

［1］谢幸,孔北华,段涛.妇产科学.9 版.北京:人民卫生出版社,2018.
［2］沈铿,马丁.妇产科学.3 版.北京:人民卫生出版社,2015.

第二章 妊娠并发症

第一节 妊娠剧吐

在妊娠早期,约 50%~80% 的孕妇会出现妊娠期恶心呕吐(nausea and vomiting of pregnancy,NVP)。严重的 NVP 对母体健康和生活质量影响很大,但对胎儿本身并无太大影响。引起 NVP 的原因尚不完全清楚,hCG 急速升高可能是主要原因。恶心呕吐通常在妊娠 6 周左右出现,在妊娠 16 周左右基本缓解,症状出现与消失的时间与 hCG 水平起伏密切相关。

约 0.3%~3% 的孕妇可出现妊娠剧吐(hyperemesis gravidarum,HG),表现为频繁呕吐,不能进食,导致营养障碍,体重较妊娠前减轻 ≥ 5%,尿酮体阳性,并可发生水电解质失衡。诊断妊娠剧吐前应排除其他器质性疾病。妊娠剧吐可导致一些罕见的并发症,例如 Wernicke 脑病、脾血管撕裂、食管破裂、气胸、急性肾小管坏死甚至死亡。有些孕妇会因妊娠剧吐而终止妊娠。

知识点 1：妊娠剧吐的病因

引起妊娠呕吐的原因尚不完全清楚。妊娠早期胎盘分泌大量的绒毛膜促性腺激素(hCG),hCG 可引起雌激素水平升高,雌激素可引起恶心和呕吐。

文献报道的其他病因还有精神心理因素、上消化道功能异常、幽门螺杆菌感染和维生素缺乏,但这些因素与妊娠呕吐的相关性不强。

病 例 摘 要

患者,26 岁,孕 1 产 0,"停经 62 天,恶心、呕吐 20 天,加重 2 天"来院。平素月经规律,停经 35 天自测尿妊娠试验(+),停经 40 余天开始出现恶心、呕吐,每天 4~5 次,近两天每天达 10 余次,不能进食,呕吐物有少许血丝,大便发黑伴轻微腹痛,感心慌气短。

【问题 1】通过病史采集,我们首先获得的临床信息是什么?

思路:育龄妇女,有停经史,尿妊娠试验阳性,恶心、呕吐是由于妊娠引起早孕反应的可能性大。患者近两天呕吐频繁,呕吐物有少许血丝,大便发黑伴轻微腹痛,提示有上消化道出血可能,不排除因为呕吐剧烈,引起食管或胃黏膜损伤。

【问题 2】为进一步明确诊断,还需要补充哪些相关病史?

思路:对此类患者,我们还需要了解其是否有生活、工作压力,是否有服用某些药物的病史,既往是否有消化道疾病史,以及甲亢等内分泌疾病史等,这些内容有助于进一步明确诊断和鉴别诊断,对制订治疗方案、观察病情也有帮助。

【问题 3】为进一步明确诊断,体格检查需要注意哪些问题?

思路:查体时应着重关注血压、脉搏、体温、呼吸、精神状态、皮肤弹性,以及巩膜是否黄染,甲状腺是否增大,腹部检查是否有异常,是否存在病理反射等。

知识点 2：妊娠剧吐和妊娠期甲状腺功能异常

hCG 与促甲状腺素 (thyrotropin) 的结构近似，高水平的 hCG 可刺激甲状腺激素分泌，表现为 FT_4 或 TT_4 升高及 TSH 下降。妊娠期甲状腺功能异常呈一过性，患者通常无甲状腺亢进的症状，也无甲状腺自身免疫的血清标志物。随着妊娠剧吐的改善，甲状腺功能自行恢复正常，因此不需要给予抗甲状腺药物治疗。甲状腺功能在妊娠 8~12 周变化明显，有 30%~60% 妊娠剧吐患者可发生甲状腺功能异常。

检 查 记 录

体格检查：体温 37℃，血压 110/80mmHg，脉搏 108 次/min，呼吸 30 次/min。精神疲倦，神志清楚。皮肤弹性稍差，黏膜未见出血、黄染。巩膜轻度黄染，颈软，甲状腺不肿大。心肺检查无明显异常，心率 108 次/min。腹软，微隆，肝脾肋下未触及，右上腹及剑突下压痛(+)，未触及明显包块，肠鸣音正常。生理反射存在，病理反射未引出。

患者的体征给我们以下提示：①低血容量状态，该患者疲倦、皮肤弹性差、脉搏快，均为脱水、血容量不足的表现；②消化系统受损，患者右上腹及剑突下压痛，结合病史中呕吐物有血丝，大便发黑，提示有上消化道出血可能，而巩膜轻度黄染提示肝功能受损。

【问题 4】为进一步明确诊断，应该实施哪些辅助检查？

思路：为进一步了解患者病情，还应进行以下检查。①超声检查：排除多胎妊娠和葡萄胎；②临床生化检查：检测血常规、尿常规、大便常规，以及血电解质加二氧化碳结合力、动脉血气分析、凝血功能、甲状腺功能、肝肾功能、肝炎全套等，了解有无尿酮体，有无血液浓缩、酸碱失衡、电解质紊乱、肝肾功能损害，排除甲状腺疾病及病毒性肝炎；③心电图检查了解电解质紊乱是否对心肌产生影响。

门诊辅助检查

血常规：血红蛋白 140g/L，白细胞 $8.4×10^9/L$，血小板 $210×10^9/L$，血细胞比容 0.403。

尿常规：比重 1.030，酮体(+++)，尿蛋白(+)。

大便常规：隐血试验(+)。

血电解质：血清钾离子 2.8mmol/L，血清钠离子 134.5mmol/L，血清氯离子 99.5mmol/L。

二氧化碳结合力 19mmol/L。

甲状腺功能检查、肝炎全套检查均正常。

肝功能：血清谷丙转氨酶 156IU/L，谷草转氨酶 123IU/L，总胆红素 65μmol/L，结合胆红素 36μmol/L。

超声检查：宫内探及一妊娠囊，内可见卵黄囊、胚芽及原始心管搏动，按头臀长计相当于孕 9 周。

心电图示：窦性心动过速。

【问题 5】该患者究竟如何诊断？如何鉴别诊断？

思路 1：患者停经后早孕反应严重，频繁呕吐，不能进食，以致发生营养障碍、脱水、血液浓缩、血钾降低、二氧化碳结合力下降、尿酮体阳性、代谢性酸中毒，符合妊娠剧吐合并代谢紊乱的诊断。

知识点 3：妊娠剧吐的诊断标准

1. 孕期顽固性呕吐，每日呕吐 ≥ 3 次。
2. 体重较妊娠前减轻 ≥ 5%。
3. 尿酮体阳性。

思路 2：虽然根据病史、查体及辅助检查结果，诊断基本明确，但仍需与其他导致呕吐的疾病进行鉴别诊断。

(1) 病毒性肝炎：妊娠剧吐可引起黄疸、肝功能异常，与病毒性肝炎临床症状有类似之处，肝炎病毒的检测有助于鉴别。

(2)急性胃肠炎或慢性胃炎急性发作:也可出现严重恶心、呕吐,甚至引起脱水、血压下降等症状,但多有不洁饮食等诱因,常伴有上腹或全腹阵发性疼痛及腹泻,粪检可见白细胞。

(3)胆囊炎:多于进食油腻食物后发生恶心、呕吐,伴右上腹部持续性或阵发性绞痛,常有发热、寒战、黄疸等,以及右上腹压痛,墨菲征阳性。

(4)神经官能性呕吐:呕吐的发作与进食和精神刺激密切相关,与妊娠无关。虽然长期反复发作,但不影响营养状态,肝肾功能正常。

【问题6】如何处理妊娠呕吐?是选择门诊还是住院治疗?非药物治疗和药物治疗有哪些?

思路:妊娠呕吐的处理取决于疾病的严重程度。轻症患者可以在门诊治疗。顽固性呕吐、电解质紊乱和低血容量的患者需要住院治疗。

1. 轻症患者可先尝试非药物治疗,治疗方法如下:①少量多餐,避免过饱。②避免刺激性和油腻食物。③避免口服铁剂,因为铁剂可引起恶心呕吐;多元维生素内含铁剂,可服用叶酸代替多元维生素。④起床前先吃饼干。清淡、干燥和高蛋白食物可能减轻恶心呕吐。

2. 避免诱发恶心呕吐的气味、高温、潮气、噪音和闪烁的光线。

3. 生姜胶囊可能有助于减轻恶心呕吐。

4. 可以尝试内关穴按摩和针灸。

5. 孕前开始服用多元维生素可能减轻妊娠早期的恶心呕吐。

用于妊娠呕吐的药物主要为维生素 B_6、第一代的抗组胺药、多巴胺受体拮抗剂和 5-羟色胺($5-HT_3$)受体拮抗剂和糖皮质激素。最常用的是第一代抗组胺药物,包括多西拉敏、苯海拉明、茶苯海明和异丙嗪。异丙嗪也有抗多巴胺受体作用。多西拉敏在国外常用,但国内市场无药。用于止吐的多巴胺阻滞剂主要为甲氧氯普胺和氯丙嗪。最常用于妊娠呕吐的 5-羟色胺($5-HT_3$)受体拮抗剂是昂丹司琼。一般认为昂丹司琼止吐作用强大,近年来国外应用较广。孕早期使用糖皮质激素可能增加唇腭裂风险,因此糖皮质激素仅作为顽固性剧吐的最后方案(表 2-1)。

表 2-1 用于妊娠呕吐的止吐药物及副作用

药物	母体副作用	孕期安全性
维生素 B_6	通常无副作用	孕期安全
苯海拉明	第一代抗组织胺药,副作用通常为嗜睡、口干、头晕和便秘等	可能轻度增加唇腭裂风险
异丙嗪	第一代抗组织胺药副作用及锥体外系副作用	无确切致畸证据
甲氧氯普胺(胃复安)	嗜睡、口干和锥体外系副作用	无确切致畸证据
氯丙嗪	第一代抗组织胺药副作用及锥体外系副作用	无确切致畸证据
昂丹司琼	母体副作用较少,但可能引起 QT 间期延长和室性心动过速,单次剂量不应超过 16mg,有心脏疾患、低钾或低镁血症患者使用昂丹司琼时,应监测电解质及心电图	致畸作用争议很大,可能轻度增加唇腭裂风险
甲泼尼龙	血糖升高,长期使用激素副作用多	孕早期使用可能增加唇腭裂风险

【问题 7】妊娠剧吐患者的治疗原则?

思路:对妊娠剧吐患者的治疗要遵循以下原则:纠正脱水、酸碱失衡及电解质紊乱,补充营养,防治并发症。对精神情绪不稳定的孕妇,给予心理治疗。妊娠呕吐发生于孕早期,正是胎儿受致畸因素影响的时期,但不能过于担心胎儿畸形而禁用有效的止吐药物。合理用药可以防止妊娠剧吐恶化,从而避免严重母胎并发症的发生。

【问题 8】该患者应如何治疗?

思路 1:一般治疗,该患者呕吐严重,应该暂禁食,使胃肠道得以休息。

思路 2:纠正脱水、电解质紊乱和酸碱失衡,记录出入量,结合检查结果,了解失水量,每日静脉滴注液体治疗。每日补液量 ≥ 3 000ml,维持 24h 尿量 ≥ 1 000ml。该患者血钾降低,补钾非常重要,但补钾必须在充分补液的基础上进行。

思路 3:止吐首选维生素 B_6 200mg 加入液体中静脉滴注,每天 1 次,对妊娠剧吐有止吐作用。症状仍然严重,可加用异丙嗪。异丙嗪 12.5~25mg 加入液体中静脉滴注,每 4~6h 1 次。

思路 4:补充维生素 B_1,妊娠剧吐患者易发生维生素 B_1 缺乏并导致 Wernicke 综合征,故而可预防性应用维生素 B_1。开始剂量为 100~200mg/d,肌注,症状好转后减量到 50~100mg/d。

思路 5:加强营养,适当补充氨基酸及脂肪乳,同时补充维生素 C 等水溶性维生素。若病情持续加重,尤其是体重减轻大于 5%~10%,应及时给予营养支持治疗。必要时使用鼻胃管或鼻十二指肠管给予肠道内患者,但一般不需要通过中心静脉给予肠道外营养。

住院治疗后

入院治疗 4 日后,患者呕吐减轻,呕吐物无血丝,腹痛缓解。复查血电解质:血清钾离子 3.6mmol/L,血清钠离子 141.5mmol/L,血清氯离子 102mmol/L,二氧化碳结合力 21mmol/L。尿酮体阴性。

【问题 9】患者下一步应如何处理?

思路:患者病情好转,症状缓解,可试进少量流质饮食,以后再逐渐增加进食量,同时调整补液量,并复查肝、肾功能。妊娠剧吐和社会心理因素有一定的相关性,有些患者在入院后明显好转,出院后又复发。患者有社会心理因素存在时,除了常规治疗外,还要配合心理治疗,舒缓患者的负面情绪,以便巩固治疗效果。

因妊娠剧吐而终止妊娠应十分慎重。患者以后怀孕也有妊娠剧吐的高风险。经积极治疗后,妊娠剧吐多可以完全恢复,医务人员应熟悉止吐药物的使用流程,用药前给患者和家属做好沟通,必要时给予新一代的止吐药物,例如昂丹斯琼。

【问题 10】发生严重并发症韦尼克综合征(Wernicke-Korsakoff Syndrom, WKS)应如何处理?

思路:妊娠剧吐并发 Wernicke 的临床表现主要为中枢神经系统症状,即眼球震颤、视力障碍、共济失调、急性期言语增多,后逐渐精神迟钝、嗜睡,个别发生木僵或昏迷。因其临床表现不具有特异性,很难做到早期确诊,且症状易被妊娠剧吐症状掩盖,极易漏诊或误诊。Wernicke 综合征如不及时治疗,死亡率可高达 50%,或者遗留记忆障碍、共济失调和前庭功能障碍等后遗症。因此,妊娠剧吐患者应积极预防,一旦出现无法解释的精神神经症状,应高度怀疑发生 Wernicke 综合征的可能,若待典型症状出现后再行诊断治疗,治疗效果及患者预后较差。已经发生 Wernicke 综合征应考虑终止妊娠,同时必须大量补充维生素 B_1 及其他 B 族维生素。首次维生素 B_1 500mg 静脉滴注,然后每天维持维生素 B_1 50~100mg,必要时可予氢化可的松 200~300mg 加入 5% 葡萄糖液 500ml 中静滴,有助于减轻脑水肿和改善精神神经症状。但孕 10 周之前使用激素会使胎儿唇腭裂的风险增高 4 倍,应尽量避免。值得注意的是,严禁在补给维生素 B_1 前先给予葡萄糖以期纠正水电解质紊乱,未补足维生素 B_1 而先予糖,可造成三羧酸循环中的丙酮酸脱氢酶复合物活性进一步降低,丙酮酸氧化脱羧反应进一步减慢,使病情进一步加重,最终导致患者陷入昏迷,甚至引起呼吸、心搏骤停。

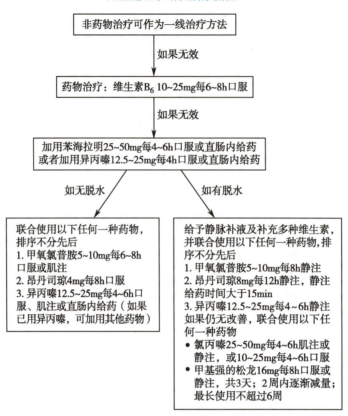

妊娠剧吐诊断和治疗流程

小 结

临床关键点：

1. 妊娠剧吐的特征为频繁恶心呕吐、体重较妊娠前减轻 ≥ 5% 以及尿酮体阳性。
2. 妊娠期呕吐应及时治疗,必要时序贯性使用止吐药物。
3. 治疗原则是营养支持及维持水电解质平衡。

（郑勤田 丁依玲）

第二节 流 产

我国把妊娠不足 28 周、胎儿体重小于 1 000g 而终止者,称为流产(abortion)。流产分为自然流产(spontaneous abortion)和人工流产(artificial abortion),本文以下内容主要指自然流产。按发生的不同孕周,妊娠 12 周前称为早期流产,妊娠 12 周至不足 28 周者称为晚期流产。流产的发生率约 15%,其中早期流产约占 80%。目前临床上最为争议的是复发性流产诊治。为规范临床诊治,结合我国现状,2016 年中华医学会妇产科分会产科学组发表了复发性流产诊治专家共识。

病例摘要

患者,女性,31 岁,停经 50 天,阴道点滴出血 1 天就诊。月经初潮 13 岁,5 天 /30 天,量中,无痛经。停经 38 天时出现恶心、乏力,自测尿 hCG(+)。1 天前有点滴阴道出血。

【问题 1】通过病史采集,我们首先获得的临床信息是什么?

思路1：育龄女性,月经规则,出现停经及早孕反应,自测尿 hCG(+)首先确定为妊娠,现阴道出血1天,首先考虑流产,但不能除外异位妊娠,葡萄胎及子宫肌瘤等,B超检查可明确胚胎情况。

1. 流产的病因
(1)胚胎因素:胚胎或胎儿染色体异常占早期流产 50%~60%。
(2)母体因素:全身性疾病、生殖器异常、内分泌异常、强烈应激、不良习惯与免疫功能异常等。
(3)父亲因素:染色体异常,如平衡易位等。
(4)环境因素:过多接触放射性及物理、化学等有害物质。

2. 流产的临床表现 主要是停经后阴道出血和腹痛,按流产的发展过程分为不同的临床类型。
(1)临床类型
1)先兆流产(threatened abortion):少量流血,腹痛轻微,或伴有腰痛、下腹坠。胎膜未破,宫口未开,妊娠产物未排除,经休息症状可消失。
2)难免流产(inevitable abortion):先兆流产基础上,出现腹痛加重,阴道流血增加,或胎膜已破,宫口已开,流产已不可避免。妇科检查有时可见组织物嵌顿于宫口。
3)不全流产(incomplete abortion):流产进一步发展,妊娠产物已部分排除体外,宫内尚有残留,有剧烈腹痛,流血量增多。妇科检查发现宫口已扩张,宫口有活跃出血,组织物位于宫口或已排出阴道。
4)完全流产(complete abortion):妊娠产物已完全自宫腔排除,阴道流血渐停止,腹痛渐消失。妇科检查发现宫口关闭,子宫近正常大小。
(2)三种特殊情况
1)稽留流产(missed abortion):胎儿或胚胎已死亡滞留子宫未排出。早孕反应消失,胎动消失。查子宫小于停经月份,宫口未开,未闻及胎心。
2)复发性流产(recurrent abortion):同一性伴侣连续发生≥3次以上自然流产者。但如果连续发生2次流产即应重视并给予评估,因其再发风险与3次相近。复发性流产的患者病因与偶发自然流产相似,能够识别其病因的仅占50%,早期复发流产常见于胚胎染色体异常、免疫功能异常、黄体功能不全、甲状腺功能低下等,晚期复发流产常见于自身免疫异常、子宫解剖异常及血栓前状态等。
3)流产合并感染(septic abortion):流产过程中,若阴道流血时间过长、有组织残留于宫腔内或非法堕胎等,有可能引起宫腔内感染,严重时感染可扩展到盆腔、腹腔乃至全身,并发盆腔炎、腹膜炎、败血症及感染性休克等。

思路2：为进一步明确诊断,还需要补充哪些相关病史?
需要补充:①患者婚育史,有无生育要求,有无反复流产史;②阴道出血的量、颜色、性状、持续时间、有无组织排出体外;③询问有无腹痛,腹痛部位、性质、程度、是否肛门坠胀感;④伴随症状:有无头晕、寒战、发热、分泌物性状及有无臭味等;⑤既往相关辅助检查结果、治疗措施及效果;上述内容有助于我们观察病情,调整治疗方案和鉴别诊断。

完善病史:患者已婚,有生育需求,G_1P_0。1天前同房后少量阴道流血,色暗红,分泌物无异味,无腹痛、头晕、发热等不适。

【问题2】为进一步明确诊断,体格检查需要注意哪些问题?
应详细全面的了解孕妇的全身状况,评估是否有高危因素,着重了解有无贫血及感染征象。消毒外阴后行妇科检查要注意外阴、阴道有无出血;宫颈有无息肉、出血及举痛和摇摆痛,宫口有无组织、是否开大;子宫大小是否与孕周相符;双侧附件有无包块及压痛情况。操作应轻柔。

检 查 记 录

体格检查:全身常规检查无异常,腹部叩诊无移动性浊音。
妇科检查:外阴正常,阴道有少许咖啡色分泌物;宫颈着色、无举痛、宫口闭有血丝;子宫前位,孕7周大小,质偏软,压痛(−);双附件(−)。

结合患者的病史及体格检查,初步考虑该患者先兆流产的可能性大。
【问题3】为进一步明确诊断,还应该进行哪些辅助检查?
应进行超声及实验室检查,包括血尿 hCG 和血常规。

辅 助 检 查

超声检查:宫内是否见孕囊,孕囊大小、位置及形态;有无卵黄囊及其大小;有无胚芽及其芽长;有无胎心搏动;附件有无肿块;盆腔有无积液。

血 hCG 18 900IU/ml。

该患者血 hCG 值 18 900IU/ml,超声提示宫内早孕活胎,见有卵黄囊和原始心管搏动。血常规未提示异常。

【问题 4】诊断及鉴别诊断。

思路 1:先兆流产的诊断,该患者有明显的诱因,停经、阴道少量出血;妇科检查宫颈口闭合,子宫大小与孕周相符;血 hCG 升高;超声提示宫内妊娠,先兆流产诊断明确。

思路 2:诊断流产必须与异位妊娠相鉴别,异位妊娠是妇产科最常见的急腹症之一,典型临床表现为停经后腹痛与阴道流血,但临床中患者症状常不典型,易出现误诊、漏诊。因此可以查血 hCG 及妇科超声,如血 hCG>2 000IU/L,超声宫内未见妊娠囊,双侧附件区常有包块或低回声,腹腔可有游离液体。后穹窿穿刺可有不凝血。可以明确诊断。

【问题 5】该患者如何进行医患沟通?

思路 1:充分告知患者早期流产半数以上为染色体异常,是一种自然淘汰"异常妊娠"的保护机制,交代盲目保胎的风险,知情选择治疗方案,必要时签字知情选择。

思路 2:告知流产结局不确定性大,经治疗可能症状消失妊娠继续,应建档定期产检。也可能发展为大量阴道出血或腹痛加剧难免流产或不全流产,应立即到就近的医院就诊,有组织排出,应当保留并带来医院。

思路 3:心理疏导,增强信心,定期复诊。

【问题 6】该患者下一步如何处理及监测?

思路 1:①卧床休息、严禁性生活;②重视心理治疗,安定情绪,增强患者信心。

思路 2:黄体功能不全者黄体酮注射液10~20mg肌注,每日或隔日一次,也可口服天然孕激素类药品,治疗1~2周复查超声。该患者月经规则,无须孕激素治疗。

思路 3:如发展为难免流产,应及时行清宫术。

思路 4:如发展为不全流产,尽快行清宫术。阴道大量出血伴休克者,应积极输血输液抗休克、抗感染治疗的同时行清宫术。

思路 5:如发展为完全流产,应复查超声,若证实宫内无残留物,患者无感染征象,无需处理。

思路 6:如发展为稽留流产该如何处理?

如果该患者卧床休息后阴道出血停止,未遵医嘱定期复查血 hCG 及超声,于停经 12 周建档产检超声提示宫内孕囊变形,未及胎心。妇科检查宫口闭合,子宫如孕 2 月大小。血 hCG 为 1 900IU/ml。应检查血常规、凝血功能,做好输血准备。行刮宫术,刮出组织应当送病理检查。若一次不能刮净,可 5~7 日后再次刮宫。术后常规行超声检查确认是否有组织残留,并加强抗感染治疗,必要时,复查血 hCG。

思路 7:如发展为流产合并感染该如何处理?

如果该患者阴道出血时间长、发热、感染,原则为控制感染的同时尽快清除宫内残留物。

知识扩展

复发性流产患者如何处理及监测?

对 2 次以上流产的患者,孕前应仔细检查逐一排除,明确病因,如未发现有染色体、内分泌、解剖结构及感染等常见的病因,需要进行自身免疫学筛查及易栓症筛查,如异常应给予抗凝治疗及适当自身免疫抑制治疗。对于不明原因的复发流产,存在过度治疗与药物滥用,不建议对此类患者常规进行免疫治疗,建议妊娠后定期检测 β-hCG 水平,每周 1~2 次。建议于孕 6~7 周时首次行 B 超检查,如见异常应每隔 1~2 周定期复查直至胚胎发育情况稳定,可见胎心搏动。孕 12 周后需注意胎儿先天性缺陷的筛查,必要时应行产前诊断。有免疫性流产史的患者,孕 38 周可考虑终止妊娠。

流产的诊治流程

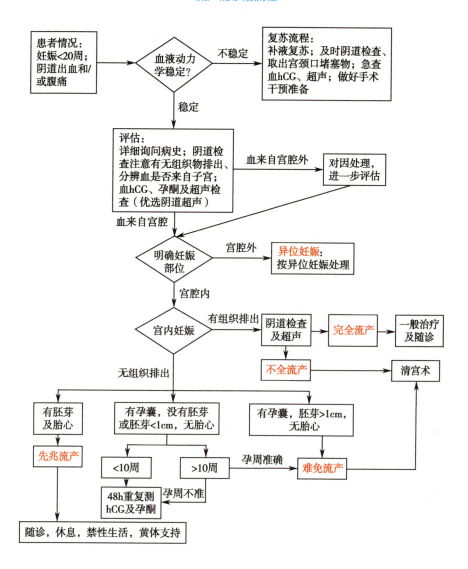

小　结

临床关键点：

1. 停经、阴道出血是流产的主要临床表现。
2. 依据临床表现、血清 β-hCG 动态检测和超声检查可以确诊早期流产。
3. 半数以上的早期流产与染色体异常有关。
4. 按疾病发展阶段分为不同临床类型,并作为依据选择相应的治疗方案,流产后指导避孕及孕前宣教。

（张　龑）

第三节　妊娠期高血压疾病

妊娠期高血压疾病(hypertensive disorders of pregnancy,HDP)是妊娠期特有的一组疾病,发生率

5%~12%。主要临床表现为妊娠与高血压并存,严重时出现母体终末器官功能及胎儿损害。产后12周内恢复至孕前状态。本组疾病严重威胁母胎健康,是孕产妇和围产儿病死率升高的主要原因。

妊娠期高血压疾病包括妊娠高血压(gestational hypertension)、子痫前期(preeclampsia)、子痫(eclampsia),以及妊娠合并慢性高血压(chronic hypertension complicating pregnancy)和慢性高血压并发子痫前期(chronic hypertension with superimposed preeclampsia)。研究发现白大衣高血压(white-coat hypertension)、隐匿性高血压(masked hypertension)和一过性妊娠高血压(transient gestational hypertension)进展为子痫前期的风险增加,称之为HDP特殊类型,需引起临床重视。子痫前期是HDP的核心部分,本章将予以重点阐述。

知识点1:妊娠期高血压疾病的分类和特殊类型

妊娠期高血压疾病的分类:①妊娠期高血压;②子痫前期;③子痫;④妊娠合并慢性高血压;⑤慢性高血压并发子痫前期。

妊娠期高血压疾病的特殊类型:①白大衣高血压;②隐匿性高血压;③一过性妊娠高血压。

注:妊娠34周前发病者为早发型子痫前期(early onset preeclampsia)。

子痫前期是一种多因素、多机制、具有多彩临床表现的疾病。关于其病因及发病机制至今尚未完全阐明。目前公认的是"两阶段"学说:第一阶段为临床前期,即子宫螺旋动脉滋养细胞脉重铸障碍,导致"胎盘浅着床",胎盘缺血、缺氧,释放多种胎盘因子。这一阶段发生于妊娠20周以前,常无临床征象。第二阶段胎盘因子进入母体血液循环,促进系统性炎症反应的激活及血管内皮损伤,引起子痫前期-子痫多样化的临床表现。

流行病学调查发现抗磷脂综合征(antiphospholipid syndrome,APS)、孕妇年龄≥40岁、子痫前期病史、高血压、慢性肾炎、糖尿病或遗传性血栓形成倾向、初次产检时BMI≥35kg/m²、子痫前期家族史(母亲或姐妹)、本次妊娠为多胎妊娠、初次妊娠、妊娠间隔时间≥10年以及早孕期收缩压≥130mmHg或舒张压≥80mmHg等是子痫前期的高危因素。

首次门诊病例摘要

患者,女性,30岁,因"停经31⁺³周,发现血压升高4天,视物模糊1天"入院。近两日发现尿量减少,尿色加深。平素月经规则,孕1产0。体格检查:血压170/110mmHg,双下肢凹陷性水肿。产科检查:宫高30cm,腹围98cm,先露头,胎方位LOA,先露浮,胎心146次/min,无宫缩。尿常规:尿蛋白(+++)。

【问题1】通过病史采集,我们首先获得的临床信息是什么?

思路1:患者初产妇,现孕31⁺³周,血压170/110mmHg,尿蛋白(+++),胎儿头先露,胎心好,无宫缩。在妊娠20周后,34周前出现高血压、视物模糊,检查发现血压170/110mmHg,尿蛋白(+++),考虑为早发型重度子痫前期。患者尿量减少,尿色加深,是否合并其他脏器损害,需要进一步明确。

知识点2:子痫前期的诊断

妊娠20周后出现收缩压≥140mmHg和/或舒张压≥90mmHg,伴有尿蛋白≥0.3g/24h,或随机尿蛋白(+),或虽无蛋白尿,但合并下列任何一项者:

1. 血液系统损害(血小板<100×10⁹/L)。
2. 肝功能损害(血清转氨酶水平为正常值2倍以上)。
3. 肾功能损害(血肌酐水平>1.1mg/dl(97μmol/L)或为正常值2倍以上)。
4. 肺水肿。
5. 新发生的中枢神经系统异常或视觉障碍。

需要注意的是:

1. 高血压是子痫前期最主要的临床表现,但不一定是最先出现的症状。
2. 子痫前期常出现蛋白尿,大量蛋白尿(24h蛋白尿≥5g)既不作为评判子痫前期严重程度的标准,亦不作为终止妊娠的指征,但需严密监测。

3. 只要妊娠继续,子痫前期病情就无法得到根本的缓解,最终导致母儿严重并发症。

知识点 3:重度子痫前期的诊断标准

子痫前期伴有下面任何一种表现即为重度子痫前期:

1. 收缩压 ≥ 160mmHg,或舒张压 ≥ 110mmHg(15min 复测)。

2. 血小板减少(血小板 <100×10⁹/L);溶血[红细胞碎片,胆红素升高,乳酸脱氢酶(lactate dehydrogenase, LDH)升高]。

3. 肝脏损害(血清转氨酶水平为正常值 2 倍以上),严重持续性右上腹或上腹疼痛,不能用其他原因解释;肝包膜下血肿或肝破裂。

4. 肾脏损害[血肌酐水平 >1.1mg/dl(97μmol/L);少尿(尿量 <400ml/24h 或 <17ml/h)]。

5. 肺水肿。

6. 新发生的中枢神经系统异常或视觉障碍。

7. 严重胎儿生长受限。

知识点 4:妊娠期高血压疾病的临床表现

1. 妊娠期高血压　妊娠 20 周后出现高血压,收缩压 ≥ 140mmHg 和 / 或舒张压 ≥ 90mmHg,于产后 12 周内恢复正常;尿蛋白(-);产后方可确诊。

2. 子痫前期　前面已述。

3. 子痫　子痫前期基础上发生不能用其他原因解释的抽搐。

子痫可发生于不断加重的子痫前期基础上,也可发生于血压升高不显著、无蛋白尿的病例。子痫分产前、产时及产后子痫,多发生于产前,约 25% 发生于产后 48h 内,是造成母儿死亡的最主要原因。

子痫前驱症状短暂,可有不断加剧的头痛、视物模糊。子痫抽搐的典型表现为患者首先出现眼球固定、上翻,瞳孔散大,牙关紧闭,随即肌肉强直,双手紧握,双臂伸直,进入强直性痉挛期,此时期易发生唇舌咬伤。约 10~20s 后发展为典型的全身高张阵挛性抽搐,期间呼吸暂停,面色逐渐紫绀,此时期易发生窒息及意外受伤。持续约 1~1.5min 后抽搐停止,恢复呼吸,意识逐渐恢复,但易激惹、烦躁。

患者苏醒后,如未能得到及时有效治疗,上述过程可能反复发作且抽搐持续时间延长,从而加重大脑缺血缺氧,出现各种严重并发症:吸入性肺炎、肺水肿、脑出血、心肺功能衰竭、深度昏迷甚至孕产妇死亡。

4. 妊娠合并慢性高血压　妊娠 20 周前收缩压 >140mmHg 和 / 或舒张压 >90mmHg(除外滋养细胞疾病),妊娠期无明显加重;或妊娠 20 周后首次诊断高血压并持续到产后 12 周后。

5. 慢性高血压并发子痫前期　慢性高血压妇女妊娠前无蛋白尿,妊娠 20 周后出现蛋白尿;或妊娠前有蛋白尿,妊娠后蛋白尿明显增加,或血压进一步升高,或出现血小板减少 <100×10⁹/L,或出现其他肝肾功能损害、肺水肿、神经系统异常及视觉障碍等严重表现。

知识扩展 1:

妊娠期高血压疾病的特殊类型

1. 白大衣高血压　指诊室血压升高(>140/90mmHg),但在家庭或工作时血压正常(<135/85mmHg)。建议采用 24h 动态血压监测(ambulatory blood pressure monitoring,ABPM)或家庭血压监测(home blood pressure monitoring,HBPM)加以鉴别。

白大衣高血压患者中,50% 将发展为妊娠高血压,8% 将发展为子痫前期。ABPM 或 HBPM 可用于诊断白大衣高血压,诊断确立后,患者应继续 HBPM 监测血压,并尽可能避免使用降压药治疗。

2. 隐匿性高血压 指诊室血压正常,但在其他时段血压升高,24h ABPM 或 HBPM 可以明确诊断。妊娠早期具有慢性肾病、左心室肥厚或视网膜病变等高血压靶器官受损征兆,但血压无明显升高时,应考虑隐匿性高血压的诊断。

3. 一过性妊娠高血压 妊娠中晚期(≥ 20 周)新发的高血压,无需任何治疗即可缓解。一过性妊娠高血压通常在诊室检查时发现,但随后重复测量血压正常。约有 20% 的一过性高血压会发展为妊娠高血压,另有约 20% 会发展为子痫前期。因此,孕期应通过 HBPM 等手段加强对一过性高血压孕妇的随访与监测。

思路 2:为进一步确诊,还需补充哪些相关病史?

应询问妊娠前有无高血压、糖尿病、肾病、自身免疫病等既往病史,以及妊娠期高血压疾病家族史和高血压家族史。

了解患者此次妊娠后高血压、蛋白尿等症状出现的时间和严重程度,还应进一步询问,本次妊娠后有无胸闷、心慌、上腹不适、头痛、头昏、眼花、视物模糊等不适,有无咳嗽、咳痰,有无呼吸困难,端坐呼吸。有无阴道流血、腹痛,胎动如何,胎儿生长发育情况等。

知识点 5:子痫前期的病理生理变化

基本病理生理变化是全身小血管痉挛和血管内皮损伤。全身各脏器血流灌注减少,对母儿造成危害,甚至导致母儿死亡。由于该病表现为多脏器和多系统损害,故有学者提出子痫前期-子痫综合征 (preeclampsia-eclampsia syndrome) 的概念。

1. 脑 脑血管痉挛,通透性增加,脑水肿、充血、局部缺血、血栓形成及出血。CT 检查脑皮质呈现低密度区,并有相应的局部缺血和点状出血,提示脑梗死,并与昏迷及视力下降、失明相关。大范围脑水肿主要表现为感觉迟钝和思维混乱,个别患者可出现昏迷,甚至脑疝。子痫前期脑血管阻力和脑灌注压均增加,高灌注压可致明显头痛。而子痫的发生与脑血管自身调节功能丧失相关。

2. 肾脏 肾小球扩张,内皮细胞肿胀,纤维素沉积于内皮细胞。血浆蛋白自肾小球漏出形成蛋白尿。肾血流量及肾小球滤过量下降,血尿酸浓度升高,血肌酐上升。肾功能严重损害可致少尿及肾衰竭。

3. 肝脏 肝脏损害常表现为血清转氨酶水平升高。肝脏的特征性损伤是门静脉周围出血,严重时门静脉周围坏死和肝包膜下血肿形成,甚至发生肝破裂危及母儿生命。

4. 心血管 血管痉挛,血压升高,外周阻力增加,心肌收缩力受损和射血阻力(即心肌后负荷)增加,心输出量明显减少,心血管系统处于低排高阻状态,加之内皮细胞活化使血管通透性增加,血管内液进入心肌细胞间质,导致心肌缺血、间质水肿、心肌点状出血或坏死、肺水肿,严重时导致心力衰竭。

5. 血液 由于全身小动脉痉挛,血管壁渗透性增加,血液浓缩,血细胞比容上升。当血细胞比容下降时,多合并贫血或红细胞受损或溶血。

6. 内分泌及代谢 由于血管紧张素转换酶增加,妊娠晚期盐皮质激素、去氧皮质酮升高可致钠潴留,血浆胶体渗透压降低,细胞外液可超过正常妊娠,但水肿与子痫前期的严重程度及预后关系不大。通常其电解质水平与正常妊娠无明显差异。子痫抽搐后,可出现乳酸性酸中毒及呼吸代偿性的二氧化碳丢失,可致血中碳酸盐浓度降低。

7. 子宫胎盘血流灌注 子宫螺旋动脉重铸不足导致胎盘灌注下降,螺旋动脉平均直径仅为正常孕妇螺旋动脉直径的 1/2,加之伴有内皮损害及胎盘血管急性动脉粥样硬化,使胎盘功能下降,胎儿生长受限,胎儿窘迫。若胎盘床血管破裂可致胎盘早剥,严重时母儿死亡。

知识点 6：子痫前期 / 子痫并发症

子痫前期是一种多系统性疾病,可导致全身重要器官的损伤,子痫前期可能出现的孕妇并发症有脑水肿、脑出血、肺水肿、肾衰竭、肝包膜下血肿、肝破裂、心力衰竭、凝血功能障碍、胎盘早剥等,对胎儿可导致胎儿生长受限、胎儿窘迫、医源性早产。

补 充 病 史

患者既往无高血压、糖尿病、肾脏疾病等慢性病史,亦无高血压家族史。孕期不定期产检,4 天前产检发现血压 140/90mmHg,尿常规示尿蛋白(++),未进行任何治疗。孕期无胸闷、心慌,无上腹不适,无头痛、头昏、眼花、视物模糊等不适,无咳嗽、咳痰、呼吸困难。

【问题 2】为进一步明确诊断,体格检查需要注意哪些问题?

检查生命体征,并注意心肺听诊,特别是血压和心率。注意患者有无上腹压痛,有无腹水,腹壁、会阴、双下肢有无水肿以及水肿的程度。产科检查宫高、腹围、宫缩及子宫张力、压痛等,并了解有无胎儿生长受限。

体 格 检 查

体温 37℃,脉搏 80 次 /min,呼吸 18 次 /min,血压 170/115mmHg,一般情况可,心肺未闻及明显异常,腹膨隆,晚孕腹型,肝脾肋下未及,下肢水肿(+)。产科检查:宫高 30cm,腹围 98cm,胎方位 LOA,胎心 140 次 /min,子宫软、无产兆,胎膜未破,宫口未开。

知识点 7：高血压的定义

高血压定义为同一手臂至少 2 次测量,收缩压 ≥ 140mmHg 和 / 或舒张压 ≥ 90mmHg。若血压较基础血压升高 30/15mmHg,但低于 140/90mmHg 时,不作为诊断依据,但需严密观察。对首次发现血压升高者,应间隔 4~6h 复测血压。对于收缩压 ≥ 160mmHg 和 / 或舒张压 ≥ 110mmHg 的严重高血压,需间隔 15min 重复测量。

【问题 3】为进一步明确诊断,还应该进行哪些辅助检查?

(1)血常规:测定血红蛋白、血细胞比容,血小板计数等,以了解有无血液浓缩、血小板减少。

(2)凝血功能检查:凝血酶原时间、活化部分凝血活酶时间、凝血酶时间、纤维蛋白原等检查机体是否存在凝血功能紊乱;必要时测定鱼精蛋白副凝试验(3P 试验)等,了解有无 DIC 倾向。发生胎盘早剥时,纤维蛋白原明显降低,具有较好的临床指导意义。

(3)血液生化测定:肝功能检查中,注意转氨酶的升高。重度子痫前期还会出现胆红素、乳酸脱氢酶升高和血清白蛋白降低。乳酸脱氢酶升高是诊断 HELLP 综合征的敏感指标,常在血清未结合胆红素升高和血红蛋白降低前出现。

通过血尿素氮、肌酐及尿酸等检查结果综合判断肾功能情况。血电解质及二氧化碳结合力、血气分析等测定,及时了解有无电解质紊乱及酸中毒。

(4)眼底检查:视网膜小动脉的痉挛程度反映全身小血管痉挛的程度,可提示本病的严重程度。通常表现为动静脉管径比例由正常的 2∶3 变为 1∶2 甚至 1∶3、1∶4,视网膜水肿,絮状渗出或出血,严重时发生视网膜脱落。眼底检查对估计病情和决定处理均有重要意义。

(5)心电图、心脏彩超及心功能测定。

(6)如出现恶心呕吐、肩痛、右上腹压痛叩痛时,应警惕肝包膜下出血的发生,需行肝脏超声检查,必要时行 CT 检查。出现严重头痛、视物模糊等中枢神经系统症状时,行头颅 CT 或 MRI 检查有无颅内出血、脑水肿、可逆性后部脑病综合征。

(7)电子胎心监护监测胎儿状况,B超检查羊水量、胎儿发育,脐动脉、子宫动脉等多普勒血流监测,必要时行BPP。

辅 助 检 查

凝血五项:凝血酶原时间11.5s,活化部分凝血活酶时间20.3s,基本正常。血常规:白细胞计数9.23×10⁹/L,中性粒细胞百分比64.6%,红细胞比容0.3148,血红蛋白114g/L,血小板计数74×10⁹/L。生化:谷丙转氨酶126.4IU/L,谷草转氨酶183.5IU/L,尿素氮4.3mmoL/L,肌酐48.4μmol/L,尿酸346μmol/L,乳酸脱氢酶695IU/L,白蛋白33g/L,总胆固醇9.15mmol/L,钙2.05mmol/L,镁0.65mmol/L,D-二聚体16.42mg/L。眼底视乳头稍水肿,A:V=1:2,未见出血渗出。心电图:窦性心律。

【问题4】患者的诊断与鉴别诊断。

思路1:患者重度子痫前期基础上,合并血小板减少、肝酶升高及乳酸脱氢酶≥600IU/L,诊断为早发型重度子痫前期、HELLP综合征。

知识点8:HELLP综合征概述

HELLP综合征(hemolysis,elevated liver enzymes,and low platelet count syndrome,HELLP syndrome)以溶血、肝酶升高及血小板计数降低为特点,是子痫前期的严重并发症,常危及母儿生命。

知识点9:HELLP综合征对母儿的影响

1. 对母体的影响　HELLP综合征孕妇可并发肺水肿、胎盘早剥、体腔积液、肝包膜下血肿、肝破裂、肾衰竭、产后出血、DIC,剖宫产率高,死亡率明显增高。多器官功能衰竭及DIC是HELLP综合征最主要的死亡原因。肝包膜下血肿形成及破裂在HELLP综合征中的发生率可达0.9%~1.6%,是HELLP综合征致命的并发症,需引起足够的临床重视。

2. 对胎儿的影响　因胎盘供血、供氧不足,胎盘功能不良,导致胎儿生长受限、早产、死胎、死产。

知识点10:HELLP综合征诊断标准

本病表现多为非特异症状,确诊主要依靠实验室检查。

HELLP综合征诊断标准:

1. 血管内溶血　外周血涂片见破碎红细胞、球形红细胞;胆红素≥20μmol/L(即1.2mg/dl);血红蛋白轻度下降;乳酸脱氢酶水平≥600IU/L。

2. 肝酶升高　谷丙转氨酶(alanine aminotransferase,ALT)≥40IU/L或谷草转氨酶(aspartate transaminase,AST)≥70IU/L。

3. 血小板减少　血小板计数<100×10⁹/L。

乳酸脱氢酶升高是诊断HELLP综合征的敏感指标,常在血清未结合胆红素升高和血红蛋白降低前出现。

依据肝酶升高和血小板减少难以预见妊娠期肝包膜下出血,因此对于合并上腹痛等症状的子痫前期和HELLP综合征的孕产妇,不论血小板减少或肝酶异常的程度如何,均应行腹部超声或CT检查,以早期发现肝包膜下血肿。

思路2:还需完善哪些检查?

肝胆超声检查、24h尿蛋白定量、胎儿超声检查。

肝胆超声检查未见明显异常,24h 尿蛋白定量 6g。产科超声检查:头位,双顶径 80mm,腹围 275mm,股骨长 58mm,S/D 值 2.8,最大暗区垂直深度 45mm,胎盘前壁,I 级,胎儿颈部见 U 形压迹。

思路 3:与哪些疾病鉴别诊断?

子痫前期主要与慢性肾炎相鉴别,妊娠期发生急性肾炎者少见。妊娠前已存在慢性肾炎者,妊娠期常可发现蛋白尿,重者可出现管型及肾功能损害,伴持续性血压升高,眼底可出现肾炎性视网膜病变。隐匿型肾炎较难鉴别,需仔细询问相关病史,应进一步做肾小球及肾小管功能检查。

子痫应与癫痫、脑炎、脑肿瘤、脑出血、糖尿病高渗性昏迷、低血糖昏迷相鉴别。

【问题 5】患者是否需要住院治疗,如何治疗?

思路 1:患者为重度子痫前期、HELLP 综合征,必须住院治疗。在重度子痫前期治疗的基础上,进行其他对症治疗。

知识点 11:哪些妊娠期高血压疾病患者需要住院治疗

重度子痫前期、HELLP 综合征、子痫必须住院治疗。

1. 患者孕 31^{+3} 周,高血压、蛋白尿、肝酶升高、血小板降低,诊断为重度子痫前期、HELLP 综合征。

2. 入院后予降压、解痉、镇静、促胎肺成熟等治疗,同时密切监测母胎状态。

3. 患者病情危重,治疗过程中,随时有发生子痫、HELLP 综合征加重、胎盘早剥、脑血管意外、心肝肾衰竭、DIC 等可能,胎儿有发生胎儿窘迫甚至死胎可能,若患者病情恶化或胎儿窘迫,随时有急诊剖宫产终止妊娠可能。

4. 若现在终止妊娠,则为早产,早产儿近远期并发症多,有发生缺血缺氧性脑病(脑瘫)、坏死性肠炎、视网膜病、颅内出血等可能,出生后需抢救及转儿科治疗,有远期预后不良可能。

5. 告病重。

思路 2:子痫前期治疗原则。

治疗目的是控制病情、延长孕周、尽可能保障母儿安全。治疗原则是降压、解痉、镇静等;密切监测母儿情况;适时终止妊娠是最有效的处理措施。

知识扩展 2:

早发型重度子痫前期期待治疗的条件

早发型重度子痫前期患者的期待治疗风险大,应在母婴护理水平良好的医疗机构中进行。

期待治疗期间,如发生以下不良情况,建议随时终止妊娠,包括:

1. 母体

(1)不能控制的严重高血压(持续的收缩压 ≥160mmHg 和/或舒张压 ≥110mmHg 或降压治疗无效)。

(2)治疗无效的持续性头痛。

(3)上腹痛或右上腹痛,且对止痛剂无效。

(4)视觉障碍,运动障碍或感觉障碍。

(5)卒中。

(6)心肌梗死。

(7)HELLP 综合征。

(8)新发的肾功能受损或肾功能恶化(血清肌酐浓度大于 1.1mg/dl 或达到正常值 2 倍以上)。

(9)肺水肿。

(10)子痫。

(11)疑似急性胎盘早剥或在没有前置胎盘的情况下出现阴道流血。

2. 胎儿

(1)胎儿监护异常。

(2)死胎。

(3)诊断时预期胎儿不能存活。

(4)脐动脉多普勒持续的舒张末期血流反向。

入院后治疗

患者入院后出现急性发作的严重高血压,须在 30min 内启动规范化的紧急降压流程,给予拉贝洛尔静滴或速效硝苯地平片口服等降压。硫酸镁解痉,防止子痫的发生。患者同时给予糖皮质激素促胎肺成熟及 HELLP 综合征的相关治疗。

思路 3:首先降压治疗

降压目的:预防子痫、心脑血管意外和胎盘早剥等严重母儿并发症。

降压指征:①收缩压 ≥ 160mmHg 和 / 或舒张压 ≥ 110mmHg 的严重高血压必须降压治疗;②收缩压 140~150mmHg 和 / 或舒张压 90~100mmHg,并发脏器功能损伤者应该降压治疗;③收缩压 ≥ 150mmHg 和 / 或舒张压 ≥ 100mmHg,无脏器功能损害者,建议降压治疗;④妊娠前已用降压药治疗的孕妇应继续降压治疗。

降压原则:降压过程力求血压下降平稳,不可波动过大。为保证子宫胎盘的血流灌注,血压不应低于 130/80mmHg。

产前、产时或产后任何期间急性发作的收缩压 ≥ 160mmHg 和 / 或舒张压 ≥ 110mmHg,称之为高血压紧急状态,各级医疗机构应根据情况迅速启动规范化的降压治疗流程(知识扩展 3)。高血压紧急状态可以引起中枢神经系统损伤,长期的严重收缩期高血压使大脑丧失脑血管自动调节功能。其降压目标不是使血压正常化,而是将血压稳定于 140~150/90~100mmHg 的范围,以防止发生严重中枢神经系统并发症。

知识点 12:降压药物选择的原则

降压药物要求对胎儿无毒副作用,不影响心搏出量、肾血流量及子宫胎盘灌注量,不致血压急剧下降或下降过低。

常用的口服降压药物有拉贝洛尔、硝苯地平速效或缓释片。如口服药物控制血压不理想,可静脉用药,常用拉贝洛尔、尼卡地平。孕期一般不使用利尿剂降压,以防血液浓缩、有效循环血量减少和高凝倾向。硫酸镁不可作为降压药使用。不推荐使用阿替洛尔和哌唑嗪,禁止使用血管紧张素转换酶抑制剂和血管紧张素 Ⅱ 受体拮抗剂。

1. 拉贝洛尔　为肾上腺素 α、β 受体阻滞剂,降低血压但不影响肾及胎盘血流量,并可对抗血小板凝集,促进胎儿肺成熟。该药显效快,不引起血压过低或反射性心动过速。用法:50~150mg 口服,3~4 次 /d。静脉注射:初始剂量 20mg,10min 后若无有效降压则剂量加倍,最大单次剂量 80mg,直至血压控制,每天最大总剂量 220mg。静脉滴注:50~100mg 加入 5% 葡萄糖 250~500ml,根据血压调整滴速,待血压稳定后改为口服。

2. 硝苯地平　为钙离子通道阻滞剂,可解除外周血管痉挛,使全身血管扩张、血压下降。由于其降压作用迅速,一般不主张舌下含化。用法:口服 10mg,3~4 次 /d,必要时可以加量,一般一日 30~90mg,24h 总量不超过 120mg。其不良反应为心悸、头痛,使用时需监测血压变化,警惕血压太低而造成严重并发症。因其与硫酸镁有协同作用,故不建议联合使用。

3. 尼卡地平　二氢吡啶类钙离子通道阻滞剂。用法:口服初始剂量 20~40mg,3 次 /d。静脉滴注 1mg/h 起,根据血压变化每 10min 调整剂量。

4. 酚妥拉明　α肾上腺素能受体阻滞剂。用法:10~20mg 溶入 5% 葡萄糖 100~200ml,以 10μg/min 静脉滴注。

5. 甲基多巴　可兴奋血管运动中枢的 α 受体,抑制外周交感神经而降低血压,妊娠期使用效果好。用法:250mg 口服,3~4 次 /d。根据病情酌情增减,最高不超过 2g/d。其副作用为嗜睡、便秘、口干、心动过缓。

6. 硝酸甘油　作用于氧化亚氮合酶,可同时扩张动脉和静脉,降低前后负荷,主要用于合并心力衰竭和急性冠脉综合征时高血压急症的降压治疗。起始剂量 5~10μg/min 静脉滴注,每 5~10min 增加滴速至维持剂量 20~50μg/min。

7. 硝普钠　强效血管扩张剂,扩张周围血管使血压下降。由于药物能迅速通过胎盘进入胎儿体内,并保持较高浓度,其代谢产物(氰化物)对胎儿有毒性作用,不宜在妊娠期使用。分娩期或产后血压过高,应用其他降压药效果不佳时,方考虑使用。用法:50mg 加入 5% 葡萄糖溶液 500ml,以 0.5~0.8μg/(kg·min) 静脉缓滴。妊娠期应用仅适用于其他降压药物无效的高血压危象孕妇。用药期间,应严密监测血压及心率。

思路 4:硫酸镁治疗。

硫酸镁是子痫治疗的一线药物,也是重度子痫前期预防子痫发作的关键药物。硫酸镁控制子痫再次发作的效果优于地西泮、苯巴比妥和冬眠合剂等镇静药物。除非存在硫酸镁应用禁忌或硫酸镁治疗效果不佳,否则不推荐使用地西泮和苯妥英钠等用于子痫的预防或治疗。

知识点 13:硫酸镁的作用机制

①镁离子抑制运动神经末梢乙酰胆碱的释放,阻断神经肌肉接头处的信息传导,使骨骼肌松弛;②镁离子刺激血管内皮细胞合成前列环素,抑制内皮素合成,降低机体对血管紧张素Ⅱ的反应,从而缓解血管痉挛状态;③镁离子通过阻断谷氨酸通道阻止钙离子内流,解除血管痉挛、减少血管内皮损伤;④镁离子可提高孕妇和胎儿血红蛋白的亲和力,改善氧代谢。

知识点 14:硫酸镁的用药指征

①控制子痫抽搐及防止再抽搐;②预防重度子痫前期发展成为子痫,特别强调临产前用药;③妊娠 32 周前需终止妊娠者,建议使用硫酸镁保护胎儿脑神经。

知识点 15:硫酸镁的用药方案

静脉给药,首次负荷剂量 4~6g 硫酸镁加入 60~100ml 生理盐水中,缓慢静脉注入,20min 左右推完;继之 10g 硫酸镁溶于 100ml 生理盐水中静脉滴注,滴速为 1~2g/h,建议使用静脉注射泵和输液泵。用于控制子痫的硫酸镁总量 25~30g/d,疗程 24~48h。用于预防子痫的硫酸镁总量不超过 25g/d,每日静滴 6~12h,每日评估病情决定用药。硫酸镁可使用直到分娩和产后至少 24h,产后 24~48h 应停用硫酸镁。为避免长期应用硫酸镁造成胎儿骨质脱钙和新生儿骨折,用药时限不超过一周。

知识点 16 : 硫酸镁的毒性反应

正常孕妇血清镁离子浓度为 0.75~1mmol/L, 治疗有效浓度为 1.8~3.0mmol/L, 若血清镁离子浓度 ≥ 3.5mmol/L 即可发生镁中毒。首先表现为膝反射减弱或消失, 继之出现全身肌张力减退、呼吸困难、复视, 严重者可出现呼吸肌麻痹, 甚至呼吸停搏、心脏停搏, 危及生命。

知识点 17 : 硫酸镁使用注意事项

使用硫酸镁必备条件:①膝腱反射存在;②呼吸 ≥ 16 次 /min;③尿量 ≥ 17ml/h 或 ≥ 400ml/24h;④备有 10% 葡萄糖酸钙。镁离子中毒时停用硫酸镁并在 5~10min 内静脉缓慢推注 10% 葡萄糖酸钙 10ml。如果患者同时合并肾功能不全、心肌病、重症肌无力等, 则硫酸镁应慎用或减量使用。条件许可, 用药期间可监测血镁浓度。

思路 5 : HELLP 综合征血小板减少的治疗。

知识点 18 : 使用肾上腺皮质激素指征

血小板 <50×10⁹/L 考虑肾上腺皮质激素治疗, 可使血小板计数、乳酸脱氢酶、肝功能等各项参数改善, 尿量增加, 平均动脉压下降, 并可促使胎儿肺成熟。妊娠期每 12h 静脉滴注地塞米松 10mg, 产后继续应用 3 次, 以免出现血小板再次降低、肝功能恶化、少尿等危险。

知识点 19 : 输注血小板指征

①血小板计数 >50×10⁹/L 且不存在过度失血或血小板功能异常时, 不建议预防性输注血小板或剖宫产术前输注血小板;②血小板计数 <50×10⁹/L 可考虑肾上腺皮质激素治疗;③血小板计数 <50×10⁹/L 且血小板计数迅速下降或者存在凝血功能障碍时应考虑备血及输注血小板;④血小板计数 <20×10⁹/L 或剖宫产时或有出血时建议输注浓缩血小板, 新鲜冻干血浆。但预防性输注血小板并不能预防产后出血的发生。

思路 6 : 一般处理。

(1)注意适当休息, 保证充足的热量和蛋白质, 不建议限制食盐的摄入。保证充足的睡眠, 取左侧卧位, 休息不少于 10h, 左侧卧位可减轻子宫对腹主动脉、下腔静脉的压迫, 使回心血量增加, 改善子宫胎盘的血供, 但子痫前期患者不建议绝对卧床休息。

(2)镇静:镇静药物可缓解孕产妇精神紧张、焦虑症状, 改善睡眠, 当应用硫酸镁无效或有禁忌时, 可使用镇静药物来预防并控制子痫。

1)地西泮:具有较强的镇静、抗惊厥、肌肉松弛作用, 对胎儿及新生儿的影响较小。用法:2.5~5mg, 每日 3 次或睡前服用;10mg 肌内注射或静脉缓慢推入 (>2min) 可用于预防子痫发作。必要时每隔 15min 后重复给药;1h 内用药超过 30mg 可能发生呼吸抑制, 24h 总量不超过 100mg。

2)冬眠药物:可广泛抑制神经系统, 有助于解痉降压, 控制子痫抽搐。冬眠合剂由哌替啶 100mg、氯丙嗪 50mg、异丙嗪 50mg 组成, 通常以 1/3 或 1/2 量肌内注射, 或加入 5% 葡萄糖 250ml 内静脉缓慢滴注。由于氯丙嗪可使血压急剧下降, 导致肾及子宫胎盘血供减少, 胎儿缺氧, 且对母儿肝脏有一定的损害作用, 现仅用于硫酸镁治疗效果不佳者。

(3)促胎肺成熟:患者孕龄不足 35 周, 应给予肾上腺皮质激素促胎肺成熟, 同时还有保护血小板功能的作用。

(4)密切监护母儿状态:子痫前期母体监护包括体重、血压、尿蛋白及临床评估等,临床评估包括每周2次血、尿常规及肝肾功能(血清转氨酶、肌酐、尿酸)检测。

一旦诊断子痫前期或存在胎儿宫内生长受限(FGR),从妊娠24周开始直至分娩,应动态监测胎儿宫内状况。胎儿评估包括胎儿生物指标测定(双顶径、头围、腹围、股骨长、胎儿体重)、羊水量和多普勒血流监测(子宫动脉、脐动脉、大脑中动脉)。

思路7:患者是否需要利尿?

患者无全身性水肿、急性心力衰竭、肺水肿、血容量过多和伴有潜在性肺水肿,不需要利尿。

知识点20:有指征者的利尿治疗

一般不主张常规应用利尿药物,仅用于全身性水肿、急性心力衰竭、脑水肿、肺水肿、肾功能不全者。常用利尿剂有呋塞米、甘露醇、甘油果糖等。

甘露醇主要用于脑水肿,该药属高渗性利尿剂,患者心衰或潜在心衰时禁用。甘油果糖适用于肾功能受损者。严重低蛋白血症有腹腔积液者补充白蛋白后再应用利尿剂效果较好。

思路8:是否需要终止妊娠?

患者孕31^{+3}周,经紧急临床降压及对症处理,治疗效果好。胎儿不成熟、胎儿情况良好,可期待治疗适当延长孕周,促肺成熟。

【问题6】患者住院治疗期间,如何评估病情变化?

(1)基本检查:了解头痛、胸闷、眼花、上腹部疼痛等自觉症状,检查血压、血尿常规、体质量、尿量、胎心、胎动、胎心监护。

(2)孕妇的特殊检查:包括眼底检查、凝血功能、心肝肾功能、血脂、血尿酸和电解质等检查。

(3)胎儿的特殊检查:包括超声检查、电子胎心监护和脐动脉血流等。

根据病情决定检查频度和内容,以掌握病情变化。

该患者经积极治疗后,血压控制在135~150/85~100mmHg,尚平稳,肝功能略有好转,血小板稳定于$(91~99) \times 10^9/L$,治疗效果可,监测胎心、胎动正常,胎心监护:反应型,产科超声检查:胎儿大小与孕周相符,羊水量正常,脐动脉血流 S/D 值正常。予严密监测下继续待产,密切监测胎心和胎动,定期行 NST、眼底、血尿常规及肝肾功能等检查。

治疗期间医患沟通

该患者经积极治疗后,血压控制尚平稳,水肿有减轻,肝功无明显加重,血小板略有升高,治疗效果可,监测胎心、胎动正常,胎心监护:反应型,产科 B 超:胎儿大小与孕周相符,羊水指数正常,S/D 值正常。已促胎肺成熟。严密监测下继续待产,密切监测胎心胎动,定期行 NST、眼底及肝肾功能等检查。但随患者孕周增加,仍有病情加重,危及母胎生命安全可能。

治疗6天后

目前孕32^{+2}周,今天出现胎动明显减少,血压波动于133~158/96~105mmHg,复查尿蛋白(++++)。超声检查估计胎儿体重约 1 900g,脐动脉血流 S/D 值>6.0,偶见舒张期血流反向,羊水减少(最大深度2.0cm),胎心监护无反应型。眼底:后极部网膜水肿,有少许渗出,血小板降低至$60 \times 10^9/L$,腹腔大量积液。分析:患者病情加重,继续妊娠风险大,决定予终止妊娠。手术指征:①G_1P_0孕32^{+2}周 LOA 待产;②早发型重度子痫前期;③HELLP 综合征;④胎儿窘迫。

【问题7】患者何时需要终止妊娠?

思路1:终止妊娠的时机。

终止妊娠是子痫前期唯一有效的治疗措施,患者现孕32^{+2}周,病情加重,胎儿具备宫外存活能力,可终止妊娠。

知识点 21 : 子痫前期 / 子痫终止妊娠的时机

应综合孕周、母胎病情严重程度和当地母婴诊疗能力个体化评估,尽可能避免医源性早产。①妊娠期高血压、无严重表现的子痫前期患者可待 37 周终止妊娠。②重度子痫前期患者:孕 <24 周经治疗病情不稳定者建议终止妊娠;孕 24~28 周根据母胎情况及当地母儿诊治能力决定是否可以行期待治疗;孕 28~34 周,经积极治疗 24~48h 病情仍加重,促胎肺成熟后应终止妊娠;如病情稳定,可以考虑继续期待治疗,并建议转至具备早产儿救治能力的医疗机构;孕 ≥ 34 周,可考虑终止妊娠。③子痫:一旦子痫控制后,尽快终止妊娠。④妊娠合并慢性高血压:若无其他母儿并发症,可待治疗至 38~39 周终止妊娠。⑤慢性高血压并发子痫前期:母儿情况稳定,可在严密监测下期待至 37 周终止妊娠;若慢性高血压并发重度子痫前期,则按照前述的重度子痫前期的处理方案进行。

思路 2 : 终止妊娠的方式。

如无产科剖宫产指征,原则上考虑阴道试产。但如果不能短时间内阴道分娩,病情可能加重,可放宽剖宫产指征。

分娩期间注意事项:注意观察孕妇自觉症状改变;监测血压并继续产前使用的降压药物治疗,将血压控制在 ≤ 160/110mmHg;产时可使用硫酸镁预防子痫发作;监测胎心变化;第二产程适当应用器械助产;积极预防产后出血;产时不可使用任何麦角新碱类药物和慎用前列腺素类药物。

阴道检查结果

阴道检查:外阴已婚式,阴道畅,弹性好,宫颈居中,质软,宫颈管长 3.5cm,宫口未开,先露头,S^{-3},骨产道无明显异常。

考虑患者宫颈不成熟,短时间内无法阴道分娩,决定剖宫产终止妊娠。予术前准备。

终止妊娠前医患沟通(术前沟通)

1. 患者病情加重,短期治疗目的已达到,目前孕周 32^{+2} 周,血压仍高,有低蛋白血症,出现大量腹水,眼底检查提示有水肿、渗出,HELLP 综合征病情加重,胎儿宫内情况恶化,胎儿估计 1 900g,促胎肺成熟已完成。继续妊娠风险大,决定终止妊娠。

2. 终止妊娠的方式 行阴道检查,宫颈不成熟,短时间内无法阴道分娩,宜行剖宫产终止妊娠。

3. 术中、术后并发症 术中、术后仍有发生子痫、脑血管意外、心肝肾功能衰竭、DIC、产后大出血等可能,危及患者生命。

4. 新生儿转归 新生儿为早产儿,需转新生儿科 NICU 进一步治疗。

剖宫产术中情况

因"孕 32^{+2} 周,早发型重度子痫前期,HELLP 综合征,胎儿窘迫"在全身麻醉下行剖宫产术。术中见腹水 1 000ml,子宫足月妊娠大小,子宫下段未形成,无明显血管显露,羊水量约 300ml,Ⅱ度粪染,以 LOA 娩出一女婴,体重 1 850g,Apgar 评分出生 1min 6 分,5min 7~8 分,脐带绕颈一周,胎盘胎膜自然剥离完整,胎盘表面见钙化点,缩宫素 20IU 宫体注射。常规缝合子宫,探查双附件无异常,清点纱布器械无误,逐层关腹。手术顺利、麻醉满意,术中生命体征平稳,出血 200ml,尿量约 100ml,色清,补液 1 500ml。术毕产妇安返病房,予补液抗炎促宫缩降压等治疗。

患者术后当天,突然咳嗽,泡沫痰,胸闷,气喘,不能平卧,血压 165/94mmHg,心率 120 次 /min,心律齐,脉搏氧饱和度 96%,双肺呼吸音粗,肺底闻及细小湿啰音。

【问题 8】患者病情有何变化,如何处理?

根据患者临床表现及查体,考虑为急性左心衰,原因为在子痫前期病理基础上术后回心血量增加,术中、术后未严格控制补液量,造成心脏负荷增大,出现心功能不全表现。

处理:

1. 患者取半卧位,止血带捆扎下肢减少回心血量。

2. 吸氧　予高流量鼻管给氧,增加肺氧合能力。

3. 快速利尿　予呋塞米 20mg 静推,2min 推完,10min 内起效,4h 后可重复一次。呋塞米有静脉扩张作用,有利于肺水肿缓解。

4. 严格限制液体入量,出量大于入量。

5. 扩管　首选纠正低排高阻血管扩张药,如酚妥拉明可使肺动脉扩张,降低肺高压,纠正缺氧。方法为注射用酚妥拉明 10~20mg 加入 5% 葡萄糖注射液 100ml,静脉滴注,10~15 滴 /min,每 5~10min 测 1 次血压,根据血压调整滴数,使血压维持在 140~150/90~100mmHg。

6. 强心　必须应用快速洋地黄制剂,以改善心肌情况。首选西地兰,0.2~ 0.4mg 加 25% 葡萄糖液 20ml 缓慢静脉注射,必要时 2~4h 后重复,24h 剂量不超过 1.2mg。

知识点 22 :液体管理

必须严格监测子痫前期患者出入量,分娩前后大量静脉输液可加重外周水肿或引起肺水肿,除非有严重的液体丢失(如呕吐、腹泻、出血等)使血液明显浓缩,血容量相对不足或高凝状态者,通常不推荐扩容治疗。

建议留置导尿管,记录每小时尿量。子痫前期患者,可在 24h 内发生明显的肾损害,故尿量观察时间应超过 4h。产时液体总摄入量应控制在 60~80ml/h 或 1ml/(kg·h)。当出现少尿(<17ml/h),尤其是产后 6h 内,若无慢性肾疾病和血清肌酐升高,可不予治疗。若无其他并发症,分娩后 24h 内的晶体补液量不超过 1 500ml。

治 疗 效 果

患者经积极治疗后,急性左心衰症状很快消失,病情好转。

【问题 9】患者产后如何处理,何时可出院?

妊娠期高血压可延续至产后,但也可以在产后首次发生高血压、子痫前期甚至子痫。产后新发的高血压称为产后高血压(postpartum hypertension),虽未被归类为妊娠期高血压疾病,但仍需重视。当血压持续 ≥ 150/100mmHg 时建议降压治疗,应继续产前使用的降压药物,血压控制至 ≤ 140/90mmHg 后逐渐减量,而不应突然停药。产后避免使用甲基多巴和非甾体抗炎药(NSAID),前者与产后抑郁相关而后者导致血压恶化和肾脏损伤。产后出现重度子痫前期和子痫时,降压的同时应使用硫酸镁。

母乳喂养不会升高母体血压。所有抗高血压药物都会排泄到母乳中,多数母乳浓度非常低,但普萘洛尔和硝苯地平除外,其母乳浓度与母体血浆浓度相似。使用卡麦角林抑制泌乳,慎用溴隐亭,因其可能会引起血压升高。

患者出院前医患沟通

出院后继续控制血压,定期监测血压、尿蛋白变化,必要时内科就诊。

【问题 10】患者出院后如何随访?

患者出院前仍口服降压药物者,应定期监测血压,调整降压药物用量,必要时内科治疗。若患者产后 6 周血压仍未恢复正常,应于产后 12 周再次复查血压,排除慢性高血压。建议内科会诊。

患者出院前尿蛋白仍为阳性,应门诊定期复查尿常规,排除肾脏疾病。重度子痫前期患者,远期罹患高血压、肾病、血栓形成的风险增加。

【问题 11】患者若再次妊娠,如何预防子痫前期发生?

思路:如何预防子痫前期?

再次妊娠必须孕前检查及咨询。

1. 适度锻炼　妊娠期应适度锻炼、控制体重,以保持妊娠期身体健康。

2. 合理饮食　妊娠期不推荐严格限制盐的摄入,也不推荐肥胖孕妇限制热量摄入。

3. 补钙 低钙饮食(摄入量 <600mg/d)的孕妇建议补钙。每日口服 1.5~2.0g。

4. 小剂量阿司匹林 是目前公认的预防再次妊娠子痫前期发生的有效措施。

知识点 23 : 关于小剂量阿司匹林

使用指征:有子痫前期高危因素者,建议使用小剂量阿司匹林预防子痫前期的发生。

使用方法:从妊娠 11~13^{+6} 周,最晚不超过妊娠 16 周开始使用,每晚睡前口服低剂量阿司匹林 100~150mg 至 36 周,或者至终止妊娠前 5~10 日停用。各国指南推荐阿司匹林预防子痫前期的方法有所不同(表 2-2)。

表 2-2 阿司匹林预防子痫前期的各国指南推荐

机构(年份)	开始周数	结束周数	阿司匹林用量 / (mg·d^{-1})	服用时间
WHO(2011)	12~20	未说明	75	未说明
NICE(2011)	12	生产前	75	未说明
ACOG(2013)	12	未说明	60~80	睡前
HDP(2014)	<16	终止妊娠前	75~162	睡前
USPSTF(2014)	12~28	未说明	81(美国可用的低剂量阿司匹林为 81mg 的片剂)	未说明
中华医学会妇产科学分会妊娠期高血压疾病学组(2015)	12~16	28	50~100	未说明
昆士兰临床指南:妊娠期高血压疾病(2016)	<16	孕 37 周或生产前	100	未说明
妊娠期高血压疾病:ISSHP 分类、诊断和管理指南(2018)	<16	生产前	(75~162mg/d, 至少 100mg,150mg 最佳)	睡前
欧洲心血管年会妊娠期心血管疾病——妊娠期高血压疾病指南(2018)	12	36	100~150	未说明
中华医学会心血管病学分会——中国高血压防治指南(2018)	12	生产前一周	75~100	未说明
ACOG 实践简报:妊娠高血压和子痫前期(2019)	12~28(<16 最佳)	生产前	81	未说明

注:WHO 世界卫生组织;NICE 英国国家卫生与临床优化研究所;ACOG 美国妇产科医师学会;HDP 妊娠期高血压疾病;SOGC 加拿大妇产科医生协会;USPSTF 美国预防医学工作组;ISSHP 国际妊娠期高血压研究协会。

知识扩展 3 :

高血压紧急状态的规范化降压治疗流程

确诊严重高血压后 30~60min 内,应尽快使用一线药物治疗,包括拉贝洛尔和口服速效硝苯地平,以降低母体卒中的风险。同时应稳定并监测母胎一般情况(如使用硫酸镁),尽快转运至三级诊疗机构进行治疗。

使用一线药物无法有效缓解急性发作的严重高血压状态时,可以连续多次给药,并与麻醉师、母胎医学专科医生或重症监护专科医生进行紧急咨询,考虑使用二线药物,包括通过输液泵使用尼卡地平或艾司洛尔。一旦高血压紧急状态解除,应对产妇及胎儿总体情况全面评估,同时给予后续的药物治疗。选择恰当的分娩时机为重中之重。

(1)拉贝洛尔作为初始一线治疗。

♦ 血压≥160/110mmHg,叫医生

♦ 评估:胎儿是否存活?

♦ 高血压持续15min,拉贝洛尔20mg,静脉注射(>2min)

♦ 10min后,血压未下降,拉贝洛尔40mg,静脉注射

♦ 10min后,血压未下降,拉贝洛尔80mg,静脉注射

♦ 10min后,血压未下降,肼屈嗪10mg,静脉注射

♦ 20min后,血压未下降,产科、麻醉、心血管等多学科会诊

♦ 拉贝洛尔、尼卡地平,静脉泵入

(2)口服速效硝苯地平作为初始一线治疗。

♦ 血压≥160/110mmHg,叫医生

♦ 评估:胎儿是否存活?

♦ 高血压持续15min,速效硝苯地平10mg,口服

♦ 20min后,血压未下降,速效硝苯地平20mg,口服

♦ 20min后,血压未下降,速效硝苯地平20mg,口服

♦ 20min后,血压未下降,拉贝洛尔40mg,静脉注射

♦ 10min后,血压未下降,产科、麻醉、心血管等多学科会诊

♦ 拉贝洛尔、尼卡地平,静脉泵入

小 结

临床关键点:

1. HDP是妊娠与高血压并存的一组疾病,严重威胁母婴健康,是孕产妇和围产儿病死率升高的主要原因。

2. 子痫前期的主要特点为病因的异质性、严重程度的延续性和临床表现的多样性。

3. 子痫前期的主要临床表现为妊娠期出现的高血压,严重时合并多器官功能损害,甚至发生抽搐、昏迷。

4. HDP分类明确,诊断标准条理清晰,但要注意HDP特殊类型的临床危害。

5. 子痫前期的治疗原则主要为降压、解痉、镇静等,防止子痫的发生,密切监测母儿病情发展。

6. 妊娠继续是子痫前期病情无法根本缓解的主要原因,适时终止妊娠才是最有效的处理方法。

7. 具有子痫前期高危因素者,建议孕早期服用小剂量阿司匹林预防子痫前期的发生。

8. HDP患者产后的远期心血管疾病和代谢性疾病风险增加,建议HDP患者产后应终生随访,定期体检。

(邹 丽)

第四节 妊娠期肝内胆汁淤积症

妊娠期肝内胆汁淤积症(intrahepatic cholestasis of pregnancy,ICP)是一种特发于妊娠中、晚期的疾病,病因及发病机制至今不明。多数学者认为ICP是在遗传易感性基础上,妊娠中、晚期雌孕激素水平显著增加而导致孕妇肝脏对胆汁酸的代谢障碍。该病临床表现以皮肤瘙痒、生化检测以肝内胆汁淤积的血液学指标异常、病程上以临床表现及生化异常在产后迅速消失或恢复正常为特征。ICP的发病具有复发性、家族聚集性、种族及地区差异性大等特点。据文献报道,欧洲国家ICP的发病率为0.2%~2%,智利印度混血儿孕妇中ICP发病率为5%,我国长江流域的重庆、四川及长江三角洲是ICP的高发地区,发病率为4%~10%。

ICP是一种良性疾病,但对围产儿有严重的不良影响,可导致早产、羊水粪染、难以预测的胎死宫内、新生儿窒息等,增加围产儿病率及死亡率,并导致剖宫产率上升。2015年,中华医学会妇产科学分会产科学组制定了《妊娠期肝内胆汁淤积症诊疗指南(2015)》,帮助临床医师对ICP诊疗做出合理的临床决策。在针对某一具体患者时,临床医师需在参考该指南的基础上,全面评估患者具体病情及检查结果,制订合理、个体化的治疗方案。

病例摘要

患者,女性,28岁,孕3产0,因"停经36⁺¹周,检查发现肝功异常伴四肢皮肤瘙痒1⁺周"入院。孕期行正规产检,孕早、中期查肝功能未见异常。1⁺周前于门诊检查时发现肝功能异常(血清总胆汁酸22.6μmol/L,直接胆红素6.8μmol/L,谷丙转氨酶102IU/L,谷草转氨酶88IU/L),伴四肢皮肤瘙痒,在门诊给予口服熊去氧胆酸胶囊(250mg,每日4次)治疗1周。入院时无黄疸,无恶心、纳差等消化道症状。

入院查体:生命体征平稳,一般情况好,发育、营养中等,神志清楚,检查合作。全身皮肤无明显黄染,巩膜稍黄,心肺听诊无明显异常杂音,肝脾肋下未及。全身可见散在抓痕,以脐周和四肢为主(图2-1),无淤斑、淤点及丘疹。

产科检查:宫高30cm,腹围98cm,估计胎儿体重3 200g。胎心率141次/min,规则有力,腹壁未扪及宫缩。辅助检查:入院后复查肝功能(血清总胆汁酸49.5μmol/L,直接胆红素11.7μmol/L,谷丙转氨酶238IU/L,谷草转氨酶167IU/L)。肝炎病毒标志物:甲肝、乙肝、丙肝、丁肝、戊肝均为阴性。血、尿常规及凝血象检查未见明显异常。行上腹部B超检示:肝胆未见明显异常。入院后超声检查示:胎儿先露头,双顶径8.9cm,腹围31cm,股骨长6.8cm,羊水指数14.5cm。胎盘位于宫体前壁,成熟度Ⅱ~Ⅲ级,胎心、胎动有。胎心监护NST呈反应型。

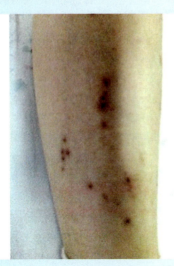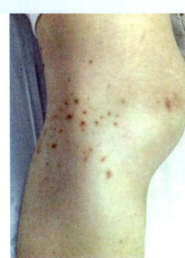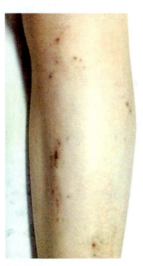

图2-1 ICP皮肤抓痕

【问题1】该病例的临床特点有哪些?

思路：①育龄期女性，初产妇，月经周期规则，因"停经36⁺¹周，血清胆汁酸升高伴四肢皮肤瘙痒1月余"

思路：①育龄期女性，初产妇，月经周期规则，因"停经36^{+1}周，血清胆汁酸升高伴四肢皮肤瘙痒1月余"入院。既往病史无特殊，孕期行正规产检；②孕期无任何不适症状，1^{+}月前门诊行产前检查时发现血清总胆汁酸水平升高伴四肢皮肤瘙痒，在院外给予口服熊去氧胆酸胶囊治疗；③入院后复查血清胆汁酸显著升高；肝功能异常；肝炎病毒标志物（甲、乙、丙、丁、戊）均为阴性。行上腹部超声检查示：肝胆未见明显异常。

知识点1：ICP的临床表现

1. 瘙痒　无皮肤损伤的瘙痒是ICP的首发症状，70%以上的患者在妊娠晚期出现，少数在妊娠中期出现。瘙痒程度不一，常呈持续性，白昼轻，夜间加剧。瘙痒一般始于手掌和脚掌，后渐向肢体近端延伸甚至可发展到面部，瘙痒症状常出现在实验室检查异常结果之前，多于分娩后24~48h缓解。

2. 黄疸　10%~15%患者出现轻度黄疸，多在瘙痒2~4周后出现，一般不随孕周的增加而加重，多数表现为轻度黄疸，于分娩后1~2周内消退。

3. 皮肤抓痕　ICP不存在原发皮损，瘙痒皮肤出现条状抓痕，皮肤组织活检无异常发现。

4. 其他　少数孕妇出现上腹不适，恶心、呕吐、食欲不振、腹痛及轻度脂肪痢，但症状一般不明显或较轻，精神状况良好。

知识点2：ICP对母儿影响

1. 对孕妇的影响　ICP患者伴发明显的脂肪痢时，脂溶性维生素K的吸收减少，可导致产后出血。

2. 对胎儿及新生儿的影响　由于胆汁酸毒性作用使围产儿发病率和死亡率明显升高。可发生胎儿窘迫、早产、羊水胎粪污染。此外，尚有不能预测的突发的胎死宫内、新生儿颅内出血等。

【问题2】该病例考虑的诊断？诊断依据有哪些？

思路：该病例首先考虑的诊断为"妊娠期肝内胆汁淤积症（ICP）"。根据中华医学会妇产科学分会产科学组制定了《妊娠期肝内胆汁淤积症诊疗指南（2015）》，ICP的诊断共识是基于用其他原因无法解释的皮肤瘙痒和肝功能异常，在排除皮肤及其他肝脏疾病后才可疑诊为ICP，换言之，ICP的诊断是一种排除性诊断。根据临床表现及实验室检查，诊断并不困难。诊断ICP后，根据疾病严重程度可分为轻度ICP和重度ICP。

1. 临床表现　孕晚期出现皮肤瘙痒、少数人有黄疸等不适。

2. 辅助检查

(1)血清总胆汁酸（TBA）测定：是诊断ICP最重要的生化指标，在瘙痒症状出现或转氨酶升高前几周血清总胆汁酸就已升高，其水平越高，病情越重。

(2)肝功能测定：大多数ICP患者的谷草转氨酶和谷丙转氨酶均有轻到中度升高，升高波动在正常值的2~10倍，分娩后10天左右转为正常，不遗留肝脏损害。通常谷丙转氨酶较谷草转氨酶更为敏感。部分患者血清胆红素也可轻到中度升高，以直接胆红素升高为主。

(3)超声检查：ICP患者肝脏无特征性改变，肝脏超声检查仅对排除孕妇有无肝胆系统基础疾病有意义。同时还需排除肝外梗阻性黄疸。

知识点3：ICP诊疗指南——诊断要点

①起病多在妊娠晚期，少数在妊娠中期；②以皮肤瘙痒为主要症状；③患者全身情况良好，无明显消化道症状；④可伴肝功能异常，主要是谷丙转氨酶和谷草转氨酶水平轻、中度升高；⑤可伴血清总胆红素（TBIL）水平升高，以直接胆红素（DBIL）为主；⑥分娩后瘙痒及黄疸迅速消退，肝功能也迅速恢复正常；⑦一般空腹检测母体血清总胆汁酸（TBA）水平升高>10μmol/L。

注:所有疑诊为 ICP 的孕妇产后必须进行修复诊断。一般情况下,皮肤瘙痒一般在分娩后 24~48h 消退,肝功能在分娩后 4~6 周恢复正常。只有满足上述两条修复性诊断的标准后,才能最终确诊为 ICP。研究发现,无妊娠并发症的产妇其谷草转氨酶及谷丙转氨酶在产后第 10 天才下降至正常水平,故 RCOG(2012)指南建议 ICP 患者应至少产后 10 天以后复查肝功能,为方便管理推荐产后第 6 周复查肝功能,产后第 8 周进行门诊随访。若肝功能异常在产后 6 周仍持续存在,则需要排除潜在的肝、胆疾病。

知识点 4 :ICP 诊疗指南——分度

(1)轻度:①血清总胆汁酸 10~39.9μmol/L;②主要症状为瘙痒,无其他明显症状。

(2)重度:①血清总胆汁酸 ≥ 40μmol/L;②症状严重伴其他情况,如多胎妊娠、妊娠期高血压疾病、复发性 ICP、既往有因 ICP 的死胎史或新生儿窒息死亡史等。满足以上任何一条即为重度。

注:ICP 分度有利于风险评估、监护和决定终止妊娠的时机,但是轻度 ICP 患者中仍有较多死胎、死产的病例报告,因此仅依靠 ICP 的症状程度及生化指标异常水平预测是否会发生死胎并不准确,需对胎儿突然宫内死亡进行更深一步的研究。

根据上述诊断及分度标准,本例患者目前诊断:① 36^{+1} 周孕,孕 2 产 0 ;②妊娠期肝内胆汁淤积症(重度)。

【问题 3】ICP 需与哪些疾病进行鉴别?

思路:诊断 ICP 需排除其他能引起瘙痒、黄疸和肝功能异常的疾病。妊娠早期应与妊娠剧吐,妊娠晚期应与病毒性肝炎、肝胆石症、急性脂肪肝、子痫前期和 HELLP 综合征等鉴别。

若患者出现恶心、呕吐、黄疸迅速加深,全身出血倾向,白细胞升高可达(20~30)× 10^9/L,血小板计数进行性下降,尿胆红素常为阴性,低血糖和高血氨,肝功能明显异常,呈"酶胆分离",肾功能异常等,应考虑妊娠期急性脂肪肝。

若患者有妊娠高血压疾病,特别是子痫前期,出现肝功能异常或者血小板减少、溶血表现,终止妊娠后则好转,则考虑子痫前期引起的肝损害或 HELLP 综合征。

若患者转氨酶水平轻、中度升高,肝炎病毒血清学标志物阳性,应考虑妊娠合并肝炎,尤其是妊娠合并慢性肝炎。

本例患者于妊娠晚期出现肝功能异常,以总胆汁酸及转氨酶升高为特点,病毒肝炎标志物均为阴性,行上腹部 B 超示肝胆未见明显异常,无恶心、呕吐,黄疸不明显,可与病毒性肝炎、肝胆石症、急性脂肪肝相鉴别。入院查生命体征平稳,否认高血压病史,可与子痫前期和 HELLP 综合征等鉴别。

【问题 4】ICP 的药物治疗有哪些措施?

思路:因 ICP 发病机制尚处于探索研究阶段,无特异性对因治疗措施,且目前没有相关指标可以预示是否有发生胎死宫内的危险,无论对于轻度还是重度患者都以缓解症状,保护肝功能,合理延长孕周,适时终止妊娠,改善胎儿预后为原则。

目前 ICP 的药物治疗尚无标准化的治疗方案,药物治疗只能使前述生化指标好转或不再继续增高,很少能降到完全正常,终止妊娠后才会明显好转,恢复正常。

(1)熊去氧胆酸(ursodeoxycholic acid,UDCA):是目前治疗 ICP 的一线药物,其对肝脏有多重保护作用。其常规用量为 250mg/ 次,口服,4 次 /d,2~3 周为一疗程,并定期评估皮肤瘙痒改善情况及复查血清总胆汁酸水平。

(2)S- 腺苷蛋氨酸(S-adenosyl-L-methionine,SAMe):其在体内通过甲基化灭活雌激素代谢产物、转硫基反应促进胆酸硫酸化达到减少肝内胆汁淤积,保护肝功能的目的。无良好循证医学证据证明 S- 腺苷蛋氨酸在改善孕妇症状、生化指标和改良围产结局方面的有效性,临床上主要作为二线用药或通过联合用药进行治疗。用量为口服或静滴 1g/d。

(3)其他:①促胎肺成熟,地塞米松可用于有早产风险的患者。②改善瘙痒症状,炉甘石液、薄荷类、抗组胺药物对瘙痒有缓解作用。③预防产后出血,当伴发明显的脂肪痢或凝血酶原时间延长时,可补充维生素K,每日 5~10mg,口服或肌内注射。

【问题5】ICP 患者胎儿的监护措施有哪些?

思路:

(1)可嘱孕妇自我监测胎动情况,胎动减少、消失、频繁或无间歇的躁动是胎儿宫内缺氧的危险信号,尤其胎动消失提示胎儿情况不良。若12h 内胎动少于10次应考虑有胎儿缺氧。对于胎动异常患者可采取侧卧位、吸氧,并行 NST 检查。孕周≥32周的 ICP 患者,可每周行2次 NST 检查。

(2)超声检测脐动脉 S/D 值、羊水量或胎儿生物物理评分:每周一次,可协助监测胎儿状况。

【问题6】ICP 的终止妊娠的时机与方式?

思路:ICP 孕妇可能发生无任何先兆的胎心消失,因此选择适宜的分娩时机和分娩方式,有助于获得良好的围产结局。关于 ICP 终止妊娠时机,至今没有良好的循证医学证据,终止妊娠的时机及方式需综合考虑孕周、病情严重程度及治疗后的变化来评估。

(1)终止妊娠的时机:轻度 ICP 患者终止妊娠的时机在孕38~39周;重度 ICP 患者在孕34~37周,但需结合患者的治疗效果、胎儿状况及是否有其他合并症等综合评估。

(2)终止妊娠的方式:①阴道分娩,轻度 ICP、无产科和其他剖宫产指征、孕周<40周者可考虑阴道试产;产程中密切监测宫缩及胎心情况,做好新生儿复苏准备,若可疑胎儿窘迫应适当放宽剖宫产指征。②剖宫产,重度 ICP,既往有 ICP 病史并存在与之相关的死胎、死产及新生儿窒息或死亡病史,高度怀疑胎儿窘迫或存在其他阴道分娩禁忌证者,应行剖宫产终止妊娠。

本例诊断为重度 ICP,且孕周满36周,入院后完成术前准备,行择期剖宫产终止妊娠。

【问题7】ICP 患者产后如何随访?

思路:妊娠终止后,瘙痒症状在分娩后数小时或数日后迅速消失,生化指标异常在6周内应迅速消失或恢复正常,不遗留有肝功能损害,可于产后第6周复查肝功能及血清总胆汁酸,若生化指标异常仍存在,则需排除其他潜在肝胆疾病。

本例产妇于产后42天门诊复查肝功能,血清总胆汁酸 6.8μmol/L,谷丙转氨酶 36IU/L,谷草转氨酶 28IU/L,其余指标均恢复正常。

小 结

临床关键点:

1. ICP 是以妊娠晚期出现瘙痒、血清胆汁酸增高为主的妊娠并发症。
2. 本病主要影响胎儿,早产率和围产儿死亡率均升高。
3. ICP 的诊断是建立在妊娠中、晚期无明显诱因的皮肤瘙痒及肝功能异常的基础上,并且通过排除性诊断及产后修复性诊断流程以后才能最终确立诊断。
4. 目前的胎儿监护措施对 ICP 围产儿不良结局发生的预测价值十分有限。
5. ICP 治疗目标是缓解症状,改善肝功能,降低血胆汁酸水平,最终达到延长孕周,改善妊娠结局的目的。
6. 选择适宜的分娩时机和分娩方式,方可获得良好的围产结局。

(漆洪波)

第五节 产 前 出 血

妊娠20周以后,产前发生的阴道出血,称之为产前出血。产前出血的原因可分为产科因素和非产科因素,产科因素包括前置胎盘、胎盘早剥、帆状胎盘前置血管及子宫瘢痕破裂等,约90%的产前出血为产科因素所致。非产科因素包括生殖道感染、生殖道肿瘤、生殖道损伤、宫颈息肉、宫颈糜烂等。产前出血中对母儿影响最大且最常见的原因是前置胎盘和胎盘早剥。

产前出血作为产科出血的一部分，是造成孕产妇产前住院、罹病率及手术干预的主要原因之一。与无阴道出血者比较，早产率和围产儿死亡率明显增高，即便是发生出血后又停止，没有其他临床症状者，母儿不良结局的风险也是增高的。因此，不明原因的产前阴道出血应仔细检查，及时和正确的判断病因，根据诊断结果积极给予相应的治疗。

一、前置胎盘

妊娠 28 周后，胎盘位置仍低于胎先露部，其下缘毗邻或覆盖宫颈内口，称为前置胎盘（placenta previa）。前置胎盘是妊娠晚期出血最常见的原因，是严重的妊娠期并发症。其发生率国内报道为 0.24%~1.57%，国外报道为 0.3%~0.5%，近年来发生率有上升趋势。

根据胎盘下缘与宫颈内口的关系，前置胎盘传统分为 4 种类型：完全性、部分性、边缘性前置胎盘和低置胎盘。重新修订后的前置胎盘分类仅包括以下两种：

前置胎盘：胎盘覆盖宫颈内口，即传统分型中的完全性和部分性前置胎盘。

低置胎盘：胎盘附着于子宫下段，胎盘边缘距宫颈内口的距离 <20mm，但不覆盖宫颈内口。包括传统分型中的边缘性前置胎盘和低置胎盘。

胎盘下缘与宫颈内口的关系可随妊娠及产程的进展而改变，诊断时期不同，分类也不同，通常以临床处理前的最后一次检查来决定其分类。

首次门诊病例摘要

患者，32 岁，孕 33 周，阴道流血 4h 来门诊就诊。今晨患者无明显诱因突然出现阴道流血，色红，如月经量，无明显腹胀、腹痛、头昏、气促等，无身体其他部位出血。自诉孕期一般情况良好，胎动正常。患者既往体健，孕 4 产 0 人流 3。

【问题 1】初步病史采集后，首先获得的临床信息是什么？

思路 1：该患者孕 33 周，无痛性阴道出血，起病突然，无明显诱因，诊断应首先考虑前置胎盘。前置胎盘典型症状为妊娠晚期或临产后发生的无诱因、无痛性反复阴道流血，但 10%~20% 的患者出血伴有子宫收缩，需要与胎盘早剥、先兆早产相鉴别。70%~80% 的前置胎盘患者孕期出现 1 次以上阴道流血，其中约 1/3 首次发生在妊娠 30 周前。只有 10% 左右的患者为无症状性前置胎盘。前置胎盘阴道流血是由于妊娠期宫颈及子宫下段逐渐发生变化，产生的剪切力引起无弹性的胎盘与其附着部位错位分离所致。

思路 2：子宫内膜病变及损伤是引起前置胎盘发生的重要原因之一，发病机制存在两种假说：其一，因为宫腔上段子宫内膜受损，功能不佳，促使滋养细胞在宫腔下段着床或滋养细胞朝着宫腔下段单向生长；其二，受精卵植入功能受损的子宫内膜，由于子宫胎盘灌注不足，为了摄取足够的营养而增加胎盘覆盖面积，延伸到子宫下段。该患者有多次宫腔操作病史，是前置胎盘的高危人群。

思路 3：为了进一步了解病因，进行鉴别诊断，还需要补充相关病史。①既往是否有其他子宫手术史，如肌瘤剔除术；②既往是否有同房后阴道流血病史，近期是否有性生活史等；③此次妊娠是否采用了辅助生殖技术；④孕妇是否有吸烟等不良生活习惯；⑤孕期超声检查是否有发现胎盘异常，如副胎盘、脐带帆状附着等。了解上述情况，不但有利于明确诊断，还有利于观察病情及选择治疗方案。前置胎盘通常需要与胎盘早剥、前置血管破裂、胎盘边缘血窦破裂和宫颈病变等相鉴别。

【问题 2】为进一步明确诊断，体格检查应重点关注哪些方面？

思路 1：患者进行查体时应重点关注如下三个方面。①注意患者血压、脉搏、面色等，判断阴道出血量是否估计准确。患者全身情况与出血量及出血速度密切相关，反复出血可呈贫血貌，急性大量出血将导致失血性休克。②腹部检查：子宫有无压痛，是否扪及宫缩，大小是否与孕周基本相符；是否有胎位异常、胎先露高浮等；耻骨联合上方是否闻及胎盘血流杂音等。③胎儿监护：出血量多可导致胎儿窘迫，需密切观察胎心、胎动等。前置胎盘的临床体征与出血量、出血速度密切相关，大量失血可呈现休克表现，反复多次出血则造成贫血。由于胎盘占据了子宫下段，影响胎先露衔接，前置胎盘患者常合并有胎位异常或先露高浮，胎盘附着于子宫前壁时，还可在耻骨联合上方闻及胎盘血流杂音。

思路 2：前置胎盘诊断未排除时，阴道检查应慎重，如果需要通过阴道检查来鉴别是否为妊娠合并宫颈、阴道病变，应在有输液、输血及立即手术的条件下进行。禁止肛查。

知识点 1：前置胎盘的高危因素

1. 母体因素　高龄（≥ 35 岁）、多产、多次宫腔操作史、剖宫产史、子宫形态异常、产褥感染史等。
2. 胎儿因素　多胎妊娠等。
3. 前置胎盘病史。
4. 其他　吸烟、滥用可卡因及辅助生殖技术等。

检 查 记 录

体格检查：体温 36.8℃，脉搏 90 次 /min，呼吸 20 次 /min，血压 120/80mmHg。面色红润，精神尚可，呼吸均匀，腹部无压痛及反跳痛。

专科检查：宫高 30cm，腹围 106cm，胎心 148 次 /min，胎位 LOA，先露高浮，未扪及明显宫缩，双下肢不肿。阴道少量流血，未行内诊。

综合上述体检结果，患者生命体征平稳，血压正常，腹部无压痛，且子宫大小与孕周相符，胎位清楚，胎心正常，提示无隐性出血，目前诊断首先考虑前置胎盘。

【问题 3】为明确诊断需要进一步实施哪些检查？

思路 1：临床怀疑前置胎盘的患者应尽完善超声检查，以明确诊断。腹部超声是最简单和最安全的胎盘定位方法，能显示胎盘与宫颈内口、胎先露、子宫壁的关系，检测出 95% 的前置胎盘。如果经腹超声胎盘定位有疑问，可使用经阴道超声确诊，其准确度接近 100%。前置胎盘并非经阴道超声检查的禁忌证，研究显示即使有阴道出血，经阴道超声也是安全的。因为超声探头不需要触及宫颈即可获取高质量影像。

思路 2：有条件的医院，怀疑合并胎盘植入者，可进行 MRI 检查，有助于了解胎盘侵入子宫肌层的深度、局部吻合血管分布情况及是否侵犯宫旁组织等，有一定的临床指导作用。但与经阴道超声相比，MRI 检查并无明显优势，不作为初诊者的常规推荐。

知识点 2：前置胎盘超声诊断的注意事项

1. 应在膀胱半充盈的状态下检查，排空膀胱后再重复一次。过度充盈的膀胱可能会造成前置胎盘的假象。后壁胎盘由于先露部的遮盖可能会出现假阴性的结果，可让产妇略侧卧位进行超声检查。
2. 阴道超声探头的最佳位置是距宫颈约 2~3cm，因而前置胎盘患者可以安全进行阴道超声检查。
3. 超声检查四要素　①胎盘附着位置，如前壁、后壁或侧壁等；②胎盘边缘距宫颈内口的距离或超出宫颈内口的距离，精确到毫米；③覆盖宫颈内口处胎盘的厚度；④宫颈管的长度。
4. 宫颈长度测量有助于无症状的前置胎盘妇女围产期管理决策。妊娠 34 周之前宫颈长度缩短（<3cm）增加早产、急诊终止妊娠和剖宫产大出血的风险。

知识点 3：胎盘"迁移"

孕中期（16~20 周）胎盘前置可达 5%~6%，分娩时前置胎盘的发生率却是 0.5%，这种胎盘前置状态近足月时"消失"的现象常用胎盘"迁移"一词来描述。造成这种现象可能是由于子宫体和子宫下段的肌层随妊娠进展其增长速度不同导致胎盘附着部位远离宫颈内口。另一种解释认为滋养层组织的趋营养生长方式促使胎盘向宫体发展，从而离开宫颈。前置胎盘消失的可能性取决于诊断的孕周、胎盘在宫颈内口延伸的程度及胎盘的位置。孕中期诊断的前置胎盘 90% 在足月时消失，其中低置胎盘仅有 2.5% 会持续到孕晚期，完全性前置胎盘则有超过 20% 持续到分娩时。

辅 助 检 查

血常规:血红蛋白 90g/L,红细胞计数 3.3×10^{12}/L,白细胞计数 8.5×10^9/L,中性粒细胞百分比 0.81,淋巴细胞百分比 0.19,血小板计数 186×10^9/L。尿常规、凝血功能基本正常。肝肾功能:白蛋白 30g/L,其他无明显异常。

胎心监护:胎心基线 156 次/min,有反应。

超声检查:宫内单活胎,孕 32~33 周大小;胎盘位于子宫前壁,向后覆盖宫颈内口,胎盘后区域血流改变(图 2-2)。

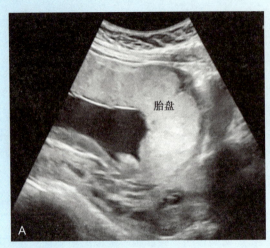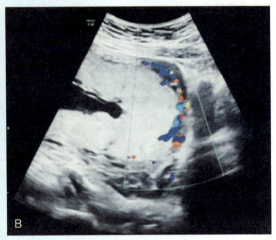

图 2-2　前置胎盘的超声影像

【问题 4】患者的诊断是否明确?

思路:本患者孕晚期无痛性阴道流血,超声检查提示"胎盘完全覆盖宫颈内口",目前诊断考虑:①前置胎盘,胎盘植入不能排除;②孕 4 产 0,宫内妊娠 33 周,单活胎,LOA;③轻度贫血。可待产后进一步核实诊断。研究报道胎盘后血管增生,侵犯子宫肌层,对于诊断胎盘植入较有意义。该患者胎盘与肌层之间血管丰富,并越过子宫肌层,因此不能排除胎盘植入。

知识点 4:前置胎盘的诊断标准

目前,国际上公认的前置胎盘妊娠期诊断标准如下:

1. 孕中、晚期无痛性阴道流血。
2. 体格检查示子宫大小与孕周相符,无宫体压痛等不适。
3. 超声检查提示"前置胎盘"。

【问题 5】该患者是否需要住院治疗? 治疗方案如何选择?

思路:前置胎盘的治疗方案需综合阴道流血量、有无休克、胎儿是否存活、妊娠周数、产次、胎位、是否临产及前置胎盘类型等因素来决定。该患者出现阴道流血,建议在有母儿抢救能力的医疗机构住院治疗。同时由于妊娠不足 34 周,阴道流血不多,生命体征平稳,胎儿状况良好,可采取期待治疗。期待治疗的目的是在保证母儿安全的前提下,尽可能延长孕周,提高围产儿存活率。适用于妊娠<36 周,胎儿存活,胎肺未成熟,一般情况良好,阴道流血不多,无需紧急分娩的孕妇。治疗原则:抑制宫缩、纠正贫血、预防感染及适时终止妊娠。

知识点 5：前置胎盘对母儿的影响

1. 产后出血　子宫下段肌层菲薄，胎儿娩出后收缩力差，附着于此处的胎盘不易剥离，剥离后开放的血窦不易关闭，导致产后出血。若胎盘附着于子宫前壁，剖宫产时切口无法避开胎盘，出血会明显增多。

2. 植入性胎盘　子宫下段蜕膜发育不良，绒毛穿透底蜕膜侵入子宫肌层形成。无子宫瘢痕的前置胎盘发生胎盘植入的概率为 1%~5%，有 1 次以上剖宫产史者发生胎盘植入的风险显著升高，且随剖宫产次数增多而增高。

3. 早产　任何原因引起的产前出血均是早产的危险因素。

4. 产褥感染　前置胎盘剥离面接近宫颈外口，细菌易经阴道上行侵入胎盘剥离面，加之反复流血导致产妇贫血，易发生产褥感染。

5. 围产儿预后不良　失血过多可致胎儿窘迫，甚至缺氧死亡。早产发生率增加，围产儿的患病率和死亡率随之升高。

【问题 6】该患者进行期待治疗，主要措施有哪些？

思路 1：住院期间应密切监测孕妇生命体征、阴道流血情况及胎儿生长状况。目前有阴道流血，建议限制运动，禁止肛查和不必要的阴道检查。常规进行血常规、凝血功能检测并备血，随时准备急诊手术及抢救。

思路 2：纠正贫血，补充铁剂，增加母体储备，维持血红蛋白 ≥ 110g/L，血细胞比容 ≥ 0.30。口服铁剂需注意预防便秘的发生，避免过度用力诱发出血。如果血红蛋白低于 70g/L，应考虑输血治疗。

思路 3：需止血，如果阴道流血与宫缩有关，可酌情给予宫缩抑制剂，防止发生更严重的出血，赢得促胎肺成熟的时间。常用药物有硫酸镁、β 受体激动剂、缩宫素受体抑制剂等，β 受体激动剂因会导致心动过速和血容量下降，在阴道流血多时需谨慎使用。反复阴道流血者需预防宫内感染。

思路 4：前置胎盘出血发生胎盘剥离时有可能存在胎儿失血，因此孕晚期前置胎盘出血，所有未致敏的 Rh 阴性孕妇应注射抗 D 免疫球蛋白。

思路 5：胎肺成熟及胎儿生长（参见第二章第八节）。

思路 6：监护胎儿情况，每天计数胎动、多普勒听胎心，定期进行胎儿电子监护、超声检查，评估胎儿宫内安危及生长发育情况，监测胎盘位置变化。

思路 7：预防血栓，长期住院治疗增加血栓栓塞的风险，可使用弹力袜、间歇充气加压装置和静脉足泵等预防。

思路 8：有症状的前置胎盘患者约 50% 治疗有效，不需要立即分娩。有 2 次以上出血史的患者，由于复发出血的频率和严重程度无法预知，建议住院治疗直至分娩。

知识点 6：前置胎盘出血的超声预测指标

下列超声征象提示前置胎盘出血风险较高：

1. 胎盘完全覆盖宫颈内口。

2. 宫颈长度 <30mm。

3. 胎盘边缘增厚（>10mm）。

4. 胎盘边缘出现无回声区。

研究显示 34 周前宫颈长度 <30mm，胎盘边缘厚度 >10mm，前置胎盘大出血急诊手术的发生率明显增高。

---

1. 无症状前置胎盘孕妇的处理目标　确定胎盘前置状态是否随孕龄的增加而消失;降低出血和早产风险。

2. 经阴道超声随访　妊娠 16 周以上的前置胎盘或低置胎盘,孕 32 周复查胎盘位置,32 周前置胎盘仍持续存在,则在 36 周再次复查。

3. 无症状前置胎盘可在门诊管理,患者需具备下列条件　了解门诊治疗的风险;依从性好;居所离医院近,就医方便;24h 有成年人陪护,任何时间都能紧急入院就诊。期待治疗期间需避免引起宫缩和刺激宫颈的行为。

住院后治疗情况

患者入院后,严密监测血压、子宫压痛、脉搏、心率、呼吸、尿量、阴道出血情况、胎心胎动等,备血;多糖铁复合物 1 片口服,每日 2 次;地塞米松 6mg 肌内注射,每 12h 一次,共 4 次;硫酸镁抑制宫缩,首剂 25% 硫酸镁 20ml 加入 5% 葡萄糖液 100ml,静脉滴注。然后用 25% 硫酸镁 60ml 加入 5% 葡萄糖液 1 000ml 中,以每小时 1~2g 的速度静脉滴注维持,使用 48h 后,改用盐酸利托君,100mg 利托君加入 5% 葡萄糖液 500ml 中,起始剂量 50~100ug/min 静脉点滴。入院 5 天后阴道流血停止。胎心、胎动正常,复查胎心监护有反应,复查血常规:血红蛋白 105g/L,白细胞计数 10.3×10^9/L,中性粒细胞百分比 80%,血小板计数 218×10^9/L,凝血功能正常,C 反应蛋白 6mg/L。MRI 提示胎盘覆盖前壁,前壁胎盘最薄处偏左侧,部分与子宫壁分界不清,子宫肌层信号不均。

期待治疗至 35^{+5} 周,患者再次出现阴道流血,量约 200ml,生命体征平稳,予利托君静脉滴注抑制宫缩,阴道出血量减少。复查产科超声,提示胎盘仍覆盖宫颈内口,宫颈内口处胎盘与宫壁间可探及不规则低回声区。

【问题 7】前置胎盘终止妊娠的时机如何选择?

思路 1 :前置胎盘患者选择终止妊娠的时机应考虑孕妇和胎儿两方面的利益,争取母胎利益最大化。对于无症状的完全性前置胎盘,尽量延长孕周至 37~38 周终止妊娠;有阴道出血史、合并胎盘植入或其他相关高危因素的患者,考虑 34~37 周终止妊娠;若阴道流血量较多,胎肺不成熟者,可经短时间促胎肺成熟后终止妊娠。

思路 2 :前置胎盘一旦发生严重出血,危及孕妇生命安全时,不论胎龄大小均应立即剖宫产,无需考虑胎儿的情况。在期待治疗过程中,如果出现胎儿窘迫等产科指征,评估胎儿已能存活,可急诊手术终止妊娠;临产后诊断的低置胎盘,出血量较多,估计短时间内不能分娩者,也应该尽快剖宫产终止妊娠。

【问题 8】该患者是否终止妊娠? 选择何种方法终止妊娠?

思路:胎儿已经接近 36 周,且已完成一疗程促胎肺成熟治疗,再次阴道流血,超声检查提示胎盘仍覆盖宫颈内口,宫颈内口处有低回声区,突然大出血的风险明显增加,应终止妊娠。且胎盘植入可能,宜尽快完善术前准备,择期行剖宫产术。

择期剖宫产为目前处理前置胎盘的首选。低置胎盘中的边缘性前置胎盘近年来也倾向于剖宫产。英国 2018 年指南《前置胎盘和胎盘植入的诊断和管理(2018)》认为前置胎盘的终止妊娠方式需结合临床及影像学检查,如果胎盘边缘距离宫颈内口 <2cm,尤其胎盘边缘厚(超过 1cm)或者胎盘内有无回声区等,倾向于剖宫产终止妊娠。

知识点9：前置胎盘阴道分娩的指征

　　低置胎盘、枕先露、无阴道出血或出血少、无头盆不称，估计在短时间内能结束分娩者，在有条件的医疗机构，备足血源的同时可在严密监测下行阴道试产。产程中需密切注意胎心变化和产程进展，一旦胎头下降不顺利，或产程停滞、阴道流血增多，应立即剖宫产结束分娩。

　　【问题9】术前及术中处理有哪些注意事项？
　　思路1：该患者有多次人工流产史，此次系完全性前置胎盘，伴部分植入，无条件的医疗机构应及时转院。术前必须做好充分准备，争取使孕产妇及围生儿获得较好的妊娠结局：充分估计手术难度、组织人员进行术前讨论，与患者及其家属做好沟通工作，要有切除子宫的思想准备；选择经验丰富的产科及麻醉医师完成手术，术前准备充足的血液制品，做好新生儿抢救准备；有条件的医疗中心可评估是否行盆腔血管球囊阻塞术，即术前在髂内动脉放置球囊管，胎儿娩出后胎盘娩出前，扩张球囊可减少子宫的血流量，从而赢得更多的治疗时间，选择更合理的治疗方案，避免短时间内大量失血。

　　思路2：手术开始前一定要建立良好的静脉通路。剖宫产术中子宫切口可参考术前超声定位及术中探查所见，遵循个体化原则灵活选择，尽量不损伤胎盘进入宫腔。术中若无法避开胎盘，应尽快娩出胎儿，胎儿娩出后立即夹住脐带，以避免过多的胎儿失血。

　　思路3：前置胎盘剖宫产术中大出血一直为临床棘手问题。因此胎儿娩出后应立即经子宫肌壁注射有效的宫缩剂，如缩宫素、前列腺素制剂等，待子宫收缩后剥离胎盘，若胎盘植入范围较小，可行锲形切除后重新缝合肌层。剥离面有活动性出血者，可采用各种缝合止血技术缝扎创面止血，或宫腔及子宫下段填压纱条压迫止血，必要时还可行双侧子宫动脉栓塞或双侧子宫动脉、双侧髂内动脉结扎等。可将多种止血手段灵活运用，减少患者出血、保留子宫及生育功能，一旦出血难以控制则应立即切除子宫，不可为保留子宫而贻误抢救时机。伴有植入的前置胎盘仍是最常见的围产期子宫切除的原因。

　　思路4：术后应监测生命体征及重要脏器功能；严密观察腹腔、阴道出血情况，预防感染，及时纠正电解质紊乱等。有胎盘残留者术后需进一步处理，同时严密观察有无感染征象。

术中及术后情况

　　术中选择子宫下段偏左侧横切口，以左枕前位娩出一活男婴，Apgar评分出生后1min 8分，5min 10分，胎盘位于前壁下段，完全覆盖宫颈内口，并覆盖部分后壁。卡前列素氨丁三醇子宫肌层注射后剥离胎盘，发现胎盘与宫壁粘连，约5cm×4cm大小胎盘与子宫下段前壁肌层粘连致密，分离困难，尽量去除胎盘组织，残余组织锲形切除并送病理组织学检查，可吸收线缝合子宫肌层，剥离面出血明显部位"8"字缝扎止血，按摩子宫并静脉滴注缩宫素20IU，胎盘剥离面出血控制，快速缝合子宫。术中出血约1 500ml，输血注浓缩红细胞4IU，冰冻血浆200ml，尿量400ml，尿色清。术后患者生命体征平稳，24h内阴道出血稍多，予加强宫缩后好转。术后复查血红蛋白110g/L，病理组织学检查报告：子宫肌层内有散在滋养叶细胞，符合植入性胎盘。

　　术后诊断：①前置胎盘，胎盘植入；②孕4产1，宫内妊娠35^{+5}周，LOA，早产，活婴；③产后出血。

　　【问题10】术后处理有哪些注意事项？
　　思路：患者前置胎盘并胎盘植入的诊断明确，术后阴道流血仍偏多，应密切观察生命体征，继续加强宫缩，注意子宫收缩及出血的情况，维持水、电解质平衡。如果阴道流血继续增多，不排除二次手术切除子宫的可能。因胎盘剥离面接近宫颈外口，需使用抗生素预防感染，同时应纠正贫血，加强支持治疗等。

　　该患者术后恢复好，5天后出院，产后20$^+$天恶露干净，产后42天复查超声恢复良好。

小 结

临床关键点:

1. 前置胎盘是妊娠晚期出血的最常见原因。

2. 前置胎盘典型的临床表现为孕中、晚期无痛性阴道流血,诊断主要依靠临床症状和超声检查。

3. 前置胎盘治疗原则是止血、纠正贫血、预防感染、适时终止妊娠。

4. 前置胎盘终止妊娠的时机取决于孕周、胎儿大小、阴道出血情况、胎盘植入的严重程度、是否合并感染、是否已临产、孕期合并症及并发症等诸多因素。

5. 前置胎盘发生严重出血危及母胎安全时,不论胎龄大小均应立即终止妊娠。

6. 剖宫产为急救和分娩的首选手段,应重视围术期处理及产后出血抢救等环节。

知识扩展:

胎盘植入性疾病

胎盘植入性疾病(placenta accreta spectrum disorders,PAS)是包括胎盘黏附和侵入异常的一组相关疾病,包括:①胎盘粘连,指绒毛组织仅黏附于子宫浅肌层表面;②胎盘植入,指绒毛组织侵入子宫深肌层;③穿透性胎盘植入,指绒毛组织穿透子宫壁达子宫浆膜层、甚至侵入邻近器官。根据植入面积的大小又可分为局灶性、部分性及完全性胎盘植入。

PAS 患病率升高与剖宫产率增加直接相关,剖宫产增加再次妊娠时前置胎盘的风险,而前置胎盘是 PAS 最重要的独立危险因素。若既往有剖宫产史,此次妊娠为前置胎盘,且胎盘植入在子宫剖宫产瘢痕处,则发生严重产后出血及切除子宫的风险显著增高。

知识点 10:胎盘植入性疾病流行病学

发生 PAS 最重要的危险因素是既往剖宫产后发生前置胎盘。一项剖宫产后发生前置胎盘孕妇的前瞻性研究中,PAS 的发生率随着剖宫产分娩次数的增加而倍增,剖宫产次数分别为 0、1 次、2 次、3 次、4 次及以上者,发生 PAS 的风险分别增加 3%、11%、40%、61% 和 67%。其他危险因素包括吸刮术、人工剥离胎盘、产后子宫内膜炎和宫腔镜手术、子宫内膜消融术和子宫动脉栓塞术等。PAS 发病机制尚不明确,最常见的理论为:既往子宫手术的瘢痕形成处蜕膜化缺陷(蜕膜薄、形成不良、局部化、缺失或功能障碍),使得胎盘直接附着或侵入子宫肌层。

【问题 11】PAS 如何诊断?

思路 1:超声是产前诊断胎盘植入性疾病的优选方案。胎盘植入的超声征象:①异常胎盘内腔隙,受累子宫肌层临近的胎盘内有多个较大、不规则的无回声区(胎盘腔隙),使胎盘具有虫蛀外观;②透明层缺失,胎盘后方低回声区(透明层)缺失或不规则;③膀胱线中断,即膀胱壁-子宫浆膜层交界面(称为膀胱线)的强回声线缺失或中断;④子宫肌层变薄,胎盘处的子宫肌层变薄 <1mm;⑤桥接血管,血管自胎盘延伸穿过子宫肌层,并进入膀胱或穿过浆膜层其他区域,是穿透性胎盘的一个明确征象;⑥外生性包块,胎盘局部外向生长隆起突入膀胱。彩色多普勒联合上述其他超声表现有助于确诊 PAS,其具体征象包括:弥漫性或局灶性胎盘实质内腔隙血流;膀胱子宫浆膜交界面血管分布增多增粗且不规则,血流丰富;胎盘下血管过度增生,静脉丛明显复杂等。胎盘腔隙和膀胱壁-子宫浆膜层交界面中断是可靠的超声诊断表现,胎盘后子宫肌层膨入膀胱、

胎盘下血管过度增生及桥接血管提示穿透性胎盘(图 2-3)。

思路 2：当超声诊断存疑或需要评估胎盘植入深度、对膀胱等邻近组织的侵袭程度时,可采用 MRI 辅助诊断。但单独使用 MRI 诊断 PAS 的临床价值尚不能确定。

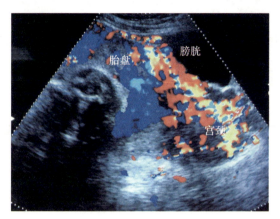

图 2-3　胎盘植入的超声影像

【问题 12】PAS 如何处理?

思路 1：剖宫产术后再次妊娠的孕妇是 PAS 的筛查重点人群,可疑患者若当地医院无条件处理,应尽快转诊到上级医疗机构进行风险评估。处理方式根据患者病情及是否有生育要求决定,个体化安排终止妊娠的时机,大多数专家支持在 34~37 周之间终止妊娠。期待治疗者与一般性前置胎盘类似,必须权衡紧急分娩时母亲的风险及晚期早产相关的新生儿风险,尽量择期剖宫产终止妊娠。需特别强调纠正孕期贫血,以提高患者对急性出血的耐受程度。

思路 2：一旦决定终止妊娠,构建一个全面处理胎盘植入的多学科团队能够显著改善 PAS 患者预后,团队建议包括产科、新生儿科、麻醉科、血管外科、放射介入科、泌尿外科及输血科的专家。终止妊娠方式几乎均为剖宫产术,必须在有良好医疗条件的医院内进行,由技术熟练、急救经验丰富的医生实施手术。术前制定详细计划非常关键。①术前应该充分评估胎盘植入程度,估计手术难度及潜在的术中并发症,多科合作共同制定合理的手术方案;②充分告知手术风险,并签好子宫切除知情同意书;③术前准备充足的血液制品,包括红细胞、新鲜冰冻血浆、血小板、冷沉淀等;④确保手术期间的止血药物和用品、装置等;⑤必要时预留介入血管阻断措施预防产时和产后出血;⑥必要时膀胱镜下放置输尿管导管,防止术中损伤输尿管;⑦联合麻醉科、ICU 及新生儿科,选择随时保证切除子宫的麻醉方法,做好术后进入 ICU 和新生儿抢救的准备;⑧术前至少应放置两个大孔径静脉内导管,配备加温加压输血器;⑨安排经验丰富的医师进行手术。

思路 3：尽量在术前明确手术方案。是否切除子宫,取决于胎儿娩出后出血量、出血速度、胎盘植入程度、高级生命支持设备情况及患者是否有生育要求等。胎盘穿透膀胱壁者,可能还需行部分膀胱切除术。失血速度是反映病情轻重的重要指标,若术中患者短时间内大量失血(数分钟内出血 >2 000ml),保守治疗失败,应果断切除子宫。

二、胎盘早剥

妊娠 20 周后或分娩期,正常位置的胎盘在胎儿娩出前部分或全部从子宫壁剥离称为胎盘早剥(placental abruption),其发病率国内报道为 0.46%~2.1%,国外为 1%。胎盘早剥是妊娠晚期阴道出血的主要原因之一,也是引起围产期死亡率和发病率增高的重要原因。

胎盘早剥的典型症状是阴道流血、腹痛、子宫张力增高和子宫压痛等。疾病的严重程度可能与阴道出血量不相符,10%~20% 的胎盘早剥表现为隐匿性出血,出血积聚于剥离的胎盘和子宫之间。胎盘早剥常进展迅猛,是严重威胁孕产妇和胎儿生命的妊娠并发症,早期诊断、及时治疗、恰当选择分娩方式对母儿预后有着重要的影响。

临床病例摘要

患者,30岁。因停经37^{+3}周,血压升高12天,下腹痛伴阴道流血4$^+$h急诊抬送入院。

患者停经40多天出现早孕反应,妊娠4个多月自觉胎动,妊娠5个多月首次产检,测血压98/66mmHg。妊娠35^{+5}周在当地医院产前检查,测量血压145/95mmHg,胎心、胎位正常,水肿(+++),无头昏、头痛,予休息、降压处理,入院前1晚11时30分突感持续性腹痛,进行性加剧,伴有恶心、呕吐、出汗及阴道流血,凌晨4时救护车急送入院。患者既往体健,G$_2$P$_1$。

【问题13】通过急诊病史采集,我们首先获得的临床信息是什么?

思路1:患者宫内妊娠37^{+3}周,妊娠5个多月产检测血压正常,妊娠35^{+5}周时发现血压升高,伴水肿,并发有妊娠期高血压疾病;持续性腹痛,进行性加剧,伴有恶心、呕吐、出汗及阴道流血,应考虑妊娠晚期阴道流血的常见疾病。

思路2:对该患者我们还应特别了解患者的生育史、外伤史、药物滥用病史、既往是否有胎盘早剥病史、是否有不良生活习惯如吸烟史等,以及既往是否有血栓形成倾向、是否有高同型半胱氨酸血症、是否有慢性高血压和糖尿病史、非孕期是否有阴道出血及生殖道肿瘤病史等。

【问题14】初步诊断考虑是什么?有无发病的诱因?

思路:孕妇血管病变是胎盘早剥最常见的相关因素,包括子痫前期、子痫、慢性高血压或慢性肾脏疾病等。子痫前期患者胎盘早剥的发生率是正常人的4倍。子痫前期全身血管痉挛,子宫蜕膜螺旋小动脉也发生痉挛,引起远端毛细血管缺血坏死而破裂出血,形成血肿,使胎盘从子宫壁剥离。而且子痫前期患者由于胎盘浅着床,血管内皮功能不良,导致动脉急性粥样硬化、胎盘的微循环障碍,一旦发生胎盘早剥,往往会面积广泛,病情进展迅速。该患者有妊娠期高血压病史,有持续下腹痛及阴道流血,考虑胎盘早剥可能。

知识点11:胎盘早剥的高危因素

1. 孕妇血管病变。
2. 机械因素。
3. 高龄孕妇和/或多产。
4. 吸烟、吸食可卡因。
5. 前次胎盘早剥的病史。
6. 子宫静脉压升高。
7. 子宫肌瘤病史。
8. 遗传性血栓形成倾向。
9. 接受辅助生殖技术助孕。
10. 人种和种族因素。

知识点12:胎盘早剥与腹部外伤

妊娠妇女发生腹部外伤,均需排除胎盘早剥,数据统计显示即使是"轻度"的外伤也有1%~6%的孕妇可能发生早剥,"重度"的外伤之后胎盘早剥发生率可高达50%。外伤引起的胎盘早剥通常发生在外伤后24h内,病情一般比较严重。如果外伤后无阴道流血、无宫缩、无子宫压痛,持续胎心监护4h无异常,可回家观察。如果出现上述任何症状,则必须留院严密观察24h以上。

【问题15】为进一步明确诊断,体格检查需要注意哪些问题?

思路:胎盘早剥的症状和体征变化很大,尤其是胎盘附着于后壁或轻型的患者。体格检查包括孕妇的生命体征、子宫张力、子宫压痛及胎心率等。孕妇生命体征变化及胎心率均需动态观察,尤其要注意宫底高度的变化,以便及时发现隐性出血。后壁胎盘的隐性剥离出血量、疼痛程度与胎盘剥离程度不一定相符,子宫压痛可不明显,多表现为腰背部疼痛。在排除前置胎盘和血管前置之前,不宜行阴道检查。

知识点 13 :胎盘早剥的病理生理变化

胎盘早剥的主要病理变化是底蜕膜出血,形成血肿,使该处胎盘自子宫壁剥离。根据胎盘早剥的出血特点,可将胎盘早剥分为以下 3 种类型:

1. 显性剥离(revealed abruption)　胎盘后出血冲开胎盘边缘及胎膜,经宫颈管流出,表现为外出血,称为显性剥离。

2. 隐性剥离(concealed abruption)　胎盘边缘或胎膜与子宫壁未剥离,或因胎头进入骨盆入口压迫胎盘下缘,使血液积聚于胎盘与宫壁之间不能外流而致无阴道流血,称为隐性剥离。

3. 混合性出血(mixed type)　当隐性剥离达一定程度时,胎盘后出血越积越多,随着压力增大,血液可冲开胎盘边缘和胎膜自宫颈管流出,即为混合性出血。

知识点 14 :子宫胎盘卒中

胎盘隐性剥离时,由于内出血较多,胎盘后血肿增大,压力升高,血液渗透到子宫肌纤维中,造成肌纤维分离、断裂及变性。当血液渗透到浆膜层时,子宫表面可见蓝紫色瘀斑,尤以胎盘附着处最为明显,称为子宫胎盘卒中(uteroplacental apoplexy),也称库弗莱尔子宫(Couvelaire uterus)。卒中后的子宫收缩力减弱,可导致产后出血。

检 查 记 录

体格检查:体温 37℃,呼吸 22 次 /min,脉搏 120 次 /min,血压 100/50mmHg。急性病面容,面色苍白,神情合作,注意力不集中,恐慌。皮肤湿冷,心率 120 次 /min,律齐,双下肢、会阴部及腹壁凹陷性水肿。

产科专科检查:腹部膨隆如孕足月大小,子宫底位于剑突下 2 横指,张力高,子宫不能放松,呈板状,子宫左侧前壁有明显压痛,胎方位扪不清,胎心音遥远。

【问题 16】患者的体格检查结果给我们什么提示?

思路 1 :胎盘早剥的临床表现取决于胎盘早剥的严重程度(表 2-3)、出血特征是显性还是隐性,以及病程进展快慢等。随着胎盘剥离加剧,可出现子宫压痛、宫缩频繁、胎心异常,甚至胎心消失。重型胎盘早剥可触发凝血级联反应,导致消耗性凝血功能障碍。

思路 2 :患者面色苍白,皮肤湿冷,心率快,血压 100/50mmHg,结合 12 天前在当地医院检查已发现血压增高,不排除存在休克;子宫张力高,不能放松,呈板状,胎心音遥远、胎方位扪不清,说明有持续性宫缩存在,而且子宫左侧前壁有明显压痛,均提示胎盘早剥可能性大,病情严重,但尚需要排除其他引起妊娠晚期阴道流血的疾病。

知识点 15 :胎盘早剥的分级

表 2-3　胎盘早剥的分级

分级	临床特征
0	胎盘后有小凝血块,但无临床症状
Ⅰ	阴道出血;可有子宫压痛和子宫强直性收缩;产妇无休克发生,无胎儿窘迫发生
Ⅱ	可能有阴道出血;产妇无休克;有胎儿窘迫发生
Ⅲ	可能有外出血;子宫强直性收缩明显,触诊呈板状;持续性腹痛,产妇发生失血性休克,胎儿死亡;30%的产妇有凝血功能指标异常

【问题 17】结合上述体检结果,为明确诊断应进一步实施哪些检查?

思路 1：为了协助诊断,需要完善检查。①超声检查,不是诊断胎盘早剥的敏感手段,对小面积或是急性的显性剥离诊断较困难,而隐性剥离相对容易些,超声的正确诊断率在 25%~70%。提示胎盘早剥的超声声像图有胎盘与子宫壁之间边缘不清楚的液性暗区、胎盘增厚、胎盘绒毛膜板凸入羊膜腔、羊水内出现流动的点状回声等。超声检查阴性不能排除胎盘剥离,但可用于前置胎盘的鉴别诊断及保守治疗的病情监测,同时超声可明确胎儿大小及存活情况。②实验室检查,需要了解贫血程度、血小板计数及凝血功能,包括血常规及凝血功能检测,可疑患者血红蛋白明显下降,凝血酶原时间、血纤维蛋白原改变应考虑胎盘早剥可能,并进一步做纤溶确诊试验,以便及时发现 DIC。还应检测肝肾功能、电解质及二氧化碳结合力等,有助于判断病情。

思路 2：加强胎儿监护,判断胎儿宫内情况。Ⅰ~Ⅱ级胎盘早剥,胎心监护可以没有异常表现。随着剥离面积逐渐增大,胎心监护可表现为基线变异减小或消失、重复的晚期和变异减速、心率过缓及正弦波形等。异常的胎心率表现是胎儿预后不良的信号,有必要迅速采取措施抢救胎儿。

知识点 16：胎盘早剥的超声诊断

胎盘早剥的超声影像随剥离面的大小、位置及血肿形成时间长短而不同。

1. 胎盘增厚型　胎盘明显增厚,一般 >55mm,形态不规则,胎盘内部回声增强,或回声紊乱,强回声、低回声或无回声团块交杂显示。

2. 胎盘后及边缘血肿型　胎盘局部与宫壁之间底蜕膜回声带消失,可见不规则暗区,或不均质强回声区。出血时间短,积血量较少,表现为胎盘后方小范围无回声区;当积血形成血块,开始表现为高回声、等回声,随血肿吸收液化,逐渐表现为胎盘后低回声。

3. 混合团块型　当胎盘早剥面积较大,胎盘卒中,增厚明显,胎盘与宫壁间可见杂乱回声团,其内部回声不均,有大小不一的不规则液性暗区,正常胎盘回声少。

辅助检查记录

血常规：血红蛋白 80g/L,白细胞计数 12.5×10^9/L,中性粒细胞百分比 0.82,淋巴细胞百分比 0.18,血小板计数 158×10^9/L。

尿常规：尿蛋白(+++)。

凝血功能：凝血酶原时间 18s,活化部分凝血活酶时间 45.5s,凝血酶时间 26.5s,纤维蛋白原 1.3g/L。

肝肾功能、电解质：白蛋白 30g/L,余无明显异常。

胎心监护：胎心基线 168 次/min,基线变异消失。

产科超声检查：胎心率 168 次/min,胎方位 LOA;胎盘下缘距离宫颈内口大于 7cm,胎盘增厚,胎盘后方中等回声团块伴不规则液性无回声区;宫腔内可见高回声团块。

补充阴道检查：子宫颈管未消,宫口容指尖,先露 S^{-4}。

【问题 18】如何判读该患者的检查结果?

思路：该患者尿蛋白(+++),结合血压,考虑子痫前期重度;超声检查显示胎盘下缘距离宫颈内口大于7cm,可暂时排除前置胎盘,胎盘增厚,胎盘后方中等回声团块伴不规则液性无回声区,提示胎盘早剥可能。血常规提示中度贫血,凝血时间有延长倾向,纤维蛋白原 <2g/L,存在 DIC 的表现;胎心监护提示存在胎儿窘迫。

【问题 19】患者的诊断与鉴别诊断。

思路 1：子痫前期重度患者,出现持续下腹痛及阴道流血,子宫张力高,板状,有压痛,超声显示胎盘下缘距离宫颈内口大于7cm,胎盘增厚,胎盘后方中等回声团块伴不规则液性无回声区,宫腔内可见高回声团块,该患者符合胎盘早剥的诊断,并且并发 DIC、胎儿窘迫。

思路 2：胎盘早剥必须与其他可引起产科出血的疾病相鉴别,特别是前置胎盘和子宫破裂(表 2-4)。

知识点 17：胎盘早剥的鉴别诊断

表 2-4　胎盘早剥的鉴别诊断

	胎盘早剥	前置胎盘	先兆子宫破裂
高危因素	常伴发于妊娠高血压疾病或外伤史	经产妇多见	头盆不称、分娩梗阻或瘢痕子宫病史
腹痛	发病急，剧烈腹痛	无腹痛	腹痛拒按、烦躁不安
阴道流血	有内、外出血，以内出血为主，阴道出血量与全身失血症状不成正比，严重时也可出现血尿	外出血，阴道出血量与全身失血症状成正比	少量阴道出血，可出现血尿
子宫	子宫板样硬，有压痛，可比妊娠月份大	子宫软，与妊娠月份一致	强烈子宫收缩
胎心胎位	胎位不清，胎心音弱或消失	胎位清楚，胎心音多正常	胎位尚清楚，胎儿有宫内窘迫
阴道检查	无胎盘组织触及	子宫口可触及胎盘组织	无胎盘组织触及
超声检查	胎盘位置正常，胎盘后时有血肿	胎盘下缘低于胎先露部	胎盘检查正常
胎盘检查	早剥部分有凝血块压迹	无凝血块压迹；胎膜破口距胎盘边缘在 7cm 内	无特殊变化

【问题 20】该患者治疗方案如何选择？

思路 1：胎盘早剥的治疗应根据孕周、早剥的严重程度、有无并发症、宫口开大情况、胎儿宫内状况等决定。治疗原则：早期识别、积极处理休克、及时终止妊娠、控制 DIC 以及减少并发症。

思路 2：一般治疗。①纠正休克，监测产妇生命体征，开发静脉通道，积极输血、补液维持血液循环系统的稳定，使血红蛋白维持在 100g/L，红细胞压积 >0.3，尿量 >30ml/h；②动态监测凝血功能，尽早纠正凝血功能障碍；③监测胎儿宫内情况，疑有胎盘早剥时，持续监测胎心以判断胎儿的宫内情况。

思路 3：该患者宫内孕 35^{+5} 周，持续下腹痛及阴道流血，子宫张力高，呈板状，子宫压痛明显，胎心快，胎儿监护基线变异消失，凝血功能障碍，考虑为胎盘早剥Ⅲ级，患者面色苍白，皮肤湿冷，心率快，已处于血容量不足状态，血压 100/50mmHg，应为基础的高血压所致。阴道检查：子宫颈管未消失，宫口容指尖，先露 S^{-4}。因此该患者系胎盘早剥Ⅲ级，短时间内不能经阴道分娩，应立即剖宫产终止妊娠，并防治产后出血。

知识点 18：胎盘早剥剖宫产指征

1. 孕 32 周以上，胎儿存活，胎盘早剥Ⅱ级以上，建议尽快进行剖宫产术，以降低围产儿死亡率。
2. 阴道分娩过程中，如出现胎儿窘迫征象或破膜后产程无进展者，应尽快行剖宫产术。
3. 近足月的Ⅰ级胎盘早剥者，应考虑终止妊娠并建议剖宫产术分娩为宜。
4. Ⅲ级胎盘早剥，不能立即分娩者，即使胎儿已死亡，也应尽快行剖宫产术。

知识点 19：胎盘早剥阴道分娩指征

1. 0~Ⅰ级胎盘早剥，一般情况良好，以显性出血为主，宫口已开大，估计短时间内能结束分娩者，可经阴道分娩。实施人工破膜减少子宫容积，并以腹带紧裹腹部加压，使胎盘不再继续剥离。分娩过程中全程胎心监护，密切观察血压、脉搏、宫底高度、宫缩与出血情况，并备足血制品。一旦发现异常征象，立即剖宫产终止妊娠。

2. 胎儿死亡者,若孕妇生命体征平稳,病情无明显加重的趋势,且产程已发动,首选经阴道分娩。但出血过多或存在其他产科指征,仍以剖宫产终止妊娠为上策。

住院后治疗情况

患者入院后,立即吸氧,建立静脉通道,输液、输浓缩红细胞及血浆;同时完善术前准备,急诊行剖宫产术。术中见血性腹水 300ml,子宫左侧壁可见紫蓝色瘀斑,以左枕前位娩出一活婴,Apgar 评分出生后 1min 3 分,5min 6 分,交新生儿科医生抢救。胎盘位于子宫左侧前壁,1/2 剥离。胎儿娩出后立即予卡前列腺素氨丁三醇子宫肌层注射,剥离胎盘,胎盘后有凝血块约 1 000ml,按摩子宫并静脉滴注缩宫素 20IU,子宫收缩好转,缝合子宫。术中切口渗血,继续输注血浆,及凝血酶原复合物、纤维蛋白原。术中出血约 1 200ml,输注浓缩红细胞4IU,冰冻血浆800ml。术后诊断:①胎盘早剥Ⅲ级;②孕2产2,宫内妊娠37^{+3}周,LOA,已产,活婴;③子痫前期重度;④产后出血;⑤DIC;⑥失血性休克;⑦新生儿窒息;⑧中度贫血。

术后患者血压 160/110mmHg,每小时尿量不足 15ml。复查血红蛋白100g/L,血小板计数 120×10^9/L。凝血功能正常。肾功能检查:尿素氮 9.2mmol/L,肌酐 1 661μmol/L,尿酸(UA)558μmol/L。肝功能:白蛋白26g/L。

【问题21】该患者下一步如何处理?

思路:①子痫前期重度患者,术后休克纠正,血压升高,给予降压、解痉治疗,监测血压,预防产后子痫;②在补充血容量、改善休克后,仍然尿量 <17ml/h,尿素氮、肌酐均增高,应考虑肾功能衰竭的可能。给予利尿剂呋塞米 20~40mg 静脉推注,可重复使用,监测肾功能和尿量,维持电解质及酸碱平衡,必要时行血液透析治疗;③继续促宫缩治疗,使用抗生素预防感染,在降压、解痉的基础上输注白蛋白,纠正低蛋白血症,纠正贫血,加强支持治疗。

经过上述处理后,患者 2 天后尿量增多,逐渐恢复正常,血压控制平稳,复查肝肾功能正常,平安出院。

知识点20 :胎盘早剥保守治疗的指征

1. 对于孕 32~34 周的 0~Ⅰ 级胎盘早剥者,可予保守治疗。孕 34 周以前者需给予皮质类固醇激素促胎肺成熟。

2. 孕 28~32 周,以及 <28 孕周的早早产患者,如为显性阴道出血、子宫松弛,产妇及胎儿状态稳定时,行促胎肺成熟的同时考虑保守治疗。

注意:保守治疗过程中,应密切行超声检查,监测胎盘早剥情况。分娩时机权衡产妇及胎儿的风险后决定。一旦出现明显阴道出血、子宫张力高、凝血功能障碍及胎儿窘迫时,应立即终止妊娠。

知识扩展:

慢性胎盘早剥

慢性胎盘早剥临床表现隐匿,多与胎盘缺血性病变有关。多表现为间断性少量阴道流血,伴有胎盘慢性炎性改变,胎盘功能减退引起羊水过少、胎儿生长受限、子痫前期、早产、未足月胎膜早破等。

慢性胎盘早剥常在出血 - 凝血酶形成 - 宫缩 - 胎盘进一步剥离之间形成恶性循环,慢性胎盘早剥保守治疗的关键是抑制宫缩,打破恶性循环。超过 50% 的病例经过保胎治疗可延长孕龄超过 1 周,但在使用宫缩抑制之前必须准确判断胎盘剥离的严重程度,权衡母儿安危和并发症的可能。

小　结

临床关键点：

1. 胎盘早剥的典型症状为妊娠中晚期突发持续性腹痛,多伴有阴道流血,严重时出现休克、DIC等,威胁母儿生命。

2. 胎盘早剥的诊断是临床诊断,超声检查无异常发现也不能排除胎盘早剥。

3. 治疗原则为早期识别、纠正休克、及时终止妊娠、防治并发症。

4. 一旦诊断重型胎盘早剥,应及早终止妊娠,这是抢救成功的关键,剖宫产是挽救母儿生命的有效措施。

（丁依玲）

第六节　羊水量异常

羊水量异常包括羊水过多(polyhydramnios)即羊水量超过 2 000ml 和羊水过少(oligohydramnios)即妊娠晚期羊水量少于 300ml。羊水量准确评估较困难,妊娠期羊水量的评估依靠超声测量。

知识点 1：正常妊娠时羊水量变化

正常妊娠时羊水量随孕周而变化,34 周左右达高峰(图 2-4)。

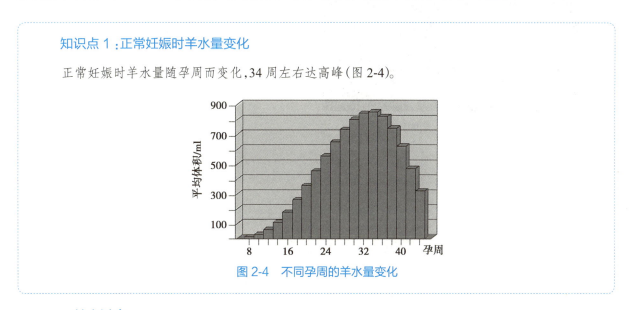

图 2-4　不同孕周的羊水量变化

一、羊水过多

羊水过多的原因有母体因素和胎儿因素,也有部分原因不明,称为特发性羊水过多。急性羊水过多是指羊水量突然急剧增加,孕妇压迫症状明显。慢性羊水过多较常见,羊水缓慢增多,孕妇压迫症状轻微或无症状。单胎妊娠中,羊水过多的发生率约 1%~2%;双胎妊娠羊水过多发生率可高达 10%。

病 例 摘 要

孕妇 32 岁,孕 3 产 0。末次月经 2013 年 7 月 22 日,现妊娠 30+ 周。孕期未正规产检。轻度腹胀不适 3 天。无腹痛,无阴道流血流液。1 年前孕 5 个月引产 1 次。

【问题 1】通过病史,我们首先获得的临床信息是什么?

思路 1：孕 30+ 周,近日稍有腹胀不适,是压迫症状还是其他合并症? 需了解前次孕 5 个月引产的原因。孕妇未做过产检,应立即行产科检查。

检查记录

体格检查：身高 159cm，体重 73kg，血压 120/80mmHg。心率 90 次 /min，律齐，未闻及杂音；呼吸 20 次 /min，未闻及啰音。双下肢轻度水肿。

产科检查：宫高 32cm，腹围 110cm。子宫张力较大，胎先露为头，高浮。胎心率 145 次 /min，清晰。

思路 2：患者子宫大于停经月份，子宫有较高张力，未扪及多胎，提示羊水过多诊断。

知识点 2：超声测量羊水量的方法及羊水过多超声诊断标准

(1) 羊水池最大垂直深度(deepest vertical pocket，DVP) 测量，≥ 8cm 为羊水过多(图 2-5)。

(2) 羊水指数测量，以脐为中心，在上下左右四个象限的最大垂直羊水池深度之和，≥ 24cm 为羊水过多(图 2-6)。以上两种方法只要一项达标即可诊断。羊水过多可分为轻、中、重度(表 2-5)

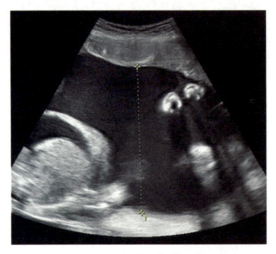

图 2-5 羊水最大池深度

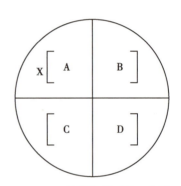

图 2-6 羊水指数测量示意图

表 2-5 羊水过多严重程度分级 单位：cm

严重程度	羊水指数	羊水池最大垂直深度
轻度	24~29.9	8.0~11
中度	30~34.9	12~15
重度	≥ 35	≥ 16

知识点 3：羊水过多的病因

羊水过多与胎儿畸形密切相关，且随羊水过多程度增加，畸形率增高。轻度羊水过多约有 6%~10% 胎儿畸形，中度羊水过多 10%~15% 并发胎儿畸形，重度羊水过多时胎儿畸形达 20%~40%。故羊水过多时应仔细排除胎儿畸形。

1. 胎儿畸形导致的羊水过多

(1) 消化道梗阻：胎儿吞咽羊水在羊水回流中起重要作用，如吞咽功能受损，则羊水过多。如食管闭锁、十二指肠闭锁等常合并羊水过多。前者超声扫描时不能发现胃泡，后者是在胎儿腹部看到“双泡征”(图 2-7)。胎儿颈部包块、胸腔包块、膈疝等均可引起消化道梗阻，故可并发羊水过多。

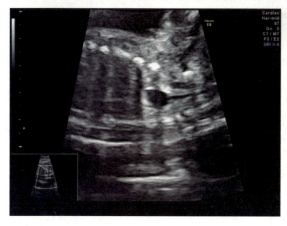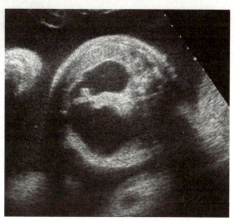

图 2-7 双泡征

（2）开放性神经管缺陷：妊娠 20 天左右胎儿神经管开始发育，一般在 32 天左右神经管完全闭合。如果神经管前端闭合缺陷，则导致无脑畸形、露脑畸形；在中后段或尾侧神经沟闭合缺陷，则导致脊柱裂、脊膜脊髓膨出。

在胎儿神经管缺陷畸形时常合并有羊水过多。可能机制为：①过多液体从暴露的神经组织如脑膜，流到羊膜腔内；②无脑儿时下丘脑抗利尿激素缺乏，胎儿产尿过多。

（3）此外，强直性肌萎缩、关节挛缩、胎儿水肿、胎儿感染、唇 / 腭裂、小颌、腹裂、骶尾畸胎瘤、心脏畸形、胎盘绒毛膜血管瘤、中胚层肾瘤等均可合并羊水过多。

2. 母体因素造成羊水过多，最常见原因为妊娠糖尿病，特别是血糖控制不良者。

3. 特发性羊水过多，约 60%~70% 的羊水过多找不到明确的原因。

【问题 2】为进一步明确诊断，应该进行哪些辅助检查？

思路 1：首先超声测量，确定羊水过多；排除多胎妊娠；然后系统扫查胎儿头、面、颈、脊柱、胸腔、腹腔和四肢等来评价胎儿畸形与否。

超声检查时，评估颅骨是否完整，评估头型，并评估侧脑室平面、双顶径平面及小脑平面的颅脑结构。无脑儿的超声显示颅骨光环不完整，出现一个混合回声的囊性包块，或直接出现蛙眼征。如果为开放性脊柱裂，胎儿头型异常，出现"柠檬征"，和 / 或小脑延髓池阻塞形成扁平、中间弯曲的小脑，称"香蕉征"，且脊柱排列不整，可见到膨出的脊膜和脊髓。胎儿胸腔的检查排除肺、心脏发育异常。胎儿腹部检查排除消化道畸形，脐带插入部位的检查可以确定腹壁的完整性。

补充辅助检查

该孕妇超声胎儿系统检查结果：单胎妊娠，胎儿双顶径 84mm，头围 300mm，腹围 290mm，股骨 58mm，羊水指数 27.8cm。胎儿测量值相当于 31 周。胎儿结构未发现明显异常。

实验室检查：血常规白细胞计数 $8.9×10^9$/L，血红蛋白 101g/L，血小板计数 $105×10^9$/L，尿常规示尿蛋白（±），空腹血糖 5.01mmol/L，血型 O 型，Rh 阳性。

思路 2：实验室检查未见明显异常，因超声检查胎儿大于停经月份及羊水过多，应进一步行 75g 葡萄糖耐量检查（75g OGTT）以排除糖尿病。

75g OGTT 结果：空腹血糖 4.98mmol/L，1h 血糖 9.02mmol/L，2h 血糖 7.5mmol/L。

【问题 3】目前诊断？

妊娠 30 周，羊水过多（特发性？），贫血。

【问题 4】如何处理？

思路 1：超声检查已排除胎儿明显的结构异常，尤其是与羊水过多相关的中枢神经系统和消化道畸形，及胎儿水肿、骶尾部畸胎瘤、绒毛膜血管瘤等；也排除了双胎及相关并发症。OGTT 排除了孕妇糖尿病。考虑孕妇为特发性羊水过多。对于单纯羊水过多，目前不推荐介入性产前诊断，但合并胎儿畸形者应介入性产前诊断。

思路 2：评估羊水过多对母儿可能的风险，并与孕妇及家属沟通。

1. 母体风险　母体的并发症主要是由于子宫过度膨胀所致。急性羊水过多时孕妇会有明显的压迫症状。妊娠期高血压的发生风险是正常妊娠的 3 倍；早产、宫缩乏力、产程延长及产后出血的风险也增加。若出现胎膜早破，可因宫腔压力骤然降低导致胎盘早剥、休克的发生风险增加。

2. 胎儿风险　羊水过多的围产儿死亡率增加，约为正常妊娠的 7 倍，这与胎儿先天畸形、胎膜早破、脐带脱垂、早产有关。

思路 3：该孕妇目前的处理？

无症状的羊水过多可期待，没有证据支持羊水过多的孕妇需控制饮食和盐分摄入。若压迫症状重，胎儿尚未成熟，可考虑经腹羊膜腔穿刺羊水减量术，但穿刺引流后羊水量可能反弹，需要再穿刺放水。羊水穿刺可能会增加胎膜早破、早产、绒毛膜羊膜炎和胎盘早剥的风险。

既往用吲哚美辛来减少胎儿尿量、减少羊水量的治疗被废止，原因是吲哚美辛治疗羊水过多需要较高剂量［2~3mg/（kg·d）］和较长疗程（不同于早产抑制宫缩），对胎儿可能有不良影响，如可引起胎儿肾功能损害、脑室内出血、坏死性小肠炎等，且目前没有证据支持吲哚美辛能改善羊水过多的母胎结局，故不推荐使用。

目前孕妇压迫症状尚不严重，亦无继续妊娠的禁忌，故继续妊娠，随访。

知识点 4：羊水过多导致分娩期的并发症及处理

①因羊水过多子宫过度膨胀，容易出现原发性宫缩乏力，故当宫颈容受，如为头先露且已入盆，排除脐带先露或隐性脐带脱垂后，可高位人工破膜，缓慢放水，降低子宫张力；②预防脐带脱垂，若先露异常或胎头未入盆，一旦破水，在很高宫腔压力下，可能发生脐带脱垂，故最好临产后高位人工破膜，破膜时可让孕妇头低位，且放水一定要慢，注意胎心变化；③预防胎盘早剥，羊水过多突然破水可造成宫腔压力骤降，引起胎盘早剥，故高位人工破膜，缓慢放水可降低胎盘早剥风险；④预防产后出血，胎儿娩出后应立即给予宫缩剂，促进膨胀子宫的收缩，减少胎盘剥离面出血。

二、羊水过少

羊水过少与其生成不足或吸收、外漏增加有关。中孕期羊水过少，应排除胎儿畸形所致的羊水生成不足；晚孕期应排除胎盘功能障碍、胎儿慢性窘迫所致的羊水产生不足。无论在中孕还是晚孕期的羊水过少，均应排除胎膜早破。羊水过少的发生率约 0.4%~4%。

病 例 摘 要

孕妇 28 岁，孕 2 产 0。末次月经 2013 年 4 月 22 日，现妊娠 27⁺ 周。停经 35 天时尿 hCG 阳性。昨日在县妇保所产检，超声发现羊水减少羊水池最大垂直深度 2.5cm，转诊。

【问题 1】羊水过少的诊断标准和方法

妊娠期羊水过少常用超声测量羊水池最大垂直深度或者羊水指数诊断。相较于羊水指数，多数学者推荐采用羊水池最大垂直深度，即最大羊水池深度诊断羊水过少，有利于避免过度诊断。通常羊水池最大垂直深度 ≤ 2cm 诊断为羊水过少。

【问题 2】通过病史采集，我们首先获得及还需获得的临床信息是什么？

孕妇 27⁺ 周发现羊水偏少，转至我院。要确定是否存在羊水过少，以及排除相关的胎儿发育异常。我们还应该进一步询问病史，首先应了解有无阴道流水，排除胎膜早破。要了解有无妊娠高血压疾病、慢性肾炎及严重心肺合并症等影响胎儿胎盘血液供应的病史。

【问题3】为进一步明确诊断,应行哪些检查?

思路1:妊娠中期羊水过少常合并胎儿发育异常,妊娠晚期羊水过少,多为胎盘功能不良或羊水外漏(胎膜早破)所致。该孕妇妊娠 27⁺ 周,外院发现羊水偏少转来。首先,通过一般体检:血压、呼吸、脉搏,皮肤水肿及心肺听诊,可大致排除母体相关问题;然后复查羊水池最大垂直深度,确定是否存在羊水过少,需进行胎儿超声结构检查,仔细排除胎儿发育异常。

知识点5:羊水过少常见的胎儿泌尿系统畸形

1. 双侧肾缺如　在妊娠中期表现为羊水严重减少。超声发现双侧肾上腺悬挂,肾回声不可见,多普勒检查肾动脉血流缺如(图2-8A)。

2. 婴儿型多囊肾　超声表现为肾体积增大、回声增强,羊水过少/胎儿膀胱中无尿。

3. 严重的泌尿道梗阻　也可出现羊水过少。最常见的是后尿道瓣膜,典型征象是膀胱扩张,膀胱壁增厚,同时出现钥匙孔征,并伴羊水过少(图2-8B、C)。

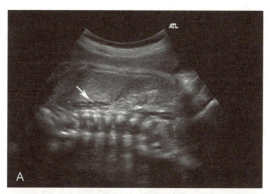

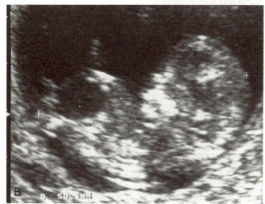
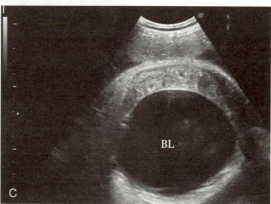

图2-8　肾缺如(A);巨膀胱(B、C)

超声胎儿系统结构检查结果:胎儿双顶径72mm,头围240mm,腹围210mm,股骨长40mm,羊水池最大垂直深度2.0cm。胎儿测量值相当于26周,胎儿膀胱高度扩张,几乎充满盆腹腔,尿道近端呈现钥匙孔征,双肾盂、输尿管扩张,双侧肾体积正常。

检 查 记 录

体格检查:孕妇血压110/70mmHg,脉搏80次/min,呼吸18次/min,无水肿,心肺听诊未发现明显异常。

初步诊断:妊娠26⁺周,羊水过少、巨膀胱(尿道后瓣膜)。

> **知识点 6：羊水过少对胎儿的影响**
>
> 1. 肺发育不良　以肺泡面积小、支气管和肺血管系统发育不良为特征。与胎儿胸廓受压肺扩张受限、羊水过少时羊膜腔压力低，肺内液大量外流有关。羊水过少出现孕周越早、越严重、持续时间越长，肺发育不良风险越高也越严重。
> 2. Potter 综合征　扁平脸、铲形手及机体其他部位受压的表现。
> 3. 羊膜带综合征　严重羊水过少时，胎体与羊膜粘连，造成胎儿畸形。

思路 2：患者孕周明确，但胎儿发育明显小于停经月份，提示胎儿生长受限。胎儿膀胱高度充盈、双侧肾盂及输尿管扩张，尿道上方见钥匙孔征伴羊水过少，提示膀胱下梗阻（后尿道瓣膜）。为减少羊水过少带来的并发症及肾积水造成的肾发育不良，可考虑膀胱-羊膜腔引流；但因大约10%膀胱出口梗阻合并染色体异常，故应首先考虑介入性产前诊断。

核型分析结果：胎儿染色体核型 47，XY，+13。

与本人及家属交谈：胎儿为 13 三体综合征，致死性畸形，建议终止妊娠。孕妇最终选择了引产终止妊娠。

小　结

> **临床关键点：**
>
> 1. 羊水过多的诊断标准　羊水池最大垂直深度 ≥ 8cm 和/或羊水指数 ≥ 24cm 为羊水过多。
> 2. 发现羊水过多后应行超声检查，排除与羊水过多相关的胎儿异常，包括中枢神经系统和消化道畸形、胎儿水肿、骶尾部畸胎瘤及绒毛膜血管瘤等；同时除外双胎相关并发症及妊娠糖尿病。
> 3. 羊水过少的诊断　羊水池最大垂直深度 ≤ 2.0cm。
> 4. 发现羊水过少后应排除胎膜早破，如在妊娠早期发病，应排除与羊水过少相关的胎儿畸形，如胎儿泌尿系统异常，还应行介入性产前诊断；如在妊娠晚期发病，应排除严重妊娠合并症及并发症造成的胎盘功能不良。

（胡娅莉）

第七节　胎膜早破

临产前胎膜自然破裂称为胎膜早破（prelabor rupture of membranes，PROM），妊娠满37周后发生者称足月胎膜早破（term prelabor rupture of membranes，TPROM），未满37周则称为未足月胎膜早破（preterm prelabor rupture of membranes，PPROM），是妊娠期常见的并发症。若处理不当可能并发早产、羊膜腔感染（intra amniotic infection，IAI）、胎盘早剥、羊水过少、胎儿窘迫和新生儿呼吸窘迫综合征（NRDS）等，导致孕产妇感染率、围产儿发病率及死亡率显著升高。足月胎膜早破的发生率为8%，单胎妊娠 PPROM 发生率为2%~4%，双胎妊娠 PPROM 发生率为7%~20%，是早产的主要原因之一。胎膜早破孕周越小，围产儿预后越差。中华医学会妇产科分会产科学组已经发布《胎膜早破的诊断与处理指南（2015）》，2018 年美国妇产科医师协会（ACOG）再次更新了指南，从而促进了胎膜早破的规范化处理。

病例摘要

患者，女性，28 岁，孕 2 产 0。因"妊娠 30^{+1} 周，阴道流液 4h"入院。患者既往月经规则，经期 5~6 天，周期 30 天，末次月经：2013 年 4 月 30 日。本次发病前无明确诱因，起病较急，阴道流液量估计约 80ml，色清亮，无异味；不伴腹痛及阴道流血；自觉胎动无异常。入院前 1 周行胎儿超声检查提示停经时间与胎儿孕周相符。孕早期有外阴瘙痒史，行白带常规检查提示细菌性阴道病，未治疗。

【问题1】通过病史采集,我们首先获得的临床信息是什么?

思路:患者系育龄期女性,主诉"妊娠30^{+1}周,阴道流液4h"。通过问诊可明确,患者月经周期规则,超声检查提示胎儿大小与妊娠时间相符,目前孕周为30^{+1}周。同时患者破膜时无规律下腹胀痛,提示尚未临产。患者孕早期有细菌性阴道病病史,此点为导致胎膜早破的高危因素。

知识点1:胎膜早破的临床表现

典型症状是孕妇突感较多液体自阴道流出,增加腹压时阴道流液量增多。足月胎膜早破时检查触不到前羊膜囊,上推胎儿先露时阴道流液量增多,可见胎脂和胎粪。少量间断不能自控的阴道流液需与尿失禁、阴道炎溢液进行鉴别。

【问题2】胎膜早破如何诊断?

思路1:胎膜早破的临床诊断并不困难,往往通过病史采集、体格检查即可明确。对于部分不典型的"阴道流液"患者,进行相关辅助检查有助于明确诊断。

针对本例未足月胎膜早破,在对患者进行系统、全面地检查的同时,应重点注意腹部检查(主要为四步触诊)及阴道检查。为除外羊膜腔感染及胎儿窘迫,对阴道流出液的颜色、气味等性状应予以仔细辨识。进行产科检查时,尤其在未足月时,应尽量减少外源性感染发生的可能。由于双合诊检查可以增加感染的风险,而且与窥具检查相比并不能提供更多的信息,因此除非患者已经临产或马上临产,尽量不行双合诊检查。消毒后进行阴道窥器检查可以更好地观察患者有无宫颈炎,脐带脱垂,评估宫口开大情况,还可留取宫颈分泌物送检。此外,因胎儿尚未足月,胎儿宫内状况亦应格外注意。

检 查 记 录

体格检查:体温36.8℃,呼吸20次/min,脉搏87次/min,血压115/76mmHg,身高161cm,体重65kg。神志清楚,呼吸平稳,自动体位。心、肺查体未见明显异常。四肢、神经等系统检查未见异常。专科检查:腹部膨隆,经腹壁未扪及宫缩。宫高28cm,头先露,未入盆,胎心率138次/min,律齐。估计胎儿体重2 200g。阴道窥器下见宫颈管未容受;见清亮液体自宫颈口流出,无异味。

患者的体征给我们以下提示:①经腹壁未扪及宫缩,尚未临产;②体温不高,羊水清亮,母儿心率正常,尚无绒毛膜羊膜炎的临床表现;③产科检查提示胎儿大小与孕周相符。

思路2:为进一步明确胎膜早破的诊断,还可进行哪些辅助检查?

诊断胎膜早破最直接的证据为液体自宫颈口内流出或后穹窿有液池形成,并见到胎脂样物质。此外,以下检查也可帮助诊断。①超声检查:可发现羊水量较破膜前减少;②正常妊娠阴道pH值为4.5~6.0,羊水pH值为7.0~7.5,阴道pH≥6.5时支持胎膜早破的诊断;③阴道后穹窿积液涂片见到羊齿植物状结晶;④宫颈阴道分泌物胰岛素样生长因子结合蛋白-1(insulin like growth factor binding protein-1,IGFBP-1)检测,诊断PROM的敏感性及特异性较高;⑤宫颈阴道分泌物胎盘α微球蛋白-1(placental alpha microglobulin-1,PAMG-1)检测,诊断PROM较IGFBP-1具有更高的敏感性及特异性,且不受精液、尿素、血液或阴道感染的影响;⑥直肠或阴道下1/3分泌物B族链球菌培养。

辅助检查记录

IGFBP-1试纸检查结果:阳性。B族链球菌培养阳性。检测胎儿超声检查结果:宫内单活胎(30^{+1}周孕),胎方位LOP,双顶径7.5cm,头围27.8cm,腹围26.7cm,股骨长5.8cm,胎盘:后壁,成熟度1级,羊水暗区最大深度3.7cm,胎心148次/min。脐动脉血流S/D值2.12。

思路3:胎膜早破合并绒毛膜羊膜炎如何诊断?

绒毛膜羊膜炎(chorioamnionitis)是胎膜早破的常见并发症,其诊断标准见图2-9。母体体温升高的同时伴有图中其他任何一项表现可诊断绒毛膜羊膜炎。但是多数绒毛膜羊膜炎呈亚临床表现,症状不典型,给早期诊断带来困难。需要说明的是,白细胞计数在没有相关临床症状时缺乏特异性,尤其是在应用糖皮质激素后。而产后胎膜及胎盘病理学检查是诊断绒毛膜羊膜炎的金标准。

患者的体征提示尚不支持绒毛膜羊膜炎的临床诊断,依据为体温正常,羊水清亮,母儿心率正常。

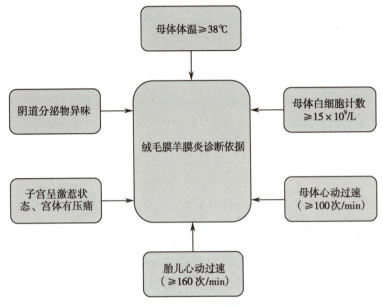

图 2-9　绒毛膜羊膜炎的诊断依据

【问题 3】针对该患者上述检查结果和目前考虑诊断,如何决定下一步的处理方案?

思路:未足月胎膜早破的处理流程可简称为"CVDD":确定诊断(confirming the diagnosis);核定孕周(validating gestational age);确定胎儿宫内状况(documenting fetal wellbeing);确定分娩方式(deciding on the mode of delivery)。其中孕周大小是决定 PPROM 处理方案的第一要素。应根据孕周、母胎状况、当地新生儿救治水平及孕妇和家属的意愿进行综合决策;如果终止妊娠的益处大于期待治疗,则应考虑终止妊娠。有以下三个处理方案:

(1)引产:妊娠 <24 周的 PPROM,由于胎儿存活率极低、母胎感染风险很大,以引产为宜;妊娠 24~27^{+6} 周的 PPROM,可根据孕妇及家属意愿,新生儿抢救能力等决定是否引产。

(2)不宜继续妊娠,采用引产或剖宫产终止妊娠:①妊娠 34~36^{+6} 周者;②无论任何孕周,明确诊断的绒毛膜羊膜炎、胎儿窘迫、胎盘早剥等不宜继续妊娠者。

(3)期待治疗:①妊娠 24~27^{+6} 周,要求期待治疗者,应充分告知期待治疗过程中的风险,慎重抉择;②妊娠 28~33^{+6} 周无继续妊娠禁忌,应行期待治疗。

该患者目前诊断:①未足月胎膜早破;② GBS 感染;③孕 2 产 0,孕 30^{+4} 周先兆早产。下一步处理方案:暂无期待治疗的禁忌证,应进行期待治疗后,再考虑终止妊娠,目标孕周为 ≥ 34^{+0} 孕周。

【问题 4】该例患者若进行期待治疗,主要的措施有哪些?

思路 1:该患者妊娠 30^{+4} 周,依据上述处理方案,应尽量给予期待治疗,再适时终止妊娠。未足月胎膜早破的期待治疗措施包括:

(1)一般处理:保持外阴清洁,避免不必要的肛查和阴道检查,动态监测体温、宫缩、母胎心率、阴道流液量和性状,定期复查血常规、羊水量、胎心监护和超声检查等,确定有无绒毛膜羊膜炎、胎儿窘迫和胎盘早剥等并发症。

(2)促胎肺成熟:妊娠 <35 周者应给予地塞米松或倍他米松肌内注射,促进胎肺成熟。

(3)预防感染:GBS 培养阳性,青霉素为首选药物。通常 5~7 日为一个疗程。

(4)抑制宫缩:妊娠 <34 周者,给予宫缩抑制剂 48h,配合完成糖皮质激素的促胎肺成熟治疗并宫内转运至有新生儿 ICU 的医院。

(5)胎儿神经系统的保护:妊娠 <32 周前早产风险者,给予硫酸镁静脉滴注,预防早产儿脑瘫的发生。

知识点 2：抗生素的使用

PPROM 预防性应用抗生素的价值是肯定的,可有效延长 PPROM 的潜伏期,减少绒毛膜羊膜炎的发生率,降低破膜后 48h 和 7 天内分娩率,降低新生儿感染率及新生儿头颅超声异常率。

抗生素的具体使用方法为:氨苄青霉素联合红霉素或阿奇霉素静脉滴注 48h 后,改为口服阿莫西林联合肠溶红霉素或阿奇霉素 5 天。青霉素过敏的孕妇,可单独口服红霉素或阿奇霉素 10 天。应避免使用氨苄青霉素＋克拉维酸钾类抗生素,因其有增加新生儿发生坏死性小肠结肠炎的风险。

PPROM 孕妇建议行阴道下 1/3 或肛门内 GBS 培养。GBS 培养阳性,即使之前已经使用了广谱抗菌素,一旦临产,应给予抗生素重新治疗,预防 GBS 垂直传播。青霉素为首选药物,如果青霉素过敏,则用红霉素或头孢类抗生素。

知识点 3：宫缩抑制剂的使用

使用宫缩抑制剂的目的是延长孕周,前提条件是:①对药物无禁忌;②无延长妊娠的禁忌;③胎儿健康并可继续妊娠;④孕周 24~34 周。由于 PPROM 发生后早产常不可避免,应立即使用宫缩抑制剂,而不应等到出现宫缩后才用。目前通常把宫缩抑制剂分为 6 大类:①β 受体兴奋剂,代表药物为羟苄羟麻黄碱(盐酸利托君)和沙丁胺醇;②硫酸镁;③前列腺素合成酶抑制剂,代表药物为吲哚美辛(消炎痛);④钙离子通道阻滞剂,代表药物为硝苯吡啶(心痛定);⑤催产素受体拮抗剂;代表药物为阿托西班(atosiban);⑥一氧化氮供体,如硝酸甘油。

使用宫缩抑制剂的最大益处可能在于能够延长妊娠时间 48~72h 以上,应抓紧利用这一时间,及时给予糖皮质激素促进胎儿肺成熟,减少 NRDS 的发生,从而降低新生儿并发症和死亡率。因此促胎肺成熟治疗是改善 PPROM 围产儿预后的关键,而宫缩抑制剂则是为这种治疗提供时间。使用宫缩抑制剂过分延长孕周会增加母胎并发症,因此应根据具体情况来决定宫缩抑制剂的疗程,包括有无感染征象、胎儿宫内安危情况、胎儿发育及胎儿存活的可能性等。使用过程中,应密切监护母胎情况,权衡利弊,选择最适时机终止妊娠,提高新生儿存活率,同时减少并发症。

思路 2：该患者无抑制宫缩禁忌,予以盐酸利托君(安宝)100mg 静滴,随诊。

本例处理方案

目前孕 30+4 周,无期待治疗的绝对禁忌证。①尽量避免不必要的阴道指检,超声动态监测羊水量和胎儿状况,警惕有无胎盘早剥及羊膜腔感染征象;②促胎肺成熟:地塞米松 6mg 肌注,每 12h 一次,共 4 次;③抑制子宫收缩:利托君 100mg 溶于 5% 葡萄糖液 500ml 中,起始剂量 50~100μg/min,静脉点滴,每 10min 可增加剂量 50μg/min,最大量不超过 350μg/min,至宫缩停止,宫缩抑制后至少持续滴注 12h,再改为口服 10mg,4~6 次/d;④预防感染:青霉素联合阿奇霉素静脉滴注 48h 后,改为口服阿莫西林联合阿奇霉素 5 天;⑤预防婴儿脑瘫:首次负荷剂量,25% 硫酸镁 20ml 加入 25% 葡萄糖 20ml,缓慢推注,继以 25% 硫酸镁 40ml 加入 5% 葡萄糖 500ml 静脉滴注 12h,一般不超过 48h;⑥孕周 ≥ 34 周,可适时终止妊娠。

【问题 5】该例患者终止妊娠的指征及方式?

PPROM 选择何种分娩方式,需综合考虑孕周、胎位、早产儿存活率、是否存在羊水过少或绒毛膜羊膜炎、胎儿能否耐受宫缩等因素。分娩方式应遵循通常的产科常规,在无明确的剖宫产指征时应选择阴道试产,产程中进行电子胎心监护,有异常情况时放宽剖宫产指征。阴道分娩时应尽量缩短第二产程和胎头受压时间,减少颅内出血的发生,但不主张预防性产钳助产。有剖宫产指征或母胎感染征象时,应选择剖宫产为宜,破膜时间长、疑有羊膜腔感染的患者,最好行腹膜外剖宫产,以减少感染的机会。臀位分娩时,应首选剖宫产。

本例妊娠结局

期待治疗期间，严密监测有无绒毛膜羊膜炎，有无胎儿窘迫。该孕妇期待到妊娠 33^{+4} 周，因监测血常规结果：血白细胞计数 $18.5\times10^9/L$，超声检查提示羊水过少已经持续 3 天，胎心监护为无反应型，征求孕妇及家属意见，决定行剖宫产终止妊娠。新生儿体重 2 260g，Apgar 评分出生 1min 7 分，5min 9 分，因早产转新生儿科治疗。

【问题 6】足月胎膜早破患者终止妊娠的指征及方式？

足月胎膜早破并非剖宫产指征。目前为止最大的一项随机研究发现缩宫素催产可以缩短潜伏期（即破膜距分娩的时间间隔），减少绒毛膜羊膜炎，降低产后病率及新生儿抗生素治疗的风险，而不增加剖宫产率以及新生儿感染概率。因此，对于足月胎膜早破来讲，若胎肺成熟，无阴道分娩的禁忌证，2~12h 内未临产者应积极进行缩宫素催产，以减少绒毛膜羊膜炎的发生。试产过程中应严密监测母胎情况，有明确剖宫产指征时宜行剖宫产结束妊娠，作好新生儿复苏的准备。

目前用于引产和促进宫颈成熟的药物主要有缩宫素、米索前列醇、前列腺素 E_2（prostaglandin，PGE_2）阴道栓剂等。对于胎膜早破宫颈成熟者，缩宫素静滴是首选的方法。对于宫颈条件不成熟者可以使用米索前列醇或 PGE_2 制剂促进宫颈成熟，之后如有必要则再使用缩宫素点滴。PROM 的孕妇宫颈不成熟时，使用小剂量的米索前列醇（25μg）是安全有效的。PGE_2 阴道栓剂软化宫颈促宫颈成熟，已经被广泛地应用于宫颈条件不成熟的有引产指征的足月孕妇，足月胎膜早破孕妇使用 PGE_2 阴道栓剂引产，可以提高 24h 内阴道分娩率，降低缩宫素的使用率及羊水粪染的发生率，对新生儿的结局没有影响。使用前列腺素类药物引产时应注意监测宫缩情况，防止发生宫缩过频。

知识扩展：

未来值得研究的问题

（1）34~37 周的 PPROM 的处理，是立即终止妊娠还是期待治疗。

（2）≥ 34 周 PPROM，使用糖皮质激素的利弊研究。

（3）PPROM 预防性抗生素使用的最佳时限及用药方案。

（4）探索监测绒毛膜羊膜炎的生化指标。

（5）羊膜腔封闭在 PPROM 的应用。

（6）羊膜腔灌注用于预防 PPROM 的胎肺发育不全的临床价值等。

胎膜早破的诊断流程

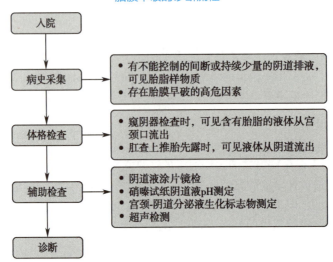

未足月胎膜早破的处理流程

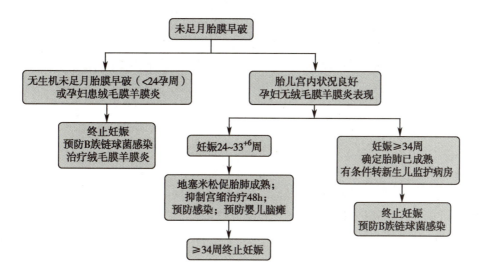

小　结

临床关键点：

1. 胎膜早破是多因素所致,下生殖道感染为最主要因素。

2. 胎膜早破可增加感染、脐带脱垂、胎儿窘迫、早产、新生儿肺炎、败血症等风险,甚至危及母儿生命。

3. 胎膜早破时孕周越小,围产儿预后越差。

4. 破膜超过12h,预防性应用抗生素。妊娠34周前给予促胎肺成熟。妊娠34周后,无禁忌证可引产。

5. 分娩后胎膜组织送病理检查是诊断绒毛膜羊膜炎的金标准。

(漆洪波)

第八节　早　产

　　早产(preterm birth)是常见的妊娠时限异常,也是新生儿及婴幼儿死亡的主要原因,存活儿并发脑瘫、智力低下等严重残疾的风险高。我国采用的早产定义是妊娠满28周或出生体重≥1 000g至妊娠不满37足周的分娩。早产定义上限全球一致但下限各国不同:多数发达国家采用妊娠满20周或出生体重≥500g,也有采用24足周者,而大多数发展中国家包括中国沿用WHO 20世纪60年代的定义,即妊娠满28周。

　　不同国家早产发生率不同,最低约3%,高者超过14%,发病率的差异除与早产定义不同有关外,还与种族、生活方式、妊娠并发症等多种因素有关。美国的资料表明,发生在28周前的早产约占5%,在28~31周发生早产者占12%,32~33周的早产占13%,70%的早产在34~36周。

病例摘要

　　孕妇28岁。停经24周,下腹部阵发性隐痛,来产科门诊就诊。无阴道流血及流液。大小便正常。

　　患者平素月经规则,6~7天/28天。停经40天时尿hCG阳性,停经11周超声检查:胎儿头臀长符合停经月份,颈部透明层厚度(NT)1.5mm,单胎妊娠,双侧附件未发现异常。患者孕1产0。否认高血压、慢性肾炎、糖尿病、出血性疾病等病史。既往体健。

【问题1】通过病史采集,我们首先获得的临床信息是什么?

思路 1 :已婚育龄女性,首次妊娠,现停经 24 周,停经早期尿 hCG 证实妊娠,已经早孕期超声检查核实孕周。故妊娠 24 周诊断成立。需了解腹部阵痛是否为宫缩,如果是,需了解宫缩频率和强度。

检 查 记 录

体格检查:孕妇身高 160cm,体重 64kg,血压 120/70mmHg,无明显水肿,心肺听诊未发现异常。腹软,宫高 23cm,腹围 85cm,先露臀、浮,胎心 132 次 /min。腹部触诊观察 20min,扪及 3 次宫缩,每次宫缩持续 10~20s。

思路 2 :患者有宫缩但不规则,需要了解宫颈有无变化。

知识点 1 :如何测量宫颈长度预测早产?

研究表明,在妊娠 16~24 周间经阴道超声测量宫颈长度,如宫颈长度 <20mm,早产风险明显增高。这是预测早产的一个重要指标。测量宫颈长度要求标准化,要点包括:①排空膀胱后经阴道超声;②探头置于阴道前穹窿,避免过度用力;③选择标准矢状面(图 2-10),将宫颈图像放大到全屏的 75% 以上,清晰显示宫颈内口和外口,测量宫颈内口到外口的直线距离;④连续测量 3 次,取最短值。

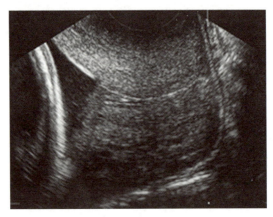

图 2-10 测量宫颈长度

如果患者存在宫颈明显缩短,可给予特殊孕酮预防宫颈提前成熟。

知识点 2 :哪些种类孕酮能预防宫颈提前成熟?

目前经过临床研究证实能预防早产的特殊类型孕酮,包括 17α- 羟己酸孕酮酯、阴道孕酮凝胶和微粒化孕酮胶囊三种。对有晚期流产 / 早产史,此次妊娠无早产症状,宫颈长度无明显缩短者,推荐 17α-羟己酸孕酮酯。对无晚期流产 / 早产史,但妊娠 24 周前宫颈明显缩短,宫颈长度 <20mm 者推荐使用阴道孕酮凝胶或者微粒化孕酮胶囊。Meta 分析表明,对宫颈缩短者,经阴道用微粒化孕酮胶囊或孕酮凝胶可减少 33 周前早产及围产儿病死率。

补充检查记录

患者经阴道超声检查,宫颈长度 30mm;腹部超声胎儿结构筛查:未发现明显异常,羊水指数 10.0cm。

【问题 2 】上述检查结果说明了什么? 需要用宫缩抑制剂吗?

思路:该患者妊娠 24 周,有不规则宫缩,宫颈长度正常。无使用宫缩抑制剂的指证,也不需用孕酮或宫颈环扎,无需使用糖皮质激素促胎肺成熟。

告知该孕妇不必紧张,其宫缩可能是妊娠期子宫敏感性增加的生理性表现。即使是规则宫缩,只要宫颈无进行性缩短、扩张等改变,亦不需特殊处理,因为单纯有规则宫缩者,大约 90% 的孕妇不会在 7 天内分娩,其中 75% 的人将会足月分娩。我国早产指南已经明确,有规律宫缩、孕周尚小的孕妇,只有当伴随宫颈明显缩短时,才应该使用宫缩抑制剂并且促胎肺成熟治疗,以减少滥用宫缩抑制剂及其带来的副作用。

【问题 3】该孕妇是否需要宫颈环扎?

思路:宫颈环扎适用于宫颈机能不全,且无宫缩的患者。该孕妇目前无宫颈环扎适应证。

病情发展及门诊记录

孕妇在门诊完成检查后,腹痛自行消失,在日间病房继续观察 2h,未再出现腹痛,始终未出现阴道流血、流液。随访。

4 周后孕妇来院产检:无腹痛、无阴道流血、流液。胎动正常。胎盘位置正常。

孕妇妊娠 31⁺ 周,因性交后腹部阵发性疼痛 6h,并有少量阴道流血,急诊来院。体格检查:体温、脉搏、血压均正常。腹软,扪及宫缩,宫高 29cm,腹围 87cm。宫缩监护仪显示,20min 内有 4 次宫缩,持续 30~40s。宫腔静息压 10mmHg,宫缩时最大压力 40mmHg,胎心正常。消毒外阴后阴道窥检:宫颈基本展平,宫口未开。超声显示,单臀先露、坐骨棘上 1cm、固定,先露下方及侧方未见脐带。

知识点 3:早产分类及定义

我国早产指南中,将早产分为先兆早产和早产临产。先兆早产定义为:在妊娠 28 周~37 周,出现规律宫缩(每 20min 4 次或 60min 8 次);同时经阴道超声测量宫颈长度 <20mm,早产临产是在先兆早产基础上,伴有宫口扩张。

【问题 4】目前患者的诊断? 要与哪些疾病鉴别?

思路 1:该患者目前妊娠 31 周,24 周时有不规则宫缩,自行消失,近 7 周以来无腹痛、无阴道流血、流液。6h 前于性交后出现阵发性腹痛,少量阴道流血,宫缩监护显示规律宫缩,且伴随着宫颈缩短。通过病史与体检分析:患者此次为新发病,在确诊先兆早产前需排除胎盘早剥。

思路 2:应该与其他引起妊娠晚期腹痛、阴道流血的妊娠并发症鉴别。

(1)胎盘早剥:该患者性交后腹痛、阴道流血,应与胎盘早剥鉴别。该患者腹痛为阵发性,子宫腔静息压力正常,胎心正常,子宫大小与停经月份吻合,提示无明显宫内积血;患者无妊娠高血压疾病或慢性肾炎病史,不支持胎盘早剥的诊断。也可借助于超声检查,了解胎盘是否增厚,正常结构存在与否,有无胎盘后血肿等胎盘早剥的声像表现;但超声诊断胎盘早剥的正确率仅 25%~70%。

(2)子宫破裂:常在梗阻性难产,强烈宫缩之后,或者原有子宫瘢痕愈合不良,破裂。患者妊娠刚 30 周,纵产式,无梗阻性难产的证据;也无剖宫产及子宫肌瘤剜除手术史。目前胎心正常,宫缩间歇期腹软,不支持子宫破裂的诊断。

【问题 5】该患者是否需要住院应用宫缩抑制剂? 疗程时间?

思路 1:该患者需要住院治疗。首先应评估有无使用宫缩抑制剂的禁忌证,包括延长妊娠对母儿无益的情况,如胎儿畸形或死胎、绒毛膜羊膜炎、胎盘早剥、严重妊娠并发症需要终止妊娠等。

思路 2:该患者体温、心率正常,胎心正常、胎膜完整,无绒毛膜羊膜炎征象,亦无胎盘早剥等妊娠并发症与合并症,故有使用宫缩抑制剂的指征。

知识点 4:如何正确应用宫缩抑制剂与糖皮质激素?

1. 宫缩抑制剂与糖皮质激素只应当用于延长孕周对母儿有益者。

2. 宫缩抑制剂使用目的是防止即刻早产,为完成促胎肺成熟治疗和应用硫酸镁保护胎儿中枢神经系统的治疗,以及孕妇能被转往有早产儿抢救条件的单位分娩赢得时间。

3. 使用疗程为 48h。

---

4. 不主张宫缩抑制剂联合使用。

5. 如果宫缩抑制剂停用后,再次出现规则宫缩,应重新评估,排除使用宫缩抑制剂的禁忌证,特别应注意排除胎盘早剥和绒毛膜羊膜炎。如无禁忌证,可再次应用48h。

【问题6】该患者选择何种宫缩抑制剂合适?

思路:四大宫缩抑制剂包括硝苯地平、吲哚美辛、利托君、缩宫素受体抑制剂,其特点如下。

知识点5:四大宫缩抑制剂的特点及用法

1. 钙通道阻断剂 硝苯砒啶(心痛定),作用机制是抑制钙离子通过平滑肌细胞膜上钙通道重吸收,抑制子宫平滑肌收缩。对胎儿无明显副作用,对母体副作用亦轻微,包括低血压、头晕、心动过速、潮热。该药禁忌证有左心功能不全、低血压。用法:心痛定10mg,口服,每20min一次,共2次,然后10~20mg,每6h一次,维持48h,注意观察血压。

2. 前列腺素抑制剂 用于抑制宫缩的前列腺素抑制剂是吲哚美辛,它是非选择性环氧化酶抑制剂,通过抑制环氧化酶,使花生四烯酸转化为前列腺素减少。母体副作用:恶心、胃酸返流、胃炎等;胎儿副作用:在妊娠32周前或使用时间不超过48h,副作用小,否则应监测羊水量、动脉导管的宽度,如发现动脉导管狭窄或提前关闭,或羊水量过少,应立即停药。禁忌证:血小板功能不良、出血性疾病、肝功能不良、胃溃疡、对阿司匹林过敏的哮喘。用法:吲哚美辛50~100mg,经阴道/直肠给药或口服,然后每6h给予25mg维持48h。

3. β_2肾上腺素能受体兴奋剂 利托君(ritodrine)能与子宫平滑肌细胞膜上β_2肾上腺素能受体结合,使细胞内环磷酸腺苷(C-AMP)增高,抑制肌球蛋白轻链激酶活化,抑制平滑肌收缩。母体副作用:心动过速、胸痛、血糖增高(对GDM或合并糖尿病者应密切监测血糖),双胎时要注意血容量过多肺水肿。胎儿及新生儿副作用:心动过速、新生儿低血糖、低血钾等。禁忌证:心动过速、肺动脉高压、糖尿病控制不满意、甲状腺功能亢进者。用法:利托君起始剂量50~100μg/min静脉滴注,每10min可增加剂量50μg/min,至宫缩停止,最大量不超过350μg/min,维持给药48h。

4. 催产素受体拮抗剂 阿托西班是一种选择性催产素受体拮抗剂,据报道抑制宫缩的效果与心痛定相当。该药对母儿的副作用轻微。缺点是价格较高。用法:负荷剂量为6.75mg静脉点滴,继之300μg/min维持3h,接着100μg/h维持45h。

【问题7】该患者是否进行促胎肺成熟治疗?

该患者妊娠31周,先兆早产,由于胎肺不成熟,肺表面活性物质分泌不足,出生后易发生肺透明膜病,呼吸窘迫综合征(RDS)。故应当立即应用糖皮质激素促胎肺成熟。具体用法为:倍他米松12mg,肌内注射,24h重复一次,共2次;或地塞米松6mg,肌内注射,12h重复一次,共4次。

知识点6:胎儿肺发育

胎儿肺发育分4个时相:

假腺管期(胚胎至妊娠17周),肺以上皮树形式开始发育,本期末,气管、支气管、细支气管形成,柱状上皮被覆在上皮树近端,立方上皮被覆在上皮树的远端。

小管期(13~25周),支气管树、肺实质不断增长,动静脉伴随生长、分支,形成基本呼吸单位——腺泡。此期腺泡上皮分化成能产生肺表面活性物质的Ⅱ型细胞及形成单层气血屏障的Ⅰ型细胞。

囊泡期(24周至出生),呼吸树的末端出现囊泡,即原始肺泡,被覆Ⅰ型和Ⅱ型肺上皮。毛细血管大量增加,包绕肺泡腔,气血屏障建立。

肺泡期(29周至出生后),成人期总肺泡量(大约3亿肺泡)的1/3以上在此期间形成,出生后8岁肺泡生长减慢。

知识点 7 : 糖皮质激素促胎肺成熟相关问题

1. 糖皮质激素促胎肺成熟的临床研究　50 多年前 Liggins 等在利用孕羊研究分娩动因时意外发现,胎羊暴露于糖皮质激素(antenatal corticosteroids,ACS)早产羊生存率提高,此后该团队进行了 ACS 的第一个 RCT 研究,证明单疗程 ACS 能减少 RDS 发生率,而且能降低新生儿死亡率。相继荟萃分析证实了上述结果。我国 2014 版早产防治指南推荐,对妊娠 28~35^{+6} 周早产风险极高的孕妇,无论胎儿性别和种族,用单疗程 ACS,能明显减少 RDS、脑室内出血和新生儿死亡。新近美国国家儿童健康和人类发育研究所(NICHD)的研究表明,妊娠 37 周前的早产,应用糖皮质激素促胎肺成熟,除减少 NRDS 外,还能减少新生儿一过性紫绀、减少吸氧的需要等,故 2017 年 ACOG 已更新指南,推荐 24~36^{+6} 周早产均用糖皮质激素促肺成熟。

2. 推荐 ACS 用单疗程,有研究表明多疗程给药有使出生体重降低、头围减小的风险。但最近 ACOG 早产指南指出,如有必要,7 天后可以给第二个疗程,但不主张 2 个以上疗程的治疗。

3. 促胎肺成熟选择倍他米松和地塞米松的原因　①它们能以生物活性形式通过胎盘发挥作用;②对免疫的抑制作用较弱;③几乎无盐皮质激素的作用;④较可的松作用时间长。

【问题 8】该患者是否应当应用硫酸镁? 如何应用?

思路:过去将硫酸镁作为宫缩抑制剂使用,现在认为硫酸镁对宫缩的抑制作用并不强,但它能降低脑瘫发生率。近期 SOGC 和 ACOG 均提出,对 <32 周的早产,产前应当用硫酸镁保护胎儿脑神经系统。具体用法尚无统一意见,多推荐早产临产,宫口扩张后用药,硫酸镁 4g 作为负荷量快速静脉滴注或缓慢静脉注射(10~30min),以 1g/h 维持至分娩,或 24h 总量不超过 30g。孕妇合并肌无力或肾衰竭者禁用。应用硫酸镁时需注意尿量、呼吸频率和膝反射(见第二章第三节)。

知识点 8 : 硫酸镁预防围产期脑瘫的研究

1. 硫酸镁预防脑瘫的意外发现　1992 年,Kuban 等为评估早产儿生发基质出血的产前产后危险因素,对 449 名极低体重儿(VLBW)进行了前瞻性流行病学研究,发现无论孕妇是否患子痫前期,产前硫酸镁治疗均可降低其早产儿脑室内出血风险。

2. 硫酸镁预防早产儿脑瘫的临床研究　Nelson 等以加利福尼亚州 1983—1985 年出生、存活至 3 岁并被确诊为中重度脑瘫的单胎 VLBW 为研究对象,将随机选取的存活 VLBW 且未发生脑瘫者设为对照组,发现脑瘫组的硫酸镁暴露率为 7.1%,而对照组的硫酸镁暴露率为 36%(OR =0.14 ;95%CI 0.05~0.51),提示产前硫酸镁暴露对预防子代脑瘫有作用。之后 Meta 分析结果类似。

3. 近期的 Meta 分析表明,无论哪个孕周的早产临产应用硫酸镁,围产儿均获益。

4. 因孕妇长期应用硫酸镁有使胎儿骨钙丢失的风险,故预防脑瘫应用硫酸镁不应超过 48h。

【问题 9】该患者是否应该用抗生素?

思路:绒毛膜羊膜炎是早产可能的诱因,而且早产治疗过程中也应不断评估绒毛膜羊膜炎的风险,曾有多个研究试图通过应用抗生素预防早产。但循证研究结果不支持。我国早产指南、ACOG 指南均指出,对于胎膜完整的早产,不推荐使用抗生素,除非分娩在即而下生殖道 GBS 阳性时,使用青霉素类或大环内酯类抗生素。

小　结

临床关键点：

　　我国早产定义为妊娠 28~37 周分娩或新生儿体质量 ≥ 1 000g。早产是围产儿及婴幼儿发病与死亡的主要原因。前次有自然早产/晚期流产史的孕妇，或妊娠 24 周前无痛性宫颈缩短者，可经阴道给微粒化孕酮或孕酮凝胶预防宫颈提前成熟。对有规则宫缩且伴有宫颈缩短或扩张者，可用宫缩抑制剂 48h，使用前需排除禁忌证。34^{+6} 周前的早产推荐单疗程糖皮质激素促胎肺成熟。早产临产者推荐应用硫酸镁保护胎儿中枢神经系统。

（胡娅莉）

第九节　多胎妊娠

　　一次妊娠同时有两个或两个以上的胎儿时称多胎妊娠（multiple pregnancy）。人类自然发生的多胎妊娠以双胎妊娠（twin pregnancy）最多见。多胎妊娠的发生随地区、种族不同而有差别，孕妇家庭中有多胎史者，多胎发生率则增加。近年来由于临床辅助生殖技术的广泛开展，多胎妊娠发生率明显升高。多胎妊娠易发生多种产科并发症，早产发生率及围产儿死亡率高，故属高危妊娠，应予以重视。

病例摘要

　　患者 26 岁，初孕妇。平素月经规律。末次月经 12 周前，自测尿妊娠试验阳性，外院超声检查显示宫内可见两个胎儿，遂来我院产检。

　　【问题 1】通过病史采集，得到的第一印象是什么？

　　思路 1：育龄女性，停经 12 周，超声诊断为双胎妊娠。针对双胎妊娠，首先应明确绒毛膜性，即是单绒毛膜双羊膜囊双胎还是双绒毛膜双羊膜囊双胎。不同绒毛膜性双胎妊娠过程可能不同。绒毛膜性宜尽早确定，若在早孕期未行此项检查，到中期妊娠后将难以确定绒毛膜性。

　　知识点 1：绒毛膜性判断（采用超声检查）

　　妊娠 6~9 周，如果宫腔内有两个孕囊，则认为是双绒双胎；如果仅有一个孕囊，则考虑为单绒双胎。

　　妊娠 10~14 周，如果胎膜分隔与胎盘交界处呈"双胎峰"或"λ"征，则考虑为双绒毛膜性双胎；如果呈"T"征，则为单绒毛膜性双胎（图 2-11、图 2-12）。

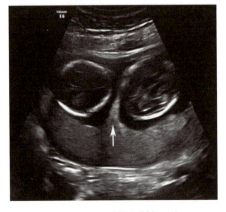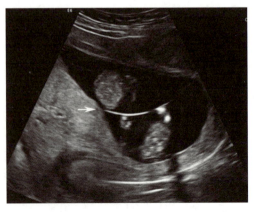

图 2-11　双绒毛膜性双胎　　　　　　图 2-12　单绒毛膜性双胎

知识点 2：双胎的分类

1. 双卵双胎　两个卵子分别受精形成。有两个羊膜腔，中间隔有两层羊膜和两层绒毛膜。有两个胎盘，也可以融合为一个。
2. 单卵双胎　由一个受精卵分裂形成包括四种类型。
(1) 双绒毛膜双羊膜囊双胎：有两个羊膜腔，中间隔有两层羊膜和两层绒毛膜。有两个胎盘，也可以融合为一个。
(2) 单绒毛膜双羊膜囊双胎：有两个羊膜腔，中间隔只有两层羊膜。有一个胎盘。
(3) 单绒毛膜单羊膜囊双胎：双胎在一个羊膜腔内，无中间隔。有一个胎盘。
(4) 联体双胎：双胎在一个羊膜腔内未完全分开，形成联体儿。有一个胎盘。

思路 2：为进一步明确诊断，还需要补充哪些相关病史？

对此类患者首先需了解：①是利用辅助生殖技术受孕还是自然受孕；若为人工辅助受孕，如采用促排卵或试管婴儿技术妊娠者，双卵双胎概率大；若为自然受孕，应询问夫妻双方家族中是否有双胎史；②在外院超声检查对于绒毛膜性是否有具体描述。

追问病史：患者为自然受孕，双方家族中无双胎病史。

超声检查记录

外院超声报告：宫内可见双活胎。双胎之间可见胎膜分隔。可见一个胎盘，位于后壁。两胎儿大小符合孕周。羊水正常。

超声报告：宫内可见双活胎。双胎之间可见胎膜分隔。可见一个胎盘，位于后壁。胎膜与胎盘插入点呈"T"征。两胎儿大小符合孕周。两羊膜腔羊水最大深度分别为 3cm 和 2.5cm。宫颈长度 4cm。

思路 3：根据超声结果提示，此患者的初步诊断为：宫内孕 12 周，双胎妊娠，单绒毛膜双羊膜囊双胎。

【问题 2】与单胎妊娠者相比，双胎妊娠在产前保健时应注意哪些问题？

思路 1：双胎妊娠，妊娠并发症的发生率明显高于单胎孕妇。应严密监测孕妇的血压、体重及自觉症状，增加产前检查的频率，及早发现异常征象。

知识点 3：多胎妊娠妇女常见的并发症

1. 妊娠期高血压及子痫前期　发生机会比单胎妊娠高 3~4 倍，且发病早，病情严重。
2. 妊娠期肝内胆汁淤积症　发生机会比单胎妊娠高 2 倍，易造成不良妊娠结局。
3. 贫血　因铁的需要量大，易出现缺铁性贫血。
4. 胎膜早破　因宫腔压力及子宫张力明显增加。
5. 流产　易出现胎儿或胎盘异常。
6. 早产　双胎早产率 40% 左右。

思路 2：定期超声检查检测胎儿生长发育的重要性。

16 周以后双绒毛膜双羊膜囊双胎患者宜每 4 周行一次超声检查。由于单绒毛膜双羊膜囊双胎更易形成复杂性双胎，且一旦发生，病情进展快，易出现胎死宫内状况，所以应每 2 周行一次超声检查，及早发现异常，及早进行治疗。

思路 3：如何对双胎妊娠进行染色体非整倍体筛查和结构筛查？

早孕期通过测量 NT 评估胎儿发生唐氏综合征的风险，及早期发现部分严重的胎儿畸形。目前推荐的双胎妊娠染色体非整倍体筛查方案为早孕期联合筛查，即血清学筛查（游离 β-hCG 和妊娠相关血浆蛋白 A）、NT 超声加孕妇年龄。不建议单独使用中孕期生化血清学方法进行唐氏综合征筛查。NIPT 在双胎妊娠产前筛查的应用尚需进一步研究。妊娠 18~24 周进行胎儿超声结构筛查。

此孕妇定期产检,每 2 周行超声检查一次。于妊娠 22 周行超声筛查胎儿结构提示:宫内可见双活胎。双胎之间可见胎膜分隔。可见一个胎盘,位于后壁。胎儿一如孕 22 周大小,头颅、四肢、心脏及各脏器未见异常,羊水池最大深度 7cm。胎儿二如孕 21 周大小,头颅、四肢、心脏及各脏器未见异常,羊水池最大深度 3cm。宫颈长度 3cm。

【问题 3】根据检查结果,考虑该孕妇目前诊断是什么?

思路 1:目前此孕妇的诊断为宫内孕 22 周,双胎妊娠,单绒毛膜双羊膜囊双胎。

思路 2:此时期的孕妇保健应关注哪些情况?

孕妇为单绒毛膜双羊膜囊双胎,此时期应注意复杂性双胎的征象。超声检查时,注意两胎儿大小及羊水变化情况。目前超声结果尚在正常范围。

思路 3:单绒毛膜双羊膜囊双胎的常见并发症

1. 双胎输血综合征(twin to twin transfusion syndrome,TTTS) 单绒毛膜双羊膜囊双胎;双胎羊水异常:一胎羊水过多(孕 20 周前羊水池最大深度 >8cm,孕 20 周后羊水池最大深度 >10cm),一胎羊水过少(羊水池最大深度 <2cm。TTTS 的分期见表 2-6。

表 2-6 双胎输血综合征的 Quintero 分期

分期	特点
Ⅰ期	受血儿羊水过多,同时供血儿羊水过少
Ⅱ期	超声检查观察 60min,供血儿的膀胱仍不显示
Ⅲ期	任一胎儿出现多普勒血流异常,如脐动脉舒张期血流缺失或倒置,静脉导管血流,大脑中动脉血流异常或脐静脉出现搏动
Ⅳ期	任一胎儿出现水肿
Ⅴ期	一胎儿或两胎儿发生宫内死亡

2. 双胎贫血多血质序列(twin anemia-polycythemia sequence,TAPS) 出生后两胎儿血红蛋白值相差 >80g/L 或妊娠期两胎儿大脑中动脉峰值血流速度分别 >1.5 中位数倍数(MoM)和 <1.0MoM。无一胎儿羊水过多,另一胎儿羊水过少的表现。

3. 双胎动脉反向灌注序列(twin reversed arterial perfusion sequence,TRAPS) 双胎之一超声检查未见心脏显示,但胎体内可见血液流动,其循环依赖于另一正常胎儿泵血。

4. 选择性宫内生长受限(selected fetal growth restriction,sFGR) 胎儿羊水量正常或仅有一个胎儿羊水量异常。一个胎儿体重小于相应孕周体重的第十百分位数,另一个胎儿发育基本正常;或两个胎儿体重相差 25% 以上。

以上任一并发症出现,均称为复杂双胎。

思路 4:如果超声提示为复杂性双胎,下一步诊治策略是什么?

1. 对于复杂性双胎患者,一旦发现应转诊至地区性胎儿医学中心进行标准化诊治。

2. 首先应行产科超声会诊,确认两个胎儿是否有明显的结构性畸形,并为患者进行分期或分级。其次要进行胎儿心脏超声检查,除外心脏畸形并对胎儿心脏功能进行评价,为下一步治疗奠定基础。

3. 与患者及家属充分沟通,包括:疾病的发病原因、发病率、可供选择的治疗方式、各种治疗方法的优缺点、医生建议采取的治疗方法、治疗的风险、治疗的预期结果及治疗后的注意事项。以求让患者及家属充分了解疾病及治疗情况,自主选择治疗方案。Quintero 分期Ⅱ期及以上的孕 16~26 周的 TTTS,应首选胎儿镜激光术治疗。

患者继续定期产检。于妊娠 24 周行 OGTT,空腹、1h 及 2h 血糖为 5.0mmol/L、9.5mmol/L 及 8.4mmol/L。继续每 2 周行超声检查一次,于妊娠 30 周超声检查提示宫内可见双活胎。双胎之间可见胎膜分隔。可见一个胎盘,位于后壁。胎儿一如孕 30 周大小,羊水池最大深度 6.5cm。胎儿二如孕 29 周大小,羊水池最大深度 4cm。宫颈长度 1.4cm。

【问题 4】根据检查结果,考虑患者目前诊断是什么?

目前患者诊断为宫内孕 30 周;单绒毛膜双羊膜囊双胎;先兆早产。诊断依据为超声检查两胎儿发育符合孕周,羊水量正常。但宫颈管缩短至 14mm。

【问题 5】此时期双胎患者的产前保健要重点关注哪些情况?

目前孕妇已进入孕晚期。虽然仍有发生复杂性双胎的风险,但是此时期对于复杂性双胎的治疗选择相对容易,可以随时终止妊娠以挽救两个胎儿。但是此时期随着胎儿的生长,子宫的张力不断增大,早产的风险不断加大,同时胎膜早破、妊娠期高血压子痫前期的风险亦明显增加。应该关注患者营养状况及体重增长速度,动态监测宫颈长度变化,及早发现早产征象寻找诱因,进行相应处理。

【问题 6】患者下一步的检查及治疗计划是什么?

手摸宫缩、进行阴道和宫颈细菌培养并促胎肺成熟治疗。追问是否存在诱因,包括劳累、精神紧张、体重增长过快、活动剧烈(爬山、逛街、快步走或提重物等)。

手摸宫缩:无 /20min。阴道细菌培养:无菌生长。纤连蛋白(−)。但是此次检查前,患者为锻炼身体而每日快步走 2h。收入院予地塞米松 6mg,肌内注射,每 12h 一次,共 4 次促胎肺成熟。适当休息,由快步走改为每顿饭后休息半小时,散步 15~20min。促胎肺成熟后出院。一周后复查超声测量宫颈管长度为 16mm。继续门诊定期产前检查。

妊娠 36 周门诊产检:一般状况好,血压 130/80mmHg,孕期体重增长 12.5kg,双下肢水肿(+)。产科超声提示:宫内可见双活胎。双胎之间可见胎膜分隔。可见一个胎盘,位于后壁。胎儿一:臀位,如孕 36 周大小,羊水池最大深度 6.0cm;胎儿二:头位,如孕 35 周大小,羊水池最大深度 5cm。宫颈长度 1.2cm。

【问题 7】患者的分娩时机及方式?

思路 1:双胎不是绝对剖宫产指征。对于无合并症的双胎患者,可待足月后,根据胎位情况决定分娩方式。若第一胎为头位,可经阴道试产。若第一胎为臀位或第二胎为横位,可考虑择期剖宫产终止妊娠。应警惕双胎孕妇产时及产后易出现的并发症(主要与宫腔压力及子宫张力明显增加相关),包括宫缩乏力、胎盘早剥及产后出血等。及时做好预防措施。第一胎经阴道娩出后,钳夹脐带应牢固,以防第二胎失血。助手在腹部扶住胎儿二使其保持纵产式,若 15min 仍无宫缩,可行缩宫素点滴加强宫缩,待胎先露下降后行人工破膜术。注意及早发现脐带脱垂、胎盘早剥征象。必要时第二胎行剖宫产术娩出。

思路 2:无并发症及合并症的双绒毛膜双羊膜囊双胎,可期待至 38 周时再考虑分娩,无并发症及合并症的单绒毛膜双羊膜囊双胎,可期待至 37 周时再考虑分娩,单绒毛膜单羊膜囊双胎为避免脐带缠绕一般在 32~34 周终止妊娠。有产科合并症的双胎患者,根据合并症的治疗原则决定终止妊娠的时机及方式。

思路 3:对于复杂性双胎的患者,根据疾病类型选择不同的分娩时机。严重 sFGR 和 TTTS 患者,一般严密监测至 32~34 周终止妊娠。因胎儿畸形或 TRAPS 而行减胎术的双胎患者处理原则与单胎妊娠相同。

思路 4:此患者已近足月,单绒毛膜双羊膜囊双胎,无产科合并症及并发症,非复杂性双胎。可于 37 周左右终止妊娠。此患者胎儿一为臀位,胎儿二为头位,所以分娩方式应为择期剖宫产终止妊娠。

思路 5:双胎患者分娩期并发症最常见为宫缩乏力性产后出血,应提前配血,应用强力促进子宫收缩药物,做好出血预案。同时应预防羊水栓塞及第一胎娩出后的胎盘早剥,术中先吸净羊水后再娩出胎儿,动作勿粗暴,勿用力牵拉脐带防止胎盘早剥。

小　　结

临床关键点:

1. 对于双胎妊娠应在妊娠早期确定绒毛膜性。

2. 多胎妊娠发生妊娠期并发症风险明显增加,应定期产检,增加产前检查频率,严密观察孕妇一般状况及胎儿生长发育情况。

3. 一旦发现复杂性双胎,应转诊至地区性胎儿医学中心进行标准化诊治。

4. 应提前做好准备,预防产时及产后并发症的发生。

(杨慧霞)

第十节 胎儿生长受限

胎儿生长受限(fetal growth restriction,FGR)是指因胎儿生长潜能受损,经孕期超声评估其体重小于同孕龄体重的第10百分位数;小于同孕龄体重第3百分位数的胎儿为严重FGR。胎儿出生体重低于同孕龄体重第10百分位数的新生儿称为小于孕龄儿(small for gestation age,SGA)。

胎儿生长受限的病因多而复杂,主要的危险因素包括以下方面。①母体疾病:与血管疾病相关的任何慢性疾病,如妊娠期高血压疾病、抗磷脂抗体综合征、紫绀型心脏病、自身免疫性疾病、孕前糖尿病等。②胎盘疾病和脐带异常:胎盘功能不全如胎盘梗塞、环状胎盘、副胎盘、血管瘤等;脐带异常如脐带帆状或边缘附着、单脐动脉、脐带长度异常、脐带过度扭转或真假结等。③遗传和结构异常:胎儿染色体异常、先天性心脏病等结构畸形。④传染性疾病:宫内感染如巨细胞病毒、风疹、弓形虫、水痘、梅毒感染等。⑤致畸物暴露:母体暴露于某些致畸物可能导致胎儿生长受限,但受暴露时间、剂量、药物代谢的个体遗传倾向影响,常见的有抗癫痫药(丙戊酸)、抗肿瘤药(环磷酰胺)、抗凝剂(华法林)等。⑥孕妇营养不良或多胎妊娠等。

病例摘要

患者,女性,38岁,平时月经周期规则。因"停经29周,发现胎儿发育小于孕周1⁺月"到门诊就诊。G_1P_0,本次妊娠为自然受孕。停经13^{+3}周B超提示宫内早孕如孕13^{+1}周,NT 1.5mm。孕妇否认内外科疾病或其他妊娠期特有疾病史。停经16周行NIPT检测提示18、21、13三体低风险,停经21^{+1}周经三维超声检查提示宫内妊娠如孕20^{+2}周,胎儿结构未见明显异常,定期复查超声,停经25^{+1}周,复查超声提示胎儿发育相当于23^{+3}周,双顶径56mm,腹围190mm,股骨长41mm,估计胎儿体重510g,S/D值4.1,胎儿心脏血管变异,持续性左上腔静脉。建议行产前诊断,但夫妇双方拒绝,继续在当地医院定期产检,29周复查超声提示胎儿发育相当于26^{+5}周,双顶径70mm,腹围228mm,股骨长50mm,估计胎儿体重700g,S/D值3.8,拟诊"胎儿生长受限"。

【问题1】通过病史采集,我们首先需要获得的相关临床信息有哪些?

思路:患者为高龄初产妇,自然受孕,孕早期超声检查无异常,产检过程中多次超声发现胎儿生长发育指标小于孕周,且伴胎儿心脏血管变异,有持续性左上腔静脉。根据当地超声结果考虑诊断为FGR,在明确诊断之前,临床上还需要获取更为详细的信息。

知识点1:核实孕周

重新核实孕周是诊断FGR的首要步骤,可以根据以下几点,确定孕周及预产期。

1. 月经周期。
2. 基础体温推算排卵期。
3. 如果是经过辅助生殖技术后妊娠者,需要了解胚胎植入时间。
4. 末次性生活时间。
5. 早孕反应开始时间。
6. 首次妊娠试验阳性时间。
7. 早孕B超孕囊大小或头臀长,11~13^{+6}周头臀长被认为是评估孕周的最准确方法;孕20周前通过测量双顶径、胎儿小脑径等也可用于估计孕周。
8. 胎动开始时间。

【问题2】为明确诊断,还需要补充哪些相关病史?

思路:FGR的病因复杂,有许多高危因素与FGR的发病相关,应补充询问在妊娠前有无高血压、肾病、糖尿病等病史;有无不良生活习惯,如吸烟、酗酒、致畸物暴露等;夫妻双方有无染色体疾病及家族性疾病史;本次妊娠后有无感染病史等。

知识点 2：胎儿生长受限主要病因

1. 母体因素　身高、体重、年龄等一般情况；吸烟、酗酒等不良生活习惯；妊娠合并症和并发症。
2. 胎盘因素　胎盘绒毛交换面积减少；子宫胎盘血管异常。
3. 脐带因素　脐带的过度扭转、真假结、边缘插入、帆状插入等。
4. 胎儿因素　胎儿生长调节因素；染色体异常；宫内感染等。

知识点 3：胎儿生长受限的高危因素

1. 年龄超过 35 岁的孕妇发生 FGR 的风险是年龄 20~30 岁孕妇的 3 倍。
2. 有过 FGR 病史再次妊娠发生 FGR 是正常孕妇的 4 倍。
3. 多胎妊娠 FGR 的风险增高 1 倍。
4. 慢性高血压患者 FGR 风险升高 2 倍，子痫前期者风险升高 5~12 倍，妊娠期高血压者风险升高 2 倍。
5. 伴血管损伤的孕前糖尿病。
6. 每日吸烟 10 支以上者，FGR 风险升高 2 倍，且风险与抽烟量相关。
7. 酗酒孕妇 FGR 的风险也翻倍。
8. 使用抗过敏药物，FGR 的风险升高 3 倍。
9. 其他包括孕妇营养不良或肥胖等。

检 查 记 录

　　体格检查：体温 36.6℃，脉搏 88 次 /min，呼吸 20 次 /min，BP 108/65mmHg，身高 160cm，体重 78kg，神清，一般情况好，甲状腺不大，心率 88 次 /min，律齐，双肺呼吸音清，腹部呈纵椭圆形，肝脾肋下未触及，下肢无水肿。产科检查：宫高 24cm，腹围 103cm，单胎，胎心音 140 次 /min，无宫缩，头先露。

　　【问题 3】为进一步明确诊断，体格检查的注意事项是什么？

　　思路：首先要关注孕妇的生命体征，尤其是血压、体重指数等，该孕妇的 BMI 达 30.5kg/m²，属于肥胖型孕妇。其次要关注胎儿的大小，在体格检查方面一般是通过测量宫高和腹围来评估胎儿的大小，也是筛查 FGR 的基本方法，但腹围的测量缺乏精确性，且用于估测胎儿体重的特异性和敏感性均很低，因此不建议作为评估胎儿体重的指标。妊娠 24 周后行宫底高度测量筛查胎儿生长受限的敏感性为 35%~85%，特异性为 96%，故建议动态测量宫底高度来筛查 FGR；临床上结合宫底高度定制图表可以提高筛查的准确度，国际上一般建议根据本国本地区的大数据绘制宫底高度定制图表。如果在妊娠 26 周后发现宫底高度低于同孕周标准的 3cm 以上或者与之前相比无明显增加，则需进一步行超声检查评估胎儿体重。

　　【问题 4】为进一步明确诊断和了解胎儿宫内状况，需行哪些辅助检查？

　　思路：超声检查是目前评估胎儿生长发育最客观的手段，也是发现 FGR 的最佳方法，常用生物测量指标有双顶径、头围、腹围和股骨长。绘制胎儿个体的生物指标生长曲线是必要的，同时应与正常宫内生长曲线相比较。生物测量指标可以组合起来估算出胎儿体重。95% 的病例估计胎儿体重可能偏离出生体重 20% 左右，其余 5% 的病例可能偏差超过 20%。腹围 / 头围比值（AC/HC）小于正常同孕龄平均值的第 10 百分位数，有助于估计不均称型 FGR。如果超声检测估计胎儿体重低于同孕龄第 10 百分位数，需考虑 FGR，则应进一步评估羊水、脐动脉血流频谱、大脑中动脉血流、静脉导管血流、胎盘成熟度等。多数 FGR 会逐渐出现羊水过少，胎盘老化的超声图像。因此生长受限的胎儿应定期复查超声，在胎儿血流动力学稳定的情况下可以每 2~4 周进行一次超声检查评估，超声评估间隔一般不小于 2 周，因为频发的超声检测可能因与超声检测有关的固有误差妨碍对胎儿阶段生长的准确评估；如果胎儿血流动力学有异常或者出现羊水量偏少或过少，则需缩短复查的间隔，增加复查的频次。

95

超声检查评估胎儿血流动力学,可以对有高危因素的胎儿状况做出客观判断,为临床选择适宜的终止妊娠时机提供有力的证据。常用的指标包括脐动脉和胎儿大脑中动脉的 S/D 值、RI、PI、脐静脉和静脉导管的血流波形等。其中 S/D 值为收缩期峰值流速(S)/舒张末期流速(D),RI 为[S−D]/S,PI 为[S−D]/平均流速。不同孕周的 S/D 值、PI 与 RI 不同。较公认的判断异常的标准如下:①脐动脉的舒张末期血流频谱消失或倒置,预示胎儿在宫内处于缺氧缺血的高危状态;②当胎儿大脑中动脉的 S/D 值降低,提示血流在胎儿体内重新分布,预示胎儿宫内缺氧;③出现脐静脉、静脉导管搏动或 a 波返流时预示胎儿处于濒死状态;④脐动脉血流指数大于各孕周的第 95 百分位数或超过平均值 2 个标准差,预示胎儿宫内状况不佳。

脐动脉舒张末期血流的消失或倒置通常与严重 FGR 和羊水过少相关。当脐动脉舒张末期血流消失时,S/D 值测不出,可用 PI 进行评估。胎儿生长受限者,脐动脉舒张末期血流消失或倒置与围产儿死亡率增加相关。大脑中动脉血流承载着超过 80% 的大脑循环血流量,在缺氧情况下,胎儿血液会重新分布,更多的血液流向脑、心脏和肾上腺,而流向外周的血量会减少,这种血液再分布称为脑保护,表现为大脑中动脉 PI 降低,因此在 FGR 的动态超声监测过程中,尤其要重视胎儿各种血流动力学指标的变化。另外大脑中动脉的收缩期峰值流速(the middle cerebral artery peak systolic velocity,MCA-PSV)则是胎儿贫血的一个重要参考指标。

【问题 5】FGR 的诊断与鉴别诊断。

思路 1:确诊 FGR。

超声检查评估胎儿体重小于同孕龄体重的第 10 百分位数者可以诊断 FGR。怀疑 FGR 时,需要至少两周以上的超声观察期。每次超声监测需测量双顶径、头径、股骨长用于估计胎重,并对照生长曲线图来做出判断,其中腹围是预测 FGR 最敏感的指标。生物测量指标值的增长速度缓慢及胎儿体重均在较低的百分位数中,要高度警惕 FGR。该患者连续检测 3 次超声,均提示胎儿明显小于孕龄,可以诊断 FGR。不同孕周胎儿体重百分位数详见表 2-7 和表 2-8。

表 2-7 INTERGROWTH-21st 标准预测胎儿体重百分位数

孕周		胎儿体重百分位数 /g				
	n	5th	10th	50th	90th	95th
20	65	386	395	430	478	494
21	45	428	438	480	533	552
22	46	477	489	537	598	619
23	51	534	548	604	674	698
24	57	600	616	681	762	789
25	45	674	693	769	863	893
26	51	758	780	870	978	1 013
27	48	852	879	983	1 108	1 148
28	50	957	989	1 111	1 254	1 300
29	53	1 073	1 109	1 252	1 417	1 468
30	46	1 198	1 241	1 407	1 596	1 654
31	49	1 331	1 382	1 574	1 789	1 855
32	56	1 472	1 531	1 752	1 996	2 069
33	43	1 618	1 686	1 939	2 212	2 293
34	62	1 764	1 842	2 129	2 433	2 523
35	39	1 908	1 997	2 319	2 655	2 752
36	63	2 044	2 144	2 503	2 869	2 974
37	45	2 167	2 279	2 673	3 068	3 180
38	34	2 271	2 395	2 823	3 244	3 362
39	14	2 351	2 485	2 945	3 387	3 509

表 2-8　Hadlock 标准预测 20~39 孕周的胎儿体重百分位数

孕周	胎儿体重百分位数 /g					
	n	5th	10th	50th	90th	95th
20	65	277	286	321	366	381
21	45	333	343	386	458	458
22	46	396	409	461	525	546
23	51	468	484	546	622	646
24	57	550	568	642	731	759
25	45	641	663	750	853	886
26	51	742	768	869	988	1 025
27	48	853	884	1 001	1 136	1 178
28	50	974	1 009	1 143	1 296	1 343
29	53	1 105	1 145	1 297	1 468	1 520
30	46	1 244	1 289	1 460	1 650	1 708
31	49	1 390	1 441	1 632	1 842	1 905
32	56	1 543	1 600	1 811	2 041	2 109
33	43	1 701	1 764	1 995	2 244	2 318
34	62	1 862	1 930	2 182	2 450	2 529
35	39	2 023	2 097	2 370	2 655	2 738
36	63	2 183	2 263	2 554	2 856	2 944
37	45	2 339	2 424	2 733	3 050	3 142
38	34	2 488	2 579	2 903	3 234	3 328
39	14	2 628	2 723	3 061	3 403	3 500

思路 2：在考虑 FGR 的诊断同时要排筛与 FGR 发病相关的基础疾病或其他病因。

一旦考虑或确诊 FGR，必须尽可能找出可能的致病原因。对于合并有高危因素者，应尽快进行宣教和管理，例如有吸烟酗酒者，应劝告戒酒戒烟；对于已经明确母体并发症导致的 FGR，必须针对原发疾病进行治疗和处理，如子痫前期孕妇，必须控制孕妇血压在一定范围内。如果怀疑是胎儿因素引起的，应进行相关可行的遗传学方面的检查，为下一步的处理提供参考。

本例孕妇为高龄初产妇，入院确诊 FGR，超声发现胎儿心脏血管变异，有持续性左上腔静脉，有产前诊断的指征。夫妇双方接受医生建议，入院后行脐带血穿刺，脐带血样送检结果显示染色体核型正常，CMA 结果也未见明显异常。鉴于孕妇 BMI 高，体型肥胖，追问病史孕期已增重 25kg，入院后也抽取母亲血样行 OGTT、风湿免疫指标等检测，OGTT 结果提示 5.0-9.2-8.3mmol/L，风湿免疫指标无异常。

【问题 6】FGR 治疗方案如何选择？

思路 1：治疗及处理原则。

一旦确诊，应尽快查找可能导致 FGR 的原因，根据检查结果，开始相应的干预措施。同时需要和孕妇及其家属及时沟通，告知相关风险，并解释后续可以提供的治疗措施等。

思路 2：生长受限的胎儿在宫内和出生后有哪些相关风险？

1. 宫内生长缓慢。

2. 不可预测的宫内缺氧和死亡。

3. 胎儿宫内的不良生长环境，导致早产和剖宫产风险增加。

4. 临产和分娩过程易发生胎儿窘迫、胎粪吸入综合征、新生儿窒息等。

5. 产时紧急剖宫产或阴道助产风险增加。

6. 新生儿低出生体重、低血糖等。

7. 有可能伴发神经系统发育受损。

8. 儿童期或成人后出现糖尿病、高血压等代谢综合征的风险增加。

思路3：针对上面的风险,制定母儿监测和治疗方案

1. 生活方式的指导

2. 孕期体重管理

3. 专科处理

(1)一般的处理措施:建议孕妇采用侧卧位,有助于改善胎盘血供。缺乏充分证据支持卧床休息、吸氧、增加饮食可改善FGR,尚未证实补充孕激素、静脉营养和注射低分子肝素可改善对治疗FGR有效。因此不建议孕期采取这些措施,除非有特殊的指征。

(2)监测胎儿宫内状况:FGR的主要治疗措施。

1)胎动计数:自我监测胎动很重要,宣教时要指导如何行胎动计数。

2)定期胎心监护和生物物理评分。

3)动态行胎儿超声多普勒脐血流监测和胎儿生长发育指标的监测。

4)母亲生命体征的监测:FGR可能是产科合并症或并发症的首发临床表现,例如子痫前期,在出现高血压和蛋白尿之前已经有FGR的临床特征。因此监测FGR胎儿的同时,必须密切关注母亲体重、血压、蛋白尿等变化。

(3)适时终止妊娠:FGR终止妊娠的时机取决于其发病相关因素、孕龄和母胎监护的结果。美国妇产科医师学会、美国母胎医学会在2019年1月颁布的《FGR临床实践公告》中指出:孤立性的FGR可在38~39^{+6}周分娩;伴有其他危险因素的FGR(羊水过少、脐动脉血流频谱异常、母亲的危险因素,或者多个危险因素共存)可在32~37^{+6}周终止妊娠,其中伴有脐动脉舒张末期血流反流的严重FGR可能需要于较早的孕周终止妊娠;监测过程出现胎儿宫内缺氧征兆时应及时终止妊娠,尽可能避免胎死宫内的发生;需在34~35周前终止妊娠者应尽可能抓住时机完成促胎肺成熟的治疗,如果妊娠34~36^{+6}周之前没有用过促胎肺成熟治疗且预计1周内早产者也可用一个疗程的糖皮质激素;需要32周之前终止妊娠者可考虑用硫酸镁予以新生儿脑保护治疗。一般来讲,如果监测过程中出现脐动脉舒张末期血流缺失且孕周已达34周,应该终止妊娠;出现脐动脉舒张末期血流反流且孕周已达32周,也应尽快终止妊娠。如果仅为脐动脉的S/D值升高,但舒张末期血流一直存在,在胎心监护好的情况下可以期待至37周终止妊娠。此外,如果合并其他的产科合并症或并发症者,要根据病情综合考虑分娩时机。

[问题7]如何选择合适的终止妊娠方式?

思路:国内外多数临床专家认为,单纯FGR不是剖宫产的指征。同时,若仅仅是生长受限,胎儿脐血流、胎心监护等宫内检测情况稳定,可以考虑在严密监护下阴道试产。但是,若胎儿有明显的低氧血症和酸血症,选择阴道试产风险大。在考虑胎儿情况的同时,还需要注意孕妇的身体情况,若母体有严重的内外科疾病,也需要适当放宽剖宫产的指征。

本例孕妇孕期增重25kg,严重超出孕期增重标准,应予以膳食指导,清淡饮食为主。鼓励孕妇做孕期运动,每天至少30min的有氧运动。

该孕妇胎儿大小比实际孕周小3周,且入院时的孕周仅有29$^+$周,可以每周一次电子胎心监护,但必须给予超声多普勒密切监测胎儿血流动力学情况。入院时胎儿的血流动力学指标是稳定的,可以2周后复查脐血流、大脑中动脉血流及静脉导管血流,确定胎儿有无存在慢性缺氧的情况,以此指导临床处理。有条件者可以加做生物物理评分,推荐改良的生物物理评分(羊水量+NST),简单易行。没有任何证据显示任何单一的监测方式是最优选的,多种监测对于指导适时终止妊娠更为有利。

治 疗 经 过

　　该患者入院后行脐带血穿刺产前诊断,入院后每周一次胎心监护,NST均为有反应型,入院后2周(31周)复查超声提示:双顶径74mm,腹围246mm,股骨长53mm,估计胎儿体重875g,S/D值3.7,胎儿大小如孕28周。孕妇出院在门诊监测,孕33周再次复查超声:双顶径78mm,腹围280mm,股骨长56mm,估计胎儿体重1 065g,最大暗区垂直深度48mm,S/D值4.0,NST正常,由于S/D值较前升高,再次收入院予以促胎肺成熟治疗一疗程,NST每3天一次,超声监测每周一次,至妊娠36周时超声发现胎儿脐动脉舒张末期血流缺失,予以剖宫产终止妊娠,出生体重1 600g,转入新生儿科处理。

【问题8】如何与 SGA 鉴别？

思路：新生儿的出生体重在同孕周第10百分位以下者称 SGA，在第90百分位以上称大于胎龄儿（large for gestational age，LGA），在第10和第90百分位之间称适于胎龄儿（appropriate for gestational age，AGA）。目前的观点是 FGR 适用于胎儿期，而 SGA 适用于新生儿期。

有学者提出，并非所有出生体重低于第10百分位数的新生儿都是病理性生长受限，一些新生儿因为体质的因素，仅表现为是体格发育小。更有甚者，考虑到出生体重的决定因素，例如母体的种族、产次、体重及身高，被诊断为 SGA 的新生儿实际上有25%~60%的发育是基本正常的。所以最终结合胎儿发育的大小、宫内估计体重和出生体重，可能出现2种情况：①是 SGA，但不是 FGR；②是 SGA，同时也是 FGR。

【问题9】生长受限胎儿的预后。

思路：多数 FGR 新生儿出生后6个月体重可追赶达正常水平，身高在1岁左右追赶达正常水平，但目前国外研究结果提示，宫内生长明显落后的胎儿出生后可能面临的风险有：

1. 2岁前神经系统发育会明显慢于正常出生体重的新生儿。

2. 可能出现轻度认知障碍、多动和注意力缺陷，学龄期易出现学习困难等。

3. 成年后罹患心血管疾病风险增加，如高血压、糖代谢异常、肥胖等。

因此，要告知分娩 FGR 的夫妇，在孩子的婴幼儿期、儿童期、青春期乃至成年期要定期行健康检查，培养良好的生活方式，及时发现异常，及早干预，改善生命质量。

【问题10】再次妊娠时，主要需要考虑哪些问题？

思路：有 FGR 分娩史者，再次妊娠时仍有 FGR 复发风险，应予以重视。再次妊娠时，仔细询问既往史和分娩史，筛查相关高危因素，制定早期干预措施。

国外专家建议孕妇必须在孕期评估是否存在 FGR 的高风险，风险高者必须加强监测。如果孕妇具有两项或多项高危因素，必须在孕20周接受 Down 综合征和胎儿先天性肠管扩张的筛查；如果高于一项高危因素，孕妇在孕26~28周后，常规超声监测胎儿脐血流；若高危因素大于三项，这一筛查项目必须提前至20~24周。常规情况下对于 FGR 高危孕妇超声多普勒每两周重复监测胎儿脐血流。严重的 FGR 且超声多普勒提示异常、短时间内尚未分娩者，需要提高监测频率。若有 FGR 并发染色体异常或其他先天性疾病史者，建议在再次妊娠前行遗传咨询。

小　结

临床关键点：

1. FGR 病因多而复杂，产检尤其是首次产检时要重视危险因素的筛查。

2. 超声检查是筛查和诊断 FGR 的主要方法。临床怀疑 FGR 者，需重新核实孕周，完善病史和体格检查，尽可能查找导致 FGR 的原因。

3. 母儿监测是 FGR 的主要治疗措施，包括母亲生命体征的监测、胎动计数、电子胎心监护或胎儿生物物理评分、胎儿超声多普勒血流监测和胎儿生长发育指标的监测等。

4. 终止妊娠的时机和方式依据母儿监测的结果，其中胎儿超声多普勒血流监测是一个重要的决策指标。

5. 重视 FGR 母儿的随访，分娩 FGR 的产妇，应针对高危因素采取相应干预措施以减少再次妊娠时复发 FGR 的风险；FGR 新生儿有神经认知功能发育滞后及慢病发病的风险，应定期监测生长发育指标，及早干预，改善生命质量。

（王子莲）

第十一节 胎儿窘迫

胎儿窘迫(fetal distress)指胎儿在子宫内因急性或慢性缺氧危及其健康和生命的综合征状,发生率为2.7%~38.5%。胎儿窘迫是围产儿死亡的主要原因,是儿童智力低下的主要原因。胎儿在宫内正常生长发育及耐受分娩需要足够的氧供,这一过程涉及母体、胎盘和胎儿自身,任何一个环节出现障碍,均可导致胎儿宫内缺氧。胎儿对于缺氧具有一定的代偿能力,但长时间严重缺氧将导致胎儿的代谢障碍及多脏器损伤。

临床病例1 病例摘要

患者,女性,30岁,以"停经8月余,胎动频繁6h"为主诉入院。平素月经规律。现停经35周。停经40余天确定妊娠,超声推算孕周与停经日期相符。妊娠22周行胎儿超声检查,未发现明显畸形。孕期常规产前检查,经过顺利。现孕35^{+4}周,6h前自觉胎动频繁,无明显间歇,来诊。无腹痛,无阴道流血流液,二便正常。既往健康。孕2产1,3年前自然分娩,后代健康。

【问题1】通过病史采集,我们首先获得的临床信息是什么?

思路1:育龄女性,妊娠晚期,低危妊娠,自觉胎动频繁,可能存在急性胎儿窘迫。正常规律的胎动是胎儿健康的重要标准,胎动频繁或减少是胎儿安危的一个早期预警指标。在急性缺氧早期胎儿可能出现胎动过频,急性缺氧晚期或慢性缺氧时胎儿出现胎动减少甚至消失,严重时导致胎死宫内。当胎动异常时,在排除胎儿畸形后,需应用NST和BPP等手段进行进一步的全面的评估。

思路2:影响胎动计数的因素很多,个体差异也大,精确的胎动计数存在一定的困难,因此临床医生应指导孕妇重视胎动计数,并了解自身胎动的规律和特点,一旦发现异常应及时就诊。

【问题2】为进一步明确诊断,体格检查需要注意哪些问题?

应对孕妇的全身状况有个详细全面的了解,评估孕妇的高危因素。同时,还要注意胎儿的状况,包括通过宫高及腹围的测量初步评估胎儿的发育状况,通过产前胎儿监护评估胎儿宫内状态。

知识点1:急性胎儿窘迫的临床表现

1. 胎动异常 缺氧初期为胎动频繁,继而减弱及次数减少,进而消失。

2. 胎心率异常 胎心率变化是急性胎儿窘迫的重要征象。急性缺氧早期,胎儿电子监护可出现胎心基线代偿性加快、晚期减速或重度变异减速;急性缺氧晚期,FHR基线可<100次/min,基线变异≤5次/min,伴频繁晚期减速或重度变异减速,胎儿常结局不良,可随时胎死宫内。

3. 羊水胎粪污染 可分为3度:浅绿色为I度,黄绿色为II度,棕黄色稠厚为III度。羊水胎粪污染不是胎儿窘迫的征象。出现羊水粪染时,如果胎心监护正常,不需要进行特殊处理;如果胎心监护异常,存在宫内缺氧情况,会引起胎粪吸入综合征(MAS),造成不良胎儿结局。

4. 酸中毒 脐血血气分析,若pH<7.20(正常值7.25~7.35),PO_2<10mmHg(正常值15~30mmHg),PCO_2>60mmHg(正常值35~55mmHg),可诊断为胎儿酸中毒。

检查记录

体格检查:体温36.7℃,脉搏82次/min,呼吸18次/min,血压130/75mmHg。发育正常,营养中等,神志清晰。自动体位,心、肺正常,腹膨隆,肝、脾肋下未扪及,双下肢踝部以下水肿。

产科检查:宫高32cm,腹围100cm,LOA,胎头未入盆。胎心率170次/min,可扪及频繁胎动,未触及宫缩。消毒内诊:宫颈质软,未开未消。

患者的体格检查无明显异常,产科检查显示宫高腹围符合相应孕周,考虑胎儿大小发育正常;胎心快,胎动频繁,提示急性胎儿窘迫。宫颈条件不成熟,提示短时间内不能从阴道分娩。

【问题3】为进一步明确诊断,需要哪些辅助检查?

主要是全面评估胎儿状况的产前胎儿监护,包括 NST、BPP、胎儿超声等,排除胎儿畸形的同时确定急性胎儿窘迫的病因。

知识点 2：急性胎儿窘迫的病因

急性胎儿窘迫系因母胎间血氧运输及交换障碍或脐带血循环障碍所致。常见因素有:①前置胎盘、胎盘早剥;②脐带异常,如脐带绕颈、脐带真结、脐带扭转、脐带脱垂、脐带血肿、脐带过长或过短、脐带附着于胎膜等;③母体严重血循环障碍致胎盘灌注急剧减少,如各种原因导致休克等;④缩宫素使用不当,造成过强及不协调宫缩,宫内压长时间超过母血进入绒毛间隙的平均动脉压;⑤孕妇应用麻醉药及镇静剂过量,抑制呼吸。

检 查 结 果

NST 结果:胎动频繁。胎心率基线 165 次 /min,显著变异,无明显加速及减速,无宫缩。产科超声:双顶径 8.9cm,股骨长 6.6cm,胎盘后壁,成熟度Ⅱ级,羊水指数 15cm。胎儿脐带绕颈一周,绕身一周。未见明显的胎儿畸形。

【问题4】上述资料给我们什么提示?

思路 1:NST 是指在无宫缩、无外界刺激下,对胎儿进行胎心率宫缩图的观察和记录,以了解胎儿储备能力。根据 2007 年加拿大妇产科医师协会(SOGC)指南中的 NST 的判读标准,此 NST 结果为异常型。

思路 2:产科超声提示胎儿发育状况符合相应孕周,可以排除胎儿发育受限。羊水正常,提示子宫胎盘功能良好。超声下显示脐带绕颈、绕身,不除外因脐带因素引起的胎儿窘迫。

思路 3:胎动频繁,说明胎儿此时处于急性缺氧早期,有良好的代偿能力。

【问题5】下一步的治疗方案是什么?

患者低危妊娠,胎动频繁、NST 异常,超声提示脐带绕颈、绕身,胎儿窘迫的诊断及病因明确,胎儿孕周超过 34 周,已具备良好的体外生存能力,应该积极处理、及时终止妊娠。孕妇宫颈未成熟,引产成功的可能性小,建议剖宫产终止妊娠。

【问题6】与患者及家属的沟通。

向患者及家属说明胎儿目前的状况,交代胎儿窘迫的危险性,不同治疗方案各自有利的方面及弊端,目前应选择的治疗方案。向患者说明选择分娩方式的重要性,若不及时终止妊娠可能对胎儿的影响,做到患者及家属理解病情,积极配合治疗,达到最佳的母儿预后。

治 疗 经 过

与患者充分沟通,要求继续待产观察。入院第 2 日,患者自述胎动减少,NST 显示为延长减速,复查超声提示胎动少,羊水指数 4cm。嘱患者左侧卧位,吸氧,同时行术前准备,急诊剖宫产,剖娩一女活婴,体重 3 200g,Apgar 评分 1min 4 分,5min 8 分,脐动脉血血气分析 pH 6.89。儿科医生进行新生儿复苏并送新生儿科观察治疗。术中见羊水过少,Ⅲ度粪染,脐带较细,绕颈一周、绕身一周。

患者胎动频繁未经处理,之后出现了胎动减少,符合急性胎儿窘迫临床表现。NST 异常,改良的 BPP 异常,急诊手术终止妊娠,Apgar 评分和脐动脉血血气分析结果提示新生儿窒息。术中证实胎儿窘迫系脐带缠绕所致。

知识点 3：急性胎儿窘迫的病理表现

胎儿对宫内缺氧有一定的代偿能力,轻度缺氧时由于二氧化碳蓄积及呼吸性酸中毒,使交感神经兴奋,肾上腺素分泌增多,代偿性血压升高,心率加快,无严重代谢障碍及器官损害。长时间重度缺氧,则为迷走神经兴奋,无氧酵解占优势,血中儿茶酚胺浓度增加,二氧化碳、碳酸、乳酸等代谢产物增加,出现呼吸及代谢性酸中毒,心肌收缩力受抑制,心排血量下降,心率减慢。肾血管收缩,胎儿尿形成减少,羊水明显减少。胃肠道血管收缩,肠蠕动增强,肛门括约肌松弛、粪便排出污染羊水。缺氧可使胎儿深呼吸增加,出现不规则喘息、吸入羊水。

临床病例 2　病例摘要

患者,27 岁,以"停经 32 周,胎动减少 2 天"为主诉入院。平素月经规律。停经 40 余天确定妊娠,超声推算孕周与停经日期相符。妊娠 24 周行胎儿超声检查,未发现明显畸形。孕期未进行常规产前检查。近 2 天自觉胎动减少。无腹痛,无阴道流血流液,二便正常。患者严重挑食,食欲差,患贫血多年,未治疗。孕 1 产 0。

【问题 7】通过病史采集,我们首先获得的临床信息是什么?

思路:育龄女性,妊娠晚期,患贫血多年,有妊娠高危因素。自觉胎动减少 2 天,提示可能存在胎儿状况不良。胎动减少或消失常常出现在急性缺氧晚期或慢性缺氧时,在排除胎儿畸形后,需要尽快进行全面的评估。

【问题 8】为进一步明确诊断,体格检查需要注意哪些问题?

主要应对贫血相关的体征进行体格检查,包括心功能、水肿情况等。孕妇贫血常导致胎儿营养不良,引起慢性窘迫,胎儿发育受限,耐受性差,体检时要格外留意胎儿发育状况。

知识点 4：慢性胎儿窘迫的临床表现

1. 胎动减少或消失　胎动减少为胎儿缺氧的重要表现,应予警惕,临床常见胎动消失 24h 后胎心消失。

2. 产前胎儿电子监护异常,提示有缺氧可能。

3. 胎儿生物物理象评分低　≤4 分提示胎儿窘迫,6 分为胎儿可疑缺氧。

4. 脐动脉多普勒超声血流异常　脐动脉及大脑中动脉异常的多普勒波形是一个早期的警告信号,可能证实生长受限胎儿缺氧的存在。脐动脉舒张期血流反向是胎儿窘迫的信号,是终止妊娠的强指征。宫内发育受限的胎儿出现进行性舒张期血流降低、脐血流指数升高,提示有胎盘灌注不足。严重病例可出现舒张期血流缺失或倒置,提示围产儿预后不良。胎儿在低氧血症时 PI 减低,是预测胎儿缺氧的较好的指标(图 2-13,图 2-14)。

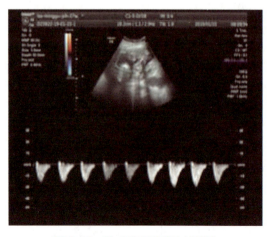 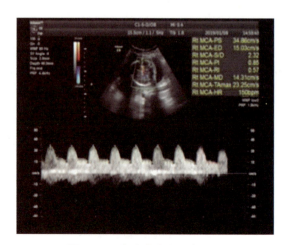

图 2-13　脐动脉舒张期血流消失　　　　图 2-14　大脑中动脉阻力减低

检查记录

体格检查：体温36.3℃，脉搏78次/min，呼吸18次/min，血压95/60mmHg。无力型体型，营养不良，贫血貌，神志清晰。自动体位，心、肺听诊未见异常。腹膨隆，肝、脾肋下未扪及，双下肢踝部以下水肿。

产科检查：宫高25cm，腹围90cm，LOA，胎头未入盆。胎心率130次/min，未触及宫缩。消毒内诊：宫颈质软，未开未消。

患者的体格检查提示营养不良及贫血，无明显心衰体征。产科检查显示宫高小于相应孕周，考虑胎儿发育受限，提示可能存在慢性胎儿窘迫。宫颈条件不成熟，提示短时间内不能经阴道分娩。

【问题9】为进一步明确诊断，需要哪些辅助检查？

孕妇方面，明确贫血程度，确定贫血的种类，了解心脏功能；胎儿方面，应用NST和BPP等产前胎儿监护手段全面评估胎儿状况，排除胎儿畸形的同时确定慢性胎儿窘迫的诊断。

知识点5：慢性胎儿窘迫的病因

1. 母体血液含氧量不足，如合并先心病或伴心功能不全、慢性肺功能不全、重度贫血等。
2. 子宫胎盘血管硬化、狭窄、梗死，使绒毛间隙血液灌注不足，如妊娠期高血压疾病、慢性肾炎、糖尿病、过期妊娠等。
3. 胎儿严重的心血管疾病、呼吸系统疾病，胎儿畸形、母儿血型不合、胎儿宫内感染、颅内出血及颅脑损伤，致胎儿运输及利用氧能力下降等。

检查结果

血常规提示血红蛋白57g/L，贫血系列提示为混合性贫血，心脏多普勒超声检查提示静息状态下心功能正常。NST结果：胎心率基线130次/min，微小变异，无明显加速及减速，无宫缩。产科超声显示：双顶径7.5cm，股骨长5.3cm，胎盘后壁，成熟度Ⅱ级，羊水池最大垂直深度1.6cm，羊水指数5cm。未见明显的胎儿畸形。BPP 6分。脐动脉多普勒血流显示S/D值5.0（异常），PI 1.8（异常）。

【问题10】上述资料给我们什么提示？

思路：母亲重度贫血诊断明确，目前心功能无明显异常。NST异常，胎儿超声显示胎儿发育发育受限，考虑可能是母亲长期严重贫血导致了慢性胎儿窘迫。羊水量减少，BPP 6分，脐动脉血流异常，提示此时胎儿宫内状态不良。

【问题11】下一步的治疗方案？

患者重度贫血，胎儿发育受限，胎动减少，NST、BPP和脐血流结果异常，慢性胎儿窘迫的诊断及病因明确。胎儿现孕周小于34周，还不具备良好的体外生存能力，可以行期待疗法，即积极去除病因、改善胎儿氧供，24h内复查BPP。与此同时给予糖皮质激素促胎肺成熟。如果复查的BPP评分仍然为6分，应结合临床实际情况尽快终止妊娠或继续加强监测。如果BPP评分≤4分，即使孕周很小，也应立即终止妊娠。

知识点6：慢性胎儿窘迫的处理

妊娠期慢性缺氧使子宫胎盘灌注下降，导致胎儿生长受限，肾血流减少引起羊水过少，可能发生缺氧缺血性脑病及脑瘫等终身残疾。应针对病因，根据孕周、胎儿成熟度及胎儿缺氧程度决定处理。

（1）一般处理：主诉胎动减少者，应进行全面检查以评估母儿状况，包括NST和/或BPP。左侧卧位，定时吸氧，每日2~3次，每次30min。积极治疗妊娠并发症。加强胎儿监护，注意胎动变化。

(2)期待疗法:孕周小,估计胎儿娩出后存活可能性小,尽量保守治疗延长孕龄,同时促胎肺成熟,争取胎儿成熟后终止妊娠。

(3)终止妊娠:妊娠近足月或胎儿已成熟,胎动减少,胎盘功能进行性减退,胎心监护出现胎心基线率异常伴基线波动异常、OCT出现频繁晚期减速或重度变异减速、胎儿生物物理象评分<4分者,均应行剖官产术终止妊娠。

治疗经过

与患者充分沟通,要求继续待产观察。给予患者少量多次输血纠正贫血,地塞米松促胎肺成熟,左侧卧位,间断吸氧。患者自觉胎动有所增加,复查BPP提示8分,继续待产观察。定期复查超声,胎儿发育速度正常。妊娠35周,患者出现规律宫缩,CST Ⅲ级(微细变异伴反复性变异减速),行急诊剖宫产术,剖娩一女活婴,体重2 100g,Apgar评分1min 8分、5min 10分,送新生儿科观察治疗。术中见羊水过少,色清。

患者进行纠正贫血、改善胎儿氧供治疗,效果良好。慢性窘迫胎儿储备能力差,临产或母亲生命体征改变等刺激会导致胎儿出现急性窘迫。患者临产后,CST结果为Ⅲ级,提示胎儿酸碱失衡,行急诊剖宫产结束妊娠。术后证实胎儿发育受限。

小　结

临床关键点:

1. 胎儿窘迫是围产儿死亡的重要原因,应引起孕妇和产科医生的足够重视。

2. 胎儿窘迫没有诊断的金标准,需要多种检测手段综合判断,包括胎动、NST、BPP、胎儿血流动力学检测(如脐动脉、大脑中动脉、静脉导管及子宫动脉等相关监测)等。

3. 胎儿窘迫分为急性胎儿窘迫和慢性胎儿窘迫。急性胎儿窘迫应采取果断措施,改善胎儿缺氧状态;慢性胎儿窘迫应针对病因,根据孕周、胎儿成熟度及胎儿缺氧程度决定处理。

4. 脐血血气分析中pH及碱剩余(BE)能精准评估新生儿的窒息及窒息后器官的损害,结合出生后Apgar评分可快速地识别新生儿窒息,降低单纯的Apgar评分的诊断窒息误诊及漏诊率,有助于提高新生儿窒息诊断率,为临床及早救治新生儿缺血缺氧性脑病提供有力实验室依据,也是评估和预测窒息多器官损害及预客观指标之一。

慢性胎儿窘迫处理流程

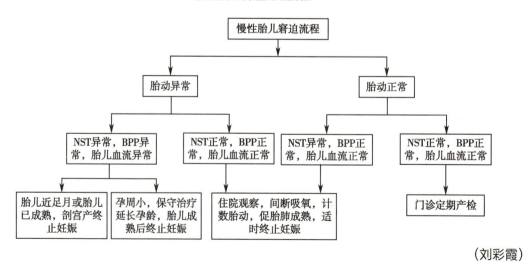

（刘彩霞）

第十二节　死　胎

死胎（fetal death）是指妊娠 20 周后胎儿在子宫内死亡者。胎儿在分娩过程中死亡，称为死产（stillbirth），也是死胎的一种。死胎发生时间较长，胎盘和胎儿组织可变性坏死、发生自溶，与羊水一起释放大量组织因子（TF）或 TF 样物质及蛋白分解酶。这些物质进入母体血液循环，可激活外源性凝血系统，引起孕妇血管内凝血。死胎滞留并发 DIC 的发生率为 1%~2%。如滞留时间超过 4 周，发病率明显增加。

病例摘要

孕妇，26 岁，孕 1 产 0，因"停经 24^{+3} 周，自觉胎动消失 1 日"于门诊就诊。平素月经规则。早孕 B 超提示"宫内妊娠，胚胎存活"。

【问题 1】通过病史采集，我们首先获得的临床信息是什么？

思路 1：胎动消失通常是死胎的外在表现。孕妇停经 24^{+3} 周，已诊断怀孕。现自觉胎动消失 1 日，应首先考虑有无死胎的发生，多普勒胎心监测及 B 超检查可明确胎儿情况。

知识点：死胎的常见原因

1. 脐带及胎盘因素　脐带异常是引起死胎最常见原因，包括脐带扭转、脐带缠绕、脐带真结、脐带缩窄变细、脐血管血栓形成、脐带先露及脐带脱垂等。前置胎盘出血、胎盘早剥，胎盘结构及功能异常也会引起胎儿宫内缺氧、死胎。

2. 母体因素　母亲妊娠期的相关并发症、合并症是造成死胎的重要原因，常见的有妊娠期高血压疾病、妊娠期肝内胆汁淤积症、妊娠合并重度贫血、妊娠合并宫内感染等。

3. 胎儿因素　最主要的是遗传基因突变和染色体畸变等所致的胎儿先天发育异常，近年来随着辅助生殖技术的发展，双胎及多胎妊娠呈上升趋势，与之相关的死胎也时有报道。

4. 其他因素　临床还有部分死胎原因不明。

思路 2：为进一步明确诊断，还需要补充哪些相关病史？

对此类患者需了解：①有无异常胎动出现，如胎动频繁、胎动减少，这些都提示着存在胎儿宫内缺氧；②询问具体胎动消失的时间，如胎死宫内时间过长，患者可能存在凝血功能障碍，严重时会影响患者生命安全；③有无子宫停止增长，子宫停止生长提示胎儿宫内死亡。

还要了解患者有无不良孕产史，既往相关检查结果、治疗措施及效果，这些内容有利于根据患者情况选择治疗方案，对于观察疾病的发展，及时调整治疗方案非常有帮助。

【问题 2】为进一步明确诊断，体格检查需要注意哪些问题？

查体时应重点关注生命体征、皮肤出血点及瘀斑、牙龈出血等。产科检查还要注意宫高、腹围、胎心，有无宫缩和宫口开大。

检查记录

体格检查：体温 36.7℃，心率 90 次/min，呼吸 18 次/min，血压 102/72mmHg。全身皮肤及黏膜无黄染，无散在出血点及瘀斑。心肺听诊无异常。

产科检查：身高 160cm，体重 60kg，宫高 20cm，腹围 90cm，未扪及宫缩，未闻及胎心。阴道检查：阴道通畅，黏膜稍充血，见少量白色分泌物，无出血，宫口未开。

患者查体中的重要提示：胎心消失。

胎心消失是死胎的重要临床表现。死胎的特点为胎儿停止生长、胎动消失、胎心停止，部分患者还出现皮肤出血点、牙龈出血等症状。

【问题 3】为进一步明确诊断，还应该进行哪些辅助检查？

应进行超声以及实验室检查,包括血常规、感染相关检验、自身免疫抗体、肝肾功能、凝血功能及血糖等。

思路 1:行 B 超检查,明确宫内胎儿情况。

产科 B 超:胎儿大小相当于孕 24 周大小,胎心及胎动消失,胎盘大小及位置正常,因胎位问题未清晰看见脐带,未见子宫肌瘤或子宫畸形。确认死胎。

思路 2:辅助检查明确孕妇是否有其他合并症和并发症。

辅助检查:血型 B 型,Rh 血型(+)。乙肝五项(-),HIV 抗体(-),致畸五项(-)。自身免疫十四项及抗心磷脂抗体(-)。血糖、糖化血红蛋白及肝肾功、凝血均未见明显异常。血常规:白细胞计数 10.3×10^9/L,血红蛋白 97g/L,平均红细胞体积 82fl,平均红细胞血红蛋白含量 30pg,血小板计数 110×10^9/L。

【问题 4】患者的诊断。

思路:根据病史及辅助检查诊断。

妊娠妇女,发现胎动消失 1 日,B 超提示胎心消失,死胎诊断明确。孕妇自觉胎动停止仅 1 天,子宫大小与停经周数相符,B 超提示胎儿大小符合孕周,考虑胎儿死亡时间不长。

【问题 5】死胎治疗方案如何选择?

思路 1:凡确诊死胎,胎儿尚未排出者,无论胎儿死亡时间长短,均应积极处理,尽早引产。终止妊娠方式尽量选择对母体影响小的阴道分娩。

思路 2:死胎一旦确诊,应详细完善病史,包括家族史、既往史、本次妊娠情况。引产后要对胎儿外观、胎盘及脐带情况详细描述,建议尸体解剖、胎盘病理检查及染色体检查,寻找死胎原因,做好产后咨询。

思路 3:引产可采用不同方式,但无论何种方式,均应马上住院。

(1)引产方法分为药物引产及非药物引产。

1)药物引产方式

①依沙吖啶:适用于妊娠 12 周以后死胎引产,用量为 100mg。给药途径有两种,羊膜腔内或者宫腔内羊膜腔外注射。利凡诺引产为有创操作,使用时要注意无菌操作,防止感染。

②米索前列醇:适用于 28 周前无子宫手术史者,使用方法为 200~400μg 置于阴道后穹窿处,每 4~12h 1 次。

③缩宫素:适用于所有孕周死胎引产。起始剂量为 2.5mIU/min,一般每隔 15~30min 调整一次滴速,直至出现有效宫缩,最大滴速不超过 13.2mIU/min。使用时需密切观察宫缩,防止强直性子宫收缩、先兆子宫破裂及子宫破裂发生。药物引产可导致强烈子宫收缩,对有剖宫产史者慎用。

2)非药物引产方式

①水囊引产:适用于 28 周后的晚期妊娠及疤痕子宫引产,需要在阴道无感染及胎膜完整时使用。水囊通过机械刺激宫颈管,促进宫颈局部内源性前列腺素合成与释放而促进宫颈软化成熟并诱发宫缩。缺点是有潜在感染、胎膜早破、宫颈损伤的风险。常需与缩宫素配合适用。

②剖宫取胎术:仅限于特殊情况下使用。孕妇合并严重的并发症、合并症,如胎盘早剥、中央性前置胎盘、重度子痫前期、先兆子宫破裂等,需尽快终止妊娠,可采取剖宫取胎术。

(2)胎儿死亡 4 周以上仍未排出者,应行凝血功能检查,包括血小板计数、凝血酶原时间、活化部分凝血活酶时间、纤维蛋白原等。若血小板计数 <100×10^9/L,纤维蛋白原 <1.5g/L 时,给予低分子肝素皮下注射,一天 1~2 次,每次 1 支。一般用药 24~48h 后血小板和纤维蛋白原可恢复到有效止血水平,复查凝血功能正常后可予引产。术前应准备足够的红细胞、新鲜冰冻血浆,防止产后出血。

该患者妊娠 24^{+3} 周,入院后检查提示并无妊娠合并症、并发症,无引产禁忌,选择羊膜腔内注射依沙吖啶引产。

【问题 6】患者下次妊娠应如何预防死胎发生?

思路:加强孕期保健管理和监测,指导孕妇充分了解孕期保健和自我监护的重要性,加强高危妊娠的筛查及重点监测,积极治疗各种母体合并症及并发症,适时终止妊娠,可减少妊娠死胎发生,提高产科质量。

1. 脐带及胎盘因素 脐带因素是致胎儿宫内死亡最主要的原因,虽不能防止,但可通过孕期的自数胎动、胎心监护、胎儿脐动脉血流监测等预测,及时处理可降低宫内死胎率。相比无脐带缠绕胎儿,有脐带缠绕者死胎死产发生率上升。目前大部分 B 超医师能运用 B 超检查诊断出脐带绕颈,但对脐带扭转、脐带真结及血管缩窄变细等方面的诊断缺乏标准。有研究发现脐带扭转时,长轴切面血流呈扭麻绳状改变,十分有利于脐带扭转的检出;脐动脉 S/D 值、RI 等可间接提示脐带缠绕及脐带扭转的严重程度;胎儿电子监护亦可反映胎儿宫内情况。通过以上检查方法,对阳性及可疑阳性病例应加强监护,若出现胎动异常、严重变异性减速或晚期减速,经改变体位、吸氧等处理不见好转,应及时行彩超检查,结合临床及时处理。胎盘因素是导致胎儿宫内死亡的另一个重要原因,前置胎盘、子宫前壁胎盘早剥均可通过 B 超检出。发现前置胎盘孕妇,立即按高危妊娠处理,加强日常监护,积极治疗在妊娠期间的出血,在发生大出血时立即行剖宫产终止妊娠,以挽救母儿生命。妊娠期高血压疾病、腹部外伤史等都是胎盘早剥的高危因素,对于妊娠期高血压疾病患者,应定期产检,积极治疗,控制血压。孕妇应避免腹部外伤、撞击等。羊水过少、过期妊娠、合并妊娠期高血压疾病、胎儿宫内生长受限等与胎盘功能减退有关,可通过测定孕妇尿雌三醇、血清胎盘泌乳素以及 B 超监测等了解胎盘功能。

2. 母体因素　孕期的严重并发症是死胎死产的重要原因,加强高危妊娠的监护和管理是降低死胎发生率的有效方法。产科门诊必须做好孕期保健工作,加强高危妊娠的筛查及管理,及时发现高危妊娠,利用高危妊娠门诊,对高危妊娠孕妇进行专门管理。对有妊娠严重合并症及并发症的孕妇,积极处理,早期干预,定期监测,保证胎儿正常发育,对病情严重者适时终止妊娠。

3. 胎儿因素　降低因胎儿因素导致的死胎,必须重视孕前咨询、孕期保健和产前诊断。对所有胎儿进行非整倍体产前筛查,如早、中期唐氏综合征筛查,NT 测量;在妊娠 18~24 周,行三维或四维彩超,可对胎儿各系统行详细检查,筛查胎儿结构畸形。对有导致胎儿染色体异常高危因素的孕妇进行产前诊断,包括利用绒毛、羊水或脐带血行染色体核型分析、基因检测。35~39 岁的高龄孕妇可抽外周血行胎儿游离 DNA 检测。

即使经过全面、系统评估,仍至少有 1/4 的死胎病例无法明确病因。对于不明原因的低危孕妇,37 周之前死胎的再次发生率为 7.8‰~10.5‰;37 周以后的再次发生率仅为 1.8‰。有合并症或并发症的高危孕妇,死胎的再次发生率明显增加。

无论何种原因导致的胎儿死亡,胎动异常是一个重要提示,也是孕妇最能直接感受到的主观指标。胎动异常提示胎儿可能存在宫内缺氧,胎动消失是胎儿死亡的危险信号。应积极利用孕妇学校等宣教形式,教会孕妇自数胎动,在发生胎动异常或胎动消失时,及时到医院就诊。

小　结

临床关键点:

1. 死胎根据临床表现和 B 超可明确诊断。
2. 死胎对孕妇及其家庭是一沉重的打击,需及时处理,更应做好医患沟通。
3. 尽早终止妊娠是死胎患者的首选治疗方案。
4. 注重死胎患者产后咨询及再妊娠的预防保健。

(王志坚)

第十三节　过期妊娠

过期妊娠(postterm pregnancy)指平时月经周期规则,妊娠达到或超过 42 周(≥ 294 日)尚未分娩者。其发生率占妊娠总数的 3%~15%。

病例摘要

患者,女性,33 岁,因"停经 43^{+2} 周,阵发性下腹痛 3h 入院"。平素月经规律,停经 38 天自测尿 hCG(+),停经 65 天超声提示宫内早孕。孕期不规律产检 5 次,孕 39^{+3} 周外院超声提示羊水偏少,建议住院,患者及家属拒绝。

【问题1】通过病例摘要，我们获得了哪些临床信息？

思路1：育龄女性，月经规律，现停经 43^{+2} 周，首先应核实孕周。

知识点1：核实孕周的方法

美国妇产科学会、超声医学会、母胎医学会对核实孕周的方法提出以下建议。

1. 早孕（$\leq 13^{+6}$ 孕周）超声测量胚胎或胎儿的长度是计算或核实孕周最准确的方法。

2. 体外受精 - 胚胎移植（IVF-ET） 按胚胎移植日计算 取卵后5天的胚胎移植，预产期是胚胎移植后261日；取卵后3天的胚胎移植，预产期应该是胚胎移植后的263日。

3. 一旦获得末次月经的日期和/或首次超声检查结果，就应该告知患者计算的孕周和估算的预产期，并记录在病历里。

4. 22孕周前未行超声检查核实或纠正预产期者，推算的孕周被认为不是最准确的孕周（表2-9）。

表2-9　根据超声纠正预产期的指南

孕周范围*	测量方法	超声与末次月经推算预产期超过以下范围，建议根据超声结果纠正预产期
$\leq 13^{+6}$ 孕周	头臀长	
$\leq 8^{+6}$ 孕周		≥ 5 天
9孕周~13^{+6} 孕周		≥ 7 天
14孕周~15^{+6} 孕周	双顶径、头围、腹围、股骨长	≥ 7 天
16孕周~21^{+6} 孕周	双顶径、头围、腹围、股骨长	≥ 10 天
22孕周~27^{+6} 孕周	双顶径、头围、腹围、股骨长	≥ 14 天
≥ 28 孕周#	双顶径、头围、腹围、股骨长	≥ 21 天

注：*基于末次月经计算的孕周；#因为存在将生长受限儿误认为小胎儿而错误纠正孕周，因此仅仅基于晚孕超声而作出产科决策是极其有问题的，需要以临床表现及严密的母胎监护结果做临床决策的指导。

思路2：准确核实孕周后，过期妊娠有何危害？临床诊断的另一个关键点是什么？

该患者过期妊娠的诊断明确，过期妊娠对母儿均有影响。对围产儿影响：巨大儿、胎儿过熟综合征、胎儿窘迫、胎粪吸入综合征、新生儿窒息等发病率增加，围产儿死亡率均明显增高；对母体的影响：产程延长和难产率增高、使手术产率及母体产伤明显增加。过期妊娠临床处理的另一个关键点是评估胎盘功能是否正常及胎儿的安危状况。

【问题2】判断胎盘功能的方法有哪些？

1. 胎动情况 孕妇自我胎动监护是最直接的监护方法，如胎动 <10次/12h 或逐日下降超过50%，提示胎儿缺氧。

2. 电子胎儿监护 包括 NST、OCT。在预测过期妊娠胎儿贮备力方面，NST 假阴性率较高（假阴性率指 NST 正常，但一周内胎儿死亡），故单纯 NST 有反应型，不能说明胎儿贮备力良好。常配合超声检查估计胎儿宫内安危，一般每周1~2次，或进行 OCT，若反复多次出现胎心晚期减速，提示胎盘功能减退，胎儿明显缺氧。

3. 超声检查 每周 1~2 次观察羊水量、胎动、胎儿呼吸运动、胎儿肌张力,其中羊水量减少是胎儿慢性缺氧的信号。

检 查 记 录

体格检查:脉搏 86 次 /min,呼吸 18 次 /min,血压 103/72mmHg。心肺听诊无异常,腹部膨隆,肝脾未扪及,宫缩 30~40s/5~6min。宫高 34cm,腹围 105cm,头位,胎心 112 次 /min,先露入盆。出口横径 8.5cm。宫颈管未消失,宫口未开。血常规白细胞计数 11×10^9/L,血红蛋白 112g/L,血小板计数 140×10^9/L。尿常规(−)。胎心监护:基线 110~120 次 /min,变异平直,频发晚期减速。超声提示单活胎,头位,羊水指数 4.1cm。

【问题 3】该患者的临床诊断包括哪些?

1. 过期妊娠 该患者月经规律,早孕期超声结果提示孕周相符,目前妊娠已 43^{+2} 周。

2. 羊水过少 妊娠晚期超声检查提示最大暗区垂直深度 ≤ 2cm 或羊水指数 ≤ 5cm。该患者羊水指数为 4.1,羊水过少诊断明确。

3. 胎儿窘迫 胎心监护:虽基线 110~120 次 /min,但变异差,频发晚期减速。

【问题 4】该患者如何处理。

思路 1:一旦确诊过期妊娠,立即终止妊娠。

思路 2:终止妊娠的方式,根据胎儿安危状况、胎儿大小、胎盘功能、宫颈成熟度综合分析,选择恰当的分娩方式。

1. 宫颈成熟,无胎儿窘迫,胎儿大小符合阴道分娩条件者,缩宫素静脉滴注引产。

2. 宫颈不成熟,有分娩条件者,促宫颈成熟后引产。

3. 胎盘功能不良和胎儿储备不足可导致阴道分娩中胎儿窘迫。确诊或可疑胎儿窘迫,且短时间内无阴道分娩条件,应急诊行剖宫产结束分娩,并做好新生儿出生复苏准备。

该患者急诊行剖宫产,羊水 120ml,粪染,胎儿体重 3 300g,身长 53cm,Apgar 评分出生 1min 7 分,5min 10 分。术中出血 280ml,术后恢复好。

【问题 5】该患者的补充的临床诊断?

新生儿轻度窒息。

Apgar 评分 0~3 分为重度窒息,4~7 分为轻度窒息,该新生儿 Apgar 评分出生 1min 7 分。

【问题 6】如何防止过期妊娠?

我国 2014 年发布的《妊娠晚期促宫颈成熟与引产指南(2014)》指出,妊娠满 41 周孕妇应予引产。宫颈条件成熟者(Bishop 评分 ≥ 7 分)给予直接引产,条件不成熟者在加强监测同时促宫颈成熟后引产。

1. 宫颈条件成熟,缩宫素静脉滴注引产,如能人工破膜,破膜后缩宫素静脉滴注引产可增加引产成功率。

2. 宫颈条件不成熟,先促宫颈成熟。目前公认的评价宫颈成熟度的方法是 Bishop 评分(表 2-10),总共 13 分,评分越高,越成熟,引产越容易。总分 0~4 分,引产失败率 45%~50%,5~9 分失败率 10%,10~13 分失败率 0%。一般而言,Bishop 评分 ≥ 7 分可直接引产;<7 分引产前先促宫颈成熟。

知识点 2:缩宫素引产

原则是以最小浓度获得最佳宫缩,一般将缩宫素 2.5IU 加于生理盐水 500ml 内,从 4~5 滴 /min 开始,根据宫缩强弱进行调整,调整间隔为 15~30min,每次增加 1~2mU/min,最大给药剂量不超过 40 滴 /min,维持宫缩时宫腔内压力达 50~60mmHg,宫缩间隔 2~3min,持续 30~40s。

知识点 3：

表 2-10　Bishop 评分法判断宫颈成熟度

评价指标	分数			
	0	1	2	3
宫口开大 /cm	0	1~2	3~4	≥ 5
宫颈管消退 /%	0~30	40~50	60~70	≥ 80
先露位置	−3	−2	−1~0	+1~+2
宫颈硬度	硬	中	软	
宫口位置	后	中	前	

注：宫颈管未消退为 3cm；先露在坐骨棘水平 =0。

目前常用促宫颈成熟的方法有药物促宫颈成熟法和机械性促宫颈成熟法。促宫颈成熟药物有可控释地诺前列酮栓、米索前列醇，机械性促宫颈成熟法有低位水囊、Foley 导管、海藻棒等。

知识点 4：可控释地诺前列酮栓运用注意事项

1. 严格把握使用适应证和禁忌证。
2. 放置后，产妇应卧床 30min，以保证栓剂固定，避免脱离。
3. 2h 后检查，如位置正常，产妇可下地活动，如位置不正常可重新放置。
4. 放置过程中密切关注宫缩和胎心情况。
5. 放置后 24h、临产、破膜、宫缩过频、胎儿窘迫或其他异常情况应取出栓剂。
6. 不要与缩宫素同时使用，可在取出栓剂 30min 后给予缩宫素静滴。

知识点 5：机械性促宫颈成熟

需要在阴道无感染及胎膜完整时使用。主要是通过机械刺激宫颈管，促进宫颈局部内源性前列腺素合成与释放从而促进宫颈软化、成熟。

优点：与前列腺素制剂相比，成本低，室温下稳定，宫缩过频的风险低。

缺点：有潜在的感染、胎膜早破、宫颈损伤的可能。

研究已证实机械性宫颈扩张器在宫颈条件不成熟的引产孕妇中使用有效，与单独使用缩宫素相比，可降低剖宫产率。

小　　结

临床关键点：

1. 核准孕周和判断胎盘功能是处理的关键。
2. 确定过期妊娠立即终止妊娠。
3. 根据 Bishop 评分决定是否促宫颈成熟。
4. 胎盘功能不良者易引起分娩过程中胎儿窘迫，出现胎儿窘迫且短时间内不能阴道分娩者应急诊剖宫产。

（王志坚）

推荐阅读资料

［1］中华医学会妇产科学分会产科学组 . 妊娠剧吐的诊断及临床处理专家共识 (2015). 中华妇产科杂志 , 2015, 50 (11): 801-804.

［2］中华医学会妇产科学分会产科学组 . 胎盘早剥的临床诊断与处理规范 . 1 版 . 中华妇产科杂志 , 2012, 47 (12): 957-958.

［3］中华医学会妇产科分会产科学组 . 早产临床诊断与治疗指南 (2014). 中华妇产科杂志 , 2014, 49: 481-85.

［4］中华医学会围产医学分会胎儿医学学组 , 中华医学会妇产科学分会产科学组 . 双胎妊娠临床处理指南 (2015). 中华妇产科杂志 , 2015, 50: 561-567, 641-647.

［5］中华医学会妇产科分会产科学组 . 复发性流产诊治的专家共识 (2016). 中华妇产科杂志 , 2016, 51 (1): 3-9.

［6］中华医学会妇产科学分会妊娠期高血压疾病学组 . 妊娠期高血压疾病诊治指南 (2015 版). 中华妇产科杂志 , 2015, 50 (10): 721-728.

［7］《中国高血压防治指南》修订委员会 . 中国高血压防治指南 (2018 年修订版). 北京 : 人民卫生出版社 , 2018.

［8］谢幸 , 孔北华 , 段涛 . 妇产科学 . 9 版 . 北京 : 人民卫生出版社 , 2018.

［9］沈铿 , 马丁 . 妇产科学 . 3 版 . 北京 : 人民卫生出版社 , 2015.

［10］STEVEN G G. 产科学 : 正常和异常妊娠 . 7 版 . 郑勤田 , 杨慧霞 , 译 . 北京 : 人民卫生出版社 , 2018.

［11］American College of Obstetricians and Gynecologists. ACOG practice bulletin: fetal growth restriction. Obstet Gynecol, 2019, 133 (2): e97-e109.

［12］BROWN M A, MAGEE LA, KENNY LC, et al. Hypertensive disorders of pregnancy: ISSHP classification, diagnosis, and management recommendations for international practice. Hypertension, 2018, 72 (1): 24-43.

［13］CUNNINGHAM FG, LEVENO KJ, BLOOM SL, et al. Williams obstetrics: 24th ed. New York: McGraw-Hill Education, 2014.

［14］CUNNINGHAM FG, LEVENO KJ, BLOOM SL, et al. Williams Obstetrics: 25th ed. New York: McGraw-Hill, 2018.

［15］CUNNINGHAM FG, LEVENO KJ, BLOOM SL, et al. Williams obstetrics: 24th ed. New York: McGraw-Hill Education, 2014.

［16］CHENG YK, LU J, LEUNG TY, et al. Prospective assessment of INTERGROWTH-21st and World Health Organization estimated fetal weightreference curves. Ultrasound ObstetGynecol, 2018, 51: 792-798.

［17］ERICK M, COX J T, MOGENSEN K M. ACOG practice bulletin 189: nausea and vomiting of pregnancy. Obstetrics and Gynecology, 2018, 131 (5): 935.

［18］HUYBRECHTS KF, HERNÁNDEZ-DÍAZ S, STRAUB L, et al. Association of maternal first-trimester ondansetron use with cardiac malformations and oral clefts in offspring. JAMA, 2018, 320: 2429-2437.

［19］JAUNIAUX E, AYRESDECAMPOS D. FIGO consensus guidelines on placenta accreta spectrum disorders introduction. International Journal of Gynaecology & Obstetrics the Official Organ of the International Federation of Gynaecology & Obstetrics, 2018, 140 (3): 281.

［20］JAUNIAUX E, ALFIREVIC Z, BHIDE AG, et al. Placenta praevia and placenta accreta: diagnosis and management: green-top guideline No. 27a. BJOG, 2019, 126 (1): e1-e48.

［21］MEDLEY N, POLJAK B, MAMMARELLA S, et al. Clinical guidelines for prevention and management of preterm birth: a systematic review. BJOG, 2018, 125: 1361-1369.

［22］NIEBYL JR. Nausea and vomiting in pregnancy. New England Journal of Medicine, 2010, 363 (16): 1544-1550.

［23］SOGC Clinical Practivr Guidelince. Intrauterine growth restriction: screening, diagnosis, and management. ObstetGynaecol, 2013, 35 (8): 741-748.

第三章　妊娠合并症

第一节　妊娠合并心脏病

妊娠合并心脏病(pregnancy complicated with cardiac disease)是导致孕产妇死亡最为常见的非产科原因,可发生在妊娠期、分娩期以及产褥期,发病率为1%~4%,我国发生率约为1%。心力衰竭(heart failure,HF)是各种心脏结构或功能性疾病导致心室充盈和/或射血功能受损,心排出量不能满足集体组织代谢需要,以肺循环或体循环淤血,器官、组织血液灌注不足为临床表现的一组综合征。

首次门诊病例摘要

患者,女性,26岁,因"停经32⁺⁵周,乏力、胸闷、气促2周",于2017年8月22日至我院门诊就诊。查体:体温36.3℃,脉搏125次/min,呼吸26次/min,血压132/76mmHg。口唇及四肢末端发绀,颈静脉无怒张,双下肢无水肿。

【问题1】通过病史、症状和体征,首先考虑哪种疾病,同时需完善哪些相关病史?

知识点1:妊娠合并心脏病的分类

妊娠合并心脏病包括结构异常性心脏病、功能异常性心脏病、妊娠期特有的心脏病三种类型,结构异常的心脏病常见。

(一)结构异常性心脏病

妊娠合并结构异常性心脏病的常见类型有先天性心脏病、瓣膜性心脏病、心肌病、心包病、心脏肿瘤等,其中以先天性心脏病为主,占35%~50%。

1. 先天性心脏病　指出生时即存在心脏和大血管结构异常的心脏病。

(1)无发绀型先天性心脏病:①为左向右分流型先天性心脏病,包括房间隔缺损、室间隔缺损、动脉导管未闭等。其分流的血液进入右心室,使肺循环血量增多,当右心室压力超过左心室,则出现逆转动脉血中出现较多未经氧合血液,出现发绀,甚至发生右心衰竭。②无分流型,包括肺动脉口狭窄、主动脉缩窄、马方综合征等。主要因心室流出道狭窄,射血受阻,心室后负荷增大,导致向心性肥厚,可出现心室壁顺应性下降,心室扩大,最终导致心力衰竭。

(2)发绀型先天性心脏病:右向左分流型,临床上常见法洛四联症、艾森曼格综合征、肺动静脉瘘等,其中法洛四联症是最常见的发绀型心脏病。此类患者大量血液向右分流,使肺循环血流量增加,肺动脉压进行性升高,当肺动脉压大于体循环时,可出现紫绀、右心衰竭。此类患者对妊娠血流动力学改变耐受极差,孕妇及胎儿死亡率可高达30%~50%。

2. 风湿性心脏病　风湿性心脏病是心脏瓣膜形态异常和功能障碍的最常见原因,包括二尖瓣、三尖瓣、主动脉瓣和肺动脉瓣病变。近年来,妊娠合并风湿性瓣膜性心脏病的发病率逐渐下降。

(1)二尖瓣狭窄:最常见的瓣膜性心脏病,占风湿性心脏病的2/3~3/4。无明显血流动力学改变的轻度二尖瓣狭窄(瓣口面积1.5~2.0cm²)可以耐受妊娠;中、重度二尖瓣狭窄患者,血流动力学变化明显,血流从左房流入左室受阻,左心房血液滞留,左心房压力增高,从而导致肺淤血和肺水肿,母胎死亡率增加。

（2）二尖瓣关闭不全：妊娠期外周阻力下降可使二尖瓣返流减轻,单纯的二尖瓣一般可耐受妊娠。

（3）主动脉瓣狭窄及关闭不全：主动脉狭窄可加重左心室射血阻力,严重者需手术矫正后再考虑妊娠。主动脉瓣关闭不全者,妊娠期外周阻力下降可使主动脉瓣返流减轻,一般可耐受妊娠。

3. 心肌炎　心肌本身局灶性或弥漫性炎性病变,可发生于妊娠任何阶段,其主要是病毒感染（柯萨奇病毒 B、A、ECHO,流感病毒等）、细菌、真菌、原虫、药物或中毒所致。临床表现缺乏特异性,主要取决于心肌病变的广泛程度与部位,也可隐匿性发病。文献报道 10% 的心肌炎患者可出现心力衰竭。

（二）功能异常性心脏病

妊娠合并功能异常性心脏病主要包括各种无心血管结构异常的心律失常。心律失常在妊娠期发病风险较低,可发生于器质性心脏病患者,也可为妊娠期的生理性改变所致的良性心律失常。分为快速型心律失常和缓慢型心律失常。快速型心律失常包括室上性心律失常和室性心律失常,室上性心律失常有房性和结性期前收缩、室上性心动过速、心房扑动和心房颤动,室性心律失常有室性期前收缩、阵发性室性心动过速。缓慢型心律失常以心率减慢为特征,包括窦性心动过缓、病态窦房结综合征、传导阻滞。

（三）妊娠期特有的心脏病

1. 妊娠期高血压疾病性心脏病　以往无心脏病病史及体征,突然发生以左心衰竭为主的全心衰竭。这种心脏病在发生心力衰竭之前,常有干咳,尤以夜间明显,易误认为上呼吸道感染或支气管炎而延误诊疗时机。诊断及时、治疗得当常能度过妊娠及分娩期,产后病因消除,病情可逐渐缓解,多不遗留器质性心脏病变,孕产妇结局尚好。

2. 围产期心肌病　既往无心脏病病史,于妊娠晚期至产后 6 个月之间首次发生,以心脏扩大、心肌壁增厚、心功能下降和常伴发心律失常为特点,易导致严重并发症,孕产妇致死率达 5%~32%,且再次妊娠复发风险高达 30%~50%。确切病因尚不清楚,病因学的研究发现可能与病毒性心肌炎、妊娠期异常免疫应答、妊娠期血流动力学不良耐受、细胞因子的激活、过多催乳素的分泌、过长时间的安胎、家族易感性等相关。

思路 1：患者停经 28 周,2 周前出现口唇青紫,查体口唇及四肢末端发绀,首先考虑与紫绀相关疾病,妊娠合并心脏病为常见,临床上需要进一步明确。

思路 2：详细询问是否有心脏病史及其种类、治疗情况;有无心悸、胸闷、气短、咳嗽、咯血及发生时间,是否活动受限及能否平卧,有无早期心衰的症状,是否定期产检及检查情况。

补 充 病 史

患者平素月经周期规律,4~5/28~30 天,本次为自然受孕,末次月经为 2017 年 1 月 6 日,核实预产期 2017 年 10 月 13 日。停经 42 天后诊断为早孕,孕早期无明显自觉不适,可从事轻微体力活动。孕期共产检 3 次,NT 正常,胎儿Ⅲ级 B 超未见明显异常,未行唐氏筛查及 OGTT 检查,宫高、腹围小于正常范围。停经 20 周时因过度劳累发生"咯血"1 次,至外院就诊服用止血药后症状缓解,之后未再发生上述现象。两周前出现乏力、胸闷、气促,活动后加剧,无咳嗽、咳痰、咳血,睡眠欠佳,饮食及大小便正常。患者 10 岁时因剧烈活动后胸闷、气促,至当地医院就诊,诊断为"先天性心脏病（室间隔缺损）",因经济原因未予治疗;8 年后因"过度劳累"出现咯血 2 次,至外院就诊,诊断为"室间隔缺损伴肺动脉高压",未予处理。

知识点 2：妊娠期心血管系统变化

1. 妊娠期　总血容量、心排出量逐渐增加是妊娠期心血管系统变化主要表现。自孕 6 周血容量开始增加、32~34 周达到高峰,较非孕期增加了 30%~45%,此后维持较高水平,于产后 2~6 周逐渐恢复正常。心排出量自妊娠早期开始增加,妊娠 4~6 个月时增幅显著,较妊娠前增加 30%~50%,孕妇体位对心排出量影响较大,可出现仰卧位低血压综合征。妊娠期心率增快以适应血容量的变化,至妊娠晚期每分钟平均增加约 10~15 次 /min。妊娠晚期心脏负荷加重,可导致心肌轻度肥大,且心尖第一心音和肺动脉瓣第二心音增强,并可有轻度收缩期杂音。心脏病孕妇血容量的增加与血流动力学改变增加了心力衰竭风险。

2. 分娩期　分娩为心脏负荷最重时期。分娩期子宫收缩时约有 250~500ml 液体被挤入体循环，全身血容量增加，心排出量增加约 24%~30%，同时伴有血压升高、脉压增宽及中心静脉压升高，宫缩间歇的血压可回到分娩期水平。此外第二产程中，宫缩疼痛和焦虑情绪引起交感神经兴奋，使心率增快。胎儿胎盘娩出后，子宫突然缩小，胎盘循环停止，回心血量增加，同时腹压骤减，血流向内脏灌注，易发生充血性心力衰竭，周围循环衰竭。

3. 产褥期　除宫缩使一部分血液进入体循环外，妊娠期间组织间潴留的液体也开始回流入体循环，造成血容量的进一步加剧，故产后 3 天内仍是心脏负担的加重时期。

【问题 2】依据上述证据该患者妊娠合并心脏病诊断基本明确，体格检查时需重点检查哪些项目？

思路 1：心脏局部体征变化。

心尖冲动弥散，胸骨左缘有无抬举样搏动，有无震颤，心浊音界有无扩大，心脏听诊是否可闻及杂音，以及杂音明显的病变部位。

思路 2：心衰全身表现。

肺底部啰音，颈静脉怒张，肝大，下肢水肿等。

思路 3：对妊娠结局影响，产科检查。

宫高、腹围、胎心变化，了解有无胎儿生长受限，有无胎儿窘迫，骨盆产道异常等。

知识点 3：心功能分级

目前，心脏病患者的心功能通常采用美国纽约心脏学会（NYHA）的心脏功能分级方法。

Ⅰ级：一般体力活动不受限制。

Ⅱ级：一般体力活动轻度受限，休息时无症状，一般活动后可出现心悸、气短等症状。

Ⅲ级：一般体力活动明显受限制，休息时无症状，低于平时一般活动即可出现心悸、呼吸困难等症状。

Ⅳ级：一般体力活动严重受限制，休息时存在心悸、呼吸困难等心衰症状，不能从事任何体力活动，活动后加重。

此种心功能分级简单易行，主要适用于慢性心衰患者，但因个体差异和主观因素则对分级结果影响较大。除此之外，可以根据客观检查手段（心电图、负荷试验、X 线、超声心动图等）评估心脏病严重程度，将心脏病分为 4 级：

A 级：无心血管病的客观依据。

B 级：客观检查表明属于轻度心血管病患者。

C 级：客观检查表明属于中度心血管病患者。

D 级：客观检查表明属于重度心血管病患者。

Killip 分级法是根据临床体征和胸部 X 线片进行分类，适合急性心力衰竭，特别是需重症监护的患者。

Ⅰ级：尚无明显的心力衰竭。

Ⅱ级：有左心衰竭，肺部啰音 <1/2 肺野。

Ⅲ级：肺部有啰音，且啰音的范围大于 1/2 肺野（急性肺水肿）。

Ⅳ级：心源性休克，有不同阶段和程度的血流动力学变化。

检 查 记 录

体格检查：体温 36.3℃，脉搏 125 次/min，呼吸 26 次/min，血压 132/76mmHg。患者一般情况可，颈静脉无怒张，心尖区搏动不明显，未扪及震颤，心界向右扩大，心率 125 次/min，心律整齐，肺动脉瓣第二音超过主动脉瓣第二音，胸骨左缘三、四肋间可闻及全收缩期杂音，传导不明显。腹部膨隆，柔软，肝、脾肋下未触及，呈杵状指/趾，甲床发绀明显，双下肢无水肿。产科检查：腹隆、软，未扪及子宫收缩，宫高 30cm，腹围 95cm，胎方位 LOA，胎心率 142 次/min，律齐。

【问题 3】为进一步明确诊断,应该进行哪些辅助检查?

1. 超声心动图 可以发现各类型心脏病的特征性表现。

2. 心电图 在风湿性心脏病时可出现宽而有切迹的二尖瓣型 P 波,房室传导阻滞,心房颤动;围生期心肌病和心肌炎时出现频发、多元性室性期前收缩,二联律,ST 段及 T 波异常改变和房室传导阻滞等。室缺或动脉导管未闭可表现为正常。

3. 胸部 X 线 早期间质水肿,上肺静脉充盈、肺门血管模糊影、小叶间隔增厚;肺水肿时表现为蝶形肺门;严重肺水肿时,为弥漫满肺的大片阴影。

4. 血清心肌酶谱检查 心肌炎时明显增高;血浆钠尿肽水平(BNP、NT-proBNP 或 MR-proANP)

5. 24h 动态心电图及心向量图检查 有助于诊断。

6. 血化验检查 发绀型先天性心脏病红细胞数增多,血细胞比容增高;心力衰竭患者肝肾功能异常、酸碱失衡,电解质紊乱。

7. 动脉血气分析 明确机体氧含量及氧饱和度。

8. 疑似急性肺栓塞需 D- 二聚体检测。

辅助检查报告

血常规:红细胞计数 $4.2×10^{12}$/L,白细胞计数 $10.5×10^9$/L,中性粒细胞百分比 63.8%,红细胞比容 0.425,血红蛋白 130g/L,血小板计数 $315×10^9$/L,空腹血糖 4.8mmol/L;肝肾、凝血功能正常;尿常规:蛋白(-);胸部平片示两肺底纹理增粗,肺动脉段隆起,心影增大,双膈未见明显异常,符合室缺性先心病改变;心电图示室性心动过速、偶发室性早搏,右心室肥大;胎儿 B 超示胎儿小于孕周,脐血流及大脑中动脉血流未见异常;彩色心脏多普勒超声检查示室间隔中断,可见红蓝彩色涡流通过,肺动脉压 35mmHg。动脉血气分析示氧饱和度 0.88,氧分压 60mmHg。

【问题 4】患者的诊断与鉴别诊断及常见并发症。

思路 1:根据病史体征及辅助检查,明确诊断为妊娠合并先天性心脏病(室间隔缺损)。

思路 2:应与哪些疾病鉴别诊断。

1. 正常妊娠妇女 孕妇可出现的症状有轻度呼吸困难、下肢水肿易疲劳,轻度头晕,颈静脉凸出等,但不会出现紫绀等,且心脏彩超提示正常,故予以排除。

2. 风湿性心脏病 既往无风湿热等病史,心脏杂音和心脏彩超未见二尖瓣等多瓣膜改变,暂不考虑。

3. 妊娠高血压综合性心脏病 该病在重度妊高症基础上发生的,以心肌损害为特征的心衰症候群,根据病史暂不考虑。

4. 围生期心肌病及心肌炎 尤其是孕前无心脏病史,妊娠最后 3 个月与产后 6 个月发生的心脏病,因本例既往有心脏病史,故暂不考虑。

5. 妊娠期支气管疾病 多有家族史或过敏史,发作间期多无症状,心脏无特殊体征,故不考虑。

思路 3:常见并发症有哪些。

1. 心力衰竭 多发生在妊娠 32~34 周、分娩期及产褥期早期,是妊娠合并心脏病患者的危险时期。

2. 亚急性感染性心内膜炎 妊娠期、分娩期及产褥期易发生菌血症,已有心脏病变的患者易发生亚急性感染性心内膜炎,需及时防治。

3. 缺氧和发绀 妊娠时外周血管阻力降低,使发绀型先天性心脏病发绀加重,非发绀型可因肺动脉高压及分娩失血发生暂时性的右向左分流引起的缺氧和发绀。

4. 肺栓塞 妊娠时血液呈高凝状态,有时可发生深静脉血栓,一旦栓子脱落导致肺栓塞,可致孕产妇死亡。

5. 恶性心律失常 心律失常发作时,患者血流动力学改变,出现血压下降甚至休克,导致心、闹、脑、肾等重要脏器供血不足,是孕妇猝死和心源性休克的主要病因。

知识点 4 : 妊娠期心力衰竭的表现

心力衰竭常表现为突发严重呼吸困难,呼吸频率常达 30~50 次 /min,强迫坐位、发绀、大汗、烦躁,同时频繁咳嗽,咳粉红色泡沫痰。发病开始可有一过性血压升高,病情如未缓解,极重者可因脑缺氧而致神志模糊,血压可持续下降至休克。听诊两肺满布湿性啰音和哮鸣音,心尖部第一心音减弱,率快,同时有舒张早期第三心音奔马律,肺动脉瓣第二心音亢进。

(1)早期心力衰竭:轻微活动后即出现胸闷、心悸、气短;休息时心率超过 110 次 /min,呼吸超过 20 次 /min;夜间常出现胸闷、不能平卧,需坐起或到窗前呼吸新鲜空气;肺底部出现少量持续性湿啰音,咳嗽后不消失。

(2)晚期心力衰竭:可出现端坐呼吸;有气急、发绀、咳嗽、咯血等;颈静脉怒张,肝肿大,肝颈静脉回流阳性;肺底部持续性湿啰音。

【问题 5】患者是否需要住院治疗,如何治疗?

思路 1 :该患者室间隔缺损、肺动脉高压成立,有右向左分流、心功能Ⅲ级,必须住院治疗,原则上应立即终止妊娠,但此孕妇已孕 28 周,其心脏负担与足月者相近,患者迫切希望生产一个健康的新生儿,权衡利弊、充分沟通,积极预防心衰,暂予以期待疗法。

知识点 5 : 决定能否继续妊娠

心脏病患者是否能继续妊娠,以及分娩方式主要根据患者心功能情况来决定。

(1)凡不宜妊娠的心脏病应在孕 12 周前行人工流产;孕 12 周以上则中期引产。

(2)孕 28 周以上者,不宜施行引产,如已发生心力衰竭,经控制后再终止妊娠。

(3)对顽固性心力衰竭病例,应产科、内外科合作,密切监护,积极防治,使之度过妊娠和分娩期。

分娩方式的选择

(1)阴道分娩:心功能Ⅰ~Ⅱ级。

(2)剖宫产:心脏病妊娠风险分级≥Ⅲ级且心功能≥Ⅱ级者;有产科剖宫产手术指征。

思路 2 :妊娠合并心脏病防治原则。

心脏病患者进行孕前咨询十分必要,治疗原则为孕前咨询,定期产检,治疗应积极控制心衰,再做产科处理。文献报道,NYHA Ⅰ~Ⅱ级,母亲死亡率 <1%,Ⅲ~Ⅳ级母亲死亡率达 7%,且Ⅳ级胎儿死亡率大 30%。先天性心脏病患者后代患心脏病的发生率为 5%。

知识点 6 : 孕前咨询是否适合妊娠

应根据心脏病的类型、程度、是否需要手术矫正、心功能分级进行妊娠风险和耐受妊娠能力的评估。

(1)可以妊娠:①心脏病变较轻;②心功能Ⅰ~Ⅱ级且无心力衰竭史、并发症;③妊娠风险级别低。

(2)不宜妊娠:①心脏病变复杂;②心功能Ⅲ~Ⅳ级;③有极高孕产妇死亡和严重母儿并发症风险,如肺动脉高压、右向左分流型先天性心脏病、马方综合征(主动脉根部直径 >4cm)、中度或重度左室流出道受阻(≥ 30mmHg)、左心室射血分数 <0.30、严重心律失常、风湿热活动期、心脏病并发细菌性心内膜炎、急性心肌炎等;④年龄 >35 岁,心脏病病程长。

(3)建议孕前心脏治疗:需矫治手术的患者,建议在孕前心脏手术治疗,术后再次由心脏科、产科医师共同评估妊娠风险。

知识点 7 : 定期产科检查

(1)妊娠患者需定期进行产科检查,孕期对患者的管理需与心内科医生共同完成。妊娠 20 周之前每 2 周行产科检查 1 次,妊娠 20 周后每周进行 1 次产科检查。定期进行 B 型超声心动图检查,了解妊娠进展的心功能变化。

(2)需特别注意妊娠 32 周以后的病情变化,每周检查 1 次,出现早期心衰征象应住院治疗,若患者孕期正常,有良好的监护条件,可妊娠至 37 周再终止妊娠。

思路 3 :一般处理。

(1)患者需充分休息,避免过劳及情绪激动,保证睡眠在 10h 以上。

(2)加强营养,少量多餐,给予高蛋白、高维生素、低脂肪饮食,适当控制体重。整个孕期体重增加不宜超过 12kg,适当限制钠盐摄入,每日不超过 4~5g。

思路 4 :如何预防心力衰竭?

(1)记录 24h 出入量,若需要输液,总量应控制在 1 000ml/d,滴注速度小于 15 滴 /min。

(2)预防及纠正高危因素,如贫血、心律失常、妊高征等、感染。保持大便通畅,避免便秘或排便用力致心衰;预防上呼吸道感染,适当补充铁剂纠正贫血,治疗心律失常,防止妊娠期高血压疾病和其他合并症与并发症。

(3)动态评估心脏功能:定期行超声心动图检查,监测射血分数、每分心排出量、心排指数、室壁运动,动态评估随妊娠进展心功能变化。

(4)同时可使用强心、利尿、扩血管等药物预防,纠正早期心衰。

知识点 8 : 心力衰竭的治疗(产科 - 内外科 MDT 团队)

治疗原则主要为减轻心脏负担,积极去除诱发心衰的因素,改善急性心衰症状,提高心肌的代偿能力,减少体液潴留,稳定血液动力学状态,维护重要脏器功能,避免急性心衰复发,改善远期预后。

(1)在整个治疗过程中保持呼吸道通畅,对存在呼吸困难伴血氧饱和度 <90% 的 AHF,应考虑氧疗,尽早的无创通气可降低呼吸窘迫,也降低了机械气管插管率。

(2)镇静:治疗早期,对于烦躁不安和呼吸困难的患者,可使用吗啡 3~10mg,静脉注射或肌内注射,必要时 15min 后重复一次,连用 2~3 次。

(3)利尿剂:若存在容量负荷,应根据患者急性心衰类型酌情使用利尿剂,呋塞米 20~40mg,静脉注射。促进水、钠离子的排泄,增加尿量,减低血浆和细胞外液量及体内水钠总量,降低心室充盈压,减轻周围循环淤血和肺水肿。避免使用利尿剂引起的电解质紊乱和酸碱平衡失调,避免过度利尿导致血容量不足、循环衰竭和氮质血症。

(4)血管扩张剂:血管扩张剂是少尿及伴淤血体征的急性心衰患者的一线药物,通过扩张容量血管(静脉)和外周阻力血管(动脉)而减轻心脏前后负荷,降低心肌耗氧量,提高冠脉灌注量,增加心脏供氧量,如硝酸酯类、酚妥拉明等。硝酸甘油以 10~20μg/min 开始,每隔 5~10min 可增加 5~10μg/min,可逐渐加量至 200μg/min;硝普钠以 0.3ug/(kg·min)起始剂量静脉滴注。每 5~10in 增加剂量,最大剂量 300μg/min;酚妥拉明,0.1mg/min 静滴,每隔 10min 加量,最大可增至 1.5~2mg/min。

(5)强心:外周血管灌注不足(低血压、肾功能减退)或肺充血、肺水肿,对最适宜剂量的利尿剂和血管扩张剂无效时,是使用正性肌力药物的指征。由于妊娠特殊的生理状态,同等剂量的药物因为孕妇血液的稀释、肾小球滤过的增强使其在孕妇血液中浓度偏低,并且孕妇对洋地黄类药物耐受性差,所以使用强心药物时需特别注意。可使用地高辛 0.25mg,每日 2 次口服,2~3 日后可根据临床疗效改为每日 1 次。

(6)其他治疗:妊娠是高凝状态,在房性心律失常、左心房扩大、机械瓣膜的患者需抗凝,预防血栓。妊娠期高血压疾病性心脏病孕妇使用硫酸镁预防子痫发作。但硫酸镁可增加血容量加重心衰症状、且有导致母亲心脏毒性、低血压及胎儿窒息风险,需谨慎使用。

思路 5：是否需要抗感染治疗？

临产前应用抗生素预防感染。心脏病合并妊娠孕妇感染概率增加，此患者肺部平片两肺底纹理增粗，提示合并肺部感染可能，但白细胞及白细胞分类正常，体温正常，无咳嗽，能平卧，显示肺炎的依据不足，但仍需预防预防感染（头孢菌素或克林霉素）。

【问题 6】患者住院治疗期间，如何评估病情变化？

思路 1：心内科医师和产科医师共同监护，密切随访，共同了解孕妇在妊娠期的情况，反复检查心脏代偿功能，随时就诊并改善患者的心肺功能以判断妊娠能否继续。因 32~34 周血循环量达峰值，此时心脏负荷加重，易发心衰，如此时出现咳嗽或睡眠时憋气，应视为早期心衰。患者全身血供均差，子宫与胎盘血液供应势必低下，子宫缺血缺氧，易诱发早产、胎儿窘迫或死胎等，故产科医师要做好胎儿监视，包括胎动计数及胎肺成熟度的测定。

思路 2：心电监护吸氧监测血氧饱和度，同时注射地塞米松 10mg，并排除胎儿畸形，确定胎肺成熟（32 周后），考虑剖宫产终止妊娠为宜，若病情不允许，随时终止妊娠。

入院后治疗

患者入院后经产科、心血管内科协同治疗，定期监测心功能状况及胎儿宫内情况，于孕 34^{+2} 周在连续硬膜外阻滞麻醉下行剖宫产术，分娩出一活男婴，体重 1 700g，外观无畸形，Apgar 评分 8-9-9，术中同时行双侧输卵管结扎术。产后 15 日出院，内科随诊。

【问题 7】患者何时需要终止妊娠？

知识点 9：终止妊娠的适应证

1. 凡不宜妊娠的心脏病应在孕 12 周前行人工流产；孕 12 周以上则中期引产。

2. 孕 5$^+$ 月以上者，需谨慎考虑引产，此时终止妊娠其危险性不亚于继续妊娠，如已发生心衰，经心衰控制后再终止妊娠。

3. 心脏病变重，心功能 Ⅲ~Ⅳ 级的孕妇，或曾有心衰病史。

4. 风湿性心脏病伴有肺动脉高压、慢性心房颤动、高度房室传导阻滞，或近期内并发细菌性心内膜炎者。

5. 先天性心脏病有明显发绀或肺动脉高压。

6. 其他严重合并症，如肾炎、重度高血压、肺结核等。

思路 1：终止妊娠的方式有阴道分娩和剖宫产分娩两种，剖宫产可以在短时间内结束分娩，减少产妇由于长时间宫缩引起的血流动力学变化，减轻心脏负荷，同时也可以减轻疲劳和疼痛等引起的心脏负担。本患者有右向左分流、心功能 Ⅲ 级，可选择连续硬膜外阻滞麻醉下剖宫产分娩，因此麻醉方式使外周血管扩张，降低血浆儿茶酚胺浓度，从而减轻心脏负荷，麻醉剂种不应加用肾上腺素，麻醉平面不宜过高。

知识点 10：剖宫产的适应证

剖宫产可以在短时间内结束分娩，减少产妇由于长时间宫缩引起的血流动力学变化带来的心脏负荷，以及减轻疲劳和疼痛等引起的心脏负担。

1. 既往有心衰史。

2. 心脏病妊娠风险分级 ≥Ⅲ 级且心功能 ≥Ⅱ 级者，或心功能 Ⅲ~Ⅳ 级者。如紫绀型心脏病、先心病有肺动脉高压、风心病二尖瓣狭窄并肺动脉高压、严重心律失常、房颤、房室传导阻滞、风湿性联合瓣膜病；高龄初产，年龄 >35 岁。

3. 心脏手术后妊娠者。

4. 妊高期高血压疾病性心脏病，心衰已控制且胎肺已成熟者。

5. 有严重合并症或并发症,如合并心肌炎、围生期心肌病、心衰控制后择期剖宫产。

6. 有产科剖宫产手术指征。

7. 心衰无法控制,一边控制心衰一边准备剖宫产。

知识点 11 : 阴道试产的适应证

1. 心功能 Ⅰ~Ⅱ级,且心功能 Ⅰ级无心力衰竭史,通常可耐受经阴道分娩;或心衰已经控制,估计短时间内能经阴道分娩者。

2. 胎儿不大、胎位正常、骨盆正常、宫颈条件好,无产科阴道分娩禁忌证。简单型、无紫绀型并且不伴有肺动脉高压的先天性心脏病。

思路 2 :患者行剖宫取胎术,需注意监护与术中事项。

1. 有内科以及新生儿科医师共同参与,尽量缩短手术时间,选择熟练的产科医师进行手术操作。

2. 取连续硬膜外阻滞麻醉,麻醉中不宜加用肾上腺素,麻醉平面不宜过高,麻醉不宜过深。

3. 术中、术后密切监测心率、血压和呼吸,严格限制液体输入量,并注意输液速度。

知识点 12 :阴道分娩注意事项与监护

(1)第一产程:给予心理安慰,消除紧张情绪,充分镇静、休息。可以适当使用地西泮、哌替啶、异丙嗪等镇静剂。患者取半卧位,分娩过程中持续心电监护,严密监测血压、脉搏、呼吸和心率,给予抗生素预防感染。一旦出现心力衰竭征象,应给予高浓度吸氧,同时可予以25%葡萄糖注射液20ml+乙酰毛花苷0.4mg缓慢静脉注射,并终止妊娠。

(2)第二产程:避免屏气加腹压,缩短二产程,可行会阴侧切术、产钳术、胎头吸引术助产。

(3)第三产程:预防腹压骤降、防治产科出血、禁用麦角新碱。胎儿娩出后,产妇腹部放置沙袋,以防腹压突然下降诱发心力衰竭。防治产后出血,以防加重心肌缺血和心力衰竭。

【问题8】患者产后如何处理与监护,何时可出院?

思路 1 :胎儿娩出后孕妇腹部要放置沙袋,以防腹压突然降低而发生心衰,当子宫收缩不良,应给予子宫按摩,必要时肌内注射缩宫素,因麦角新碱可收缩血管、升高血压,需注意禁用麦角新碱。无论经阴道分娩或剖宫产,产后72h内,特别是24h内均有发生心衰的可能,故要密切监测生命体征变化,产妇充分卧床休息,观察早期心衰征象。必要时小剂量镇静剂,如地西泮、哌替啶。重点预防产后出血、感染以及血栓栓塞,预防心力衰竭的发生。因术前应用强心药物,同时术后心率大于100次/min,应继续应用强心剂。

思路 2 :严重心血管损伤的患者血流动力异常会延续至产后10天,产后需观察2周,有心力衰竭者酌情延长卧床休息时间。产后6周有产科及心内科医师共同随访。心功能Ⅲ~Ⅳ级患者不宜哺乳,乳房局部尽早应用中药回奶,不宜应用雌激素,以免水钠潴留加重心血管疾病。

思路 3 :不宜再妊娠者,应劝行绝育手术。心功能良好者术后1周行绝育术,若有心衰者,待控制平稳后再行绝育术。

【问题9】患者出院后注意事项。

注意休息,加强产褥期卫生保健,加强营养,预防感染,定期随访,及时对症治疗。

【问题10】妊娠合并心脏病手术时机。

知识点 13：妊娠期间心脏手术时机的选择

妊娠期间由于心脏储备能力下降，影响心脏手术的恢复，术中用药也可对胎儿产生不良影响。文献报道开胸心脏手术胎儿死亡率达 20%~30%，母亲死亡率为 1%~5%，因此多不主张在妊娠期进行心脏手术。

入院后医患沟通内容

1. 患者因既往有先天性心脏病病史，既往心导管检查确诊为室间隔缺损伴肺动脉高压，现妊娠 28^{+3} 周，口唇青紫 2 周入院。体格检查发现杵状指、甲床发绀，心尖区 Ⅲ/Ⅳ 级收缩期杂音，目前诊断为"妊娠合并先天性心脏病"。

2. 先天性心脏病的种类很多，不同病因的治疗方法不同，母婴预后也不同，尤其是未行心脏矫正手术者，孕产妇的病死率较高，该患者无论是继续妊娠还是终止妊娠风险均很大，随时可能发生心力衰竭危及孕母胎生命，随时有急诊剖宫产终止妊娠可能；若现终止妊娠，则为早产，新生儿孕周小，各器官发育不完善，近远期并发症多，出生后需抢救及转儿科治疗，治疗费用高，且有远期预后不良可能。

3. 患者需要绝对卧床，做好心理安慰，同时吸氧、充分镇静休息，避免过度劳累及情绪激动。需积极请内科会诊协助治疗，予以镇静、强心、利尿、扩血管等对症支持治疗，促胎肺成熟，密切监测母胎病情变化。

4. 该患者"室间隔缺损、肺动脉高压"诊断成立，伴右向左分流、心功能 Ⅲ 级，目前已孕 28^{+3} 周，心脏负荷与足月者类同，原则上应立即终止妊娠，但患者孕周小，新生儿近远期并发症多，有预后不良可能，而患者对新生儿期望值高，充分告知患者及其家属病情和风险，理解患者对新生儿期望，需要下病重通知。

治疗期间沟通内容

该患者经住院积极治疗后，患者紫绀症状明显减轻，低氧症状改善明显，治疗效果可，胎儿监护正常，胎儿超声未见异常。患者心衰症状好转，可予严密监测下继续待产，但随患者孕周增加，心脏病病情可随时加重，仍然有急性左心衰可能，可危及母胎生命安全。应持续心电监护，排除胎儿畸形，并予地塞米松促进胎儿肺成熟，确定胎肺初步成熟（32 周后），考虑择期剖宫产终止妊娠为宜。若因母胎病情加重，不适宜继续妊娠，需随时剖宫产终止妊娠。待产期间需密切监测母胎病情变化，并且需要患者积极配合治疗。

终止妊娠前沟通内容

患者目前孕周 34^{+4} 周，母亲血压偏高，紫绀症状反复，偶有心悸、气短，胎儿估计约 1 700g，考虑母亲是高危妊娠，病情反复，有逐渐加重趋势，胎儿初步成熟，继续妊娠风险极大，可予硬膜外麻醉下剖宫产终止妊娠。分娩期及产褥期仍有心脏衰竭、感染等可能，危及患者生命，母亲术后需要转入重症监护室治疗，新生儿为早产儿，应转新儿科进一步治疗。

患者出院前沟通内容

患者经治疗后，病情稳定，血流动力稳定、容量正常，无伴多器官损害，可予以出院，产科及心血管科随诊。出院后需注意休息，加强产褥期卫生保健，加强营养，预防感染，出院一周内产科及心血管科复诊，出院后遵产科及心血管科医嘱随诊，及时对症治疗。

妊娠期合并心衰的处理流程

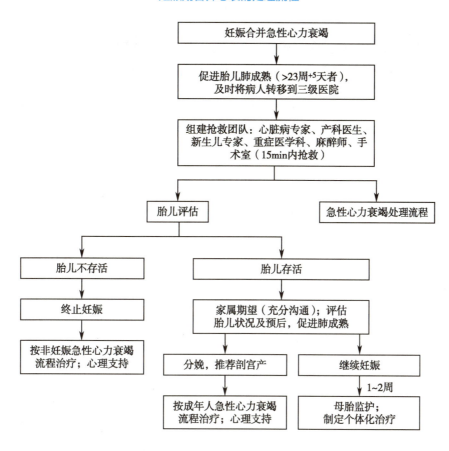

（陈敦金）

第二节　妊娠合并肝脏疾病

妊娠期肝病在临床上并不少见,其表现多样,病因和预后不同,常导致妊娠不良结局的发生。第一类是妊娠相关肝病,可自发缓解或妊娠后缓解,如妊娠剧吐引起的肝功能障碍、急性脂肪肝、HELLP 综合征和肝内胆汁淤积综合征。第二类是同时发生于妊娠期的急性肝病,例如急性病毒性肝炎。第三类包括妊娠前的慢性肝病,如慢性肝炎、肝硬化或酒精性肝病。

病 例 摘 要

患者刘某,女,31 岁,因"停经 35⁺² 周妊娠,全身黄染 5 天"于 2013 年 8 月 8 日急症入院,末次月经 2012 年 12 月 3 日,预产期 2013 年 9 月 10 日,5 天前全身黄染,无瘙痒,3 天前厌食。查体:体温 36.2℃,脉搏 82 次/min,呼吸 27 次/min,血压 100/70mmHg。一般情况差,皮肤黏膜黄染,无明显出血点,水肿Ⅰ度,宫高 34cm,腹围 100cm,宫口未开,胎心 100 次/min,因从外地转至我院,无检查单。

【问题 1】作为一名一线住院医师,通过询问病史和查体,我们首先想到这名患者可能患有什么疾病?需要进行哪些进一步检查?

思路 1:患者的临床特点是晚期妊娠,全身黄染伴有厌食。我们首先想到妊娠合并肝病的可能,晚期妊娠出现黄疸,可能发生的肝脏疾病有:妊娠急性脂肪肝、妊娠肝内胆汁淤积症、妊娠合并病毒性肝炎、HELLP 综合征、慢性肝炎、肝硬化等。

思路 2:患者入院后,为进一步明确诊断,行以下检查:血常规,凝血六项,急查肝功生化,病毒系列＋梅毒,血清淀粉酶、尿常规,血型测定,抗体筛查及 B 超检查。

患者检查结果回示

血常规：血红蛋白 123g/L，白细胞计数 $11.01×10^9$/L，血小板计数 $76×10^9$/L。肝功能：谷草转氨酶 206IU/L，谷丙转氨酶 337IU/L，血糖 3.31mmol/L，白蛋白 27.2g/L，碱性磷酸酶 926IU/L，总胆酸 41.4μmol/L，总胆红素 345.41μmol/L，直接胆红素 165.56μmol/L，间接胆红素 179.85μmol/L，尿素氮 13.07mmol/L，肌酐 546.14mol/L，尿酸 672μmol/L，血清淀粉酶正常。凝血五项：D-二聚体 >20mg/L，凝血酶原时间 52s，活化部分凝血活酶时间 112.3s，凝血酶时间 103.3s，纤维蛋白原 <0.6g/L。尿胆红素阴性。乙肝表面抗原阴性。B超示双顶径 9.0cm，股骨长 7.1cm，胎心 92 次/min，羊水指数 3.1cm，脐动脉 S/D 值 6.5。因患者病情危重，暂未行腹部 B 超检查。

知识点 1：妊娠期肝功能的生理性变化

妊娠期间肝脏体积不会增大，但是肝动脉和门静脉血流量显著增加。碱性磷酸酶（alkaline phosphatase，AKP）在妊娠晚期是非孕时的 2~4 倍，其升高是由于胎盘产生的一种热稳定性碱性磷酸酶（AKP_4）所致。血清谷草转氨酶、谷丙转氨酶、γ-谷胺酰转移酶（GGT）和胆汁酸的水平和非妊娠女性相比轻度下降。妊娠期间血清白蛋白浓度下降，到妊娠晚期白蛋白浓度约为 30g/L。但由于血容量增加，白蛋白的总量是增加的。血清中球蛋白的水平也有轻度升高，因此出现白蛋白/球蛋白比值下降。妊娠晚期，血清总胆固醇、低密度脂蛋白、高密度脂蛋白和甘油三酯水平升高。血清总胆红素多数正常或轻度下降，少数轻度升高不足以出现黄疸。

【问题 2】该病例做何诊断？

思路 1：该患者临床特点是晚期妊娠，厌食，黄疸，一般情况差，血压正常范围，下肢水肿 I 度；血小板减少，转氨酶轻中度升高，血糖降低，血碱性磷酸酶明显升高，总胆红素、直接胆红素及间接胆红素均明显升高；肌酐、尿素氮、尿酸明显升高；凝血酶原时间、活化部分凝血活酶时间、凝血酶时间明显延长，纤维蛋白原降低；尿胆红素阴性；乙肝表面抗原阴性；胎儿窘迫。

通过对上述临床表现及检查结果的分析，初步诊断：① 35^{+2} 周妊娠 $G_2P_1A_0L_1$；② LOT；③妊娠期急性脂肪肝；④胎儿窘迫。

知识点 2：妊娠期急性脂肪肝的发病特点

1. 急性脂肪肝（acute fatty liver of pregnancy，AFLP）最初由 Stander 和 Cadden 在 1934 年报道，在 1940 年，Sheehan 首次描述了肝脏的病理，特点是肝细胞脂肪微粒浸润。肝细胞在短时间内大量快速脂肪变性。

2. 一般出现在妊娠晚期，少数在妊娠中期出现，平均发病孕周为 35 周，有 AFLP 发生在 22 周的报道，极个别在产后确诊。发病率为 1/13 000~1/6 659，平均发病年龄 26 岁（16~39），多见于初产妇（67%），男婴占 60%~75%，母体死亡率 18%，胎儿死亡率 47%，双胎 20%、比单胎高 14 倍。

3. 主诉为持续的恶心、呕吐和厌食，上腹痛和进行性黄疸的程度各不相同。有一半患者有高血压、蛋白尿和水肿。多有凝血功能障碍和肝功能的急剧衰竭，可伴有急性大脑、肾脏、胰腺等多系统多器官功能衰竭。

思路 2：妊娠期急性脂肪肝（AFLP）是怎样诊断的？

1. 早期诊断 AFLP 是妊娠期严重的并发症，母儿死亡率高，早期诊断并及时处理至关重要。有以下表现者，应考虑妊娠期急性脂肪肝的可能性：妊娠晚期出现无诱因的恶心、呕吐、乏力、上腹痛；妊娠晚期出现肝功能损害排除其他肝脏疾病；妊娠晚期出现皮肤黄染症状；妊娠晚期高血压疾病患者伴凝血功能障碍或低血糖。

2. 关于 AFLP 的诊断　目前尚无统一诊断标准,国外学者推荐采用斯旺西诊断标准(Swansea criteria for diagnosis of acute fatty liver of pregnancy),以下共有 14 项,在除外其他肝病的基础上满足以下至少 6 条标准。

①呕吐;②腹痛;③多饮 / 多尿;④脑病;⑤胆红素升高 >14μmol/L;⑥低血糖 <4mmol/L;⑦尿酸升高 >340μmol/L;⑧白细胞升高 >11×10⁹/L;⑨腹水或者超声检查提示亮肝;⑩转氨酶升高(谷草转氨酶或谷丙转氨酶)42>IU/L;⑪血氨升高 >47μmol/L;⑫肾脏功能不全:肌酐 >150μmol/L;⑬凝血功能障碍:凝血酶原时间 >14s 或活化部分凝血酶时间 >34s;⑭肝脏穿刺提示微泡脂肪变性。

3. 以往研究　山东省立医院对近 10 年收治的 52 例妊娠期急性脂肪肝患者的临床资料进行回顾性分析。在未进行肝穿刺活检和血氨检测的情况下,Swansea 标准诊断 AFLP 可适当放宽至 5 条,符合条数 ≥ 7 条的患者死胎率明显升高,大部分需要连续性血液净化治疗,Swansea 标准是 AFLP 诊断及评估治疗方案的有效工具。

【问题 3】妊娠期急性脂肪肝应与哪些疾病相鉴别?

思路 1:妊娠合并重症肝炎时,重症肝炎可发生于妊娠各期,而急性脂肪肝多发生于妊娠晚期;重症肝炎的黄疸更严重,血转氨酶升高更显著;肝炎病毒学指标不一样。急性脂肪肝常有持续重度低血糖,白细胞升高更明显,常常尿胆红素阴性,肝肾功能衰竭和消化道出血更早出现,超半数并发重度子痫前期。CT、超声检查、肝穿有助于鉴别诊断。

思路 2:HELLP 综合征患者高血压、蛋白尿、头疼、血尿、视力模糊频发;急性脂肪肝患者恶心、呕吐和黄疸频发,谷丙转氨酶、血清总胆红素、白细胞计数明显升高,血糖、胆固醇、甘油三酯、纤维蛋白原及抗凝血酶 III 明显降低;急性肾功能不全及 DIC 更易出现在急性脂肪肝患者,且急性肾功能不全多出现在急性脂肪肝早期,而对于 HELLP 综合征常出现在晚期,主要由胎盘早剥、DIC 及产后出血所引起。急性脂肪肝并发症常见有腹水、血清肿、肝性脑病、弥散性血管内凝血、急性肾功能衰竭;HELLP 综合征常见有胎盘早剥、少数出现弥散性血管内凝血。HELLP 综合征妊娠终止病情迅速缓解。

> **知识点 3:处理 HELLP 综合征的 11 条原则**
>
> ①早期诊断;②评价母体情况;③评价胎儿状况;④控制血压;⑤硫酸镁防止抽搐;⑥保持水电解质平衡;⑦积极使用肾上腺皮质激素;⑧高剖宫产率终止妊娠;⑨加强围生儿救治;⑩加强产后处理;⑪警惕多器官功能衰竭。

思路 3:妊娠期肝内胆汁淤积综合征(ICP),容易与急性脂肪肝鉴别,孕妇一般情况较好,瘙痒为常为首发症状,瘙痒和黄疸为突出表现,先痒后黄,痒重于黄,且贯穿整个病程,分娩后很快消失,实验室检查主要为胆汁酸中重度升高,肝酶轻度升高,一般无凝血功能障碍和多器官损害,容易发生死胎、死产、胎儿窘迫和新生儿窒息。

【问题 4】妊娠合并肝脏疾病如何处理?

思路 1:无论是重症肝炎、急性脂肪肝或者 HELLP 综合征、肝功能和凝血功能明显异常者,产科处理基本一致,最大限度的支持治疗、纠正凝血功能障碍、迅速 / 尽快分娩,大多需要 ICU 支持治疗。

1. 支持治疗　低脂低蛋白高碳水化合物饮食;行中心静脉置管以补充各种营养液和维生素,保证 30kcal/(kg·d)的总热量,及时纠正低钠低氯、低钾血症和碱中毒,维持水、电解质平衡;严密监测血糖直到肝功能恢复正常且患者能够规律进食,持续的静脉葡萄糖输注是治疗 AFLP 患者的要点之一。

2. 纠正凝血功障碍　有凝血功能障碍时输注大量新鲜冰冻血浆、冷沉淀、血小板、纤维蛋白原、凝血酶原复合物和红细胞等。

思路 2:尽快分娩,一旦确诊妊娠期急性脂肪肝,不论病情轻重及早晚,均应尽快终止妊娠,尚无产前康复的先例,终止妊娠可改善患者预后,避免病情进一步恶化。选择何种方式终止妊娠,目前国内外尚无统一结论。如果短期内不能经阴道分娩,首选剖宫产终止妊娠,最大限度地缩短产程,有利于及时终止病情的发展。剖宫产率可达 90%。一般建议放宽子宫切除指征。剖宫产麻醉多选用全麻,目前所用全麻药物对肝脏影响较小。剖宫产应取下腹部纵形切口,以利手术操作;若出现难以控制的产后出血,宜及时行子宫切除术;

术中放置腹腔引流管；术后给予宫缩药物、适当的按摩子宫加强宫缩、沙袋压迫腹部伤口加压包扎，减少子宫及创面出血，严密观察阴道出血；合理应用抗生素。慎用镇静、镇痛药物。

分 娩 经 过

患者入院后立即快速输注冷沉淀 20 袋、人纤维蛋白原 4g 及凝血酶原复合物 800IU，血小板 1 个治疗量，同时行急诊剖宫产术前准备，患者入院 2h 后在全身麻醉下行急症剖宫产术，术中娩出一死婴，羊水Ⅲ度污染，术中出血约 500ml，尿量 200ml，血压 110/75mmHg。胎盘、胎膜及胎儿均黄染。患者术后转 ICU 科治疗。

【问题 5】AFLP 患者产后处理措施有哪些？

思路 1：由于多数 AFLP 患者在产时和产后出现严重的肝肾功能衰竭、DIC、肝性脑病，综合治疗是抢救成功的关键。剖宫产后积极预防凝血功能障碍、肝肾功能衰竭和代谢紊乱。经阴分娩者尤其注意产道血肿的情况。监测凝血功能变化，及时补液和补充血制品，纠正凝血功能障碍。重视血糖监测，纠正低血糖。尽早使用抑酸剂预防应激性溃疡、胃肠减压减轻腹胀、预防肠道功能衰竭及急性胰腺炎。肝功能损害严重或恢复较慢的产妇，可行人工肝治疗，人工肝以体外支持和功能替代为主，其临床应用大大改善了急性脂肪肝产妇的结局。

思路 2：影响患者预后的因素有哪些？

就诊延迟；总胆红素上升迅速；进展性的肝性脑病；呼吸及循环衰竭。胎儿仍存活者往往母体预后会更好。目前 AFLP 死亡率明显下降，归功于对疾病认识水平的提高、早期胎儿监测及分娩、多学科团队协作和强有力的支持治疗。

思路 3：AFLP 的预后。

多数患者在产后改善缓慢，临床和实验室表现完全恢复需要 1~4 周。如果产后未发生少尿过程，则肝肾功能恢复相对较快；有些患者在产后显著恶化；在肝性脑病或肾衰出现前分娩，病情恢复快；与病毒性或其他爆发性肝炎不同，肝坏死较轻，凝血功能的各项指标多在产后 4~12 天可恢复正常；肌酐可于产后 3 天开始下降，7 天左右恢复正常；胆红素于产后 5~10 天开始下降；由于机体消耗、肝合成能力恢复慢，产后白蛋白继续下降，往往于产后 1 周左右开始回升，约于产后 3 周左右恢复至正常值；肝细胞一般为可逆性改变，于产后 4 周左右可恢复正常。

产 后 治 疗 情 况

该患者在术后第 2 天血小板降至 14×10^9/L，间断给予血小板，术后第 13 天升至 90×10^9/L。术后第 2 天谷丙转氨酶、谷草转氨酶及碱性磷酸酶降低 50%，术后第 4 天接近正常值。凝血功能逐渐改善，间断给予冷沉淀、凝血酶原复合物及新鲜血浆等，术后第 8 天凝血酶时间、活化部分凝血活酶时间、凝血酶原时间及纤维蛋白原恢复正常。术后第 9 天尿素氮、肌酐、尿酸降至正常。白蛋白下降明显，术后第 2 天由术前 27.2g/L 下降至 19.8g/L，术后 17 天出院时接近正常值下。术后第 17 天治愈出院。出院后第 1 个月，第 6 个月进行随访，产妇未发现异常情况。

知识点 4：乙肝病毒的母婴传播

即 HBsAg 阳性孕产妇将 HBV 传给子代，主要发生在分娩过程中和分娩后，而垂直传播（分娩前的宫内感染）感染率 <3%，多见于 HBeAg 阳性孕妇。HBeAg 阳性孕妇的新生儿经正规预防后，仍有 5%~15% 发生慢性 HBV 感染。

【问题 6】如何预防乙型肝炎病毒的母婴传播？

思路 1：慢性感染孕妇的新生儿经正规预防后，剖宫产与自然分娩的新生儿 HBV 感染率无明显差异。因此，不能以阻断 HBV 母婴传播为目的而选择剖宫产分娩。经阴分娩尽量缩短产程，保持胎盘完整性，减少新生儿暴露于母血机会，减少产时母婴传播几率。

思路2：产后HBV母婴传播的预防措施。

在未实施婴儿乙肝疫苗和乙肝免疫球蛋白（HBIG）主被动免疫方案之前，由母婴传播引起的HBV感染的婴儿中超过90%将进化为携带者状态。目前，孕妇HBsAg阳性但HBeAg阴性时，其新生儿经正规预防后，保护率已达98%~100%。

1. 足月新生儿的HBV预防　孕妇HBsAg阴性时，无论HBV相关抗体如何，新生儿按"0、1、6个月"方案接种疫苗，不必使用HBIG。孕妇HBsAg阳性时，无论HBeAg是阳性还是阴性，新生儿必须及时注射HBIG和全程接种乙型肝炎疫苗（0、1、6个月3针方案）。HBIG需要在出生后12h内（理论上越早越好）使用。如果孕妇HBsAg结果不明，有条件者最好给新生儿注射HBIG。

2. 早产儿的免疫预防　早产儿免疫系统发育不成熟，通常需要接种4针乙型肝炎疫苗。HBsAg阴性孕妇的早产儿，如果生命体征稳定，出生体质量≥2 000g时，即可按0、1、6个月3针方案接种，最好在1~2岁再加强1针；如果早产儿生命体征不稳定，应首先处理相关疾病，待稳定后再按上述方案接种。如果早产儿<2 000g，待体质量到达2 000g后接种第1针（如出院前体质量未达到2 000g，在出院前接种第1针）；1~2个月后再重新按0、1、6个月3针方案进行。HBsAg阳性孕妇的早产儿出生后无论身体状况如何，在12h内必须肌内注射HBIG，间隔3~4周后需再注射一次。如生命体征稳定，无需考虑体质量，尽快接种第1针疫苗；如果生命体征不稳定，待稳定后，尽早接种第1针；1~2个月后或者体质量达到2 000g后，再重新按0、1、6个月3针方案进行接种。

3. HBV感染孕妇的新生儿母乳喂养　即使孕妇HBeAg阳性，母乳喂养并不增加感染风险。因此，正规预防后，不管孕妇HBeAg阳性还是阴性，其新生儿都可以母乳喂养，无需检测乳汁中有无HBV-DNA。

思路3：慢性乙肝病毒感染者可否进行抗病毒治疗？抗病毒治疗期间妊娠必须慎重。干扰素能抑制胎儿生长，使用期间必须避孕。核苷（酸）类似物中，阿德福韦和恩替卡韦对胎儿发育有不良影响或致畸作用，妊娠前6个月和妊娠期间忌用。替诺福韦和替比夫定属于妊娠用药B类药，孕中晚期使用对胎儿无明显影响。拉米夫定属于C类药，在妊娠早、中、晚期用于预防HBV母婴传播时，未增加新生儿出生缺陷率。尽管如此，如在使用任何抗病毒药物期间妊娠，须告知患者所用药物的各种风险，同时请相关医师会诊，以决定是否中止妊娠或是否继续抗病毒治疗。目前尚不能将孕妇HBeAg阳性进行常规抗病毒治疗手段以作为减少母婴传播的适应证。但HBV-DNA>200 000IU/mL的孕妇在孕28~32周应考虑抗病毒治疗，以阻断母婴传播，在新生儿至出生后3个月内可停药。

【问题7】对于妊娠合并肝脏疾病的患者应怎样进行医患沟通？

当出现产科合并症或发生并发症的情况时，很多患者及家属都无法理解和接受，妊娠期合并肝病如急性脂肪肝，重症肝炎病情进展迅速，早期症状不宜察觉，母儿病死率高，如果在这个时候不能进行良好的医患沟通，可能就会导致医患矛盾甚至发生医疗纠纷，怎样进行有效的医患沟通呢？

1. 向患者及其家属充分告知病情　患者入院后下达病危通知书，告知病情危重，将可能出现的并发症告知患者家属，并取得家属配合；并特殊手术汇报医务科。及时向家属通报抢救的每一个环节。妊娠期急性脂肪肝病程越长预后越差，发病一种以上者母婴死亡率明显增加，如果已经发生死胎，母体发生多脏器功能衰竭的可能性明显大于胎儿存活者。

2. 关于胎儿预后　AFLP患者早产，死产，死胎多见，应向患者及其家属交代病情。

3. 产时产后沟通　凝血功能障碍，易出现产时及产后出血；体能消耗，疼痛增加肝脏负担；出现严重的肝肾功能衰竭、DIC、肝性脑病、肝功能衰竭，永久性肝病、电解质紊乱及心肺功能衰竭等，要及时交代病情。

妊娠期急性脂肪肝处理流程

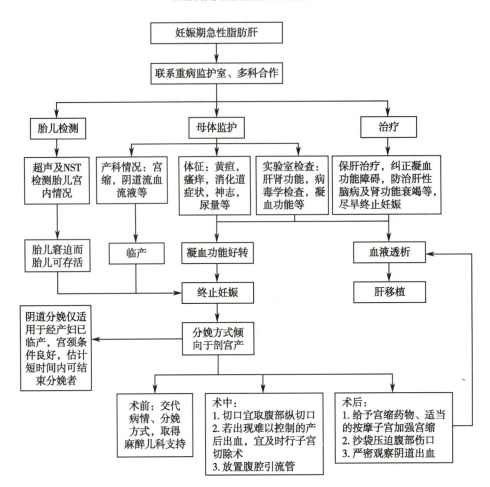

妊娠合并重症肝炎处理流程

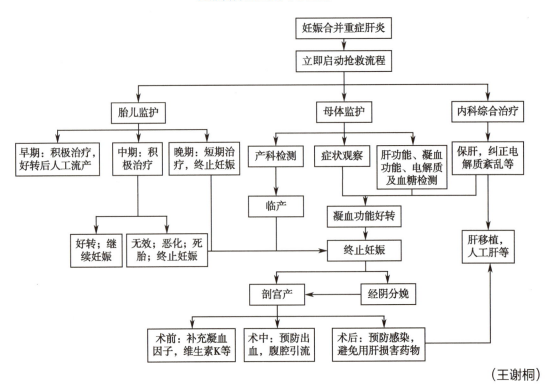

（王谢桐）

第三节　妊娠合并糖尿病

　　妊娠合并糖尿病包括孕前糖尿病患者妊娠及妊娠期发生的糖代谢异常(妊娠期糖尿病,gestational diabetes mellitus,GDM)。自2010年国际糖尿病与妊娠研究组(International Association of Diabetes and Pregnancy Study Groups,IADPSG)推荐出台了国际妊娠合并糖尿病诊断标准,相继我国卫生部GDM诊断标准的颁布,WHO于2013年8月颁布GDM诊断标准并在其官方网站公布。随着GDM发生率上升,GDM诊断以及规范化处理十分重要。随着二孩政策的开放,高龄孕妇增加,患糖尿病者妊娠比例增加,一旦怀孕其所导致的母儿并发症发生率高,应尽量做到计划怀孕,孕前咨询应包括评价糖尿病病情程度、有无微血管病变、应用胰岛素积极控制血糖达标、孕前患者教育等。

临床病例1

　　患者,35岁。主因"发现血糖升高13年,拟准备妊娠"来门诊咨询。患者13年前发现血糖升高,一直口服二甲双胍控制血糖,血糖波动比较大。月经欠规律,4~5/30~40天,G_1P_0。既往否认高血压、肝脏、肾脏疾病史;7年前诊断肾结石;否认有外伤手术史;无药物过敏史。无吸烟、饮酒史。其外祖父、外祖母、母亲、舅舅均患2型糖尿病。

　　【问题1】糖尿病的类型。

　　思路:根据WHO(1999年)的糖尿病病因学分型体系将糖尿病分为4大类,即1型糖尿病、2型糖尿病、特殊类型糖尿病和妊娠期糖尿病。1型糖尿病和2型糖尿病是孕前DM常见类型。1型糖尿病的病理学和病理生理学特征是胰岛β细胞数量显著减少和消失所导致的胰岛素分泌显著下降或缺失。2型糖尿病的病理生理学特征为胰岛素调控葡萄糖代谢能力的下降(胰岛素抵抗)伴随胰岛β细胞功能缺陷所导致的胰岛素分泌减少(或相对减少)。明确患者的糖尿病类型,对于孕期的血糖管理是必要的。

知识点1:糖尿病病因学分型(WHO1999的分型体系)

　　(一)1型糖尿病

　　1. 免疫介导性。

　　2. 特发性。

　　(二)2型糖尿病

　　(三)特殊类型糖尿病

　　1. 胰岛β细胞功能遗传性缺陷　第12号染色体,肝细胞核因子-1α(HNF-1α)基因突变(*MODY3*);第7号染色体,葡萄糖激酶(GCK)基因突变(*MODY2*);第20号染色体,肝细胞核因子-4α(HNF-4α)基因突变(*MODY1*);线粒体DNA突变;其他。

　　2. 胰岛素作用遗传性缺陷　A型胰岛素抵抗;矮妖精貌综合征(leprechaunism);Rabson-Mendenhall综合征;脂肪萎缩性糖尿病;其他。

　　3. 胰腺外分泌疾病　胰腺炎、创伤/胰腺切除术后、胰腺肿瘤、胰腺囊性纤维化、血色病、纤维钙化性胰腺病及其他。

　　4. 内分泌疾病　肢端肥大症、库欣综合征、胰高糖素瘤、嗜铬细胞瘤、甲状腺功能亢进症、生长抑素瘤、醛固酮瘤及其他。

　　5. 药物或化学品所致的糖尿病　Vacor(N-3吡啶甲基N-P硝基苯尿素)、喷他脒、烟酸、糖皮质激素、甲状腺激素、二氮嗪、β-肾上腺素能激动剂、噻嗪类利尿剂、苯妥英钠、γ-干扰素及其他。

　　6. 感染　先天性风疹、巨细胞病毒感染及其他。

　　7. 不常见的免疫介导性糖尿病　僵人(stiff-man)综合征、胰岛素自身免疫综合征、胰岛素受体抗体及其他。

8. 其他与糖尿病相关的遗传综合征 Down 综合征、Klinefelter 综合征、Turner 综合征、Wolfram 综合征、Friedreich 共济失调、Huntington 病、Laurence-Moon-Beidel 综合征、强直性肌营养不良、卟啉病、Prader-Willi 综合征及其他。

（四）妊娠期糖尿病

【问题 2】糖尿病患者计划妊娠前的咨询。

思路：所有计划怀孕的糖尿病及糖尿病前期妇女，最好进行一次孕前咨询。该患者孕前患有糖尿病 10 余年，其进行孕前咨询时应该详细告知糖尿病可能对妊娠带来的相关影响。妊娠期高血糖、低血糖或严重的血糖波动，都会给妊娠妇女和婴儿带来严重危害；因此，糖尿病妇女孕前及孕期积极控制血糖十分重要。应用口服降糖药物者二甲双胍可以继续服用，除二甲双胍以外的其他口服降糖药建议孕前停用，改为胰岛素，将血糖尽量控制达标再准备妊娠。

妊娠前血糖控制标准：在不出现低血糖的前提下，空腹和餐后血糖尽可能接近正常，避免低血糖的情况下建议糖化血红蛋白(HbA1c)<6.5% 时妊娠。餐前血糖控制在 3.9~6.5mmol/L，餐后血糖在 8.5mmol/L 以下。

【问题 3】孕前糖尿病患者微血管并发症评估。

思路：糖尿病女性需在计划怀孕前评估是否伴有糖尿病并发症。首先应回顾如下病史：①糖尿病的病程；②急性并发症；③慢性并发症；④糖尿病治疗情况；⑤其他伴随疾病和治疗情况。同时评价其血糖、HbA1c、血压、心电图、眼底、肝肾功能等指标，从而判断是否伴有糖尿病视网膜病变、糖尿病肾病及神经病变和心血管疾病等，如果需要，应予处理后再怀孕（E 级证据）。孕前 HbA1c 宜控制在 6.5% 以下。合并慢性高血压者血压宜在 130/80mmHg 以下。肥胖的 2 型糖尿病患者应筛查是否患睡眠呼吸暂停综合征，后者可导致妊娠期高血压疾病、早产和低 Apgar 评分的发生率升高。糖尿病慢性并发症在孕期可能加重，需在孕期检查时重新评价。应加强对患者的糖尿病相关知识教育。

知识点 2：孕前糖尿病微血管并发症

1. 眼科检查 妊娠可加重糖尿病视网膜病变。孕前糖尿病计划妊娠或已妊娠的患者应进行一次眼科检查，并评价可能加重或促使糖尿病视网膜病变发展的危险因素。未经治疗的增殖期视网膜病变不建议怀孕。有适应证者进行预防性激光治疗可减少糖尿病视网膜病变加重的危险性。整个孕期密切随访眼底变化直至产后（B 级证据）。孕前及孕期良好的血糖控制，可避免病情发展。

2. 糖尿病肾病 妊娠可加重已有的肾脏损害。对轻度糖尿病肾病患者，妊娠可造成暂时性肾功能减退。已出现较严重肾功能不全的患者[血清肌酐 >265μmol/L 或肌酐清除率 <50ml/(min·1.73m^2)]，妊娠可对部分患者肾功能造成永久性损害；并且肾功能不全对胎儿的发育有不良影响，不建议妊娠。糖尿病肾病肾功能正常者，如果孕期血糖控制理想，对孕妇肾功能影响极小。

3. 糖尿病其他并发症 糖尿病神经相关病变包括：胃轻瘫（DGP）、尿潴留及体位性低血压等，可进一步增加妊娠期间糖尿病管理的难度。如潜在的心血管疾病未被发现和处理，妊娠可增加患者死亡的风险，应在孕前仔细检查心血管疾病证据并予以处理。有希望怀孕的糖尿病女性心功能应达到能够耐受运动试验的水平。

建议该患者检查尿常规，眼科进行眼底检查。检查未发现异常。

知识扩展 1：

GDM 史孕前咨询

曾患 GDM 者再次妊娠发生 GDM 的可能性为 30%~50%。如果以往患有 GDM，产后 1 年以上者，最好在计划怀孕前行 OGTT，若血糖正常，孕 24~28 周再做 75g OGTT（B 级证据）。

知识扩展 2：

孕前咨询效果评价

关于接受或未接受过孕前咨询的糖尿病合并妊娠患者的胎儿先天性畸形的相对风险的 11 项研究（图 3-1）。

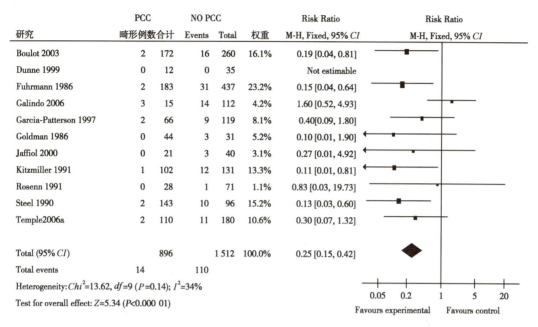

研究	PCC 畸形例数	合计	NO PCC Events	Total	权重	Risk Ratio M-H, Fixed, 95% CI	Risk Ratio M-H, Fixed, 95% CI
Boulot 2003	2	172	16	260	16.1%	0.19 [0.04, 0.81]	
Dunne 1999	0	12	0	35		Not estimable	
Fuhrmann 1986	2	183	31	437	23.2%	0.15 [0.04, 0.64]	
Galindo 2006	3	15	14	112	4.2%	1.60 [0.52, 4.93]	
Garcia-Patterson 1997	2	66	9	119	8.1%	0.40 [0.09, 1.80]	
Goldman 1986	0	44	3	31	5.2%	0.10 [0.01, 1.90]	
Jaffiol 2000	0	21	3	40	3.1%	0.27 [0.01, 4.92]	
Kitzmiller 1991	1	102	12	131	13.3%	0.11 [0.01, 0.81]	
Rosenn 1991	0	28	1	71	1.1%	0.83 [0.03, 19.73]	
Steel 1990	2	143	10	96	15.2%	0.13 [0.03, 0.60]	
Temple 2006a	2	110	11	180	10.6%	0.30 [0.07, 1.32]	
Total (95% CI)		896		1 512	100.0%	0.25 [0.15, 0.42]	
Total events	14		110				

Heterogeneity: Chi^2=13.62, df=9 (P=0.14); I^2=34%
Test for overall effect: Z=5.34 (P<0.000 01)

0.05　0.2　1　5　20
Favours experimental　Favours control

图 3-1　关于接受或未接受过孕前指导的糖尿病合并妊娠患者的胎儿先天性畸形的相对风险

【问题 4】糖尿病患者孕前血糖控制。

患者 13 年前无明显诱因出现口渴、多尿，化验空腹血糖 8~11mmol/L，诊断 2 型糖尿病，给予饮食控制及服用二甲双胍等药物治疗，空腹血糖 6~7mmol/L，餐后 2h 血糖 8~10mmol/L，无头晕、心悸、胸闷；无四肢麻木、疼痛。无视力改变，无双下肢水肿。现服用"二甲双胍，250mg，3 次 /d；格列奇特，80mg，2 次 /d"，空腹血糖 7~8mmol/L，餐后 2h 血糖 9~11mmol/L，因计划妊娠，建议尽早加用胰岛素调整血糖。

检 查 记 录

体温 36.2℃，呼吸 18 次 /min，脉搏 78 次 /min，血压 105/70mmHg，身高 163cm，体重 74kg，BMI 27.8kg/m²。发育正常，甲状腺无肿大；双肺呼吸音清，未闻及干湿性啰音；心界不大，心率 78 次 /min，律齐，未闻及病理性杂音；腹部检查无异常；脊柱无畸形，双下肢无水肿；双侧足背动脉波动正常。

血常规：白细胞 8.5×10⁹/L，中性粒细胞百分比 55.6%，血红蛋白 132g/L，血小板 331×10⁹/L；尿常规检查：尿糖（–）、尿酮体（–）、尿蛋白（–）。血液生化检查：谷丙转氨酶 19IU/L（0~45IU/L），谷草转氨酶 28IU/L（0~35IU/L）；肾功能、血尿酸、血钙、磷、钾、钠、氯均正常；胆固醇 5.95mmol/L，甘油三酯 2.46mmol/L，HDL-C 0.99mmol/L，LDL-C 3.58mmol/L；甲状腺功能 T₃、T₄、TSH、TPOAb、TgAb 均正常；空腹血糖 9.16mmol/L；餐后 2h 血糖 21.6mmol/L；HbA1c 9.3%；24h 蛋白尿总量 0.02g。心电图正常；胸片未见异常；眼底检查未见出血、渗出。

腹部超声：脂肪肝；双下肢血管超声：未见异常；心脏超声：未见异常。

知识点 3：什么程度的糖尿病患者适合妊娠？

由于妊娠期间糖尿病并发症可能会加重，因此怀孕前进行血压、心电图、眼底、肾功能、心脏超声等项目的全面检查和功能评价是非常必要的。合并严重心血管病变、肾功能不全者应避孕，已妊娠者及早终止；眼底有增生性视网膜病变已接受激光凝固治疗者，可酌情考虑妊娠，孕期新发现者可以进行治疗。糖尿病患者孕 12 周后可使用小剂量阿司匹林预防子痫前期的发生，但其预防效果有待高质量研究证实。

知识扩展3:

孕前合理的药物调整

1. 应用二甲双胍者可以继续服用,对二甲双胍无法控制的高血糖及时加用或改用胰岛素控制血糖,停用二甲双胍以外的其他类别口服降糖药。

2. 停用妊娠期禁用的药物,如他汀类药物、血管紧张素转换酶抑制剂、血管紧张素Ⅱ受体阻断剂等。孕前未停药者,妊娠诊断后应尽早停药。

3. 妊娠前3个月要适量补充小剂量叶酸、多种维生素等,戒烟。

【问题5】该患者下一步如何治疗?

思路:血糖控制可通过饮食、运动及调节胰岛素用量三方面进行。

1. 饮食治疗 该患者肥胖,依据其日常劳动强度及饮食习惯,制订每日总热量5 523kJ(1 320kcal):碳水化合物175g(53%)、蛋白质56g(17%),其中动物蛋白36g,植物蛋白20g,脂肪44g(30%);三餐分配:早1/5、中晚各2/5;对含单糖较多、油脂较高的食物,尽量少食。

2. 鼓励运动 有利于改善胰岛素抵抗,减少胰岛素的用量,要注意运动的时间和强度,要动静结合,循序渐进。

3. 胰岛素治疗 患者入院后停用二甲双胍;改用胰岛素皮下注射:门冬胰岛素8u-8u-8u三餐前30min,地特胰岛素6u睡前皮下注射。两天后根据血糖水平调整胰岛素剂量:门冬胰岛素10u-10u-10u三餐前、地特胰岛素8u睡前皮下注射。

住院期间通过饮食运动治疗,患者体重下降0.5kg,出院前胰岛素注射量为:三餐前门冬胰岛素各8u,睡前地特胰岛素4u;空腹及餐前血糖控制在4.9~6.0mmol/L,餐后2h血糖6.6~7.4mmol/L,无低血糖反应。嘱患者出院后定期监测血糖、血脂及HbA1c,适时妊娠。

知识扩展4:

个体化的胰岛素治疗方案

胰岛素治疗是目前糖尿病患者孕前控制血糖的理想选择。胰岛素个体化治疗方案的制订,要结合患者糖尿病类型、年龄、病程、体重指数、并发症情况、每日血糖谱和胰岛B细胞功能等综合因素确定。胰岛素治疗只有与饮食、运动、心理调节治疗紧密结合,才能达到有效控制高血糖、减少低血糖发生、避免血糖波动的理想目标,最大程度减少高血糖对母婴的伤害。

1. 胰岛素起始剂量及调整原则

(1)对无糖尿病急性并发症者,根据血糖水平,起始胰岛素剂量一般为0.3~0.5IU/(kg·d)。胰岛素剂量分配通常是早餐前(速效胰岛素类似物或短效胰岛素,25%~30%)>晚餐前(速效胰岛素类似物或短效胰岛素,20%~25%)>午餐前(短效胰岛素或速效胰岛素类似物,15%~20%)>睡前(地特胰岛素,20%)。

(2)预混胰岛素的使用:根据血糖变化特点,可选择每日1次预混胰岛素注射方案[起始胰岛素剂量一般为0.2IU/(kg·d),晚餐前注射]或每日2次预混胰岛素注射方案[起始胰岛素剂量一般为0.2~0.4IU/(kg·d),按2:1的比例分配于早餐和晚餐前]。孕期较少应用。

(3)对单纯餐后高血糖者,则以超短效或短效胰岛素治疗,再根据血糖变化调整胰岛素剂量。

以上各方案中,胰岛素用量的调整主要依据空腹血糖、三餐后2h血糖、睡前、凌晨3点的血糖水平,通常每3~5天调整1次,每次调整的剂量为2~4IU,直到血糖达标。

2. 注意事项 胰岛素初始剂量不宜偏大,调整速度和幅度不宜过快、过大,避免出现低血糖反应或引起其他不良后果。对于反复出现空腹血糖升高者,要注意夜间胰岛素作用不足、黎明现象和苏木杰(Somogyi)现象的鉴别,通过测定凌晨3~4点血糖加以鉴别(若凌晨3~4点血糖<3.9mmol/L,则提示夜间可能出现过低血糖)。前两者须增加睡前中效胰岛素剂量,而Somogyi现象则应减少睡前中效胰岛素用量。在接受药物治疗控制病情的过程中,随着降糖药物药效力度增加和患者机体状况的改善,药物剂量会发生增量期、平台期、减量期和新的平台期的周期性变化,要依据该变化规律及时进行治疗方案的调整。孕期降糖药物胎盘的转运见图3-2。

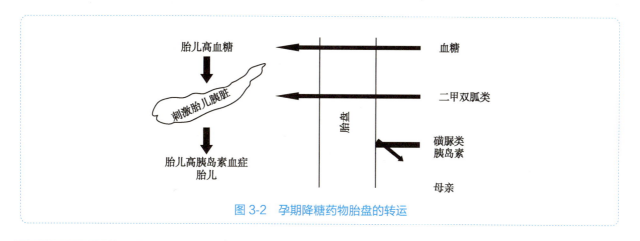

图 3-2　孕期降糖药物胎盘的转运

临床病例 2　妊娠期糖尿病的诊断标准与治疗

患者,29 岁。主因"停经 27⁺⁶ 周,发现血糖升高 1 周余"收入院。患者平素月经规律,末次月经 2009 年 7 月 11 日,预产期 2010 年 4 月 18 日。于停经 35 天查尿 hCG(+)。孕 26 周常规行 OGTT 试验,检查结果为空腹血糖 5.08mmol/L,餐后 1h 血糖 11.45mmol/L,餐后 2h 血糖 8.35mmol/L。既往否认糖尿病、高血压、肝脏、肾脏疾病史;否认外伤手术史;无药物过敏史。无吸烟、饮酒史。4 年前剖宫产分娩一女婴,体重 4 200g,为巨大儿;无糖尿病家族史。

【问题 6】GDM 诊断标准是什么?

思路 1:有条件的医疗机构,在妊娠 24~28 周,应对所有尚未被诊断为糖尿病的孕妇,进行 75g OGTT。

75g OGTT 的方法:前一日晚餐后禁食 8~14h 至次日晨(最迟不超过上午 9 时),OGTT 试验前连续三天正常体力活动、正常饮食,即每日进食碳水化合物不少于 150g,检查期间静坐、禁烟。检查时,5min 内口服含 75g 葡萄糖的液体 300ml,分别抽取服糖前、服糖后 1h、2h 的静脉血(从开始饮用葡萄糖水计算时间)。放入含有氟化钠试管中采用葡萄糖氧化酶法测定血浆葡萄糖水平。

思路 2:75g OGTT 的诊断标准如下。

空腹及服葡萄糖后 1h、2h 的血糖值分别为 5.1mmol/L、10.0mmol/L、8.5mmol/L(9.2mg/L、18mg/L、15.3mg/L)。任何一点血糖值达到或超过上述标准即诊断为 GDM。

知识点 4:妊娠期糖尿病的诊断策略和证据

随着肥胖和糖尿病的发病率日益增多,育龄妇女罹患 2 型糖尿病的风险增加。高血糖与妊娠不良结局研究(hyperglycemia and adverse pregnancy outcome study,HAPO)证实,妊娠期即使轻度血糖水平升高,孕妇发生大于胎龄儿、剖宫产率、新生儿低血糖、高胰岛素血症等疾病的风险也随着血糖水平的升高而增加。因此及早发现 GDM,及时将血糖控制在合理水平,是改善妊娠不良结局的关键。

为减少母婴不良风险的发生,进一步优化妊娠妇女及其子女的预后,国际妊娠合并糖尿病研究组(IDAPSG)和美国糖尿病协会(ADA)提出:①有糖尿病高危因素的妊娠妇女在首次产前检查时即要用标准的糖尿病诊断标准筛查未诊断的 2 型糖尿病;首次血糖无异常者,则于妊娠 24~28 周时再次行 75g OGTT 进行 GDM 检查,确保不漏诊;②所有孕妇都建议在妊娠 24~28 周时接受 75g OGTT 筛查,孕中期是孕妇孕期体重变化最大的阶段,也是妊娠糖代谢开始出现根本变化的时期,此期检查有助于 GDM 的诊断。

糖尿病高危因素:①肥胖;②有 2 型糖尿病家族史(尤其一级亲属);③年龄 ≥ 35 岁;④具有多囊卵巢综合征(PCOS)者;⑤异常产科病史者(如巨大儿史、畸形等);⑥本次妊娠期发现胎儿大于孕周、羊水过多;⑦早孕期空腹尿糖阳性者;⑧长时间使用糖皮质激素、β 受体兴奋剂者。

知识扩展5：

妊娠期糖尿病诊断标准的变迁

长期以来,对于妊娠期糖尿病的早期诊断主要包括两个方面:于妊娠24~28周进行50g葡萄糖筛查,筛查GDM;筛查异常者进一步行100g或75g OGTT检查以明确GDM的诊断。常用的GDM诊断标准见表3-1,表中两项指标达到标准可确诊GDM。

表3-1　妊娠期糖尿病诊断标准

标准	口服葡萄糖/g	血糖/(mmol·L^{-1})			
		空腹	1h	2h	3h
美国国家糖尿病资料组(NDDG)	10	5.8	10.6	9.2	8.1
美国糖尿病协会(ADA)	75	5.3	10.0	8.6	
中国2型糖尿病防治指南(2010)	75	5.3	10.0	8.6	7.8

HAPO研究为GDM的诊断标准提供了有力的试验数据,根据该研究结果,2010年国际糖尿病与妊娠研究组(IADPSG)修正了新的GDM筛查和诊断指南,包括对高危妇女孕早期进行检查,及早发现产前糖尿病患者;对所有孕24~28周妇女普遍采用75g OGTT试验进行空腹及1h、2h血糖检测;推荐GDM的诊断切点为空腹、服糖后1h和2h的血糖值分别为5.1mmol/L、10.0mmol/L和8.5mmol/L,有一项升高即可诊断为GDM。ADA于2011年采纳了该诊断标准,即空腹、服葡萄糖后1h、2h的血糖值分别为:5.1mmol/L、10.0mmol/L、8.5mmol/L,任何一点血糖值达到或超过上述阈值,即诊断为GDM。新的诊断标准将显著地增加GDM的发病率,根据产后10~14年远期随访研究显示,基于新诊断标准诊断出的GDM,如果不加以控制,母儿远期发生糖代谢异常、肥胖和超重等风险均增加。所以应加强妊娠期糖尿病规范化治疗及积极控制血糖。

知识扩展6：

医疗资源缺乏地区GDM诊断的策略

医疗资源缺乏地区,建议妊娠24~28周首先检查FPG。孕24周后FPG≥5.1mmol/L(92mg/dl),可以直接诊断为GDM,不必再做75g OGTT,4.4mmol/L≤FPG<5.1mmol/L者,应尽早做75g OGTT。

【问题7】根据上述诊断标准,该患者GDM诊断成立,下一步如何处理?

思路:建议首先进行医学营养治疗以及运动指导,同时监测餐前后血糖,如果血糖不达标应该入院加用胰岛素。

该患者孕中期确诊GDM,孕中期BMI 26.0kg/m²,与孕前比较体重增加7kg,体型肥胖;依据其日常劳动强度及饮食习惯,制订每日总热量7 531kJ(1 800kcal),其中碳水化合物217g(52%);蛋白质69g(17%),其中动物蛋白32g,植物蛋白37g;脂肪58g(31%)。

餐次安排:少量多餐,定时定量进餐对血糖控制非常重要。早、中、晚三餐的能量应控制在10%~15%、30%、30%,加餐的能量可以在5%~10%,有助于预防餐前的过度饥饿感。

三餐分配:早1/5、中晚各2/5;对含单糖较多、油脂较高的食物,尽量少食。

知识点 5：医学营养治疗（MNT）

MNT 治疗目的是使糖尿病孕妇的血糖控制在正常范围，保证母亲和胎儿的合理营养摄入，减少母儿并发症的发生。2005 年以来的两项随机对照试验（RCT）为 GDM 营养治疗和管理提供了强有力的证据。一旦确诊为 GDM 者，立即对患者进行 MNT 和运动的指导，以及如何进行血糖监测的教育等。经过 MNT 和运动指导，监测空腹及餐后 2h 血糖，血糖仍异常者收入院。

推荐营养摄入量

（1）每日总能量摄入：应基于孕前体重和孕期体重增长速度（表 3-2）。

虽然需要控制糖尿病孕妇每日摄入总能量，但应避免能量限制过度（孕早期 <6 276kJ（1 500kcal），孕晚期 <7 531kJ（1 800kcal）），尤其是碳水化合物摄入不足可能导致酮症的发生，对母亲和胎儿都会产生不利影响。

表 3-2　孕妇每日能量摄入推荐（基于孕前体重类型）

	能量系数 /(kcal·kg^{-1} 理想体重)	平均能量 /(kcal·d^{-1})	孕期体重增长推荐 /kg	妊娠中晚期推荐每周体重增长 /kg
低体重（<19.8）	35~40	2 000~2 300	12.5~18	0.51（0.44~0.58）
理想体重（19.8~24.9）	30~35	1 800~2 100	11.5~16	0.42（0.35~0.50）
超重 / 肥胖（≥ 25）	25~30	1 500~1 800	7~11.5	0.28（0.23~0.33）

注：孕早期平均体重增加 0.5~2kg；妊娠中晚期平均能量增加约 200kcal/d。

对于我国常见身高的孕妇（150~175cm），可以参考［身高（cm）-105］为理想体重值。身材过矮或过高孕妇需要根据患者的状况调整膳食能量推荐。而在多胎妊娠者，应在单胎基础上每日适当增加 200kcal 营养摄入。

（2）碳水化合物：推荐摄入量占总能量的 50%~60%，每日碳水化合物不低于 150g，对维持孕期血糖正常更为合适。应尽量避免食用蔗糖等精制糖。等量碳水化合物食物选择时可优先选择低血糖指数食物。监测碳水化合物的摄入量是血糖控制达标的关键策略，无论采用碳水化合物计算法、食品交换份法或经验估算（A 级）。当仅考虑碳水化合物总量时，用血糖指数和血糖负荷，可能更有助于血糖控制（B 级）。

（3）蛋白质：推荐饮食蛋白质占总能量的 15%~20% 为宜，能够满足母体的孕期生理调节及胎儿生长发育之所需。

（4）脂肪：推荐膳食脂肪量占总能量百分比为 25%~30%。但应适当限制饱和脂肪酸含量高的食物如：动物油脂、红肉类、椰奶、全脂奶制品等，糖尿病患者饱和脂肪酸摄入不应该超过总摄入能量的 7%（A 级）；而单不饱和脂肪酸含量丰富的橄榄油、山茶油等应占脂肪供能的 1/3 以上。减少反式脂肪酸摄入量能降低低密度脂蛋白胆固醇，增加高密度脂蛋白胆固醇（A 级）；所以，糖尿病孕妇应减少反式脂肪酸的摄入量（B 级）。

（5）膳食纤维：是不产生能量的多糖。水果中的果胶、海带、紫菜中的藻胶、某些豆类中的胍胶和魔芋粉等有控制餐后上升幅度，改善葡萄糖耐量和降低血胆固醇的作用。推荐每日摄入 25~30g。可在饮食中多选些富含膳食纤维的燕麦片、苦荞麦面等粗杂粮以及新鲜蔬菜、水果、藻类食物等。

（6）补充维生素及矿物质：妊娠时对铁、叶酸、维生素 D 的需要量增加了一倍，钙、磷、硫胺素、维生素 B$_6$ 的需要量增加了 33%~50%，锌、核黄素的需要量增加了 20%~25%，维生素 A、维生素 B$_{12}$、维生素 C 和能量、硒、钾、生物素、烟酸的需要量增加了 18% 左右。因此，建议在妊娠期有计划地增加富含维生素 B$_6$、钙、钾、铁、锌、铜的食物（如瘦肉、家禽、鱼、虾和奶制品、新鲜水果和蔬菜等）。

（7）非营养性甜味剂的使用：ADA 建议只有 FDA 批准的非营养性甜味剂孕妇可以使用，并适度推荐，目前相关研究非常有限（E 级）。美国 FDA 批准的 5 种非营养性甜味剂分别是乙酰磺胺酸钾、阿斯巴甜、纽甜、食用糖精和三氯蔗糖。

妊娠不同时期,每日所需的总热量存在差异

妊娠早期,热量需求与妊娠前大致相同,妊娠早期尽量不宜低于 6 276kJ/d(1 500kcal/d),一般 6 694~7 113kJ/d(1 600~1 700kcal/d);妊娠中晚期,胎儿生长发育较快,总热量平均增加 837kJ/d(200kcal/d),妊娠晚期尽量不低于 7 531kJ/d(1 800kcal/d)。双胎妊娠,平均热量增加 837kJ/d(200kcal/d)。在改变孕妇生活方式的过程中,医生、护士、营养师等专业团队提供的指导信息和意见固然很重要,来自家庭的支持和监督也同样具有重要作用。大部分 GDM 孕妇通过生活方式调整后,血糖可以达到理想范围,减少妊娠糖尿病合并症的发生、发展。

通过饮食管理和运动,监测该患者血糖如下,空腹血糖 5.0~5.7mmol/L,餐后 2h 血糖 6.7~8.1mmol/L,睡前血糖 6.4mmol/L,无低血糖发生。

【问题 8】妊娠期血糖控制目标(表 3-3)

表 3-3　妊娠期血糖控制目标

	孕前 1 型或 2 型糖尿病	妊娠期糖尿病
控制目标	餐前、睡前及夜间 3.3~5.4mmol/L;餐后血糖峰值 5.4~7.1mmol/L;糖化血红蛋白 6.0%,避免低血糖;为减少低血糖发生建议早孕期控制标准:空腹血糖 <6mmol/L,餐后 2h<7.8mmol/L	空腹或餐前 ≤ 5.3mmol/L;餐后 1h ≤ 7.8mmol/L 或餐后 2h ≤ 6.7mmol/L;糖化血红蛋白 5.5%

妊娠合并糖尿病孕妇,要监测 24h 血糖轮廓:主要包括三餐前血糖、三餐后 2h 血糖、睡前血糖,必要时加测清晨 3~4 点血糖;对于血糖控制不理想者,还要测定尿酮体。

知识点 6:血糖监测方法的选择及意义

应用连续监测 72h 血糖动态变化,有利于精细监控血糖,尤其是在探知无症状性低血糖、揭示血糖波动等方面具有明显优势,能有效提高对妊娠期血糖控制的能力。

HbA1c 主要反映测定前 8~12 周的平均血糖水平,是评估和监测血糖长期控制情况的主要指标,因此对于妊娠期间短期的血糖控制情况的评价无明显优势,但是有利于孕妇是否为孕前糖尿病的评价和判定。此外,妊娠期间血糖的监测频率和时间还要依据患者病情变化、生活方式和自身需要而灵活掌握,做到个体化。同时要加强医生和患者的沟通,提高患者自我发现率,减少潜在性血糖波动,为制订和实施个性化治疗方案提供有效的依据和保障。

糖化白蛋白(GA)能反映糖尿病患者检测前 2~3 周的平均血糖水平,其正常参考值为 11%~17%。GA 对短期内血糖变化比 HbA1c 敏感,是评价患者短期糖代谢控制情况的良好指标,尤其是对于患者治疗方案调整后的疗效评价。对于患有肾病综合征、肝硬化等影响白蛋白更新速度的疾病的患者,GA 的检测结果是不可靠的。

【问题 9】该孕妇经过控制孕期血糖不达标,药物应用时机应如何把握。

思路:一般经饮食治疗 3~5 天后,血糖控制仍不理想者,如餐前血糖 >5.3mmol/L,餐后 2h 血糖 >6.7mmol/L,夜间血糖 ≥ 5.6mmol/L 者,或控制饮食后出现饥饿性酮症,而增加热量摄入时血糖又超过孕期标准者,应及时加用药物治疗。该孕妇经过饮食管理和运动血糖未达标,及时加用药物治疗。

【问题 10】药物治疗的方案与剂量的选择?

GDM 的药物治疗方案包括口服降糖药和胰岛素。

二甲双胍孕期使用的有效性和近期安全性已在近年来发表的 RCT 研究和系统评价研究中得到验证。2015 年 FIGO 妊娠期糖尿病指南明确指出，GDM 患者中晚孕期使用二甲双胍和胰岛素均安全且有效，可作为一线治疗方案，二甲双胍（包括需加用胰岛素时）治疗 GDM 较胰岛素更有优势。关于二甲双胍的远期安全性，2007 年发表于 *New England* 杂志的 MiG 试验的子代随访研究发现，孕期使用二甲双胍的 GDM 患者子代 2 岁时上臂中部周经、肩胛下皮褶、肱二头肌皮褶较胰岛素组子代明显增加（$P = 0.005, 0.01, 0.02$）。体脂率、腹围、总脂肪量等均无显著差异。7~9 岁时子代上臂中部周经、上臂脂肪量明显增加，研究发现二甲双胍组子代倾向于有更多的皮下脂肪和内脏脂肪（与胰岛素抵抗相关），但无显著性差异。两组子代空腹血糖、甘油三酯、胰岛素、胰岛素抵抗、糖化血红蛋白、糖化白蛋白、胆固醇、肝酶等均相似。尽管二甲双胍组子代可能出现胰岛素抵抗相关问题，根据 HAPO 随访研究，未经恰当治疗的妊娠合并糖尿病患者子代的诸多不良预后更为不利，二甲双胍的使用能够使 GDM 患者获益，其不良妊娠结局的发生率与使用胰岛素者相似。

在药物治疗方案的选择上，推荐根据孕前 BMI、诊断 GDM 的孕周、OGTT 餐后 1h 血糖水平、治疗前平均血糖水平、治疗后第 1 周空腹血糖水平等对患者的胰岛素抵抗程度进行分层，胰岛素抵抗轻者单用二甲双胍即可实现血糖控制；部分患者由于存在较多胰岛素抵抗的危险因素，单用二甲双胍血糖控制不满意，应先使用二甲双胍，并在其基础上尽早加用胰岛素；部分患者血糖代谢紊乱程度较重，2015 年 FIGO 指南建议若患者存在以下特点时应以胰岛素应作为首选药：20 孕周前诊断糖尿病、30 孕周前需药物控制血糖、空腹血糖水平 >6.1mmol/L、餐后 1h 血糖水平 >7.7mmol/L、妊娠期间体重增长 >12kg。

二甲双胍的使用方法为：初 500mg/d 随餐服用，可每日增加 500~750mg，1~2 周后剂量可调整为 2 000~2 500mg/d 的最大剂量。若使用二甲双胍 1~3 周后血糖控制仍不满意，应加用胰岛素或改用胰岛素进行降糖治疗，以减少巨大儿等不良妊娠结局的发生率。

妊娠期胰岛素的合理应用：由于不同孕妇个体胰岛功能的差异及对胰岛素敏感性的不同，胰岛素治疗方案要个性化。理想的胰岛素治疗方案应模拟人体的生理胰岛素分泌模式，即维持空腹和餐前血糖的基础胰岛素量与控制进餐后血糖水平的餐时胰岛素量。不同的胰岛素剂型具有各自不同的作用特点，临床要灵活选择，合理搭配。

妊娠期常用的胰岛素制剂主要包括：短效胰岛素、超短效人胰岛素类似物、中效胰岛素和预混型胰岛素等。

1. 短效胰岛素　起效快，可以皮下、肌内和静脉内注射使用；剂量易于调整，主要用于餐后高血糖的控制；静脉注射时能使血糖迅速下降，可用于抢救糖尿病酮症酸中毒等高血糖危象。

2. 超短效人胰岛素类似物　胰岛素类似物是一类分子结构、生物活性及免疫原性与人胰岛素相似的生物制剂，其药动学特点与人胰岛素比较，更符合生理、抗原性更弱、效果更好，更利于餐后血糖的控制，可于餐前使用，使孕妇用餐时间更为灵活。研究证实的胰岛素类似物，在妊娠期应用的安全性、有效性高于普通人胰岛素，且母亲及胎儿的并发症较少。由于起效快、低血糖发生率低，不易发生下一餐前低血糖，其临床依从性显著高于普通人胰岛素。门冬胰岛素（诺和锐）是目前唯一被 FDA 批准用于妊娠期的人胰岛素类似物。

3. 中效胰岛素　含有鱼精蛋白、短效胰岛素和锌离子的混悬液，只能皮下注射。注射后必须在组织中蛋白酶的分解作用下，将胰岛素与鱼精蛋白分离，释放出胰岛素再发挥生物学效应。其特点是起效慢，注射后 2~4h 起效，作用高峰在注射后 6~10h，药效持续时间长达 16~20h，主要用于基础血糖的控制。

4. 长效胰岛素类似物　通过改变胰岛素等电点或增加胰岛素分子质量的方法，使其分解、吸收作用延长，吸收变异度小且无峰值，更好地模拟人体生理基础胰岛素的分泌，临床实践证明其应用后发生低血糖的风险较中效胰岛素类似物小。

地特胰岛素是中长效胰岛素类似物，皮下注射后其吸收扩散速度缓慢，在血浆中 98%~99% 与白蛋白结合，以极其缓慢的速度释放入血，血浆浓度平稳，峰谷曲线小，作用持续时间长，可每天注射 1~2 次，为糖尿病患者提供基础胰岛素水平。地特胰岛素在妊娠期使用的有效性及安全性已得到证实。

甘精胰岛素是长效胰岛素类似物，其与胰岛素样生长因子受体的亲和力是人胰岛素的 6.5 倍。少有对孕期应用甘精胰岛素的研究，但基于有限的研究，甘精胰岛素孕期使用安全，且患者接受度较高。

FIGO 研究指出人胰岛素、地特胰岛素、赖脯胰岛素、门冬胰岛素和地特胰岛素在孕期应用均有效且安全。

胰岛素初始剂量及调整：胰岛素使用要从小剂量开始；若无糖尿病急性并发症，多数患者可 0.3~0.8IU/（kg·d）起步，根据血糖水平，每 2~3 天调整一次，每次增减 2~4IU 为宜。非特殊情况，调整剂量不要太大；距离血糖达标值越近，调整幅度要越小，避免发生低血糖(图 3-3)。

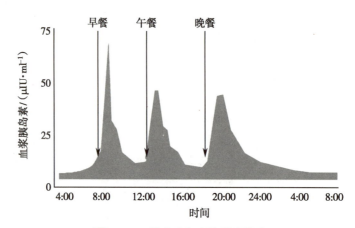

图 3-3　正常人胰岛素的分泌模式

随着血糖水平的升高，孕妇发生大于胎龄儿、剖宫产率、新生儿低血糖、高胰岛素血症等不良结局的风险增加。为确保孕妇和胎儿在整个孕期更安全，积极控制孕期血糖非常必要。胰岛素由于具有能够有效控制血糖且不能透过胎盘的特性，而成为目前治疗妊娠合并糖尿病的最佳选择；妊娠期胰岛素的应用对改善妊娠合并糖尿病患者及其后代的结局具有重要意义。虽然应用胰岛素治疗 GDM 安全可靠，但需建立在诊断明确、饮食及运动治疗、健康教育充分的基础上。随着医药学的不断发展，一定会研究出更多的胰岛素及其类似物剂型，满足临床的合理需求。

【问题 11】糖尿病孕妇妊娠期并发症的监测。

1. 妊娠期高血压的监测　每次孕期检查时应监测血压及尿蛋白，一旦并发子痫前期，按子痫前期处理原则。

2. 羊水过多及其并发症的监测　注意患者的宫高曲线及子宫张力，如宫高增长过快，或子宫张力增大，及时行 B 超检查，了解羊水量。

3. 糖尿病酮症酸中毒症状的监测　孕期出现不明原因恶心、呕吐、乏力、头痛甚至昏迷者，注意检查患者的血糖，尿酮体，必要时行血气分析，明确诊断。

4. 感染的监测　注意有无白带增多、外阴瘙痒、尿急、尿频、尿痛及腰痛等表现，定期行尿常规检测。

5. 甲状腺功能监测　必要时行甲状腺功能检测，了解患者的甲状腺功能。

6. 糖尿病伴有微血管病变合并妊娠者应在妊娠早、中、晚三个阶段进行肾功能、眼底检查和血脂测定。

【问题 12】糖尿病孕妇宫内胎儿的监测。

1. 胎儿发育异常的检查　在孕中期应用彩色多普勒超声对胎儿进行产前筛查，尤其要注意检查中枢神经系统和心脏的发育(有条件者推荐做胎儿超声心动图检查)。

2. 胎儿生长速度的监测　孕中、后期应每月一次超声波检查，监测胎儿发育、了解羊水量及胎儿血流情况等。

3. 胎儿宫内发育状况的评价　需要应用胰岛素或口服降糖药物的糖尿病者，孕 32 周起，注意胎动，每周 1 次 NST；必要时超声多普勒检查了解脐动脉血流情况。

4. 促胎儿肺成熟　孕期血糖控制不满意以及需要提前终止妊娠者，应在计划终止妊娠前 48h，促进胎儿肺成熟。有条件者行羊膜腔穿刺术抽取羊水了解胎儿肺成熟度,同时羊膜腔内注射地塞米松10mg。

【问题 13】分娩时机及方式。

1. 不需要胰岛素治疗的 GDM 孕妇,无母、儿并发症,可在严密监测下,等到预产期,未自然临产者采取措施终止妊娠。

2. 孕前糖尿病及应用胰岛素治疗的 GDM 者,如果血糖控制良好,严密监测下,孕 38~39 周终止妊娠;血糖控制不满意者及时收入院。

3. 有母儿合并症者,严密监护下,适时终止妊娠,必要时完成促胎儿肺成熟。

妊 娠 结 局

患者于孕 39 周行剖宫产术,成功娩出一男婴,体重 3 420g,无新生儿并发症,母儿分娩后 5 天出院。建议产后 6~12 周复查 OGTT,重新评价糖代谢情况。

知识点 7 :妊娠期糖尿病产后随访

GDM 患者及其后代均是公认的糖尿病的高危人群,GDM 患者产后患 2 型 DM 的相对危险度(relative risk,RR)是 7.43,通过生活方式改变和药物治疗可以使有 GDM 史的女性发生 DM 的比例减少50% 以上。基于 HAPO 研究(纳入 9 个国家 23 316 名妊娠女性的观察性研究)对 4 832 名研究对象的子代(10~14 岁)进行了随访,发现母体孕期 OGTT 试验的空腹血糖值与子代 OGTT 试验空腹血糖和糖化血红蛋白水平呈正相关,且与子代空腹血糖受损发生有关;母体孕期 OGTT 试验的餐后 1h 和 2h 血糖与子代 OGTT 试验各时间点血糖水平和糖化血红蛋白呈正相关,且与子代糖耐量受损发生有关。总而言之,母体 OGTT 试验血糖水平越高,子代随机血糖、糖化血红蛋白水平越高,子代糖耐量受损和空腹血糖受损发生率越高。另一项 HAPO 研究的随访研究(随访中位时间为产后 11.4 年)发现,52.5%妊娠期糖尿病患者产后出现糖代谢异常,而非妊娠期糖尿病患者仅 20.1% 出现糖代谢异常(OR 3.44);妊娠期糖尿病患者的子代超重和肥胖的发生率分别为 39.5% 和 19.1%,非妊娠期糖尿病患者子代仅为26.6% 和 9.9%。因此,现有的关于 GDM 诊断治疗指南中都对产后随访问题进行了强调并加以规范。

1. 推荐所有 GDM 患者在产后 6~12 周进行随访(证据 E 级)。

2. 产后随访时应向产妇讲解产后随访的意义,指导其改变生活方式,合理饮食及适当运动,鼓励母乳喂养。

3. 建议对糖尿病孕妇后代进行随访以及健康生活方式指导,可进行身长、体重、头围、腹围的测定,必要时进行血压及血糖的检测。

4. 建议有条件者至少每 3 年进行一次随访(证据 E 级)。

小 结

临床关键点:

1. 糖尿病患者的孕前咨询及管理。

2. 妊娠期糖尿病诊断及管理。

3. 妊娠期糖尿病产后随访。

糖尿病患者孕前咨询流程

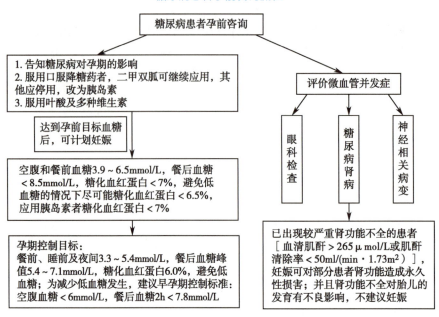

糖尿病患者孕前咨询

1. 告知糖尿病对孕期的影响
2. 服用口服降糖药者，二甲双胍可继续应用，其他应停用，改为胰岛素
3. 服用叶酸及多种维生素

达到孕前目标血糖后，可计划妊娠

空腹和餐前血糖3.9~6.5mmol/L，餐后血糖<8.5mmol/L，糖化血红蛋白<7%，避免低血糖的情况下尽可能糖化血红蛋白<6.5%，应用胰岛素者糖化血红蛋白<7%

孕期控制目标：
餐前、睡前及夜间3.3~5.4mmol/L，餐后血糖峰值5.4~7.1mmol/L，糖化血红蛋白6.0%，避免低血糖；为减少低血糖发生，建议早孕期控制标准：空腹血糖<6mmol/L，餐后血糖2h<7.8mmol/L

评价微血管并发症

眼科检查　糖尿病肾病　神经相关病变

已出现较严重肾功能不全的患者［血清肌酐>265μmol/L或肌酐清除率<50ml/(min·1.73m²)］，妊娠可对部分患者肾功能造成永久性损害；并且肾功能不全对胎儿的发育有不良影响，不建议妊娠

妊娠期糖尿病的随访和管理

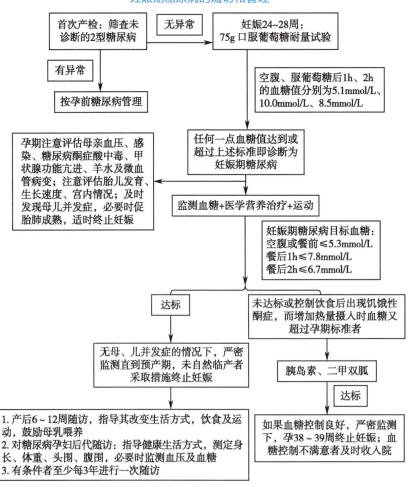

首次产检：筛查未诊断的2型糖尿病

无异常 → 妊娠24~28周：75g口服葡萄糖耐量试验

有异常 → 按孕前糖尿病管理

空腹、服葡萄糖后1h、2h的血糖值分别为5.1mmol/L、10.0mmol/L、8.5mmol/L

任何一点血糖值达到或超过上述标准即诊断为妊娠期糖尿病

孕期注意评估母亲血压、感染、糖尿病酮症酸中毒、甲状腺功能亢进、羊水及微血管病变；注意评估胎儿发育、生长速度、宫内情况；及时发现母儿并发症，必要时促胎肺成熟，适时终止妊娠

监测血糖+医学营养治疗+运动

妊娠期糖尿病目标血糖：
空腹或餐前≤5.3mmol/L
餐后1h≤7.8mmol/L
餐后2h≤6.7mmol/L

达标

未达标或控制饮食后出现饥饿性酮症，而增加热量摄入时血糖又超过孕期标准者

无母、儿并发症的情况下，严密监测直到预产期，未自然临产者采取措施终止妊娠

胰岛素、二甲双胍

达标

1. 产后6~12周随访，指导其改变生活方式，饮食及运动，鼓励母乳喂养
2. 对糖尿病孕妇后代随访：指导健康生活方式，测定身长、体重、头围、腹围，必要时监测血压及血糖
3. 有条件者至少每3年进行一次随访

如果血糖控制良好，严密监测下，孕38~39周终止妊娠；血糖控制不满意者及时收入院

（杨慧霞）

第四节　妊娠合并甲状腺疾病

甲状腺疾病是妊娠期常见的内分泌疾病,包括甲状腺功能异常和甲状腺肿瘤。前者最为常见,包括甲状腺功能减退症(简称甲减)和甲状腺功能亢进症(简称甲亢)等。

母胎之间的甲状腺功能有着密切的关系,妊娠期间的甲状腺功能异常可以导致多种不良的妊娠结局,包括妊娠期高血压疾病、流产、早产、胎死宫内、胎儿发育迟缓等。2017年美国甲状腺协会(ATA)更新颁布了《妊娠和产后甲状腺疾病诊断和处理:美国甲状腺学会指南》。2017年,我国以其为蓝本,加入本国学者的研究内容,结合本国临床工作和妇幼保健工作的实际情况,由中华医学会内分泌学会围产医学分会主编撰并修订了《妊娠和产后甲状腺疾病诊治指南》(以下简称国内指南),对我国妊娠合并甲状腺疾病的临床诊断与治疗起到了重要的指导作用。

临床病例 1:病例摘要

患者,女性,28岁,以"停经50余天,自觉疲乏无力6天"为主诉就诊。平素月经规律。现停经52天,已通过尿妊娠实验确定妊娠。无腹痛及阴道流血,无恶心等异常表现,食欲减退,偶有便秘,排尿正常。孕3产0,早期自然流产2次。

【问题 1】通过病史采集,我们首先获得的临床信息是什么?

思路 1:患者女性,生育年龄,孕早期出现疲乏无力、食欲减退、便秘的症状。这些症状均不具备特异性,有可能是正常的早孕反应,但也不能除外病理状态,例如甲状腺功能减退症(简称甲减)、贫血或病毒感染等疾病,需要收集更有意义的临床资料进行鉴别诊断。患者既往早期自然流产2次,需要查找原因,防止此次妊娠再次流产。

思路 2:还需要补充哪些相关病史?

对此类患者,还需详细询问以下情况:①上呼吸道感染相关症状,包括咳嗽、咳痰、咽痛、发热、呼吸困难等;贫血相关症状,包括头晕、月经过多等;甲减相关资料,例如既往有无甲状腺疾病或进行过影响甲状腺功能的手术,近期是否服用某些损害甲状腺功能的药物等;②自然流产相关病因的排除,包括胎儿染色体异常、母亲全身性疾病、母亲内分泌疾病等。

【问题 2】为进一步明确诊断,体格检查需要注意哪些问题?

测量患者的体温、脉搏、呼吸、血压等。应注意患者是否有咽部红肿、皮肤干燥发凉、粗糙脱屑,有无颜面、眼睑和手皮肤水肿,有无贫血貌等。

补 充 病 史

患者无咳嗽、咳痰、头晕、咽痛症状,有声音嘶哑。既往健康,月经量正常。

知识点 1:妊娠期甲减的临床表现

妊娠期甲减的症状及体征主要有全身疲乏、困倦、记忆力减退、食欲减退、声音嘶哑、便秘、言语徐缓和精神活动迟钝等,但常与妊娠早期表现相混淆。水肿主要在面部,特别是眼眶肿胀并下垂,面部表情呆滞,头发稀疏,皮肤干燥,出汗少,低体温,下肢黏液性水肿,非凹陷性。严重者出现心脏扩大、心包积液、心动过缓、腱反射迟钝等。先天性甲减治疗较晚的患者,身材矮小。慢性淋巴细胞性甲状腺炎患者甲状腺肿大,质地偏韧,表面光滑或呈结节状。

①甲状腺疾病史和 / 或甲状腺手术史或 ^{131} 碘治疗史;②甲状腺疾病家族史;③甲状腺肿;④甲状腺自身抗体阳性;⑤有甲减或甲减的症状、临床表现;⑥ 1 型糖尿病;⑦其他自身免疫病;⑧不孕;⑨曾行头颈部放射治疗;⑩肥胖症(体重指数 >40);⑪30 岁以上;⑫服用胺碘酮治疗,近期碘造影剂暴露;⑬有流产、早产史;⑭ 居住在已知的中重度碘缺乏地区。

检 查 记 录

体格检查:身高 162cm,体重 60kg,血压 120/80mmHg,心率 55 次 /min,体温 35.7℃。咽部视诊正常。面部及手部皮肤粗糙并有轻度水肿,表情淡漠,面色苍白,呈贫血貌。

妇科检查:外阴发育正常,阴道畅,宫颈光滑,有少量白色分泌物。

患者的体征给我们以下提示:

1. 低体温,表情淡漠,提示机体代谢率减低。

2. 心动过缓,面部及手部皮肤粗糙并有轻度水肿,提示存在黏液性水肿。

3. 面色苍白、呈贫血貌,提示贫血,主要有以下四种原因:①甲状腺激素缺乏引起血红蛋白合成障碍;②肠道吸收铁障碍引起铁缺乏;③肠道吸收叶酸障碍引起叶酸缺乏;④恶性贫血,与自身免疫性甲状腺炎伴发的器官特异性自身免疫病。

综上所述,高度怀疑患者患有甲减,需要进一步的实验室检查支持该诊断。

【问题 3】为进一步明确诊断,还应该进行哪些辅助检查?

为了进一步明确诊断,应行甲状腺功能检测、血常规等检查。

辅 助 检 查

甲状腺功能系列:FT$_3$ 4.61pmol/L,FT$_4$ 15.06pmol/L,TSH 16.73mIU/L,TPOAb 1.74IU/ml,TgAb 2.57IU/ml。**血常规**:白细胞计数 8.9×10^9/L,红细胞计数 3.0×10^{12}/L,血红蛋白 89g/L,血小板计数 221×10^9/L。

甲状腺超声:甲状腺增大,回声均匀,未探及占位性病变。彩色多普勒超声显示可见丰富的血流信号,呈"火海"样。

心脏超声、呼吸功能、脑电图结果正常。

1. FT$_3$/FT$_4$　是三碘甲状腺原氨酸(T$_3$)、甲状腺素(T$_4$)的生理活性形式,是甲状腺代谢状态的真实反映。二者的测定不受其结合蛋白质浓度和结合特性变化的影响,比 T$_3$、T$_4$ 更灵敏、更有意义。

2. 促甲状腺激素(thyrotropin,TSH)　是测试甲状腺功能的非常敏感的特异性参数,FT$_4$ 浓度的微小变化就会带来 TSH 浓度向反方向的显著调整。TSH、FT$_3$ 和 FT$_4$ 三项联检,常用以确认甲亢或甲低,以及追踪疗效。

3. 抗甲状腺过氧化物酶抗体(TPOAb)　是甲状腺主要的自身抗体,是甲状腺激素合成过程的关键酶,与自身免疫性甲状腺疾病的发生、发展密切相关,是自身免疫性甲状腺疾病的诊断和监测的首选指标。

4. 抗甲状腺球蛋白抗体(TgAb)　是甲状腺疾病中最先发现的自身抗体,具有高度种属特异性,是诊断自身免疫甲状腺疾病的常用指标。

受不同地区的碘营养状态和检测试剂的影响,各个地区和医院的 TSH 的参考值上限差别很大。此外,妊娠期 TSH 和 FT_4 参考值具有孕龄特异性。因此,本地区和本单位需要建立妊娠早期(妊娠 1~12 周)、妊娠中期(妊娠 13~27 周)和妊娠晚期(妊娠 28~40 周)的特异血清甲状腺功能指标参考值来诊断妊娠期甲状腺功能异常。建立妊娠期 TSH 和 FT_4 参考值可以选择 95% 可信区间,即第 2.5 百分位为下限和第 97.5 百分位为上限。

知识点 5：甲状腺功能减退症的诊断标准

(1) 妊娠期临床甲减:①血清 TSH> 妊娠期特异参考值的上限(第 97.5 百分位),血清 FT_4< 妊娠期参考值下限(第 2.5 百分位);②如果血清 TSH>10mIU/L,无论 FT_4 是否降低,按照临床甲减处理。

(2) 妊娠期亚临床甲减:血清 TSH> 妊娠期特异参考值的上限(第 97.5 百分位),血清 FT_4 在参考值范围之内(第 2.5 百分位 ~ 第 97.5 百分位)。

(3) 低甲状腺素血症:血清 FT_4 水平 < 妊娠期特异参考值的第 10 或者 5 百分位,血清 TSH 正常(妊娠期特异参考值的第 2.5 百分位 ~ 第 97.5 百分位)。单纯性低甲状腺素血症是指甲状腺自身抗体阴性的低甲状腺素血症。

思路 1：患者血清 TSH 值增高 >10mIU/L,无论 FT_4 数值高低,均可诊断为临床甲减。TPOAb 和 TgAb 的阴性结果可排除自身免疫性甲状腺疾病的可能性。患者红细胞和血红蛋白降低,诊断为轻度贫血。

思路 2：甲减并无特异的超声显像,不能用于诊断,可用于评估病情发展和治疗效果。在甲减的病程早期,超声影像表现为甲状腺增大,腺体内血流丰富,成"火海"样。病程较长的甲减的甲状腺超声影像提示甲状腺体积缩小,腺体内血流减少。

【问题 4】妊娠期甲减应该如何筛查及诊断?

思路：国内指南支持对所有的育龄妇女在怀孕前和妊娠早期筛查甲状腺指标,理由如下:①甲状腺疾病是我国育龄妇女的常见病之一;②近年来国内外妊娠甲状腺疾病领域的多项研究显示妊娠妇女临床甲减、亚临床甲减和 TPOAb 阳性对妊娠结局和后代神经智力发育存在不同程度的负面影响;③治疗手段(左旋甲状腺素 L-T_4)经济、有效、安全。

【问题 5】妊娠期临床甲减患者应该如何进行治疗与监测?

思路 1：药物治疗的用法。

(1) 药物选择和剂量:妊娠期临床甲减首选 L-T_4 治疗。不建议使用三碘甲状腺原氨酸(T_3)和甲状腺粉治疗。妊娠临床甲减的完全替代剂量可以达到 2.0~2.4μg/(kg·d),非妊娠临床甲减的完全替代剂量为 1.6~1.8μg/(kg·d)。L-T_4 的起始剂量 25~100μg/d,根据患者的耐受程度增加剂量,尽快达标(合并心脏疾病者除外)。严重临床甲减的患者,可于开始治疗的数天内给予 2 倍替代剂量(表 3-4)。

表 3-4 妊娠期临床甲减药物治疗起始剂量

TSH/mIU·L^{-1}	TPOAb	L-T_4 起始剂量 /(μg·d^{-1})
> 妊娠参考值上限(4.0)	+/-	50~100
2.5~ 妊娠参考值上限(4.0)	+	25~50
	-	不治疗
妊娠期参考值下限(0.1)~2.5	+	不治疗

注:TSH 为促甲状腺激素;TPOAb 为甲状腺过氧化物酶抗体;L-T_4 为左甲状腺素。

（2）治疗的目标：ATA 提出的左甲状腺素（L-T$_4$）治疗后 TSH 达到的目标为妊娠早期 0.1~2.5mIU/L，妊娠中期 0.2~3.0mIU/L，妊娠晚期 0.3~3.0mIU/L。一旦确定临床甲减，立即开始治疗，尽早达到上述治疗目标。（TSH 控制在妊娠期特异参考范围的下 1/2，如若无法获得妊娠特异性参考范围，则血清 TSH 可控制在 2.5mIU/L 以下。）

思路 2：必须进行充分有效的医患沟通，深入浅出地向患者宣教该病的知识，保证患者清楚该病的利害关系，消除患者对该病的恐惧心理的同时加强患者对治疗的信心和配合程度。宣教内容包括：①妊娠期甲减是临床常见的妊娠期内分泌疾病；②妊娠期临床甲减对胎儿的危害最大，可以损害后代的神经智力发育，增加早产、流产、低体重儿、死胎和妊娠期高血压疾病等风险，必须给予治疗；③治疗手段经济、有效、安全。当妊娠期临床甲减接受有效治疗后，目前没有证据表明会发生妊娠不良结局和危害胎儿智力发育。

思路 3：妊娠期的监测频度为，临床甲减孕妇，在妊娠 1~20 周内每 4 周 1 次、在妊娠 26~32 周至少监测 1 次血清甲状腺功能指标，根据血清 TSH 的控制目标调整 L-T$_4$ 剂量。

治 疗 经 过

患者妊娠期遵医生指导，定期监测、规范治疗，妊娠经过顺利。于妊娠 39 周顺利自然分娩一女活婴。

【问题 6】分娩期注意事项。

妊娠期甲减患者，如果经过有效治疗后病情控制良好，分娩方式的选择、产时的监护及处理与低危孕妇相同；如果临床表现明显、已累及多个系统，需要根据母亲和胎儿的状态，多学科共同协作评估分娩风险及确定分娩方式的选择。

【问题 7】产后的注意事项。

思路 1：新生儿的处理。

足月新生儿先天性甲减（CH）的筛查应当在出生后 72h 至 7 天进行，早产儿可以延缓至出生后 7 天。足跟血 TSH（滤纸干血斑标本）的切点值是 10~20mIU/L。

筛查阳性者立即复查血清甲状腺功能。诊断标准由各地实验室根据本实验室的参考值确定，也可以血清 TSH>9mIU/L、FT$_4$<7.7pmol/L 为参考值。CH 诊断确定后需进一步检查病因。

CH 的治疗应当在出生后 2 个月之内开始，越早预后越好。治疗目标是维持血清 TSH<5mIU/L。T$_4$、FT$_4$ 在参考值的 50% 上限水平。

思路 2：甲减患者可以哺乳吗？

目前 ATA 和国内的指南中都没有明确指出甲减患者哺乳期的注意事项。微量的甲状腺激素可通过乳汁排出，因此哺乳期必须进行严密监护，以防止甲状腺功能过低或过高对婴儿造成不良影响。

思路 3：产后随访的注意事项。

妊娠期的生理变化导致甲状腺激素的需求量增加。临床甲减的妇女妊娠后 L-T$_4$ 的剂量需增加 30%~50%，产后 L-T$_4$ 的剂量需相应减少或降至孕前水平。应在产后 6 周复查母体血清 TSH 水平，调整 L-T$_4$ 剂量。之后可采取与普通甲减患者一样的监测方法。

临床病例 2：病例摘要

患者，女性，32 岁，以"停经 35 周，怕热多汗 2 周"为主诉就诊。平素月经规律，经量正常。现停经 35 周，停经早期确定妊娠，超声核实孕周与停经周数相符。无腹痛及阴道流血，食欲旺盛，偶有腹泻，排尿正常。既往健康，首次妊娠。

【问题 8】通过病史采集，我们首先获得的临床信息是什么？

思路 1：患者女性，生育年龄，既往健康，现妊娠晚期，近 2 周出现怕热多汗、食欲旺盛、腹泻症状，可能与妊娠期代谢亢进有关，也不除外妊娠期甲状腺功能亢进症（简称妊娠期甲亢）的可能性。

思路 2：还需要补充哪些相关病史？

对此类患者，还需详细询问有无以下情况：心悸、体重增长缓慢甚至降低、手震颤、烦躁易怒等甲亢相关症状。

【问题9】为进一步明确诊断,体格检查需要注意哪些问题?

测量患者的体温、脉搏、呼吸、血压等。应注意患者是否有皮肤潮红、手震颤、突眼、心律不齐、心界扩大、脉压增大等表现。

检 查 记 录

体格检查:身高162cm,体重56kg,血压135/75mmHg,心率130次/min,心律齐,体温37.6℃。颈部触诊提示甲状腺弥漫性肿大。突眼轻度,表情焦虑烦躁,易激惹,面色潮红、皮肤多汗、手震颤轻度。产科检查:宫高32cm,腹围96cm,胎位LOA,胎心165次/min。消毒内诊:宫颈居中,消退50%,质软。先露儿头未入盆。跨耻征阴性。

患者的体征给我们以下提示:心动过速、体温高、表情焦虑烦躁、易激惹等体征提示机体代谢亢进,再结合突眼、甲状腺对称性弥漫性肿大等典型表现,首先考虑的印象诊断为甲亢。需要进一步的实验室检查支持该诊断。

【问题10】为进一步明确诊断,还应该进行哪些辅助检查?

应行甲状腺功能检测确定诊断。

知识点6:妊娠期甲亢的临床表现

妊娠期甲亢症状与非孕期相同,轻症甲亢和妊娠期首次发生的甲亢可与正常妊娠时代谢亢进、易激动、脉搏快等症状相混淆,妊娠早期恶心呕吐、体重下降也有类似甲亢之处,应注意鉴别。当孕妇反复出现心悸、休息时心率超过100次/min、食欲旺盛、但体重不能按孕周增加、脉压>50mmHg、怕热多汗、皮肤潮红、腹泻等,应警惕本病的可能。体格检查可见皮温升高、突眼、手震颤、心律不齐、心界扩大,血清T_3、T_4增高。

辅 助 检 查

甲状腺功能:FT_3 68.2pmol/L,FT_4 150.9pmol/L,TSH 0.01mIU/L,TPOAb 1.74IU/ml,TgAb 2.57IU/ml。胎儿超声:双顶径8.8cm,股骨长6.7cm,羊水指数15cm。

思路:患者血清TSH值降低<0.1mIU/L,FT_3、FT_4数值明显增高,结合其症状和体征,可诊断为甲亢。

知识点7:甲亢对妊娠的影响

轻症或经治疗能控制的甲亢病例,通常对妊娠影响不大。重症或经治疗不能控制的甲亢病例,由于甲状腺激素分泌过多,抑制腺垂体分泌促性腺激素,容易引起流产和早产。甲亢患者代谢亢进,不能为胎儿提供足够营养,引起胎儿甲状腺功能减退和甲状腺肿。有些治疗甲亢的药物对胎儿有致畸风险。

【问题11】妊娠期甲亢患者的处理。

原则上首选药物治疗,一般应与内科医师共同处置。甲亢不是终止妊娠的指征,如伴甲亢性心脏病以及高血压等严重情况,才能考虑终止妊娠。

思路1:药物治疗的用法。

(1)药物选择:丙硫氧嘧啶(PTU)和甲巯咪唑(MMI)是妊娠期甲亢的首选药物。PTU通过胎盘量少、速度慢,能阻止甲状腺激素合成并阻断T_4转变成生物学效应更强的T_3,但可增加孕妇肝脏负担,是妊娠前3个月的首选药物。MMI有致畸风险,只能在妊娠3个月后应用,以降低孕妇肝损害风险。妊娠期禁止进行 ^{131}I 的检查及治疗,因其放射性有致畸作用。β肾上腺素受体阻滞剂普萘洛尔,20~30mg/d,每6~8h服用,可控制甲亢患者的高代谢症群,但长期使用可导致胎儿生长受限、胎儿心动过缓、新生儿低血糖。

（2）治疗的目标：FT$_4$ 达到参考值或接近参考值的上限，胎儿生长发育速度正常。（妊娠期监测甲亢控制的指标首选血清 FT$_4$。控制目标是应用最小有效剂量的 PTU 或 MMI，使血清 FT$_4$ 接近或者轻度高于参考范围的上限。）

思路 2：妊娠期的监测频度为用药期间每 2~4 周监测一次 FT$_4$ 数值。注意宫高、腹围增长，每 1~2 个月进行胎儿超声检查，监测胎儿大小的同时注意胎儿甲状腺改变。

治 疗 经 过

患者遵医生指导，规范治疗、定期监测，甲亢病情控制良好，治疗后胎儿发育速度正常。于妊娠 39 周顺利自然分娩一女活婴，体重 3 220g，身长 50cm，Apgar 评分 10 分。

【问题 12】围分娩期的处理。

妊娠期甲亢患者，如果经过有效治疗后病情控制良好，可于妊娠 37~38 周入院监护。如无产科手术指征，应尽量经阴道分娩。临产后给予精神安慰或地西泮 10mg，肌内注射，减轻疼痛，注意补充能量，缩短第二产程，病情严重者可手术助产。无论选择何种方式分娩，均应预防感染，预防并发症的发生，注意产后出血和甲状腺危象。

【问题 13】产后的注意事项。

思路 1：新生儿的处理。

出生时留脐血检测 T$_3$、T$_4$ 及 TSH 水平。注意甲状腺大小、有无杂音，有无甲亢或甲状腺功能低下的症状和体征。

思路 2：甲亢患者可以哺乳吗？

部分甲亢患者产后有病情加重倾向，需要继续用药。考虑 PTU 肝脏毒性，MMI 是哺乳期首选药物。通常 MMI 20~30mg/d 或 PTU 300mg/d 是安全剂量。但产后哺乳应注明服药时间，服药 4h 后再哺乳。如能定期检查婴儿甲状腺功能则更为理想。

小 结

临床关键点：

1. 妊娠期临床甲减的诊断标准是：血清 TSH> 妊娠期参考值上限（第 97.5 百分位），血清 FT$_4$< 妊娠期参考值下限（第 2.5 百分位）；如果血清 TSH>10mIU/L，无论 FT$_4$ 是否降低，按照临床甲减处理。

2. 妊娠期临床甲减损害后代的神经智力发育，增加早产、流产、低体重儿、死胎和妊娠期高血压疾病等风险，必须给予治疗，左旋甲状腺素（L-T$_4$）是唯一可选药物，不能应用三碘甲状腺原氨酸（T$_3$）或者干甲状腺片。

3. 已患临床甲减妇女计划妊娠，需要将血清 TSH 控制到 <2.5mIU/L 水平后妊娠，妊娠后 L-T$_4$ 替代剂量需要增加 25%~30%，根据血清 TSH 妊娠早期 0.1~2.5mIU/L，妊娠中期 0.2~3.0mIU/L，妊娠晚期 0.3~3.0mIU/L 的治疗目标及时调整剂量。

4. 妊娠期血清 TSH<0.1mIU/L，提示存在甲亢，应当进一步测定 FT$_4$、TT$_3$、TRAb 和 TPOAb 检查，禁忌 ^{131}I 摄取率和放射性核素扫描检查。禁忌做 ^{131}I 治疗。

5. 控制妊娠期甲亢，妊娠早期优先选择 PTU，MMI 为二线选择。妊娠中、晚期优先选择 MMI。

6. 妊娠期间监测甲亢的控制指标首选血清 FT$_4$。控制的目标是使血清 FT$_4$ 接近或者轻度高于参考值的上限。

7. 甲亢不是结束妊娠指征，除非伴有甲亢性心脏病及高血压等严重情况。如无产科指征，建议阴式分娩。注意过度疲劳、应激或者感染，防止产后出血和甲亢危象发生。

8. 哺乳期首选 MMI，20~30mg/d 是安全剂量。PTU 是二线药物。服药 4h 后再哺乳。

妊娠期甲减和甲亢的诊治流程

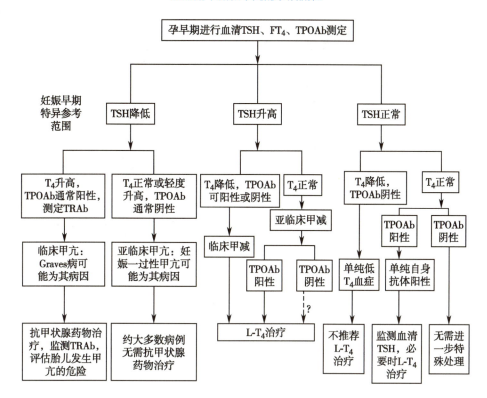

（刘彩霞）

第五节　妊娠合并血液系统疾病

妊娠合并血液系统疾病属于高危妊娠的范畴,其可能导致胎儿生长发育异常及孕产妇贫血、出血等,影响母儿的安危。

一、贫血

贫血(anemia)是妊娠期较常见的合并症,妊娠晚期血容量增加,且血浆增加多于红细胞增加,血液呈稀释状态,妊娠期贫血的诊断标准不同于非妊娠妇女。世界卫生组织规定,孕妇外周血红蛋白 <110g/L 及血细胞比容 <0.33 为妊娠期贫血。根据血红蛋白水平分为轻度贫血(100~109g/L)、中度贫血(70~99g/L)、重度贫血(40~69g/L)和极重度贫血(<40g/L)。妊娠合并贫血以缺铁性贫血最常见。

(一) 缺铁性贫血

缺铁性贫血(iron deficiency anemia,IDA)是妊娠期最常见的贫血,约占妊娠期贫血的95%。由于妊娠期胎儿生长发育及妊娠期血容量增加,对铁的需要量增加,尤其是妊娠后半期,孕妇对铁的摄取不足或者吸收不良,均可导致贫血。

病 例 摘 要

患者,33 岁,因"停经 32 周,头晕、乏力 2 周"就诊。G₃P₁A₁,有痔疮病史。眼睑结膜及甲床苍白,毛发略干枯。产科检查无特殊。血常规:白细胞及血小板计数正常,血红蛋白 62g/L,平均红细胞体积 66fl,平均红细胞血红蛋白含量 20pg,平均红细胞血红蛋白浓度 30%。

【问题 1】我们首先获得的临床信息有哪些? 该患者的初步诊断是什么?

思路 1:患者为晚期妊娠,伴有明显贫血的症状和体征,血红蛋白62g/L,且平均红细胞体积66fl,平均红细胞血红蛋白含量20pg,平均红细胞血红蛋白浓度30%,符合小细胞低色素性贫血,初步考虑为妊娠期重度缺铁性贫血。

> **知识点 1：妊娠期缺铁性贫血的发生机制**
>
> 1. 铁的需要量增加是缺铁的主要原因。
> 2. 孕妇每日需铁 4mg，每日饮食中含铁 10~15mg，吸收率仅为 10%。
> 3. 妊娠后半期，铁的最大吸收率为 40%，仍不能满足要求。
> 4. 如不补充铁剂，容易耗尽体内储存铁造成贫血。

思路 2：为进一步明确诊断，需要补充哪些相关病史？

需要追问患者：①孕前是否有慢性纳差、腹泻等胃肠道功能紊乱、影响铁吸收的疾病；②孕前是否有慢性失血性病史，如月经量过多、痔疮出血、牙龈及鼻出血；寄生虫病（钩虫病多见）、消化道、呼吸道慢性出血等病史；③孕前是否有慢性肝、肾疾病，影响机体对铁的利用及储备；④是否有长期偏食、孕早期呕吐等导致的营养不良史。

追问病史，该患者孕期痔疮加重，间断出血，早孕反应较重，孕期经常有饱腹感，食欲差，挑食，孕期体重增加 5kg，有导致缺铁性贫血的高危因素。

【问题 2】 对于妊娠合并贫血，体格检查要点是什么？

根据贫血程度的不同，可以表现为不同程度的皮肤黏膜苍白，指甲扁平，质脆易裂或反甲，皮肤干燥，毛发失去光泽，易脱落及舌炎，心率及脉搏增快等。产科检查注意宫高腹围是否与孕周相符。

【问题 3】 为进一步明确诊断，还应进行哪些辅助检查？

> **知识点 2：缺铁性贫血的实验室检查**
>
> 1. 血象　缺铁性贫血除了符合贫血的标准，还要符合小细胞低色素贫血的诊断，平均红细胞体积 <80fl 平均红细胞血红蛋白含量 <27pg，平均红细胞血红蛋白浓度 <32%。
> 2. 铁代谢检查　血清铁低于 6.5μmol/L；总铁结合力升高，大于 64.44μmol/L，转铁蛋白饱和度降低，小于 15%；血清铁蛋白是评估铁缺乏最有效的指标，当血清铁蛋白 <20μg/L，表示体内储存铁下降。
> 3. 红细胞内卟啉代谢　红细胞游离原卟啉（FEP）>0.9μmol/L（全血），锌卟啉（ZPP）>0.96μmol/L（全血），FEP/Hb>4.5μg/gHb。
> 4. 骨髓象　红系造血呈轻度或中度增生活跃，以中晚幼红细胞增生为主，骨髓铁染色可见细胞内外铁均减少，尤以细胞外铁均减少明显。
>
> 该患者查血清铁 5.14μmol/L，铁蛋白 10μg/L，贮存铁显著下降，重度缺铁性贫血。

【问题 4】 妊娠期缺铁性贫血应与哪些疾病鉴别诊断？

应与巨幼红细胞贫血、再生障碍性贫血、珠蛋白生成障碍性贫血等鉴别。在没有炎症的情况下，当血清铁蛋白正常，平均红细胞体积 <80fl 和 / 或平均红细胞血红蛋白含量 <27pg 或红细胞分布宽度标准差 >50fl 时，应做珠蛋白生成障碍性贫血的进一步筛查，不应盲目补铁。

【问题 5】 该如何与患者沟通并告知贫血对母儿的影响？

> **知识点 3：贫血对母儿的影响**
>
> 1. 对孕妇的影响　孕妇合并贫血，对分娩、手术、麻醉的耐受性降低，易发生产褥感染、子宫收缩不良及产后出血等；胎盘缺血易并发妊娠期高血压疾病；重度贫血可因心肌缺血缺氧导致贫血性心脏病，甚至心衰；严重贫血对失血的耐受性降低，易发生失血性休克。
> 2. 对胎儿的影响　妊娠期孕妇的骨髓和胎儿是铁的主要受体组织，在竞争摄取孕妇血清铁的过程中，胎儿组织占优势，而铁通过胎盘又是单行运输，不能由胎儿向孕妇方向逆转运，一般情况下，胎儿缺铁程度不严重，但可导致胎儿铁贮存减少；当孕妇重度贫血（血红蛋白 <60g/L）时，胎盘供氧和营养物质不足以补充胎儿生长所需，可造成胎儿生长受限、胎儿窘迫、死胎、死产、早产及新生儿窒息，胎儿窘迫发生率高达 35.6%。

【问题 6】该患者该如何治疗呢？

知识点 4：缺铁性贫血的治疗

贫血的治疗原则：补充铁剂，去除导致缺铁性贫血的原因。

一般治疗包括加强营养和食用含铁丰富的食物，对胃肠道紊乱和消化不良给予对症处理。

1. 补充铁剂 以口服补铁为主要方式。常用的有多糖铁复合物，150mg/ 次，每日 1~2 次；琥珀酸亚铁 0.1g 或硫酸亚铁 0.3g，每日 3 次；也可选用 10% 枸橼酸铁铵 10~20ml，每日 3 次，口服。重度缺铁性贫血或因严重胃肠道反应不能口服铁剂、口服补铁无效或依从性差等，可选用蔗糖铁静脉注射、右旋糖酐铁或山梨醇铁，肌内注射，早孕期避免使用。治疗至血红蛋白恢复正常之后，为预防复发，必须补足贮备铁，至少继续服用铁剂治疗 3~6 个月，铁剂治疗有效者，3~4 天网织红细胞开始上升，2 周左右血红蛋白开始上升，如果无网织红细胞反应，血红蛋白不提高，应考虑其他因素。

2. 输血治疗 缺铁性贫血患者多数经补充铁剂后血红蛋白可改善，不需要输血。当血红蛋白 <70g/L、或接近预产期、或短时期需行终止妊娠时，应少量多次输注红细胞悬液，避免增加心脏负担诱发急性心衰竭。

治疗经过：该患者血红蛋白 62g/L，重度贫血，给予输注悬浮红细胞 2u 后复查血常规，示血红蛋白 75g/L，患者仍中度贫血，贮存铁缺乏严重，静脉补充铁剂。根据公式[总注射铁剂量(mg) = 体重(kg)×(血红蛋白目标值 – 血红蛋白实际值) (g/L)×0.24+ 储存铁量(mg)；储存铁量 =500mg]计算静脉补充铁剂量为 920mg，给予输注蔗糖铁 200mg，隔天一次，共输注 4 次。1 周后复查血常规血红蛋白 81g/L，患者治疗效果好，建议院外继续口服补铁药物，合理饮食，保持大便通畅，减少痔疮出血，定期复查血常规。

【问题 7】缺铁性贫血的预防。

知识点 5：预防

1. 妊娠前积极治疗原发病 治疗失血性疾病，如月经量过多、痔疮等；治疗消化道疾病，增加铁吸收；治疗其他任何引起缺铁性贫血的疾病，以增加铁的贮备。

2. 孕期加强营养，鼓励进食含铁丰富的食物，如猪肝、鸡血、豆类等，此外可以补充适量的维生素 C。

3. 在产前检查时，建议定期检查血常规，早期诊断，及时治疗。

（二）巨幼细胞贫血

巨幼细胞贫血是由叶酸和 / 或维生素 B_{12} 缺乏引起 DNA 合成障碍所致的贫血。外周血红细胞呈大细胞高血红蛋白性贫血，其发生率国外报道 0.5%~2.6%，国内为 0.7%。

【问题 8】巨幼细胞贫血的病因？

1. 摄入不足或吸收不良 叶酸和维生素 B_{12} 存在于植物性或动物性食物中，长期偏食、营养不良，则可引起本病。

2. 妊娠期需要量增加 孕妇每日需要 300~400μg，多胎孕妇需要量更多。

3. 排泄增加 孕妇肾血流量增加，叶酸在肾内廓清加速，肾小管再吸收减少，叶酸从尿中排泄增多。

知识点 6：叶酸和维生素 B_{12} 缺乏引起贫血的机制

叶酸和维生素 B_{12} 均为 DNA 合成过程中的辅酶，其缺乏可引起 DNA 合成障碍，全身多种组织和细胞均可受累，以造血组织最为明显，特别是红细胞系统，由于红细胞核成熟延缓，核分裂受阻，细胞质中大量 RNA 与 DNA 比例失调，使红细胞体积增大。胞核发育处于幼稚状态，形成巨幼红细胞，巨幼红细胞寿命短而发生贫血。

【问题9】巨幼红细胞贫血对孕妇和胎儿的影响。

除与孕妇患其他类型的贫血对母儿造成的影响一样外,胎儿叶酸缺乏可能导致胎儿神经管缺陷等多种畸形。

【问题10】巨幼细胞贫血的临床表现及诊断。

1. 血液系统表现 起病较急,多为中、重度贫血,表现为乏力、头晕、心悸、气短、皮肤黏膜苍白等贫血症状,部分患者伴有白细胞和血小板减少,因而出现明显的感染或者出血倾向。

2. 消化系统症状 食欲不振、恶心、呕吐、腹泻及腹胀等。

3. 神经系统症状 末梢神经炎常见,表现为手足麻木、冰冷、针刺等感觉异常,少数病例可出现锥体束征、共济失调及行走困难,精神症状有健忘、易怒、表情淡漠、迟钝、嗜睡甚至精神失常等。

4. 其他 可伴有低热、水肿、脾大等,严重者可出现腹腔积液等浆膜腔积液。

知识点7:巨幼细胞贫血的实验室检查

1. 外周血象 为大细胞性贫血,血细胞比容降低,平均红细胞体积 >100fl,平均红细胞血红蛋白含量 >32pg,大卵圆形红细胞增多,中性粒细胞分叶过多,粒细胞体积增大,核肿胀,网织红细胞减少,血小板通常减少。

2. 骨髓象 红细胞系统呈巨幼细胞增生,不同成熟期的巨幼细胞系列占骨髓细胞总数的30%~50%,核染色质疏松,可见核分裂。

3. 叶酸和维生素 B_{12} 检测 血清叶酸 <6.8nmol/L 或红细胞叶酸 <227nmol/L,提示叶酸缺乏。血清维生素 B_{12}<74pmol/L,提示维生素 B_{12} 缺乏。

注:叶酸和/或维生素 B_{12} 缺乏的临床症状、血象及骨髓象改变均相似,但维生素 B_{12} 缺乏有神经系统症状,而叶酸缺乏无神经系统症状。

【问题11】巨幼红细胞贫血的治疗?

1. 补充叶酸 口服叶酸 15mg/d,吸收不良者每日肌注叶酸 10~30mg,用至症状消失,血象恢复正常后,改用预防性剂量口服维持疗效。若治疗效果不明显,应查有无缺铁等其他原因导致的贫血。有神经系统症状者,单独服用叶酸有可能会使神经系统症状加重,应及时补充维生素 B_{12}。

2. 维生素 B_{12} 100~200μg,每日肌注 1 次,2 周后改为每周 2 次直至血红蛋白值恢复正常。

3. 血红蛋白 <70g/L 时,应少量间断输注红细胞。

4. 分娩时避免产程延长、预防产后出血及感染。

知识点8:预防

1. 加强孕期营养指导,改变不良饮食习惯,多食蔬菜、水果、瓜豆类、动物肝脏及肾脏等食物。

2. 对营养不良、双胎、肾脏疾病等高危因素的孕妇,应从妊娠 3 个月的时候开始口服叶酸 0.5~1mg/d,连续 8~12 周。

(三) 再生障碍性贫血

再生障碍性贫血(aplastic anemia,AA),简称再障,由骨髓造血干细胞数量减少和质的缺陷导致造血障碍,引起外周全血细胞(红细胞、白细胞、血小板)减少为主要表现的一组疾病,临床少见,占分娩总数的 0.3‰~0.8‰。

病 例 摘 要

患者,33 岁,因"发现再障 7 年,停经 38^{+2} 周"入院。孕期于当地医院定期保健,定期复查血常规,于孕晚期血红蛋白及血小板逐渐下降,皮肤无出血点,无牙龈出血等,3 天前复查血常规:白细胞计数 $7.2×10^9$/L,血红蛋白69g/L,血小板计数 $27×10^9$/L。生育史:患者于 8 年前剖宫产分娩 1 男婴。既往病史:7 年前因发热就诊,发现血小板减少,骨髓穿刺确诊为再生障碍性贫血,给予治疗,病情稳定后遵医嘱停药,定期复查血常规无明显变化。

【问题 12】通过病史采集,我们首先获得的临床信息有哪些?

患者育龄期女性,妊娠 38^{+2} 周,再障病史 7 年,正规治疗,孕期血红蛋白及血小板尚维持在可接受范围内。

知识点 9 : 再障的病因

再障是一种骨髓造血衰竭(BMF)综合征,分为先天性及获得性。先天性再障少见,绝大多数再障属获得性,目前认为 T 淋巴细胞异常活化、功能亢进造成骨髓损伤在原发性获得性 AA 病机制中占主要地位,新近研究显示,遗传背景在 AA 发病及进展中也可能发挥一定作用。

知识点 10 : 再生障碍性贫血对母儿的影响

在妊娠的不同阶段均有可能首次诊断再障,目前认为妊娠不是再障的原因,但妊娠可使再障病情加重,约 1/3 患者妊娠终止后病情可缓解,再次妊娠后复发风险很高。由于妊娠期间孕妇血液稀释,使贫血加重,发生贫血性心脏病的风险增加,甚至导致心力衰竭。再障孕妇妊娠期高血压疾病、感染、出血的概率增加,是造成孕产妇不良结局的重要原因。中重度贫血者可导致流产、胎儿生长受限、早产、死胎及死产等。

入 院 查 体

生命体征平稳,贫血貌,心肺(−),肝脾肋下未触及。产科检查:宫高 32cm,腹围 105cm,无宫缩,未见红,未破膜;内诊:宫颈管消退 30%,质中,居中,宫口未开,先露头,S^{-3};胎心监护 NST 反应型;实验室检查:白细胞计数 7.9×10^9/L,红细胞计数 1.59×10^{12}/L,血红蛋白 70.0g/L,血小板计数 32×10^9/L,中性粒细胞百分比 69.7%,红细胞比容 0.203。

【问题 13】该患者的临床诊断包括哪些?
1. 妊娠 38^{+2} 周,孕 2 产 1,瘢痕子宫。
2. 妊娠合并再生障碍性贫血。

知识点 11 : 再障的临床表现与诊断

主要表现为进行性贫血、皮肤及内脏出血及反复感染。可分为急性型和慢性型,孕妇以慢性型居多。

知识扩展 1 :

AA 诊断标准

1. 血常规检查　全血细胞(包括网织红细胞)减少,淋巴细胞比例增高。至少符合以下三项中两项:血红蛋白 <100g/L,血小板计数 <50×10^9/L,中性粒细胞计数 <1.5×10^9/L。

2. 骨髓穿刺　多部位(不同平面)骨髓增生减低或重度减低;小粒空虚,非造血细胞(淋巴细胞、网状细胞、浆细胞、肥大细胞等)比例增高;巨核细胞明显减少或缺如;红系、粒系细胞均明显减少。

3. 骨髓活检(髂骨)　全切片增生减低,造血组织减少,脂肪组织和 / 或非造血细胞增多,网硬蛋白不增加,无异常细胞。

4. 除外检查　必须除外先天性和其他获得性、继发 BMF。

【问题 14】该患者进一步该如何处理?

该患者已足月,且血常规提示血红蛋白及血小板呈下降趋势,拟终止妊娠。患者瘢痕子宫,且血小板较低,充分沟通后孕妇选择剖宫产终止妊娠。患者血红蛋白 70g/L,术前输注悬浮红细胞 2u,备悬浮红细胞 4u、机采血小板 1 个治疗量及新鲜冰冻血浆 400ml,术中创面渗血较明显,给予输注悬浮红细胞 2u 及机采血小板 1 个治疗量。术后复查血常规示血红蛋白 82g/L,血小板 26×10^9/L,术后恢复顺利,恶露正常。嘱患者血液科密切随诊,继续治疗 AA。

知识点 12:再障的处理

应由产科医师和血液科医师共同处理,主要以支持治疗为主。

1. **妊娠期** ①在再障病情未缓解之前应避孕;②若已经妊娠,妊娠早期应在做好输血准备的同时行人工流产;③妊娠中晚期孕妇,因终止妊娠也有较大风险,应严密监护,加强支持治疗。贫血严重者,少量、多次输注红细胞,使血红蛋白 >60g/L。有严重出血倾向者,给予糖皮质激素治疗,如泼尼松 10mg,3 次 /d,口服,刺激红细胞生成,必要时需输注血小板。

2. **分娩期和产褥期** 大多数能经阴道分娩,缩短第二产程,防止第二产程用力过度,造成脑等重要脏器出血或胎儿颅内出血。可适当助产,但要防止产伤。产褥期应该继续支持治疗,应用宫缩剂加强宫缩,预防产后出血,使用广谱抗生素预防感染。

知识扩展 2:

2016 英国血液学标准委员会(BCSH)指南:成人再生障碍性贫血的诊断和管理

1. 妊娠合并重度再障,难以管理且临床结局不确定,与患者及家属讨论对母亲和胎儿的潜在严重风险非常重要。在完全了解风险之后,最终决定是继续妊娠还是进行人工流产。在整个妊娠期间必须对患者进行严密监测,且患者应与产科团队和血液学家保持密切联系。

2. 支持治疗是妊娠期再障的主要治疗方法,尽可能使血小板计数保持在 20×10^9/L 以上,如果需要可进行血小板输注,但是同时需要考虑同种异体免疫和血小板耐受的高风险。

3. 妊娠期间使用环孢素是安全的,建议需要输血的孕妇使用。

知识扩展 3:

围分娩期合并重度贫血的医患沟通记录

1. 告知重度贫血,对手术、麻醉及分娩的耐受力差,易造成产后出血甚至失血性休克,产褥感染的风险增加。

2. 严重贫血心肌缺氧可导致贫血性心脏病,甚至发生心力衰竭。

3. 胎儿因胎盘供氧不足或营养不足,容易引起胎儿窘迫,甚至胎死宫内。

4. 无论选择何种方式终止妊娠,均需输血纠正贫血。但输血存在输血反应及传染疾病可能。

5. 需输血纠正贫血,如血红蛋白提升至 80g/L 再考虑阴道试产。因合并贫血,在试产过程中可能出现胎儿窘迫、死产等。

6. 剖宫产终止妊娠 存在手术及麻醉风险,且剖宫产术发生产后出血的概率较阴道分娩高,手术切口更易发生感染、愈合不良等。

7. 新生儿结局与分娩方式无关,主要受母体状况的影响。

二、特发性血小板减少性紫癜

特发性血小板减少性紫癜(idiopathic thrombocytopenic purpura,ITP)是一种常见的自身免疫性血小板减少性疾病。因免疫性血小板破坏过多致外周血血小板减少。主要表现为皮肤黏膜出血、月经过多,严重者可致内脏出血,甚至颅内出血而死亡。

病 例 摘 要

患者,24岁,因"发现ITP 3年,宫内孕39^{+1}周,血小板减少加重3天"入院。3天前于当地医院查血常规示血红蛋白128g/L,血小板计数30×10^9/L,1天前查血常规示血红蛋白126g/L,血小板计数25×10^9/L。既往病史:患者3年前于血液科确诊为ITP,经丙种球蛋白及糖皮质激素治疗后好转,定期复查血常规,血小板维持在40×10^9~90×10^9/L,孕期血小板维持在30×10^9~50×10^9/L。

【问题15】通过病例摘要我们获得了哪些信息?

曾确诊为ITP,孕前病情稳定,孕晚期血小板逐渐下降,现孕39^{+1}周入院待产。

知识点 13 :ITP 的发生机制

血小板结构抗原变化引起自身抗体所致,80%~90%患者可监测到血小板相关免疫球蛋白(PAIg),包括PA-IgG、PA-gM、PA-C3等,当结合了这些抗体的血小板经过脾、肝脏时,可被单核巨噬细胞系统破坏,使血小板减少。

知识点 14 :ITP 的临床表现、诊断及鉴别诊断

主要表现为皮肤黏膜出血和贫血,轻者仅有四肢及躯干的皮肤出血点、紫癜及瘀斑、鼻出血、牙龈出血,严重者可出现消化道、生殖道、视网膜及颅内出血。脾脏不大或者轻度增大。

实验室检查:血小板<100×10^9/L,一般当血小板<50×10^9/L才有症状,由于妊娠晚期处于高凝状态,孕妇症状隐匿。

骨髓检查:巨核细胞正常或增多,而成熟型血小板减少。血小板抗体测定大多数为阳性。

鉴别诊断:通过以上临床表现和实验室检查,诊断并不困难。但应排除其他引起血小板减少的疾病,如再生障碍性贫血、HELLP综合征、药物性血小板减少及遗传性血小板减少等。

【问题16】ITP 与妊娠的相互影响。

知识点 15 :ITP 与妊娠的相互影响

1. 妊娠对 ITP 的影响　妊娠本身通常不影响本病病程及预后,但妊娠可使已稳定的ITP患者复发或使ITP妇女病情加重,出血机会增多。

2. ITP 对孕产妇的影响　ITP对妊娠的影响主要是出血,尤其是血小板<50×10^9/L的孕妇,在分娩过程中,孕妇用力屏气可诱发颅内出血,亦可产道裂伤出血,血肿形成及产后出血。ITP患者妊娠时,自然流产和母婴死亡率均高于正常孕妇。

3. ITP 对胎儿及新生儿的影响　部分抗血小板抗体能通过胎盘进入胎儿血液循环,引起胎儿血小板破坏,导致胎儿、新生儿血小板减少。孕妇血小板<50×10^9/L,胎儿(新生儿)血小板破坏的发生率为9%~45%。严重者有发生颅内出血的风险。胎儿血小板减少为一过性,脱离母体的新生儿体内抗体逐渐消失,血小板将逐渐恢复正常。胎儿及新生儿血小板减少的概率与母体血小板不一定成正比。胎儿出生前,母体抗血小板抗体含量可间接帮助了解胎儿血小板状况。

该患者入院检查：身高 162cm，全身皮肤无出血点；胎儿中等大小，宫颈评分 4 分，胎心监护 NST 反应型。血常规：血红蛋白 120g/L，血小板计数 23×10^9/L。血小板抗体(++)。凝血功能正常。

【问题 17】该患者进一步的诊疗方案？

产科与血液科医师讨论会诊后给予丙种球蛋白 25g/d 冲击及地塞米松 20mg 静脉注射，5 天后复查血常规：血红蛋白 116g/L，血小板 45×10^9/L。

知识点 16：妊娠期处理

一般不必终止妊娠，只有当严重的血小板减少经支持疗法、纠正贫血等不好转，在妊娠 12 周前需要用肾上腺皮质激素治疗者，可考虑终止妊娠。用药时尽可能减少对胎儿的不利影响。

1. 支持治疗、纠正贫血等。

2. 肾上腺皮质激素是治疗 ITP 的首选药物。孕期血小板 $<50\times10^9$/L、有出血症状，可用泼尼松 40~100mg/d。病情缓解后，逐渐减量至 10~20mg/d 维持。能抑制自身抗体的产生，阻断巨噬细胞破坏已被抗体结合的血小板，同时能减轻血管壁通透性，减少出血。

3. 大剂量的丙种球蛋白 静脉滴注丙种球蛋白 400mg/(kg·d)，5~7 天为一个疗程。

4. 脾切除 肾上腺皮质激素治疗血小板无改善，有严重出血倾向，血小板 $<10\times10^9$/L，可考虑脾切除，有效率达 70%~90%。手术最好在妊娠 3~6 个月期间进行。

5. 血小板输注 因血小板输注，能刺激体内产生血小板抗体，加快血小板的破坏。因此，只有在血小板 $<10\times10^9$/L，有出血倾向，为防止重要器官出血(脑出血)或手术、分娩时应用。

【问题 18】该患者以何种方式分娩？

该患者经治疗后，血小板达 45×10^9/L，已足月，应终止妊娠。告知患者及家属阴道分娩及剖宫产相关利弊，行促宫颈成熟后引产。引产前备悬浮红细胞、血浆及血小板等充分准备，顺利分娩。产后第 3 天查血红蛋白 110g/L，血小板 78×10^9/L，该患者分娩后血小板上升，办理出院，继续院外复查，血液科随诊。

知识点 17：ITP 分娩期处理

分娩方式原则上以阴道分娩为主。

ITP 产妇最大危险是分娩时出血，胎儿可能有血小板减少，经阴道分娩时有发生颅内出血的危险，故 ITP 产妇的剖宫产指征可适当放宽。

剖宫产指征：产妇血小板 $<50\times10^9$/L，并有出血倾向。产前或者术前应用大量的肾上腺皮质激素(氢化可地松 500mg 或者地塞米松 20~40mg)静脉注射。

无论阴道分娩或剖宫产，当血小板 $<50\times10^9$/L，并伴有出血倾向时，均应备好新鲜血及血小板。

【问题 19】产褥期如何处理？

孕期使用肾上腺皮质激素治疗者，产后应继续应用，产妇常伴有贫血、抵抗力下降，应给予抗生素预防感染。

知识点 18：新生儿的处理

1. 产后立即检查新生儿脐血的血小板，并动态观察新生儿血小板是否减少。

2. 注意新生儿黄疸发生状况。

3. 注意有无出血，包括头皮血肿、颅内出血等。

4. 必要时给新生儿泼尼松或丙种球蛋白或转儿科。

【问题 20】是否母乳喂养?

尽管 ITP 不是母乳喂养的禁忌证,但母乳中含有血小板抗体,应视母体病情及新生儿血小板计数而决定是否母乳喂养。

知识扩展 4:

2019 ACOG 妊娠合并血小板减少指南

以下建议是基于有限的或不一致的科学证据(B 级):

1. 对于无出血疾病史、出现无症状的血小板减少且血小板计数在 $100×10^9/L\sim149×10^9/L$ 的孕妇,应考虑有妊娠期血小板减少症引起。

2. 由于新生儿严重出血的发病风险较低,对于妊娠合并 ITP 的孕妇的分娩方式的选择,应仅依据产科考虑来决定。

3. 颅内出血高风险的胎儿被定义为在妊娠 20 周时通过脐带血的取样来检测血小板,胎儿血小板计数小于 $20×10^9/L$ 或孕妇曾经生育过颅内出血的胎儿。为了增加血小板,孕妇使用免疫球蛋白联合强的松治疗比单独免疫球蛋白治疗更有效。

以下的建议主要是基于共识与专家意见(C 级):

1. 在大手术之前要通过给孕妇输注血小板,使孕妇血小板计数超过 $50×10^9/L$。

2. 若患者血小板计数稳定,大于或等于 $70×10^9/L$ 的,患者无其他获得性或先天性凝血功能障碍,不服用任何抗血小板或抗凝的药物,且血小板功能正常,那么硬膜外麻醉或腰麻是可以接受的。

3. 对于其他原因不能解释的胎儿或新生儿血小板减少症、出血或与超声检查结果符合的颅内出血的患者,应考虑胎儿~新生儿同种免疫性血小板减少症的可能。

小　结

妊娠合并缺铁性贫血的诊治流程

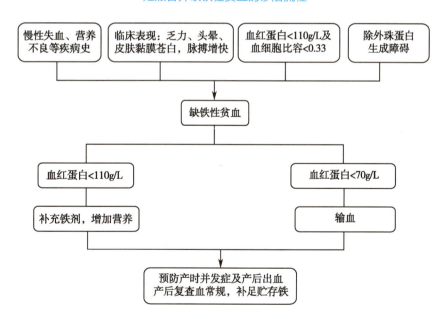

妊娠合并特发性血小板减少性紫癜诊治流程

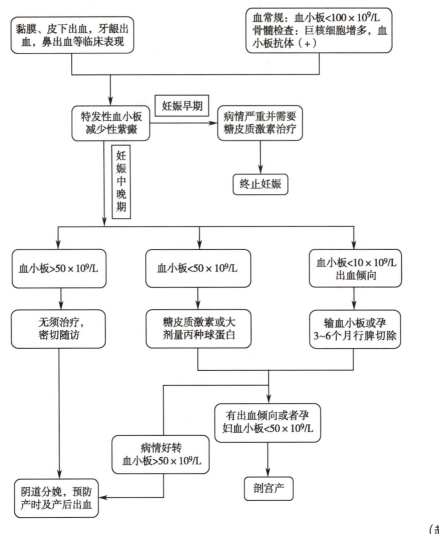

（赵先兰）

第六节　妊娠合并泌尿系统疾病

急性肾盂肾炎（acute pyelonephritis）是常见的妊娠期合并症，也是引起妊娠期败血症和感染性休克的最常见的原因。妊娠期肾盂肾炎（pyelonephritis in pregnancy）可导致早产，并与死胎和胎儿生长受限相关。急性肾盂肾炎是肾盂黏膜及肾实质的急性感染，多为细菌上行感染所致，常发生于妊娠晚期和产褥早期。妊娠合并急性肾盂肾炎属于复杂性尿路感染，15%~20% 的急性肾盂肾炎患者伴有菌血症。大肠埃希菌是最常见的致病菌，70%~80% 的急性肾盂肾炎患者尿液或者血液中可分离出大肠埃希菌。其他致病菌有肺炎克雷伯菌，占 3%~5%；肠杆菌或变形杆菌占 3%~5%；革兰氏阳性菌包括 B 族链球菌和金黄色葡萄球菌占 10%。

病例摘要

患者女性，31 岁，因"停经 34 周，腰痛伴尿频、尿急、尿痛、洗肉水样尿 10h"入院。患者停经以来定期产检，B 超提示宫内单活胎。10h 前无明显诱因出现腰部持续性隐痛，无明显加剧及缓解，不向其他部位放射，伴发热、畏寒、乏力、全身酸痛，最高体温 39℃。无阴道流血流液、恶心呕吐及腹泻，胎动稍增多。既往体健，孕 1 产 0。

【问题 1】通过病史采集，我们首先获得的临床信息是什么？
思路 1：妊娠晚期患者，突发腰痛、尿频、尿急、尿痛等膀胱刺激症状，起病急骤，尿液呈洗肉水样，伴发热、畏寒、全身酸痛,符合泌尿系感染的临床表现。

思路 2:为进一步明确诊断,还需要补充相关病史。对该患者应了解有无泌尿道感染及梗阻、慢性肾小球肾炎等泌尿系统疾病史,妊娠期有无生殖道、消化道、呼吸道等其他系统感染的征象,是否有妊娠期糖尿病、妊娠合并免疫系统疾病等病史。

【问题 2】为进一步明确诊断,体格检查需要注意哪些问题?

思路:为判断患者感染的部位,体格检查时应重点关注泌尿系统及腹部体征,包括有无肾区叩痛、肋脊点与肋腰点压痛,腹部有无压痛反跳痛,Murphy 征是否阳性等。同时还应关注体温、心率、呼吸、血压等一般情况,注意有无贫血、双下肢水肿等。

知识点 1:妊娠期泌尿系统感染的高危因素

妊娠期泌尿系统变化显著。从妊娠早期开始,输尿管和肾盂即开始扩张,孕期输尿管直径可达 2cm,右侧输尿管扩张更明显。妊娠子宫和孕期增粗的卵巢静脉可压迫输尿管。妊娠期孕酮明显增高,引起泌尿系统平滑肌松弛和输尿管扩张。肾盂、肾盏和输尿管的扩张导致排尿不完全,残余尿增多,为细菌繁殖提供条件。

妊娠期常有生理性糖尿,尿液中氨基酸、白蛋白及水溶性维生素等营养物质增多,有利于细菌生长。

检 查 记 录

体格检查:体温 39℃,脉搏 108 次/min,呼吸 22 次/min,血压 118/75mmHg,神清,急性病容,自动体位。全身皮肤黏膜组织无苍白、黄染、出血点,咽无充血,扁桃体无肿大。颈软,心肺听诊无明显异常。腹部膨隆,腹软,无压痛、反跳痛及肌紧张,Murphy 征阴性,肝区无叩痛,双侧肾区叩痛(+),双侧肋脊点、肋腰点压痛(+),肠鸣音正常。专科检查:宫高 31cm,腹围 96cm,胎位 LOA,胎心 156 次/min,先露头,未入盆,子宫无压痛,未扪及宫缩。

【问题 3】结合上述体检结果,为明确诊断应进一步实施哪些检查?

思路:根据患者高热、肾区叩痛、双侧肋脊点及肋腰点压痛等体征,应首先考虑急性肾盂肾炎;心肺及腹部查体无阳性发现,可初步排除急性阑尾炎、胆囊炎、胰腺炎、胎盘早剥等妊娠期常见合并症及并发症。为进一步明确诊断该患者应进行血常规、尿常规、肝肾功能检查,进行血培养、清洁中段尿细菌定量培养及药敏试验,每天 1 次,连续 3 天,并进行产科及双肾、输尿管、膀胱超声检查。

知识点 2:妊娠期泌尿系统感染的分类

1. 无症状性菌尿(asymptomatic bacteriuria) 有菌尿但无尿路感染症状。清洁中段尿培养细菌数目大于 100 000/ml 可诊断菌尿。孕期无症状菌尿道发生率为 2%~7%,若不治疗,患者可能发展为有症状的尿路感染。

2. 急性膀胱炎(acute cystitis) 孕妇发生率约为 1%,症状包括尿频、尿急、排尿困难、血尿和耻骨上不适。

3. 尿道炎(urethritis) 通常由沙眼衣原体引起,有症状的单纯性尿道炎不常见。目前,生殖泌尿系统的衣原体感染主要依赖分子生物学技术来诊断。

4. 急性肾盂肾炎 孕妇发生率约为 2%,多由膀胱感染上行发展而来。主要症状有高热、寒战、腰痛、恶心、呕吐,以及尿频、尿急、尿痛等。妊娠期并发症有流产、早产、胎膜早破、菌血症、败血症、成人呼吸窘迫综合征和贫血,是孕期感染性休克的主要原因。

辅 助 检 查

实验室检查：尿常规(清洁尿)示尿沉渣镜检示白细胞15~20个/HP，红细胞40~45个/HP，多形性红细胞<50%，白细胞管型0~2个/LP，可见脓细胞，尿蛋白(+)，亚硝酸盐还原实验阳性；血常规白细胞计数 $19.8×10^9/L$，中性粒细胞百分比89.8%，红细胞计数 $3.53×10^{12}/L$，血红蛋白108g/L，血小板计数 $190×10^9/L$；肝肾功能、血糖、电解质、凝血功能正常。

产科B超：宫内单活胎，胎儿各径线测值与孕34周基本符合。

胎心监护：反应型，胎心基线160次/min。

双肾、输尿管、膀胱超声检查：双肾形态饱满，肾盂壁增厚肾实质回声稍减低，右侧肾盂见液暗区。

【问题4】如何判读该患者的尿常规？

思路：泌尿系感染的诊断不能单纯依靠临床症状和体征，清洁中段尿沉渣有白细胞尿(脓尿)，即白细胞≥5个/HP为其特征性改变；若平均每高倍视野中有0~3个白细胞，而个别视野中可见成堆白细胞，亦有诊断意义。该患者尿常规示白细胞尿、血尿，尿沉渣见成堆白细胞和脓细胞，提示妊娠合并急性泌尿系感染。

【问题5】如何评价影像学检查在该病诊断中的作用？

思路：泌尿系感染患者不必常规行泌尿系超声检查，但对治疗效果不佳的患者则需行影像学检查，可通过超声了解有无尿路梗阻、结石、肾盂扩张、肾脓肿、肾周脓肿等。急性感染且为孕妇，不宜做X线静脉肾盂造影检查。

知识点3：妊娠期泌尿系统感染的诊断

妊娠期泌尿系统感染的诊断与非妊娠期基本相同，应根据临床症状、体征和实验室检查确定诊断。尿频、尿急和尿痛提示尿路感染，脊肋角压痛和叩痛阳性提示肾盂肾炎。在尿常规检查项目中，亚硝酸盐阳性和白细胞酯酶阳性诊断细菌尿的价值较高。确诊菌尿需要尿液细菌培养。清洁中段尿培养显示单一细菌≥100 000/ml是公认的菌尿诊断标准。对于尿路感染症状明显的患者，即使细菌定量达不到菌尿诊断标准，也应考虑尿路感染并予以治疗。

【问题6】该患者诊断是否明确？

思路1：该患者的疾病特点如下。①孕晚期育龄妇女，突发腰痛、尿急、尿频、尿痛等膀胱刺激征，伴发热、畏寒、全身酸痛；②双侧肾区叩痛，肋脊点及肋腰点压痛；③血象升高，核左移，尿白细胞明显升高，合并血尿、蛋白尿；④无阴道流血及明显宫缩，子宫无压痛。

根据症状、体征及实验室检查，应考虑诊断：①妊娠合并急性肾盂肾炎；②宫内孕34周，G_1P_0，LOA，单活胎。

思路2：泌尿系感染的定位诊断目前还缺乏满意的实验室方法，因此需要与其他妊娠期泌尿系感染鉴别(表3-5)。

知识点4：

表3-5 尿路感染的定位诊断

	上尿路感染	下尿路感染
主要病变部位	肾盂	膀胱
症状	除腰痛、膀胱刺激征外，全身症状明显，表现为发热、畏寒、全身酸痛等	以膀胱刺激征为突出表现，一般无全身感染症状，少数患者可出现腰痛、发热体温常不超过38℃
体征	肾区叩痛，肋脊点及肋腰点压痛	常无阳性发现
尿常规	白细胞尿、血尿、蛋白尿，可出现白细胞管型，尿渗透压降低	可有白细胞尿、血尿、蛋白尿，无白细胞管型，尿渗透压正常

【问题7】该患者是否需要住院治疗？

思路：妊娠合并急性肾盂肾炎确诊后通常需住院治疗。急性肾盂肾炎对母儿影响大，孕妇更易发生菌血症或败血症，细菌内毒素可导致严重的感染性休克、肺水肿和呼吸窘迫综合征。病情严重的患者需要及时转入ICU，呼吸困难的患者可能需要呼吸机辅助呼吸。内毒素可导致溶血，约1/3的患者发生急性贫血。内毒素还可诱发子宫收缩，甚至引起早产和胎死宫内。

【问题8】该患者应如何治疗？

思路1：该患者有发热，应卧床休息，严密监测患者的尿量、血压和体温。鼓励多饮水或静脉输液，保持尿量充分，每日尿量应保持在2 000ml以上。取左侧卧位有利于尿液引流，勤排尿，促使细菌及炎性渗出物排出。急性肾盂肾炎伴高热可影响胎儿神经系统的发育，应及时给予降温措施。对乙酰氨基酚是妊娠期常用降温药物，也可以缓解头痛和肌肉疼痛。如果有高热，给予降温药物的同时配合物理降温，争取把体温控制在38.0℃以下。

思路2：孕妇抗生素的选择要考虑治疗效果，又要考虑避免对胎儿的不良影响，头孢及青霉素类对胎儿影响较小，喹诺酮类、氨基糖苷类、氯霉素、四环素类药物则不宜选用。大肠埃希菌占妊娠期合并急性肾盂肾炎致病菌的首位，易产生超广谱β-内酰胺酶，其余为肺炎克雷伯菌等革兰氏阴性菌，革兰氏阳性菌较为少见。头孢曲松、头孢哌酮、头孢他啶等三代头孢菌素对肠杆菌科细菌有高度抗菌活性，对细菌产生的大多数β-内酰胺酶高度稳定，可作为首选用药。另外阿莫西林克拉维酸钾、亚胺培南、美罗培南耐药率也相对较低，可作为经验用药。该患者症状较明显，宜静脉用抗生素，由于细菌培养及药敏结果不能及时获得，可经验性选用抗生素抗感染治疗。治疗期间应密切监护母儿情况，及时发现、处理中毒性休克，预防多器官功能障碍；进行电子胎心监护，预防早产和死胎的发生。在症状改善和体温正常24h后，可以停止抗生素静注，根据药敏选择口服抗生素，完成10~14天的疗程。

住院后治疗

该患者住院留取清洁中段尿细菌定量培养后，使用头孢曲松1g静脉滴注，每12h/次。3天后体温下降至37.8℃，腰痛缓解，尿频、尿急、尿痛好转。5天后体温正常，尿量正常，尿色清。双侧肋脊点、肋腰点无压痛，双侧肾区轻微叩痛，胎心正常。复查血常规示白细胞计数10.5×10⁹/L，中性粒细胞百分比0.76，尿沉渣镜检示白细胞5个/HP，红细胞3个/HP，尿蛋白(−)。清洁中段尿培养示大量大肠埃希菌生长，对头孢曲松敏感。血培养无细菌生长。

【问题9】该患者入院后治疗是否有效？下一步应如何处理？

思路1：由于在未获得病原学诊断的情况下开始经验性治疗，需要对治疗效果进行及时准确的评价，以便选择合理的治疗措施。急性肾盂肾炎对抗生素治疗及静脉输液反应迅速，通常24h尿培养转为阴性，48h临床症状缓解，95%孕妇72h体温降低。如果治疗48~72h，症状改善不明显，应该评估所使用的抗生素是否合适。该患者经治疗后症状、体征明显好转，体温下降，白细胞降低，尿白细胞减少，说明治疗有效。

注意：取得培养结果后，可根据其选用对细菌敏感且对胎儿安全的抗生素，但如果治疗已显效，则无须按药敏试验结果更换药物。

思路2：对于治疗有效的患者需进一步处理。①何时开始口服药物的序贯治疗；②抗菌药物的疗程；③其他需要观察和复查的情况。一般当患者的体温降至正常持续24h后，可改用口服抗生素，抗生素总疗程为2周。急性肾盂肾炎患者完成抗生素治疗后，在剩余的妊娠期间仍然需要抑菌性治疗。

思路3：如果妊娠合并急性肾盂肾炎经积极治疗后效果不佳或感染反复发生，需进行B超或其他影像学检查排除泌尿系梗阻等情况。

知识点5：妊娠期泌尿系感染的抑菌性治疗

妊娠期泌尿系感染的复发率很高，有些患者需要在整个妊娠期进行抑菌性治疗，并定期进行尿培养，以防感染复发。妊娠期抑菌性抗生素的使用指征如下：

1. 妊娠期间有2次或以上的膀胱炎发作。
2. 顽固性菌尿症。
3. 妊娠期肾盂肾炎。

抑菌性治疗首选呋喃妥因100mg，每日1次，口服，也可根据药敏试验结果选用其他抗生素，每日1次，口服。可以考虑在妊娠38周时停药。

妊娠合并慢性肾病(chronic renal disease in pregnancy)的孕妇多有不同程度的肾功能损害和蛋白尿。原发性肾脏疾病本身对妊娠影响不大,但肾功能损害和肾性高血压可导致不良妊娠结局。慢性肾病会增加母胎不良结局的风险,包括子痫前期、早产、流产、小于胎龄儿、低体重儿及剖宫产。妊娠也会加重慢性肾病的进展,肾病的病程进展主要取决于肾小球滤过率(GFR)基础值、蛋白尿及高血压程度。

证实妊娠后,需收集 24h 尿液检测肌酐清除率和尿蛋白定量。孕早期应至少每月产检一次,孕中期两周一次产检,孕晚期每周一次。有些患者整个孕期都需要密切随访。应定期监测血压变化,患者可以每日在家监测血压。每三个月检测一次血常规、肝功能、血清肌酐、碳酸氢盐、电解质、尿常规、尿蛋白/肌酐比或尿白蛋白/肌酐比。如果尿液分析发现白细胞或硝酸盐,需行尿液培养。使用他克莫司或环孢素的患者需监测血药浓度。孕 18~20 周间应行胎儿结构筛查,26 周后每 2 周一次超声检查评估胎儿发育情况,必要时每周一次胎儿生物物理评分。

慢性肾病患者多合并高血压,通常需要降压药物治疗。妊娠合并慢性肾病患者的血压应控制在 120/70 到 149/90mmHg 之间。可安全使用的降压药物包括硝苯地平和拉贝洛尔。伴有水肿和 GFR 降低的高血压患者必要时可使用利尿剂。血管紧张素转换酶抑制剂(ACEI)和血管紧张素受体阻滞剂(ARB)与胎儿畸形相关,妊娠期间不应使用。可考虑使用低剂量阿司匹林预防子痫前期。贫血孕妇可以使用铁剂及促红细胞生成素(ESA)。

如果估计的 GFR 下降至 20ml/(min·1.73m^2)以下或者血尿素氮超过 50~60mg/dl(18~21mmol/L),可以开始透析。孕期开始血液透析的标准有争议,非妊娠人群的透析指征包括尿毒症表现、持续高容量负荷、难治性酸中毒、高钾血症或高磷血症。有研究认为中度肾功能不全的孕妇即可开始透析,以改善妊娠结局。

硫酸镁由肾脏排泄,应根据血清肌酐值调整硫酸镁的使用剂量。如果血清肌酐介于 1.1~2.5mg/dl(110~221mmol/L),可以给予 4~6g 硫酸镁的冲击量,然后以 1g/h 的维持量治疗;如果血清肌酐 ≥ 2.5mg/dl(221mmol/L)或可疑镁中毒时,不再给予维持剂量。

如果没有产科禁忌证,慢性肾病孕妇可以首选阴道分娩。如果到了预产期仍未分娩,可选择引产。一般建议在孕 39~40 周间终止妊娠。剖腹产应根据产科指征进行。

妊娠期急性肾盂肾炎的诊治流程

初步诊断妊娠期急性肾盂肾炎
- 尿路刺激症状：尿频、尿急和尿痛
- 其他症状：发热、发冷和背部疼痛
- 体检：体温升高、单侧（右侧多见）或双侧肾区叩痛
- 除外宫内感染、胎盘早剥、早产、阑尾炎、胆囊炎、子宫肌瘤梗死等

辅助检查
- 尿常规和尿培养、血常规和血培养、血清电解质和肌酐
- 如有呼吸急促或呼吸困难,进行胸部拍片和动脉血气分析

一般处理
- 入院治疗,严密监测生命体征,警惕感染性休克和急性呼吸窘迫综合征
- 高热患者需要积极退热,可口服乙酰氨基酚配合物理降温
- 口服补液或静脉补液,保持尿量≥50ml/h
- 根据孕周情况决定是否进行连续电子胎心监护
- 有早产风险者按早产处理,必要时给予糖皮质激素和硫酸镁
- 如果使用宫缩抑制剂,警惕肺水肿发生

抗生素治疗
- 大肠埃希菌感染最为常见,经验用药可选用第三代头孢菌素
- 如果治疗效果不理想,可根据尿培养、血培养和药敏试验调整抗生素
- 如果效果不佳或感染反复,需进行B超或其他影像学检查排除尿路梗阻或脓肿
- 症状改善及体温正常24h后,可改用口服抗生素,总疗程为2周
- 患者需要在整个妊娠期进行抑菌性治疗,首选方案为呋喃妥因100mg,每日1次,口服

临床关键点

1. 妊娠合并急性肾盂肾炎是严重的感染性疾病,是孕期感染性休克的首要原因,可导致严重的母胎并发症。

2. 妊娠无症状菌尿和急性膀胱炎均可发展为急性肾盂肾炎,妊娠合并泌尿系感染均应积极治疗。

3. 抗生素的选择应遵循对细菌敏感、对胎儿安全的原则,疗程需足够。

(郑勤田　丁依玲)

第七节　妊娠合并系统性红斑狼疮

系统性红斑狼疮(systemic lupus erythematosus,SLE)是一种慢性自身免疫性疾病,可通过致病性自身抗体和免疫复合物形成的介导,累及全身多个器官系统,包括皮肤、关节、肾脏、中枢神经系统、心脏、肺脏及肝脏等,临床表现复杂、病程迁延、反复。SLE 的确切病因尚不清楚,有遗传、性激素、环境、感染、药物及免疫反应等多因素参与,患病率有显著的性别差异,好发于育龄期女性,育龄期男女比例可达 1:9,目前国内妇女发病率约为 113/10 万人。

性激素参与 SLE 的发病,妊娠可导致 SLE 病情加重或复发,因此既往认为 SLE 患者不宜妊娠。不过随着风湿免疫学的发展和产科监护技术的提高,SLE 不再是妊娠的绝对禁忌证,但妊娠合并 SLE 围产期母婴死亡率仍高达 8.9%,加强对 SLE 患者的妊娠管理,对提高 SLE 患者的妊娠成功率、降低母婴死亡率十分重要。

首次门诊记录

患者,女性,27 岁,因系统性红斑狼疮病史 5 年,停经 57 天就诊。患者无自觉不适,自测尿妊娠(+)。5 年前确诊 SLE,现口服低剂量阿司匹林 75mg/d,泼尼松 10mg/d,病情稳定,1$^+$ 月前肝肾功能检查均正常。患者月经初潮 12 岁,4~5/30 天,量中,无痛经;孕 4 产 0,自然流产 3 次。

初步病史采集后,因为患者有停经史,自测尿妊娠阳性,既往有 SLE 病史,首先考虑为妊娠合并 SLE。对于此类患者,除了按常规判断是否为宫内妊娠,临床上还需要考虑以下相关问题。

【问题 1】体格检查需要注意哪些问题?

思路:SLE 的临床表现复杂多样,随着病程进展,可逐渐累及全身各器官系统。最常见的症状包括发热、关节痛、光敏性皮疹、雷诺现象及疲倦、体重变化、脱发等。80% 患者在病程中出现皮疹,典型表现为具有光敏性的颧颊部蝶形红斑。皮疹形态多样,与病情活动的关系不完全一致,但皮疹加重常伴有疾病复发。口腔和鼻黏膜的无痛性溃疡也较常见,严重者出现痛性溃疡。指掌腹部红色痛性结节、甲周红斑、皮肤溃疡及指端缺血坏死等血管炎表现,多提示疾病高度活动,需要尽快治疗。50% 患者在 SLE 急性发作期出现多浆膜炎,表现为单侧或双侧胸腔积液和心包积液等。因此,查体时应重点关注患者血压、体重,注意有无皮疹、面部蝶形红斑、关节痛、口腔溃疡、指端缺血坏疽及胸腔积液等。

【问题 2】SLE 如何诊断?

思路:目前多依据美国风湿病协会修订的 SLE 诊断标准,具有较高的敏感性和特异性。最后修订时间为 1997 年,包括 11 项内容,符合其中 4 项或以上者,除外感染、肿瘤和其他结缔组织病,即可诊断为 SLE。该患者孕前已确诊 SLE,若妊娠期初次发病,应联系风湿免疫科专家,明确诊断,共同管理。值得注意的是,有些孕妇即使没有严格满足 SLE 的诊断标准,仍具有妊娠并发症的风险,应密切监测。

知识点 1：妊娠合并 SLE 的妊娠期分期

1. 缓解期　停服皮质激素一年以上，无 SLE 临床活动表现。
2. 控制期　应用少量激素情况下，无 SLE 临床活动表现。
3. 活动期　有发热、皮疹、口腔溃疡、关节炎或脏器损害等 SLE 活动的临床表现。
4. 妊娠初次发病　妊娠时初次出现 SLE 的临床症状、体征。

检 查 记 录

体格检查：体温 36.5℃，血压 100/80mmHg，身高 158cm，体重 46kg。面部无蝶形红斑，无口腔溃疡。双侧乳房发育正常，无挤压溢乳。

妇科检查：外阴（-），阴道畅，宫颈光，子宫前位，如孕 50$^+$ 天大小，压痛（-），双附件（-）。

超声检查提示宫内早孕。

患者的体征给我们以下提示：①无 SLE 活动期的临床表现（没有充分依据）；②子宫增大与停经天数相符合。

【问题 3】该患者是否允许继续妊娠？

思路 1：SLE 女性的生育能力并不低于正常女性，但影响妊娠结局，发生妊娠丢失、早产、子痫前期及胎儿生长受限等的风险增高；同时妊娠也可能导致疾病的复发、加重。该患者有强烈的生育要求，但既往有 3 次自然流产史，说明其疾病对妊娠存在严重影响。SLE 患者妊娠结局与妊娠早期疾病的活动度密切相关，SLE 处于缓解期，妊娠结局多较好，且疾病稳定的时间越长，妊娠的风险越小；若处于活动期，则妊娠风险大，不良妊娠结局明显增加。一般来说，具有以下条件者妊娠结局较好。①妊娠前至少已有 6 个月无狼疮活动的表现；②无蛋白尿、肾功能不全等狼疮肾炎的表现；③无抗磷脂综合征；④妊娠期没有并发子痫前期。

思路 2：由于 SLE 的临床进程以"活跃期"和"缓解期"交替出现为特点，故评估患者能否继续妊娠，要对患者的临床症状、体征和实验室指标进行详细的了解，以及疾病最近发作的时间、目前应用的药物等。妊娠期 SLE 复发的常见表现为疲倦、关节痛、皮疹和蛋白尿。

知识点 2：SLE 患者妊娠的条件

1. 病情缓解且病情稳定半年以上。
2. 使用较小剂量的激素维持治疗（泼尼松 <15mg/d 以下）。
3. 未用细胞毒性免疫抑制剂（如环磷酰胺、甲氨蝶呤、雷公藤等），或至少已停用半年以上。服用来氟米特的患者，建议进行药物清除治疗后，再停药至少 6 个月以上。
4. 临床无 SLE 活动表现，无心、肺、中枢神经系统等重要器官的损害。
5. 24h 尿蛋白定量为 0.5g 以下。
6. 原抗磷脂抗体、抗 -SSA/Ro 或抗 -SSB/La 抗体阳性者，最好于抗体转阴 3 个月后再怀孕，以减少流产的发生。

知识点 3：SLE 患者妊娠的禁忌证

1. 过去 6 个月内有严重的 SLE 活动病史。
2. 严重的肺动脉高压（如肺动脉收缩压 >50mmHg，或出现肺动脉高压临床症状）。
3. 重度限制性肺部病变[用力肺活量（FVC）<1L]。
4. 心功能衰竭。
5. 血肌酐 ≥ 2mg/dl（176.8μmol/L）。
6. 既往有严重的子痫前期或即使经过阿司匹林和肝素治疗仍不能控制的 HELLP 综合征。
7. 过去 6 个月内出现脑卒中。

【问题4】 根据上述病史及体格检查结果,需要进一步实施哪些检查?

思路1: 需要了解患者各脏器的功能状态,应检查血常规、尿常规、肝肾功能、24h 尿蛋白定量、血糖、心电图等。

思路2: 进一步明确是否有 SLE 活动,需完善狼疮相关检查,包括抗核抗体、抗 dsDNA 抗体、抗核糖核蛋白抗体(RNP 抗体)、抗 SSA(抗 Ro)抗体、抗 SSB(抗 La)抗体、补体 C_3、C_4 及血沉等。同时应对是否合并抗磷脂综合征进行评估,包括抗心磷脂抗体(ACL)、狼疮抗凝物(LA)、抗 β_2 糖蛋白 -1 抗体(抗 β_2GP-1)水平等。抗 dsDNA 抗体滴度和补体水平是判断有临床症状的孕妇是否为 SLE 复发的重要依据。

知识点4:SLE 患者实验室免疫学指标

1. ANA　最好的初筛指标。如果重复阴性,不支持狼疮的诊断,但 ANA 滴度升高不是 SLE 的特异性表现,也可见于其他自身免疫性疾病或者急性病毒感染等,而且与病情活动或复发无明显相关性。

2. 抗 dsDNA 抗体　对 SLE 诊断特异性高,但敏感性相对较差。抗 dsDNA 抗体滴度升高与狼疮活动、狼疮肾炎有关。

3. 抗 Smith 抗体　特异性高,敏感性差,与狼疮性肾炎有关。

4. 抗 SSA 抗体和抗 SSB 抗体　与产科并发症有关,尤其是新生儿狼疮及先天性心脏传导阻滞。

5. 狼疮抗凝物、抗磷脂抗体　与 SLE 患者胎儿丢失率有关。

6. 血清补体　C_3、C_4 水平降低,提示 SLE 活动或复发。

实验室检查

血常规:血红蛋白 122g/L,白细胞计数 7.8×10^9/L,血小板计数 167×10^9/L;

血肌酐、尿素氮、肝功能正常;

24 小时尿蛋白定量 150mg;

ANA(+),抗 SSA(−),抗 SSB(−),抗 dsDNA 抗体(−),补体 C_3、C_4 正常,血沉 32mm/h;

抗磷脂抗体(−)。

【问题5】 患者继续妊娠,需要注意什么?

思路1: 患者目前处于控制期,病情稳定,若要求继续妊娠,应做好对患者及家属的宣教工作。需让患者及家属明白疾病与妊娠之间的相互影响,即使妊娠前 SLE 病情稳定,仍有约 1/3 的患者孕期复发,而且 SLE 患者发生自然流产、早产、子痫前期、死胎等的风险高于正常孕妇,其子代发生自身免疫性疾病的机会也高于正常人群。因此,整个妊娠期和产褥期都应在产科和风湿免疫科的共同监测下度过,并且即使经过医生的积极观察、严密监测,发生不良妊娠转归、孕妇死亡的危险依然存在。

思路2: SLE 患者有心包或心脏严重病变、心衰、进展型肾小球肾炎、肾病综合征、肾衰时应尽早治疗性终止妊娠。但 SLE 患者终止妊娠也有风险,可能使病情加重。

知识点5:妊娠对 SLE 的影响

一般认为妊娠并不改变 SLE 患者的远期预后,妊娠期间 SLE 的恶化率与受孕时 SLE 疾病状态密切相关。妊娠前处于 SLE 活动期的患者,其怀孕后病情恶化的比例高达 83%;即使妊娠前病情稳定,怀孕后 SLE 活动率仍可达 35% 左右;而狼疮性肾炎活动期妊娠,有 50%~60% 的患者将在孕期或产后出现肾脏病变的恶化。若 SLE 病情已缓解 6 个月以上,怀孕后则只有约 10% 患者会出现病情复发或恶化。妊娠期 SLE 是否恶化与疾病类型也有关,皮肤、关节型患者的恶化率显著低于有肾、心、脑、血液损害者。

知识点 6：SLE 对妊娠的影响

1. **SLE 对母体的影响**　妊娠合并 SLE 患者中妊娠期高血压疾病的发生率达 10%~30%；SLE 孕妇可能存在凝血、抗凝、纤溶之间的不平衡，导致产后出血；SLE 的基础病变导致母体产后发生静脉血栓、肺栓塞等的风险增高。

2. **SLE 对胎儿的影响**　SLE 患者流产、死胎的发生率约为正常孕妇的 5 倍，早产的发生率约为普通人群的 3 倍；胎儿生长受限的发生率可高达 40%；新生儿有发生先天性 SLE 或心脏病的风险，部分抗核抗体阳性的新生儿还可出现贫血、白细胞减少、血小板降低等。对 SLE 女性子代应追踪至青春期以后。

【问题 6】孕期监测包括哪些方面内容？

思路 1：母体监测应注意宫高、腹围、体重的变化，对狼疮肾炎的患者要特别加强对血压的监测。产检在妊娠 28 周前至少每 4 周 1 次，自第 28 周始至少每 2 周 1 次，每次均需进行全面实验室检查，包括血尿常规、凝血功能、24h 尿蛋白定量、肝功能、肾功能（包括血肌酐与血尿酸）、电解质、血糖、抗 dsDNA 抗体及补体 C_3、C_4 等；至少每月复查一次血沉、抗核抗体、狼疮抗凝物、抗磷脂抗体、抗 SSA 抗体、抗 SSB 抗体等；早中晚孕期各做一次尿培养。关键点包括评估疾病活动度和肾脏情况，以及监测子痫前期的症状和体征，每次产前检查都应注意判断是否有狼疮活动或复发。该患者长期口服糖皮质激素，需注意妊娠期糖尿病的早期筛查和重复筛查。

思路 2：胎儿监测应于孕早期超声检查确定胎龄、胚胎发育情况；妊娠 16 周后每 4 周做 1 次产科超声评估胎儿生长状况和羊水量，并排除胎儿畸形；如果出现胎儿生长受限或子痫前期表现，可缩短检查间隔，尤其合并抗磷脂综合征的患者。妊娠 28 周后，应加强胎心电子监护，每 2 周进行 1 次脐带动脉血流 Doppler 检查及胎儿电子监护，孕 32 周起每周行胎儿生物物理评分，孕 34 周后胎儿可能会出现腹围生长速度减慢和 / 或脑 - 胎盘血流比降低等表现，不能只监测脐动脉血流，至少应包括大脑中动脉血流。抗 SSA 抗体和 / 或抗 SSB 抗体阳性者，孕 16~24 周进行胎儿心脏超声和胎儿心电图检查，每 2 周 1 次，用于评价胎儿有无心脏传导阻滞和心脏受损。若无异常，24 周后每 3~4 周进行 1 次胎儿心脏超声检查；若发现胎儿心脏结构或传导功能异常，每 1~2 周进行 1 次胎儿心脏超声检查，直至分娩。

【问题 7】患者孕期应注意哪些事项？

思路：患者应规律性用药并定期免疫科复查；避免阳光暴晒和紫外线照射；避免过度疲劳、保持充足睡眠，但在病情缓解期间可适当进行轻体力活动；注意营养均衡，保证充足的蛋白质摄入，尤其应注意钙（1 500mg/d）和维生素 D（800IU/d）的摄入，以预防疾病和药物可能导致的骨质疏松症和新生儿先天性佝偻病。

知识点 7：新生儿红斑狼疮

新生儿红斑狼疮（neonatal lupus erythematosus，NLE）是一种获得性自身免疫性疾病，见于少数抗 SSA 和 / 或抗 SSB 抗体阳性的孕妇所分娩的婴儿。表现为新生儿或胎儿先天性心脏传导阻滞、皮肤病变、血液系统损害等。如发现胎儿心脏异常或传导功能异常，每 1~2 周进行 1 次胎儿心脏超声检查，直至胎儿出生。若胎儿出现心脏 Ⅰ、Ⅱ 度房室传导阻滞，终止妊娠前需一直采用地塞米松 4mg/d 治疗；完全性房室传导阻滞一般是不可逆的，孕期监测胎儿水肿，出现水肿给予地塞米松治疗，出生后大多数需植入永久性心脏起搏器。建议 37 周时终止妊娠。

孕期门诊产检情况

孕期定期产检及风湿免疫科复查，继续口服泼尼松 10mg/d，阿司匹林 75mg/d。孕 15 周产检发现尿蛋白，孕 20 周 24h 尿蛋白定量 1.86g/L，泼尼松增加至 15mg/d。孕 27 周产检，体格检查：血压 130/88mmHg，脉搏 83 次 /min。全身皮肤黏膜无出血点，面部无蝶形红斑，无口腔溃疡。眼睑无水肿，心肺听诊无异常，双肾区无叩痛。产科检查：宫高 21cm，腹围 86cm，胎心 142 次 /min。辅助检查：血常规、凝血功能正常，血肌酐、尿素氮、肝功能正常，尿蛋白（++），24h 尿蛋白定量 3.53g/L，ANA（+），余自身免疫性抗体指标均阴性，补体 C_3、C_4 正常。胎儿超声：宫内妊娠单活胎，胎儿大小相当于 25~26 周。

【问题8】该患者是选择继续门诊治疗,还是住院治疗?

思路:决定患者治疗的地点,主要是取决于疾病的严重程度。目前该患者孕期出现蛋白尿逐渐增多,不排除妊娠已开始加重 SLE 病情,且胎儿宫内生长受限,已存在疾病对妊娠的影响,且孕妇胎儿珍贵,强烈希望保住胎儿,故考虑住院治疗。该患者由风湿免疫科收住入院,产科医生定期会诊,协助监管。

【问题9】该患者应如何治疗?

思路1:糖皮质激素为治疗与控制妊娠期 SLE 复发的首选药物,以非氟化糖皮质激素类的泼尼松或甲泼尼松龙为宜。对于妊娠期复发或病情轻度活动的患者,可调整泼尼松至中等剂量如 20~30mg/d,病情改善后 2 周或疗程 4 周后逐渐减量,至泼尼松 15mg/d 以下维持;若病情中、重度活动,可采用大剂量泼尼松治疗或使用甲基泼尼松龙冲击治疗。泼尼松通过胎盘量少,剂量在 30mg/d 以下,对胎儿发育无明显影响,不会引起胎儿肾上腺功能不全及甲状腺增生等副反应,目前亦无致畸的报道。地塞米松和倍他米松易通过胎盘,妊娠期需谨慎使用。细胞毒性免疫抑制剂大多有致畸和抑制新生儿免疫的不良作用,除非有明显器官受累的患者,孕期尽量避免应用。该患者出现蛋白尿外,其他 SLE 相关指标抗 dsDNA 抗体、狼疮抗凝物、抗磷脂抗体、抗 SSA 抗体和抗 SSB 抗体均阴性,补体 C_3、C_4 正常,无明显狼疮活动症状,可密切观察下继续妊娠。泼尼松继续用 15mg/d,必要时调整剂量或加用羟氯喹。

注意:使用激素的患者需严密监测是否发生糖耐量异常、高血压和子痫前期。

思路2:妊娠期应避免大剂量糖皮质激素冲击疗法,尽量采取最小有用剂量的来控制病情,因此妊娠期复发或病情活动的患者,可加用羟氯喹,推荐剂量为 200mg,2 次/d。研究显示持续服用羟氯喹可减轻 SLE 活动的症状,减少治疗所需激素的剂量,对于抗 SSA 或抗 SSB 阳性的 SLE 患者,还可预防胎儿心脏传导阻滞的发生。

知识点 8:SLE 与狼疮肾炎

SLE 患者出现血尿、蛋白尿及管型尿可疑狼疮肾炎,但确诊需肾脏活检。根据肾活检结果狼疮肾炎分为 5 型,其中第 Ⅰ、Ⅱ 及 Ⅴ 型预后较好,Ⅲ 和 Ⅳ 型进展迅速,预后较差。妊娠合并 Ⅲ、Ⅳ 型狼疮性肾炎,子痫前期的发生率明显升高。

妊娠期间狼疮肾炎活跃需注意与子痫前期鉴别。但狼疮肾炎女性在妊娠期蛋白尿通常会逐渐加重,临床鉴别比较困难。倘若血压增高和蛋白尿出现在孕 12 周前,尿沉渣可见红细胞及细胞管型,提示狼疮肾炎复发。免疫学检查异常,抗 dsDNA 抗体滴度升高和补体水平降低,也支持狼疮肾炎活跃的诊断,不过子痫前期也可能出现低补体血症。

【问题10】该患者还可进行哪些治疗?

思路:对有胎儿丢失病史和抗磷脂抗体阳性的患者,可以给予小剂量的阿司匹林(75~100mg/d)和/或低分子肝素,防止血栓形成、溶栓、改善胎盘循环的作用,减少不良妊娠结局的风险。该患者有胎儿丢失病史,且目前存在胎儿宫内生长受限,可加用低分子肝素治疗,并加强营养支持治疗,严密监测胎儿宫内状况。

知识点 9:SLE 与抗磷脂综合征

抗磷脂综合征(antiphospholipid syndrome,APS)为一种非炎症性自身免疫性疾病,其特征为反复发作的动脉和/或静脉血栓形成、反复自然流产和/或死胎伴抗磷脂抗体(APL)持续阳性。30%~50% 的 SLE 患者 APL 阳性,1/3 的患者最后会发展为 APS。

APL 阳性增加孕妇血栓形成、子痫前期和胎儿并发症(晚期流产、早产)的发生,对 APL 阳性者和/或既往不良孕产史者建议阿司匹林和肝素联合治疗,同时产后 6~8 周内适当选用抗凝治疗预防血栓。

住院 51 天后病情摘要

该患者住院后 51 天,妊娠 34^{+2} 周,目前口服泼尼松继续用 30mg/d。妊娠 32^{+2} 周后患者逐渐出现双下肢水肿,24h 尿蛋白定量逐渐升高,近 1 周出现血压增高,最高达 152/100mmHg。1 天前复查 24h 尿蛋白定量为 10.83g/L,尿沉渣未见血尿、细胞管型,血浆白蛋白降低,血常规、肌酐、尿素氮正常,血沉增快,抗 dsDNA抗体、狼疮抗凝物、抗磷脂抗体、抗 SSA 抗体、抗 SSB 抗体阴性,补体 C_3、C_4、C_{50} 正常。胎动正常,NST、B 超生物物理评分、脐动脉血流指数正常,胎儿大小相当于 32~33 周。

【问题 11】该患者下一步应如何处理?

思路:患者血压升高,24h 尿蛋白增加,但免疫指标阴性,血清补体水平正常,应考虑是在肾损害加重的基础上并发了子痫前期。SLE 患者妊娠期出现水肿、蛋白尿和高血压,是并发子痫前期还是狼疮肾炎活动的表现,必须进行鉴别并做出合理的处置,因两者的治疗方案是不同的。为区分二者可进行血清补体实验、抗体滴度及血尿酸监测。如果存在补体水平下降、抗体滴度上升或出现 SLE 其他临床征象,提示 SLE 活动可能;反之,没有血清免疫学指标异常,没有 SLE 其他系统的表现,而近期血尿酸水平升高,则提示子痫前期的诊断。不过,狼疮肾炎可以和子痫前期同时存在,有时很难进行明确诊断,如果接近足月或足月,可计划分娩,并追踪产后疾病的转归,进一步明确诊断。

知识点 10:SLE 与子痫前期

SLE 孕妇较正常孕妇更易并发子痫前期,特别是伴有狼疮性肾炎的 SLE 孕妇,其子痫前期的发病率可高达 2/3。多发生在妊娠 20 周后,常伴有血小板减少、低尿钙排泄量。对于此类患者应积极控制血压在 140/90mmHg 以下,以减轻肾功能的损害。首选药物为甲基多巴和拉贝洛尔,亦可选用常规剂量的硝苯地平。SLE 孕妇有肾脏表现者,可以每日给予小剂量阿司匹林,以降低子痫前期的发病率。

【问题 12】SLE 患者终止妊娠的时机和方法如何选择?

思路 1:SLE 孕妇应根据母儿病情决定终止妊娠的时间,不宜超过预产期。以下情况可考虑终止妊娠:①SLE 病情严重恶化,不论孕周大小,应及时终止妊娠;②出现以下并发症时及时终止妊娠:重度子痫前期、精神和 / 或神经异常、脑血管意外、弥漫性肺部疾病伴呼吸衰竭、重度肺动脉高压、24h 尿蛋白定量在 3g 以上;③各项辅助检查提示胎盘功能降低,而胎儿已成熟者;④胎儿有宫内缺氧表现,或 FGR 经治疗未见好转者;⑤对于病情平稳的患者,如果胎龄已达 38~39 周,建议终止妊娠。该患者目前已经 34^{+2} 周,合并子痫前期,肾损害加重,且胎儿生长受限,考虑转至产科终止妊娠。

思路 2:应根据 SLE 病情及产科指征,决定分娩方式。一般认为 SLE 孕妇可以经阴道分娩,但宜适当放宽剖宫产指征。在阴道分娩时应加强产时监护,尤其对存在胎儿心脏传导阻滞者。该患者 34^{+2} 周,宫颈未成熟,胎儿生长受限,耐受宫缩时缺氧的能力较差,可停用低分子肝素后选择剖宫产。

【问题 13】SLE 患者终止妊娠时需要调整糖皮质激素使用剂量吗?

思路:对于病情稳定、每日口服糖皮质激素剂量相当于泼尼松 5mg/d 的患者,发生肾上腺抑制的风险非常小,无论阴道分娩或剖宫产手术均不需要给予应激剂量。泼尼松 ≥ 20mg/d 超过 3 周者,发生肾上腺抑制的风险非常高,分娩时必需给予应激剂量。给药方案是氢化可的松 100mg,静脉注射,每 8h 1 次,维持 24h。泼尼松 5~20mg/d 之间,可以维持原剂量,但一般临床医生会在围分娩期调整糖皮质激素的使用剂量。阴道分娩者在产程启动时,于原使用糖皮质激素的基础上,加服泼尼松 5mg(或相当剂量),或静脉注射甲基泼尼松龙 5mg 或氢化可的松 25mg,次日恢复原口服剂量即可;采取剖宫产手术分娩者,在原糖皮质激素剂量的基础上,在手术当中静脉输注甲基泼尼松龙 10~15mg 或氢化可的松 50~75mg,术后次日起改为静脉注射氢化可的松 20mg,每 8h 1 次,术后第 3 天恢复至术前用量即可。

【问题 14】SLE 孕妇产后治疗需要注意什么?

思路 1:推荐 SLE 患者进行母乳喂养。口服泼尼松(龙)或甲基泼尼松龙、羟氯喹与非甾体抗炎药的患者都可以进行母乳喂养。但对于服用泼尼松剂量超过 20mg/d 或相当剂量者,为谨慎起见,建议在服药 4h 后再进行哺乳。硫唑嘌呤有争议,大部分专家认为服用硫唑嘌呤可以母乳喂养,但避免在服药 4~6h 内哺乳。

思路 2:产褥期是发生血栓栓塞的高危期,SLE 患者产后应进行抗凝治疗,为了尽量减少出血并发症,推荐于阴道分娩 12h 后或剖宫产后 24h 后恢复抗凝。孕期仅口服阿司匹林的患者,建议产后使用低分子肝素治疗 7 天以上,部分学者建议可持续治疗至产后 4~6 周。孕期已使用低分子肝素的患者,推荐维持治疗至产后 6 周。

知识扩展:

由于新生儿狼疮的症状不一定会在出生后立即表现出来,因此对抗体滴度高或既往有新生儿红斑狼疮分娩史的母亲所生的新生儿,应密切随访:最初在新生儿出生后 2 周进行第 1 次随访,满月后每月随访 1 次至出生后 6 个月,此后每 3 个月随访 1 次,至 1 岁。

小　　结

临床关键点:

1. 妊娠可诱发 SLE 活动,而 SLE 病情不稳定,妊娠后易造成流产、早产、死胎等不良妊娠结局。

2. SLE 患者应进行妊娠前评估,妊娠时病情应缓解半年以上,无心、肾、中枢神经系统等严重损害;孕前使用细胞毒免疫抑制剂者应停用 6 个月以上。

3. SLE 孕妇妊娠期需在产科和风湿免疫科专家的共同监护下完成,加强孕期监测,预防并发症的发生,保证母儿安全。

4. 选择适当的时机和方式终止妊娠,SLE 孕妇可以经阴道分娩。

5. 关注 SLE 产褥期的防治。

（丁依玲）

第八节　妊娠合并急腹症

妊娠时随着孕周的增加,子宫逐渐增大使体内脏器的解剖位置发生改变,同时由于妊娠期发生的一系列生理变化,使得某些急腹症缺乏典型的症状和体征,从而延误诊断和治疗,并发症增加,危及母婴生命。常见的急腹症包括:外科急腹症如急性阑尾炎、急性胰腺炎、急性胆囊炎、肠梗阻;妇科急腹症,如卵巢囊肿蒂扭转、卵巢囊肿破裂、子宫肌瘤红色变性、浆膜下肌瘤蒂扭转。正确地判断,及时恰当地处理将直接影响母婴预后。

住院病例摘要

患者,女性,25 岁,因"停经 21^{+2} 周,右下腹疼痛伴恶心呕吐 1 天"于 2017 年 10 月 15 日由外院转入。一天前无明显诱因出现右下腹痛,伴有恶心、呕吐。

既往史及生育史:患者既往体健,否认高血压、糖尿病、心脏病等病史,否认有胃炎、胃溃疡、泌尿系结石等病史,否认孕期外伤史,否认药物、食物过敏史,否认手术史。2-1-0-1,2012 年足月顺产一女婴,现体健。

【问题 1】通过病史采集,我们首先获得的临床信息是什么?

思路 1:患者经产妇,现停经 21^{+2} 周,出现右下腹疼痛伴恶心、呕吐。在妊娠中期引起右下腹痛的疾病包括产科并发症及各种合并症,需进一步了解病史并完善体检及各项辅助检查,以明确诊断。

知识点 1：妊娠期急腹症

产科并发症应考虑先兆流产、胎盘早剥、子宫破裂。妇科合并症包括子宫肌瘤红色变性、右侧卵巢囊肿蒂扭转等。内外科合并症包括急性阑尾炎、急性胆囊炎、肠梗阻、右输尿管结石、急性肾盂肾炎等。

思路 2：为进一步明确诊断，还需要补充哪些相关病史？

针对妊娠中期下腹痛为主诉就诊的患者，应仔细询问腹痛的诱因、部位、性质和程度、持续时间、加重或缓解的因素、伴随症状，并对其进行分析并加以鉴别。

除此之外，还应进一步询问本次妊娠产检情况。由于妊娠为特殊的生理状态，不但要掌握疾病对孕妇本身的影响，还应进一步了解胎儿情况，及疾病发展过程对胎儿的影响，详细询问患者既往月经史、生育史、本次受孕情况、孕早期及中期产前检查情况，核实预产期。

补 充 病 史

患者末次月经为 2017 年 5 月 20 日，平素月经周期规律，5/28~30 天，本孕为自然妊娠，孕期定期产检，孕早期产科检查及胎儿 B 超等均未发现异常，核实预产期 2018 年 2 月 27 日。一天前无明显诱因出现右下腹痛，无发热，于外院就诊，急查血常规提示白细胞计数 $18.86 \times 10^9/L$，中性粒细胞百分比 86%，考虑为"急性阑尾炎"可能，予以头孢哌酮静滴抗感染治疗，之后患者右下腹痛逐渐加重，出现发热，以及恶心呕吐，呕吐物为胃内容物。外院考虑患者病情较重转入我院。起病以来患者无阴道流血、流液，自觉胎动如常，小便正常，无尿频尿急尿痛。

知识点 2：妊娠期急腹症临床特点

产科并发症常见有流产、早产临产、胎盘早剥等；流产、早产一般表现为阵发性下腹胀痛，常伴有少量阴道流血或阴道流液，一般不伴随消化道症状；而胎盘早剥往往与孕妇血管病变、机械因素、宫腔内压力骤减等因素相关，临床上多表现为阴道流血、腹痛，可伴有子宫张力增高和子宫压痛，阴道流血为陈旧不凝血，出血量与疼痛程度往往与胎盘剥离程度不相符，早期可表现为胎心率异常、宫缩间歇期子宫呈高张状态、胎位触诊不清，严重时子宫呈板状、压痛明显、胎心率异常或消失，可出现恶心、呕吐，面色苍白、出汗、脉搏细弱及血压下降等休克征象；子宫破裂多发生于分娩期，部分发生于妊娠晚期，患者常有子宫手术史，最常见的临床表现为胎心率异常，其他临床表现包括：宫缩间歇期仍然持续的严重腹痛、阴道流血、血尿、孕妇心动过速、低血压、休克、腹部轮廓改变等。

妇科合并症子宫肌瘤红色变性及右侧卵巢囊肿蒂扭转多有既往病史，孕前或孕早期检查多可发现，随着妊娠进展而导致慢性病程急性发作。子宫肌瘤红色变性患者有剧烈腹痛，伴有恶心、呕吐、发热，以及白细胞计数升高。卵巢囊肿蒂扭转的典型症状是体位改变后突然发生一侧下腹剧痛，常伴有恶心、呕吐甚至休克。

妊娠合并急性胆囊炎，可有进食油腻食物等诱因，既往可有"胆结石"病史，多数患者腹痛表现为上腹部阵发性绞痛，向右肩部放射，可伴有恶心、呕吐、发热、皮肤巩膜黄染等；妊娠合并急性阑尾炎多无明显诱因，大部分患者表现为转移性右下腹痛，疼痛的位置随着孕周的增加而改变，症状严重时可出现发热、心率增快，伴有恶心、呕吐、厌食等。妊娠合并肠梗阻多以腹痛、腹胀为主要症状，腹痛表现为阵发性的剧烈绞痛，伴呕吐，呕吐物为胃或十二指肠内容物；此外，多数患者不再排气、排便。发病后仍有多次、少量排气或排便时，常为不完全性肠梗阻。体征主要为腹胀及腹部压痛，可触及包块，妊娠晚期子宫增大或产后腹壁松弛，体征可能不明显，应提高警惕。

妊娠中晚期由于子宫右旋压迫，导致右侧输尿管受压，输尿道部分梗阻，可导致同侧肾盂肾炎、输尿管结石、肾盂积水等泌尿系统并发症，临床多表现为右侧腰痛或下腹痛，多伴有尿频、尿急、尿痛等膀胱刺激征，可伴有发热、恶心、呕吐等全身症状。输尿管结石、肾结石引起的疼痛可分为钝痛和绞痛，多有间歇发作的疼痛史。疼痛常位于脊肋角、腰部或腹部，呈阵发性，亦可为持续性疼痛。疼痛时，可能仅表现为腰部酸胀或不适，活动或劳动可促使疼痛发作或加重。肾结石绞痛呈严重刀割样痛，常突然发作，疼痛常放射至下腹部、腹股沟、股内侧，女性则放射至阴唇部位。

【问题2】为进一步明确诊断,体格检查需要注意哪些问题?

思路:根据症状进行初步判断,如根据腹痛情况。①腹痛起病情况:有无诱因,如饮食、手术等;起病急缓,急性起病者要特别注意各种急腹症的鉴别,应仔细询问、寻找诊断线索。②腹痛的性质和程度:绞痛多为空腔脏器痉挛、扩张或梗阻所致;胀痛常为内脏包膜张力增大,系膜的牵拉或空腔器官胀气扩张所致;烧灼痛多与化学性刺激有关,如胃酸;剧烈刀割样疼痛多为脏器穿孔或严重炎症所致;持续钝痛可能为实质脏器牵张或腹膜外刺激所致;隐痛或胀痛反映病变轻微,可能为脏器轻度扩张或包膜牵扯等所致。③腹痛的部位:一般情况下,腹痛所在部位即为病变所在部位,但牵涉性痛有可能误导诊断,如急性胆囊炎可放射至右肩胛部和背部,阑尾炎引起的疼痛可由脐周转移至右下腹。④腹痛的时间与进食、活动、体位的关系:饥饿性疼痛,进食缓解对高酸分泌性胃病,尤其是十二指肠溃疡诊断有帮助。⑤伴随症状:如腹痛有伴随症状,对判断疾病、以及判断疾病严重程度意义重大。腹痛伴发热提示有炎症性疾病,常见于急性胆道感染、腹腔脓肿、肝脓肿,也可见于腹腔外疾病;伴呕吐提示食管、胃或胆道疾病;伴腹泻提示肠道炎症、吸收不良等;伴休克同时有贫血者可能是腹腔脏器破裂;无贫血者见于胃肠穿孔、绞窄性肠梗阻、急性梗阻性化脓性胆管炎、急性出血坏死性胰腺炎。腹腔外疾病如心肌梗死、肺炎也可有腹痛与休克,应特别注意。伴黄疸,可能与肝胆胰疾病有关,急性溶血性贫血也可出现腹痛与黄疸。伴消化道出血,如为柏油样便或呕血提示消化性溃疡或胃炎等,如为鲜血便或暗红色血便,常提示溃疡性结肠炎、结肠癌、肠结核等。

检查记录

产科检查:宫高、腹围,有无宫缩、宫缩频率及强度,腹壁、会阴、双下肢有无水肿,以及水肿的程度;了解胎儿情况,包括胎心音及胎儿生长发育情况。

体格检查:体温38.5℃,脉搏105次/min,呼吸20次/min,血压102/75mmHg,全身皮肤及巩膜均未见黄染及出血点。腹隆,未见胃肠型及蠕动波,腹软,左下腹压痛(−),反跳痛(−),右下腹压痛(+),反跳痛(+),肝、脾肋下未扪及,肝区、肾区无叩击痛,由于增大子宫,移动性浊音(−),肠鸣音正常。

产科检查:宫高20cm,腹围92cm,胎方位未定,胎心音158次/min,规律,未扪及宫缩,子宫无压痛。未行内诊。

知识点3:妊娠期急腹症体格检查特点

妊娠期急腹症体格检查需要结合妊娠特点,先兆子宫破裂时可出现病理缩复环(pathologic retraction ring),产科检查可发现子宫下段膨隆,压痛明显,随着产程进展,可见该环逐渐上升平脐或脐上,压痛明显;由于胎先露部位紧压膀胱使之充血,出现排尿困难,血尿形成;由于子宫频繁收缩,胎儿供血受阻,胎心改变或听不清;不完全子宫破裂时,常缺乏先兆破裂症状,仅在不全破裂处有压痛,体征也不明显,多有胎心率异常;完全性子宫破裂时宫缩消失,全腹压痛明显、有反跳痛,在腹壁下可清楚扪及胎体,子宫缩小位于胎儿侧方,胎心消失,阴道可能有鲜血流出,量可多可少。胎盘早剥腹部检查可触及子宫张力增高和子宫压痛尤以胎盘剥离处最明显。子宫比妊娠周数大,且随胎盘后血肿的不断增大,宫底随之升高,压痛也更明显。早期在宫缩间歇期子宫仍呈高张状态,胎位触诊不清楚。严重时子宫呈板状,压痛明显。子宫肌瘤红色变性多出现发热,腹部检查可触及肌瘤增大、压痛明显。卵巢囊肿蒂扭转妇科检查时可扪及附件区肿块、张力较大,有压痛,以瘤蒂部最明显,并有肌紧张。

妊娠合并急性胆囊炎、急性阑尾炎等消化系统疾病时均可出现局部压痛,除此之外,合并急性胆囊炎、尤其伴有胆道梗阻时多伴有皮肤巩膜黄染、发热、局部体征表现为右上腹有压痛、肌紧张及反跳痛,患者在深吸气或咳嗽时,放于右肋下的手指会触及肿大的胆囊,患者会因疼痛突然终止吸气(Murphy征),胆囊穿孔后会出现全腹的炎症、感染性休克。妊娠合并急性阑尾炎症状不典型,由于妊娠中、晚期子宫增大导致阑尾解剖位置改变,采用下列检查方法有助于诊断。①Bryman试验:嘱患者取右侧卧位,若妊娠子宫移至右侧引起疼痛,提示疼痛并非子宫本身疾病所致,可作为区别妊娠期阑尾炎与子宫疾病的可靠体征;②Alder试验:检查者将手指放在阑尾区最明显的压痛点上,嘱患者取左侧卧位,使子宫移至左侧,如压痛减轻或消失,提示疼痛来自子宫,如疼痛较仰卧位时更明显,提示疼痛来自子宫以外部位,则阑尾病变的可能性大。近年来亦有报道 MRI 诊断价值优于超声波,是对急性妊娠期腹痛有价值的诊断方法。急性肠梗阻多有肛门停止排便排气,体查可发现胃肠型及蠕动波,听诊肠鸣音亢进。

　　合并右侧肾盂肾炎患者体格检查多有高热、寒战,体温多在 38~39℃,也可高达 40℃,上输尿管点(腹直肌外缘与脐平线交叉点)或肋腰点(腰大肌外缘与十二肋交叉点)有压痛,肾区叩击痛阳性。输尿管结石发作静止期,体格检查仅有患侧脊肋角叩击痛;绞痛发作时体格检查可发现腹肌紧张,脊肋角可有压痛及局部肌紧张,并发肾积水者于腹肌放松时可触及肿大而有压痛的肾脏。

【问题 3】为进一步明确诊断,需要进一步完善哪些辅助检查?

　　思路:根据患者可能性诊断,重点选择辅助检查项目,但对结果判读需要注意妊娠对相关结果的影响,一般包含以下几项。

　　(1)血常规:测定白细胞计数、中性粒细胞计数,以了解感染及感染程度;测定红细胞计数、血红蛋白、血细胞比容,血小板计数,了解有无出血及贫血等情况。

　　(2)感染指标:C 反应蛋白、降钙素原,了解有无存在感染,降钙素原临床价值高。

　　(3)凝血功能检查:凝血酶原时间、活化部分凝血活酶时间,必要时测定凝血酶原时间、纤维蛋白原和鱼精蛋白副凝试验(3P 试验)等,了解有无凝血功能异常,但应注意妊娠对相关测定值影响。

　　(4)尿液分析:测定白细胞、红细胞、尿蛋白等,了解泌尿系统有无感染及出血等情况。

　　(5)血液生化测定:谷丙转氨酶、谷草转氨酶、血尿素氮、肌酐及尿酸等测定,以便综合判断肝、肾功能情况。血电解质测定,及时了解有无电解质紊乱及酸中毒。

　　(6)血气分析:血 pH、氧分压、二氧化碳分压、二氧化碳结合力等,判断机体是否存在酸碱平衡失调以及缺氧和缺氧程度。

　　(7)超声等影像学:检查肝、胆、胰、脾、肾等脏器,以明是否存在确消化系统、泌尿系统等器质性病变。

　　(8)产科 B 超:检查胎儿发育、脐动脉、子宫动脉等血流指数。

　　(9)必要时行腹部 MRI 检查,特殊情况下,不必考虑射线对胎儿的影响而选择 CT 或者 X 线检查。

辅 助 检 查

　　血常规:白细胞计数 19.44×10⁹/L,中性粒细胞计数 17.15×10⁹/L,中性粒细胞百分比 88%,C 反应蛋白 215.12mg/L。尿常规未见异常。肝肾、凝血功能:未见异常。胎儿 B 超检查:宫内妊娠,单胎如孕周,胎儿存活,双侧附件未见异常。腹部 B 超检查:肝脏、肝内、门静脉、胆囊、胆总管、胰腺、脾脏、双肾及输尿管均未见明显异常,由于肠气多,阑尾显示不清。

【问题 4】患者的诊断与鉴别诊断。

　　思路 1:患者出现发热、腹痛等炎症反应症状,辅助检查结果显示白细胞计数、中性粒细胞计数及百分比、C 反应蛋白均明显升高,符合急性炎症表现。产科检查未扪及子宫收缩,阴道无流血流液;胎儿 B 超检查提示宫内妊娠如孕周,胎儿存活,双侧附件未见异常,可进一步排除产科并发症。完善肝功能、生化、凝血常规以及腹部 B 超等检查,患者上述检验均未见明显异常,可排除肝、胆疾病。完善胎儿 B 超及盆腔 B 超。泌尿系统疾病应完善尿液分析、肾功能以及肾脏 B 超等检查,患者尿常规未见异常,肾功能肌酐、尿素氮、尿酸等均未见明显异常,可排除泌尿系统疾病。诊断为:①妊娠合并急性阑尾炎;②孕 2 产 1,孕 22⁺⁴ 周单活胎。

> ### 知识点 4:妊娠合并急性阑尾炎概述
>
> 　　急性阑尾炎是妊娠期较为常见的外科急腹症。妊娠急性阑尾炎是由于阑尾管腔的堵塞和/或细菌的侵入或慢性阑尾炎的急性发作造成的。由于妊娠中、晚期子宫增大导致阑尾的解剖位置逐渐向后上、向外移位,可增加孕期诊断难度。妊娠并不增加阑尾炎发生率,但妊娠期由于阑尾位置的改变及孕期发生的一系列生理改变,常导致阑尾炎体征不典型,炎症不易包裹与局限,常形成腹膜炎。阑尾炎穿孔继发弥漫性腹膜炎较非孕期多 1.5~3.5 倍。

知识点 5：妊娠合并急性阑尾炎病理生理

妊娠期急性阑尾炎不良结局发生率高，其原因在于：①妊娠期间盆腔器官血供及淋巴循环更加丰富，毛细血管通透性增强，炎症发展迅速，组织蛋白溶解能力增强，更易发生阑尾穿孔；②妊娠中晚期增大的子宫上推大网膜，妨碍大网膜对阑尾炎症的包裹，炎症不易局限，发生扩散后可造成弥漫性腹膜炎；③阑尾与子宫毗邻，炎症累及子宫可诱发宫缩，宫缩又促使炎症扩散，可导致弥漫性腹膜炎，以及流产、早产或子宫强制性收缩的发生，甚至胎儿宫内窒息死亡；④由于阑尾位置上移、增大子宫的掩盖及增大的子宫将壁腹膜与发炎的阑尾隔开，导致临床症状不明显，体征与实际病变程度不相符，导致漏诊，从而延误治疗时机。有报道指出，胎儿预后与是否并发阑尾穿孔直接相关，不伴有穿孔单纯性阑尾炎患者胎儿死亡率为 1.5%~4%，而并发阑尾穿孔导致弥漫性腹膜炎时，胎儿死亡率高达 21%~35%。

思路 2：与哪些疾病鉴别诊断？

由于妊娠变化，妊娠期急性阑尾炎的鉴别诊断较为困难，一般需要与以下常见疾病鉴别诊断。

1. 妊娠早期　右侧卵巢囊肿蒂扭转、妊娠黄体破裂、右侧输卵管妊娠等。

2. 妊娠中期　需要与先兆流产、胎盘早剥、右侧卵巢囊肿蒂扭转、子宫肌瘤红色变性、右侧肾盂肾炎、右侧输尿管结石、急性胆囊炎、急性肠梗阻等相鉴别。

3. 妊娠晚期　需要与先兆早产、先兆临产、胎盘早剥、右侧肾盂肾炎、右侧输尿管结石、急性胆囊炎、妊娠期急性脂肪肝、急性肠梗阻等相鉴别。

4. 产褥期　需要与产褥感染相关疾病鉴别。

知识点 6：妊娠期阑尾位置的改变

阑尾的位置随增大子宫而发生变化，妊娠初期与非妊娠期相似，在右髂前上棘至脐线连线中外 1/3 处（麦氏点），随妊娠子宫的不断增大，阑尾会逐渐向后上、向外移位。在妊娠 3 个月末阑尾位于髂嵴下 2 横指，妊娠 5 个月末在髂嵴水平，妊娠 8 个月末在髂嵴上 2 横指，妊娠足月可达胆囊区。产后 14 日恢复到非妊娠位置。

【问题 5】患者是否需要住院治疗，如何治疗？

思路：该患者急性阑尾炎诊断明确，妊娠期间阑尾炎容易穿孔、外院予以抗感染治疗后腹痛加重，有手术治疗指征，需要住院治疗行阑尾切除术。

知识点 7：妊娠合并急性阑尾炎一般不主张保守治疗

妊娠合并急性阑尾炎的治疗原则：一般不主张保守治疗，一旦明确诊断，应在积极抗感染治疗的同时，立即行剖腹探查和阑尾切除术。妊娠中晚期，即使是高度怀疑急性阑尾炎者，应放宽剖腹探查指证，及时采取手术治疗。

麻醉方式应选择连续硬膜外麻醉或硬膜外联合阻滞麻醉。术中应注意防止孕妇出现仰卧位低血压。

手术方式可选择开腹手术及腹腔镜手术。妊娠早期，开腹手术可采用麦氏点切口，若不能确诊则行下腹正中纵切口，有利于术中操作和探查。妊娠中、晚期，手术切口多取正中切口，手术时可将手术床向左侧稍倾斜约 30°，便于暴露阑尾，减少手术时对子宫过多的刺激。除非有产科指征，原则上仅施行阑尾切除术，但如果阑尾暴露困难、并发弥漫性腹膜炎、出现盆腔严重感染甚至子宫感染征象、近预产期或胎儿基本成熟时，则需要先行剖宫产再行阑尾切除术，此时应选择下腹正中纵切口。阑尾切除后最好不要放置腹腔引流管，但是如果腹腔严重而局限、阑尾穿孔、盲肠壁水肿时，可放置腹腔引流管。妊娠期腹腔镜手术的安全性仍有争议，有报道指出，妊娠期腹腔镜下阑尾切除术后导致早产率上升。

入院后治疗

入院后立即行腹式阑尾切除术,术中见阑尾长 10cm,与周围组织粘连,充血水肿,腹腔少量淡黄色积液,子宫、双侧附件均未见异常。术后病理结果:蜂窝组织性阑尾炎伴阑尾周围化脓性炎。

【问题6】妊娠合并阑尾炎手术后应该如何处理?

思路1:妊娠合并急性阑尾炎术后处理。

术后应避免刺激腹部,注意维持水电解质平衡及营养物质的补充,无特殊情况下,可以进食时首先为清淡饮食,继续抗感染治疗。药物应选择对胎儿影响小、对病原菌敏感的广谱抗生素,如 β- 内酰胺类药物,急性阑尾炎时厌氧菌感染占 75%~90%,需选择针对厌氧菌的抗生素,如甲硝唑。继续妊娠时,术后 3~4 日内可予以宫缩抑制剂,如黄体酮、硫酸镁、利托君等,降低流产或早产的发生率。

思路2:妊娠合并急性阑尾炎术后并发症处理。

①出血:术后 24h 内的出血多以手术相关,可能与阑尾系膜止血不完善或结扎线松脱,引起系膜血管出血。主要表现为腹腔内出血的症状如腹痛、腹胀和失血性休克等,一旦发生出血表现,应立即输血补液,紧急再次手术止血。②切口感染:为最常见的术后并发症,尤其在化脓或穿孔性急性阑尾炎患者常见,多在术后 2~3 日表现为体温升高、切口痛、局部红肿、压痛等,临床处置可先试行穿刺抽出脓液,或于波动处拆除缝线,排出脓液,放置引流,定期换药。③盆腔脓肿:多见于穿孔性阑尾炎切除术后,腹腔脓液吸收不完全,可在腹腔的不同部位形成残余脓肿。盆腔脓肿最常见,大多发生在术后 5~10 天左右,表现为体温再度升高,大便次数增多,伴里急后重,肛门指检可见括约肌松弛,直肠前壁隆起。应及时抗炎,理疗,无效时切开引流。④粘连性肠梗阻:阑尾术后肠粘连的机会较多,与局部炎症重、手术损伤、切口异物刺激、术后卧床等有关,应注意监测患者术后排气排便情况,病情严重者须手术治疗。⑤阑尾残端炎:阑尾残端保留过长超过 1cm,或者肠石残留,术后残株有炎症复发,仍表现为阑尾炎的症状,严重时应再次手术切除阑尾残株。⑥粪瘘:少见并发症,可发生在处理不当的阑尾残端,也可因手术粗暴误伤盲肠和回肠而引起。主要表现为伤口感染久治不愈,并有粪便和气体溢出,一般经非手术治疗可闭合自愈。

思路3:术后监测。

妊娠期合并急性阑尾炎,应考虑胎儿相关情况,手术后由于应激反应及术后并发症,仍可能出现流产,因此在治疗原发病的同时应密切监测胎儿宫内情况。孕妇方面首先应监测生命体征及感染征象(如体温、血压、心率、白细胞计数、C 反应蛋白、降钙素原、腹部局部体征);其次,应注意监测有无出现术后并发症;最后,应注意行产科检查,密切注意有无阴道流血、子宫收缩等先兆流产、早产等症状及体征。胎儿方面应监测胎儿生长发育情况及胎心胎动变化,根据孕周,给予监测胎心,指导患者进行胎动的自我监测,并详细记录,必要时行胎儿 B 超检查了解胎儿宫内情况。

手术后处理

术后予以头孢哌酮及甲硝唑抗感染治疗,硫酸镁及黄体酮抑制宫缩治疗,术后 2 天患者体温恢复正常,腹痛消失,无明显宫缩,无阴道流血流液等,复查胎儿 B 超未见异常,伤口愈合良好,4 天后出院。

【问题7】妊娠合并阑尾炎需要剖宫产指征?

思路:分娩期处理。

妊娠合并急性阑尾炎愈后,可根据产科情况决定分娩方式。除非有产科急诊指征,原则上仅处理阑尾炎而不同时行剖宫产手术。

知识点 8:妊娠合并急性阑尾炎同时行剖宫产术指征

下述情况行阑尾切除前可先行剖宫产术:①术中暴露阑尾困难;②阑尾穿孔并发弥漫性腹膜炎,盆腔感染严重,子宫已有感染征象;③近预产期或胎儿基本成熟,已具备宫外生存能力。

入院后医患沟通内容

入院首次谈话:

1. 患者停经22⁺⁴周,右下腹疼痛伴恶心、呕吐、腹泻,根据症状、体征及辅助检查结果,考虑诊断为妊娠合并急性阑尾炎、孕2产1孕22⁺⁴周单活胎。

2. 急性阑尾炎的治疗原则 一旦明确诊断,应在积极抗感染治疗的同时,尽快行阑尾切除术。

3. 入院后予对症支持治疗,完善术前准备,同时密切监测母胎状态。

4. 妊娠合并急性阑尾炎可导致不同程度的母儿并发症,最常见的是流产,其他严重不良影响有死胎、少见胎儿出生缺陷(功能性疾病)等。由于妊娠影响,导致将阑尾炎症不易被包裹,炎症不易局限,发生扩散后可造成弥漫性腹膜炎,引起腹膜炎时,病情更严重、不良妊娠结局发生率更高。

5. 手术后可能出现出血、切口感染、盆腔脓肿、粘连性肠梗阻、粪瘘等并发症,可能需要再次手术治疗。

治疗期间谈话:

患者行腹式阑尾切除术,术程顺利,术后病理结果:蜂窝组织性阑尾炎伴阑尾周围化脓性炎。

产科B超:胎儿大小与孕周相符,羊水指数正常,S/D值、胎盘分级皆正常。手术后由于应激反应及术后并发症,仍可能出现流产;其次,可能出现术后并发症。现予以抗感染及抑制宫缩治疗,予严密监测下继续待产,密切监测胎心胎动。

患者出院前谈话:

患者本次住院原发病急性阑尾炎已痊愈,腹部伤口愈合好,复查胎儿宫内情况稳定,出院后定期产检,必要时外科就诊。

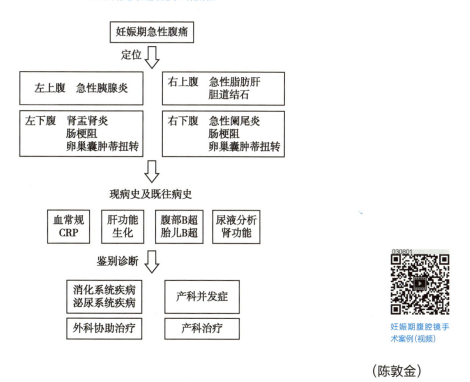

妊娠期急性腹痛诊断流程

（陈敦金）

第九节 妊娠合并感染性疾病

妊娠期常见的感染性疾病病原体有病毒(风疹病毒、单纯疱疹病毒、巨细胞病毒、微小病毒B19、人类免疫缺陷病毒、肝炎病毒等)、细菌(如B族链球菌)以及其他病原体如弓形虫、梅毒螺旋体、衣原体等。TORCH是弓形虫(toxoplasma gondii,TOX)、风疹病毒(rubella virus,RV)、巨细胞病毒(cytomegalovirus,CMV)、单纯疱疹病毒(herpes simplex virus,HSV),及其他,如微小病毒B19(parvovirus,PVB19)、水痘-带状疱疹病毒

（varicella-zoster virus，VZV）、梅毒螺旋体（Treponema pallidum）等病原体的统称。

妊娠期不同阶段、不同病原微生物感染对母体、胎儿、婴儿的影响存在极大差异。妊娠期妇女感染上述病原体后自身症状轻微或无症状，但可引起胎儿先天感染，导致胎儿发育异常、死胎等严重后果。病原体传播可以产前经胎盘、产时经血液和阴道分泌物、产后通过母乳垂直传播受累儿。胎儿的表现差异很大，存活的胎儿可能表现为不同的超声可见的胎儿结构异常。在先天性宫内感染的高风险人群妊娠期病原体暴露中，尤其是未被免疫的妊娠期抗体血清学转化或抗体滴度明显变化者，常规超声检查发现的特征性异常对于是否进行侵入性产前诊断具有指导作用，超声检查的特异性结果为发现宫内感染提供线索；明确的胎儿感染，有无结构异常对于胎儿预后至关重要；胎儿结构异常有多种原因，根据结构异常的特点查找病因对于预后判断甚至为下次妊娠提供指导具有重要意义。

巨细胞病毒感染

人巨细胞病毒属疱疹病毒科，其结构与其他疱疹病毒相似，内有双股 DNA，由核衣壳蛋白包裹，外层为含有糖蛋白的脂双层膜。CMV 主要在成纤维细胞、上皮细胞和内皮细胞内复制，几乎存在于人体各种器官和组织，并可经尿液、唾液、血液、痰液、精液、乳汁、宫颈分泌物和大便排出。CMV 感染潜伏期 28~60 天（平均 40 天），原发感染后 2~3 周可检测到病毒血症，多数人可产生抗体，但不能完全清除病毒，会发展成长期带毒或潜伏感染，免疫功能正常者，通常无临床表现。

【问题 1】巨细胞病毒在我国的感染状况如何？

不同国家 CMV 感染率差异较大。欧美发达国家孕妇 CMV IgG 阳性率 40%~83%，新生儿出生时感染率 0.5%~1.3%。我国北京地区正常孕妇 CMV IgG 阳性率 89.1%~94.9%，CMV IgM 阳性率 0.7%~1.7%。通过巢式 PCR 检测北京地区新生儿脐血 CMV DNA，并进一步检测新生儿尿液确定，先天性感染率为 0.23%；2010 年至 2012 年江苏常州地区新生儿先天性感染率为 1.59%，其中 82% 为无症状感染，但未对感染婴儿进行随访。2007 年至 2014 年南京及周边地区因胎儿严重畸形而终止妊娠的 436 例中，仅 1.6% 确诊 CMV 感染。

【问题 2】巨细胞病毒是如何传播的？ CMV 感染者和潜伏感染者是传染源。主要通过密切接触（包括性接触）、消化道传播和母胎垂直传播。CMV IgG 阴性人群是易感者，目前我国育龄妇女易感者 5%~10%。CMV 感染无季节性，但与人种、社会经济发展程度、卫生状况等密切相关。CMV 通过胎盘、母体分泌物及乳汁传播给子代。孕期 CMV 经胎盘垂直传播感染胎儿，称先天性感染或宫内感染，是胎儿最常见的病毒感染之一。胎儿感染后可表现为无症状、轻微或严重后遗症，甚至死亡。新生儿生后通过接触母体分泌物或母乳喂养感染 CMV 常无症状，数月后转为潜伏感染状态。早产儿更易通过母乳感染 CMV。

> **知识点 1：巨细胞病毒感染的类型**
>
> 妊娠期 CMV 活动性感染可分为 3 种类型：原发感染、再激活感染和再感染。原发感染为孕前不久或孕期初次感染 CMV，感染前孕妇体内不存在 CMV IgG。再激活感染和再感染指潜伏在体内的病原体被重新激活，或再次感染外源病毒。只有 CMV IgG 阴性者才可能发生原发感染，IgG 阳性者只可能发生再激活或再感染。

【问题 3】不同类型的巨细胞病毒感染对子代的影响如何？

1. 原发感染（primary infection）：孕期原发感染孕妇的胎儿先天性感染的发生率为 30%~50%，且感染的严重程度差异大。其中 10%~15% 受累胎儿可出现后遗症。原发感染者随孕龄增长，胎儿先天性感染发生的可能性增加，在孕早、中、晚期宫内传播发生率分别为 30%、34%~38% 和 40%~72%，但孕中晚期感染后致畸风险明显降低，孕早期发生严重的胎儿先天性感染的可能性大。孕前 3~8 周 CMV 原发感染的宫内传播的发生率为 8.3%。

CMV 宫内感染的胎儿超声检查可见肠管回声增强、侧脑室增宽、颅内出现钙化灶，也可表现为胎儿生长受限、肝脏钙化点、腹水、小头畸形和胎儿室管膜下囊肿等。对孕期原发感染母亲的子代平均随访 4.6 年发现，

25%可出现感觉神经性耳聋、智商低于70、脉络膜视网膜炎、癫痫甚至死亡等。

2. 复发感染（recurrent infections/secondary infection）或再激活（reactivation） 美国孕期CMV复发感染和再激活的发病率约高达13.5%；而北京和江苏地区为0.7%~2.1%，但缺乏全国性的统计资料。CMV IgG阳性的妇女，其中0.2%~2%孕期可能因再激活和再感染引起宫内感染，但胎儿出现严重后遗症少见。孕期再感染CMV孕妇的子代中，不足1%在出生时会出现相应症状，其中约8%在2岁时可出现后遗症，如耳聋、脉络膜视网膜炎、轻微的神经系统后遗症（如小头畸形），14%在5岁时出现上述后遗症，无子代在随访期死亡。

【问题4】孕前及孕期是否需要进行巨细胞病毒CMV筛查？

1. 孕前筛查：建议有条件的育龄妇女进行孕前筛查，以明确孕前免疫状态，有助于区分孕期感染类型。对于孕期活动性感染的妇女，可暂不受孕。抗体筛查阴性的妇女，可引起重视并采取一定的保护措施。

2. 孕期筛查：不建议对孕妇常规进行CMV筛查有以下原因。①我国目前育龄妇女CMV IgG阳性率>90%，孕期原发感染少见。已有的胎儿畸形研究中，因CMV感染所致罕见，缺乏全面筛查的卫生经济效益分析。②我国各地区CMV IgG和IgM检测方法不一致。对于定性检查，检测可靠性尚需进一步提高。③CMV IgG和IgM均阳性，抗体亲合力处于高低亲和力之间时，有时也难以确定原发感染或再发感染，况且许多机构不能检查亲合力。④即使确定宫内感染，在缺乏胎儿影像学检测异常表现的情况下，也难以确定进一步的临床处理。⑤筛查孕妇CMV IgM有局限性，可能与其他病毒有交叉，感染后长时间持续低水平阳性，需动态检测IgG变化。

知识点2：哪些情况需进行CMV抗体筛查？

(1)胎儿超声检查提示以下异常：胎儿生长受限、脑钙化、小头畸形、室管膜囊肿、脑室增宽、肠管强回声、肝大或钙化、腹水、心包积液，肾脏强回声、胎盘增厚或钙化、胎儿水肿等；

(2)孕前曾进行病毒筛查，明确CMV IgG阴性者，孕20周前需要复查。

【问题5】采用什么方法筛查巨细胞病毒感染

要同时检测孕妇外周血CMV IgG和IgM抗体。因只检测IgM时易出现假阳性，特别是低滴度阳性者，故不能只检测CMV IgM。必要时，间隔3~4周后复查，以动态监测CMV IgG。不能确定感染类型者，应行CMV IgG抗体亲合力检查。

病 例

患者张某，28岁，G_1P_0，因"停经26^{+3}周、发现胎儿腹水1周"入院。LMP：2016-01-23，自然受孕，定期产检，经过顺利。2周前因孕妇黄疸、瘙痒，于当地医院就诊，腹部超声：脾脏稍大厚4.1cm，ALT 21IU/L，AST 23.2IU/L，TBIL47.38μmol/L，TBA 12.7μmol/L，考虑"胆汁淤积综合征"，给予思美泰及熊去氧胆酸治疗，症状好转出院，现口服熊去氧胆酸250mg 每日2次。1周前于当地妇产医院行四维超声提示：胎儿腹水。1周前于当地医院行超声检查，发现胎儿腹水。我院产科B超：胎儿腹腔见较多游离液体，羊水指数21.1。MCA-PSV49.3=1.5MOM；胎儿心脏超声：三尖瓣返流；查孕妇血型A型RH阳性，丈夫血型为B型RH阳性，孕妇IgG抗体<1:32、不规则抗体阴性；并同时检测孕妇外周血TORCH IgG和IgM抗体。

【问题6】如何确定母体CMV感染类型？

思路：据抗体检查结果进行初步诊断。CMV IgM阴性、IgG阳性，提示潜伏感染；CMV IgM和IgG均阳性，提示活动性感染；CMV IgM阳性，但IgG阴性，可能是感染早期或者IgM假阳性，需间隔2周后复查。如果仍然为IgM阳性、但IgG阴性，说明IgM为假阳性；如果IgG转为阳性，不管IgM是阳性还是阴性，说明为原发感染，而且为感染早期。CMV IgG由阴性转为阳性，或者从低水平明显升高至4倍以上（如滴度从1:4升至1:16），是诊断原发感染的证据。

知识点 3 : IgG 抗体亲合力

是指所有特异性 IgG 抗体与抗原总的结合能力,即抗体与抗原结合的牢固程度。IgG 抗体亲合力指数(IgG antibody affinity index,AI)是指抗体与抗原结合力的相对值。原发感染时,产生的抗体与抗原的结合不够牢固,为低 AI;随着时间的推移,抗体与抗原的结合力增加,故既往感染、病毒再激活或再感染时,抗体与抗原结合牢固,抗体亲合力随之增高,为高 AI。因此,低 AI(≤ 30%)提示感染发生在 3~4 个月之内,提示原发感染;高 AI(>50%)提示感染发生 6 个月以上,多数为再激活或再感染;如果 AI 为 30%~50%,需随访。只有 CMV IgM 和 IgG 均为阳性时,才需要检测 CMV IgG 的 AI。

TORCH 抗体检查结果

TORCH 血清学检测(26^{+3} 周妊娠):巨细胞病毒 IgM2.65COI(>1.0 为阳性),IgG14.19IU/ml(>1.0 为阳性),提示巨细胞病毒感染。其他病原体抗体无异常。3 周后复查(29^{+3} 周妊娠)巨细胞病毒 IgM 0.75COI,IgG 65.54IU/ml,CMV-IgG-AI 22.88%。

【问题 7】如何诊断胎儿巨细胞病毒宫内感染?

思路 1 :胎儿超声检查有腹水,应查找腹水原因,孕妇血型不规则抗体阴性排除免疫性原因。在多项检测指标中,唯有母体巨细胞病毒抗体检测结果 IgM 阳性、IgG 阳性,三周后复查 IgG 升高四倍、IgM 阳性下降,且 CMV-IgG-AI 为低亲合力。结合近期黄疸、皮肤瘙痒和肝功能异常,可以诊断母体为原发性巨细胞病毒感染。应进行侵入性产前诊断。同时,回顾分析孕妇呈轻度慢性表现,多次肝酶、胆汁酸、胆红素检测均未超过正常值 2 倍,未行抗病毒治疗,对症治疗后逐渐好转,表现出该病在成人的自限性。

思路 2 :侵入性产前诊断方法的选择。常用羊水穿刺抽取羊水 2~3ml,常规离心后取沉淀(包括羊水中的细胞)用荧光定量 PCR 检测 CMV DNA,敏感性高,特异性为 97%~100%。由于 CMV 在胎儿肾小管上皮复制最活跃,且随胎尿排入羊水,故羊水中病毒载量最高。需要注意的是,因胎儿感染后病毒复制并排到羊水的时间需要 6~7 周,故羊水穿刺的最佳时机为孕 ≥ 21 周或明确母体感染后 ≥ 6~7 周。脐血 CMV DNA 阳性率明显低于羊水,且脐血穿刺的技术要求高、易出现并发症,故不建议通过脐血穿刺诊断 CMV 宫内感染。脐血检测适用于评估胎儿预后,而不是诊断。

思路 3 :羊水 CMV DNA 结果判定。若羊水 CMV DNA 阴性基本可以排除宫内感染,或感染后不发病或症状极轻。羊水病毒载量的高低是否与胎儿感染严重程度相关,目前尚存在争议。一般来说病毒载量大于 10^7,胎儿受累的风险较大。应该告知孕妇,羊水穿刺只能基本明确胎儿有无感染,而无法确定感染的严重程度。

侵入性产前诊断结果

脐血血常规:白细胞 5.26×10^9/L,红细胞 2.55×10^{12}/L,血红蛋白 111g/L,血小板 40×10^9/L,淋巴细胞百分比 83.3%,单核细胞百分比 10.3%,中性粒细胞百分比 3%,网织红细胞比率 11.74%,细胞形态见嗜多色红细胞。提示胎儿血小板减少症。脐血染色体及 CMA 无异常。羊水病毒核苷酸检测:巨细胞病毒 DNA 定量 1.66×10^7。

【问题 8】如何管理母胎 CMV 感染?

思路 1. 确诊胎儿宫内巨细胞病毒感染后的处理。如果存在宫内感染,且影像学检查确定胎儿存在结构异常,应告知孕妇及家属,胎儿畸形或其他病变的发生风险,同时与孕妇及家属讨论是否继续妊娠。即使未发现胎儿结构异常,仍需告知孕妇及家属,少数胎儿可能有感觉神经性耳聋、视网膜病变或潜在智力发育受损等发生风险。监测超声以评估胎儿解剖结构(如脑室)及生长发育情况,必要时进行胎儿 MRI 检查。先天感染胎儿的脐血血小板计数减少与不良预后相关。

思路 2. 胎儿 CMV 宫内感染是否需要治疗?对妊娠期间发现的 CMV 宫内感染病例,缺少治疗改善胎儿结局的观察证据,不推荐对 CMV 宫内感染的胎儿使用抗病毒药物,但需要综合评估胎儿预后。

本例患者第 1 次脐血检查后 4 周复查 PLT $104×10^9$/L,且腹腔积液由 5.4cm×5.0cm×2.6cm 减少至 4.4cm×2.6cm×1.1cm,26 周时 MCA-PSV 49.3cm/s(1.5MOM),30 周时 MCA-PSV 47.3cm/s(<1.29MOM), PLT 回升、腹水减少、大脑中动脉血流峰速降低均提示胎儿病情好转,提示该胎儿感染也表现为自限性。尽管指标有所改善,但仍存在胎儿远期不良预后的可能性,告知孕妇及家属并讨论,孕妇及家属最终要求引产。

【问题9】如何预防孕期 CMV 感染?

CMV IgG 阴性者、家中有幼儿的孕妇、幼儿教师等是 CMV 感染高危人群。目前尚无有效疫苗。CMV IgG 阴性者应减少与病毒接触的机会。我国的原发感染多数发生在婴幼儿。其唾液和尿液含有大量病毒, 孕期避免或减少与婴幼儿接触,注意个人卫生、经常洗手或手消毒,可避免孕期原发感染或再感染。孕期合理休息、营养、放松心情,有利于维持正常的免疫力,可减少再激活。

小　结

临床关键点:

(1)不建议常规进行 CMV 筛查,推荐高风险人群进行筛查和诊断。

(2)CMV 感染后血中的病毒很快被清除,因此根据血 CMV DNA 进行感染的诊断不可靠,而根据 CMV IgG、IgM 抗体水平的变化,和 IgG 抗体的亲和力可以判断孕妇初次感染或再次感染。

(3)孕妇原发性 CMV 感染后,多无临床表现,多数人可产生抗体,但不能完全清除病毒,会发展成长期病毒携带或潜伏感染。一定条件下可形成 CMV 性肝炎、CMV 性肺炎、传染性单核细胞增多症等。表现出相应的症状体征。

(4)对于孕期感染 CMV,不推荐抗病毒治疗,但需进一步诊断是否存在宫内感染。

(5)提示 CMV 胎儿感染的超声指标:胎儿生长受限、颅内钙化灶、小头畸形、脑室增宽、肠管强回声、肝大或钙化灶、腹水、心包积液,肾脏强回声、胎盘增厚或钙化、胎儿水肿等。

(6)胎儿 CMV 感染的诊断基于羊水 CMV DNA 定量。

(7)对妊娠期间发现的 CMV 宫内感染病例,缺少治疗改善胎儿结局的观察证据,不推荐对 CMV 宫内感染的胎儿使用抗病毒药物,但需要综合评估胎儿预后。

(8)一旦诊断胎儿 CMV 感染,孕妇应该每隔 2~4 周进行超声检查。

(9)孕期 CMV 感染以预防为主,目前无疫苗。

微小病毒 B19

微小病毒 B19 是单链 DNA 病毒,引起儿童传染性红斑皮疹,又称第五病毒。传播途径是呼吸道分泌物及手口接触传播。感染者一般在暴露 5~10 天、皮疹出现前有传染性,出疹后不再传播。

怀孕不影响感染进程,但是感染可以对胎儿造成影响。妊娠期急性 PVB19 感染后,母胎传播率 17%~33%,大多数感染的胎儿可无不良结局,但是感染与自然流产、胎儿水肿和死胎相关。妊娠 20 周前 PVB19 感染对胎儿影响严重,死胎多发生在母体感染后 1~11 周,如果感染后 8 周没有发生水肿,以后也不可能发生。PVB19 是胎儿水肿和胎死宫内的标准检查项目之一。

【问题1】如何诊断母体微小病毒 B19 感染

孕妇暴露 PVB19 后,应尽快抗体筛查,以监测血清学转化。IgM(−)IgG(+):既往感染并有免疫力,无母婴传播风险。IgM(+),IgG 无论阴阳性:监测胎儿的潜在感染。IgM(−)IgG(−):疑诊 PVB19 感染者 4 周内复查,复查 IgM 或 IgG 阳性者应监测胎儿的潜在感染。母体急性感染后 8-12 周 IgM 阴性应当引起注意,因为 IgM 被快速的清除可导致假阴性。偶尔会有母体的 IgM 在急性感染期低于检出水平,这时可以应用 PCR

检测母体血来诊断是否急性感染,但是母血中低水平的 B19 微小病毒 DNA 可以持续至急性感染后数月。如果抗体检测提示母体感染,进一步行 DNA 检测确诊。

【问题2】如何诊断胎儿微小病毒 B19 感染?

母体感染确诊后,羊水 PCR 检测病毒 DNA 可明确胎儿感染。如果有胎儿异常的其他原因进行羊膜腔穿刺时,应该同时进行 PCR 检测病毒 DNA。定量 PCR 用来诊断胎儿感染,敏感度高达 100%。超声检查发现胎儿水肿时应考虑检测胎儿 PVB19 感染。

【问题3】母胎微小病毒 B19 感染后如何处理?

母体感染后没有治疗措施;诊断孕妇急性 PVB19 感染者应连续超声监测胎儿,评估腹水、胎盘增厚、心脏肥大、水肿和胎儿生长受限情况,MCA-PSV 可以准确预测胎儿贫血。在暴露后 8~12 周内每 1~2 周进行一次超声检查,超声无胎儿异常,PVB19 感染相关不良结局极低。由于水肿胎儿运动减少,应当要求孕妇每天监测胎动。

疑似 PVB19 感染的胎儿水肿或者严重贫血,脐带血穿刺测定红细胞压积,准备胎儿输血。虽有手术相关风险,但严重胎儿贫血应考虑宫内输血。宫内输血是目前唯一有效的缓解胎儿贫血的治疗措施。宫内输血降低胎儿死亡率,但是最近有研究发现接受输血的水肿胎儿增加神经发育损害风险。如果胎儿近足月,应该考虑引产。如果水肿或者贫血的胎儿是计划分娩,应当在有专业人员和资源的三级医院分娩,以便于对新生儿救治。应用激素促胎肺成熟不是禁忌。

【问题4】如何预防母胎微小病毒 B19 感染?

母体感染的危险因素:家里有幼儿者、小学老师、日托工作者。大多数母体感染是通过接触家里感染的孩子发生感染。当 PVB19 感染在学校、家庭、或者幼托中心暴发时,预防传播的方法是有限的。通过识别和排除急性 PVB19 感染者,并不能减少暴露风险。没有预防措施是明显有效的。不推荐易感女性常规隔离降低感染风险。如果孕妇接触到疑似 PVB19 感染者,应告知医生。

不推荐微小病毒 B19 的孕期常规筛查。

水痘 - 带状疱疹病毒

水痘 - 带状疱疹病毒是一种传染性极强的 DNA 疱疹病毒,经由呼吸道飞沫和密切接触传播,易感人群(血清学阴性)暴露后感染率60%~90%。潜伏期为 10 到 21 天,在出疹前的 48 小时至水泡结痂期间具有传染性。原发感染称为水痘,在儿童是良性自限性,主要症状是发热、不适、痒疹,慢慢发展为疱疹,最后结痂,成人患病严重,如脑炎和肺炎。初次感染之后,病毒潜伏在感觉神经节,可被重新激活,引起水疱、红斑,称为带状疱疹。感染后几天出现抗体,以后对原发性 VZV 终身免疫,大于 90% 的孕前人群为血清学阳性。由于有较高的自然免疫力,常规接种疫苗以前,妊娠期水痘感染胎儿不常见(估计 0.4‰~0.7‰),应用疫苗之后感染率更低。因为妊娠期带状疱疹不会引起病毒血症,所以也不会引发宫内感染。

水痘的死亡率随年龄增加而增大,成人死亡率是儿童期死亡率的 15 倍。妊娠期水痘感染更加严重,10%~20% 感染水痘的孕妇会发展为肺炎,死亡率估计高达 40%。水痘对胎儿的影响主要是先天性水痘综合征与新生儿水痘。先天性水痘综合征最常发生于妊娠 20 周前,特征是皮肤疤痕、肢体发育不全、脉络膜视网膜炎和小头畸形,发病风险较低(0.4%~2%):早孕期暴露 0.4%,中孕 2%,晚孕 0。新生儿水痘常发生在产前两周内母体接触 VZV 或母体有临床症状的情况,产前 5 天到产后 2 天母体发病者,新生儿 VZV 感染与新生儿死亡率高。

【问题1】如何诊断母体水痘 - 带状疱疹病毒感染

通常是根据典型的瘙痒和疱疹临床表现诊断,不需要实验室检查。如果需要实验室诊断,无覆盖的皮肤破损或囊液取样用 PCR 诊断水痘。孕妇存在既往感染或水痘疫苗接种史,在怀孕早期应该对水痘有免疫力。

【问题2】如何诊断胎儿水痘 - 带状疱疹病毒感染

VZV 感染后的胎儿水痘发病率仅是 1%~2%,后果严重。母体急性水痘感染后,胎儿水痘可由超声提示:水肿、肝脏和肠道强回声、心脏畸形、肢体畸形、小头畸形及胎儿生长受限等。羊水 VZV-DNA PCR 是检测胎儿感染的方法。

【问题3】母胎水痘 - 带状疱疹病毒感染后如何处理?

1. **抗病毒治疗**　皮疹出现的 24 小时内口服阿昔洛韦,可以减少新皮损形成的持续时间和数量,同时可以改善全身症状。孕期口服阿昔洛韦是安全的,对于有严重 VZV 感染可能的孕妇,应考虑在发病前用药。静脉应用阿昔洛韦可减少孕妇水痘相关肺炎的发病率和死亡率。阿昔洛韦治疗孕妇并未显示出改善或预防先天性水痘综合征对胎儿的影响。母体在分娩前 5 天和产后 2 天出现感染症状,新生儿应给予水痘带状疱疹免疫球蛋白(VZIG),尽管这种治疗并不能普遍预防新生儿水痘。出生后 2 周内患有水痘的新生儿应静脉注射阿昔洛韦治疗。

2. **宫缩抑制剂**　孕妇产前 5 天内发病新生儿感染率高,所以如果在这期间内有临产的风险,可以使用宫缩抑制剂延长待产时间,使母体有足够时间来产生 IgG 经胎盘传播给胎儿,联合阿昔洛韦治疗来减少母体和胎儿的并发症。

【问题 4】如何预防母胎水痘 - 带状疱疹病毒感染?

疫苗接种可有效预防 VZV。育龄妇女若无水痘感染史、免疫接种史不详或血清学阴性,应免疫接种。没有感染或免疫接种史的孕妇应在产后立即接受第一剂量水痘疫苗,4-8 周后给予第二剂量。最后一次接种后应推迟 3 个月受孕,因为接种活疫苗或减毒疫苗后有很小几率会感染水痘。但妊娠早期无意接种水痘疫苗后并不需要终止妊娠。1 岁以上的任何人都应给予水痘疫苗的双剂量方案。

鉴于 VZV 的高终身免疫性,不需要进行筛查,只需要询问她的免疫情况。

弓　形　虫

弓形虫病是由细胞内寄生的弓形虫引起,免疫功能正常的成人感染后呈良性和自限性。弓形虫有两种存在方式:滋养体,具有侵入性;包囊或称为假囊、卵囊,是潜伏形式。猫是弓形虫的唯一最终宿主。人类的感染途径:食用未煮熟的受感染肉类或者昆虫污染食品中的包囊,接触猫的粪便中的卵囊,接触污染的物品或者土壤中感染的昆虫。感染初期没有任何症状,在 5~18 天以后出现非特异性临床表现。

孕妇感染后可通过胎盘导致胎儿感染,未经治疗的感染,先天性弓形虫病发生率 20%~50%,越晚发生感染的孕妇发生垂直传播的可能性越大,早孕期为 10%~15%,中孕期为 20%~50%,晚孕期则大于 60%。胎儿感染的严重性取决于感染的孕周,越早发生则越严重。孕期原发感染可导致先天性弓形虫病,其典型表现包括皮疹、肝脾肿大、腹水、发热、脑室周围组织的钙化、脑室扩大和癫痫发作。多数婴儿在出生时并没有感染的症状,但高达 90% 的婴儿会产生后遗症,包括脉络膜视网膜炎、严重视力障碍、听力丧失和严重神经发育迟缓。

【问题 1】如何诊断母体弓形体感染

血清学检测 TOX 特异性抗体是临床诊断的主要方法,但假阳性、假阴性均较高。可疑感染的孕妇可以根据 IgG 和 IgM 进行初筛。IgM(−)和 IgG(+)表明既往感染,免疫功能正常的女性无需担心母胎传播。IgM(−)和 IgG(−)表示未感染或者急性感染尚无足够时间转为血清学阳性。IgM(+)和 IgG(+)表示近期感染或假阳性。若 2~3 周后重复检测,IgG 抗体升高则符合近期急性感染的诊断。若 IgM(+)和 IgG(−)可在 1~3 周后重新检测,若仍为此结果则没有临床意义,若 IgM(+)且 IgG(+)则发生了血清学转化。如果母体弓形虫病得到血清学证实,可通过 IgG 亲和力实验进一步推测感染发生的时间,低亲和力预示近 5 个月内的原发感染。

【问题 2】如何诊断胎儿弓形体感染

超声能发现严重的先天感染,异常表现包括:脑室扩大、颅内钙化、小头畸形、腹水、肝脾肿大和胎儿宫内生长受限。当怀疑胎儿感染时应进行羊膜腔穿刺,羊水 PCR 检测弓形体 DNA 具有较高的敏感性和特异性,为首选诊断实验。18 周以后进行穿刺可减少假阴性率。

【问题 3】母胎弓形体感染后如何处理?

母体治疗并不能减少或防止胎儿感染,但可以降低胎儿感染的严重程度。发现母体感染后应向母体医学或感染病专家咨询。急性感染的孕妇应用螺旋霉素减少胎盘传播。胎儿感染应联合应用乙胺嘧啶、磺胺嘧啶和叶酸,比单用螺旋霉素更有效地杀灭胎盘和胎儿体内的弓形虫并能降低胎儿弓形虫病的严重程度。有症状的先天性弓形虫病新生儿应联合应用乙胺嘧啶、磺胺嘧啶和叶酸治疗 1 年。乙酰螺旋霉素虽不能减少胎儿感染,但无致畸作用,故 18 周以前可以应用。乙胺嘧啶有致畸作用,故 18 周前不能应用。

【问题 4】如何预防母胎弓形体感染?

针对弓形虫的感染途径进行健康教育指导,包括正确的洗手方法、宠物护理措施和饮食建议等。

不推荐孕妇常规进行 TOX 的血清学筛查。

风 疹 病 毒

风疹病毒为单链 RNA 病毒,人类普遍易感,感染后终身免疫。RV 经呼吸道传播,传染期约为出疹前后各 8 天,潜伏期为 13~20 天,一般 6~9 年流行一次。超过 50% 的风疹感染者无症状。有症状者在发热、乏力和淋巴结炎等前驱症状后发生病毒血症,斑丘疹持续 1~3 天,大多数合并有多发性关节炎和多发性关节痛,持续 3~4 天。

先天性风疹综合征(congenital rubella syndrome,CRS)是妊娠期母体感染风疹病毒导致的胎儿畸形和脏器功能损害,典型表现为感音神经性耳聋(60%~75%)、心脏结构异常(10%~25%,肺动脉狭窄、动脉导管未闭、先天性室间隔缺损)和白内障(10%~25%)三联征,其他常见症状包括中枢神经系统畸形、血小板减少、肝脾肿大等。

【问题 1】如何诊断母体风疹病毒感染

母体感染主要通过血清学检测和病毒检测进行确诊。血清学检测最好在出疹后 7~10 天内进行,并在 2~3 周后重复检测,IgG 抗体滴度升高 4 倍、或者发生血清学转化,IgM 阳性为急性风疹感染。多种情况会造成 IgM 的假阳性结果注意予以排除。最好在皮疹出现后 1~2 周内,从鼻腔、血液、咽部、尿或脑脊液中取样进行病毒培养或 RT-PCR 检测 RV-RNA,结果阳性也可确诊 RV 感染。

【问题 2】如何诊断胎儿风疹病毒感染

母体感染风疹病毒,建议产前诊断。应结合孕周和母体的免疫情况判断胎儿是否有发生 CRS 的风险。孕 21 周后或母体感染后至少 6~8 周行羊膜腔穿刺术取羊水检测 RV-RNA 进行产前诊断。超声诊断 CRS 极其困难,若超声显示胎儿生长迟缓时,应考虑是否存在 RV 感染的可能。

产后诊断对 CRS 也非常重要,婴儿出生后 3 个月内行 RV-IgM 检测,敏感性和特异性接近 100%。当血清检测阳性时,应通过分离培养或 RT-PCR 检测咽拭子、尿液或唾液中的 RV-RNA 确诊。

【问题 3】母胎风疹病毒感染后如何处理?

孕期感染风疹病毒无有效的治疗方法。如果孕妇有风疹疑似症状或有近期风疹暴露,首先应确定孕龄及免疫状态。母体原发感染后胎儿发生异常的几率与孕周密切相关。孕 11 周之前,母体感染后约 90% 的胎儿发生先天异常;以后异常率明显降低;超过孕 20 周时,发生 CRS 几乎很少,胎儿生长受限是孕晚期感染 RV 的唯一后遗症。

【问题 4】如何预防母胎风疹病毒感染?

接种 MMR 疫苗是目前最有效的预防方式,RV-IgG 阴性的育龄妇女应在孕前接种风疹疫苗。接种后 28 天内不建议妊娠,如果在此期间怀孕,不建议终止妊娠。对于孕期 IgG 阴性者,产后应接种 MMR 疫苗。

不建议孕期常规筛查 RV。

单纯疱疹病毒

单纯疱疹病毒是双链 DNA 病毒,分为 HSV-Ⅰ 和 HSV-Ⅱ 型,HSV-Ⅰ 主要引起疱疹性唇炎、牙龈炎、角膜结膜炎;大多数生殖道感染是 HSV-Ⅱ 型引起的,表现为生殖器疱疹,但 HSV-Ⅰ 引起的生殖道感染也有所增加,尤其在年轻的女性中。生殖道 HSV 感染主要是通过性传播,潜伏期约 2~12 天。

HSV 通过胎盘发生胎儿先天感染极为罕见,而较多的是新生儿在分娩过程中接触生殖道发生感染。孕早、中期原发感染造成胎儿感染的概率极低,孕晚期原发感染 HSV 由于母体感染后尚未产生 IgG,新生儿在分娩时缺少 IgG 保护,感染风险 30%~50%。HSV 复发感染孕妇如在经阴分娩时有生殖道皮损,新生儿感染的风险约为 2%~5%;无明显生殖道皮损,新生儿感染的风险约为 0.02%~0.05%。新生儿或先天性 HSV 感染的主要表现有皮肤、眼睛、口腔的感染、中枢神经系统异常或严重的全身播散。若临床症状和 HSV 检测阳性在分娩 48 小时后出现为新生儿感染,若 48h 前出现则为先天感染。

【问题 1】如何诊断母体单纯疱疹病毒感染

血清学检测:敏感性是 93%~100%,特异性是 93%~98%。主要用于下列情况:①复发性生殖器疱疹

(Genital herpes,GH)或不典型 GH 的疱疹病毒 PCR 检测或培养阴性;②临床诊断为 GH,但无实验室证据;③性伴侣患有 GH。HSV 血清学检测时分别检测 HSV-Ⅰ、HSV-Ⅱ抗体以明确分型。

病毒检测:病毒培养特异性高,可进行 HSV 分型,但所需时间长,敏感性较低,且要求严格,不适于临床常规检测。PCR 检测的敏感性比病毒培养高 11%~71%,所需时间短且特异性高,建议作为血清学检测之后的临床确诊手段。

【问题2】如何诊断胎儿单纯疱疹病毒感染

妊娠期 HSV 通过胎盘发生先天感染是很少的,大多数是在分娩过程中,因接触生殖道的 HSV 而发生的新生儿感染。故很少需要产前侵入性诊断。

【问题3】母胎单纯疱疹病毒感染后如何处理?

药物治疗:早孕、中孕期 HSV 原发感染的孕妇应按照标准剂量进行抗病毒治疗,再发感染的孕妇在妊娠 36 周前不建议进行连续性或周期性的抗病毒治疗;原发及再发感染孕妇均应自妊娠 36 周至分娩接受每日抗病毒疗法。

分娩期处理:孕晚期原发感染及分娩时存在生殖道皮损或前驱症状的再发感染,建议在破膜 4 小时内剖宫产;孕妇或配偶有 HSV 感染史,分娩时无生殖道皮损,可经阴分娩;破膜时间延长及使用胎儿头皮电极等侵入性操作增加新生儿感染风险;HSV 感染伴未足月胎膜早破,新生儿存活率较高时,可剖宫产终止妊娠,如胎儿出生存活率低,可抗病毒治疗并延期分娩。

【问题4】如何预防母胎单纯疱疹病毒感染?

在首次产前就诊时询问妇女及其伴侣有无生殖道疱疹;伴侣有 HSV 感染,孕妇抗体筛查阴性,预防 HSV 感染最有效的方法是避免口腔 - 生殖道及生殖道 - 生殖道接触,伴侣接受抗病毒药物治疗(结合使用避孕套)也能降低性传播风险;建议对所有孕妇进行产前外阴检查确认有无 HSV 感染的症状;母亲及其他亲属如有口腔或其他部位活动性 HSV 皮损应避免损伤部位与新生儿直接接触;孕妇乳房有 HSV 皮损时禁忌哺乳;目前疫苗尚处于研究阶段。

不建议对孕妇进行常规筛查 HSV。

梅　毒

梅毒(syphilis)是由梅毒螺旋体引起的性传播疾病。妊娠合并梅毒发病率在多数地区为 2%-5%,。梅毒对孕妇和胎儿均危害严重,梅毒螺旋体可以通过胎盘感染胎儿,已成为严重的健康问题和公共卫生问题,是国家要求妊娠期筛查的疾病。

自妊娠 2 周起梅毒螺旋体即可感染胎儿,引起流产。妊娠 16~20 周后梅毒螺旋体可穿过胎盘播散到胎儿所有器官,感染导致的胎盘充血可能导致血管收缩,并导致流产和死胎。梅毒如未经治疗,可导致胎儿自然流产或死产(17%~46%)、早产或低出生体质量(25%)、新生儿死亡(12%~35%)或婴儿感染(21%~33%),不良围产结局发生率为 36%~81%。与许多其他先天性感染不同,梅毒是可治疗的。对妊娠合并梅毒规范治疗,二期梅毒治疗后可预防 94% 的新生儿患先天性梅毒,一期梅毒和晚期潜伏梅毒治疗后可预防新生儿患先天性梅毒,如在妊娠 20 周内治疗,则可预防 99% 的新生儿患先天性梅毒。

【问题1】母体梅毒如何分期?

1. 一期梅毒　梅毒螺旋体侵入人体后,经过 2~4 周的潜伏期,在侵入部位发生炎症反应,表现为无痛和自然消失的丘疹,称为硬下疳,可伴近卫淋巴结肿大。

2. 二期梅毒　出现硬下疳后,梅毒螺旋体由硬下疳附近的淋巴结进入血液扩散到全身。感染后 6~8 周,有全身症状和弥散性皮疹(通常在手掌和足底上)。

3. 潜伏梅毒　二期梅毒的症状可不经治疗而自然消失,进入潜伏状态,无特定症状。当机体抵抗力降低时,可再次出现症状,称为二期复发梅毒,可以复发数次。

4. 三期梅毒　未经治疗的部分显性梅毒,病期在 2 年以上,肉芽肿影响皮肤、黏膜、骨骼、心血管、神经梅毒和内脏梅毒。

【问题2】如何诊断梅毒?

梅毒主要靠血清学诊断。根据检测所用抗原不同,梅毒血清学试验分为两大类:一类为非梅毒螺旋体抗原血清试验,包括性病研究实验室试验(VDRL)、不加热血清反应实验(USR)、快速血浆反应素环状卡片试验(RPR)。非梅毒螺旋体试验用心磷脂做抗原,检查血清中抗心磷脂抗体,主要应用于梅毒筛查和疗效观察。但当患者有自身免疫性疾病、近期有发热性疾病、妊娠或药瘾时可出现假阳性反应,进一步确诊需作螺旋体试验抗体。另一类为梅毒螺旋体抗原血清试验,包括梅毒螺旋体血凝试验(TPHA)、梅毒螺旋体颗粒凝集试验(TPPA)等。梅毒螺旋体抗原血清试验患者感染后通常终生阳性,不能用于疗效观察。梅毒螺旋体抗原血清试验和非梅毒螺旋体抗原血清试验均可作为血清学筛查试验,筛查结果呈阳性反应时需另一种检测方法确诊。

【问题 3】先天性梅毒最常见的超声异常

孕妇梅毒病期越早,对胎儿感染机会越大。先天性梅毒所见的胎儿异常是胎儿免疫反应所致,因此只有当妊娠 18~20 周后胎儿免疫功能正常时,才能发现胎儿异常。先天性梅毒最常见的超声异常包括肝肿大(79%)、胎盘增大(27%),羊水过多(12%)、腹水(10%)和水肿。MCA-PSV 升高 33%。不太常见的包括小肠扩张、长骨不规则和增厚,脑实质强回声

【问题 4】梅毒孕妇如何干预?

孕妇梅毒和有先天梅毒表现的治疗,推荐对发现感染者即刻开始按照梅毒期别注射长效青霉素治疗。推荐方案:苄星青霉素 240 万 u 肌内注射,1 次 / 周,连续 3 次为 1 疗程;普鲁卡因青霉素 80 万 U/d 肌内注射,连续 15 日为 1 疗程。对青霉素过敏者首选在有条件的医院脱敏治疗,需要区分皮肤试验阳性和青霉素过敏。对无法应用青霉素治疗者选择替代方案,例如:头孢曲松 1g/d,肌内注射或静脉注射,连续 10 日为 1 疗程。头孢曲松可以通过胎盘,但应用头孢曲松预防先天梅毒的资料有限,需要明确告知患者。用药后应每 4~8 周监测非梅毒螺旋体抗原血清试验抗体滴度变化,判断有无复发或再感染,对抗体滴度未获满意下降或升高者再次治疗。对晚孕期常规重复治疗存在争议。

给与母体抗生素治疗后超声异常可能宫内缓解。孕妇抗生素治疗后,MCA 多普勒血流异常、腹水和羊水过多是首先缓解的超声异常,其次是胎盘肿大。肝肿大发生较早,在治疗后最后缓解。

妊娠合并梅毒不改变分娩方式选择,经过治疗获得满意疗效者可以母乳喂养,但要注意防止先天梅毒婴儿经过母乳喂养感染乳母。对确诊为先天梅毒的患儿按先天梅毒规范治疗。

知识扩展:

TORCH 感染筛查、诊断与干预原则和工作流程专家共识(2016 年)

(1)不是所有的 TORCH 病原体都需要孕前或孕期筛查,孕前 RV-IgM、IgG 抗体阴性的妇女注射麻风腮三联疫苗,避孕 1~3 个月后再妊娠;对围孕期妇女不需要进行 HSV 分型检测,若无临床症状不需要等待其 IgM 抗体转阴再妊娠;对具有 TORCH 感染高风险因素的孕妇进行血清学筛查,对超声发现胎儿水肿、胎死宫内的孕妇进行 B19 血清学筛查。

(2)检测 TORCH-IgM、IgG 抗体时应采用定量技术,−20℃ 以下冷冻保存检测过的剩余血清样本对可能的后续诊断有不可替代的参考价值。

(3)不能依据血清学抗体筛查阳性结果而做出终止妊娠的决定。

(4)重视对 CMV 再次感染的孕期监测。

(5)谨慎使用介入性产前诊断技术,在确认孕期 TORCH 感染的 5~7 周和出现胎儿影像学异常后,孕 18 周后采取羊水标本进行病原体 DNA 或者 RNA 的检测,可以结合脐血样本的病原体 DNA 和 IgM 抗体检测结果进行产前诊断;超声及 MRI 检查有助于评估 TORCH 宫内感染的胎儿预后。

(6)注意孕妇或胎儿的弓形虫感染治疗方法不同;对 RV 及 CMV 宫内感染的病例无明确的药物治疗方案,但需要综合评估胎儿预后;对 HSV 孕期感染并有产道皮损的孕妇可在孕 36 周给予抗病毒治疗,减少产道感染机会及降低剖宫产率。

(7)胎儿非免疫性水肿或不明原因胎死宫内的孕妇需要检测微小病毒 B19 抗体状态,对确诊贫血的存活胎儿有 B19 宫内感染时,建议给予宫内输血治疗。

(王谢桐)

推荐阅读资料

［1］中华医学会围产医学分会.妊娠期铁缺乏和缺铁性贫血诊治指南.中华围产医学杂志,2014,17(7):451-454.

［2］中华医学会血液学分会红细胞疾病(贫血)学组.再生障碍性贫血诊断与治疗中国专家共识(2017年版).中华血液学杂志,2017,38(1):1-5.

［3］中华医学会妇产科学分会产科学组.妊娠合并心脏病的诊治专家共识(2016).中华妇产科杂志,2016,51(6):401-409.

［4］中国系统性红斑狼疮研究协作组.中国系统性红斑狼疮患者围产期管理建议.中华医学杂志,2015,95(14):1056-1060.

［5］谢幸,孔北华,段涛.妇产科学.9版.北京：人民卫生出版社,2018.

［6］孙伟杰,杨慧霞,妊娠期甲状腺疾病对胎儿及新生儿的影响：解读2017年美国甲状腺学会"妊娠期和产后甲状腺疾病诊治指南".中华围产医学杂志,2017,20(11):779.

［7］STEVEN G G.产科学：正常和异常妊娠.7版.郑勤田,杨慧霞,译.北京：人民卫生出版社,2018.

［8］AHMAD W A W, KHANOM M, YAAKOB Z H. Heart failure in pregnancy: an overview. International journal of clinical practice, 2011, 65 (8): 848-851.

［9］ALONSO GAM, COMÍN J, BORRÁS X, et al. Comments on the ESC guidelines on the management of cardiovascular diseases during pregnancy. Rev Esp Cardiol, 2012, 65 (2): 113-8.

［10］American College of Obstetricians and Gynecologists. Practice Bulletin: thrombocytopenia in pregnancy. OBSTET GYNECOL, 2016, 128 (3): 43-53.

［11］BARUCH Y, CANETTI M, BLECHER Y, et al. The diagnostic accuracy of ultrasound in the diagnosis of acute appendicitis in pregnancy. J Matern Fetal Neonatal Med, 2019: 1-6.

［12］BELLAMY L, CASAS JP, HINGORANI AD, et al. Pre-eclampsia and risk of cardiovascular disease and cancer in later life: systematic review and meta-analysis. BMJ, 2007, 335: 974.

［13］BOWATER SE, THORNE SA. Management of pregnancy in women with acquired and congenital heart disease. Postgrad Med J, 2010, 86 (1012): 100-105

［14］BRAR SS, KHAN SS, SANDHU GK, et al. Incidence, mortality, and racial differences in peripartum cardiomyopathy. Am J Cardiol, 2007, 100: 302-304.

［15］CARAPETIS JR, MCDONALD M, WILSON NJ. Acute rheumatic fever. Lancet, 2005, 366: 155-68.

［16］Canadian Rheumatology Association. Canadian Rheumatology Association recommendations for the assessment and monitoring of systemic lupus erythematosus. J Rheumatol, 2018, 1.

［17］CUNNINGHAM FG, LEVENO KJ, BLOOM SL, et al. Williams Obstetrics. 25th ed. New York: McGraw-Hill, 2018.

［18］FRANKLIN WJ, BENTON MK, PAREKH DR. Cardiac disease in pregnancy. Tex Heart Inst J, 2011, 38 (2): 151-153.

［19］GATZOULIS MA, WEBB GD, DAUBENEY PEF, et al. Diagnosis and management of adult congenital heart disease. Edinburgh: Churchill Living-stone, 2003: 7-8.

［20］HARJOLA V, MEBAZAA A, CELUTKIENE J, et al. Contemporary management of acute right ventricular failure: a statement from the Heart Failure Association and the Working Group on Pulmonary Circulation and Right Ventricular Function of the European Society of Cardiology. Eur J Heart Fail, 2016, 18: 226-241.

［21］John D R. Heart Failure in Pregnancy. Curr Heart Fail Rep, 2012, 9 (4): 277-81.

［22］KILLICK S B, BOWN N, CAVENAGH J, et al. Guidelines for the diagnosis and management of adult aplastic anaemia. BRIT J HAEMATOL, 2016, 172 (2): 187-207.

［23］LADNER HE, DANIELSEN B, GILBERT WM. Acute myocardial infarction in pregnancy and the puerperium: a population-based study. Obstet Gynecol, 2005, 105: 480-484.

［24］LAM WW. Heart disease and pregnancy. Tex Heart Inst, 2012, 39 (2): 237-9.

［25］LEAH JC, LOUISE J, ALAN S, et al. Peripartum cardiomyopathy: review and practice guidelines. Am J Crit Care, 2012, 21: 89-98.

［26］Marlies AMK, Balci1A, et al. N-terminal pro-B-type natriuretic peptide predicts cardiovascular complications in pregnant women with congenital heart disease. Eur Heart J, 2013, 13.

［27］MEBAZAA A, YILMAZ MB, LEVY P, et al. Recommendations on pre-hospital and early hospital management of acute heart failure: a consensus paper from the Heart Failure Association of the European Society of Cardiology, the

European Society of Emergency Medicine and the Society of Academic Emergency Medicine: short version. Eur Heart J, 2015, 36 (30): 1958-66.

[28] MERVAK BM, WILSON SB, HANDLY BD, et al. MRI of acute appendicitis. J Magn Reson Imaging. 2019. DOI: 10. 1002/ jmri. 26709.

[29] NICKENS MA, LONG RC, GERACI SA. Cardiovascular disease in pregnancy: women's health series. South Med J, 2013, 106 (11): 624-30.

[30] PEDIGO R. First trimester pregnancy emergencies: recognition and management. Emerg Med Pract, 2019, 21 (1): 1-20.

[31] REGITZ ZV, HESSELINK JW, BAUERSACHS J, et al. 2018ESC Guidelines for the management of cardiovascular diseases during pregnancy. Eur Heart J, 2018, 39 (34): 3165-3241.

[32] REGITZ ZV, BLOMSTROM CB, BORGHI C, et al. ESC guidelines on the management of cardiovascular diseases during pregnancy: the task force on the management of cardiovascular diseases during pregnancy of the European Society of Cardiology (ESC). Eur Heart J, 2011, 32: 3147-3197.

[33] SIU SC, SERMER M, COLMAN JM, et al. Prospective multicenter study of pregnancy outcomes in women with heart disease. Circulation, 2001, 104 (5): 515-521.

[34] SLIWA K, FETT J, ELKAYAM U. Peripartum cardiomyopathy. Lancet, 2006, 368: 687-93.

[35] The European League Against Rheumatism. EULAR recommendations for women's health and the management of family planning, assisted reproduction, pregnancy and menopause in patients with systemic lupus erythematosus and/or antiphospholipid syndrome. Ann Rheum Dis, 2016, 25.

[36] THEILEN LH, MELLNICK VM, SHANKS AL, et al. Acute appendicitis in pregnancy: predictive clinical factors and pregnancy outcomes. Am J Perinatol, 2017, 34 (6): 523-528.

[37] Snyder MJ, Guthrie M, Cagle S. Acute appendicitis: efficient diagnosis and management. Am Fam Physician, 2018, 98 (1): 25-33.

[38] UEBING A, STEER PJ, YENTIS SM. Pregnancy and congenital heart disease. Practice, 2006, 332: 404.

[39] WILASRUSMEE C, SUKRAT B, MCEVOY M, et al. Systematic review and Meta-analysis of safety of laparoscopic versus open appendicectomy for suspected appendicitis in pregnancy. Br J Surg, 2012, 99 (11): 1470-1478.

[40] ZACHARIAH SK, FENN M, JACOB K, et al. Management of acute abdomen in pregnancy: current perspectives. Int J Womens Health, 2019, 11: 119-134.

第四章 分娩期处理

第一节 分娩期监护

分娩期监护包括孕产妇和胎儿；产妇主要监护生命体征、子宫收缩等；胎儿主要监护胎心率，监护手段包括连续胎心率监护、超声监测和胎儿血流监测等。

胎心率监护是最常用的产时胎儿监护手段，分为间断听诊和连续电子胎心监护（electronic fetal monitoring, EFM）。EFM与间断听诊相比，直观、连续、实时、客观、节省人力，缺点是增加了剖宫产分娩率和阴道助产率，并没有降低围产儿死亡率和脑瘫风险，优点是降低了新生儿抽搐的发生率。目前，关于EFM的功效、命名、图形分析及应用管理方面均存在争议。为此，英国皇家学院、加拿大和美国妇产科学会均制订了关于产时胎心监护的指南，旨在规范化指导临床进行胎心监护的合理应用和分析。

病例摘要

患者，女性，32岁，妊娠39^{+2}周，以"规律腹痛3h"为主诉入院。自诉孕期定期产检，经过顺利。2天前出现阴道少量血性黏液。3h前无诱因出现阵发性腹痛，10min两次，每次30s左右。胎动正常。少量阴道血性黏液，无阴道流液。无异常自觉症状。睡眠可，二便正常。既往健康。孕3产0。

【问题1】通过病史采集，我们首先获得的临床信息是什么？

2日前出现阴道少许血性黏液，提示当时出现分娩先兆；阵发性规律腹痛3h，提示可能已进入产程；无阴道流液，提示无明显的胎膜破裂。以上信息表明，该患者属于低危产妇。

思路1：患者是否有高危因素？

根据患者自诉的症状及妊娠经过，不属于高危妊娠的范畴。但是医生必须了解患者是否有并发症及合并症，亲自核实产前检查情况和辅助检查结果，包括唐氏筛查、糖尿病筛查、产科超声、常规化验，以及每次检查测量的生命体征等。

思路2：我们还需要了解哪些信息？

需要根据患者停经、出现早孕反应及自觉胎动的时间，结合产科超声结果进行孕周的核对，排除早产或者过期妊娠的可能，并评估胎儿发育是否与孕周相符。

还需要了解既往的异常生育史、家族有无急产史或遗传性疾病。

【问题2】体格检查需要注意哪些问题？

对于妊娠女性来说，体格检查除了排除患者高血压、心脏病等方面的异常，还应注意患者的体重指数，这与妊娠结局关系密切。特殊的产科检查包括四步触诊法（可以判断胎位、胎儿大小及头盆相称情况）、骨盆外测量及内测量（仅用于可疑头盆不称、骨盆狭窄或畸形的产妇）、阴道检查。

四步触诊法(视频)

骨盆内测量(动画)

体 格 检 查

查体:血压 120/80mmHg,身高 166cm,体重 67kg。无贫血貌,表情自如,活动不受限。双下肢轻微水肿。

产科查体:宫底位于脐与剑突之间,宫高 34cm,腹围 99cm。胎心 143~152 次/min,胎位 LOA,先露胎头已衔接。跨耻征阴性。可扪及规律宫缩,35s/4~5min,质弱。

消毒内诊:外阴发育正常,阴道畅,宫口开大 2cm,先露儿头 S^{-3}。可触及前羊水囊。

【问题 3】患者的体格检查为我们提供了什么信息?

思路 1:关于产妇的信息有哪些?

体重指数(BMI)正常,提示无肥胖;生命体征正常,进一步排除高危因素;出现规律腹痛,说明患者已进入产程;患者表情自如,说明可以耐受目前的产痛。

思路 2:关于胎儿的信息有哪些?

1. 胎儿体重评估　利用宫高和腹围的数值,可以粗略评估胎儿体重,间接推测阴式分娩成功的可能性,但是准确率不高。比较常用的公式如下。①胎头衔接者:腹围 × 宫高 +200g;②胎头浮动或臀位者:腹围 × 宫高;③胎膜已破,胎头衔接者:腹围 × 宫高 +300g。根据公式,推测胎儿体重约为 3 566g。

2. 头盆不称的评估　分娩过程中,胎儿大小与母体骨盆不相适应可导致难产,造成母儿不良妊娠结局,应引起产科医生的重视。头盆不称提示下列情况:①胎儿大小正常,骨盆明显狭窄;②胎儿较大,骨盆轻度狭窄;③巨大胎儿,骨盆大小正常;④胎头位置异常,分娩机制发生异常。该患胎头已衔接,跨耻征阴性,说明不存在头盆不称。

【问题 4】接下来应该进行哪些辅助检查?

除了基本的化验检查,如心电图、血常规,血型鉴定、尿常规,肝肾功能、HIV、肝炎病毒检测等化验外,产科超声及产时电子胎心监护(contraction stress test,CST)可以了解胎儿状况,是我们重点关注的辅助检查项目。

辅 助 检 查

血常规、尿常规、肝肾功能、肝炎病毒、HIV、心电图正常。

产科超声提示:双顶径 9.5cm,股骨长 7.5cm,头围 34cm,腹围 35cm。胎盘右侧壁,厚度 3.2cm,成熟度Ⅱ级。羊水深度 4.7cm,羊水指数 15cm。胎位 LOA,脐带绕颈一周。

CST Ⅰ级,胎心率基线 150 次/min,宫缩时可见明显的加速。

【问题 5】根据辅助检查结果,我们可以得到哪些信息?

思路 1:关于产妇的信息。

根据产妇的病史、查体和辅助检查结果,未发现存在高危因素,可以确定为低危产妇。因此,胎儿状况是产时监护的重点。

思路 2:关于胎儿的信息。

(1)产妇自觉胎动正常、触诊胎位正常、听诊胎心正常、产科超声结果正常、CST 为Ⅰ级图形,提示目前胎儿状况良好。随产程进展,可能会出现胎儿状况的改变,需要定期及时评估。

CST 的评判采用了三级判读系统,参照的是 2009 年 ACOG 指南及 2015 年中华医学会围产医学分会制定的《电子胎心监护应用专家共识》。

(2)产科超声:产科超声是妊娠期和分娩期常用的辅助检查手段,可以提供很多的临床信息。超声仪器中附带的软件可以根据胎儿头围、腹围、双顶径和股骨长的数值评估出胎儿体重和相应孕周。此外,羊水量的测定,胎盘位置、厚度及成熟度的确定,胎位和胎方位的监测,以及生物物理评分对胎儿状态的评估,都对妊娠期和分娩期的处理起着很重要的作用。

【问题 6】根据以上资料,确定产妇目前的诊断及下一步的处理方案。

产妇目前的诊断:①孕 3 产 0,孕 39^{+2} 周,LOA;②第一产程;③胎儿脐带绕颈 1 周。

下一步的处理方案:建议阴道试产。产程中定时间断胎心听诊(表4-1)。可进行陪伴分娩,注意人文关怀,包括鼓励患者自由活动、自由饮食水、定时排尿等。

表 4-1　产时胎心监护 [a] 的指征和频率

监护	低危产妇	高危产妇
胎心监测方法		
间断性胎心听诊	可以	可以 [b]
持续电子胎心监护	可以	推荐
评估间隔时间		
第一产程	每 30min 听诊一次胎心或看一次胎心监护，活跃期每 15min 听诊胎心，并记录	每 15min 看一次胎心监护，并记录
第二产程	每 5min 听诊胎心或每 15min 看一次胎心监护，并记录	每 5min 看一次胎心监护，并记录

注：a. EFM 监护时间为 20min，必要时可延长至 60min。

　　b. 对高危产妇进行间断听诊，应至少听诊 60s，并包括宫缩前、中、后各期。间断听诊如异常，建议持续监护。

产 程 经 过

患者入院后自由活动及饮食。腹痛逐渐加剧，情绪略有烦躁，拒绝进食进水。入院后 6h，宫缩频度为 4min 1 次，每次 40s。听诊胎心范围 150~155 次 /min。CST Ⅱ级，正常变异，间歇性变异减速。消毒后阴道检查提示宫颈全消，菲薄，居中，宫口开大 4cm，质软。先露头 S⁻¹，无明显颅骨塑形。

【问题 7】此时的临床资料给我们什么提示？

思路：从产妇与胎儿两方面分析。

产妇：产程进展正常；加剧的产痛导致情绪不稳定，加上食水的摄入不足，可能导致产妇体内异常的病理生理变化，从而引起胎儿窘迫。

胎儿：胎头下降速度正常，无明显颅骨塑形，说明头盆相称；CST 提示正常变异伴间歇性变异减速，为Ⅱ级图形。变异减速提示宫缩期脐带受压，可能与脐带绕颈一周导致脐带局部受压有关。

【问题 8】CST Ⅱ级图形该如何进行处理？

思路 1：引起 CST 异常的可能的原因。

①体位麻醉或引起的患者低血压；②宫缩的因素：评估宫缩的频率、持续时间、间隔时间及强度；③脐带因素：脐带脱垂、羊水过少导致脐带受压，或者脐带有效长度不足，产程中胎儿肢体下降引起过度牵拉；④胎盘功能不良：如过期妊娠；⑤胎儿自身因素：胎儿先天畸形或者器官功能不全。

思路 2：进一步的评估方法？

CST Ⅱ级图形尚不能提示胎儿宫内有异常的酸碱平衡状况，需要综合考虑临床情况，持续监护，采取其他评估方法来判定胎儿有无缺氧。

（1）对于轻度变异或变异缺失且没有自发加速的 EFM 曲线，应诱发出一个加速。有以下四种技术可用：①声振刺激；②手指头皮刺激；③胎儿头皮血检查；④ Allis 钳头皮刺激。首选方法是前两者，因其伤害较小。刺激后出现加速，说明不可能存在胎儿酸中毒，产程可以继续。但是从此时开始，需要持续监护和再评估，能够保证及时发现Ⅲ级图形。

（2）有条件的医疗中心可以进行胎儿头皮血乳酸测定。胎儿头皮血可以在产程中胎膜破裂后获取，可以间接反映胎儿血氧及内部储备情况，可用于产时 CST 异常或无法获得 CST 时评估胎儿状态的监测手段。母体患有血液系统传播疾病，如 HIV、HBV 等，禁忌胎儿头皮血采样。

乳酸的正常值是 <4.2，如果再次评估 CST 仍为异常，30min 后再次行乳酸测定。如果再次评估 CST 正常，则根据具体情况来确定下一步治疗；乳酸值介于 4.2~4.8 之间，根据临床情况，下一次乳酸测定时间在 15~30min 之间；乳酸值 >4.8，表明存在酸中毒，应尽早终止妊娠或进行宫内复苏，而且 20min 后必须重新进行乳酸测定。

思路3:改善胎儿状态的措施。

如果诱发加速失败且变异微小或变异缺失,临床上比较常用的宫内复苏措施包括产妇吸氧、改变体位、停用宫缩促进剂或使用宫缩抑制剂、羊膜腔灌注术、纠正产妇低血压(扩容或麻黄碱或两者兼用治疗,或者去甲肾上腺素)等。

要和产妇及家属充分沟通,处理措施需要征得他们的同意和理解。

知识点2:产时电子胎心监护的基本术语

1~8 胎心率(FHR)基线、基线变异、宫缩、加速、早期减速、晚期减速、变异减速、延长减速、正弦波的描述见第一章第二节"孕期监护"。

9. 反复性减速 20min 观察时间内 ≥ 50% 的宫缩均伴发减速称为反复性减速。

10. 间歇性减速 20min 观察时间内 <50% 的宫缩伴发减速称为间歇性减速。

11. 周期性模式 与宫缩有关的 FHR 模式称为周期性模式。

12. 偶发性模式 与宫缩不相关的 FHR 模式称为偶发性模式。

产 程 经 过

进行胎儿头皮刺激试验,未见胎心加速。嘱患者左侧卧位,吸氧,继续待产,改为持续胎心监护。入院后10h,疼痛频度无变化,强度逐渐加剧,患者烦躁不安,自然破膜,阴道流出黄绿色黏稠液体。CST 示基线变异缺失,可见反复性的变异减速。阴道检查:宫口开全,先露头 S^{+3},小囟位于 11 点处。

【问题9】此时临床资料提示什么?

产妇:产程进展正常。产妇烦躁不安,疼痛难以忍受,分娩期剧烈的疼痛可以导致体内一系列神经内分泌反应,使产妇发生血管收缩、胎盘血流减少、酸中毒等,对产妇及胎儿产生不良影响。

胎儿:CST 为Ⅲ级图形,提示在监护期内胎儿出现异常的酸碱平衡状态,必须立即处理。自然破膜后发现黏稠胎粪,考虑羊水Ⅲ度,需要警惕新生儿胎粪吸入综合征。

【问题10】此时应如何处理?

当 CST 出现类Ⅲ级图形时,应及时和产妇及家属沟通,同时立即采取措施进行宫内复苏:①如果不能迅速阴道分娩,考虑使用宫缩抑制剂;②考虑给氧和改变体位。如果实施上述措施后胎心曲线没有改善,因宫口已开全,可立即行手术助产,如产钳或胎头吸引术。

知识点3:羊水胎粪污染的分度及临床意义

羊水粪染程度分成Ⅰ度、Ⅱ度和Ⅲ度:Ⅰ度稀薄,颜色呈浅绿色;Ⅱ度胎粪与羊水混合均匀,呈深绿或黄绿色;Ⅲ度呈黄褐色,且质地黏稠呈糊状。Ⅰ度为轻度污染,Ⅱ度和Ⅲ度为重度污染。

目前羊水粪染有胎儿宫内窘迫学说及胎儿成熟学说。因此,当出现羊水粪污染时,还需结合胎心异常和胎动异常等指标来提高胎儿窘迫的诊断率。

产程中出现轻度羊水粪染,需引起注意,对胎心、粪染程度变化和产程进展等进行严密监测。如果产程中同时存在羊水粪染和胎心异常的情况,需及时采取干预措施,及时结束分娩,可取得较好的新生儿预后。

此外,应注意羊水粪染出现的时间。若产程早期即出现,尤其为Ⅲ度、粪染程度逐渐加重或原羊水清、后出现粪染者,胎儿窘迫、新生儿窒息发生率增加,应积极终止妊娠,并做好新生儿复苏的准备。

产程经过:产钳助产

行宫内复苏措施无效,需尽快结束分娩,向产妇及家属交代病情后,行产钳助产,经过顺利,分娩一男活婴,体重 3 550g,Apgar 评分 1min 7 分,5min 10 分。见羊水Ⅲ度,脐带绕颈 1 周,脐带总长度 35cm。

【问题 11】分娩中得到的信息提示我们什么?

思路 1:引起胎儿窘迫的可能的原因。

分娩中见脐带总长度为 35cm,绕颈 1 周约为 17cm,脐带的有效长度仅为 18cm,不排除产程中胎头下降引起脐带过度牵拉,从而导致胎儿窘迫。

思路 2:对产程的理解和认识。

产前通过产妇症状、体征、查体和超声检查的综合考虑作出阴道试产的决定,是正确的。但是,即使对于低危产妇和胎儿,也要定期、随时监测和评估产妇和胎儿的状况,及时发现并处理异常情况,防止出现不良结局。

小 结

临床关键点:

1. 低危产妇不需要连续的胎心监护,可以进行间断听诊。对于高危产妇,推荐连续的胎心监护。

2. 一个完整的产时胎心监护的描述需要包括下列定性和定量的描述:宫缩、胎心基线、基线变异、加速、周期性或偶发的减速。建议使用三级系统对胎监图形进行分类。

3. Ⅱ级胎监需要持续监护和再评估,必要时实施宫内复苏措施。如无加速且微小变异或变异缺失,应行宫内复苏,包括吸氧、改变体位、停止使用促进宫缩的药物、纠正母亲低血压、抑制子宫收缩等。如宫内复苏仍无改善或发展为Ⅲ类,考虑立即终止妊娠。

产时胎儿监护的处理流程

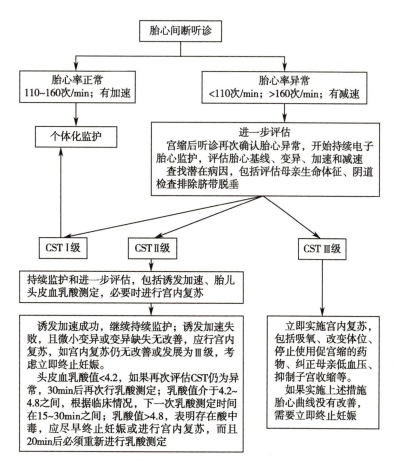

(刘彩霞)

第二节　正常产程的监测要点和规范处理

妊娠满 28 周及以上,胎儿及其附属物从临产开始到由母体娩出的全过程称为分娩(delivery)。妊娠满 28 周至不满 37 周(196~258 日)期间分娩,称为早产(premature delivery);妊娠满 37 周至不满 42 周(259~293 日)期间分娩,称为足月产(term delivery);妊娠满 42 周及其后(294 日及 294 日以上)分娩,称为过期产(postterm delivery)。2020 年中华医学会妇产科学分会产科学组和中华医学会围产医学分会发布了《正常分娩指南》。

知识扩展 1:

关于足月妊娠定义的新进展

过去,我们把妊娠满 37 周~42 周(259~293 日)期间分娩,称为足月产,并且认为在此期间分娩的胎儿结局基本一致。

新的研究表明,在这 5 周内的新生儿结局(特别是呼吸系统疾病发病率)随着分娩周数的不同存在差异。对于没有并发症的孕妇,在 39 周~40^{+6} 周分娩的新生儿不良预后最少。

因此,美国国家儿童保健和人类发育研究所、美国妇产科学会、母胎医学会、美国儿科学会及 WHO 于 2012 年推荐:

早期足月产(early term):37 周至 38^{+6} 周。

完全足月产(full term):39 周至 40^{+6} 周。

临产的诊断:临产(in labor)开始的标志为有规律且逐渐增强的子宫收缩,持续 30s 或以上,间歇 5~6min,同时,伴随着进行性的宫颈管消失、宫口扩张和胎先露部下降。

总产程(total stage of labor)即分娩全过程,指从开始出现规律宫缩直到胎儿胎盘娩出的全过程。临床上分为 3 个产程。

第一产程(first stage of labor)又称宫颈扩张期,指临产开始直至宫口完全扩张,即宫口开全(10cm)。

第二产程(second stage of labor)又称胎儿娩出期,指从宫口开全到胎儿娩出的全过程。

第三产程(third stage of labor)又称胎盘娩出期,从胎儿娩出后到胎盘胎膜娩出,即胎盘剥离和娩出的全过程,需 5~15min,不应超过 30min。

病例摘要

2014 年 3 月 22 日上午 4 时

患者,女性,28 岁,主因"停经 39^{+2} 周,规律腹痛 5h"于我院急诊就诊。平素月经规律,5/30 天。末次月经 2013 年 6 月 20 日,预产期 2014 年 3 月 27 日,核对孕周无误,定期在我院产检。唐氏筛查低风险,排畸彩超未见异常,75g OGTT 无异常,骨盆测量各径线大致正常。孕期平顺,近期胎动好。2 天前见红,5h 来自觉规律腹痛,3~4min 一次,每次持续 30s,伴阴道少量出血,无阴道流水等不适。既往体健,0-0-0-0。

【问题 1】通过上述问诊,该患者可疑的诊断是什么?

思路:患者育龄女性,现已足月,2 天前见红,5h 前自觉规律腹痛,应考虑是否临产,并与先兆临产鉴别。

知识点 1:先兆临产

预示孕妇不久即将临产的症状称先兆临产。

1. 假临产(false labor)　孕妇在分娩发动前,常出现假临产。其特点是宫缩引起下腹部轻微紧缩感,持续时间短(多小于 30s)且不恒定,间歇时间长且不规律,宫缩强度不增加,常在夜间出现、清晨消失,宫颈管不短缩,宫口不扩张,给予镇静药物能抑制假临产的宫缩。

2. 胎儿下降感(lightening)　又称轻松感。多数孕妇感到上腹部较前舒适,进食量增多,呼吸较前轻快,系胎先露部下降进入骨盆入口使宫底下降所致。因压迫膀胱常有尿频症状。

3. 见红（show） 在分娩发动前 24~48h,因宫颈内口附近的胎膜与该处的子宫壁分离,毛细血管破裂经阴道排出少量血液,与宫颈管内的黏液相混排出,称见红,是分娩即将开始的可靠征象。若阴道流血量较多,超过平时月经量,不应认为是先兆临产,应想到妊娠晚期出血如前置胎盘、胎盘早剥、前置血管破裂等。

【问题 2】病史采集结束后,下一步查体应重点做哪些方面?

思路:对急诊患者而言,应进行有重点的查体,包括患者血压、胎心(包括一次宫缩的前、中、后)及阴道检查。

知识点 2:阴道检查

阴道检查能直接触清宫口四周边缘,包括评估颈管消退程度、宫口扩张程度、胎先露部及先露的高低、胎膜是否破裂等。如已破裂,应观察羊水性状;若先露为头,还能了解矢状缝及囟门,确定胎方位,以及产瘤的大小;如触及条索状物,要考虑到脐带脱垂。另外,注意宫缩前后宫口扩张和先露下降的程度有助于对产程的进展进行评估。

在严密消毒后进行阴道检查,并不增加感染机会。但产程中应该适当限制阴道检查次数。

会阴擦洗与消毒
(视频)

阴道检查(视频)

检 查 记 录

体格检查:血压 120/80mmHg,胎心率 140 次/min。消毒后阴道检查:宫颈管消失,宫口开 2cm,先露头,S^{-2},胎膜未破,宫缩时宫口开大 3cm,胎膜凸。手摸宫缩 30s/3~4min,强度中等,子宫弛缓好。

初步诊断:①宫内孕 39^{+2} 周,G_1P_0,头位,未产;②临产。

【问题 3】如何确定该患者治疗的地点? 是选择门诊还是住院治疗?

思路:在对患者进行充分评估后,如已临产或破水,应收入院。值得注意的是,需要注意患者既往妊娠史,对既往经阴道分娩或有中期引产史的产妇,根据宫颈条件和宫缩情况,可酌情提早收入院;对既往剖宫产史或子宫肌瘤剔除术史的患者,如出现宫缩,需提前收入院,评估是否可经阴道分娩,如阴道试产,需在密切监护下进行,并警惕先兆子宫破裂及子宫破裂风险,且产程中慎用缩宫素。

处理:收入院。

【问题 4】住院后如何对患者进行进一步评估?

思路:入院后应进行问诊,完善体格检查,特别是生命体征的记录;阴道检查评估产程进展;行胎心监护评估胎儿对宫缩的耐受力;根据患者既往情况及是否存在基础疾病完善相关化验。

入产房胎心监护:Ⅰ类监护(图 4-1)。

【问题 5】如何对产程进行监测和管理?

产程中的监测至少包括以下 3 个方面。

思路 1:观察及记录产程的进展。产程中宫口扩张及胎先露下降最能说明产程进展情况,是产程图中重要的两项。另外,还需关注破水时间,一旦发现胎膜自然破裂,应立即听胎心,观察羊水性状及羊水量,并记录。产程中出现明显排便感时应立即进行阴道检查。

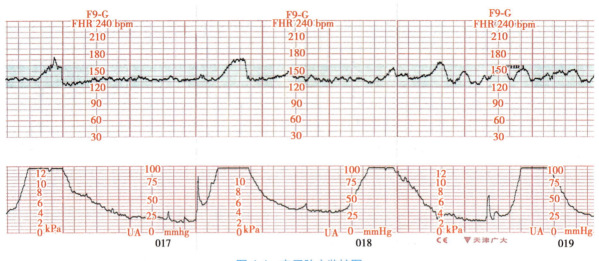

图 4-1　电子胎心监护图

知识点 3：产程图

产程图（partogram）横坐标为临产时间，纵坐标左侧为宫口扩张程度，纵坐标右侧为胎先露下降程度。

（1）宫口扩张曲线：第一产程分为潜伏期和活跃期。潜伏期是指从开始出现规律宫缩至宫口扩张5cm。此期扩张速度较慢。活跃期是指宫口扩张 5cm 以上至宫口开全（图 4-2）。

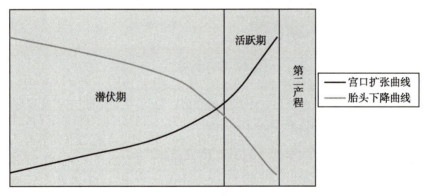

图 4-2　产程图

（2）胎头下降曲线：以胎头颅骨最低点与坐骨棘平面的关系标明。坐骨棘平面是判断胎头高低的标志。胎头颅骨最低点平坐骨棘平面时，以"S^{-0}"表达；在坐骨棘平面上 1cm 时，以"S^{-1}"表达；在坐骨棘平面下 1cm 时，以"S^{+1}"表达，余依此类推（图 4-3）。

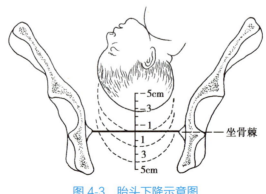

图 4-3　胎头下降示意图

思路2:对孕妇的观察包括以下内容。①对产妇进行精神安慰,耐心讲解分娩是生理过程,增强产妇对自然分娩的信心。若产妇精神过度紧张,宫缩时喊叫不安,应在宫缩时指导作深呼吸动作,或用双手轻揉下腹部。若产妇腰骶部胀痛时,用手拳压迫腰骶部,常能减轻不适感。②饮食鼓励产妇少量多次进食,吃高热量易消化食物,并注意摄入足够水分,以保证精力和体力充沛。③休息和活动:产妇可在病室内活动(如破水后为初产头浮或臀位应卧床,警惕脐带脱垂),加速产程进展。若初产妇宫口近开全,或经产妇宫口已扩张4~6cm时,根据先露高低的程度,可卧床并行左侧卧位。④第一产程期间每隔4~6h测量一次生命体征,包括血压、脉搏、体温、血压、呼吸。若发现血压升高(宫缩时血压常升高5~10mmHg,间歇期恢复原状)或体温升高,应酌情增加测量次数,完善相关检查(如尿常规、血常规)并给予相应处理。⑤排尿与排便:临产后,鼓励产妇每2~4h排尿一次,以免膀胱充盈影响宫缩及胎头下降。因胎头压迫引起排尿困难者,应警惕有头盆不称,必要时导尿。初产妇宫口扩张<4cm、经产妇<2cm时可温肥皂水灌肠,既能清除粪便避免分娩时排便污染,又能通过反射作用刺激宫缩加速产程进展。但胎膜早破、阴道流血、胎头未衔接、胎位异常、有剖宫产史、宫缩强、估计1h内即将分娩以及患严重心脏病等,均不宜灌肠。

思路3:对胎儿宫内状况的监测和评估。包括间断听诊及胎心监护,第一产程推荐入产房后至少进行一次胎心监护,之后的产程进展中可进行持续监护或间断听诊,如进行间断听诊,应至少听诊60s,并包括宫缩前、中、后。如间断听诊异常,建议持续监护。

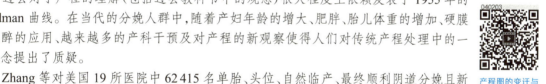

产程经过1

08:00 宫口开3cm,先露头,S⁻²,膜存。手摸宫缩20~30s/3~4min,强度中,子宫弛缓好。

$08:00$ 宫口开3cm,先露头,S^{-2},膜存。手摸宫缩20~30s/3~4min,强度中,子宫弛缓好。

12:00 宫口开3cm,先露头,S^{-2},膜存。手摸宫缩20~30s/5min,强度弱,子宫弛缓好。于宫缩间歇行人工破膜术,流出羊水5ml,破膜后听胎心140次/min。

13:00 人工破膜后1h。手摸宫缩20~30s/5min,强度弱~中,子宫弛缓好。予1:2 000催产素点滴加强宫缩。

知识扩展2:

产程图的变迁

过去对于产程的理解(包括过去教科书中的观念)很大程度上依赖发表于1955年的Friedman曲线。在当代的分娩人群中,随着产妇年龄的增大、肥胖、胎儿体重的增加、硬膜外麻醉的应用、越来越多的产科干预及对产程的新观察使得人们对传统产程处理中的一些观念提出了质疑。

产程图的变迁与绘制(微课)

Zhang等对美国19所医院中62 415名单胎、头位、自然临产、最终顺利阴道分娩且新生儿结局正常的孕妇的产程进行了回顾性研究,表4-2记录了这些产妇宫口扩张时间的第50百分位和第95百分位数,该研究提示:①无论初产妇还是经产妇,宫口从4cm扩张到5cm可能需要6h以上,从5cm扩张到6cm可能需要3h以上;②初产妇和经产妇的产程在宫口扩张6cm以前基本一致,在此之后,经产妇的产程进展明显加快;③初产妇第二产程的95百分位数在应用硬膜外麻醉组及未应用组分别为3.6h和2.8h。由此可见,即使产程进展比较缓慢,最终仍然可以顺利经阴道分娩,在产程的早期阶段,超过4h宫口扩张无明显变化是正常的,但当宫口扩张6cm以后则属于过于缓慢了。

表4-2 不同产次组自然临产后的产程时间

宫口扩张/cm	产次0 N=25,624	产次1 N=16,755	产次2+ N=16,219
3~4	1.8(8.1)	–	–
4~5	1.3(6.4)	1.4(7.3)	1.4(7.0)
5~6	0.8(3.2)	0.8(3.4)	0.8(3.4)
6~7	0.6(2.1)	0.5(1.9)	0.5(1.8)
7~8	0.5(1.6)	0.4(1.3)	0.4(1.2)

续表

宫口扩张 /cm	产次 0 N=25,624	产次 1 N=16,755	产次 2+ N=16,219
8~9	0.5(1.4)	0.3(1.0)	0.3(0.9)
9~10	0.5(1.8)	0.3(0.9)	0.3(0.8)
第二产程(硬膜外麻醉组)	1.1(3.6)	0.4(2.0)	0.3(1.6)
第二产程(无硬膜外麻醉组)	0.6(2.8)	0.2(1.3)	0.1(1.1)

注:表中数据均以中位数(第 95 百分位数)表示。

知识点 4：潜伏期与活跃期的定义

潜伏期：从规律宫缩到宫口扩张 <5cm。

活跃期：从宫口扩张 5cm 到宫口开全。

产程经过 2

16：00　宫口开 6cm，先露头，S^{-0}，未及产瘤，羊水清。手摸宫缩 20~30s/3min，强度中，子宫弛缓好。胎头位置偏高，追问患者小便情况，近 4h 以来小便困难，消毒后导尿 400ml，尿色清。再次消毒后查阴道：宫口开 6cm，先露头，S^{+1}，未及产瘤，羊水清。

17：50　诉宫缩时大便感。宫口开 8cm，先露头，S^{+1}，未及产瘤，未见羊水，宫缩时宫口开全，先露头，S^{+2}。

知识点 5：第一产程的管理

美国国家儿童保健和人类发育研究所、美国妇产科学会、母胎医学会等对第一产程处理达成以下共识，并被中国妇产科专家所认可。

1. 潜伏期延长(初产妇 >20h，经产妇 >14h)不作为剖宫产指征。

2. 在除外头盆不称及胎儿窘迫的前提下，缓慢但仍然有进展(包括宫口扩张及先露下降的评估)的第一产程不作为剖宫产指征。

3. 活跃期停滞的诊断标准：当破膜且宫口扩张 ≥ 5cm 后，如宫缩正常，则宫口停止扩张 ≥ 4h 可诊断活跃期停滞；如宫缩欠佳，则宫口停止扩张 ≥ 6h 可诊断。活跃期停滞可作为剖宫产的指征。

知识扩展 3：

第一产程管理的理解

上述产程制定的标准是根据单胎、头位、自然临产并经阴道分娩，且新生儿结局正常产妇的产程的第 95 百分位数所得，并不意味着每一个产程都会如此缓慢。根据宫口扩张速度的中位数可以发现，对于 50% 的产妇，经过 1.8h 宫口可以从 3cm 扩张到 4cm，经过 1.3h 宫口可以从 4cm 扩张到 5cm，经过 0.8h 宫口可以从 5cm 扩张到 6cm。产科医生及助产士应该对此有所了解，以免忽略了产程进展情况。

另一方面，对于产程进展缓慢的产妇，特别是当宫口扩张 4cm 后进展缓慢者，需要予以密切注意，再次评估胎儿大小、胎方位、先露下降、产瘤及产妇骨盆情况，积极寻找产程进展缓慢的原因，需警惕头盆不称而导致的产程无进展。除此之外，还需同时注意胎心监护情况和羊水性状，注意胎儿宫内状态。

目前的研究只为我们提供了整体人群的产程图，具体到不同个体，其内在因素包括产妇年龄、体重、引产、无痛分娩、胎儿性别、体重等，均会对产程有所影响。在产程的管理过程中也需考虑到这些因素。

知识扩展 4：

初产妇和经产妇产程第一产程进展的比较

1. 在宫口扩张 6cm 前,初产妇与经产妇产程进展速度基本一致。

2. 在宫口扩张 6cm 后,经产妇产程进展速度较初产妇明显增快。

不同产次组自然临产后的产程时间数据图见图 4-4。

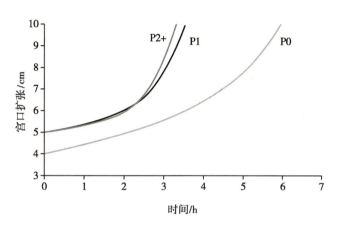

图 4-4　不同产次组自然临产后的产程时间

　　自然临产的单胎、头位、自然临产、最终顺利阴道分娩且新生儿结局正常的孕妇的产程曲线及产次关系。图中 P(parity)为产次。

知识扩展 5：

WHO 对于活跃期定义的推荐

　　目前,国际不同指南对于活跃期的定义存在差异。2018 年 WHO 发表了《产时管理改进分娩体验》(Intrapartum care for a positive childbirth experience),该指南综合分析了 3 项近年发表的关于低风险、自然临产产妇产程进展情况的系统综述,推荐以宫口扩张 5cm 作为活跃期的标志。

产程经过 3

19:30　产妇诉大便感强烈。检查宫口开全,先露头,S^{+2},宫缩时先露下降,S^{+3},未及产瘤,未见羊水。

【问题 6】宫口开全后应该注意观察哪些内容?

　　思路 1:对胎儿宫内状态的评估,主要是对胎心的评估,并注意羊水的性状。每 5~10min 听诊一次胎心或持续胎心监护,并应用三级评价系统进行评估。如可疑胎儿窘迫,应在实施宫内复苏措施的同时尽快结束分娩。

　　思路 2:指导产妇用力。产妇双足蹬在产床上,两手握住产床上的把手,宫缩时先行深吸气屏住,然后如解大便样向下用力屏气以增加腹压,以加速产程进展。对于耻骨弓偏低的产妇,可指导产妇双手抱膝用力,以充分利用骨盆后矢状径。

　　思路 3:对第二产程进展的评估。宫口开全后,胎膜多已自然破裂。若仍未破膜,常影响胎头下降,应行人工破膜术。行阴道检查时应注意胎先露的位置,产瘤及大小,宫缩时先露下降的程度。当第二产程进展缓慢时可对胎位进行评估,必要时手转胎位。随着产程进展,会阴渐膨隆和变薄,肛门括约肌松弛,可以出现排便。于宫缩时胎头露出于阴道口,露出部分不断增大。在宫缩间歇期,胎头又缩回阴道内,称胎头拨露。直至胎头双顶径越过骨盆出口,宫缩间歇时胎头也不再回缩,称胎头着冠。

知识点 6：第二产程延长的诊断

美国国家儿童保健和人类发育研究所、美国妇产科学会、母胎医学会等对第二产程处理达成以下共识,并得到中国妇产科专家的认可。

1. 对于初产妇,如未行硬膜外麻醉,第二产程超过 3h 可诊断第二产程延长;如行硬脊膜外麻醉,超过 4h 可诊断。

2. 对于经产妇,如无硬膜外麻醉,第二产程超过 2h 可诊断第二产程延长;如行硬脊膜外麻醉,超过 3h 可诊断。

知识扩展 6：

新产程的应用对剖宫产率的影响

2018 年 12 月 Stine Bernitz 等在 *The Lancet* 发表了一项在来自挪威的多中心随机对照研究。该研究将挪威 14 个产科中心按照 1∶1 原则随机分配为 WHO 产程图组(对照组,按照 1994 年 WHO 的产程图)及 Zhang 产程图组(干预组),该研究显示,对照组和干预组产程中剖宫产率分别为 5.9% 和 6.8%,差异无统计学意义(aRR=1.17,95% CI 0.98~1.40,P=0.08)。但两组产时剖宫产率较该地区以往报道均有显著下降(WHO 产程图组 9.5% *vs.* 5.9%;Zhang J 产程图组 9.3% *vs.* 6.8%)。这提示关注产程的进展将有利于降低剖宫产率,新产程图的应用也需要更多的研究来论证。临床医生应该加强对产程的关注,减少人工干预,在保证母儿安全的前提下,降低剖宫产率。

【问题 7】枕先露的分娩机制(以枕左前为例)。

1. 衔接　胎头双顶径进入骨盆入口平面,胎头颅骨最低点接近或达到坐骨棘水平,称衔接。胎头以半俯屈状态进入骨盆入口,以枕额径衔接,由于枕额径大于骨盆入口前后径,胎头矢状缝落在骨盆入口右斜径上,胎头枕骨在骨盆左前方。经产妇多在分娩开始后胎头衔接,部分初产妇在预产期前 1~2 周内胎头衔接。胎头衔接表明不存在头盆不称。若初产妇已临产而胎头仍未衔接,应警惕有头盆不称(图 4-5、图 4-6)。

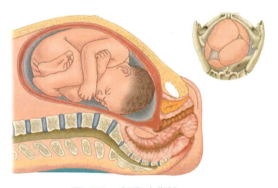
图 4-5　头浮,未衔接

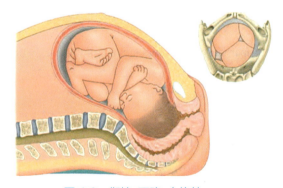
图 4-6　衔接、下降、内旋转

2. 下降　胎头沿骨盆轴前进的动作称下降(desent)。下降动作贯穿于分娩全过程,与其他动作相伴随。下降动作呈间歇性,宫缩时胎头下降,间歇时胎头又退缩。注意观察胎头下降程度,作为判断产程进展的重要标志之一。胎头在下降过程中,受骨盆底的阻力发生俯屈、内旋转、仰伸、复位及外旋转等动作。

3. 俯屈　当胎头以枕额径进入骨盆腔后,继续下降至骨盆底时,原来处于半俯屈的胎头枕部遇肛提肌阻力,借杠杆作用进一步俯屈,使下颏接近胸部,变胎头衔接时的枕额周径(平均 34.8cm)为枕下前囟周径(平均 32.6cm),以最小径线适应产道,有利于胎头继续下降。

4. 内旋转　胎头到达中骨盆为适应骨盆纵轴而旋转,使其矢状缝与中骨盆及骨盆出口前后径相一致的动作。内旋转从中骨盆平面开始至骨盆出口平面完成,以适应中骨盆及骨盆出口前后径大于横径的特点,有利于胎头下降。枕先露时,胎头枕部到达骨盆底最低位置,肛提肌收缩力将胎头枕部推向阻力小、部位宽的前方,枕左前位的胎头向前旋转 45°。胎头向前向中线旋转 45°,后囟转至耻骨弓下(图 4-7)。

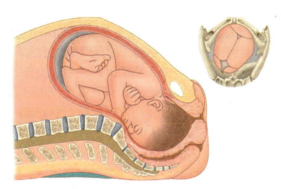

图 4-7　进一步下降、内旋转

5. 仰伸　内旋转完成后,当完全俯屈的胎头下降达到阴道外口时,宫缩和负压继续迫使抬头下降,而肛提肌收缩力又将胎头向前推进,两者共同作用使胎头沿骨盆轴下段向下、向前,当胎头枕部达耻骨联合下缘,以耻骨弓为支点,抬头逐渐仰伸,抬头顶、额、鼻、口、颏依次娩出(图 4-8、图 4-9)。

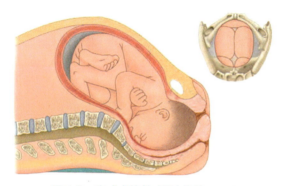

图 4-8　完成内旋转,开始仰伸

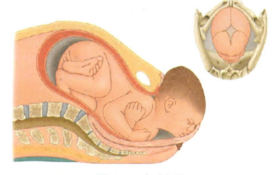

图 4-9　完成仰伸

6. 复位 + 外旋转　抬头娩出时,胎儿双肩径沿骨盆入口左斜径下降。胎头娩出后,为使胎头与胎肩恢复正常关系,抬头枕部再左旋转 45°,称为复位。胎肩继续下降,右前肩向中线旋转 45° 时,胎儿双肩径转成与骨盆出口前后径一致,抬头枕部则需向外继续左旋 45° 以保持胎头与胎肩垂直,称为外旋转(图 4-10)。

7. 胎肩及胎儿娩出　胎头娩出后,前肩在耻骨下先娩出,随即后肩娩出。双肩娩出后,胎体及下肢取侧位娩出(图 4-11、图 4-12)。

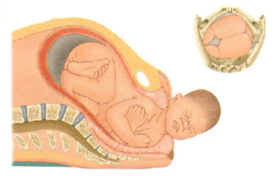

图 4-10　复位(外旋转)

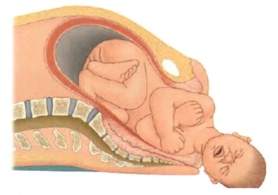

图 4-11　前肩娩出

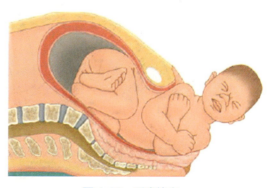

图 4-12　后肩娩出

【问题8】如何接生？

思路1：接产者站在产妇右侧，当胎头拨露使阴唇后联合紧张时，应开始保护会阴（在会阴部盖消毒巾，接产者右肘支在产床上，右手拇指与其余四指分开，利用手掌鱼际肌顶住会阴部。每当宫缩时应向上内方托压，同时左手应轻轻下压胎头枕部，协助胎头俯屈和使胎头缓慢下降。宫缩间歇时，保护会阴的右手稍放松，以免压迫过久引起会阴水肿）。当胎头枕部在耻骨弓下露出时，左手应按分娩机制协助胎头仰伸。此时若宫缩强，嘱产妇张口哈气消除腹压作用，让产妇在宫缩间歇时向下屏气，使胎头缓慢娩出。

当胎头娩出见有脐带绕颈一周且较紧时，可用手将脐带顺胎肩推下或从胎头滑下。若脐带绕颈过紧或绕颈2周或以上，可先用两把血管钳将其一段夹住从中剪断脐带，注意勿伤及胎儿颈部。

胎头娩出后，右手仍应注意保护会阴，不要急于娩出胎肩，而应先以左手自鼻根向下挤压，挤出口鼻内的黏液和羊水，然后协助胎头复位及外旋转，使胎儿双肩径与骨盆出口前后径相一致。接产者的左手向下轻压胎儿颈部，使前肩从耻骨弓下先娩出，再托胎颈向上使后肩从会阴前缘缓慢娩出。双肩娩出后，保护会阴的右手方可放松。然后双手协助胎体及下肢相继以侧位娩出，并记录胎儿娩出时间（图4-13、图4-14）。

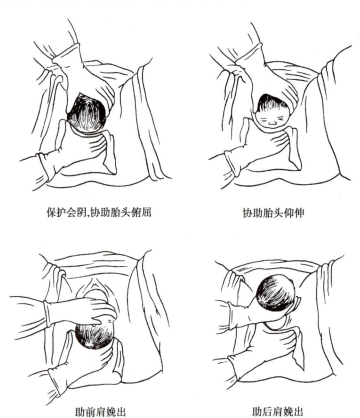

保护会阴，协助胎头俯屈　　　　　协助胎头仰伸

助前肩娩出　　　　　助后肩娩出

图4-13　接生过程示意图

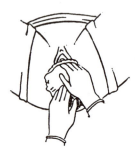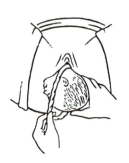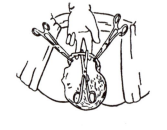

将脐带顺肩部推上　　　把脐带从头上退下　　　用两把血管钳夹住，从中间剪断

图4-14　脐带娩出

接产过程（视频）

思路 2：接产要领。保护会阴的同时,协助胎头俯屈,让胎头以最小径线(枕下前囟径)在宫缩间歇时缓慢地通过阴道口,是预防会阴撕裂的关键,需接产者充分合作。接产者还必须正确娩出胎肩,胎肩娩出时也要注意保护好会阴。

思路 3：是否进行会阴侧切术。会阴侧切术并不能降低会阴Ⅲ度裂伤的发生率,因此并不推荐常规进行会阴侧切术,推荐仅在具有合适的指征时进行侧切术,包括肩难产、臀位分娩、产钳术和胎吸术、枕后位、预计若不行会阴侧切术会造成严重会阴裂伤,以及会阴过紧、胎儿过大、母儿有病理情况需要立即结束分娩。

时机：如会阴侧切术过早,则阴道出血增多;如侧切术过迟,则会阴裂伤不可避免。一般来说,宫缩时阴道可见直径 4cm 左右胎头时进行侧切。

知识点 7：会阴侧切的方式

1. 会阴侧切术　阴部神经阻滞及局部浸润麻醉生效后,术者于宫缩时以左手中、食两指伸入阴道内,撑起左侧阴道壁起到引导剪开方向并保护胎头不受损伤。右手用钝头直剪自会阴后联合中线向左侧 45° 方向切开会阴。会阴高度膨隆时应为 60°~70°。切口长 4~5cm,注意阴道黏膜与皮肤切口长度一致。

2. 会阴正中切开术　局部浸润麻醉后,术者于宫缩时沿会阴后联合中央垂直切开,长约 2cm,切勿损伤肛门括约肌。此法有剪开组织少、出血量不多、术后局部组织肿胀及疼痛均轻微等优点,但切口有自然延长撕裂肛门括约肌的危险。

040205

会阴切开缝合术
(视频)

产程经过 4

20：30　孕妇顺娩一足月活婴,女,2 850g。

【问题 9】胎儿娩出后应注意什么?

(1)清理呼吸道：断脐后继续清除呼吸道黏液和羊水,用新生儿吸痰管轻轻吸除新生儿咽部及鼻腔羊水,以免发生吸入性肺炎。当确认呼吸道黏液和羊水已吸净而仍未啼哭时,可用手轻拍新生儿足底。新生儿大声啼哭表示呼吸道已通畅。

(2)Apgar 评分：判断有无新生儿窒息及窒息严重程度,是以出生后 1min 内的肌张力(activity)、脉搏(pulse)、反射(grimace)、肤色(appearance)、呼吸(respiration)5 项体征为依据,每项为 0~2 分。满分为 10 分,属正常新生儿(表 4-3)。7 分以上只需进行一般处理;4~7 分缺氧较严重,需清理呼吸道、人工呼吸、吸氧、用药等措施才能恢复;4 分以下缺氧严重,需紧急抢救,行喉镜在直视下气管内插管并给氧。缺氧较严重和严重的新生儿,应在出生后 5min、10min 时分别评分,直至连续两次均≥8 分为止。1min 评分反映在宫内的情况,是出生当时的情况;而 5min 及以后评分则反映复苏效果,与预后关系密切。其中皮肤颜色最灵敏,心率是最终消失的指标。临床恶化顺序为皮肤颜色-呼吸-肌张力-反射-心率。复苏有效顺序为心率-反射-皮肤颜色-呼吸-肌张力。肌张力恢复越快,预后越好。需要指出的是 Apgar 评分敏感性高、特异性低,诊断新生儿窒息存在局限性。反映新生儿缺氧酸中毒更可靠的指标是脐动脉血气分析。

表 4-3　Apgar 评分

体征	0	1	2
心率	无	<100 次/min	>100 次/min
呼吸	无	慢,不规律	规则,啼哭
肌张力	瘫软	四肢稍屈曲	活动活跃
反射	无反应	皱眉	哭声响亮
肤色	苍白、青紫	躯体红润,四肢青紫	全身红润

(3)脐动脉血血气分析：脐带血血气分析结合 Apgar 评分有助于准确地评估新生儿分娩时的情况。脐动脉血气指标反映的是胎盘内母胎血气交换前胎儿组织的代谢状态,脐静脉血反映的则是母胎血气交换后的

状态。脐动脉血气正常可以排除围分娩期胎儿缺氧或酸中度。脐带血血气正常值见表4-4。其中,碱剩余反映组织利用缓冲碱的程度。外周组织缺氧、无氧代谢及乳酸堆积时,组织利用缓冲碱,主要是碳酸氢盐,来维持酸碱平衡。脐动脉血 pH<7.2 时考虑存在酸中毒,当 pH 值过低(<7.0)时,存在胎儿损伤的风险。

表4-4 脐动脉、静脉血气正常值范围

脐血管	pH 值	PCO₂	PO₂	碱剩余
动脉	7.2~7.3	45~55	15~25	<12
静脉	7.3~7.4	35~45	25~35	<12

酸中毒分为呼吸性、代谢性及混合性三类。单纯呼吸性酸中毒定义为脐动脉血 pH<7.2,PCO_2 升高且碱剩余 <12mmol/L,反映脐带受压导致的血气交换障碍,往往为短暂性的,与胎儿神经损伤无关。单纯的代谢性酸中毒指 pH<7.2,PCO_2 正常且碱剩余 ≥ 12mmol/L,往往与频发或长时间的胎儿供氧障碍有关,且已进展到外周组织缺氧,无氧代谢导致的乳酸堆积超出了缓冲碱负荷。尽管多数代谢性酸血症不会导致组织损伤,但在重度酸血症(脐动脉 pH<7.0,且碱剩余 ≥ 12mmol/L)情况下,胎儿损伤风险增加。混合性酸血症包括呼吸性和代谢性酸中毒,诊断标准为 pH<7.2、PCO_2 升高且碱剩余 ≥ 12mmol/L。混合性酸血症的临床意义与单纯代谢性酸血症类似。酸中毒的分类见表4-5。

表4-5 脐动脉酸血症分类

指标	呼吸性	代谢性	混合性
pH	<7.2	<7.2	<7.2
PCO₂	升高	正常	升高
碱剩余	<12mmol/L	≥ 12mmol/L	≥ 12mmol/L

(4)处理脐带:清理新生儿呼吸道约需 30s。随后用 75% 乙醇消毒脐带根部周围,在距脐根 0.5cm 处用粗丝线结扎第一道,再在结扎线外 0.5cm 处结扎第二道。必须扎紧防止脐出血,避免用力过猛造成脐带断裂。在第二道结扎线外 0.5cm 处剪断脐带,挤出残余血液,用 20% 高锰酸钾液或碘酒消毒脐带断面(药液切不可接触新生儿皮肤,以免发生皮肤灼伤)。待脐带断面干后,以无菌纱布包盖好,再用脐带布包扎。目前还有用气门芯、脐带夹、血管钳等方法取代双重结扎脐带法。处理脐带时,应注意新生儿保暖。

知识扩展 7:

延迟结扎脐带

2014 年美国妇产科学会推荐正常足月儿和早产儿延迟结扎脐带(delayed cord clamping,DCC)。延迟结扎脐带是指在新生儿出生至少 30~60s 后,或等待脐带搏动停止后再结扎脐带。

近年来,许多关于新生儿脐带延迟结扎和及早脐带结扎的随机对照试验提示了脐带延迟结扎的好处:延迟脐带结扎可以增加新生儿的血容量,减少新生儿输血量,减少早产儿脑室内出血的发生,减少因铁缺乏引起的贫血,提供免疫因子和干细胞,并且提高早产儿脑组织氧浓度;另一方面,延迟结扎脐带并不会增加产后出血的风险。

(5)处理新生儿:擦净新生儿足底胎脂。打足印及母指印于新生儿病历上,经详细体格检查后,系以标明新生儿性别、体重、出生时间、母亲姓名和床号的手腕带和包被。将新生儿抱给母亲,让母亲将新生儿抱在怀中进行首次吸吮乳头。

【问题 10】第三产程的监测要点?

思路 1:协助胎盘娩出。当确认胎盘已完全剥离时,于宫缩时在腹壁上以左手握住宫底(拇指置于子宫前壁,其余 4 指放于子宫后壁)并按压,同时右手轻拉脐带,协助娩出胎盘。当胎盘娩出至阴道口时,接产者用双手捧住胎盘,向一个方向旋转并缓慢向外牵拉,协助胎盘胎膜完整剥离排出。若在胎膜排出过程中,发现胎膜部分断裂,可用血管钳夹住断裂上端的胎膜,再继续向原方向旋转,直至胎膜完全排出。胎盘胎膜排出后,按摩子宫刺激其收缩以减少出血。注意观察并测量出血量。接产者切忌在胎盘尚未完全剥离时用手按揉、下压宫底或牵拉脐带,以免引起胎盘部分剥离而出血或拉断脐带,甚至造成子宫内翻(图 4-15)。

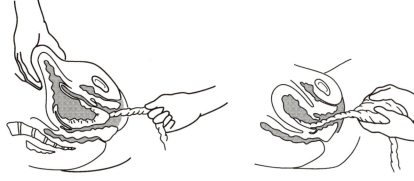

胎盘娩出及检查
(视频)

图 4-15　协助胎盘娩出的方式

知识点 8:胎盘剥离征象

1. 宫体变硬呈球形,子宫下段扩张,宫体呈狭长形被推向上,宫底升高达脐上。
2. 剥离的胎盘降至子宫下段,阴道口外露的一段脐带自行延长。
3. 阴道少量流血。
4. 接产者用手掌尺侧在产妇耻骨联合上方轻压子宫下段时,宫体上升而外露的脐带不再回缩(图 4-16)。

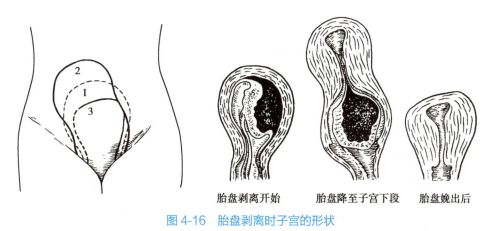

胎盘剥离开始　　　胎盘降至子宫下段　　　胎盘娩出后

图 4-16　胎盘剥离时子宫的形状

知识点 9:胎盘剥离及排出方式

(1)胎儿面娩出式(Schultze mechanism):胎盘胎儿面先排出。胎盘从中央开始剥离,而后向周围剥离,其特点是胎盘先排出,随后见少量阴道流血,多见。

(2)母体面娩出式(Duncan mechanism):胎盘母体面先排出。胎盘从边缘开始剥离,血液沿剥离面流出,其特点是先有较多量阴道流血,胎盘后排出,少见。

思路 2:检查胎盘胎膜。将胎盘铺平,先检查胎盘母体面胎盘小叶有无缺损。若疑有缺损,可用 Klistmer 牛乳测试法:从脐静脉注入牛乳,若见牛乳白胎盘母体面溢出,刚溢出部位为胎盘小叶缺损部位。然后将胎盘提起,检查胎膜是否完整,再检查胎盘胎儿面边缘有无血管断裂。及时发现副胎盘,若有副胎盘、部分胎盘残留或大部分胎膜残留时,应在无菌操作下伸手入宫腔取出残留组织。若确认仅有少许胎膜残留,可给予子宫收缩剂待其自然排出。

产程经过 5

20 : 40 胎盘自然娩出,检查胎盘、胎膜完整,胎盘大小 20cm×18cm×2cm,重量 500g,脐带长 60cm。

【问题 11】分娩结束后应注意什么?

思路 1 : 检查软产道裂伤。应仔细检查会阴、小阴唇内侧、尿道口周围、阴道、阴道穹窿及宫颈有无裂伤。若有裂伤,应立即缝合。

知识点 10 : 会阴裂伤的分度(图 4-17~ 图 4-20)

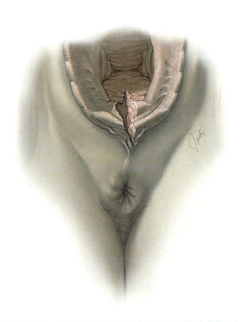

图 4-17　Ⅰ度裂伤:会阴皮肤及阴道黏膜撕裂

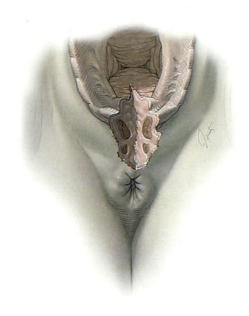

图 4-18　Ⅱ度裂伤:累及肌层,但未达肛门外括约肌

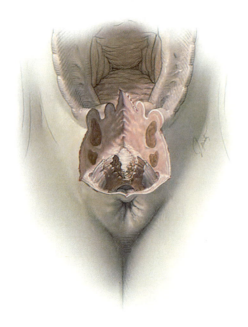

图 4-19　Ⅲ度裂伤:深达肛门外括约肌

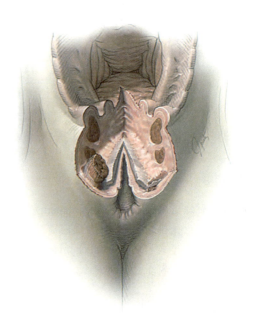

图 4-20　Ⅳ度裂伤:深达肛门内外括约肌及直肠黏膜

思路2：预防产后出血。在胎儿前肩娩出时静注缩宫素 10~20IU，或在胎儿前肩娩出后立即肌注缩宫素 10IU，或缩宫素 10IU+20ml 生理盐水静脉滴注，均能促使胎盘迅速剥离减少出血。若胎盘未完全剥离而出血多时，应行手取胎盘术。第三产程超过 30min，胎盘仍未排出但出血不多时，应排空膀胱后，再轻轻按压子宫及静注子宫收缩剂，仍不能使胎盘排出时，应行手取胎盘术。若胎盘娩出后出血多时，可将宫缩剂经下腹部直接注入宫体肌壁内或肌注麦角新碱 0.2~0.4mg，并将缩宫素 20IU 加于 5% 葡萄糖液 500ml 内静脉滴注。

胎盘娩出后检查软产道，见 6 点方向长约 2cm 阴道黏膜裂伤，常规缝合，止血满意。术毕按摩子宫出血不多。

手取胎盘术演示
（动画）

第一产程的监测和处理要点流程图

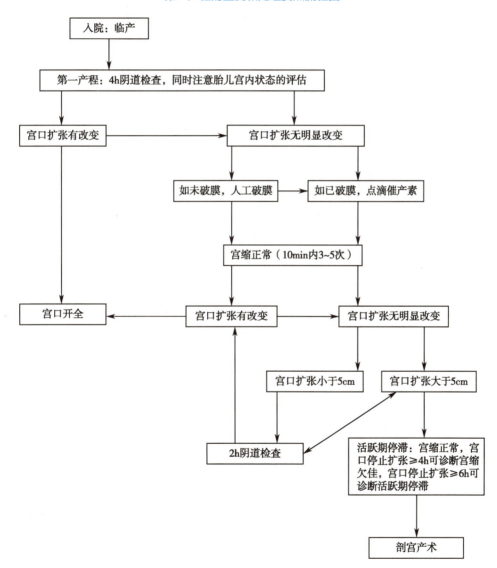

第二产程的监测和处理要点流程图

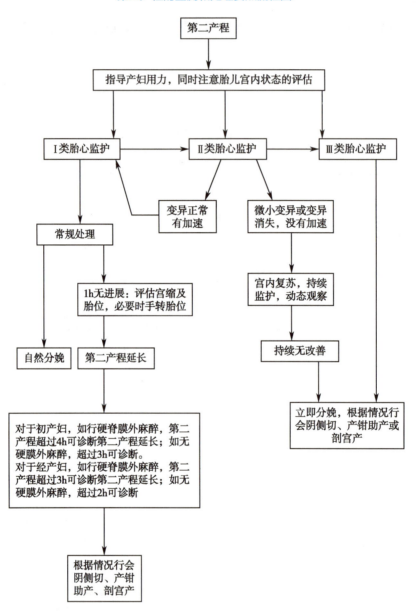

第三产程的监测和处理要点流程图

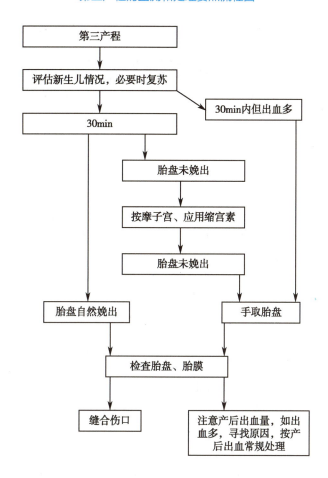

产程的诊断标准及处理方法见表 4-6。

表 4-6　产程异常的标准与处理

类别	诊断标准及处理
第一产程	
潜伏期	潜伏期延长（初产妇 >20h，经产妇 >14h）不作为剖宫产指征。 在除外头盆不称及可疑胎儿窘迫的前提下，缓慢但仍然有进展（包括宫口扩张及先露下降的评估）的第一产程不作为剖宫产指征。
活跃期	以宫口扩张 5cm 作为活跃期的标志。 活跃期停滞的诊断标准：当破膜且宫口扩张 ≥ 5cm 后，如宫缩正常，而宫口停止扩张 ≥ 4h 可诊断活跃期停滞；如宫缩欠佳，宫口停止扩张 ≥ 6h 可诊断活跃期停滞。活跃期停滞可作为剖宫产的指征。
第二产程	第二产程延长的诊断标准：①对于初产妇，如行硬脊膜外阻滞，第二产程超过 4h 可诊断第二产程延长；如无硬脊膜外阻滞，第二产程超过 3h 可诊断；②对于经产妇，如行硬脊膜外阻滞，第二产程超过 3h 可诊断第二产程延长；如无硬脊膜外阻滞，第二产程超过 2h 则可以诊断。 由经验丰富的医师和助产士进行的阴道助产是安全的，鼓励对阴道助产技术进行培训。 当胎头下降异常时，在考虑阴道助产或剖宫产之前，应对胎方位进行评估，必要时进行手转胎头到合适的胎方位。

（杨慧霞）

第五章　异常分娩的处理

第一节　产　力　异　常

产力是指将胎儿及其附属物从子宫逼出的力量,包括子宫收缩力(宫缩)、腹肌及膈肌收缩力(统称腹压)和肛提肌收缩力。其中子宫收缩力是最重要的产力,具有节律性、对称性和极性、缩复作用的特点。任何原因导致的子宫收缩的节律性、对称性及极性不正常或收缩力的强度、频率异常,均称为子宫收缩力异常,简称产力异常(abnormal uterine action)。产力异常可分为子宫收缩乏力及子宫收缩过强,每类又有协调性和不协调性之分。

一、子宫收缩乏力

病例摘要

孕妇,29岁,G_1P_0,因"停经40周,下腹痛15h"收入院。入院后产科检查:宫高32cm,腹围102cm,宫缩20s/5min,宫口开大5cm,头先露,S^{-1},LOT,胎膜未破。4h后再次检查,宫缩10~20s/5~8min;胎心监护正常。阴道检查:头先露,S^0,LOT,未扪及明显产瘤,宫口开大6cm,可扪及羊水囊。

【问题1】通过上述病例,我们首先获得的临床信息是什么?

思路:产妇宫口开大6cm,已进入活跃期,但产程进展缓慢,宫缩强度弱,持续时间短,间隔时间长。应首先考虑宫缩乏力。由于宫缩的节律性仍然存在(10~20s/5~8min),故应该诊断为协调性子宫收缩乏力。需注意鉴别协调性与不协调性子宫收缩乏力(表5-1)。

知识点1:

表5-1　协调性与不协调性子宫收缩乏力的鉴别要点

鉴别要点	协调性宫缩乏力	不协调性宫缩乏力
发生时间	活跃期居多	潜伏期居多
宫缩特点	宫缩规律,有对称性和极性,宫缩间歇时子宫放松,收缩时子宫不坚硬	宫缩不协调,失去极性,宫缩间歇时子宫不放松
产妇状态	产妇痛苦少,消耗症状轻	产妇痛苦大,消耗症状重
胎儿窘迫	出现晚,程度轻	出现早,程度重
治疗效果	缩宫素静脉滴注后宫缩增强	强镇静剂应用后宫缩转为规律

知识点2:子宫收缩乏力的原因

1. 头盆不称或胎位异常　胎儿先露部下降受阻,先露部不能紧贴子宫下段及宫颈内口,不能刺激子宫收缩。

2. 精神因素 初产妇对分娩恐惧,精神过度紧张使大脑皮层功能紊乱,睡眠少,临产后进食少以及过多地消耗体力,可导致子宫收缩乏力。

3. 子宫肌源性因素 任何影响子宫肌纤维正常收缩能力的因素,如子宫发育不良、子宫畸形(如双角子宫等)、子宫纤维过度伸展(如双胎、巨大胎儿、羊水过多等),经产妇、高龄产妇或子宫肌瘤等,均能引起子宫收缩乏力。

4. 内分泌失调 临产后产妇体内缩宫素、前列腺素及乙酰胆碱合成及释放不足,或缩宫素受体量少,以及子宫对宫缩物质的敏感性降低,胎儿、胎盘合成与分泌硫酸脱氢表雄酮量减少,致使宫颈成熟度欠佳,均可直接或间接导致子宫收缩乏力。

5. 药物影响 产程早期使用大量解痉、镇静剂、镇痛剂等抑制子宫收缩。

6. 上述因素单独或同时存在。

【问题2】针对目前情况,应该如何处理?

思路:应先寻找可能导致宫缩乏力的原因,针对病因进行处理。如果没有头盆不称因素或胎位异常,应该可以继续阴道试产,但需加强宫缩。潜伏期(宫口0~3cm)的宫缩乏力,应给予支持、镇静休息(治疗性休息,例如给予肌注哌替啶100mg)、镇痛等处理,产妇充分休息后多可自然转入活跃期;潜伏期(宫口3~6cm)的宫缩乏力可采取人工破膜、缩宫素滴注等处理措施。如果宫缩乏力发生在活跃期,可采取人工破膜及静滴缩宫素等措施加强宫缩。人工破膜术可使胎头下降,紧贴子宫下段及宫颈内口,引发反射性子宫收缩,加速产程的进展。

该例孕妇下腹痛15h才入院就诊,临产时间较长,入院后的病史和体格检查没有发现子宫肌源性或药物影响等因素存在,在入院后4h的观察时间内,宫口扩张不明显,产程进展缓慢,阴检提示胎位正常,头盆相称,但宫缩弱且不规律,产程进展缓慢的原因应该是子宫收缩乏力。

因胎膜未破,故先采取人工破膜的措施以促进子宫收缩,破膜时羊水清,破膜后胎心率正常。继续观察2h后,宫缩约20s/5~7min,再次阴检宫口开大6cm,头先露,S^{+1},LOT,羊水清,未扪及明显产瘤。

【问题3】胎膜破裂后产程仍然无进展,应该如何处理?

思路:产妇胎膜已经破裂,宫缩情况无明显改善,宫口仍开6cm,产程进展停滞,但无头盆不称、胎位异常及胎儿窘迫,此时可给予静脉滴注缩宫素加强宫缩。

知识点3:静脉滴注缩宫素的方法

缩宫素应从小剂量开始,将缩宫素2.5IU加入生理盐水500ml中,开始滴速为4~6滴/min(即1~2mIU/min),根据宫缩强度进行调整,调整的间隔为15~30min,逐渐调至有效剂量(宫缩间歇2~3min,每次宫缩持续40s以上)。因为缩宫素的血浆半衰期平均为5min,用药后20~40min可达到血浆稳态浓度,因此,增加浓度以1~2mIU/min为宜,最大给药浓度通常不应超过20mIU/min,维持宫缩时宫腔内压力达50~60mmHg,宫缩间隔2~3min,持续40~60s。对于不敏感者,可酌情增加缩宫素给药剂量。

滴注缩宫素时的注意事项:

(1)用药时一定要有医生或助产士在床旁守护,密切观察宫缩、胎心、血压及产程进展等状况,建议有条件者行持续电子胎心监护。

(2)若10min内宫缩>5次、宫缩持续时间超过1min或胎心率明显异常(包括晚期减速等)时,应立即停用缩宫素。

【问题4】点滴缩宫素3h后宫口开全,指导产妇用腹压,但2h后仍未娩出胎儿,胎心监护正常,羊水清,宫缩20~30s/4~5min;阴道检查:LOA,S^{+2},未扪及明显颅骨重叠。现在应该如何处理?

思路1:点滴缩宫素加强宫缩后产程有进展,宫口开全,进入第二产程,用腹压2h仍未能娩出胎儿,阴检的结果显示头盆相称,无胎儿窘迫,胎先露有下降。但宫缩的持续时间较短、宫

静脉滴注缩宫素
操作(视频)

缩间歇期较长,应调整缩宫素的剂量,继续加强宫缩,同时指导产妇配合宫缩向下屏气用力,尽量经阴道自然分娩。

思路 2:在此过程中若出现胎儿窘迫,应尽早结束分娩。可行阴道助产(产钳或吸引产)。

【**问题 5**】本例产妇经上述处理后顺利自然分娩。针对宫缩乏力患者,在第三产程应该注意什么?

思路:宫缩乏力是导致产后出血最常见的病因,为预防产后出血,于胎肩娩出后可立即缩宫素 10IU 肌内注射,有补液者可将缩宫素 10~20IU 加入 500ml 液体内滴注,也可加用缩宫素受体激动剂或前列腺素制剂等。

二、子宫收缩过强

子宫收缩过强(uterine overcontraction)包括协调性子宫收缩过强和不协调性子宫收缩过强,前者的特点是子宫收缩的节律性、对称性及极性均正常,仅收缩力过强。不协调性子宫收缩过强临床表现多为子宫痉挛性狭窄环和强直性子宫收缩。子宫痉挛性狭窄环的特点是子宫局部平滑肌呈痉挛性不协调收缩,形成环形狭窄,持续不放松。而强直性子宫收缩过强多见于缩宫药物使用不当,特点是子宫收缩失去节律性,呈持续性强直性收缩。

子宫收缩过强应以预防为主,对有急产史者,应提前入院待产,临产后慎用加强宫缩(使用缩宫素、人工破膜、灌肠等)的措施,一旦发生强直性宫缩(宫缩持续时间超过 1min、或者宫缩频率 >5 次 /min),应立即停用所有宫缩制剂,并视情况给予宫缩抑制剂,密切观察胎儿安危。如宫缩缓解,胎心正常,可以继续阴道试产,若宫缩不缓解,并已出现胎儿窘迫,应尽早行剖宫产或阴道助产。

小   结

临床关键点:

1. 子宫收缩乏力应该首先寻找原因,检查是否存在头盆不称与胎位异常等因素。评估不能经阴道分娩者,应及时行剖宫产术;评估能经阴道分娩者,应采取措施加强宫缩。

2. 潜伏期(宫口 0~3cm)的宫缩乏力,应给予支持、镇静休息(治疗性休息)、镇痛等处理,产妇充分休息后多可自然转入活跃期;潜伏期(宫口 3~6cm)的宫缩乏力可采取人工破膜、缩宫素滴注等处理措施。如果宫缩乏力发生在活跃期,可采取人工破膜及静滴缩宫素等措施加强宫缩。

3. 第二产程的宫缩乏力,头盆相称者应静滴缩宫素加强宫缩,如出现胎儿窘迫,需尽早结束分娩,阴道检查如先露 ≤ +2,可行剖宫产;如先露 ≥ +3,行阴道助产。

4. 胎肩娩出后,立即使用宫缩剂预防产后出血。

5. 子宫收缩过强重点在于预防,严密观察产程并视情况决定分娩方式。

(王子莲)

第二节 胎 位 异 常

一、持续性枕后位

持续性枕后位(persistent occiput posterior position)是指临产后,胎头以枕后位衔接,经充分试产,胎头枕部仍位于母体骨盆后方,导致分娩困难者。当分娩以任何方式结束时,无论胎头在骨盆的哪一平面上,只要其枕部仍位于母体骨盆后方者均称为持续性枕后位。持续性枕后位主要发生在男性骨盆与类人猿型骨盆的孕妇,这类骨盆多伴有后半部分较宽,可以枕后位衔接入盆,但中骨盆狭窄,阻碍胎头内旋转,使胎头嵌顿在中骨盆形成持续性枕后位。另外,子宫收缩乏力、前置胎盘、宫颈肌瘤、胎儿过大或过小均可影响胎头俯屈及内旋转,造成持续性枕后位。

持续性枕后位是最常见的胎头位置异常之一,以初产妇多见。由于胎头俯屈不良致其不能以最小径线通过骨盆,易出现产程异常,应及时进行阴道检查或B超检查作出诊断,并予以针对性处理,如加强宫缩、徒手旋转胎头、器械助产等,使之有可能经阴道分娩。

病 例 摘 要

29岁初产妇,以"停经39周,规律下腹痛10h"急诊入院,自诉肛门坠胀有强烈排便感。入院后查产科情况:宫高31cm,腹围100cm。骨盆外测量正常。胎心监护正常。宫缩20s/5min。阴道检查:胎膜未破,前羊水囊不胀,宫颈前唇水肿,宫口开大6cm,头先露,S^{-1},盆腔后部空虚,胎头矢状缝位于母体骨盆斜径上,胎方位为右枕后(ROP)。

【问题1】通过上述病例,我们首先获得的临床信息是什么?

思路:初产妇,临产10h,胎儿大小适中,现进入活跃期,有排便感。宫颈前唇水肿,胎头矢状缝位于母体骨盆斜径上,后囟位于骨盆右后方,应考虑右枕后位(图5-1)。

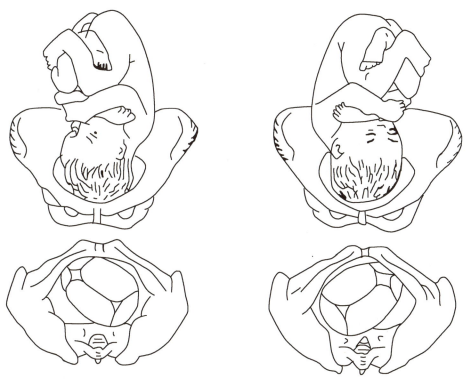

图5-1　枕后位

知识点1:枕后位的诊断

(1)阴道检查是确诊枕后位的主要手段,准确率可以达到80%~90%。当宫颈口扩张至6~7cm时,胎儿头部水肿不明显,可根据阴道检查胎儿矢状缝方位并联合腹部检查来判断胎方位。如果胎头矢状缝在骨盆右斜径上,后囟位于骨盆右后方,前囟位于骨盆的左前方,耻骨联合左上方扪及胎儿颏部,则可诊为右枕后位;反之为左枕后位。活跃期或宫口开全后,阴道检查盆腔后部空虚,根据胎头矢状缝及囟门的位置确诊胎方位。如宫口开全,因胎头产瘤不能扪清楚颅缝及囟门时,可通过胎儿耳廓及耳屏位置判断胎方位。若耳廓朝向骨盆后方,可诊断为枕后位。

(2)超声是诊断枕后位的辅助检查手段,诊断准确率大于90%。

【问题2】针对产妇目前情况,应该如何处理?

思路:孕妇骨盆无异常,胎儿不大,为右枕后位,胎心无异常,可经阴道试产。嘱产妇取胎背对侧方向侧卧(左侧卧位),以促进胎头俯屈、下降及内旋转。

由于宫颈已出现水肿,且进入活跃期后胎先露仍在坐骨棘以上,宫缩强度和频次一般,综合考虑可行人工破膜,使胎头直接紧贴子宫下段及宫颈内口,引起反射性子宫收缩,促进产程进展。一旦人工破膜,应立即听胎心,同时观察羊水性状。如果在试产过程中出现胎儿窘迫,应尽快终止妊娠。

知识点2:持续性枕后位分娩方式的抉择

凡枕后位,只要无明显头盆不称,均应进行阴道试产。试产过程中可借助产程图指导产程的处理。一般来讲,第一产程潜伏期时,每3~4h做一次阴道检查,活跃期每2h左右做一次阴道检查,每次的阴道检查要确定胎方位、胎先露的高低、颅缝有无重叠、产瘤的大小、宫口扩张的程度、宫颈有无水肿、有无破膜等,已破膜者需要了解羊水性状等,同时阴检时也要了解骨产道的情况。产程进展良好者,应给予充分的时间试产。若出现活跃期停滞,经积极处理后产程仍无进展,不能经阴道分娩者可选择剖宫产终止妊娠。

【问题3】该孕妇经人工破膜后,宫缩渐转频密,20~30s/3~4min,3h后宫口开全,指导产妇用腹压。用力1.5h后仍未见胎头拨露,再次阴道检查发现胎头仍呈右枕后位,S^{+2}。胎心无异常。此时应该如何处理?

思路:应指导产妇配合宫缩、屈髋、屏气用力,以减小骨盆倾斜度、增加胎轴压,使胎先露充分借助肛提肌收缩力转至枕前位。如果仍未奏效,可行徒手将胎头转至枕前位后经阴道分娩。

手转胎头术:使用手掌旋转,通常右枕后位时使用左手,左枕后位时使用右手,掌心向上完全伸入阴道内,手掌伸展开并紧握住一侧胎头,拇指握住另一侧;胎头枕部应完整地控制在手掌中。轻轻上推胎头以利于俯屈和旋转,但上推的高度应不高于S^{-0}位,旋转胎头使胎头以枕前位重新衔接,待胎头转正后,术者的手暂不放松,等待1~2次宫缩,胎头明显下降后再抽出,加强宫缩后可自然分娩,即完成手转胎头术(图5-2)。

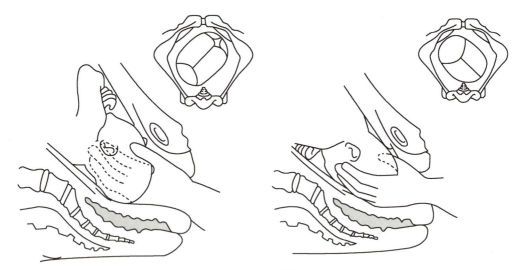

图5-2　手转胎头

值得注意的是:如果手转胎头困难,且S≥+3时,也可转至正枕后位经产钳助产,但需做较大的会阴后-侧切开术,以防产道裂伤。

【问题4】宫口开全2.5h,经上述处理后,胎头明显下降,S^{+3},ROA。但胎心监护提示频发的变异减速。应如何处理?

思路:现孕妇胎头已下降至盆底,可以阴道分娩,因出现胎儿窘迫的表现,不宜等待,可采用产钳或吸引产助产分娩。特别注意:中位产钳禁止使用。

小　结

临床关键点：

1. 通过腹部检查、阴道检查和超声检查及时确诊枕后位。
2. 在母儿安全的前提下充分试产,试产时可借助产程图管理产程。
3. 加强产力、宫口开全后手转胎头和阴道助产是处理枕后位的常用方法。
4. 如试产过程中出现胎儿窘迫、经处理后仍无进展的活跃期停滞或第二产程延长、可疑头盆不称等情况,应及时行剖宫产术。

二、臀先露

臀先露(breech presentation)是产前最常见且最容易诊断的胎位异常,占足月分娩总数的 3%~4%。根据胎儿双下肢所取的姿势可分为 3 类:单臀先露、完全臀先露、不完全臀先露。妊娠 30 周前,大部分臀先露能自行转为头先露,无需处理。若妊娠 30 周后仍为臀先露,可适当采取措施予以矫正。

病 例 摘 要

孕妇,25 岁,初产妇,以“停经 38 周,下腹痛伴阴道流液 8h”入院。入院后查产科情况:宫高 32cm。腹围 99cm,骨盆外测量正常。宫底部可触及圆而硬的胎头,按压有浮球感。宫缩 30~40s/5~6min;胎心监护正常。阴道检查:可见清亮羊水流出,宫口开大 3cm,可触及胎儿肛门、骶骨等,S^{-3},未发现脐带脱垂。

【问题 1】通过上述病例,我们首先获得的临床信息是什么?

思路:根据腹部检查及阴道检查,应该考虑臀先露。现宫口开大 3cm,已进入临产状态,值得注意的是,触及胎儿肛门与坐骨结节时应与面先露进行鉴别。

知识点 1:臀先露与面先露的鉴别

临产后如面先露低垂部位口唇等出现水肿时不易与臀先露的肛门相鉴别。

两者的鉴别要点:

(1)面先露时口与两颧骨突出点呈倒三角排列,而臀先露时肛门与两个坐骨结节呈直线排列。
(2)手指进入肛门可有括约感,并可带出胎粪,而口腔无此特点。

【问题 2】为明确诊断,我们还可以行哪些辅助检查?

思路:可行超声检查,除能确诊臀先露以外,还可以明确臀先露的种类、胎儿大小及子宫、胎盘有无异常等。

【问题 3】假如超声提示为单臀先露,估计胎儿体重约 3 000g,无子宫及胎盘异常等,且产妇强烈要求阴道试产,针对目前情况,应该如何处理?

思路:产妇骨盆正常,无软产道异常,胎儿大小适中且为单臀先露,无脐带脱垂,胎儿一般情况好,在做好充分沟通和病情预后告知的情况下可予以阴道试产。

知识点 2:臀位阴道分娩的条件

1. 单臀先露。
2. 胎儿体重小于 3 500g。

3. 无胎头过度仰伸。

4. 骨盆无异常。

5. 无其他剖宫产指征。

【问题4】在该产妇阴道试产过程中,我们应该如何正确处理?

思路:现产妇仍处于潜伏期,胎膜已破,应取侧卧位,不宜站立走动。尽量减少阴道检查,待宫口开大5~6cm,S^{-1},产妇有强烈排便感时,为使宫颈扩张充分,应消毒外阴后用无菌巾以手掌在宫缩时堵住阴道口,使胎儿屈膝屈髋促其臀部下降,充分扩张宫颈及阴道,有利于胎儿的娩出。

具体步骤如下:消毒外阴,宫缩时用无菌巾以手掌堵住阴道口,使胎儿屈膝屈髋促其臀部下降,避免胎足先下降,待宫口及阴道充分扩张后才让胎臀娩出。在堵外阴过程中,应监测胎心并注意宫口是否开全。宫口开全后再堵易引起胎儿窘迫和子宫破裂。宫口开全时,应做好接产和抢救新生儿窒息准备。

【问题5】该产妇进入第二产程后,我们应该注意什么?

思路:接产前导尿排空膀胱,初产妇行会阴侧切术。可采取臀助产术使胎儿尽快娩出。

知识点3:臀位经阴道分娩方式

1. 自然分娩 不行任何干扰措施,胎儿自然娩出,极少见,仅见于经产妇、胎儿小、宫缩强、骨产道宽大者。

2. 臀助产术 是最常用的助产方法。胎臀自然娩出至脐部后,接产者协助胎肩及胎头的娩出。脐部娩出后应尽快娩出胎头,以免脐带受压导致胎儿死亡。

3. 臀牵引术 胎儿全部由接产者牵拉娩出,此种方法因对胎儿损伤很大,一般情况下禁用。

知识点4:臀位分娩时注意事项

胎儿脐部娩出后一般应于8min内结束分娩,以免因脐带受压而致死产。胎头娩出时不应猛力牵拉,以防胎儿颈部过度牵拉造成臂丛神经麻痹及颅骨受损,后者可引起大脑镰及小脑幕等硬脑膜撕裂而导致颅内出血。臀位分娩的胎儿窒息率高,因此分娩过程中应呼叫新生儿科医生到场协助抢救,并做好积极抢救新生儿窒息的各项准备工作。

【问题6】进入第三产程后,我们应该着重注意什么?

思路:胎盘娩出后应使用宫缩剂预防产后出血。常规检查软产道有无裂伤,如有应及时缝合。

【问题7】对于臀先露的产妇,如何选择分娩方式?

思路:应在临产初期根据产妇年龄、胎产次、骨盆类型、胎儿大小、胎儿是否存活及有无发育异常、臀先露类型及有无合并症等,作出正确判断,以决定分娩方式。

有以下情况之一可选择剖宫产术:狭窄骨盆、软产道异常、胎儿体重>3 500g,胎头过度仰伸位、足先露、脐带先露、高龄初产、既往有难产史或新生儿产伤、瘢痕子宫、胎儿窘迫等。

【问题8】若妊娠30周后仍为臀先露,可适当予以纠正,常用的矫正方法有哪些?

思路:

(1)膝胸卧位(图5-3):孕妇排空膀胱,松解腰带,2~3次/d,15min/次,连做1周后复查。该体位可借助胎儿重心改变,使胎臀退出盆腔转成头先露,亦可取胎背对侧侧卧,促进胎儿俯屈转位。但该方法的循证证据并不充分。

(2)外倒转术(图5-4):妊娠36~37周仍为臀位,如无脐带绕颈者可行外倒转术。外倒转术有诱发胎膜早破、胎盘早

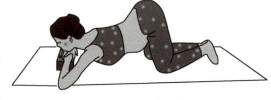

图5-3 膝胸卧位

剥、脐带缠绕及早产的危险,应用时要谨慎。术前必须做好紧急剖宫产的准备,施术时最好在超声及电子胎心监护下进行。

　　孕妇取平卧位,双下肢屈曲稍外展,露出腹壁,查清胎位,听胎心。首先松动胎先露部,即术者双手插入胎先露部下方向上提拉,使之松动,然后转胎。具体做法:两手把握胎儿两端,一手将胎头沿胎儿腹侧,保持胎头俯屈,轻轻向骨盆入口推移,另一只手将胎臀上推,与推胎头动作配合,直至转为头先露。动作应轻柔,间断进行。若术中发现胎动频繁剧烈或胎心率异常,应停止转动并退回原胎位,严密观察至恢复正常。

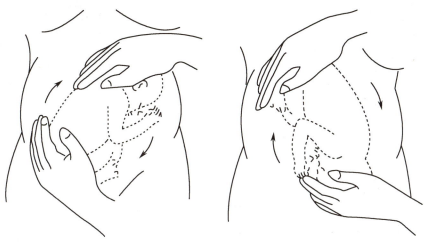

图 5-4　臀位外倒转

臀位助产术(视频)

　　有以下情况时,慎用外转胎位术:合并有盆腔肿瘤、畸形子宫、瘢痕子宫、胎膜已破、前置胎盘、胎盘附着于子宫前壁、产程活跃期以及羊水过多和过少等。

　　图 5-5~ 图 5-13 为臀位助产术步骤。

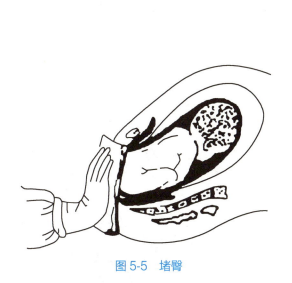

图 5-5　堵臀

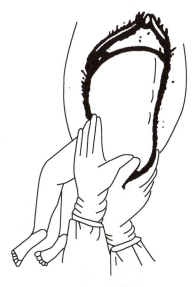

图 5-6　胎臀娩出

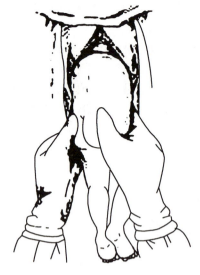

图 5-7　牵引胎体

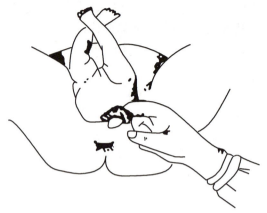

图 5-8　轻拉脐带

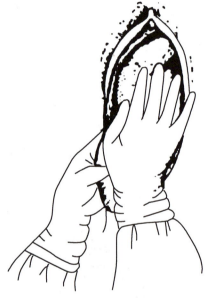

图 5-9　娩出前肩

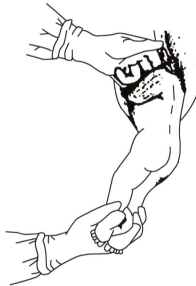

图 5-10　压胎儿肘部

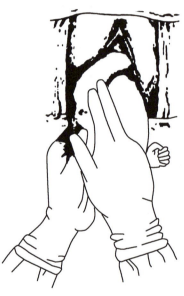

图 5-11　推胎儿肩胛部

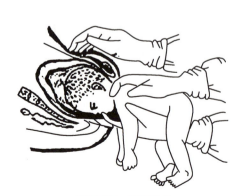

图 5-12　牵引胎头

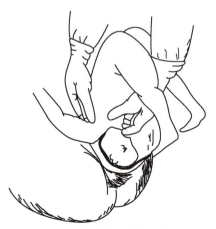

图 5-13　胎头即将娩出

小 结

临床关键点:

1. 通过腹部检查、阴道检查和超声检查可诊断臀先露。

2. 妊娠 30 周前,臀先露多能自行转为头先露,无须处理。

3. "堵臀"对臀先露的阴道分娩至关重要。堵臀过程中,应监测胎心并注意宫口是否开全。

4. 臀先露阴道试产过程中,一旦破膜,应警惕脐带脱垂的发生,需立即听胎心,如有异常,积极给予相应处理。

5. 脐部娩出后应于 8min 内结束分娩,以免脐带受压导致新生儿预后不良。

6. 妊娠 36~37 周应评估臀先露的分娩方式及实施臀位外倒转术的可能性,臀先露不具备阴道分娩试产条件的孕妇,应择期剖宫产终止妊娠。

三、其他类型胎位异常的处理

头位难产还包括持续性枕横位、胎头高直位、面先露、前不均倾位等。胎位异常可导致宫缩乏力、产程延长、胎儿窘迫、死产、新生儿产伤、新生儿窒息等母儿严重并发症,发现胎位异常时应积极采取措施予以纠正,无效时需行剖宫产。

(王子莲)

第三节 产道异常

产道异常包括骨产道异常及软产道异常,以骨产道异常多见。骨产道异常包括骨盆形态异常及骨盆径线过短。骨盆形态异常或者骨盆径线过短使骨盆腔容积小于胎先露部能够通过的限度,阻碍胎先露部下降,影响产程正常顺利进展,成为狭窄骨盆(contracted pelvic)。狭窄骨盆可以是一个径线过短或多个径线同时过短,也可以是一个平面狭窄或是多个平面同时狭窄。当一个径线狭窄时,要观察同一个平面其他径线的大小,再结合整个骨盆腔大小与形态进行综合分析。造成狭窄骨盆的原因有先天发育异常、出生后营养不良、疾病以及外伤等因素。

一、骨产道异常

病 例 摘 要

孕妇,29 岁,初产妇,以"停经 39 周,下腹痛 10h,阴道流液 3h"入院。入院后查产科情况:宫高 33cm,腹围 96cm,骨盆外测量无异常。宫缩 30~40s/3~4min;胎心监护正常。阴道检查:坐骨棘间径约 10.0cm,坐骨切迹宽度稍窄约 3.5cm。头先露,枕右后位,S^{-1},宫口开大 6cm,上推胎头可见清亮羊水自阴道流出,胎头顶部可触及 1cm×1cm 的小产瘤,胎儿颅缝无重叠。

【问题 1】通过上述病例,我们首先获得的临床信息是什么?

思路:孕妇进入第一产程活跃期,胎膜已破,羊水正常。骨盆内测量:坐骨棘间径 + 坐骨切迹宽度 =13.5cm,头先露,枕后位。应当首先考虑 I 级中骨盆狭窄(临界性狭窄)。

知识点 1:

骨产道狭窄的分类见表 5-2。

表 5-2 骨产道狭窄的分类

骨产道狭窄的分类	骨盆入口平面狭窄	中骨盆平面狭窄	骨盆出口平面狭窄
特点	扁平型骨盆最常见,以骨盆入口平面前后径狭窄为主	多见于男型骨盆及类人猿型骨盆	常与中骨盆平面狭窄伴行,常见于男性骨盆
判断标志	骶耻外径、对角径及骨盆入口前后径	坐骨棘间径、坐骨棘间径与坐骨切迹宽度之和	坐骨结节间径、坐骨结节间径与骨盆后矢状径之和
Ⅰ级临界性狭窄	骶耻外径 18cm 对角径 11.5cm 骨盆入口前后径 10cm	坐骨棘间径 10.0cm 坐骨棘间径与坐骨切迹宽度之和 13.5cm	坐骨结节间径 7.5cm 坐骨结节间径与骨盆后矢状径之和 15cm
Ⅱ级相对性狭窄	骶耻外径 16.5~17.5cm 对角径 10~11cm 骨盆入口前后径 8.5~9.5cm	坐骨棘间径 8.5~9.5cm 坐骨棘间径与坐骨切迹宽度之和 12.0~13.0cm	坐骨结节间径 6~7cm 坐骨结节间径与骨盆后矢状径之和 12~14cm
Ⅲ级绝对性狭窄	骶耻外径 ≤ 16cm 对角径 ≤ 9.5cm 骨盆入口前后径 ≤ 8cm	坐骨棘间径 ≤ 8.0cm 坐骨棘间径与坐骨切迹宽度之和 ≤ 11.5cm	坐骨结节间径 ≤ 5.5cm 坐骨结节间径与骨盆后矢状径之和 ≤ 11cm

此外,骨产道狭窄还包括均小骨盆和畸形骨盆。

均小骨盆是指骨盆外形是女型骨盆,骨盆三个平面各径线比正常值小 2cm 或更多,且骨盆形态正常,常见于身材矮小、体形匀称的妇女。畸形骨盆是指骨盆丧失正常形态及对称性所致的狭窄,包括跛行及脊柱异常所致的偏斜骨盆及骨盆骨折所致的畸形骨盆。

【问题 2】针对产妇目前情况,我们该如何处理?

思路:产妇中骨盆平面处于临界狭窄,胎儿大小适中,产力尚可,目前阴检未发现有头盆不称的表现,估计可经阴道分娩,应给与充分的试产机会。由于胎儿右枕后位,嘱产妇取胎背对侧方向(即左侧)侧卧,以促进胎头俯屈、下降及内旋转。期间应注意胎心监护。

【问题 3】观察 3h 后,胎心监护出现间歇性的变异减速,该如何处理?

思路:此时应仔细判读胎监,并予以阴检了解产程的进展。

胎心监护基线变异好,有加速,偶发变异减速,胎心率恢复快,宫缩 30~40s/3min;予以阴检:骨盆情况同前,头先露,枕右横位,S^{+1},宫口开大 8cm,羊水清,胎头顶部可触及 2cm×2cm 的产瘤,胎儿颅缝稍重叠。考虑产程有进展,短时间内可以继续阴道试产,密切观察,2h 后再阴检。

【问题 4】观察 2h 后,宫缩 30~40s/2min,胎心基线变异好,有加速。再次予以阴检:骨盆情况同前,头先露,枕右横位,S^{+3},宫口开全,羊水清,胎头顶部可触及 3cm×4cm 的产瘤,胎儿颅缝轻度重叠。现在该如何处理?

思路:现宫口开全,胎心监护正常,双顶径已达坐骨棘水平以下,应指导产妇配合宫缩、屈髋屏气用力,多能自然转至枕前位经阴道分娩,如果胎头未自行旋转,可行徒手将胎头转至枕前位后经阴道分娩。

如果徒手转胎头比较困难,且 S ≥ +3 时,可直接转至正枕后位阴道助产,但需要行较大的会阴侧切术,以防产道裂伤。

【问题 5】针对Ⅱ级和Ⅲ级中骨盆平面狭窄者,如何选择分娩方式?

思路:Ⅱ级中骨盆平面狭窄:胎儿不大,产力好,没有胎儿窘迫等征象,可行阴道试产,但应予以严密监控且试产时间不宜过长,一旦发现胎头变形或胎儿颅骨重叠严重、胎头下降缓慢或者停滞、产妇子宫破裂征象等应予以及时剖宫产。Ⅲ级中骨盆平面狭窄:不建议行阴道试产。

知识点2：多种骨盆异常的处理

1. 骨盆入口平面狭窄

(1)骨盆入口平面狭窄的临床表现：初产妇呈尖腹，经产妇呈垂悬腹者，应该警惕骨盆入口平面狭窄。对于腹外观正常者可以通过软尺测量宫高、腹围，超声测量胎头双顶径等检查，尽可能准确预测胎儿大小，并检查胎位，临产后充分估计头盆关系，还需行胎头跨耻征检查。

检查方法：产妇排空膀胱后取仰卧位，双腿伸直，检查者一手放在产妇耻骨联合上方，另一手向骨盆腔方向推压胎头，如果胎头低于耻骨联合平面，称胎头跨耻征阴性，提示头盆相称。若胎头与耻骨联合在同一个平面，称胎头跨耻征可疑阳性，提示头盆不称可能；若胎头高于耻骨联合平面，称胎头跨耻征阳性，表示头盆不称。

(2)分娩处理

1)骶耻外径 16.5~17.5cm、骨盆入口前后径 8.5~9.5cm、胎头跨耻征可疑阳性时，属于相对性骨盆入口狭窄。如果产妇一般状况好，胎儿不大，胎位、胎心正常，应给予阴道试产的机会，试产时间以 2~4h 为宜。充分试应使宫口扩张至 3~4cm 以上，如果宫口已经开大 3~4h 不再进展时，可行人工破膜加强产力(如胎头高浮禁用)，如果破膜后产程无明显进展或出现胎儿窘迫征象，应及时行剖宫产结束分娩。

2)骶耻外径 ≤ 16cm、骨盆入口前后径 ≤ 8cm、胎头跨耻征阳性时，属于绝对性骨盆入口狭窄，应行剖宫产术。

2. 骨盆出口平面狭窄　如果坐骨结节间径与骨盆出口后矢状径之和大于15cm，可使产妇屈髋，利用出口后三角空间娩出。坐骨结节间径与骨盆出口后矢状径之和小于15cm，应行剖宫产结束分娩。

3. 均小骨盆

(1)如果胎儿小，产力好，胎位及胎心正常，可行阴道试产。

(2)如果胎儿较大、合并头盆不称或者出现胎儿窘迫征象者，应该行剖宫产术。

4. 畸形骨盆　应根据畸形骨盆种类、胎儿大小、狭窄程度等情况具体分析。如果畸形严重、头盆明显不称者，应及时行剖宫产术。

应该指出的是，上述骨产道狭窄的分类是基于骨盆外测量和内测量得出的，而测量的方法以估算为主，带有一定的主观性，并非精确测量而得，因此这种分类方法也是相对而言的，实际临床上遇到的Ⅱ、Ⅲ级狭窄的骨盆非常少见。相对狭窄的骨盆往往见于体格矮小的女性，但这类女性通常胎儿的体重也会偏小，因此仍然是可以试产的。由于骨盆内外测量的不准确性，故目前临床上不推荐行常规的骨盆外测量，只要没有绝对的头盆比例不称，均应鼓励阴道试产，充分试产的情况下若出现各种异常胎方位且伴有颅骨严重重叠、产瘤、产程延缓或停滞等情况，导致无法阴道分娩时才要考虑剖宫产终止妊娠。

小　结

临床关键点：

1. 产道异常可导致胎方位异常、产后出血、胎儿窒息、新生儿产伤等，严重时会发生子宫破裂。所以产前应综合分析判断，选择正确的分娩方式。

2. 无绝对头盆不称者，可在严密监控下阴道试产；如果试产过程中出现异常情况，应及时性剖宫产术终止妊娠。

3. 不推荐通过常规的骨盆外测量来决定分娩方式。

二、软产道异常

软产道由子宫下段、宫颈、阴道以及骨盆底软组织构成。软产道异常也可以导致异常分娩，可由先天发育异常及后天疾病因素引起。关于各种软产道异常及其分娩方式的选择,见表 5-3。

表5-3　各种软产道异常及其分娩方式的选择

软产道异常	分类	分娩方式的选择
阴道异常	阴道横隔	横隔厚:剖宫产;横隔薄:经阴道切开后阴道分娩
	阴道纵隔	双宫颈:阴道分娩;单宫颈:产前切断后阴道分娩
	阴道肿物	阴道内肿物阻碍胎先露部下降且不能经阴道切除者应行剖宫产术;如为阴道囊肿可抽出内容物后行阴道试产
宫颈异常	宫颈粘连瘢痕	轻度粘连和瘢痕可给予分离、切开后,阴道试产 严重粘连和瘢痕应行剖宫产术
	宫颈水肿	轻者可抬高臀部,减轻胎头对宫颈压力;处理有效者可经阴道试产,否则可行剖宫产术
	宫颈癌	剖宫产
子宫异常	子宫畸形	适当放宽剖宫产手术指征
	瘢痕子宫	根据上次剖宫产术式、指征、术后有无感染、术后再孕间隔时间、既往剖宫产次数、有无急诊剖宫产条件、胎儿大小、胎方位、产力、产道综合评估
盆腔肿瘤	子宫肌瘤	宫颈肌瘤、子宫下段肌瘤或嵌顿与盆腔内的浆膜下肌瘤,因可阻碍胎先露衔接及下降,应行剖宫产术
卵巢肿瘤	卵巢肿瘤	卵巢肿瘤位于骨盆入口,阻碍胎先露衔接者,应行剖宫产术

(王子莲)

第四节　产程异常的处理

在分娩过程中,产力、产道及胎儿等任何一种或者两种以上因素发生改变,均可导致产程异常。"难产(dystocia)""滞产(failure to progress)""异常分娩(abnormal labor)"均是对产程异常的描述,但不准确,将产程异常描述成"产程延长(protraction disorders)"(即低于正常速度)或"产程停滞(arrest disorders)"(即进展完全停止),逐渐被越来越多的产科医生接受。

几十年来,产科医生或者助产士通常用 Friedman 提出的产程图管理产程,但是,随着人类社会的发展,婚育年龄推迟、孕妇体重增加、胎儿增大等因素让分娩自然过程发生着变化;频繁的产科干预如人工破膜、硬脊膜外麻醉、催产素的使用等也在改变着分娩自然的过程。为了减少不必要的产时剖宫产,2014 年 NICHD、美国母胎医学会(Society for Maternal-Fetal Medicine,SMFM)和 ACOG 联合推荐新产程进展标准,同年,中华医学会妇产科分会产科学组发布了《新产程标准及处理的专家共识(2014)》。5 年来的临床应用表明,新产程标准严格了"难产的诊断",对降低产时剖宫产率发挥了重要的作用,逐渐被产科医生和助产士所接受。2018 年世界卫生组织(WHO)也在全球推荐新产程标准。2020 年中华医学会妇产科学分会产科学组和围产医学分会发布了《正常分娩指南》。

病例摘要 1

孕妇,30 岁,妊娠 39^{+5} 周,G_2P_0,因"阴道流液 6h",于 2014 年 3 月 10 日 18:00 入院,查体胎膜已破,头先露,宫颈完全容受,质软,中位,宫口开大 1cm,高位 -3,无宫缩,要求阴道试产。22:00 点查宫口开大 1cm,高位 -2,宫缩持续 10~20s,间隔 7~10min 不等,强度弱。3 月 11 日 04:00 孕妇宫缩逐渐增强,持续 30s,间隔 3~5min,查宫口开大 2cm,高位 -2,送入产房待产。07:00 查宫缩 20~30s,间隔 3~4min,宫口开大 6cm,高位 0,11:00 宫缩强度渐弱,宫缩时间 30s,间隔 3min,查宫口开大仍为 6cm,高位 0。

【问题 1】根据病史的描述,我们可以判断孕妇现处于产程的哪个阶段?

思路 1:孕妇在 11 日 04:00 开始出现规律宫缩,伴有宫颈管的扩张及胎先露的下降,估计其已经临产。从 4:00 点到 7:00 点 3h 里,宫口从 2cm 扩张到 6cm,先露从 -2 降到 0 位,潜伏期产程进展顺利,7:00 点查宫口开大 6cm,已经进入活跃期,但是从 7:00 点到 11:00 点,持续 4h 宫口未见进一步扩张,先露未见下降,产程无进展,此时诊断为"活跃期停滞"。

知识点 1：有关活跃期（active phase）的新标准

1. 推荐以宫口扩张到 5cm 作为活跃期起点。
2. 判断产程进展状况最好的方法为根据表 5-4 判断宫口扩张速率是否位于正常范围或延长。
3. 活跃期停滞（arrested active phase）的诊断标准　破膜后且宫口扩张 ≥ 5cm，宫缩良好但宫口停止扩张 ≥ 4h 或宫缩乏力且宫口停止扩张 ≥ 6h。

表 5-4　初产妇与经产妇宫口扩张平均时间和第 95 百分位时间

宫口大小	初产妇 /h	经产妇 /h
第一产程		
4cm~5cm	1.3（6.4）	1.4（7.3）
5cm~6cm	0.8（3.2）	0.8（3.4）
6cm~7cm	0.6（2.2）	0.5（1.9）
7cm~8cm	0.5（1.6）	0.4（1.3）
8cm~9cm	0.5（1.4）	0.3（1.0）
9cm~10cm	0.5（1.8）	0.3（0.9）
第二产程		
分娩镇痛（硬膜外麻醉）	1.1（3.6）	0.4（2.0）
未行分娩镇痛	0.6（2.8）	0.2（1.3）

【问题 2】Friedman 产程图和既往教科书中，活跃期的起点为宫口扩张 3~4cm 时，为何现在发生了变化？

1998 年 Peisner 和 Rosen 研究了进入活跃期时宫口扩张的情况，结果如下：25% ≤ 3cm，25% 为 4cm，24% 为 5cm，15% 为 6cm，11% ≥ 6cm。也就是说如果以 4cm 为活跃期起点，50% 产妇都没有进入，以 3cm 为活跃期起点，75% 产妇都没有进入，只有到了 6cm，100% 进入了活跃期。

基于以上研究，现在将宫口扩张 4~6cm 作为活跃期起点，逐渐成为全球产科临床共识。NICHD、SMFM 和 ACOG 推荐 6cm 作为宫口扩张活跃期的起点。WHO 于 2018 年推荐 5cm 为宫口扩张活跃期的起点。昆士兰产科指南（2017）则推荐 4~6cm 为宫口扩张活跃期的起点。

【问题 3】请问下一步的处理措施？

思路 1：首先分析引起活跃期停滞的原因。

产程停滞主要的原因有继发性宫缩乏力、胎位异常（如持续性枕后位、持续性枕横位等）或者产道异常（如骨产道或软产道异常）。子宫收缩力是分娩进程中最重要的产力，贯穿于整个分娩过程。继发性子宫收缩乏力指产程一开始子宫收缩力正常，进入活跃期后宫缩由强转弱，并使产程延长或停滞。结合该孕妇分娩进程，潜伏期进展顺利，在宫口开大 7cm 以后，宫缩仍然规律，但是强度渐弱，持续 4h 无进展。根据目前的情况，考虑继发性宫缩乏力的可能性大。

知识点 2：产程异常的常见原因

1. 产力异常　主要是子宫收缩力异常。子宫收缩乏力可造成产程延长或者停滞，子宫收缩力过强又会造成急产或者严重并发症。
2. 产道异常　常见为骨产道异常。骨盆各径线狭窄均可引起产力异常或者胎位异常，骨盆过度狭窄引起头盆不称。
3. 胎儿异常　如巨大儿或胎位异常。

思路 2：为了验证上述推测，或者寻找导致活跃期停滞的原因，还需要了解哪些病史，进行哪些检查？

首先应该评估胎儿大小，孕妇身高，是否有巨大儿的风险，然后阴道检查评估骨盆情况，有无骨盆狭窄、软产道异常，明确胎方位，还要询问孕妇的小便情况，是否有膀胱充盈影响胎头的下降。

病史补充

孕妇身高 162cm，妊娠 38 周超声检查提示胎儿双顶径 92cm，股骨长 72cm，腹围 322cm，无脐带绕颈，骨盆内测量各径线均在正常范围内，软产道未扪及异常，胎方位为枕左前位，羊水清，电子胎儿监护为 I 类胎监图形，膀胱未充盈。

根据病史补充，基本排除了产道异常和胎位异常引起的产程停滞，考虑为子宫收缩乏力。

【问题 4】进一步的处理措施？

在没有胎儿窘迫、产道异常或者其他阴道分娩禁忌证时，可以进行适当的干预，继续阴道试产。

针对继发性子宫收缩乏力，在征得孕妇和家属知情同意后，可以给予小剂量的缩宫素（oxytocin）静脉滴注加强子宫收缩力，试产期间注意监测胎心，特别是产时电子胎儿监护时，胎心率基线无变异并且存在下面任何一种情况，应警惕胎儿窘迫，并寻找病因，对症处理。①反复性晚期减速；②反复性变异减速；③胎心过缓（胎心率基线 <110 次 /min），也就是 III 类胎监图形。经处理，胎心仍不见好转，宫口开全者，应行阴道助产；估计短时间内不能经阴道分娩者，应行剖宫产。

知识点 3：缩宫素加强宫缩的具体方法

指征：协调性宫缩乏力、宫口扩张 ≥3cm、胎心良好、胎位正常、头盆相称者。

缩宫素 2.5IU 加入生理盐水 500ml 内，从 1~2mIU/min 开始静脉滴注，根据宫缩强弱进行调整，调整间隔为 15~30min，每次增加 1~2mIU/min 为宜，最大给药剂量通常不超过 20mIU/min（60 滴 /min），维持宫缩时宫内压力达 50~60mmHg，宫缩间隔 2~3min，持续 40~60s。

进一步处理

通过缩宫素静脉滴注加强宫缩，孕妇于 12：18 分宫口开全，13：56 分经阴道顺利娩出一活男婴，体重 3 400g，Apga 评分出生 1min 10 分，5min 10 分。羊水清亮，量约 100ml，无脐带绕颈，胎盘胎膜自然娩出，完整，检查宫颈、阴道无裂伤，会阴 I 度裂伤，行常规会阴裂伤缝合术。术毕按摩子宫，收缩好，质硬，宫底脐下一横指，检查阴道内无纱布残留，查肛无异常。胎儿娩出后给予产妇缩宫素 20IU 加于 5% 葡萄糖水 500ml 中，静脉滴注，加强子宫收缩，产时出血约 230ml。

【问题 5】如果缩宫素静脉滴注加强宫缩，产程进展仍然不理想，备选的方案有哪些？

思路 1：如果是胎膜未破的孕妇，可以选择先进行人工破膜（amniotomy），促进胎头与产道的衔接，引起反射性的子宫收缩，加速产程进展。无效者再用缩宫素静脉滴注加强子宫收缩。

会阴裂伤缝合术
（视频）

知识点 4：人工破膜的具体方法

指征：宫口扩张 ≥3cm、无头盆不称、胎头已衔接而产程延缓者，可行人工破膜。

人工破膜前需征得孕妇和家属同意，告知人工破膜的风险。破膜前消毒外阴、阴道，检查有无脐带先露，查清宫口大小、先露高低，在宫缩间歇期用鼠齿钳刺破胎膜。破膜后检查者手指应停留在阴道内，经过 1~2 次宫缩待胎头入盆后，再将手指取出，以免脐带脱垂，同时观察羊水量及性状和胎心变化。

思路2:如果胎方位异常如持续性枕后位、持续性枕横位等,导致产程异常,可以在人工破膜后,待宫口近开全时,进行徒手旋转胎头(图5-14),这样可自然分娩或采用阴道助产;如效果不佳或胎头位置较高时需行剖宫产术结束分娩。

人工破膜(视频)

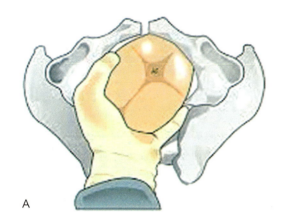

A

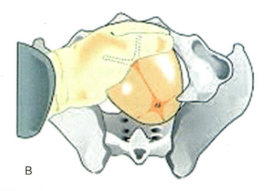

B

图 5-14 徒手旋转胎头

知识点5:产程异常时常用的干预措施

1. 人工破膜。
2. 缩宫素引产。
3. 徒手转胎位。
4. 产钳助产。
5. 剖宫产。

【问题6】 对于产程持续时间长,待产过程中人工干预措施多的产妇,分娩后需要注意什么?

思路1:产程时间长,子宫收缩乏力,分娩后易引起产后出血,产后2h是产后出血的高发期,需要密切关注产妇的子宫收缩和阴道流血情况。同时,在待产和分娩过程中,孕妇因耗费体力,分娩后体内能量储备低,也可影响子宫收缩,可补充能量。

思路2:由于待产时间长,试产过程中有多次的阴道检查操作,分娩后要注意观察体温、检查血常规、会阴伤口等,警惕产褥感染,必要时需要抗感染治疗。对于破膜时间超过12h以上,应给予抗生素预防感染。

病例摘要2

孕妇,30岁,身高162cm,体重65kg,妊娠40^{+3}周,G_2P_0,因"规律下腹胀痛1h"于2014年3月10日,18:00入院,产科查体:宫高33cm,腹围102cm,估计胎儿体重3 200g,头先露,已入盆,宫颈容受完全,质软,中位,宫口开大2cm,高位 -2,宫缩20~30s/5~6min,强度弱,骨盆各经线测量值在正常范围内,入院要求阴道试产。20:00点查宫口开大3cm,高位 -1,宫缩20~30s/3~4min,要求行硬脊膜外麻醉分娩镇痛。20:30顺利完成硬脊膜外麻醉,效果佳,孕妇自觉腹部胀痛较麻醉前明显好转。次日06:30查宫口近开全,胎膜自破,07:00查宫口开全,胎方位为枕后位。

【问题1】根据病史,我们能够获得哪些临床信息?

思路1:根据病史,估计孕妇于2014年3月10日17:00临产,硬膜外麻醉分娩镇痛下产程进展顺利,第一产程耗时约14h,现宫口开全,进入第二产程。下一步的处理方案是什么?需要完善哪些进一步的检查?

思路2:第二产程应该重点观察哪些内容?

1. 胎心、羊水性状、胎方位、先露高低、宫缩强度、持续时间、膀胱是否充盈、孕妇的信心、能量的储备。

2. 产程进展情况　按照新的产程进展标准,行分娩镇痛的孕妇,初产妇第二产程不超过 4h,经产妇第二产程不超过 3h。若初产妇第二产程超过 2h,经产妇第二产程超过 1h,需要根据实际情况给予产科干预,不应盲目等待,尽量不出现第二产程延长。

3. 若产妇无自主屏气用力感、胎心无异常,可适当休息和延迟屏气用力,亦可旋转胎方位促使胎头下降。主动屏气阶段指导孕妇屏气用力,做好接生的准备。

知识点 6:第二产程延长的诊断标准

既往诊断第二产程延长为初产妇第二产程超过 2h(硬膜外麻醉为 3h),经产妇超过 1h(硬膜外麻醉为 2h)。然而,现代产程资料表明,顺利阴道分娩的产妇第二产程即使超过以上时间,母儿结局良好。因此,第二产程可适当延长。

新诊断标准:硬膜外麻醉分娩镇痛时,初产妇 ≥ 4h,经产妇 ≥ 3h;

未使用硬膜外麻醉分娩镇痛时,初产妇 ≥ 3h,经产妇 ≥ 2h。

需要注意的是:延长第二产程,并不意味着不及时处理和干预。

【问题 2】如何评估一名孕妇是否适合阴道试产?

思路 1:若无明显的骨盆狭窄或头盆不称,原则上应进行阴道试产。只有进行充分阴道试产,方可诊断难产。充分阴道试产有两个标准:第一产程宫颈扩张 ≥ 4cm;使用人工破膜和缩宫素静脉滴注后。阴道试产过程中,如发现产程异常,应分析导致产程异常的三大因素:产力,骨盆,胎儿大小及胎方位。

1. 评估产力　评估产力的方法有 3 种:①触诊子宫;②电子胎儿监护;③宫腔内导管测量子宫收缩力,计算 Montevideo 单位(MU)(图 5-15)。如收缩力低于 180MU 单位,持续时间短,间歇期长且不规律,宫缩 <2 次 /10min;当宫缩高峰时,宫体隆起不明显,用手指压宫底部肌壁仍可出现凹陷,则考虑子宫收缩乏力。

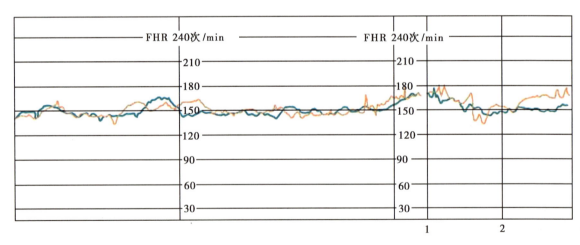

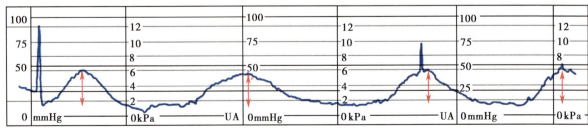

图 5-15　测量子宫收缩力

2. 评估骨盆大小 主要通过产科检查评估骨盆大小。检查内容包括：测量对角径、中骨盆前后径、出口前后径、出口后矢状径、坐骨结节间径及耻骨弓角度等；检查骶岬是否突出、坐骨切迹宽度、坐骨棘内突程度、骶凹弧度及骶尾关节活动度等（图 5-16，表 5-5）。其实，胎头是测量骨盆大小的标准工具，不能单凭骨盆大小轻易做出阴道试产的决定，需要试产后观察胎头是否入盆并顺利下降，以及产程进展情况，确定是否继续阴道试产。

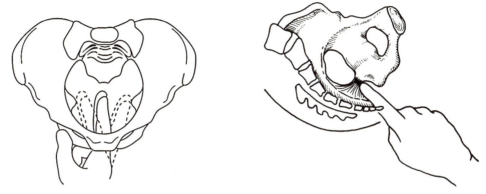

图 5-16 评估骨盆大小

表 5-5 骨盆大小的评估

指标	正常情况
骨盆入口	横椭圆形
对角径	≥12.5cm
耻骨联合	平均厚度
骶骨	中等弧度
骨盆侧壁	直，无内聚
坐骨棘	不突
坐骨棘间径	≥10.0cm
坐骨切迹宽度	2.5~3 指
耻骨弓角度	>90°
坐骨结节间径	>8.0cm
骶尾关节	活动
出口前后径	≥11.0cm

3. 评估头盆关系 若已临产，胎头仍未入盆，则应充分估计头盆关系。若胎头高于耻骨联合平面，称胎头跨耻征阳性，提示头盆不称（cephalopelvic disproportion，CPD）（图 5-17）。对出现跨耻征阳性的孕妇，应让其取两腿屈曲半卧位，再次检查胎头跨耻征，若转为阴性，提示为骨盆倾斜度异常，而不是头盆不称。头盆不称提示可能有骨盆狭窄，但是不能单凭胎头跨耻征阳性轻易做出临床诊断，需要观察产程进展或试产后方可做出最终诊断。

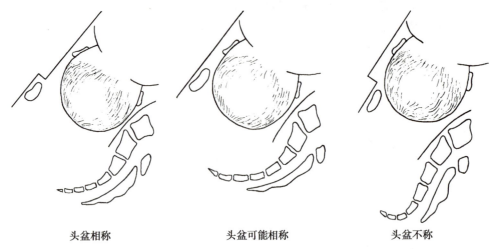

| 头盆相称 | 头盆可能相称 | 头盆不称 |

图 5-17　检查头盆相称程度

4. 预测胎儿大小　根据超声检查、宫高及阴道检查的情况，进行综合预测。

5. 胎方位　主要根据阴道检查，扪及胎头矢状缝、前后囟门来判断胎位。宫口开全后可根据扪及胎头耳廓位置及外耳道口方向确定。超声检查也可协助确定胎方位。

思路 2 : 不宜阴道试产的情况。

1. 严重的骨盆狭窄及头盆不称。

2. 特殊的胎儿畸形如双头畸形、联体双胎等。

3. 软产道无法扩张者。

4. 引产失败、产程停滞、试产过程中出现胎儿窘迫，短时间内不能结束分娩者。

5. ≥4 500g 的巨大儿。

思路 3 : 在阴道试产过程要注意哪些问题？

1. 舒适的待产环境及有利的待产与分娩的体势，鼓励低危产妇在产程中适当活动，并采用直立体位；提倡导乐陪伴式分娩，减轻产妇的恐惧心理。

2. 注意水分与营养的补给，避免失水和酸碱平衡失调。

3. 及时排空膀胱，保持盆腔脏器空虚，以免妨碍胎头下降。

4. 遇过期妊娠、胎儿较大或骨盆狭窄、产力不足或手术助产时，要估计肩难产的可能。

思路 4 : 阴道试产过程中出现以下情况应考虑行剖宫产。

1. 宫口开大 5cm 后，经充分试产发现产程停滞或徒手旋转胎头失败者。

2. 子宫收缩乏力，经积极治疗后仍无进展者。

3. 经过积极处理宫颈始终未能开全者。

4. 出现胎儿窘迫，估计短期内不能经阴道分娩。

病 史 补 充

宫口开全时阴道检查提示羊水清亮，枕后位，先露 +2，电子胎儿监护为Ⅰ类胎监图形，膀胱无充盈。观察 2h 后产程无进展。

【问题 3】下一步的处理方案？

思路 1 : 首先应做阴道检查，了解中骨盆平面或出口平面的情况，胎方位、胎头位置高低、胎头水肿或颅骨重叠情况，如无头盆不称或严重胎头位置异常，可用缩宫素静脉滴注加强产力，如胎头为枕横位或枕后位，可徒手旋转胎头为枕前位，待胎头下降至 ≥ +3 水平，可行产钳或胎头吸引器助产术(图 5-18)。如徒手旋转胎头失败，胎头位置在 +2 水平以上，应及时行剖宫产术。

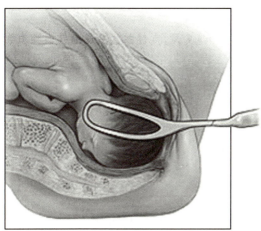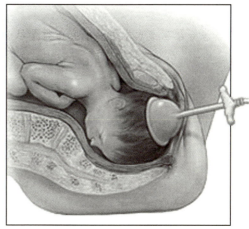

图 5-18 产钳助产和胎头吸引器助产

产钳助产术(视频)　　胎头吸引器助产术(视频)

体格检查

宫缩 30s/1~2min,强度中,宫颈无水肿,先露 +2,枕后位,电子胎儿为Ⅰ类胎监图形。诊断胎头下降停滞,考虑持续性枕后位引起,与孕妇和家属沟通后,同意徒手转胎位。在持续电子胎儿监护下,常规消毒外阴,行徒手转胎位为枕右前,观察 10min 后阴道检查:先露 +3,羊水Ⅲ度,胎心监护示有重度晚期减速。征得孕妇和家属同意后,在产钳助产术下经阴道娩出一活男婴,体重 3 450g,身长 50cm,右胎头顶部可见一大小约 5cm×4cm×2cm 的产瘤,羊水Ⅲ度,无脐带绕颈。

知识点 7 :产钳助产术的适应证及条件

适应证:

1. 产妇患有各种妊娠合并症及并发症,需要缩短第二产程,如心脏病心功能 1~2 级。

2. 宫缩乏力,第二产程延长。

3. 胎儿窘迫。

4. 胎儿吸引术助产失败。

条件:

1. 宫口必须开全、胎心存在。

2. 胎膜已破。

3. 胎头已经衔接,胎先露已达 S^{+3} 或以下。

4. 胎方位明确,先露为枕先露或面先露的颏前位。

5. 必须排除头盆不称。

剖宫产术(视频)

自然临产时的流程处理

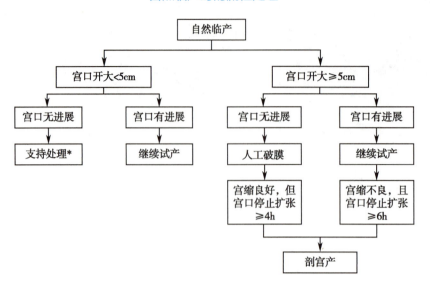

* 支持处理指在潜伏期内继续加强观察、胎心监护、支持鼓励等。

产程异常的处理流程

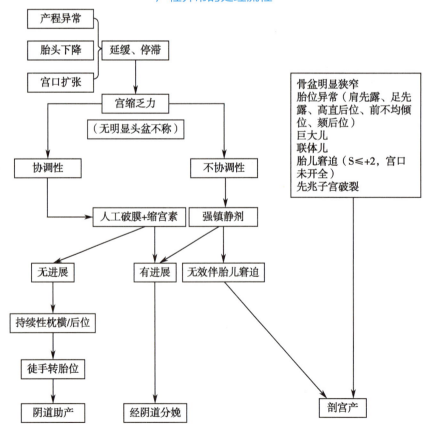

小　结

临床关键点：

1. 产程异常最常见为活跃期停滞和第二产程延长。由于现以宫口扩张到 5cm 作为活跃期起点。因此,诊断活跃期停滞应在破膜且宫口扩张 ≥ 5cm 后。

2. 出现产程异常,应寻找原因(产力异常、胎位异常或骨盆异常),针对原因进行处理。

3. 加强宫缩、徒手转胎头、手术助产等是处理产程异常的常用方法。

（漆洪波）

推荐阅读资料

HIBBARD J U, HOFFMAN M K, KOMINIAREK M, et al. Contemporary patterns of spontaneous labor with normal neonatal outcomes. Obstetrics & Gynecology, 2010, 116 (6): 1281-1287.

第六章　分娩期并发症

第一节　产后出血

产后出血（postpartum hemorrhage, PPH）是指经阴道娩出胎儿后24h内出血量≥500ml或者剖宫产胎儿娩出后24h内出血量≥1 000ml。产后出血是分娩期最常见的并发症，也是我国孕产妇死亡的第1位原因。客观准确测量产后出血量，及时识别产后出血，迅速止血及正确抗休克、纠正凝血功能障碍是成功抢救的关键。

子宫收缩乏力、胎盘因素、产道裂伤、凝血功能障碍是产后出血的4大原因，其中宫缩乏力占产后出血病因构成的80%。尽管有些高危因素与产后出血相关（表6-1），但产后出血也常常发生在低风险人群。

表6-1　产后出血的原因和高危因素

原因	病因	高危因素
宫缩乏力	全身因素	产妇体质虚弱、合并慢性全身性疾病或精神紧张等
	药物	过多使用麻醉剂、镇静剂或宫缩抑制剂
	产程因素	急产、产程延长或滞产、试产失败
	产科并发症	子痫前期等
	羊膜腔感染	胎膜破裂时间长、发热等
	子宫纤维过度伸展	羊水过多、多胎妊娠、巨大儿等
	子宫肌壁损伤	多产、剖宫产、子宫肌瘤剔除术后等
	子宫发育异常	双子宫、双角子宫、残角子宫等
产道损伤	宫颈、阴道或会阴裂伤	急产、手术产、软产道弹性差、水肿或瘢痕等
	剖宫产子宫切口延伸或裂伤	胎位不正、胎头位置过低
	子宫破裂	前次子宫手术史
	子宫内翻	多产次、子宫底部胎盘、第3产程处理不当
胎盘因素	胎盘异常	多次人工流产或分娩、子宫手术史、前置胎盘、胎盘早剥
	胎盘、胎膜残留	产次多、既往有胎盘粘连史
凝血功能障碍	血液系统疾病	血小板减少症、凝血因子异常等
	肝脏疾病	重症肝炎、妊娠急性脂肪肝
	产科DIC	羊水栓塞、胎盘早剥、死胎滞留时间过长、重度子痫前期及休克晚期

病例摘要

患者30岁，G_3P_1，因妊娠38周，GDM、巨大儿、边缘性前置胎盘行择期剖宫产，娩出1男婴，胎儿娩出后立即给予缩宫素10IU加入生理盐水100ml静脉滴注、宫体注射缩宫素10IU，新生儿Apgar评分出生1min 9~10分，体重4 500g。胎盘附着在子宫后壁下段，边缘达宫颈内口，因胎盘剥离不全出血，行人工剥离胎盘，出血1 000ml。

【问题 1】该产妇发生了什么并发症？

思路：剖宫产胎儿娩出后患者出血量已达 1 000ml，提示患者发生产后出血。

知识点 1：如何评估产后出血量？

目前客观测量产后出血常用的方法有以下几种。

(1)容积法：阴道分娩胎儿娩出后，产妇臀下置接血盆收集血液。剖宫产则在子宫切开，人工破膜吸尽羊水后更换负压瓶记录出血量。

(2)面积法：根据分娩时布类血迹污染的面积计算出血量。根据不同厚度布类污染面积，换算成出血量。

(3)称重法：由产妇会阴垫血液浸湿前后的重量差除以 1.05（血液的比重）得到出血量。

(4)休克指数（脉搏 / 收缩压）：可用于无法客观测量产后出血者。若休克指数 ≥ 1，表明失血量达患者血容量的 20%（1 000ml）左右；休克指数 >1.5，表明失血量已达血容量的 30%（1 500ml）左右；休克指数 >2，则失血量达血容量的 50%（2 500ml）以上。

知识点 2：积极处理第三产程，预防产后出血

临床证据表明，积极处理第三产程能有效预防产后出血。其中最主要的措施是胎肩娩出后肌内注射或静脉滴注缩宫素 10IU；此外还包括控制性牵拉脐带、胎盘娩出后按摩子宫。

【问题 2】如何判断该患者产后出血原因？

思路：由于产妇因 GDM 并发巨大儿，子宫肌纤维过度伸展，且胎盘低置，下段肌肉薄弱，以及麻醉和手术分娩影响子宫收缩，宫缩乏力性出血可能性大，但需排除子宫切口撕裂出血及胎盘部分残留导致的出血。

【问题 3】产后出血发生后，急救措施有哪些？

思路：应迅速查明病因，并针对出血原因积极止血；同时启动紧急抢救程序，通知麻醉医生加强生命体征监护、备血，作好输血准备，建立 2 条畅通的静脉通道，补充血容量，在出血控制前维持一定程度的低血压（允许性低血压），如出血仍然迅猛应呼叫产后出血抢救小组到现场抢救。

知识点 3：允许性低血压

在出血未有效控制前，维持患者收缩压在 80~100mmHg，既可保证重要脏器血液供应，同时也有助于减慢出血速度，有利于血栓形成。在非控制性出血的创伤性休克抢救过程中，实施允许性低血压明显提高抢救成功率。

手术医生检查患者子宫切口无撕裂，子宫软如皮囊，宫腔内无胎盘胎膜残留，但胎盘剥离面出血严重，考虑宫缩乏力性产后出血，立即按压子宫，并宫体注射卡前列素氨丁三醇 250μg。

【问题 4】宫缩乏力性出血的处理原则。

思路 1：应用宫缩剂促进子宫收缩，减少出血，常用宫缩剂的作用特点见表 6-2。

表 6-2　不同宫缩剂的特点和应用

药物	预防产后出血	治疗产后出血	起效时间及半衰期	优缺点	副作用
缩宫素	低危产妇胎肩娩出后 10IU 肌内注射或小壶给药 高危产妇 20~40IU + 生理盐水 1 000ml 静脉滴注维持	20~40IU+ 500ml 生理盐水静脉滴注维持	立即起效 半衰期 1~6min	价廉 有受体饱和	不良反应轻，大剂量应用时注意预防水中毒

续表

药物	预防产后出血	治疗产后出血	起效时间及半衰期	优缺点	副作用
长效缩宫素	100μg 小壶给药,预防择期剖宫产产后出血,替代缩宫素持续点滴 有产后出血风险的产妇,100μg,肌注	100μg 快速静脉滴注	2min 起效,半衰期 60min	有受体饱和	不良反应轻,哮喘患者禁忌
米索前列醇	400~600μg,含服、口服或直肠给药	400~600μg,含服、口服或直肠给药	11min 起效,半衰期 20~40min(直肠给药起效慢于舌下含服或口服)	可与缩宫素联合应用 舌下含服吸收快,维持时间久(3h) 高血压、哮喘患者可用	发热、寒战,腹泻、心脏病、青光眼等患者禁忌
卡前列素氨丁三醇	一般不作预防用	250μg,肌注,或宫体注射可酌情重复用,间隔15~90min	缺药物动力学资料	价格相对贵	呕吐、寒战、腹泻等,对该药过敏、哮喘、心脏病、青光眼等患者禁忌

TXA 是纤溶抑制剂,强烈吸附纤溶酶和纤溶酶原,阻抑纤溶酶、纤溶酶原与纤维蛋白及纤维蛋白原结合,达到抗纤溶目的。2017 年 WHO 基于全球多中心随机双盲对照试验结果(早期应用 TAX 能降低产后出血死亡率、降低子宫切除率),强力推荐所有 PPH 患者,不论何种原因,产后 3h 内应用 TXA。具体用法:TXA 1.0g(100g/L)静脉点滴,1ml/min,30min 后仍持续出血者,可再给 1.0g。

思路 2：如宫缩剂止血效果不好,需考虑手术止血。

知识点 5：常用手术止血方法

1. 宫腔填塞术　对宫缩乏力性出血、胎盘附着部位的出血,WHO 推荐的宫腔填塞水囊止血应作为二线止血的首选方法,即药物治疗无效时即选水囊填塞。可以自制水囊,也可采用商品化的水囊,无论何种分娩方式,均可采用(图 6-1)。剖宫产时宫缩乏力性出血,如无水囊也可直视下宫腔填塞纱条。

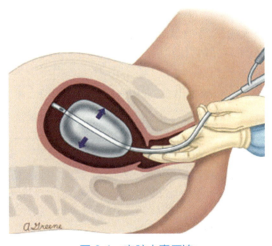

图 6-1　宫腔水囊压迫

2. 子宫压迫缝合　B-Lynch 缝合常用于剖宫产术中宫缩乏力性出血且对宫缩剂反应不良者。B-Lynch 缝合前先用双手折叠子宫并压迫,如出血缓解,手术多能成功(图 6-2)。Cho 缝合贯穿子宫前后壁的矩形缝合也有控制出血作用(图 6-3)。

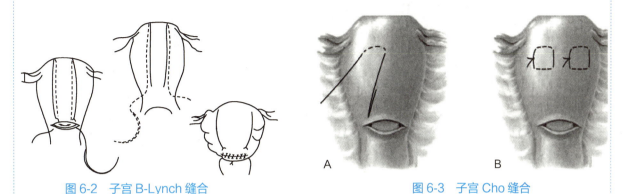

图 6-2　子宫 B-Lynch 缝合　　　　　　　　　　图 6-3　子宫 Cho 缝合

3. 子宫动脉结扎术　多行子宫动脉上行支结扎术(图 6-4),减少子宫的血供,减慢出血速度,增加保留子宫的概率。

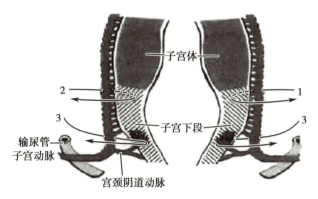

1-单侧子宫动脉上行支结扎;2-双侧子宫动脉上行支结扎;
3-子宫动脉下行支结扎

图 6-4　子宫动脉结扎

4. 髂内动脉结扎术　在上述止血措施效果不佳时,也可考虑结扎双侧髂内动脉止血。止血成功率与术者对该手术的熟练程度及能否迅速结扎血管有关。

5. 双侧髂内动脉前干栓塞术　在有 DSA 条件的医院,产后出血,前述方法无效,如果患者血流动力学尚稳定,无严重凝血功能异常,可考虑行 DSA 髂内动脉造影,髂内动脉前干或子宫动脉栓塞术(图 6-5A、B)。

6. 子宫切除术　上述止血方法无效,为抢救患者生命,应及时果断切除子宫。一般行子宫次全切除即可,但如为中央性前置胎盘,则需行全子宫切除术。常见的子宫切除指征有:①宫缩乏力性出血保守治疗无效;②羊水栓塞;③子宫破裂严重或合并感染不能修补者,胎盘植入保守治疗无效,出现大出血或合并感染时。

患者静脉点滴 TAX 1.0g,前列腺素宫体注射后,子宫收缩较前有所好转,出血有减少趋势,但未完全停止,故决定行宫腔填塞水囊止血。宫腔水囊充盈 350ml,此时患者出血总量已达 2 000ml,已输注晶体 1 500ml,血定安 800ml,红细胞悬液 4IU,现患者心率 110 次/min,血压 90/70mmHg,血尿 25ml/h。注射部位有瘀斑,腹壁伤口渗血。

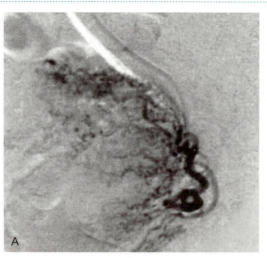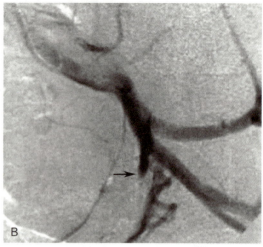

图 6-5 子宫动脉造影

A.产后出血的子宫动脉造影显示出血部位;B.栓塞后的子宫动脉造影显示出血的血管已被栓塞

【问题 5】现在患者的救治重点是什么?

思路:患者出血量已达 2 000ml,液体及红细胞输注后出现凝血异常,从尿量看患者器官灌注尚可,考虑为稀释性凝血障碍,应给予血浆、凝血因子,查血小板计数。应参考大量输血方案(表 6-3)。

表 6-3 大量输血方案

输血次数	红细胞	新鲜冰冻血浆	血小板	冷沉淀
第 1 轮	6IU	6IU	6IU	10IU
第 2 轮	6IU	6IU		20IU
第 3 轮		活性Ⅶ因子(40μg/kg)		
第 4 轮	6IU	6IU	6IU	10IU
第 5 轮	6IU	6IU		10IU
第 6 轮		活性Ⅶ因子(40μg/kg)		

知识点 6:非控制性出血需大量输血时如何扩容

循证医学资料显示,抢救非控制性出血时以晶体和红细胞为主的液体输注,大约 34% 的患者会出现稀释性凝血功能障碍,甚至在晶体复苏仅 500ml 时,即有 10% 的患者发生凝血功能障碍。因此 FIGO 2012 年推荐:产后大出血估计短时间内需输注大量液体时,应注意较早补充新鲜冰冻血浆、冷沉淀、血小板,建议有条件时新鲜冰冻血浆、血小板与红细胞的比例为 1:1:1。

大量输血时还应注意避免低温,且每输 1 000ml 库存血,应给予 1~2g 葡萄糖酸钙拮抗血制品保存液中的枸橼酸盐,防止低血钙影响凝血。

通知血库有产后大出血患者,急需红细胞悬液 4IU,新鲜冷冻血浆 800ml,血小板 4IU,冷沉淀 1 个治疗量。并给予纤维蛋白原 6g,再给氨甲环酸 1g,静脉滴注。

【问题6】在抢救产后大出血时,为什么要早期给予纤维蛋白原?

思路1:研究显示,严重产后出血患者早期即有低纤维蛋白原血症,纤维蛋白原的早期应用可减少患者的出血量、出血时间和输血量。因此,近年在抢救产后大出血的患者时,强调早期补充纤维蛋白原。

思路2:与家属沟通病情,发生产后出血并发症后,在积极抢救的同时,要及时和患者及家属沟通,告知剖宫产术中已娩出一健康男婴,但胎盘娩出后患者出血多,已达 2 000ml,子宫软,胎盘剥离面出血,已采取相关抢救措施,止血、补充血制品。目前院方各相关科室专家均在现场共同抢救,患者出血基本得到控制,生命体征稳定,还需继续观察患者的出血情况和生命体征的变化,如仍然出血,不得已有切除子宫可能。征求患者家属意见和要求,并对其进行必要的疏导。

患者经快速输注加温血制品后,手术完成,术毕宫底脐下一指,质硬,阴道流血很少。血常规示白细胞计数 15×10^9/L,血红蛋白 72×10^9/L,红细胞比容30%,血小板计数 65×10^9/L,凝血检验报告凝血酶原时间17s,活化部分凝血活酶时间42s,INR 1.1,凝血酶时间21s,纤维蛋白原2g/L。血气分析 pH 7.4,碱剩余 −3,电解质正常范围。血栓弹力图显示凝血因子、纤维蛋白原、血小板聚集功能和纤维蛋白溶解情况基本正常。送 MICU 观察。

【问题7】血栓弹力图在产后出血患者救治中有何作用?

思路:血栓弹力图(thromboelastogram,TEG)(图 6-6)是反映血液凝固动态变化的工具,可准确评估产后出血患者的纤维蛋白原、凝血因子水平、血小板聚集功能和纤维蛋白溶解情况。对指导成分输血有重要意义。尤其在出血多,出血时间久,无法准确判断病情时,TEG 可指导成分输血和抗纤溶药物的应用。

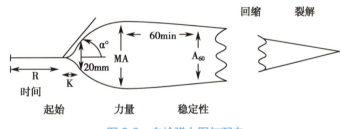

图 6-6　血栓弹力图与凝血

血栓弹力图主要参数的意义

(1)反应时间(R):代表凝血因子的活力,正常 6~8min。

(2)凝固时间(K):R+K= 凝血时间,正常 10~12min,纤维蛋白和血小板开始形成凝血块。

(3)α 角度:正常 50°~60°:与 K 同样,受纤维蛋白和血小板的影响,但不受低凝状态影响。

(4)最大幅度(MA):反映血小板的聚集,正常 50~60mm;MA 减少则出血,表明凝血因子和血小板不足;MA 增大则高凝状态,有血栓风险。

(5)纤溶率(LY30):MA 值后 30min,血凝块减少速率,LY30>7.5% 表示纤溶亢进,需用抗纤溶制剂。

【问题8】患者术后观察和注意事项。

思路1:术后还需继续观察阴道出血情况,跟踪血常规和凝血功能的变化,维护内环境的稳定、水电解质平衡,以及各重要脏器的功能稳定。

思路2:再次与患者家属沟通病情。产后出血的患者手术结束后要再次和家属沟通病情,告知手术经过、总出血量和救治情况。更重要的是要沟通术后可能要面临的问题,如再出血风险,脏器功能损害风险,预防感染和支持治疗费用、疗效等,让患者家属知情。

小 结

产后出血防治流程

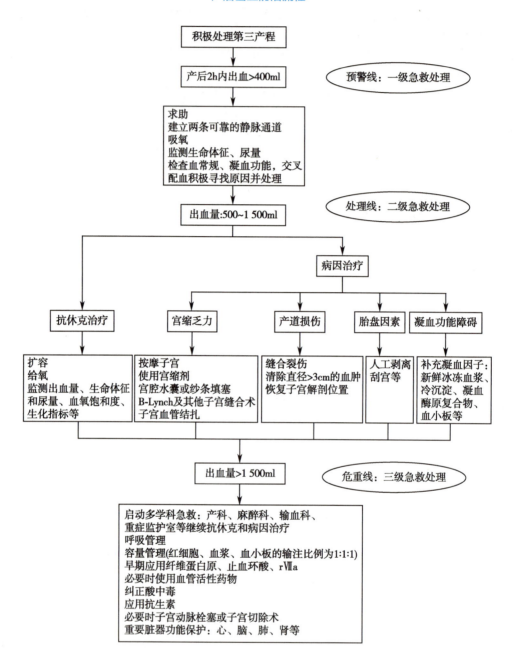

（胡娅莉）

第二节 羊 水 栓 塞

羊水栓塞（amniotic fluid embolism，AFE）是指羊水成分进入母体血循环引起肺动脉高压、低氧血症、循环衰竭、弥散性血管内凝血（disseminated or diffuse intravascular coagulation，DIC）以及多器官功能衰竭等严重并发症，是产科极其严重的分娩并发症。由于病例散发、少发，全球的羊水栓塞诊断标准还不统一，因此，全球范围内 AFE 的发病率、病死率统计存在很大差异。根据现有资料，羊水栓塞发生率 1.9/10 万~7.7/10 万，死亡率19%~86%,是全球孕产妇主要死亡原因之一。羊水栓塞可发生在足月分娩、剖宫产过程、也可发生在中孕期引产时。

患者,女性,35岁,因"停经33周,阴道流液2天、腹痛4h。"于2017年7月2日由外院转入。入院查体:体温37.8℃,脉搏105次/min,呼吸20次/min,血压129/80mmHg,体重75kg,全身皮肤未见瘀点瘀斑出血,腹隆、下腹部可见手术瘢痕,腹壁软,无压痛及反跳痛;产科检查:宫高32cm,腹围112cm,头先露,胎心音152次/min,规律,可扪及不规律宫缩,性质中等;阴道检查:阴道内可见清亮液体,测pH>7.0,未见脐带等组织脱出于宫颈口;宫颈中位,质软,宫颈管消退80%,宫口开大2指,S^{-3},宫颈Bishop评分6分。生育史2-0-0-1,2013年孕足月剖宫产一活婴,自述平时身体健康。

【问题1】通过以上病史,临床医师已获得哪些临床信息?

思路1:根据病史、症状和体征,患者可诊断为"胎膜早破、先兆早产",可予以抑制宫缩治疗,由于不足孕34周,同时予以地塞米松促胎肺成熟处理,与患者及其家属沟通病情,包括胎膜早破、先兆早产对母儿的风险,分娩时机和分娩方式,密切监测母胎情况,积极预防感染。

思路2:患者胎膜已破且为瘢痕子宫,需警惕与预防宫内感染、羊水栓塞、子宫破裂、产后出血等并发症。

【问题2】除了以上病史和体征,还需要补充哪些病史?

思路1:①前次剖宫产指征、切口类型、切口愈合情况等;②本次妊娠基本情况,如是否为辅助生殖受孕,末次月经,核实预产期,是否规律产检,有无胎盘附着异常(如前置胎盘、胎盘植入)等情况、母亲健康状况及胎儿生长发育情况;③并发症情况,如本次妊娠后有无腹胀腹痛、阴道流血流液、胸闷、心慌,有无上腹不适,有无头痛、头昏、眼花、视物模糊等不适,有无咳嗽、咳痰、呼吸困难等

患者平素月经周期规律,4~5/28天,本孕为自然受孕,末次月经为2016年11月14日,核实预产期2017年8月21日。孕期规律产检,未发现明显异常。孕期无腹痛腹胀,无阴道流血流液,无胸闷、心慌,无上腹不适,无咳嗽、咳痰、呼吸困难,无头痛、头昏、眼花、视物模糊等不适。

既往体健,否认高血压、糖尿病、心脏病等病史,否认孕期外伤史,否认药物、食物过敏史,前次剖宫产指征为"活跃期停滞",为子宫下段横切口剖宫产、手术顺利、术后恢复良好。

思路2:通过以上病史和体征,制定初步治疗方案。①硫酸镁抑制宫缩;②地塞米松促胎肺成熟;③完善检查,血常规、尿液分析、凝血常规、生化、肝功组合、感染指标;④密切母胎监测。

患者2017年7月2日凌晨2:00左右出现下腹阵痛,于2017年7月2日6:00转我院,入院查白细胞计数21.54×10⁹/L,中性粒细胞百分比92.1%,血红蛋白118.0g/L,血小板计数263.0×10⁹/L;肝功、生化、凝血功能未见明显异常;10:00左右患者出现大量阴道流液、色清,有不规律下腹痛,其他无诉不适,阴查宫口开2cm;10:20患者出现规律宫缩,约30s/3~4min,测血压115/65mmHg,胎心音145次/min,宫口开大3cm;之后宫口进行性开大。于2017年7月2日10:58顺产一活男婴(Apgar评分8-8-8分,均为呼吸、肌力各扣1分),后羊水清,胎盘胎膜自然娩出、完整,产时出血200ml,子宫收缩好,检查软产道无裂伤。11:15患者诉明显饥饿感,测手指末梢血糖为11.7mmol/L,心电监护示血压112/85mmHg,心率105次/min,血氧饱和度100%;11:20患者出现胸闷,烦躁不安,血压、心率、血氧饱和度进行性下降。

【问题3】分娩后30min内出现血压、血氧饱和度降低,首先需考虑哪些疾病?

思路:产妇有胎膜早破病史,突然出现大量阴道流液,产程进展快,产时羊水清,胎盘胎膜自然娩出完整,产后子宫收缩好、阴道流血少。产后半小时内突然出现胸闷、神经系统异常(烦躁不安)伴有循环、呼吸系统异常(血压、心率、血氧饱和度进行性下降)等临床表现,不伴有撕裂状剧烈腹痛提示可能存在呼吸循环衰竭、出血、血容量不足。根据以上情况,首先需考虑羊水栓塞。

知识点 1：羊水栓塞的临床表现

起病急、来势凶险，常发生于胎膜破裂、阴道分娩过程或剖宫产过程中。典型的羊水栓塞以骤然出现的心跳呼吸骤停，或者表现低氧血症、低血压（血压与失血量不符合）和凝血功能障碍为特征的羊水栓塞三联征，不能用其他疾病解释。部分患者会出现呼吸急促、胸痛、憋气、寒战、呛咳、头晕、乏力、心慌、恶心、呕吐、烦躁等非特异性的前驱症状，同时会突然出现呼吸困难、发绀、低血压、抽搐、意识丧失、血氧饱和度下降等心肺功能衰竭和休克的症状，以及凝血功能障碍和肾脏等多脏器功能衰竭。也有些羊水栓塞的临床表现并不典型，仅出现一些非特异性的前驱症状，当其他原因不能解释时，应考虑羊水栓塞。羊水栓塞多发生在分娩前 2h 至产后 30min，也有少数可发生在孕期羊膜腔操作、引产过程中和外伤时。

【问题 4】为明确诊断，结合患者目前的症状和体征，目前还需要完善哪些体检和辅助检查？

思路 1：体检需完善神经系统表现，贫血貌，全身皮肤出血现象，腹部压痛、刺痛、撕裂样疼痛；检查生命体征（体温、呼吸、血压、心率），心肺听诊情况；产科检查包括宫缩、软产道裂伤，阴道出血，若胎儿未娩出需了解胎儿宫内情况。辅助检查需完善血常规、凝血功能、生化、肝功能、心肌酶谱、血气分析、X 线胸片、心电图、超声心动图、血栓弹力图、血流动力学监测等。

知识点 2：羊水栓塞患者，为判断病情需进一步辅助检查

（1）血常规：测定红细胞计数、血红蛋白、血细胞比容，血小板计数，了解血细胞的数量变化情况，有无血液浓缩，有无血小板减少。

（2）凝血功能：凝血酶原时间、活化部分凝血活酶时间、凝血酶时间、纤维蛋白原、3P 试验、血栓弹力图等。

（3）血液生化、肝功测定：谷丙转氨酶、血尿素氮、肌酐及尿酸等测定，以便综合判断肝、肾功能情况；血离子组合，及时了解有无电解质紊乱。

（4）心肌酶谱：天门冬氨酸氨基转移酶、乳酸脱氢酶、肌酸激酶及同工酶、BNP 等测定，以便了解心功能情况。

（5）血气分析：判断机体是否存在酸碱平衡失调以及缺氧和缺氧程度。

（6）胸部 X 线检查：了解双肺及心脏情况，包括有无肺水肿、是否存在心脏扩大等。

（7）心电图或超声心动图：了解心脏的解剖结构及功能状态，可能存在右心房、心室扩大，左心室缩小，ST 段下降。

（8）特殊检查：有条件医疗机构可行经食管超声心动图。

检 查 记 录

体格检查：患者无发热，11：15 血压 112/85mmHg，心率 98 次/min，血氧饱和度 100%，11：20 患者血压、心率、血氧饱和度进行性下降，11：30 患者心率降至 58 次/min，血压测不出，血氧饱和度最低降至 68%，面罩吸氧维持下血氧饱和度 87%。全身皮肤及巩膜均未见黄染及出血点，双肺听诊呼吸音清，未闻及干湿性啰音，心率齐，各瓣膜听诊区未闻及病理性杂音，腹软，腹部无压痛及反跳痛，肝、脾肋下未扪及，肝区、肾区无叩击痛，肠鸣音正常。

产科检查：子宫脐上 2 指，子宫收缩中等，质中，子宫无压痛，产后检查软产道无裂伤，见阴道流血，累计约 450ml。

辅助检查：患者产后出现血压、血氧饱和度、心率进行性下降时于 11：30 查：白细胞计数 35.18×10⁹/L，中性粒细胞百分比 87.24%，血红蛋白 87.0g/L，血小板计数 267×10⁹/L；凝血常规：凝血酶原时间 22.2s，活化部分凝血活酶时间 97.1s，空腹血糖 0.85g/L；Q-CRP 69.31mg/L，心酶组合、肝功、生化未见明显异常。2017 年 7 月 2 日胸片：双肺肺水肿早期改变。

知识点3：羊水栓塞的诊断

羊水栓塞是排他性的临床诊断性疾病，应根据患者临床表现、既往病史和诱发因素进行诊断。在分娩过程中或产后短时间内出现：心脏呼吸骤停，或者血压下降、呼吸困难、发绀或呼吸停止、凝血功能障碍或不明原因的严重出血等临床表现，而且不能用其他疾病来解释。诊断前需除外全身性过敏性疾病、败血症、肺栓塞、心肌梗死、围产期心肌病、脑血管意外、失血性休克（宫缩乏力、胎盘早剥、子宫破裂因素所致）等。

思路2：根据患者分娩后出现的症状和体征，再结合患者有胎膜早破病史，目前考虑为羊水栓塞。由于有21%~100%非羊水栓塞患者也可在肺血管中检出羊水成分，故产妇血涂片或器官病理检查找到羊水有形成分不能作为羊水栓塞的特异性诊断。

知识点4：病理学检查不是确诊羊水栓塞的依据

羊水栓塞患者病理检查可见子宫肌间血管扩张淤血伴血栓形成，血栓中可见羊水物质；从患者死亡的尸体解剖发现，患者有肺水肿、肺泡出血；肺小血管或毛细血管见羊水有形物质栓塞；心内血液查出羊水有形成分；子宫或者阔韧带血管见羊水有形成分，由于非羊水栓塞患者也能检测到相应成分，所以不能作为特异的诊断依据。

【问题5】羊水栓塞主要与哪些疾病相鉴别？

思路1：该患者除考虑羊水栓塞外，需与产科并发症如产后子痫、胎盘早剥、子宫破裂、宫缩乏力引起的产后出血相鉴别；内外科疾病应考虑肺栓塞、充血性心力衰竭、脑血管意外等。

知识点5：鉴别诊断产科相关疾病

1. 胎盘早剥　典型症状为妊娠20周后出现腹痛，阴道流血、可伴有子宫张力增高和子宫压痛。严重时子宫呈板状，压痛明显，胎心、胎动消失或明显减少，甚至出现恶心、呕吐、面色苍白、四肢湿冷、脉搏细数、血压下降等休克症状。

2. 子宫破裂　多发生于分娩期，部分发生于妊娠晚期，最常见的临床表现为胎心异常，其他临床表现包括宫缩间歇仍有严重腹痛、阴道异常出血、血尿、宫缩消失、母体呈低血容量表现等，常见于既往有子宫手术史的孕妇。

3. 产后子痫　在子痫前期基础上发生的不明原因的抽搐，表现为抽搐、面部充血、口吐白沫，抽搐持续约1~1.5min，期间患者无呼吸运动，抽搐停止后可恢复呼吸，最后意识恢复，但易激惹、烦躁，患者有高血压、水肿、蛋白尿等病史。

4. 宫缩乏力导致的产后出血　由于凝血因子大量消耗可导致凝血功能障碍甚至DIC，临床表现为阴道流血多、子宫质软、轮廓不清，经按摩子宫、加强宫缩，以及抗失血性休克治疗后，子宫变硬，阴道流血减少或停止。

知识扩展：

鉴别诊断内外科疾病

1. 肺栓塞　患者出现突然呼吸困难、胸痛、咳嗽、咯血、心悸、濒死感、发绀、右心衰竭、低血压、肢端湿冷，但不直接发生DIC，抗凝及溶栓治疗有效。

2. 充血性心力衰竭　患者有心脏病史，突发严重呼吸困难、端坐呼吸、烦躁不安伴有恐惧感，咳粉红色泡沫状痰，但血压正常无出血、无抽搐，心衰控制后症状能好转。

3. 脑血管意外　患者发病时可有血压升高、头晕头痛、昏迷，患者突然昏倒后，迅即出现昏迷、面色潮红、口眼歪斜，可发生偏瘫、大小便失禁等，无发绀，多发生在有高血压病史患者。

思路 2：羊水栓塞患者中 30%~40% 表现出急性的呼吸困难和发绀、突然的低血压，故在鉴别诊断时最典型的区别在于高危因素、胸痛、突然发生的低血压、凝血功能障碍。鉴别诊断时，羊水栓塞与其他疾病临床表现的异同见表 6-4。

知识点 6：

表 6-4 羊水栓塞与各鉴别诊断临床表现的异同

鉴别要点	羊水栓塞	肺栓塞	心肌梗死	围产期心肌病
发生时间	多数发生于分娩过程或产后 30min 内	妊娠期、分娩期、产褥期	罕见，可以发生于围产期各期	孕晚期至产后 4 个月均可发生（发生率为 1/102 ~ 80/15 533）
心脏骤停	++	+ ~ ++	+	+
胸痛	+	++ ~ +++	+++	++
心律失常	+ ~ ++	++ ~ +++	+++	.++
呼吸困难	+++	+ ~ +++	+ ~ +++	++
低血压	+++	+ ~ ++	+ ~ ++	+/-
神经系统症状	++	+	+	+
凝血功能障碍	++	-	-	-
急性胎儿窘迫	+ ~ ++	+	+	+

注：- 表示无或罕见；+ 偶然发生；++ 较为常见；+++ 常见。

病情发展及治疗经过

患者 11：20 出现血压、血氧饱和度、心率进行性下降后，立即予以面罩吸氧、建立双静脉通道、留置尿管；11：25 患者心率降至 58 次 /min，血压测不出，血氧饱和度最低降至 68%，面罩吸氧维持下血氧饱和度 87%，予去甲肾上腺素 0.1~0.2μg/（kg·min）静脉泵入，急请各科会诊抢救。

患者在补液、升压等抢救下生命体征恢复，转 ICU 进一步治疗，转入 ICU，患者 GCS 评分 8 分，心电监护示心率 165 次 /min，外周血压不能测及，外周血氧饱和度 90% 左右（球囊辅助呼吸），予气管插管接呼吸机辅助通气，行深静脉置管，同时予前列环素降肺动脉高压、解痉，去甲肾上腺素升压、补液、输血、补充凝血因子，抗休克治疗后，13：35 监测生命体征 110/45mmHg，心率 145 次 /min，呼吸 35 次 /min，血氧饱和度 85%，子宫收缩差，累计阴道出血 2 000ml，出血不凝，尿量 1 300ml，予补充晶体液、新鲜冰冻血浆、红细胞、纤维蛋白原；床边盆腹腔 B 超提示盆腹腔内未见液性暗区，子宫下段连续性好；阴道持续活动性出血，不凝，考虑患者产后严重出血，DIC；于 2017 年 7 月 2 日 14：00 行腹式全子宫切除术，切除子宫予送病理检查，术后转 ICU 监测生命体征。2017 年 7 月 3 日胸片：双肺肺水肿早期改变；术后予连续性静脉 - 静脉血液过滤治疗、抗过敏、利尿减轻脑、肺水肿，改善氧合，抗感染、制酸护胃、营养心肌、纠正电解质平衡等治疗，经治疗后患者生命体征监测平稳。

【问题 6】抢救过程中如何评估病情变化？

思路：应评估以下内容。

（1）临床表现：神经系统、呼吸系统、循环系统临床表现，有无出现昏迷、休克现象。

（2）体格检查：生命体征是否已经平稳，注意凝血功能情况，包括阴道出血情况、DIC。

（3）再次辅助检查：血气分析、血常规、凝血常规、心肝肾功能、电解质、B 超、胸部 X 线等。

【问题 7】如何治疗？临床考虑羊水栓塞，立即组织多学科团队进行抢救。

知识点 7 : 羊水栓塞的治疗目标和原则

羊水栓塞治疗目标是改善维持血压、血氧饱和度,当出现心跳呼吸骤停时,应实施及时、高质量的心肺复苏,减少对母胎的损害;羊水栓塞处理原则:维持生命体征和保护器官功能。

思路 1 : 纠正呼吸衰竭,改善低氧血症。

知识点 8 : 心肺复苏

羊水栓塞患者发生心跳骤停,及时有效的心肺复苏,包括标准的基础心脏生命支持和高级心脏生命支持。在对未分娩的患者进行胸外按压时,频率、深度均应该与普通患者相同,同时应当请助手协助腹部左倾,缓解子宫对下腔静脉压迫影响回心血量,不推荐左侧斜位 30°。

(1)立即保持气道通常,尽早实施面罩给氧、气管插管及人工辅助通气,必要时行气管切开术,保持血氧饱和度 95% 以上,避免呼吸和心搏骤停。

知识点 9 : 肺动脉高压的影响

由于肺动脉的痉挛和栓塞,肺血管阻力升高,产生急性肺动脉高压,表现为右心功能不全,出现严重的呼吸困难、发绀、低氧表现,缺氧严重可在短时间内造成心、脑、肾缺氧而致的多脏器功能衰竭。当血流受阻 ≥ 85% 时可发生猝死,故应在正压给氧改善低氧血症的同时,解除肺动脉高压、改善肺血流灌注,提高肺呼吸功能,减轻心脏负担和脑供氧。

(2)解除肺动脉高压:首先选择磷酸二酯酶 -5 抑制剂、前列环素类似物、内皮素受体拮抗剂及一氧化氮等特异性舒张肺血管平滑肌的药物。推荐使用前列环素 1~2ng/(kg·h),静脉泵入,或西地那非口服,20mg/ 次,每日 3 次,可特异性舒张肺血管平滑肌;由于多巴酚丁胺、米力农兼具强心、扩张肺动脉的作用、以及罂粟碱、阿托品、氨茶碱、酚妥拉明等药物有扩张血管平滑肌作用,临床上也可以选择。

(3)抗过敏:目前尚存在争议,早期使用大剂量糖皮质激素可能有一定的意义。患者出现寒战、咳嗽、胸闷,血压、血氧进行性下降,可用肾上腺皮质激素,地塞米松 20mg 加于 25% 葡萄糖注射液静脉推注后,再加 20mg 于 5%~10% 葡萄糖注射液中静脉滴注。

思路 2 : 抗休克、防治多器官功能衰竭。

休克主要原因是心肺功能衰竭、肺动脉高压、DIC、大量出血,临床上应根据血流动力学状态,注意管理液体出入量,保证心排出量和血压稳定,避免过度输液,避免左心衰和肺水肿。应及早开放静脉通道,补充晶体液及胶体液。晶体液以平衡液为主,胶体常用低分子右旋糖酐、新鲜血或血浆等。羊水栓塞发生时补充液体过多易引起心力衰竭,故应监测中心静脉压、心电图指导补液。出现严重低血压者,补液无效可予以去甲肾上腺素、多巴胺、间羟胺等升高血压,或者使用正性心肌药物多巴胺 10~20mg、间羟胺 20~80mg 加强心脏收缩,升高血压,但滴速不宜过快,应根据血压相应调整滴速。

知识点 10 : 肝素使用的争议

羊水栓塞患者是否使用肝素存在争议。肝素主要用于抗凝,对已形成的血栓无溶解作用,理论上高凝期及早使用肝素能对抗已形成的凝血活酶,阻止纤维蛋白的形成,阻止血小板和凝血因子的大量消耗,阻止血小板的凝集,防止血栓形成,有助于成功抢救 DIC。但临床实践中,DIC 早期高凝状态难以把握,使用肝素治疗弊大于利,因此不推荐常规肝素治疗。

【问题 8】羊水栓塞患者的产科处理?

> ### 知识点 11 : 羊水栓塞的产科处理
>
> 羊水栓塞原则上应先改善母体呼吸循环功能,纠正凝血功能障碍,必要时在高质量心肺复苏同时排空子宫。

思路:(1)分娩前出现羊水栓塞,应考虑立即终止妊娠,心脏骤停者应立即实施有效的心肺复苏,复苏无效应考虑紧急剖宫产。

(2)第一产程发生的羊水栓塞,考虑剖宫产终止妊娠。

(3)第二产程出现羊水栓塞,如有阴道助产指征,应尽快阴道助产结束分娩,或者剖宫产。

(4)产后出现羊水栓塞,出现凝血功能障碍时,保守治疗无效时,行子宫切除。

(5)中期妊娠钳刮术、负压吸引引产术、清宫术过程中发生羊水栓塞应停止手术进行抢救。

> ### 知识点 12 : 目前可行的其他治疗方法
>
> (1)经食道超声心动图(transoesophageal echocardiogram,TOE)检查,可指导心肺复苏和血管加压治疗。
>
> (2)一氧化氮、环前列素吸入。
>
> (3)连续性血液滤过(continuous hemodiafiltration,CHDF)。
>
> (4)体外膜肺氧合(ECMO):体外膜肺氧合是一种呼吸循环支持技术,对呼吸衰竭的患者,将大部分血在体外氧合,有利于低氧血症的纠正和肺部病变的恢复;对循环衰竭患者,心肺转流可降低肺动脉高压和右心室负荷,减少左心室的充盈和射血,有助于双侧心室的功能恢复。

治疗后的检查和诊断

2017 年 7 月 11 日胸片示双肺病灶较前对比病灶明显减少;2017 年 7 月 15 日凝血酶原时间、部分凝血酶原时间、凝血酶原活度正常,纤维蛋白原恢复正常,血常规恢复正常;术后病理检查:子宫肌间血管扩张淤血伴血栓形成,血栓中可见大量角化上皮(CK 强阳性),部分血管周围大量炎性细胞浸润。根据以上病情变化和辅助检查,患者确诊羊水栓塞。

【问题 9】如何预防羊水栓塞的发生?

(1)警惕羊水栓塞高危因素和诱发因素(胎膜早破、人工破膜史等)。

(2)严格掌握剖宫产等手术指征和技术,减少子宫破裂发生的风险。

(3)掌握缩宫素应用指征,合理使用缩宫素。

(4)严格掌握羊水穿刺指征和操作技术,避免反复操作。

(5)中晚期妊娠引产、钳刮术需在放净羊水后操作。

(6)不在宫缩时行人工破膜,人工破膜时避免剥膜。

【问题 10】羊水栓塞的医患沟通。

思路:羊水栓塞是突发产时并发症,起病急骤,来势凶险。其病理生理学复杂,临床无特异性诊断,可突发呼吸困难、发绀或呼吸停止、心源性休克、抽搐、血压骤降或心脏骤停、凝血功能障碍、难以解释的胎儿窘迫和异常出血。一旦发病,死亡率高,可致母婴预后不良。羊水栓塞可导致肺功能衰竭、肾衰竭、心功能衰竭、凝血功能障碍、DIC、产后出血,经积极抢救后血压恢复,但如缺血时间长,可能导致严重脑损伤、死亡或脑死亡。

小 结

临床关键点：

1. 多发生在分娩过程中胎儿娩出前后,少数可发生在宫腔操作、引产过程中。

2. 主要症状是低氧血症、呼吸循环衰竭、神经系统异常、出血和多器官功能衰竭,也可无典型临床表现,仅出现抽搐等神经系统症状。

3. 治疗原则是维持生命体征和保护器官功能。

羊水栓塞诊治流程

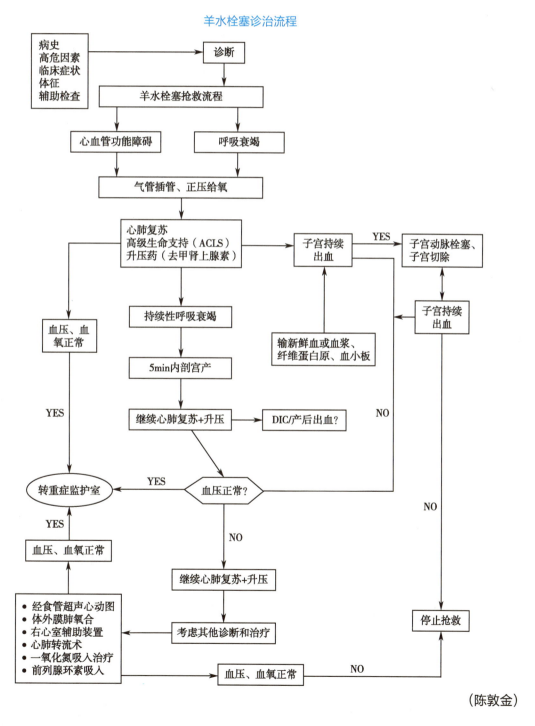

（陈敦金）

第三节 子宫破裂

子宫破裂(uterine rupture)是指在妊娠晚期或分娩过程中子宫体部或子宫下段发生的破裂,是直接威胁产妇及胎儿生命的产科严重并发症。子宫破裂的发生率与产科质量明显相关,加强产前检查与提高产科质量可使子宫破裂的发病率明显下降,国内子宫破裂率已显著下降。

病例摘要

患者李某,女,33 岁,因"停经 42 周,阵发性下腹痛 5h"于 2001 年 11 月 9 日入院。末次月经是 2001 年 1 月 18 日,预产期 2001 年 10 月 25 日,既往健康,无外伤手术病史,月经规律,$G_3P_1A_1L_1$。

体温 37.4℃,脉搏 84 次/min,呼吸 22 次/min,血压 95/65mmhg,一般情况良好,产科检查示腹部膨隆,宫高 36cm,腹围 100cm,胎儿估重 3 800g,髂棘间径 25cm,髂嵴间径 28cm,骶耻外径 20cm,出口横径 9cm。辅助检查示白细胞计数 9.5×10^9/L,血红蛋白 111g/L。B 超检查示单胎晚期妊娠,双顶径 9.4cm,LOA,脐带绕颈一周,羊水深 4.7cm,NST 可疑型。阴道检查:胎位 LOT,头先露,宫缩不规律,宫口容指,胎膜未破。

产程进展

20:05 宫缩 30s/3~4min,胎心:140 次/min,先露:0,宫口容指。

20:40 宫缩 30s/3~4min,胎心:148 次/min,先露:0,宫口 2cm。

22:10 宫缩 30s/3~4min,胎心:130 次/min,先露:+1,宫口开全。

22:50 宫缩 20s/3~4min,胎心:132 次/min,先露:+2-3,胎头拔露;消毒铺巾后上台接生。

23:00 宫缩减弱,给予缩宫素 1u 合谷注射;宫缩时宫底加压。

23:14 宫缩 40s/2min,胎心:80 次/min,请产科医师上台检查,见自宫腔内流出血液 200ml,骨盆无异常,胎头 +3,LOT,行出口产钳助产术。

23:22 新生儿娩出,评 1 分,体重 3 600g,胎盘随之娩出,伴血液及血块约 200ml,胎盘娩出完整,宫颈无裂伤,产后血压 100/75mmHg,心率 100 次/min。产后 2h 子宫收缩不良,阴道持续出血,血压 89/59mmHg,心率 100 次/min,产妇神志漠漠。行腹部 B 超示腹腔内探及大量液性暗区,行腹腔穿刺,抽出不凝血,遂行急症剖腹探查术,见子宫左前壁(阔韧带以下)及子宫下段完全破裂,行子宫左动脉上行支结扎术,分层修补子宫破裂口。

【问题 1】该例发生子宫破裂的原因是什么?

思路:产妇宫口开全之前产程进展顺利,宫口开全后出现继发性宫缩乏力,对于经产妇,宫口开全 1h 后就应查找原因,若无头盆不称,可给予小剂量缩宫素静脉点滴加强宫缩。而该患者在继发性宫缩乏力时没有进行阴道检查确定胎头方位和骨盆情况,而是违规使用了合谷部位缩宫素注射,并于宫缩时宫底加压,是造成子宫破裂的原因之一。当子宫破裂发生后出现阴道流血和胎心减慢,此时应用产钳助产加重了已经受损的子宫破裂口。

知识点 1:子宫破裂的病因

1. 子宫手术史 如剖宫产史、穿过或达到子宫内膜的肌瘤挖出术、输卵管间质部及宫角切除术、子宫成形术。

2. 胎先露下降受阻 骨盆狭窄,头盆不称,软产道阻塞(如阴道横隔、宫颈瘢痕等),胎位异常,胎儿异常(如脑积水、联体儿)。

3. 缩宫素使用不当 缩宫素使用指征及剂量掌握不当,或者子宫对缩宫素过于敏感,均可造成子宫收缩过强。该病例违规使用和谷部位缩宫素注射是子宫破裂的原因之一。

4. 产科手术损伤 若宫口未开全行产钳术、胎头吸引术、臀牵引术或臀助产术,极可能造成宫颈撕裂,严重时甚至发生子宫下段破裂。内转胎位术操作不慎或植入胎盘强行剥离也可造成子宫破裂。有时行毁胎术或者穿颅术,器械损伤子宫也可造成子宫破裂。

【问题2】子宫破裂都有典型的临床过程吗？

思路1：多数子宫破裂的发生是一个渐进的过程，经历先兆子宫破裂后发展成子宫破裂。子宫破裂典型的临床表现为病理缩复环、子宫压痛及血尿。随着产程进展，此凹陷可逐渐上升达平脐或脐上。产妇表现为烦躁不安，呼吸、心率加快，下腹剧痛难忍；膀胱受压充血，出现排尿困难、血尿。由于宫缩过频、过强，胎儿供血受阻，胎心率改变或听不清。此时处于子宫先兆破裂阶段，若不尽快处理，子宫将在病理缩复环或其下方发生破裂。子宫破裂常发生于瞬间，产妇突感腹部撕裂样剧烈疼痛，子宫收缩骤然停止，腹痛可暂时缓解。随着血液、羊水进入腹腔，腹痛又呈持续性加重。同时产妇可出现呼吸急迫、面色苍白、脉搏细数、血压下降等休克征象。体检可发现全腹压痛和反跳痛，可在腹壁下清楚地扪及胎体，胎儿侧方可扪及缩小的宫体，胎动和胎心消失。阴道检查典型子宫破裂可能有鲜血流出，原来扩张的宫口较前缩小，胎先露部较前有所上升。若破口位置较低，可自阴道扪及子宫前壁裂口。子宫体部瘢痕破裂，多为完全破裂，其先兆子宫破裂征象不明显。由于瘢痕裂口逐渐扩大，疼痛等症状逐渐加重，但产妇不一定出现典型的撕裂样剧痛。

思路2：并不是所有的子宫破裂都有上述典型的临床过程和表现。该病例是在短时间内多项不当操作，致使突然宫缩过强，宫底的加压更增加了压力，加之第二产程较长，下段已拉长薄弱，导致子宫下段破裂，产钳可能使子宫破口扩大。

知识点2：病理缩复环

临产后，当胎先露部下降受阻时，强有力的子宫收缩使下段逐渐变薄，宫体部更加增厚变短，在子宫体部和子宫下段之间形成明显的环状凹陷，称为病理缩复环。

【问题3】如何诊断和鉴别诊断子宫破裂？

思路1：子宫破裂多见于分娩过程中，极少发生在妊娠期。根据发生原因分为自发性破裂和损伤性破裂；根据发生部位分为子宫体部破裂和子宫下段破裂。根据破裂程度分为完全性破裂和不完全性破裂。如果子宫肌壁全层破裂，宫腔与腹腔相通，称完全性子宫破裂。如果子宫肌层部分或全部断裂，浆膜层尚未穿破，宫腔与腹腔未相通，胎儿及其附属物仍在宫腔内，称为不完全性子宫破裂。不完全破裂时腹痛等症状和体征不明显，仅在不全破裂处有明显压痛。不完全破裂也可能累及子宫动脉，可导致急性大出血。破裂发生在子宫侧壁阔韧带两叶间，可形成阔韧带内血肿，此时在宫体一侧扪及逐渐增大且有压痛的包块，胎心多不规则。

思路2：根据病史，典型的子宫破裂伴有下腹疼痛和压痛、胎儿窘迫、母体低血容量，较易诊断。子宫不完全破裂，由于症状、体征不明显，诊断有一定困难。此时行阴道检查发现宫口可较前缩小，已下降的胎先露部又上升，有时甚至可触及子宫下段的破裂口。B型超声检查可显示胎儿与子宫的关系，确定子宫破裂的部位。另外后穹窿穿刺或腹腔穿刺可明确腹腔内出血，有助于诊断。

思路3：子宫破裂应与重型胎盘早剥相鉴别。这例产妇在使用产钳术助产时，值班医生考虑产妇发生了胎盘早剥、急性胎儿窘迫，因此选择产钳助产。胎盘早剥可能有妊娠期高血压疾病或外伤史、剧烈腹痛、子宫收缩成板状，但无病理性缩复环及血尿。B超可见胎盘后血肿，胎儿在宫腔内。

【问题4】子宫破裂的治疗措施有哪些？

思路1：先兆子宫破裂的处理。

通过吸入麻醉或静脉全身麻醉、肌内注射哌替啶100mg解除过强宫缩；吸氧；行急症手术术前准备，尽快行剖宫产手术，防止子宫破裂。

思路2：子宫破裂的处理子宫破裂一旦确诊，无论胎儿是否存活，均应在积极抢救休克的同时，尽快手术治疗。

根据产妇状态、子宫破裂的程度、破裂时间及感染的程度决定手术方式。若破裂边缘整齐，无明显感染征象，可做破裂口修补术。若破裂口大且边缘不整齐或感染明显者，多行子宫次全切除术。若破裂口累及宫颈，应作子宫全切除术。术中应仔细检查宫颈、阴道，在直视下钳夹出血的血管，避免盲目钳夹而损伤其他脏器（如输尿管、膀胱），若有损伤应作相应修补手术。也可行双侧髂内动脉结扎法或动脉栓塞法来控制出血。如出血严重，可以行腹主动脉阻断。腹主动脉阻断有两种方法，一是经腹放置腹主动脉阻断器，二是经股动脉放置球囊导管至腹主动脉进行阻断，后者不一定需要X线协助，有经验的介入科医生在腹部手术者的协助下可以很快完成。手术前后应给予大量广谱抗生素预防感染。应尽可能就地抢救子宫破裂伴休克。若必须转院时,应在大量输血、输液、抗休克条件下及腹部包扎后再行转运。

【问题5】子宫破裂的预防措施有哪些?

加强围生期保健,建立完善的孕产妇系统保健手册,定期产检,及时发现异常情况。有子宫破裂高危因素者,如瘢痕子宫孕妇,应在预产期前1~2周入院待产,可尽早发现隐形破裂。提高产科医师及助产士观察产程的能力,及时发现产程异常,避免先兆子宫破裂的发生。正确掌握缩宫剂的应用指征和方法,及时发现宫缩过强并正确处理。严格掌握剖宫产及各种阴道手术指征,避免粗暴手术,及时发现手术损伤。

【问题6】关于医患沟通的问题。

子宫破裂一旦发生,会对母儿产生严重危害,家属往往不能理解,易造成医患纠纷。因此要求妇产科医生具备很强的业务和应变能力,遇到紧急情况能够沉着冷静,立即作出正确判断,及时处理,避免不良后果的发生。同时强化对妇产科患者的心理疏导,使产妇减少紧张、焦虑,将病情及时告知家属并取得他们的配合。

术前及时交代病情,患者及家属能够理解,而事后交代往往不能接受,对可能发生的不良情况应尽量事前交代全面,充分履行"告知义务"。

术中根据探查情况及时与患者家属沟通,结合患者的生育要求决定手术方式。

术后与患者及其家属及时沟通,使其充分了解目前病情,尤其是子宫切除术后患者,避免其产生心理负担。

先兆子宫破裂的处理流程

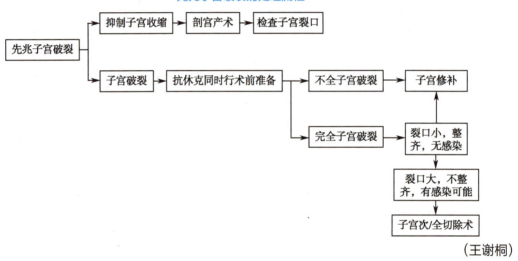

(王谢桐)

第四节　脐带异常

脐带是连接胎儿与胎盘之间的、由两条脐动脉和一条脐静脉组成的条索状组织,是母儿间营养物质、气体交换及代谢产物排出的重要通道。脐带正常长30~100cm,直径0.8~2.0cm,脐带异常包括脐带过长、脐带过短、脐带缠绕、脐带打结、脐带扭转、脐带脱垂和单脐动脉等。脐带受压使血流受阻时,可引起胎儿急性或慢性缺氧,甚至胎死宫内。

病 例 摘 要

患者,女性,34岁,妊娠39^{+2}周,以"规律腹痛7h"来院急诊就诊。平素月经规律,5/30天,末次月经时间2013年6月20日,预产期2014年3月27日,核对孕周准确,外院规律产检。唐氏筛查低风险,孕22周排畸超声未见胎儿结构异常,单脐动脉,孕32周超声提示脐带绕颈1周骨盆测量各径线大致正常。孕期平顺。1天前见红,7h前自觉规律腹痛,4~5min一次,每次持续20~30s,胎动好,伴阴道少量出血,无阴道流水等不适。既往体健,孕3产1,5年前经阴道分娩1健康男婴,出生体重3 100g。

【问题1】通过病史采集,我们首先获得及还需获得的临床信息是什么?

经产妇,中孕期超声提示单脐动脉,晚孕期超声提示脐带绕颈1周,提示有脐带异常。1天前出现阴道少许血性黏液,提示当时出现分娩先兆;阵发性规律腹痛7h,提示已临产;无阴道流液,提示胎膜完整。

孕期常见脐带异常的类型如下。

1. 单脐动脉 胎儿只有 1 条脐动脉,1 条静脉。其发生机理不清,普遍认为单纯的单动脉胎儿染色体异常的可能性小,因此单脐动脉不是产前诊断指征,只有伴胎儿畸形或者胎儿发育受限才考虑进行产前诊断。

2. 脐带缠绕 脐带围绕胎儿颈部、四肢或躯干者称脐带缠绕,占分娩总数的 20% 左右。约 90% 为脐带绕颈,其发生原因和脐带过长、胎儿过小、羊水过多及胎动过频等有关。临床特点:①胎先露部下降受阻;②胎儿宫内窘迫;③胎心监护出现频繁的变异减速;④彩色超声多普勒检查可在胎儿颈部找到脐带血流信号;⑤B 超检查示脐带缠绕处的皮肤有明显的压迹,为"U"形、"W"形或锯齿状。分娩过程中应加强监护,一旦胎儿窘迫及时处理。

3. 脐带长度异常 脐带短于 30cm 者称为脐带过短;超过 100cm 者称为脐带过长,脐带过短孕期无症状,临产后胎先露下降,脐带受牵拉过紧影响血流可致胎儿窘迫,胎盘早剥或胎头下降受阻尤其是第二产程延长,经吸氧胎心无改变者需立即剖宫产结束分娩。脐带过长可引起脐带缠绕、打结、脱垂或受压。

4. 脐带打结 有真结和假结之分,脐带假结无害,脐带真结较少见,未拉紧无症状,拉紧后胎儿血流受阻可致胎儿急慢性宫内缺氧甚至胎死宫内,多数在分娩后确诊。

5. 脐带扭转 脐带生理性扭转可达 6~11 周。若过度扭转可使胎儿血循环缓慢,导致胎儿宫内缺氧,严重者可致胎死宫内。

6. 脐带附着异常

(1)球拍状胎盘:脐带附着在胎盘边缘。

(2)脐带帆状附着:脐带附着在胎膜上,脐带血管如船帆的缆绳通过羊膜及绒毛膜之间进入胎盘。

(3)前置血管:胎膜上的血管经宫颈内口位于胎先露前方。妊娠期应严密监护,胎儿成熟后择期行剖宫产,降低围产儿死亡率。

7. 脐带先露与脐带脱垂 胎膜未破时脐带位于胎先露部前方或一侧称为脐带先露,也称隐性脐带脱垂。胎膜破裂,脐带脱出于宫颈口外,降至阴道,甚至外阴,称为脐带脱垂(图 6-7)。对母体容易增加剖宫产率及手术助产率,对胎儿容易引起胎儿窘迫甚至胎死宫内。

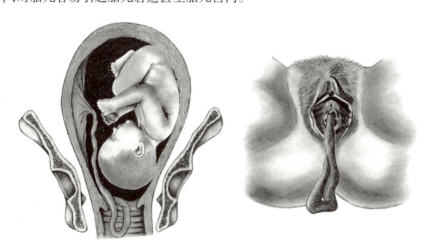

图 6-7 脐带脱垂

病因:①胎位异常,如足先露或肩先露;②胎头高浮或头盆不称;③早产胎儿偏小或多胎妊娠第 2 胎儿娩出前;④羊水过多、羊膜腔内压力过高,破膜时脐带随羊水冲出;⑤球拍状胎盘、低置胎盘;⑥脐带过长。

思路 1:我们还需要了解哪些信息?

外院规律产检,接诊医生必须详细了解患者孕期情况及每次检查测量的生命体征等,是否有并发症及合并症,亲自核实产前检查情况和辅助检查结果,单脐动脉,未行羊水穿刺,尤其要核对产科超声,并评估胎儿发育是否与孕周相符。

思路 2:对于经产妇还需要了解哪些信息?

还需要了解既往的分娩情况,有无急产,产程是否顺利,有无阴道裂伤,产后出血,胎盘异常,产褥感染等。

思路 3:与患者及家属交代病情,单脐动脉及脐带绕颈的相关问题风险告知,出生后发现胎儿异常可留胎儿脐血行染色体检查,目前已临产,不是阴道分娩的禁忌证,产程中严密监护及时沟通。

【问题2】体格检查需要注意哪些问题?

对患者进行全身查体,重点关注血压、下肢有无水肿,孕期体重增长情况。骨盆测量、阴道检查。

检 查 记 录

体格检查:血压 110/70mmHg,身高 162cm,体重 62kg。一般情况好,心肺正常,双下肢轻微水肿,孕期增重 12kg。

产科查体:宫高 34cm,腹围 99cm。胎心率 80 次 /min;胎位 LOA,先露头,高浮。可扪及规律宫缩,25~30s/4~5min。

消毒内诊:外阴发育正常,阴道畅,宫口开大 4cm,先露儿头 S^{-4}。LOA 可触及前羊膜囊,胎头侧方可触及条索状脐带搏动。

【问题3】患者的体格检查为我们提供了什么信息?

思路 1:产妇生命体征正常,出现规律腹痛,宫口开大 4cm,经产妇应该做接生准备。抬头高浮,脐带绕颈,胎膜未破,胎心 80 次 /min,胎头侧方可触及条索状脐带搏动,高度怀疑隐性脐带脱垂。

思路 2:孕期超声未见胎儿结构异常,无宫内生长受限,中等大小,现在胎心慢,脐带隐性脱垂,胎儿存在急性宫内窘迫。

【问题4】接下来应该进行哪些辅助检查?

除了基本的产科常规化验检查外,该患者孕期有单脐动脉,脐带绕颈等脐带因素问题,临产后胎头高浮,内诊可触及脐带搏动,胎心慢,应迅速行床旁产科超声及产时电子胎心监护。

脐带因素是致产时急性宫内缺氧最主要的原因之一,孕期也可以引起胎儿缺氧甚至胎死宫内,目前在妊娠期运用 B 超检查能发现脐带绕颈,但对脐带扭转、脐带真结及缩窄变细等方面的诊断缺乏标准。有研究发现脐带扭转时,长轴切面血流呈麻绳状改变,十分有利于脐带扭转的检出;脐动脉 S/D 值、RI 等可间接提示脐带缠绕及脐带扭转的严重程度,结合孕妇自我监护、胎心监护等预测围产儿不良结局,及时处理,降低围产儿死亡率。如果检查发现胎心异常、胎儿电子监护出现延长减速,经改变体位、吸氧等处理不见好转,应及时行 B 超检查,结合临床及时处理。

该患者血常规、尿常规、肝肾功能、肝炎病毒、HIV、心电图正常。

补 充 检 查

产科超声:双顶径 9.5cm,股骨长 7.5cm,头围 34cm,腹围 35cm。胎盘右侧壁,厚度 3.2cm,成熟度 Ⅱ 级。羊水深度 4.7cm,羊水指数 15cm。胎位 LOA,脐带绕颈一周胎头侧方可见脐带血流。

CST:宫缩时出现延长减速。胎心率 80 次 /min。

【问题5】根据以上资料,确定产妇目前的诊断。

产妇目前的诊断为:①孕 3 产 1,孕 39^{+2} 周,LOA;②脐带脱垂;③单脐动脉;④脐带绕颈 1 周。

【问题6】此时的处理。

思路 1:对于母亲,应立即采取措施进行宫内复苏。

①迅速解除脐带受压:迅速消毒后上推胎头解除对脐带的压迫;改变体位,臀高头低位,脐带对侧的侧俯卧位;如果不能迅速阴道分娩,考虑使用宫缩抑制剂;②提高胎儿对缺氧的耐受性:吸氧;③如果实施上述措施后胎心曲线没有改善,因宫口未开全,应尽快行剖宫产术;若胎心已消失,则经阴道分娩。

思路 2:对于胎儿,请儿科会诊,做好新生儿复苏的准备。新生儿出生后留脐血查血气评估宫内情况,如检查发现胎儿异常,可留取脐血查染色体。

思路 3:立即和产妇及家属沟通,脐带脱垂为产时急症,胎儿宫内窘迫,需立即改变体位宫内复苏,如果不能迅速缓解需急诊手术干预,胎儿出生后有新生儿窒息的可能,评估后可能需要转儿科加强监护。

患者入院后,立即吸氧,改变体位,迅速消毒后上推胎头解除对脐带的压迫,建立静脉通道,同时完善术前准备,经处理后无好转,急诊行剖宫产术。术中见羊水 Ⅲ 度污染,脐带脱垂,绕颈 1 周;以 LOA 娩出一活婴,交新生儿科医生抢救,Apgar 评分出生 1min 4 分,5min 7 分,10min 10 分,脐血 pH 7.1,手术顺利。术后诊断:①脐带脱垂;②孕 3 产 1,宫内妊娠 39^{+2} 周,LOA,已产;③胎儿宫内窘迫;④单脐动脉;⑤脐带绕颈 1 周。

小　结

临床关键点：

1. 脐带异常包括脐带过长、脐带过短、脐带缠绕、脐带打结、脐带扭转、脐带脱垂和单脐动脉等。
2. 脐带异常大部分能通过孕期超声发现。
3. 脐带脱垂是产时急症，需立即改变体位，尽快结束分娩，改善围产儿结局。

脐带脱垂的抢救流程

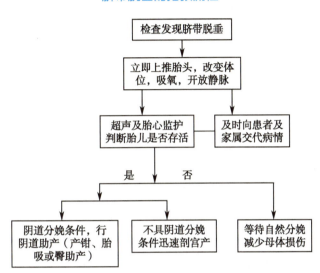

（张　龑）

推荐阅读资料

［1］谢幸，孔北华，段涛. 妇产科学. 9 版. 北京：人民卫生出版社，2018.

［2］中华医学会妇产科学分会产科学组. 羊水栓塞临床诊断与处理专家共识(2018). 中华妇产科杂志，2018, 53 (12): 831-835.

［3］ERROL RN, GEORGE RS, HUGH M, et al. Vaginal birth after cesarean (VBAC). New York: John Wiley & Sons Ltd, 2016.

［4］KIRANPREET K, MAMTA B, PRASHANT K, et al. Amniotic fluid embolism. J Anaesthesiol Clin Pharmacol, 2016, 32 (2): 153-159.

［5］LUIS DP, GEORGE S, GARY DVH, et al. Amniotic fluid embolism: diagnosis and management. SMFM Clinical Guidelines, 2016,, 215 (2): B16.

［6］SMITH GCS, PELL JP, PASUPATHY D, et al. Factors predisposing to perinatal death related to uterine rupture during aempted vaginal birth after caesarean section: retrospective cohort study. BMJ, 2004, 329 (7462): 375.

［7］SOLTANIFAR S, RUSSELL R. The National Institute for Health and Clinical Excellence (NICE) guidelines for caesarean section, 2011 update: implications for the anaesthetist. NT J OBSTET ANESTH, 2012, 21 (3): 264-272.

［8］STEVEN LC, ROBERTO R. Proposed diagnostic criteria for the case definition of amniotic fluid embolism in research studies. Am J Obstet Gynecol, 2016, 215 (4): 408-412.

［9］YI MU, NOLAN MCDONNELL, ZHUOYANG LI, et al. Amniotic fluid embolism as a cause of maternal mortality in China between 1996and 2013: a population-based retrospective study. BMC, 2016, 16: 316.

第七章 新生儿疾病

第一节 新生儿窒息

新生儿窒息（neonatal asphyxia）是指由于产前、产时或产后的各种病因，使胎儿缺氧而导致呼吸、循环障碍，因而出生后无自主呼吸或呼吸抑制，主要表现为低氧血症、高碳酸血症和酸中毒的病理生理改变。

复苏技术不能只在临床实践中学习，还应不断进行模拟培训。加强产儿科合作，儿科医师参加高危产妇分娩前讨论，在产床前等待分娩及实施复苏，负责复苏后新生儿的监护和查房等。产儿科医师共同保护胎儿完成向新生儿的平稳过渡。每次分娩时至少有1名熟练掌握新生儿复苏技术的医务人员在场，负责处理新生儿。如果有高危因素，则需要有多名医务人员在场，组建一个完整掌握新生儿复苏技术的团队。

阅 读 导 引

平时做好新生儿窒息的演练。准备开始复苏时，组成相应的急救团队，检查急救物品。胎儿出生前要知道四个问题：孕周多少？羊水清吗？预期分娩的新生儿数目？有何高危因素？胎儿出生后立刻评估：足月吗？羊水清吗？肌张力好吗？有呼吸和哭声吗？如新生儿情况一切良好则进行常规护理，若出现其中某一项的异常则立即根据 ABCD 复苏原则进行复苏。

评估贯穿于整个复苏过程。首先保暖和维持新生儿正常体温，摆正体位，必要时清理气道，以及擦干新生儿身体表面，对其进行刺激。初步复苏后如无呼吸暂停、喘息样呼吸或心率 <100 次 /min，但有呼吸困难或持续发绀，需常压给氧。若有上述表现之一，则当在一分钟内给予有效正压通气及氧饱和度监测。继续评估心率是否 <100 次 /min，若情况转好则进行复苏后护理和监护；若情况不良，则要观察新生儿胸廓运动，如是通气步骤有误则即刻矫正；若情况持续不良且加重，心率 <60 次 /min，则进行气管插管，同时要与胸外按压与正压通气配合，且氧浓度要保持 100%，必要时进行脐静脉插管。若新生儿情况仍难以改善，则可选择静脉注射肾上腺素。若以上操作完成，心率仍 <60 次 /min，则在怀疑新生儿有低血容量、失血或休克及对其他复苏措施无反应时，考虑扩容。

病 例 摘 要

产房内，一位 40 周妊娠孕妇，单胎，入院时宫口开全，胎膜已破，羊水清，先露 +3，胎心 65~95 次 /min，估计胎儿体重 4 000g，准备行会阴侧切 + 胎头吸引术。

【问题 1】产房内如何做好新生儿复苏的准备？

思路：大部分新生儿是有活力的，几乎不需要任何帮助就能够完成从子宫内到子宫外的过渡，约 10% 的新生儿出生时需要一些帮助才能开始呼吸，仅不到 1% 的新生儿出生时需要进一步的复苏手段（气管插管、胸外按压和 / 或用药）才能存活。

在 ABCD 复苏原则下，新生儿复苏可分为 4 个步骤：①快速评估（或有无活力评估）和初步复苏；②正压通气和脉搏血氧饱和度监测；③气管插管正压通气和胸外按压；④药物和 / 或扩容。

知识点 1：胎儿出生前要知道的四个问题

分娩前参加复苏的人员要了解四个问题：孕周多少？羊水清吗？预期分娩的新生儿数目？有何高危因素？根据这些问题的答案决定应该配备的人员及准备的复苏物品。

准备复苏所需要的仪器和材料,确保齐全且功能良好。使用复苏器械快速检查表核对器械和设备(表7-1)。

表7-1 复苏器械快速检查表

复苏措施	复苏器械和设备
保暖	预热辐射台
	预热毛巾或毛毯
	温度传感器
	帽子
	塑料袋或保鲜膜(胎龄<32周早产儿)
	预热的床垫(胎龄<32周早产儿)
清理呼吸道	吸球10或12号吸痰管连接壁式吸引器,压力80~100mmHg(1mmHg=0.133kPa)
	胎粪吸引管
听诊	听诊器
通气	氧流量10L/min
	给氧浓度调至21%(如果是胎龄<35周早产儿,氧浓度调到21%~30%)
	正压通气装置
	足月儿和早产儿的面罩
	8号胃管和大号空针
氧气装置	常压给氧的装置
	脉搏血氧饱和度仪及传感器
	目标氧饱和度值表格
气管插管	喉镜及0号和1号镜片(00号,可选)
	导管芯(铁丝)
	气管导管(2.5、3、3.5号)
	二氧化碳(CO_2)检测器
	卷尺和气管插管插入深度表
	防水胶布、插管固定装置
	剪刀
	喉罩气道(1号),5ml注射器
药物	1∶10 000(0.1g/L)肾上腺素
	生理盐水
	脐静脉插管和给药所需物品
其他	心电监护仪和电极片

【问题2】如何评估是否需要进行新生儿复苏?

思路:新生儿出生后是进行常规的护理还是需要进行新生儿复苏,取决于快速评估的结果。新生儿出生后快速评估为4项(足月吗? 羊水清吗? 肌张力好吗? 有呼吸和哭声吗?)。如4项均为"是",应快速彻底擦干,与母亲皮肤接触,进行常规护理。如4项中有1项为"否",则需复苏,进行初步复苏。

知识点2:复苏基本程序

在整个复苏中不断重复"评估—决策—措施"的程序。评估主要基于以下3个体征:呼吸、心率、脉搏血氧饱和度。通过评估这3个体征中的每一项来确定每一步骤是否有效。其中,心率对于决定进入下一步骤是最重要的。

新生儿出生时情况

消毒铺巾后上台接生,小囟门在2°,大囟门在8°,无产瘤,左阴部神经阻滞加局麻后,行左会阴侧斜切开术,安放胎头吸引器,宫缩时向外牵拉,一次宫缩后以LOA娩出一男婴,羊水清,新生儿无哭声,四肢较软。

【问题3】如何进行初步复苏？

思路1：新生儿无哭声,四肢较软,需要进行初步复苏,包括保持体温,摆正体位,清理呼吸道(必要时),擦干全身,给予刺激,重新摆正体位。

知识点3：保持体温

产房温度设置为25~28℃。提前预热辐射保暖台,足月儿辐射保暖台温度设32~34℃或腹部体表温度36.5℃;早产儿根据其中性温度设置。用预热毛巾包裹新生儿放在辐射保暖台上,注意头部擦干和保暖。有条件的医疗单位复苏胎龄<32周的早产儿时,可将其头部以下躯体和四肢放在清洁的塑料袋内,或盖以塑料薄膜置于辐射保暖台上,摆好体位后继续初步复苏的其他步骤。避免高温,防止引发呼吸抑制。

知识点4：摆正体位,开放气道

把新生儿置于头轻度仰伸位(鼻吸气位)位置,必要时(分泌物量多或有气道梗阻)用吸球或吸管(12F或14F)先口咽后鼻清理分泌物。过度用力吸引可导致喉痉挛,并刺激迷走神经,引起心动过缓和自主呼吸延迟出现。应限制吸管的深度和吸引时间(<10s),吸引器负压不超过100mmHg。

思路2：当羊水胎粪污染时,首先评估新生儿有无活力。有活力的新生儿定义是强有力的呼吸,肌张力好,心率100次/min,有1条不具备即为无活力。新生儿有活力时,继续初步复苏;新生儿无活力时,应在20s内完成气管插管及用胎粪吸引管吸引胎粪。如果不具备气管插管条件,且新生儿无活力时,应快速清理口鼻后尽快开始正压通气。

新生儿初步复苏

将新生儿置于已经预热的辐射保暖台上,用温热的毛巾迅速擦干婴儿身上的羊水并拿走湿毛巾,新生儿处于鼻吸气位,先用吸球清理口咽分泌物,然后清理鼻腔内,轻弹足底并快速摩擦背部,新生儿呈喘息样呼吸。6s心率为8次。

知识点5：擦干和刺激

快速彻底擦干头部、躯干和四肢,拿掉湿毛巾。彻底擦干即是对新生儿的刺激,可诱发自主呼吸。如仍无呼吸,用手轻拍或手指弹患儿足底或摩擦背部2次,以诱发自主呼吸。如这些努力无效,表明新生儿处于继发性呼吸暂停,需要正压通气。

注意:如果新生儿是原发性呼吸暂停,任何轻柔刺激都能诱发呼吸。如果是继发呼吸暂停,刺激将不起作用。在临床上遇到新生儿呼吸暂停时,均假定处于继发性呼吸暂停,若错误的把继发性呼吸暂停当成原发性呼吸暂停而一味进行无效刺激,只会延迟供氧而加重脑损伤。

【问题4】新生儿经过初步复苏后,呈喘息样呼吸,下一步如何处理？

思路1：首先是评价新生儿,确定是否需要采取进一步复苏措施。生命指征的评价是测量呼吸和心率。该患儿经触觉刺激后呈喘息样呼吸,心率80次/min,应立即进行正压通气。新生儿复苏成功的关键是建立充分的通气。

知识点6：新生儿心率评估

可触摸新生儿的脐带搏动或用听诊器听诊新生儿心跳,计数6s,乘10即得出每分钟心率的快速估计值。近年来脉搏血氧饱和度仪用于新生儿复苏,可以测量心率和血氧饱和度。

知识点 7：正压通气指征

呼吸暂停或喘息样呼吸；心率 <100 次 /min。

对有以上指征者，要求在"黄金 1min"内实施有效的正压通气。

如果新生儿有呼吸，心率 >100 次 /min，但有呼吸困难或持续发绀，应清理气道，监测脉搏血氧饱和度，可常压给氧或给予持续气道正压通气，特别是早产儿。

思路 2：正压通气首选气囊面罩。产房应常备足月新生儿和早产儿两个型号的面罩，以供大小不同的新生儿使用。在开始正压人工呼吸前，检查以下方面。①面罩应该覆盖口、鼻、下颌尖，不覆盖眼睛；②清洁口和鼻，确认气道无堵塞；③新生儿的颈部轻度仰伸以保持气道开放，放一小卷毛巾在婴儿肩下可以帮助摆好此位置；④操作者站在婴儿侧面或头侧，以方便操作复苏设备。这个位置可以很好地控制面罩保持密闭。旋转面罩以适应这个位置并达到理想的密闭状态。使用气囊时注意不要挡住操作者观察新生儿胸廓的视线，以便于复苏时观察胸廓的运动来，判断通气情况。

无论足月儿或早产儿，正压通气均要在脉搏血氧饱和度仪的监测指导下进行。足月儿开始给予空气进行复苏，早产儿开始给予 21%~40% 浓度的氧，用空氧混合仪根据血氧饱和度调整给氧浓度，使氧饱和度达到目标值（表 7-2）。胸外按压时给氧浓度要提高到 100%。无脉搏血氧饱和度仪或空氧混合仪时，可利用自动充气式气囊（250ml），使用前要检查减压阀。有条件最好配备压力表。自动充气式气囊挤压后自动充气，将气体（空气、氧或两者混合气体）吸进气囊内。该装置不能提供持续常压氧，不能用于持续气道正压。自动充气式气囊容易使用，可作为复苏的常备装置，可提供 4 种氧浓度：自动充气式气囊不连接氧源，氧浓度 21%（空气）；连接氧源，不加储氧器，可得到约 40% 浓度的氧；连接氧源，加储氧器得 100%（袋状）、90%（管状）浓度的氧。

除使用自动充气式气囊外，还可使用 T- 组合复苏器（T-Piece 复苏器），这是一种由气流控制、有压力限制的机械装置，能提供恒定的吸气峰压及呼气末正压。用于足月儿和早产儿正压通气。使用时需接上压缩气源，气体由 T- 组合复苏器的新生儿气体出口经一个管道输送到新生儿端，与面罩或气管导管相连。预先设定吸气峰压 20~25cmH_2O、呼气末正压 5cmH_2O、最大气道压（安全压）40cmH_2O。操作者用拇指或食指关闭或打开 T 形管的开口，控制呼吸频率及吸气时间，使气体直接进入新生儿气道。由于提供恒定一致的呼气末正压及吸气峰压，维持功能残气量，更适合早产儿复苏时正压通气的需要。本装置操作容易，使用灵活，压力输出稳定，操作者不易疲劳。

表 7-2 出生后 1~10min 的动脉导管前氧饱和度目标值

时间	氧饱和度目标值
1min	60%~65%
2min	65%~70%
3min	70%~75%
4min	75%~80%
5min	80%~85%
10min	85%~95%

知识点 8：气囊面罩正压通气压力、频率、时间

通气压力需要 20~25cmH_2O（1cmH_2O=0.098kPa），少数病情严重的新生儿可选择 2~3 次 30~40cmH_2O，以后维持在 20cmH_2O。

通气频率 40~60 次 /min（胸外按压时为 30 次 /min）。

正压通气时间为 30s，此后再次评估。

新生儿正压通气

正压通气首选气囊面罩。经过初步复苏后,因新生儿喘息样呼吸、心率80次/min,决定行正压通气。用足月新生儿面罩和自动充气式气囊进行复苏。气囊连接氧气源和储氧器。新生儿吸气体位,肩部垫肩垫。将自动充气式气囊连接新生儿面罩,先覆盖下颌,再覆盖口鼻,面罩放好后,轻轻下压面罩边缘并向面罩方向前推下颌,用拇指、示指和小指将下颌抬起以保持气道通畅。开始2~3次压力为30cmH$_2$O,之后维持在20cmH$_2$O,给新生儿通气时进行记数,念"呼吸"时挤气囊,念"2、3"时放气,通气频率约40次/min。30s后评估新生儿,心率仍80次/min,没有自主呼吸。观察每次正压人工呼吸时有同步的胸廓运动,用听诊器在双肺侧面听诊呼吸音对等,压力表显示正常,面罩密闭可。再次清理呼吸道,重新放置面罩后继续正压通气,30s后评估新生儿心率50次/min。

【问题5】新生儿经过正压通气后,仍无自主呼吸,心率进一步下降,如何处理?

思路1:评估新生儿正压通气的效果。开始正压通气时即刻连接脉搏血氧饱和度仪,并观察胸廓是否起伏。有效的正压通气表现为胸廓起伏良好,心率迅速增快。如达不到有效通气,需矫正通气步骤,包括检查面罩和面部之间是否密闭,再次通畅气道(可调整头位为鼻吸气位,清除分泌物,使新生儿的口张开)及增加气道压力。矫正通气后如心率<100次/min,可进行气管插管或使用喉罩气道。

持续气囊面罩正压通气(>2min)可产生胃充盈,应常规经口插入8F胃管,用注射器抽气并保持胃管远端处于开放状态。

思路2:保证有足够的每分钟心排血量。当新生儿缺氧时,心率减慢而且心肌收缩力降低,因此重要器官的供血量和供氧量会减少。对组织的供氧量的减少会导致脑、心脏、肾和肠的不可逆的损害。胸外按压被用于临时增进循环和氧的运输,只有维持足够的每分钟心排血量,才能有足够的血液到达肺以进行有效的血氧交换。同时进行正压通气,并使用100%的氧气。

在复苏过程中新生儿心率的评价十分重要,要记住两个心率60次/min和100次/min。经30s有效正压通气后,如有自主呼吸且心率≥100次/min,可逐步减少并停止正压通气,根据脉搏血氧饱和度值决定是否常压给氧;如心率<60次/min,应气管插管正压通气并开始胸外按压。

知识点9:胸外按压的指证和方法

在经过30s有效的正压通气,心率仍低于60次/min,在进行正压通气的同时,进行胸外按压。

胸外按压的位置为胸骨下1/3(两乳头连线中点下方),避开剑突。按压深度约为胸廓前后径的1/3,产生可触及脉搏的效果。按压和放松的比例为按压时间稍短于放松时间,放松时拇指或其他手指应不离开胸壁。按压的方法有拇指法和双指法。①拇指法:双手拇指的指端按压胸骨,根据新生儿体型不同,双拇指重叠或并列,双手环抱胸廓支撑背部;②双指法:右手食指和中指2个指尖放在胸骨上进行按压,左手支撑背部。因为拇指法能产生更高的血压和冠状动脉灌注压,操作者不易疲劳,加之采用气管插管正压通气后,拇指法可以在新生儿头侧进行,不影响脐静脉插管,是胸外按压的首选方法。

知识点10:气管插管的指征

①需要气管内吸引清除胎粪时;②气囊面罩正压通气无效或要延长时;③胸外按压时;④经气管注入药物时;⑤需气管内给予肺表面活性物质;⑥特殊复苏情况,如先天性膈疝或超低出生体质量儿。

思路3:气管插管操作。

进行气管插管必需的器械和用品应放置在一起,在每个产房、手术室、新生儿室和急救室应随时备用。常用的气管导管为上下直径一致的直管,不透射线和有刻度标示。如使用金属导丝,导丝前端不可超过管端。

左手持喉镜,使用带直镜片(早产儿用 0 号,足月儿用 1 号)的喉镜进行经口气管插管。喉镜镜片应沿着舌面右侧滑入,将舌头推至口腔左侧,推进镜片直至其顶端达会厌软骨谷;轻轻抬起镜片,上抬时需将整个镜片平行于镜柄方向移动,使会厌软骨抬起即可暴露声门和声带。如未完全暴露,操作者用自己的小指或由助手用食指向下稍用力压环状软骨使气管下移有助于暴露声门。在暴露声门时不可上撬镜片顶端来抬起镜片。将气管导管置于声门与气管隆凸之间,接近气管中点,导管的声带线在声带水平;右手固定面部,将导管紧贴在唇上和 / 或用一个手指按在患儿上腭。左手小心撤出喉镜,而不移动导管。

使用胎粪吸引管时,将胎粪吸引管直接连接气管导管,以清除气管内残留的胎粪。吸引时复苏者用右手示指将气管导管固定在新生儿的上腭,左手示指按压胎粪吸引管的手控口使其产生负压,边退气管导管边吸引,3~5s 将气管导管撤出。必要时可重复插管再吸引。

思路 4：气管插管完成后确定导管位置的方法。①胸廓起伏对称;②听诊双肺呼吸音一致,尤其是腋下,且胃部无呼吸音;③无胃部扩张;④呼气时导管内有雾气;⑤心率、血氧饱和度(或肤色)和新生儿反应好转;⑥有条件可使用呼出气 CO_2 检测仪,可有效确定有自主循环的新生儿气管插管位置是否正确。

胸外按压和正压通气的配合胸外按压时应气管插管进行正压通气。因为通气障碍是新生儿窒息的首要原因,所以胸外按压和正压通气的比例应为 3:1,即 90 次 /min 按压和 30 次 /min 呼吸,达到每分钟约 120 个动作。每个动作约 0.5s,2s 内 3 次胸外按压加 1 次正压通气。45~60s 重新评估心率,如心率仍 <60 次 /min,除继续胸外按压外,考虑使用肾上腺素。

新生儿胸外按压及气管插管

新生儿心率 <60 次 /min,没有自主呼吸应立即行气管插管及胸外按压。保持新生儿在鼻吸气体位,操作者用右手稳住新生儿的头部,助手帮助控制头部并常压给氧。操作者左手持带 1 号直镜片的喉镜进行经口气管插管。暴露声门后插入有金属管芯的气管导管,拔出喉镜,固定气管导管,连接自动充气式气囊(带氧气管及储氧器),按压气囊,见胸廓对称起伏,听诊双肺呼吸音一致。助手在新生儿两乳头连线中点的下方,用拇指法进行胸外按压。胸外按压者念"保、2、3、吸",以 90 :30 的节奏进行胸外按压与正压通气配合,30s 后仍无自主呼吸,心率 40 次 /min。

【问题 6】新生儿经过气管正压通气和胸外按压后,心率仍在下降,应如何处理?

思路 1：正确使用药物。新生儿复苏时,很少需要用药。新生儿心动过缓通常是由于肺部通气不足或严重缺氧,纠正心动过缓最重要的步骤是充分的正压通气。但是在足够的 100% 氧正压通气和胸外按压 30s 后心率仍 <60 次 /min,应使用肾上腺素或扩容剂,或两者皆给。

知识点 11：药物的使用指征

1. 肾上腺素　45~60s 的正压通气和胸外按压后,心率持续 <60 次 /min 时使用。
2. 扩容剂　有低血容量、怀疑失血或休克的新生儿对其他复苏措施无反应时使用。

肾上腺素首选静脉给药:1:10 000 肾上腺素溶液 0.1~0.3ml/kg(0.01~0.03mg/kg),吸于 1ml 的注射器中给药。在静脉途径未建立前,可气管导管内给药,但剂量加大,1 :10 000 肾上腺素溶液 0.5~1.0ml/kg(0.05~0.1mg/kg),吸于 5ml 的注射器中给药。在应用肾上腺素的同时进行胸外按压和正压通气。

扩容的推荐溶液是生理盐水,首次剂量为 10ml/kg,经脐静脉或外周静脉 5~10min 缓慢推入。扩容有效的指标是心率增加、脉搏有力、苍白改善和血压上升。必要时可重复扩容 1 次。

分娩现场新生儿复苏时一般不推荐使用碳酸氢钠。

思路 2：应建立脐静脉通道(放置脐静脉导管)。

用抗菌溶液清洁脐带,沿脐根部用线打一个松松的结。用生理盐水预注入 3.5F 或 5F 脐静脉导管。连接导管与三通及注射器。关闭连接导管的三通防止体液流失和空气进入。使用无菌操作,在出生时安放的夹钳下离皮肤线 1~2cm 处用手术刀断脐带。脐静脉看似一个大的薄壁结构,通常在时钟 11~12 点的位置。将导管插入脐静脉,静脉血是向上流,进入心脏的,所以应按这个方向插入导管。

新生儿使用药物

继续正压通气,暂停胸外按压,使用连接好三通的5F脐静脉导管,在无菌条件下插入脐静脉约3cm,回抽见血后固定。注入1:10 000的肾上腺素溶液1ml,该患儿心率达到80次/min,未再胸外按压,继续正压通气30s后评估,患儿心率达到120次/min,有自主呼吸,肤色转红润,但有四肢青紫,停止人工正压通气,给予面罩给氧,进行下一步护理。因复苏后的新生儿可能有多器官损害的危险,转运至NICU,继续检测体温、呼吸、心率、血压、尿量等及并发症。继续监测维持内环境稳定包括氧饱和度、心率、血压、红血球压积、血糖、血气分析及血电解质等。

新生儿窒息复苏流程图

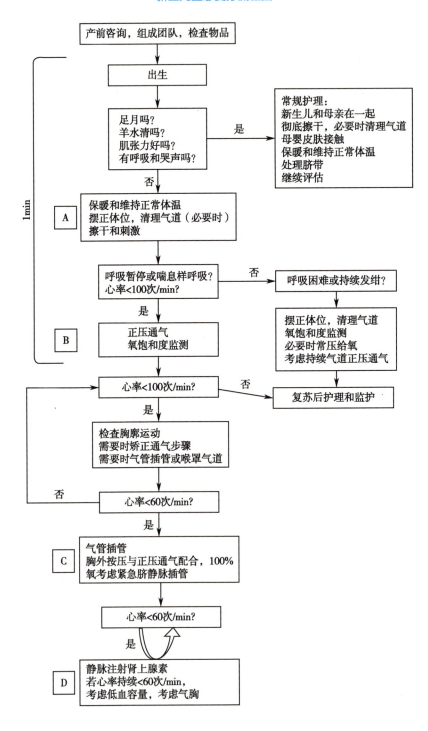

（王谢桐）

第二节　母儿血型不合

母儿血型不合(maternal-fetal blood group incompatibility)是导致新生儿黄疸的重要原因,这是一种孕妇与胎儿之间血型不合而产生的红细胞同种免疫性疾病(red cell alloimmunization)。在我国多见于母儿 ABO 血型不合导致的新生儿溶血病。夫妇 ABO 血型不合在人群中非常常见,发生在约 25% 的夫妇,但其导致的新生儿溶血病通常相对较轻,贫血很少超过中度。在 O 型母亲、A 或 B 型的新生儿中只有 5% 发生溶血,胎儿水肿的发生更是少见。

由于在汉族人群中 Rh 阴性者仅占人群的 0.3%,因此 Rh 血型不合导致的新生儿黄疸较少见,但病情更加严重,是严重胎儿贫血的原因之一,导致胎儿水肿甚至死胎。有 50 多种红细胞抗原与胎儿及新生儿溶血相关。在不规则抗体筛查为阳性的孕妇中,最常见的是 Rh 血型不合,其他还有 MNS、Kell 等血型系统,抗 RhD、抗 Rhc、抗 M 和抗 Kell 最常见引起胎儿和新生儿溶血病。

病例摘要 1　ABO 血型不合

孕妇,30 岁,20 周妊娠,$G_2P_1A_0L_1$,前次妊娠新生儿出生 1 天黄疸,转新生儿科治疗一周,现 4 岁,血型 A型,健康。孕妇血型 O 型 Rh 阳性,丈夫 AB 型 Rh 阳性。查孕妇血 IgG 抗 A 抗体 1:512、抗 B 抗体 1:256。

【问题 1】血型不合为何会导致新生儿溶血病?

思路 1:胎儿从父亲和母亲各接受一半基因成分,因此可能与其母亲有不同的血型而发生母儿血型不合。缺乏某种胎儿血型抗原的母体被该抗原致敏后产生相应的抗体,母亲的血型特异性 IgG 抗体有透过胎盘的能力而进入胎儿循环,与胎儿红细胞发生免疫反应,使红细胞凝集破坏,引起胎儿、新生儿溶血性疾病(haemolytic disease of the fetus and newborn,HDFN)。本病对孕妇无不良影响,可导致胎儿和新生儿因胆红素脑病或严重贫血而死亡。

在妊娠期有少许绒毛的破坏,妊娠期高血压疾病、前置胎盘、胎盘早剥、外倒转术、腹部外伤、羊水穿刺、取胎儿血、取绒毛可能会加重这种损伤;分娩过程中强烈的子宫收缩,绒毛受到破坏,母体血窦开放,使得胎儿血液进入母体,发生经胎盘母儿间出血(fetomaternal transplacental haemorrhage,TPH)。用 Kleihauer-Betke 酸洗脱法证实,在妊娠期和分娩期母体循环中有胎儿红细胞,其数量随孕龄有相当大的变化。在早期妊娠的 TPH 是少见的(占妊娠的 3%),并且只有 0.03ml 的胎儿血,而到妊娠晚期,其发生率高达 45%,胎儿血最多可达 25ml。对于 Rh 血型不合,累计 1ml 胎儿血可使母体致敏。早期妊娠流产的致敏危险是 1%;人工流产的致敏危险是 20%~25%;在超声引导下进行羊水穿刺的致敏危险是 2%;绒毛取样的危险性可能高于 50%。

> #### 知识点 1:血型抗体 IgM 和 IgG 的不同
>
> ABO 血型不合导致的新生儿溶血发生于母亲 O 型、新生儿 A 或 B 型的妊娠中,在母亲 A 型新生儿 B 型和母亲 B 型新生儿 A 型的妊娠中很少发生。几乎所有的 O 型个体血液中除含有 IgM 抗 A 抗 B 外,同时含有 IgG 抗 A 抗 B,而 A 或 B 型个体血清中主要为 IgM 抗 A 或抗 B,较少有 IgG 抗 A 或抗 B。IgG 为不完全抗体,分子量小,可通过胎盘;IgM 为完全抗体,分子量大,不通过胎盘,不会危害胎儿,反而有保护作用,IgM 对于进入母体的胎儿红细胞有破坏作用,使之不能产生相应的 IgG 抗体。

思路 2:ABO 血型不合第一胎也会发生新生儿溶血病,该病例第一胎新生儿出生后 1 天发生黄疸,这是因为 A、B 抗原存在于自然界的食物、植物、细菌中,O 型血母亲可以在孕前接触这些抗原而致敏,妊娠后 IgG 抗体进入胎儿体内而致病。

【问题 2】为何 ABO 血型不合导致的新生儿溶血病相对较轻?

思路 1:ABO 血型不合导致的新生儿溶血相对较轻的原因是在胎儿和新生儿红细胞表面的 A/B 抗原的抗原性相对较弱,细胞表面的抗原位点较成人少;组织细胞表面也有 A/B 抗原,IgG 抗 A/B 抗体通过胎盘进入胎儿体内后,经血型物质中和,组织细胞的吸附,部分抗体被处理掉,抗原抗体结合的少且不牢固,因而红细胞破坏减少而发生较轻的溶血。由于溶血较轻,胎儿产生的胆红素可以由母体完全代谢,绝大多数胎儿在宫内无异常表现。

思路2：IgG 抗 A/B 抗体效价与新生儿溶血程度呈正相关,抗体效价大于 1：512 孕妇的新生儿出生后需要需要采用更多的治疗方法,但即使在抗体效价小于 1：64 的某些孕妇中其新生儿也需要治疗。在 2004—2006 年在挪威奥斯陆大学医院分娩的 O 型血妇女的 253 例新生儿中,61.3% 为 O 型、29.6% 为 A 型、9.1% 为 B 型。对 A 或 B 型新生儿进行直接抗人球(direct antiglobulin test,DAT)和孕妇血浆 IgG 抗 A/B 水平测定。在 98 例 A 或 B 型的新生儿中,DAT 阳性者 49 例。当母体 IgG 抗 A/B 效价 <1：64、1：256、1：1 024 时,新生儿 DAT 阳性率分别为 14%、55% 和 86%;且随着母体抗体效价的增加,新生儿接受光疗、换血和免疫球蛋白治疗者增加;在抗体滴度 ≥ 512 时,侵入性治疗显著增加,但在 1：128 母亲的新生儿中也有 1 例接受了光疗和免疫球蛋白治疗。母体 IgG 抗 A/B 效价有助于预测 ABO 血型不合新生儿严重高胆红素血症的风险,尤其是出院早的新生儿。

【问题3】有必要对所有丈夫非 O 型的 O 型血孕妇进行抗体筛查吗?

思路：我国孕前及孕期保健指南建议在首次产前检查(妊娠 6~13^{+6} 周)中检测 ABO 和 Rh 血型,在备查项目中对于 Rh 阴性者检查抗 D 滴度。没有建议在孕期所有丈夫非 O 型的 O 型血孕妇进行抗体筛查。《威廉姆斯产科学》(第 21 版)指出,ABO 同种免疫可能引起溶血性疾病,但不会引起胎儿水肿,因此它是一个儿科疾病,而不是产科关注的问题;同时还指出,ABO 血型不合不需要做产前诊断,因为不会引起严重的胎儿贫血。在新生儿期必须仔细观察,因为高胆红素血症可能需要治疗。

知识点2：母儿血型不合的抗体检测

1. 盐水凝集试验检查血清中是否含有完全抗体。血清完全抗体与红细胞抗原在生理盐水中出现凝集。

2. 胶体介质试验检查血清中是否含有不完全抗体。血清不完全抗体与红细胞抗原在胶体介质中出现凝集。

3. 木瓜酶试验不完全抗体由于分子量较小,不能使红细胞靠拢以示凝集。木瓜酶可消化红细胞表面并降低电荷,使红细胞发生凝集。用木瓜酶处理红细胞后,再与血清不完全抗体结合,可在生理盐水中出现凝集。

4. 直接或间接抗人体球蛋白试验(Coombs 试验)。人体球蛋白是一种抗原,用来免疫动物而产生抗人体球蛋白血清。抗人球蛋白试验分为直接试验和间接试验。直接试验的目的是检查红细胞表面的不完全抗体:表面附有相应抗原的红细胞与不完全抗体结合之后称为致敏红细胞,加入抗人球蛋白血清后则发生凝集,即为直接阳性。间接试验的目的是检查血清中存在的游离不完全抗体,先用 Rh(D) 阳性 O 型(或与被检者 ABO 同型)的正常人红细胞吸附血清中存在的游离不完全抗体(亦称致敏),致敏红细胞经生理盐水洗涤后加入抗人球蛋白血清,出现凝集即为抗人球蛋白试验间接阳性。直接法是检查红细胞上有无不完全抗体吸附,用于新生儿。间接法是检查血清中有无不完全抗体存在,用于孕妇及新生儿。

孕期监测及新生儿情况

该孕妇常规进行产前检查,每隔四周进行一次超声多普勒检查胎儿大脑中动脉收缩期血流峰值(MCA-PSV),未超过相应孕龄的 1.29 倍中位数,胎儿生长发育正常,无羊水过多和胎儿水肿等,孕期经过顺利,于妊娠 37 周多普勒检测 MCA-PSV 75cm/s,考虑胎儿轻度贫血,收入院行低位水囊引产,分娩一男婴,体重 3 250g,Apgar 评分出生 1min 评 10 分。新生儿留脐血查血常规、血型、胆红素、网织红细胞,直接 Coombs 实验、游离抗体实验和抗体释放试验。检测结果:A 型血、脐血血红蛋白 135g/L,网织红细胞 10%,血清总胆红素 101μmol/L,直接 Coombs 试验阴性,游离抗体试验阳性,抗体释放试验阳性。根据孕妇 IgG 抗 A 抗体 1：512,前次妊娠新生儿溶血病史,新生儿转儿科监护治疗。给予人免疫球蛋白阻断溶血过程、蓝光光疗退黄、补充碱性液辅助退黄等对症支持治疗,患儿黄疸明显消退,吃奶及反应可,病情好转后出院。

1940 年 Landsteiner 和 Wiener 将恒河猴红细胞注射到家兔或豚鼠体内获得的抗体能与 85% 的纽约白人的红细胞发生凝集反应,故认为这些白种人的红细胞上带有恒河猴(macacus Rhesus)红细胞抗原,命名为 Rh 抗原,有此抗原的人为 Rh 阳性,否则为 Rh 阴性。尽管后来证明恒河猴红细胞上的抗原与人类红细胞上的抗原并非同一种抗原,但 Rh 这个命名一直沿用至今。Rh 血型受控于 *RhD* 和 *RhCE* 基因,位于第一对染色体短臂上的三区 4 带 1 亚带和 6 带(1p34.1-1p36)。常见的 Rh 抗原有五种,分别是 D、C 与 c、E 与 e。D 抗原最早发现且抗原性最强,d 抗原则难以证实其存在,仅以 d 表示 D 的缺乏。5 种抗原的抗原性强弱为 D>E>C>c>e。DD 为 Rh 阳性的纯合子、Dd 为 Rh 阳性的杂合子、dd 为 Rh 阴性。目前多数情况下 Rh 阳 / 阴性实为 Rh D 阳 / 阴性。Rh 阴性的频率种族差异明显,白种人约 15%,美国黑人约 5%,我国汉族则低于 0.5%,某些少数民族超过 5%。

【问题 4】Rh 血型不合溶血病为何不在第一胎发病?

Rh 阴性的母亲第一次怀有 Rh 阳性胎儿时,胎儿 Rh 阳性红细胞可能进入母体循环中(母胎间出血),引起较弱的原发性免疫反应,随后的数周内母体产生以 IgM 占优势的免疫抗体,及少量的 IgG 抗体,由于 IgM 不能通过胎盘,胎儿不会受累,但此时母体已被致敏。第二次妊娠,母体再次接触 Rh 阳性抗原时,记忆 B 细胞迅速反应而产生 IgG 抗体(通常仅需几天)。与原发性反应相比仅需相当少的抗原刺激,即可产生很高的抗体滴定度。母体的 IgG 通过胎盘进入胎儿循环,与胎儿红细胞结合,触发吞噬和溶解作用而导致红细胞破坏。

由于 Rh 阴性者只有经 Rh 阳性的红细胞免疫才会产生抗体,致敏的途径主要是输血和妊娠 Rh 阳性胎儿,因此绝大多数 Rh 不合所致的围产儿溶血不在第一胎发病。极少数初次妊娠产生 Rh-IgG 抗体的妇女可能是自身在子宫内已被致敏(外祖母学说)或曾接受过输血的缘故而在第一胎发病。

【问题 5】RhD 阴性妇女妊娠期被致敏可以预防吗?

RhD 阴性者如果怀有 RhD 阳性胎儿,17% 会被致敏;其中 90% 为分娩时母胎间出血所致,10% 为自发性产前母胎间出血所致。可能导致母胎间出血的情况包括治疗性或自然流产(风险 4%~5% 和 1.5%~2%),异位妊娠,绒毛活检(约 14% 母胎间出血大于 0.6ml),羊膜腔穿刺(7%~15%),脐带穿刺和外倒转术(2%~6%),部分性葡萄胎。先兆流产通常不会引起致敏。

RhD 阴性的母亲在 Rh 阳性胎儿妊娠结束未被致敏,是由于进入母体循环的胎儿红细胞 Rh(D)抗原被母体的免疫系统识别之前,已经被母体 ABO 血型抗体结合而破坏,未能及时产生抗 D 抗体,因此母儿 ABO 血型不合提供了保护作用,可降低母体致敏作用的 20%。

RhD 阴性孕妇正确使用抗 D 免疫球蛋白可有效降低致敏率。28 周前应用者致敏率仅 0.18%;孕 28~29 周常规注射则可使致敏率由 2% 降至 0.1%。产后 72h 内单剂量(300μg)仍可使其致敏率下降 90%。

病例摘要 2　Rh 血型不合

患者 37 岁,$G_5P_1A_3L_1$,因"连续两次孕 6 月余死胎史,现妊娠 19 周"于 2016 年 9 月 26 日于我院产科门诊就诊,患者一次自然流产后,足月经阴分娩一健康男婴,之后两次妊娠均发生 6 个月妊娠死胎,血型及抗体筛查发现不规则抗体阳性,孕妇血型为 A 型 Rh 阴性,检测到抗 D 抗体滴度为 1:1 024。

【问题 6】该孕妇在孕期应进行哪些检查?

思路:Rh 血型不合可导致严重的胎儿宫内溶血,表现为胎儿胸水、腹水、肝脾肿大;胎盘水肿增厚,胎盘重量与新生儿体重之比可达 1 : 3~4(正常 1 : 7);当发生严重溶血时,进行性的贫血导致胎儿心输出量增加和血黏稠度下降,血流速会明显增加,由于胎儿的脑保护作用,脑部血流量增加,MCA-PSV 会显著升高,多普勒超声检测 MCA-PSV 是胎儿溶血性贫血的很好的监测指标。当 MCA-PSV 大于相应孕龄血流速度中位数倍数(MOM)1.5 倍时,考虑胎儿中重度贫血。监测胎儿大脑中动脉血流速度对预测胎儿中重度贫血具有相当高的敏感性和特异性。羊水量、胎盘厚度和胎儿水肿情况都可以通过超声检测到。

如果胎儿大脑中动脉血流收缩期峰速增加,可于超声引导下行脐带血穿刺,了解胎儿的贫血程度决定下一步的处理。对于 34 周前有胎儿贫血者,可以进行胎儿输血治疗。

宫内输血关键是治疗指征和时机。尽量在胎儿出现水肿之前发现中重度的贫血。第一次输血后,红细胞比积每天下降 1%,主要基于胎儿胎盘的增长,部分由于细胞破坏。故 2~3 周后应进行第二次输血,此后胎儿红细胞几乎被完全替代且自身红细胞生成将被完全抑制,下次的间隔可延长到 4~5 周。宫内输血治疗最晚可至 34 周。

知识点 4:

胎儿大脑中动脉收缩期在不同孕周的最大血流速度见表 7-3。

表 7-3　不同孕周胎儿大脑中动脉收缩期最大血流速度参考值

孕龄 / 周	1.00 中位数 /cm·s^{-1}	1.29 中位数 /cm·s^{-1}	1.50 中位数 /cm·s^{-1}	1.55 中位数 /cm·s^{-1}
18	23.2	29.9	34.8	36.0
20	25.5	32.8	38.2	39.5
22	27.9	36.0	41.9	43.3
24	30.7	39.5	46.0	47.5
26	33.6	43.3	50.4	52.1
28	36.9	47.6	55.4	57.2
30	40.5	52.2	60.7	62.8
32	44.4	57.3	66.6	68.9
34	48.7	62.9	73.1	75.6
36	53.5	69.0	80.2	82.9
38	58.7	75.7	88.0	91.0
40	64.4	83.0	96.6	99.8

孕期监测治疗及新生儿情况

每周超声监测 MCA-PSV。21^{+3} 周妊娠时,MCA-PSV 为 47.9cm/s>1.55MOM,行超声引导下脐血穿刺示胎儿血红蛋白 68g/L、红细胞压积 0.207,胎儿血型为 A 型 RhD 阳性,提示胎儿贫血,进行胎儿宫内输血,妊娠 23^{+5} 周时超声发现胎儿头皮增厚并出现腹腔积液,于 23^{+5} 周输入预期输血量一半,三天后再次输血,红细胞压积达到 0.354。随后又分别于妊娠 27^{+3} 周、30^{+2} 周、32^{+5} 周进行了三次输血。六次输血均采用 A 型 Rh 阴性、经洗涤辐照的浓缩红细胞,六次输血量分别为 20、26、32、45、55 和 85ml。在 33^{+4} 周时因超声发现心包积液 0.3cm,于 2017 年 1 月 6 日急症行子宫下段剖宫产术,产一重 3 180g 男婴,Apgar 评 9-9 分,出生时脐血血红蛋白 132g/L,生后 20h 再次复查新生儿血红蛋白 100g/L,新生儿出生后 24h 内进行 1 次换血治疗,住院期间接受两次输血,生后 33 天出院,出院时一般情况良好。随访至出生后 5 个月,生长及智力发育良好。

【问题 7】新生儿黄疸的诊断。

思路 1:脐血检测辅助诊断新生儿黄疸。由于胎儿溶血产生的胆红素部分可由母体肝脏进行代谢,出生后新生儿血胆红素将逐渐升高,脐血胆红素低于 51μmol/L 为正常,若超过 68μmol/L 提示病情严重;脐血血红蛋白量的高低可直接反映出溶血程度的轻重,血红蛋白在 140~160g/L 提示轻度贫血,110~140g/L 为中度溶血,低于 110g/L 为重度溶血。网织红细胞增多,大于 6%,病情重者可达 60%~80%。该新生儿各项指标明显异常,考虑有新生儿中度贫血,应转儿科治疗。

思路 2:新生儿外周血辅助诊断新生儿黄疸。生理性黄疸是新生儿出生 24h 后血清胆红素由出生时的 17~51μmol/L(1~3mg/dl)逐步上升到 86μmol/L(5mg/dl)或以上,临床上出现黄疸而无其他症状,1~2 周内消退。生理性黄疸的血清胆红素足月儿不超过 205μmol/L(12mg/dl),早产儿不超过 256μmol/L(15mg/dl)。胎儿由于溶血而产生的胆红素都由母体肝脏代为处理,故生后新生儿无黄疸。生后胆红素全由新生儿代谢,加之肝功能还不够健全,生后4~5h即见黄疸,并迅速加深,生后3~4天达到高峰。黄疸出现早,上升快,是Rh溶血病儿黄疸的特点。黄疸开始于面部(血清胆红素约68~102μmol/L),随胆红素值上升,四肢和躯干也出现黄疸,最后波及手心及足底。Rh与ABO溶血症比较,Rh多数在生后24h内出现黄疸。当出生后血清胆红素大于205μmol/L(12mg/dl)者称为高胆红素血症,可导致胆红素脑病。游离的胆红素进入中枢神经系统,使该处黄染并损害神经细胞,引起神经细胞肿胀,胞核肿大,变形坏死,出现一系列神经系统的症状和体征称为胆红素脑病。表现为嗜睡,吸吮反射弱,痉挛,肌张力弛缓或强硬,以及发热等症,病死率高,存活婴儿经恢复期后可能出现运动障碍及智力障碍等后遗症。

知识点5:母儿血型不合新生儿血清三项试验

1. 直接Coombs试验 患儿红细胞直接抗人球蛋白试验。如果患儿红细胞被IgG抗A/B所致敏,则直接抗人球蛋白试验应得到阳性结果。但由于ABO HDN患儿红细胞上抗体往往结合的很少,使直接抗球蛋白试验常常得到阴性的结果。

2. 释放试验 致敏的红细胞所结合的抗体,可通过加热释放于释放液中。阳性说明婴儿红细胞被致敏,可以确定诊断。

3. 游离抗体(间接抗球蛋白试验) 患儿血清游离抗体(抗A或抗B IgG)阳性表明母血抗体已进入胎儿,但并不表示红细胞已经致敏。

以上三项中一项阳性视为新生儿受累,以释放试验敏感性最强,直接抗人球蛋白试验最差。脐血抗体测定是诊断新生儿溶血病的重要依据。尚有1%母儿血型不合是由于少见血型引起的,如母子ABO及Rh血型相同,而新生儿有早发黄疸,且Coombs试验阳性者,应考虑到少见血型引起的溶血病。

【问题8】血型不合导致的新生儿黄疸有哪些治疗?

主要是降低其血液中的胆红素和纠正贫血,严密观察黄疸出现的时间、程度。当脐血血红蛋白<120g/L,血清胆红素>68μmol/L或72h内血清胆红素>205μmol/L视为病理性黄疸,若血清胆红素≥342μmol/L则是换血指征。

1. 光照疗法(phototherapy) 目的是降低血清中未结合胆红素。经过蓝光照射后,使存在于皮肤的间接胆红素发生光分解作用,产生无毒的水溶性单吡咯和双吡咯,从肾脏排出,从而降低血液中的胆红素含量。光照波长为425~475μm。蓝色荧光最适宜做光源,也可用日光灯,阳光甚至普通灯泡。通常应用特制的双面光疗治疗箱内。注意光照时全身裸露用黑色眼罩,男性保护好睾丸,以免性腺受照,每小时变更体位,以增加光照面积。连续照射24~72h,直至血清胆红素降低至170~204μmol/L以下,或黄疸明显减退。皮肤颜色接近正常时为止。光照时注意补充水份,注意一过性发热、腹泻、皮疹、青铜症(肝功能异常)等。

2. 白蛋白 白蛋白可结合间接胆红素,使之不能透过血脑屏障而发生核黄疸,用25%白蛋白2g/(kg·次)静脉滴注。

3. 药物

(1)苯巴比妥(鲁米那):可降低血液中胆红素含量。对肝酶系统有诱导作用,增加葡萄糖醛酸转移酶的生成,增加间接胆红素与葡萄糖醛酸的结合,提高肝脏排泄胆红素的功能。增加肝细胞的通透性,使血循环中的间接胆红素较易进入肝细胞内。剂量5mg/(kg·d),可与酶诱导剂可拉明100mg/(kg·d)合用,一日3次,持续5~7天。

(2)肾上腺皮质激素:可活跃肝细胞酶系统,增加葡萄糖醛酸与胆红素结合,而抑制溶血过程。常用强的松2.5mg,每日3次,或地塞米松1mg稀释于葡萄糖中静脉滴注。

(3)葡萄糖:10%葡萄糖100~150ml,静脉注射,每日1次,有促进葡萄糖醛酸合成作用。

(4)中药治疗:茵陈9g,黄芩3g,黄连1.5g,大黄1.5g,黄柏3g。促进肠道胆红素排泄。

4. 换血治疗 是治疗溶血症引起高胆红素血症的最迅速的方法。目的是换出致敏红细胞,移出抗体和降低血清胆红素以防止核黄疸。同时可纠正贫血,防止心力衰竭。

换血指征:①产前明确诊断,患儿出生贫血,血色素低于120g/L,伴有水肿,肝脾肿大;②血清胆红素超过 324μmol/L；③有胆红素脑病早期症状；④光疗 24h 后，血清胆红素含量持续 256~325μmol/L，提示光疗效果不佳。

换血方法、选血：Rh 血型不合时，选用的血液 Rh 血型应与产妇相同，ABO 血型则应与患儿相同。若母亲为 Rh 阴性，应采用 Rh 阴性、O 型或 ABO 血型与新生儿相同的新鲜血液。换血量约为 150~180ml/kg。此量相当于患儿血容量的二倍，可移出 85% 覆盖抗体的红细胞和降低血胆红素。换血后继续光疗。换血比较安全，其并发症主要是高血钾症、低血钙、空气栓塞、感染败血症、脐静脉损伤和坏死性肠炎等。应加强有效措施而得以预防和治疗。

【问题 9】医患沟通应注意哪些问题？

发展良好的医患沟通是顺利完成疾病治疗和正确处理医患关系避免医疗纠纷必不可少的决定因素。

1. 医患沟通的重要性

（1）新生儿方面：新生儿往往无典型的症状和体征，仅表现反应低下，如新生儿 ABO 溶血早期可能无明显的皮肤巩膜黄染，无血红蛋白尿等，仅表现为精神状态较差，吃奶较少。新生儿免疫系统功能未完善，防御疾病能力差，病情易反复且变化多端，虽然起病时较轻，但由于病原体毒力强、自身抵抗力弱等原因，有病情骤然加重，甚至突然死亡的可能。因此，新生儿病房医患纠纷较为高发。

（2）家长方面：我国大多数家庭是独生子女，孩子成为整个家庭的中心，产后孩子多在新生儿监护室，父母因看不到孩子，更不能亲自照顾孩子，感到内疚和恐惧，心中产生分离感。除了对孩子的健康担忧外，家长还会由医疗环境的陌生感而产生紧张和焦虑，患儿母亲的表现尤为突出。同时医生的医疗技术水平、一些侵袭性的检查、药物的副作用以及繁重经济负担等等也会加重家长的心理压力。此外，由于家长普遍对疾病知识的缺乏，往往对治疗方案表示怀疑，而拒绝配合治疗；对医院医疗设施和治疗环境的局限性不理解等等，往往造成家长对医院和医护人员的过分挑剔。此时医务人员与他们及时沟通就显得尤为重要。

2. 医患沟通的方式

（1）与患儿的沟通：新生儿不能用语言交流，常用哭啼表现身心的变化和需求。需要爱抚的哭声是清脆、响亮的；饥饿、排尿引起的不适哭声很大，直至不适解除；身体不适时，啼哭的时间会长，当疾病严重时反而哭声低弱，同时伴不吃、不动等。医务人员熟练掌握观察病情的技巧，操作时动作轻巧、敏捷，并用语言和抚触等给予无微不至的关爱和呵护，可促进病情恢复。

（2）与患儿家长的沟通：尽管孩子是患者，家长往往比自己生病还要紧张，医务人员要充分体谅他们的心情，安慰和解释是成功沟通非常重要的一部分。医生耐心细致地把自己对患儿病情的判断、将要采取的治疗及各种治疗方案的利弊等信息向家长作通俗易懂的解释和说明，会令家长有满足感并在此基础上取得他们的信任，主动配合治疗。

向家长解释病情时要以疾病事实为基础，真实、准确地进行表述，既不能因过于谨小慎微夸大病情的危险性加重家长的不安，也不能过于"善心"，交代病情时轻描淡写使之误认为病情很轻，引起不必要的纠纷。如果患儿病情严重或诊断不明时，应在科内讨论后由科主任和护士长共同与家长沟通，解除家长的疑虑。一旦确诊，则及时与家长沟通。

总之，医患沟通在临床诊疗中占有举足轻重的地位，与新生儿家属的沟通不仅承载着患儿疾病的康复，同时也关系到产妇的身心恢复及其整个家庭的幸福。精湛的医疗技术，主动、耐心、细致的工作态度，有助于取得患方信任，改善医患关系、进行有效地医患沟通，从而避免或减少医疗纠纷的发生。

（王谢桐）

推荐阅读资料

［1］谢幸，孔北华，段涛．妇产科学．9 版．北京：人民卫生出版社，2018.
［2］STEVEN G G. 产科学：正常和异常妊娠．7 版．郑勤田，杨慧霞，译．北京：人民卫生出版社，2018.

第八章　正常及异常产褥

第一节　正常产褥

从胎儿娩出至产妇全身各器官除乳腺外恢复至正常未孕状态所需的一段时间,称为产褥期(puerperium),通常为6周。

病例摘要

患者,女性,28岁,孕足月临产后16h,宫口开全,2h后行会阴左侧切开,顺利分娩一男婴,体重3 900g,胎盘胎膜娩出完整,会阴伤口内缝数针。产时出血总量为150ml。产程正常,产后产房留观2h,阴道出血100ml。

产后2h体格检查:生命体征平稳,乳房挤压有少量初乳。子宫圆而硬,宫底在脐下1指。按压宫底见阴道有少量出血,血腥味,无臭味。

【问题1】产后2h内如何处理?

思路:产后2h内极易发生严重并发症,如产后出血、子痫、产后心力衰竭等,故应在产房内严密观察产妇的生命体征、子宫收缩情况及阴道出血量,并注意观察宫底高度及膀胱是否充盈等。最好用计量方法评估阴道出血量。若发现子宫收缩乏力,应按摩子宫并同时使用子宫收缩剂。若阴道流血量不多,但子宫收缩不良、宫底上升者,提示宫腔内有积血,应挤压宫底排出积血,必要时掏出宫腔积血块,并给予子宫收缩剂。若产妇自觉肛门坠胀感,提示有阴道后壁血肿的可能,应进行肛查确诊后及时给予处理。在此期间还应协助产妇首次哺乳。若产后2h一切正常,将产妇连同新生儿送回病室,仍需勤巡视。

知识点1:产褥期临床表现

1. 子宫复旧　胎盘娩出后,子宫圆而硬,宫底在脐下一指。产后第1日略上升至脐平,以后每日下降1~2cm,至产后10日子宫降入骨盆腔内。

2. 恶露产后随子宫蜕膜脱落,含有血液、坏死蜕膜等组织经阴道排出,称为恶露。正常恶露有血腥味,但无臭味,持续4~6周,总量250~500ml。根据其颜色、内容物及时间不同,可分为:

血性恶露:一般持续3~4天。

浆液恶露:持续10天左右。

白色恶露:持续3周。

当产褥感染时,感染的产物混合恶露排出,可以出现恶露异味等性状改变。

产后6h

产妇诉会阴肿痛,无尿意,未排尿,余无不适。

体格检查示生命体征平稳,乳房挤压有少量初乳。耻骨上区可扪及膀胱,子宫圆而硬,宫底平脐。按压宫底见阴道有少量出血,量约50ml,血腥味,无臭味。会阴水肿。

【问题2】产后6h如何处理?

思路:该患者目前存在2个问题,产后尿潴留和会阴水肿,给予留置尿管,产后24h内会阴冰敷,24h后给予热敷,同时指导产妇饮食、预防便秘。

知识点 2:产后尿潴留

1. 定义　产后尿潴留主要原因是膀胱麻痹,也可能是分娩过程中损伤了阴部神经。显性产后尿潴留是指产后 6h 或剖宫产术后,拔除尿管 6h 仍无法自行排尿。隐性尿潴留是指自行排尿后膀胱残留至少 150ml 尿液。

2. 危险因素　第二产程过长、腰麻、初产、器械助产、会阴侧切导致切口疼痛。

3. 临床表现　患者可能无症状,或有少量残余尿量,尿频、尿急、排尿费力。膀胱膨胀可以通过腹部触诊或者超声检查发现。

4. 管理　显性尿潴留的治疗方式是留置导尿或间歇性导尿,药物治疗无效。导尿术的指征是腹部触及膀胱或仅能排出少量尿液。间歇导尿一般是每 4~6h 导尿 1 次或当患者有尿意但无法排尿时给予导尿。如果患者可以排出少量尿液,可指导患者自我导尿来计算残余尿量。如果残余尿量 <150ml,且患者无明显排尿困难的症状,可以停止间歇导尿。间歇导尿没必要预防性使用抗生素。

5. 病程　尿潴留是自限性疾病,大多数患者一周内能缓解。在对隐性尿潴留患者的观察性研究中,96%~100% 患者在 2~5 天内残余尿量正常。

产 后 1 天

产妇诉下腹阵痛,褥汗较多。

体格检查示生命体征平稳,乳房不涨。宫底平脐,恶露血性,无臭味。会阴水肿较前减轻,尿管引流通畅,尿色清。

实验室检查白细胞计数 17×10^9/L。

【问题 3】产后阵痛的鉴别诊断。

思路:在产褥早期因子宫收缩引起下腹部阵发性剧烈疼痛,称为产后宫缩痛。于产后 1~2 日出现,持续 2~3 日自然消失,多见于经产妇。哺乳时反射性缩宫素分泌增多使疼痛加重,不需特殊用药。产后宫缩痛需与盆腔炎鉴别。盆腔炎多为下腹持续性疼痛,查体出现子宫、附件压痛或宫颈抬举痛。

【问题 4】产后白细胞升高是感染吗?

思路:白细胞数目并不能预测近期感染,正常产后白细胞常高达 15×10^9/L。只有出现可疑感染临床表现时,白细胞总数及分类计数才有意义。

产后 42 天复诊

产妇诉产后 40 天月经来潮,产妇家庭关系和睦。

体格检查示生命体征平稳,双乳不涨。子宫正常大小,双侧附件未触及肿块,无压痛,宫颈无举痛。

【问题 5】产后 6 周复查内容。

思路:包括全身检查及妇科检查。前者主要测血压、脉搏,查血、尿常规,了解哺乳情况,若有内科合并症或产科合并症应作相应检查;后者主要观察盆腔内生殖器是否已恢复至非孕状态;同时应带婴儿在医院做一次全面检查。建议行盆底功能检查。

知识点 3:产后月经复潮时间及避孕方式

月经复潮及排卵时间受哺乳影响。不哺乳产妇通常在产后 6~10 周月经复潮,在产后 10 周左右恢复排卵。哺乳产妇的月经复潮延迟,有的在哺乳期间月经一直不来潮,平均在产后 4~6 个月恢复排卵。产后较晚月经复潮者,首次月经来潮前多有排卵,故哺乳产妇月经虽未复潮,却仍有受孕可能。若已恢复性生活,应采取避孕措施,哺乳者以工具避孕为宜,不哺乳者可选用药物避孕。

小　结

临床关键点：

1. 产后 2h 是严重并发症高发期,应严密观察。
2. 产褥护理包括母婴同室、鼓励母乳喂养、会阴护理、饮食及二便管理。

(王志坚)

第二节　晚期产后出血

晚期产后出血(late puerperal hemorrhage),既往亦称为产褥期出血,是指分娩 24h 后,在产褥期内发生的子宫大量出血,可为持续或间断的阴道流血,亦可为急骤大量出血。因大多数患者是在院外出现大出血,所以出血量无明确规定,但明显多于月经量,需要药物或手术干预。

晚期产后出血的病因有胎盘、胎膜残留及胎盘植入;蜕膜残留;子宫复旧不全;感染;剖宫产术后子宫切口愈合不良;其他如妊娠滋养细胞肿瘤、子宫肌瘤、胎盘部位滋养细胞肿瘤等。

病例摘要

患者,女性,30 岁,孕 1 产 1。因"顺产后 25 天,阴道流血 1h"急诊收入院。患者曾于 25 天前因"停经 38^{+4} 周,下腹阵痛 6h"入院,以 LOA 位顺产分娩出一足月活男婴。分娩时,胎盘胎膜自娩完整,宫缩好,产后 2h 出血约 260ml。产后 2 天出院,患者一般情况可,无发热,无乳房胀痛,恶露血性、量少。产后 25 天,患者无明显诱因下出现阴道大量流血伴血块,无头晕乏力,无恶心呕吐,无腹痛,偶伴下腹坠胀。遂急诊入院。

检查记录

体格检查:体温 36.7℃,脉搏 104 次/min,呼吸 20 次/min,血压 136/80mmHg。神志清楚,查体合作。心肺听诊无异常。腹平软,全腹无压痛及反跳痛,未扪及包块,肠鸣音正常。耻骨联合上未扪及宫底。神经系统反射无明显异常。

妇科检查:外阴已婚已产式,阴道中量流血,会阴侧切Ⅱ/甲级愈合。因阴道流血,未行双合诊。

【问题 1】收入院后,对该患者首先要考虑及处理的问题是什么?

思路 1:患者因"顺产后 25 天,阴道流血 1h"急诊入院,自诉阴道大量流血伴血块,入院后无法评估具体的失血量。对于因出血而入院的患者,应首先考虑患者是否有失血性休克的表现。作为临床医生,学会评估出血患者是否存在休克对其预后极其重要。

知识点 1:休克

休克是机体有效循环血容量减少、组织灌注不足,细胞代谢紊乱和功能受损的病理过程,它是一个由多种病因引起的综合征,本质是组织氧供不足和氧需求增加。而其病理生理变化是一个从亚临床阶段的组织灌注不足向多器官功能障碍综合征(mutiple organ dysfunction syndrome,MODS)发展的连续过程。

思路 2:若此患者出现休克,该如何处理?

该患者若休克,应为血容量不足导致。及早建立两条以上静脉通路,立即吸氧和保温。予以补充血容量,首先采用晶体液和人工胶体液复苏,估计失血量达到或超过全身血容量 20% 时立即输血,积极处理原发病,纠正体内的酸碱平衡失调,适当地运用血管活性药物以维持脏器的灌注压。若出现 DIC,则按 DIC 的处理原

261

则紧急抢救。在抢救患者的同时,立即呼叫上级医生和抢救小组共同抢救。

【问题2】该患者入院后生命体征尚平稳,无明显的休克症状。应补充哪些病史?如何做进一步的处理?

思路1:入院体格检查,除了注意生命体征外还应注意以下几个方面。

(1)肺部听诊:因暂不能排除患者为妊娠滋养细胞肿瘤,而此类肿瘤易在短时间内转移至肺部,故应注意肺部听诊是否有异常。

(2)腹部触诊:患者虽无发热、腹痛等感染症状,但仍不能完全排除感染性疾病,故查体时应注意腹部有无压痛及反跳痛,有无移动性浊音,有无包块,能否触及子宫及宫底高度。

(3)窥视阴道,查明宫颈情况。

思路2:对于此类患者,尽快了解病因、及时处理原发性疾病非常重要。要详细了解发病过程。

(1)该患者出院后的恶露情况,近期是否出现血性恶露增加。

(2)询问和查阅住院病历的分娩记录,在分娩过程中是否出现肩难产、软产道裂伤、软产道血肿等异常情况,是否存在胎盘胎膜残留。

(3)近期是否有发热、腹痛。

(4)流血时是否排出烂肉样组织。

(5)是否有子宫肌瘤病史。

患者诉分娩顺利,无软产道裂伤,行会阴侧切并缝合,无阴道疼痛。血性恶露4天,量不多,无臭味,后转为淡粉色恶露,5天前转为白色恶露,偶见少量咖啡色分泌物。出院后无发热、腹痛等不适,既往无子宫肌瘤病史。通过病史及体格检查可暂时排除子宫内膜炎及软产道血肿破裂所致的晚期产后出血。

查看该患者既往的分娩记录示产后胎盘胎膜完整,其出血原因可能为蜕膜残留、子宫胎盘附着面复旧不全、妊娠滋养细胞肿瘤。

【问题3】为明确出血原因,下一步应进行哪些检查?

为进一步明确诊断,要对该患者进行相关的实验室检查,包括血 hCG 测定、血常规等化验检查和 B 型超声检查。血常规可初步判断患者是否存在感染及失血量的多少,B 型超声可了解子宫大小、宫腔有无残留物及子宫切口愈合情况,hCG 能初步排除有无滋养细胞肿瘤。

补充检查

此患者的血清 β-hCG 为 21.78mIU/ml。

患者 B 超报告提示见图 8-1。

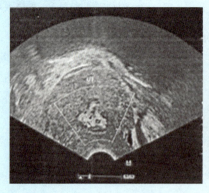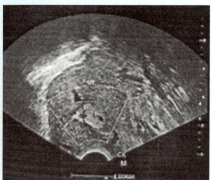

图 8-1　产后超声示宫内占位

子宫:长径 63mm,前后径 54mm,横径 56mm。宫颈 30mm。子宫后位,增大,肌壁回声不均匀,宫腔上段分离约 4mm,宫腔下段可见不均质强回声团,大小为 32mm×21mm,边界欠清,其内可见不规则液性弱回声,光团与宫体后壁之间可探及较丰富彩色血流信号,其内可探及彩色血流信号。

【问题4】患者可能的诊断是什么?

思路:结合患者分娩情况、血清 β-hCG、B 超等检查结果,目前考虑为宫腔内残留物所致晚期产后出血。

【问题5】进一步的治疗方案?

思路 1：患者晚期产后出血，目前考虑是宫内有残留物(胎盘、胎膜或蜕膜)，这些组织发生变性坏死和机化，当坏死组织脱落时，暴露基底部的血管而引起出血。故应解除病因，去除这些组织，促进子宫收缩。

思路 2：如何去除病因？

对于胎盘、胎膜组织残留的患者，一般情况良好时，采取刮宫。刮宫前应完善凝血功能等相关检查，并建立静脉通道、备血，做好随时急诊转开腹手术的准备。操作时应该动作轻柔，以防子宫穿孔。刮出物送病理检查明确诊断，并予抗生素预防感染，缩宫素促进子宫收缩。

思路 3：若在清宫术后，仍然出现阴道大量流血，予促宫缩等对症治疗后仍未见好转，应如何处理？

传统的处理方式是在积极防治休克的同时，急诊转开腹行子宫次全切或子宫全切除术。而随着血管栓塞介入的开展，越来越多的医生倾向于行髂内动脉或子宫动脉栓塞术，但此举措的前提是在患者的生命体征平稳时进行。

患者入院后进一步完善相关检查，无刮宫术的禁忌证，做好急诊手术的准备行刮宫术。术中可见刮出物为胎盘样组织，送病理检查。病理报告提示：妊娠晚期胎盘伴慢性缺血、灶状梗死及钙化。此患者最后诊断：晚期产后出血；胎盘残留；胎盘粘连；中度贫血。

术后予促进子宫收缩、预防感染治疗，3 天后复查 B 超无异常，血清 β-hCG 3.69mIU/ml，一般情况良好，予出院。

知识扩展：

剖宫产所致的晚期产后出血

思路 1：处理原则基本同上，但应注意患者剖宫产术前、术中及术后恢复情况。

思路 2：对怀疑剖宫产子宫切口愈合不良的患者，不管阴道流血多少都应住院治疗，给予广谱抗生素和支持治疗。对于阴道流血多者，可考虑介入治疗，效果不佳时，行剖腹探查。如手术中发现子宫切缘坏死的组织范围不大，炎性反应轻微，切口组织的血液供应良好，可行清创缝合术，必要时行子宫动脉结扎术或髂内动脉结扎术。如子宫切缘坏死广泛，感染严重，酌情行全子宫切除术或次全子宫切除术。

小 结

临床关键点：

1. 强调预防为主，防止晚期产后出血的发生，特别是分娩后应仔细检查胎盘胎膜的完整性。
2. 严格把握剖宫产手术指征，注意子宫缝合技巧，尽量减少因剖宫产手术而引起子宫切口愈合不良。
3. 发生晚期产后出血，立即住院，根据病因和临床表现给予相应治疗。
4. 做好产后访视工作，如发现异常，及时诊治。

(王志坚)

第三节 产褥感染

产褥感染(puerperal infection)是指分娩及产褥期生殖道受病原体侵袭，引起局部或全身感染，其发病率为6%。三大主要临床症状为发热、疼痛、异常恶露。产褥早期低热的最常见原因是脱水，但在2~3 天低热后突然出现高热，应考虑感染可能。依感染发生部位，分为会阴、阴道、宫颈、腹部伤口、子宫切口局部感染，急性子宫内膜炎、急性盆腔结缔组织炎、腹膜炎、血栓性静脉炎、脓毒血症及败血症等。女性生殖系统对细菌的侵入有天然的防御屏障，只有在机体免疫力、细菌毒力和细菌数量三者之间的平衡失调时，才会增加产褥感染的机会。

病 例 摘 要

患者,女性,初产妇,24 岁。因"顺产后 9 天,阴道黄褐色分泌物 4 天,阴道流血伴发热 1 天"来门诊就诊。患者 9 天前顺娩一活男婴,产后 2 天出院。4 天前出现阴道黄褐色分泌物,量少,有异味,无发热,未予重视;今晨无明显诱因出现阴道流血,色鲜红,如月经量,随后出现畏寒、发热,伴寒战,自测体温达 38.3℃。母乳喂养。

【问题 1】目前的诊断是什么?

思路:育龄初产妇,顺产后 9 天,恶露异常 4 天,现发热 1 天。就诊后复测体温 38.9℃,目前诊断为产褥发热;根据阴道流血和恶露异常,考虑产褥感染可能性大。

知识点 1:产褥发热

某些感染或非感染性因素均可以导致产褥期发热,即体温 ≥ 38℃。大多数产后持续性发热是由于生殖器感染。使用这一保守的发热定义,据报道产后 24h 内发热的患者中,顺产 20%,剖宫产 70% 后续诊断为盆腔感染。值得注意的是产后 24h 内发热达 39℃,可能与 A 族链球菌盆腔感染有关。

【问题 2】如何确定发热原因?

思路:问诊及查体需注意,心肺听诊有无啰音,双侧乳房有无胀痛,有无结节包块形成,腹部切口有无红肿、渗出和压痛,下腹部有无压痛及反跳痛,宫底下降程度及有无压痛,有无双下肢水肿,有无腓肠肌压痛。会阴切口有无红肿,肾区有无叩痛。

检 查 记 录

脉搏 80 次 /min,呼吸 20 次 /min,血压 124/74mmHg。心肺听诊无异常,双侧乳房无发热,无胀痛,乳量中等,未扪及硬结及包块,无触痛。腹软,无压痛,肾区无叩击痛,无双下肢水肿及压痛。

知识点 2:产褥发热的鉴别诊断

1. 细菌性乳腺炎　当持续性发热同时伴有乳腺组织肿胀,持续性疼痛,泌乳不畅,查体单 / 双侧乳腺或部分乳腺组织红肿,质硬,伴有压痛时考虑细菌性乳腺炎。

2. 呼吸道疾病　上呼吸道感染多数在发热的同时伴有咳嗽、咳痰、鼻塞、呼吸困难等症状,尤其在剖宫产分娩的产妇中更常见,可能出现肺不张、吸入性肺炎或细菌性肺炎。查体可能有患侧肺部的湿性啰音,但也有产妇症状隐匿,需要胸部 X 线片排除。

3. 泌尿系统感染　产后尿潴留、剖宫产术的留置尿管,都增加了产褥期泌尿系感染的发生率。典型病例在发热时有腰痛、肾区叩击痛、尿频尿急尿痛等症状,产后的恶露存在增加了尿液检查的困难,留取中段尿后可见菌尿,尿中白细胞、红细胞升高。细菌培养可以得到细菌学证据支持。

4. 血栓性静脉炎　当盆腔和下肢浅 / 深静脉血栓同时伴有感染,形成血栓性静脉炎,可能出现腿部疼痛、肿胀,常有腓肠肌压痛。

5. 产褥感染　感染部位为生殖道。

本例产褥期妇女,发热伴有阴道流血和恶露异常,根据以上病史和查体,考虑产褥感染。

【问题 3】为了进一步明确诊断,还需要补充哪些病史?

思路:①婚育史、孕产次。②本次妊娠过程中有无营养不良、孕期贫血、孕期卫生不良、白带异常、细菌性阴道病、支原体等下生殖道微生物定植的证据等。③孕期有无长期反复阴道流血,是否为早产,有无胎膜早破,因为这些疾病的发生都可能与绒毛膜羊膜炎有关。④分娩过程中,有无胎膜早破、滞产、产程延长;有无阴道检查次数过多;宫腔内胎儿监护;有无过度的宫腔内操作。⑤有无产时产后出血、胎盘胎膜残留,有无生殖道损伤,有无切口红肿疼痛。⑥有无引起子宫复旧不良的因素,如羊水过多、巨大儿、多胎妊娠等因素。⑦孕妇有无慢性疾病(如糖尿病)、肥胖、长期应用糖皮质激素或免疫抑制剂治疗。以上均为产褥感染高危因素,需要加以注意。

回顾孕期病史及分娩记录

初孕妇,中孕期反复有少许阴道流血,超声未提示异常,常服用保胎药物。2013 年 7 月 3 日 18:00 出现阴道流液,7 月 4 日 00:10 出现规律宫缩,09:30 宫口开全,10:42 胎儿娩出(LOA),胎儿出生体重 3 730g。羊水无粪染,胎盘粘连,医生徒手剥离胎盘,检查胎盘胎膜基本完整。孕期营养好、无贫血、无卫生不良、无其他慢性疾病。产后 2h 出血约 200ml,无产后出血。

体格检查:宫底耻骨联合上 4 横指,子宫收缩一般,压痛轻;阴道检查:外阴已产型,会阴侧切处未见出血及红肿。阴道通畅,可见血性分泌物,异味,宫颈口闭合,可见宫腔内血液流出。

目前资料总结,患者产褥感染的高危因素有:孕期反复阴道流血,胎膜早破,产时胎盘粘连,徒手剥离胎盘进行宫腔操作。

知识点 3:产褥感染的常见诱因

产褥感染的常见诱因为产妇体质虚弱、营养不良、孕期贫血、孕期卫生不良、胎膜早破、羊膜腔感染、慢性疾病、产科手术、产程延长、产前产后出血过多、多次宫颈检查等。病原体(β- 溶血性链球菌最常见)通过外源性、内源性途径感染机体。

【问题 4】为了进一步明确诊断,需要哪些辅助检查?

思路 1:

1. 血液学检查 血常规,肝肾功能、凝血功能和 C 反应蛋白等,在发热时抽血查血培养及细菌药物敏感性试验。

2. 取宫颈口血液进行细菌涂片、细菌培养及药物敏感性试验。

3. 必要时需作厌氧菌培养,病原体抗原和特异抗体检测可以作为快速确定病原体的方法。

4. 凝血功能、血浆 D- 二聚体,协助盆腔血栓性静脉炎的诊断或排除。

5. 超声检查了解子宫复旧情况及宫内有无妊娠物残留,了解盆腔有无异常包块回声。

6. 尿常规。

思路 2:虽然血培养阳性率低,培养时间长,却是血液感染的直接证据,需要临床尽可能搜集标本。细菌涂片简单,易行,可以提供细菌学定性参考。如果血培养阴性,而在涂片中出现大量的细菌,应高度怀疑厌氧菌感染。在胎膜早破、早产等感染倾向明显时,局部的细菌涂片有时可以早期提供细菌学证据。同时留取胎盘胎膜进行病理检查,如果结果提示绒毛膜羊膜炎,同样可以证明有产前感染的存在。此时,产褥感染可能是产前感染的延续。

补充检查

B 超检查提示,子宫呈前位,增大,肌壁回声不均,宫腔内见不均质回声,范围约 66mm×10mm,边界欠清,周边为不规则液性弱回声,彩色多普勒超声示不均质回声周边及内部未见血流信号。左右卵巢可显示,大小正常。盆腔未见其他异常回声。

急诊化验:血红蛋白 115g/L;白细胞计数 $14.57×10^9$/L;中性粒细胞百分比 85.4%;血小板计数 $243×10^9$/L。C 反应蛋白 25.2mg/L。凝血酶原时间 15.2s;血浆 D- 二聚体 368μg/L,β-hCG 4.0mIU/ml。

宫颈分泌物涂片提示较多革兰氏阴性杆菌。

思路 3:目前考虑产褥感染,子宫肌炎;产后子宫复旧不良。

【问题 5】感染病原菌的来源及途径。

思路:考虑患者为革兰氏阴性杆菌导致的产褥感染,伴子宫复旧不良。β 溶血链球菌是最常见的感染细菌。

知识点 4 ：产褥感染的途径

（1）内源性感染：由正常孕妇生殖道或其他部位寄生的病原体，多数不致病，当抵抗力降低等感染诱因出现时可致病。

（2）外源性感染：由被污染的用具和器械等造成（金黄色葡萄球菌、表皮葡萄球菌、β溶血链球菌）。

【问题 6】常见的产褥感染有哪些？

依感染部位分为：

（1）急性外阴、阴道、宫颈炎及伤口感染（葡萄球菌、大肠埃希菌）：外阴伤口边缘红肿、触痛、硬结，有脓性分泌物，拆线后伤口裂开。腹部伤口感染可向腹腔深部发展，甚至可能出现腹壁子宫瘘，此时恶露也会有脓性、异味等感染表现。阴道与宫颈感染表现为黏膜充血、溃疡、脓性分泌物增多，日后可以发生阴道粘连甚至闭锁。

（2）急性子宫内膜炎、子宫肌炎：病原体经过胎盘剥离面侵入，扩散至子宫蜕膜层称为子宫内膜炎，侵入子宫肌层称为子宫肌炎，两者常伴发。表现为产后发热、恶露增多有臭味，子宫复旧不良，下腹疼痛及压痛。重者出现寒战、高热、头痛、心率快、白细胞增多。部分患者局部反应轻，下腹压痛轻重不一。有时体温可以在未用抗生素的情况下恢复正常，易误诊。

（3）急性盆腔结缔组织炎、急性输卵管炎（血行感染、淋巴感染）：高热、寒战、厌食、下腹痛，子宫复旧不良，两侧附件区增厚，有明显压痛，有质硬包块，严重者形成"冰冻骨盆"。若已化脓则出现囊性感。须尽早切开排脓引流，体温才会下降。

（4）急性盆腔腹膜炎及弥漫性腹膜炎：全身中毒症状，如高热、恶心、呕吐、腹胀，检查时腹部有明显压痛、反跳痛，也可在直肠子宫陷凹形成局限脓肿，称为盆腔脓肿；检查发现后穹窿饱满，有波动感，可出现腹泻、里急后重与排尿困难。有少数发展为弥漫性腹膜炎，病情更为严重者危及生命。

（5）盆腔血栓性静脉炎（厌氧菌、弛张热、股白肿）：产后 1~2 周发病，呈弛张热型，继子宫内膜炎后出现寒战、高热、反复发作，持续数周。不易与盆腔结缔组织炎鉴别。盆腔静脉血栓延伸至下肢静脉可引起"股白肿"。

（6）脓毒血症及败血症：感染血栓脱落进入血液循环，引起脓毒血症，可并发感染性休克和迁徙性脓肿。病原体大量进入血液并繁殖形成败血症，表现为持续高热、寒战、全身明显中毒症状，危及生命。

【问题 7】产褥感染治疗方案如何选择？

思路：

1. 一般治疗　半坐卧位，利于恶露引流和使炎症局限于盆腔内。纠正贫血与电解质紊乱。及时清除宫腔残留物，有脓肿者切开引流，缝线感染者及时拆线。

2. 抗生素的应用　在无细菌学证据之前，宜根据临床经验选择药物，高效、广谱、足量给药。如根据临床经验考虑革兰氏阴性菌感染建议第三代头孢菌素，如考虑革兰氏阳性菌可能性大最好选用第一代、第二代头孢菌素，也可选用青霉素。如考虑合并厌氧菌感染，可以加用甲硝唑、克林霉素等抗厌氧菌药物。如果有细菌证据，则根据细菌培养及药敏试验选用有效抗生素。抗生素使用过程中注意用药间隔和剂量，保持有效的血药浓度。当中毒症状严重者，可短期加用肾上腺皮质激素，提高机体应激能力。

许多抗生素可以通过乳汁分泌，建议在哺乳后用药，减少新生儿药物负荷。如遇必须应用可能对新生儿有影响的药物，则暂停哺乳。

3. 低分子肝素的应用　血栓性静脉炎在应用大量抗生素的同时，加用低分子肝素治疗可预防血栓的形成，对血栓性静脉炎治疗可能有一定帮助。

4. 宫腔残留物处理　经充分有效抗感染治疗后清理宫腔残留的胎盘和胎膜。如感染未得到控制，不建议彻底刮宫，仅钳夹出大块残留物即可，以免因刮宫引起感染扩散和子宫穿孔。

5. 手术治疗　子宫感染严重，经抗感染治疗无效，出现败血症、脓毒血症或不可控制的出血时，应及时切除子宫，挽救患者生命。

【问题 8】患者下一步应如何处理？

思路：患者白细胞计数 $14.57 \times 10^9/L$；中性粒细胞百分比 85.4%，C 反应蛋白 25.2mg/L，血浆 D- 二聚体 368μg/L，感染指标偏高，但可以基本排除血栓性静脉炎。宫腔内见不均质回声，范围约 66mm×10mm，边界欠清,不均质回声周边及内部未见血流信号,β-hCG 4.0mIU/ml,提示宫腔内可能有残留蜕膜组织,但感染尚未控制,子宫出血少量,可暂不予清宫。予头孢曲松钠＋甲硝唑广谱抗生素治疗感染、缩宫素促进子宫复旧及退热补液治疗,密切注意观察患者阴道流血及体温情况。根据治疗效果酌情更换抗生素。

患者入院后第2天,体温恢复正常。第3天行清宫术,刮出蜕膜组织约5g,继续抗感染加强宫缩治疗。第6天无发热、无腹痛、无阴道流血流液,予以出院。出院带药:益母草软胶囊促子宫收缩,头孢泊肟酯片继续维持抗感染方案。

【问题9】产褥感染的并发症?

1. 坏死性筋膜炎　可以发生于剖宫产切口、会阴切开切口、会阴撕裂处,有很高的病死率,常伴有很明显的组织坏死。感染多为混合细菌。

2. 腹膜炎　因妊娠致腹壁松弛,往往疼痛剧烈,但肌紧张不明显。如果由子宫感染扩散而来,通常药物可以治疗。如果源自肠道损伤或子宫切口坏死,盆腔脓肿破裂,常伴发败血症休克,需要使用抗生素同时手术治疗。

3. 脓毒血症及败血症。

【问题10】如何预防产褥感染?

1. 妊娠期　加强孕期卫生宣传,孕期避免性生活,晚孕期避免盆浴,加强营养,增强体质。及时治疗外阴阴道炎及宫颈炎症等慢性疾病和并发症。

2. 分娩期　避免胎膜早破、滞产。消毒产妇用物,接产严格无菌操作,防止医源性感染。尽量减少阴道检查和宫腔操作,防止软产道损伤,如有损伤及时缝合。仔细检查胎盘、胎膜是否完整,防止产后出血。正确掌握手术指征,对于剖宫产者,预防性应用抗生素。对于破膜时间超过12h、有宫腔操作者也可以考虑适当预防性应用抗生素。

3. 产褥期　应注意外阴部清洁卫生,10天内不坐浴,产褥期严禁性生活。

小　结

临床关键点:

1. 产褥感染指分娩及产褥期生殖道受病原体侵袭,引起局部或全身感染。

2. 对于有高危因素的患者应提早预防,及早发现异常,及时处理。

3. 治疗首先应改善患者一般状况,采用广谱抗生素实验性治疗,待获得细菌培养及药敏结果后,根据结果决定是否调整用药。对于特殊类型的感染应请相关科室的医师会诊共同制定治疗方案。

(王志坚)

第四节　产后抑郁

产后抑郁(post partum depression,PPD)是指产妇在产褥期间出现抑郁症状,是产褥期精神综合征最常见的一种类型。国外报道发病率约30%,15%~85%女性在产后2周内出现症状。主要表现为持续和严重的情绪低以及一系列症候,如动力减低、失眠、悲观等,影响对新生儿的照料能力。

病例摘要

患者,女性,29岁,中专文化。产后情绪低落10天来门诊就诊。白天无精打采,晚上无法入眠,怕声响和光亮,心情压抑、烦躁、易发脾气,对什么都没兴趣,不思茶饭,母乳明显减少。总担心孩子会生病,怀疑自己能否把孩子养大,甚至有时有抱孩子去跳楼念头。

体格检查:生命体征平稳,心肺未见异常。产后10天体型。神经系统检查未见异常。

精神检查:意识清,不语,不动,眼球运动正常,能追随医生、议论患者,表情淡漠。

【问题1】通过病史采集,我们首先获得的临床信息是什么?

思路:产后女性出现情绪低落,应首先考虑有无心理疾病。同时母乳减少,需排除产后激素变化引起的疾病。

知识点1:产褥期精神病的分类

产褥期精神病主要分为:①产后忧郁;②产后抑郁;③产后精神病。其严重程度逐渐增高,与发病率成反比。

知识点2:产后抑郁高危因素

Posner等研究表明有如下几种表现者易发生产后抑郁症。

①<20岁;②未婚;③不了解医学知识;④来自有多个兄弟姊妹的家庭;⑤儿童或少年期与父母双方或一方分离;⑥儿童期很少受到父母支持与关爱;⑦成年期很少得到父母支持;⑧与丈夫或男友的关系差;⑨在住房或收入方面有经济困难;⑩对受教育的程度不满;⑪过去或现在有情感问题;⑫自信心不足。

知识点3:产后抑郁患者的临床表现

记忆力减退,多有疲乏、心悸、胸闷、胃肠不适、便秘等躯体症状,伴有焦虑、内疚感,睡眠障碍,以早醒为其典型表现,有自暴自弃、厌世或自杀心理。重度抑郁症会使工作、社交受到明显影响,甚至日常生活、工作不能自理。

产后抑郁病史的妇女远期预后受到影响,其经前综合征及更年期综合征的发病率较健康人群明显升高。

【问题2】为进一步明确诊断,还应该进行哪些辅助检查?

思路:临床多常规进行自我问卷调查,如利用Edinburgh产后抑郁评分系统(EPDS)进行自我评测,对于发现和诊断PPD很有帮助。同时进行实验室检查,包括性激素、甲状腺功能等排除内分泌紊乱等引起的精神类疾病。

补 充 检 查

EPDS 15分。辅助检查:LH 12.6mIU/ml,FSH 4.3mIU/ml,E_2 43.5pg/ml,PRL 12.2ng/ml,T 1.02ng/ml,P 0.41ng/ml,hCG<0.01mIU/ml。甲状腺功能正常。

知识点4:Edinburgh产后抑郁评分系统

Edinburgh产后抑郁评分表(EPDS)既可用于孕期及产后筛查可能患有抑郁症的妇女,也可用于产后抑郁症的粗略诊断,但最终的确诊需结合临床判断。EPDS为自评量表,共有10个项目,分别涉及心境、乐趣、自责、焦虑、恐惧、失眠、应付能力、悲伤、哭泣和自伤等。由受试者根据症状出现的频度在各项目下相应的0(从未)、1(偶尔)、2(经常)、3(总是)处打勾。各项目得分累加即为量表总分,得分范围0~30分。总分≥12分提示患者存在不同程度的抑郁症状,则视为筛查阳性。总分越高,反映抑郁程度越重。但其假阳性率较高。

【问题3】患者的诊断与鉴别诊断。

思路1：产后抑郁症的诊断至今无统一的判断标准，目前应用较多的是美国精神病学会在《精神疾病的诊断与统计手册》(第5版)(DSM-5)中制订的标准(表8-1)。

知识点5：

表8-1　DSM-5产后抑郁诊断标准

A. 至少持续2周，每天或几乎每天出现下列5个或以上的症状：(必须包括第1项或第2项症状之一)

　　1. 情绪抑郁。

　　2. 对全部或多数活动明显缺乏兴趣或愉悦。

　　3. 体重显著下降或增加。

　　4. 失眠或嗜睡。

　　5. 精神运动性兴奋或迟钝。

　　6. 疲劳或乏力。

　　7. 遇事均感毫无意义或自罪感。

　　8. 思维能力减退或注意力不集中。

　　9. 反复出现死亡或自杀的想法。

B. 症状不符合其他精神疾病的标准

C. 症状妨碍工作、学习及社会活动的功能

D. 症状不是由物质或一般药物直接引起

注：本患者符合A中第1、2、4、7、9小项共5项，几乎每天出现，符合产后抑郁的诊断。

思路2：如何与其他产褥期精神疾病鉴别？

产褥期精神病是与产褥期有关的重要精神和行为障碍，绝大多数发生在分娩后2周，但是在产后6周内任何程度的精神病均可能发生。对具有上述病因、诱因和症状的患者，应请精神科医师会诊协助诊治，还应做全身检查及实验室检查，排除严重躯体及脑部疾病有关的精神障碍。明尼苏达多项人格测验、90项症状自评量表、抑郁自评量表、焦虑自评量表等量表可协助了解患者的情绪状态，明确精神疾病诊断。

产后常见的精神疾病：产后忧郁诊断的关键是时间上的进程，是区分产后忧郁与产后抑郁有重要的临床价值，当产后忧郁症状超过第2周，应对诊断进行重新评估。产后精神病在产后情感障碍中最为严重，但发病率低。多以抑郁狂躁症的形式出现。早期多有失眠表现。

希恩综合征多由产后大出血导致。产褥期长期衰弱乏力，最早为无乳汁分泌，性欲减退，精神淡漠、嗜睡、乏力、反应迟钝，畏寒，体温偏低、脉搏缓慢、血压降低、面色苍白、贫血。多数有水肿、体重下降。可通过实验室检查及详细询问病史明确诊断。

【问题4】产后抑郁治疗方案如何选择？

思路：对产后抑郁的治疗选择要遵循以下原则。减轻抑郁症状，改善社会适应能力，减少对后代的影响。治疗可在门诊指导下进行。治疗前后运用量表评估抑郁程度。治疗的关键是辨别母亲的精神症状。治疗方案确定，需和患者讨论决定。必须告知患者治疗的效果，不治疗的风险，药物安全性及哺乳安全性，同时考虑患者个人意愿、时间、资金等条件。

治疗方式包括心理治疗和药物治疗。心理治疗为重要的治疗手段，包括心理支持、咨询和社会干预等。药物治疗适用于中重度抑郁症及心理治疗无效者。①对于有母乳要求的患者，尽可能使用心理治疗方式治

疗,但治疗效果较药物治疗弱;②对于没有哺乳要求的患者,可以使用抗抑郁药物治疗,效果更佳。药物治疗应在专科医师指导下进行。

注意:产后抑郁不仅影响母亲的生活,同样也影响婴儿的正常生活及良好的母婴关系,诊疗中要时刻关注患者的需求和疾病的进展。

【问题5】患者下一步应如何处理?

思路1:患者处于产褥期,要求母乳喂养,既往无精神病病史。人际心理治疗(IPT)是治疗产后抑郁的短期有效的治疗方法。通过处理人际事件(如角色转换,婚姻关系,社会支持,生活压力)来进行治疗,对于产后抑郁症的女性是非常有必要的。盐酸舍曲林对哺乳期婴儿的不良反应很小,因而被作为产后抑郁症的哺乳期妇女抗抑郁一线用药。盐酸帕罗西汀和去甲替林为盐酸舍曲林无效或不能耐受时患者的二线用药。治疗后需要对患者进行随访,建立定期的家庭咨询。

知识点6:产后抑郁患者健康教育

1. 了解影响精神状态的因,如生活方式,包括饮食、体重、烟酒、运动等。

2. 调整生活方式,减轻抑郁症状

(1)IPT是治疗产后抑郁的短期有效的治疗方法。

(2)通过对婴儿进行按摩建立良好的母婴关系。

(3)对孕妇家属的宣教,强调家庭情感支持和家务参与的重要性,使家属自觉分担产后婴幼儿护理和家务,强化情感支持和物质支持的力度。

(4)产后上门指导及时传授护理和育婴技巧,解决产妇焦虑因素,并减轻其育婴压力。

(5)引导丈夫和其他家属给予产妇正确积极的评价,增加正性情绪,减少负面情绪,增强产妇的自信心。

思路2:如何促进母婴关系?

联合治疗母亲和婴幼儿,母婴同时入院,以母亲与婴儿为治疗单位建立治疗方式。优势包括支持治疗,母婴皮肤持续直接接触,母乳喂养不会中断或停止,多学科综合治疗,直接观察母婴的互动,促进和建立一个健康的母婴关系。

【问题6】如何预防产后抑郁的发生?

思路:PPD可以积极主动的预防,从孕期即应关注身心的变化,便于早预防、早发现、早治疗。包括以下五个方面:

1. 注意自身健康　孕产妇要有意识地预防产后抑郁的发生。有研究显示低水平维生素D会增加妇女产后抑郁症状。有研究发现娱乐性活动对产妇抑郁情况无改善效果,甚至发现产妇活跃的性格可能会增加其患抑郁症的风险。

2. 加强社会心理支持系统　心理影响生理,PPD的发生虽然有客观的生理原因,但社会支持系统健全完善、保质保量,创造和谐的孕育环境,加强情感支持,能减少PPD的发生,需要家庭成员之间的协作与沟通,尤其是配偶的关心、安慰。

3. 产前沟通及健康宣教　产前可利用个性调查量表对孕妇进行筛查,对于筛选出的易感人群早期干预、早期训练,以减少PPD发生的可能性。对于产前紧张孕妇,特别是初产妇、高龄产妇进行产前沟通和产前教育,减少其紧张情绪。借助家属的力量效果会更佳,加强社会支持系统,缓解孕妇的紧张情绪。因此,定期做检查,确保婴儿及孕妇的健康,会大大减轻孕妇的心理负担,对孕妇及胎儿也有益处。

4. 产后护理　要求产科护士要有扎实的理论基础和娴熟的护理技能,不仅要求护士在平时工作多加注意产妇情绪,及时发现问题,及时做出处理,还要求护士能够传授给产妇自我护理和育婴技巧,增加信息支持,减轻孕妇的心理负担。

5. 正确选择分娩方式　研究表明,剖宫产比自然分娩更容易诱发PPD。近年临床上出现水中分娩、导乐分娩、陪伴分娩等新分娩方法,旨在减轻产妇的痛苦,更为人性化。

小 结

临床关键点:

1. 产后抑郁多在产后 2 周内出现症状。筛查方式主要为 Edinburgh 产后抑郁评分量表。
2. 产后抑郁诊断标准多采用美国精神病学会 DSM-5 产后抑郁诊断标准。
3. 产后抑郁是影响女性及婴儿,甚至整个家庭的疾病,主要治疗方案包括心理治疗和药物治疗。

（王志坚）

第二篇
妇 科

第九章　外阴上皮内非瘤样病变

外阴上皮内非瘤样病变是女性外阴皮肤和黏膜组织色素改变和变性的一组慢性疾病,包括外阴硬化性苔藓(lichen sclerosus of vulva)、外阴鳞状上皮细胞增生(squamous cell hyperplasia of vulva)及其他皮肤病,如外阴接触性皮炎、银屑病、扁平苔藓、外阴擦烂、贝赫切特病和外阴前庭炎等。多数外阴上皮内非瘤样病变的病因不明。

首次门诊病例摘要

患者,女性,42岁。主诉外阴瘙痒伴性交痛5个月,逐渐加重1个月。患者平素月经规律,月经初潮13岁,5~6天/28~30天,量中等,无痛经。近5个月患者感觉外阴瘙痒,伴有性交疼痛,且近1个月逐渐加重。既往无类似表现,也无外阴疾病史。生育史1-0-2-1。

【问题1】通过病史采集,首先获得的临床信息是什么?

思路1:42岁女性,主诉为外阴瘙痒伴性交痛5个月,逐渐加重1个月。首先要考虑患者有外阴和阴道病变可能,因为无论是外阴,还是阴道病变均可引起外阴瘙痒和性交疼痛,需通过进一步检查进行诊断和鉴别诊断。

知识点1:外阴阴道解剖学生理特点

女性外生殖器官是指生殖器官外露部分,位于两股之间,前为耻骨联合,后为会阴。主要解剖结构有阴阜、大阴唇、小阴唇、阴蒂和阴道前庭。阴道前庭区域内有尿道口、阴道口、前庭大腺和前庭球等重要解剖结构。

阴道为性交器官、经血排出和胎儿娩出通道,阴道黏膜为复层鳞状上皮,无腺体,受性激素的影响而有周期性的变化。正常阴道内有微生物寄居,形成正常阴道菌群和阴道生态系统。外阴阴道和尿道、肛门毗邻,局部潮湿,易受污染。幼女和绝经后妇女阴道黏膜变薄,弹性差,局部抵抗力差,容易受感染。外阴和阴道有丰富的血管和淋巴组织,静脉和淋巴管常以网状结构相吻合,故肿瘤和感染极易扩散,外伤后极易形成血肿。

知识点2:外阴上皮内非瘤样病变命名的演变

外阴硬化苔藓和鳞状上皮细胞增生在不同年代由于对其临床、病理认识不同而有不同的命名。最早称为外阴白斑、外阴干燥症、增生性或萎缩性外阴炎等,由于命名混乱,给治疗和结果比较带来了一定的困难。为统一认识,国际外阴疾病研究协会(International Society for the Study of Vulvar Disease,ISSVD)将其统一命名为外阴营养不良(chronic vulvar dystrophy),根据组织学表现分为硬化苔藓型营养不良、增生型营养不良和混合型营养不良,后两型中又进一步分出无不典型增生和不典型增生两个亚型。1987年ISSVD与国际妇科病理学家协会(International Society of Gynecological Pathologists,ISGYP),共同制定了新的外阴皮肤病分类,并在2006年对这一分类进行了更新。

知识点 3 :外阴皮肤病分类(ISSVD,2006)

皮肤棘细胞层水肿型

特应性皮炎

变应性接触性皮炎

刺激性接触性皮炎

棘皮症型(旧称为鳞状细胞增生)

银屑病

慢性单纯性苔藓

原发性(特发性)

继发性(硬化性苔藓、扁平苔藓或其他外阴疾病的叠加)

苔藓型

硬化性苔藓

扁平苔藓

表皮均匀/硬化型

硬化性苔藓

水疱型

类天疱疮,瘢痕型

线样 IgA 病

棘层松解型

家族性良性天疱疮(Hailey-Hailey disease)

毛囊角化病(Darier's disease)

丘疹生殖股棘皮症

肉芽肿型

克罗恩病(Crohn's disease)

梅-罗综合征(Melkersson-Rosenthal syndrome)

血管病变型

口腔溃疡

白塞氏病,贝赫切特病(Behcet's disease)

浆细胞性外阴炎

思路 2 :为进一步明确诊断,还需要补充哪些相关病史?

(1)患者有无药物和食物过敏史,近期有无食用辛辣食物和易过敏食物。

(2)了解患者的卫生习惯,有无长期使用刺激性的药物和肥皂清洗外阴。

(3)了解患者内衣的穿着习惯,如是否偏爱化纤内裤等。

(4)了解患者有无皮肤疾病史,如白癜风、斑秃、湿疹、银屑病等皮肤病。

(5)了解患者有无自身免疫性疾病,如糖尿病、甲状腺功能亢进或减退症等。

(6)了解患者的白带状况,如有无白带增多、白带有无异味等。

进一步询问病史,患者均无上述有关病史。

【问题 2】为进一步明确诊断,体格检查需要注意哪些问题?

思路 1 :体格检查应注意外阴有无萎缩、皮肤的颜色、弹性、有无溃疡、皮疹、抓痕。注意大小阴唇有无萎缩、变薄。另外,一定要进行阴道窥诊,注意阴道内分泌物的性状,包括分泌物的量、颜色、有无异味等。

体 格 检 查

妇科检查：外阴轻度萎缩、小阴唇变小、大阴唇变薄、阴蒂萎缩、皮肤颜色变白、发亮、弹性差、见抓痕。病变对称，范围累及会阴和肛周。阴道通畅，阴道壁颜色和阴道内分泌物性状正常，宫颈光滑，子宫中位、正常大小、活动，双附件未触及异常（图9-1）。

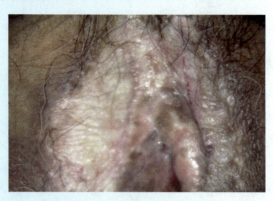

图 9-1　外阴硬化性苔藓

思路 2 ：通过体格检查，发现患者外阴病变有以下特征。

（1）外阴萎缩、皮肤弹性差。

（2）外阴皮肤色素减退，导致外阴皮肤变白。

（3）病变对称，累及会阴和肛周。

（4）阴道分泌物性状正常。

根据病史和体格检查结果，判断患者出现的临床症状如外阴瘙痒、性交疼痛等，和外阴病变有关，而非阴道炎症导致。

【问题 3】 为进一步明确诊断，还应该进行哪些辅助检查？

根据临床表现可以初步诊断为外阴硬化性苔藓，但确诊主要依靠病理检查。

知识点 4 ：外阴活检和注意事项

外阴活检主要用于下列可疑疾病明确诊断：

1. 阴部赘生物或溃疡需明确病变性质。

2. 外阴色素减退性疾病需明确其类型或排除恶变。

3. 外阴淋巴结肿大明确病因。

4. 疑为恶性黑色素瘤。

操作方法：

患者取膀胱截石位，常规外阴消毒，铺无菌孔巾，用 0.5% 利多卡因进行局部浸润麻醉。根据需要选择取材部位。以刀片或剪刀切取或剪取适当大小的组织块，有蒂的赘生物可以用剪刀自蒂部剪下，小赘生物也可以用活检钳钳取。标本取好后，创面局部采用压迫、电凝或缝扎止血。标本根据需要可做冰冻切片检查，或以适当固定液（多为 10% 甲醛或 95% 酒精）固定后作常规组织病理检查。

注意事项：

1. 所取组织须有足够大小，一般要求组织直径至少 5mm 以上。

2. 表面有坏死溃疡的病灶，取材需达足够深度，以获得新鲜有活性的组织。

3. 有时需作多点活检。

4. 所取组织应包含部分正常组织。

5. 活检时间尽量避开月经期。

病理检查结果

患者病理检查结果符合外阴硬化性苔藓的病理表现。

知识点5：外阴硬化性苔藓（lichen sclerosus of vulva）的病理表现

表皮萎缩，表层过度角化，常可见到毛囊角质栓，棘层变薄，基底层细胞液化、空泡变性、上皮角变钝或消失；真皮浅层早期水肿，晚期胶原纤维玻璃样变，形成均质化带，均质化带下方有淋巴细胞和浆细胞浸润。此外，上皮黑色素细胞减少。由于表皮过度角化和黑色素细胞减少使皮肤外观呈白色。

【问题4】患者的诊断与鉴别诊断

思路1：根据患者的临床症状、体格检查和病理检查结果，符合外阴硬化性苔藓的诊断。

思路2：还应与一些相关疾病相鉴别。

1. 需与引起外阴色素减退的相关疾病相鉴别。

(1) 白癜风（vitiligo）：白癜风是一种常见的后天性局限性或泛发性皮肤色素脱失病。主要由于皮肤的黑素细胞功能消失引起，但发病机制不清楚。全身各部位均可发生，常见于指背、腕、前臂、颜面、颈项和生殖器周围等。女性外阴部亦可发生，各年龄组均可发病，青年妇女居多。皮损为色素脱失斑，常为乳白色，也可为浅粉色，表面光滑无皮疹。白斑境界清楚，边缘色素较正常皮肤增加，白斑内毛发正常或变白。病变好发于受阳光照射和磨擦损伤部位，病损多对称分布。白斑还常按神经节段分布而呈带状排列。除皮肤损害外，口唇、阴唇黏膜也常受累。

本病多无自觉症状，少数患者在发病前或同时有患处局部瘙痒感。白癜风常伴其他自身免疫性疾病，如糖尿病、甲状腺疾病、肾上腺功能不全、硬皮病、异位性皮炎、斑秃等。

(2) 白化病（albinism）：白化病是由于酪氨酸酶缺乏或功能减退引起的一种皮肤和附属器官黑色素缺乏或合成障碍所导致的遗传病。患者视网膜无色素，虹膜和瞳孔呈现淡粉色，怕光。皮肤、眉毛、头发及其他体毛都呈白色或黄白色。白化病属于家族遗传性疾病，为常染色体隐性遗传，常发生于近亲结婚的人群中。

2. 需要与引起外阴瘙痒的其他疾病相鉴别。

(1) 外阴鳞状细胞增生（squamous cell hyperplasia of vulva）：是以鳞状上皮细胞良性增生为主的外阴疾病。病因不明。临床上多见于50岁以上的妇女。主要症状为外阴瘙痒，瘙痒程度远较硬化性苔藓严重。由于瘙痒严重，患者常反复搔抓，造成恶性循环。病损主要累及大阴唇、阴唇间沟、阴蒂包皮及阴唇后联合等处。病变常孤立、局灶和多发。常呈对称性。皮肤颜色在病变早期常呈暗红色和粉红色，如果角化过度呈白色。病变晚期则皮肤增厚，色素加深，皮肤纹理明显，可出现苔藓样变。该病确诊主要依靠病理检查。

(2) 硬化性苔藓合并鳞状上皮细胞增生：指硬化性苔藓和鳞状上皮增生病变同时存在。可能是在硬化性苔藓病变的基础上，长期瘙痒和搔抓导致局部出现鳞状上皮增生，以往称为外阴混合性营养不良。主要症状为局部灼烧感、瘙痒严重和性交痛。检查见外阴皮肤皱缩，角化过度，局部皮肤变薄。确诊主要依靠多点病理检查。

(3) 外阴贝赫切特病（Behcet's disease）：又称眼-口-生殖器综合征。该病以反复发作的口腔溃疡、外阴溃疡、眼炎或其他皮肤损害为主要特征。以20~40岁女性多见。一般先出现口腔溃疡，然后外阴溃疡，最后出现眼部病变。生殖器溃疡可发生在外阴、阴道和宫颈。诊断主要依靠临床表现，皮肤穿刺试验阳性有助于诊断。

(4) 外阴前庭炎（vulva vestibulitis）：为一慢性临床综合征，多见于育龄期妇女。特点为长期外阴前庭部发红，触摸和压迫前庭以及试图进入阴道口时，局部疼痛。病因尚不明，可能与感染尤其是人乳头瘤病毒（human papilloma virus，HPV）感染、尿液刺激和心理因素有关。

(5) 非特异性外阴炎：外阴不洁或异物刺激而引起的非特异性炎症。刺激的因素主要有经血、阴道分泌物、尿液、卫生巾、粪便等。穿紧身化纤内衣、局部透气差导致外阴局部潮湿，也可引起外阴非特异性炎症。主要临床表现为外阴皮肤瘙痒、疼痛、灼烧，在活动、性交、排尿和排便后加重。检查局部可见充血、肿胀糜烂，常有抓痕，严重者可形成溃疡和湿疹。慢性炎症可使皮肤增厚、粗糙、皲裂，甚至苔藓样变。

(6)阴道炎:各种类型的阴道炎症也可引起不同程度的外阴瘙痒和性交痛。常见的阴道炎有滴虫性阴道炎、外阴阴道假丝酵母菌病、细菌性阴道病和老年性阴道炎。每种阴道炎都有各自的临床特点,以此可以鉴别(详见"第十章外阴及阴道炎症")。

(7)其他:还应与引起外阴瘙痒的其他疾病如接触性皮炎、银屑病、扁平苔藓等疾病鉴别。

【问题5】硬化性苔藓如何治疗?

1. 健康教育 应告知患者经常保持外阴清洁干燥,禁用刺激性的药物和肥皂清洗外阴,忌穿不透气的化纤内裤,不食用辛辣和易过敏食物。

2. 药物治疗

(1)局部药物:治疗有效率80%。①丙酸睾酮油膏:常用2%丙酸睾酮油膏外涂,开始每日2~4次,连用4周后改为每日1~2次,连用3周,然后应用维持量,每日1次或每2日1次。也可与1%或2.5%的氢化可的松软膏合用,症状缓解后逐渐减少后者用量或停止用药。使用丙酸睾酮油膏的过程中,应注意患者的男性化表现,一旦出现应及时停药,改用其他药物。②黄体酮油膏:常用0.3%黄体酮油膏,每日2次。③糖皮质激素类软膏:可选用0.05%氯倍他索软膏,具体用法为首月每日2次,第2、3个月每日1次,第4~6个月每2周1次,共计6个月。瘙痒严重,外用药物治疗无效者,可选用曲安奈德混悬液皮下注射。④免疫治疗:常用药物有他克莫司软膏外涂。

(2)全身用药:①阿维A已被广泛用于严重硬化性苔藓的治疗。用法:口服阿维A 20~30mg/d。②多种维生素可以改善全身营养状况。③镇静、催眠和抗过敏药物应用。对于瘙痒严重、影响睡眠者,可加用此类药物,可改善患者的睡眠质量,对于缓解瘙痒症状也有一定的效果。

3. 物理治疗 适用于病情严重或对药物治疗无效者,可采用高强度聚焦超声(high intensity focused ultrasound,HIFU)、激光、波姆光、液氮冷冻等物理治疗方法。HIFU是近年来发展起来的微创治疗技术,HIFU在生物组织内具有能量渗透性和聚焦性。近期研究发现一种新的电生理治疗技术可用于严重患者的治疗,该技术主要原理是采用电刺激平滑肌细胞改善局部的营养和免疫状态而起治疗作用,但其疗效需要临床进一步验证。

知识扩展:

何谓HIFU?

HIFU是近年发展起来的微创治疗技术。HIFU在生物组织内具有能量渗透性和聚焦性。通过体外准确聚焦超声能量,在病变组织内产生瞬间65~100℃高温效应和空化效应。可应用于一些相关疾病的治疗,如实体肿瘤、皮肤病。HIFU将超声能量聚焦于真皮层、使真皮层内组织包括血管、神经末梢变性,促进局部新生血管生成,改善神经末梢营养状况,因而能有效缓解瘙痒症状,使病变皮肤恢复正常。

---

4. 手术治疗 对于病情严重或对药物治疗无效者,也可采用手术治疗,切除浅表病变皮肤,可以缓解症状;但手术后易复发,复发病灶多在切缘甚至移植皮肤都会产生病变。

【问题6】针对该患者如何治疗?

在对该患者进行健康教育的同时给予药物治疗,首选丙酸睾酮油膏,如无效可给予黄体酮油膏、糖皮质激素软膏和免疫调节剂等药物。可适当给予镇静和多种维生素口服。如经上述处理仍无效可进一步采用物理治疗或手术治疗。

小 结

临床关键点:

1. 外阴上皮内非瘤样病变是女性外阴皮肤、黏膜组织色素改变和变性的一组慢性疾病,包括硬化性苔藓、鳞状上皮细胞增生及其他皮肤病,如外阴接触性皮炎、银屑病、扁平苔藓、贝赫切特病和外阴前庭炎等。

2. 多数外阴非瘤样病变的病因尚不清楚。

3. 诊断主要依靠临床表现和局部活体组织检查。

4. 治疗方法主要包括健康教育、局部和全身药物治疗、物理治疗和手术治疗等。

（赵爱民）

第十章 外阴及阴道炎症

外阴及阴道炎症是妇科最常见疾病，外阴及阴道炎可单独存在，也可两者同时存在。阴道炎症的分泌物可以刺激外阴，引起外阴不适，有时需与外阴皮肤病相鉴别。有些阴道炎症治疗不及时，可导致宫颈炎症，甚至上生殖道炎症；有些阴道炎症可伴有一些性传播疾病。

不同年龄阶段容易发生的阴道炎症不同，婴幼儿时期多见婴幼儿阴道炎；绝经后或卵巢去势后易发生萎缩性阴道炎。生育年龄妇女常见的阴道炎症为滴虫性阴道炎（trichomonal vaginitis，TV）、细菌性阴道病（bacterial vaginosis，BV）和外阴阴道假丝酵母菌病（vulvovaginal candidiasis，VVC）。

首次门诊病例摘要

患者，女性，35岁，因外阴瘙痒、白带增多3天妇科门诊就诊，追问患者病史，曾间断外阴瘙痒1年余，偶有块状白带自阴道流出，每次症状发作自行药店购买一些治疗阴道炎症的栓剂（具体不详），症状缓解后停药。平素月经规律，12岁初潮，4~5天/30天，生育史1-0-1-1，5年前孕60天行人工流产1次，口服避孕药避孕。

【问题1】通过询问病史，能获得哪些临床信息？还应补充哪些病史？

思路1：外阴瘙痒、白带增多是最常见的外阴阴道炎症的临床表现，而根据其发病年龄不同，易发生的阴道炎症也不同。婴幼儿时期外阴发育差，不能遮盖尿道口和阴道前庭，细菌容易侵入，且雌激素水平低，容易发生婴幼儿外阴阴道炎症。绝经后或卵巢去势后雌激素下降，易发生萎缩性阴道炎症。

该患者35岁，为生育年龄妇女。生育年龄妇女容易发生的阴道炎症为滴虫性阴道炎、细菌性阴道病和外阴阴道假丝酵母菌病。三种疾病的病原体、好发因素和传播途径均不相同，还应该追问一些病史，有利于判断传播途径和病原体。

思路2：患者35岁，生育年龄妇女，外阴瘙痒、阴道分泌物增多，除考虑阴道炎症外，宫颈炎症、盆腔炎症也可以表现为阴道分泌物增多，阴道分泌物刺激外阴也可以引起外阴不适、外阴瘙痒。此外，外阴皮肤病也可以表现为外阴瘙痒，因此，在查体时，除注意阴道黏膜变化外，还应该注意外阴皮肤、宫颈和盆腔的改变。即使考虑阴道炎症的患者也必须做全面细致的妇科检查。

> **知识点1：生育年龄常见阴道炎症的病原体和易感因素**
>
> 1. 滴虫性阴道炎（TV）的病原体为阴道毛滴虫，以性接触为最主要传播途径，性伴侣有滴虫感染为主要的高危因素。
>
> 2. 细菌性阴道病（BV）是阴道内正常乳杆菌下降、而厌氧菌增加所致的内源性混合感染。反复阴道冲洗、频繁性交、多个性伴侣为其发病高危因素。
>
> 3. 外阴阴道假丝酵母菌病（VVC）的致病菌主要为白假丝酵母菌，也可以为非白假丝酵母菌。应用广谱抗生素、妊娠、糖尿病、大量应用免疫抑制剂和口服避孕药是其高危因素。

思路3：为有利于诊断，还需要询问哪些病史？

与患者充分沟通，询问性伴及相关病史，在询问性伴及性伴有无性传播疾病病史时，应注意询问技巧，并保护患者隐私。患者性伴仅丈夫一人，无滴虫病史及泌尿系感染史。由于近1年经常外阴不适，有不定期冲洗外阴阴道情况，近期未用过广谱抗生素，无糖尿病病史，但口服避孕药避孕。通过询问病史，患者无TV的高危因素，但存在BV、VVC的高危因素。

体 格 检 查

生命体征无明显异常。妇科检查：外阴双侧大阴唇潮红、水肿、皲裂，皮肤无增厚、无硬结；小阴唇充血、水肿，表面可见少许豆渣样分泌物覆盖；阴道黏膜充血、水肿，内有多量豆渣样分泌物；宫颈光滑，取阴道分泌物做相应检查后行双合诊检查，宫颈无举痛；子宫前位，大小正常，无压痛；双侧附件区无压痛，未触及明显异常。

【问题2】患者的体格检查中，有哪些异常变化？应该考虑哪些疾病？

思路1：根据妇科检查的特点，判断感染的部位。应与哪些疾病进行鉴别？

下生殖道炎症包括外阴炎、阴道炎和宫颈炎，主要表现为阴道分泌物异常，外阴瘙痒不适。上生殖道炎症主要表现为下腹痛，也可伴有阴道分泌物异常。对以阴道分泌物异常、外阴不适及外阴瘙痒为主诉的患者，首先考虑为下生殖道感染，在妇科检查时注意异常分泌物来自阴道还是宫颈，通过妇科检查发现该患者分泌物来自阴道，伴阴道黏膜充血、水肿，宫颈、子宫和双侧附件未触及明显异常，初步判断为阴道炎症。

妇科检查(视频)

该患者以外阴瘙痒为主诉，应注意与外阴湿疹相鉴别。外阴湿疹患者局部瘙痒剧烈，外阴部皮肤红肿、渗出、糜烂，长期反复发作可慢性化，表现为局部皮肤苔藓样变。而该患者双侧大阴唇皮肤无增厚、无硬结等改变，暂不考虑外阴湿疹。

思路2：根据分泌物的性质、阴道黏膜的变化，判断何种阴道炎症？

正常妇女也有一定量的阴道分泌物，但分泌物清亮、透明或白色稀糊状、无味，一般不引起外阴刺激症状。常见阴道炎症的临床特点见表10-1。

TV：分泌物典型特点为稀薄脓性、黄绿色、泡沫状、有臭味。检查见阴道黏膜充血，严重者有散在出血点，甚至宫颈有出血斑点，形成"草莓样"宫颈，后穹窿有多量灰黄色、黄白色稀薄液体或黄绿色脓性分泌物，常呈泡沫状。带虫者阴道黏膜无异常改变。

BV：分泌物特点为灰白色、均匀一致、稀薄，常黏附于阴道壁，但黏度很低，容易将分泌物从阴道壁拭去，阴道黏膜无充血的炎症表现。

VVC：阴道分泌物由脱落上皮细胞和菌丝体、酵母菌和假菌丝组成，其特征为白色稠厚呈凝乳或豆腐渣样。阴道黏膜红肿、小阴唇内侧及阴道黏膜上附有白色块状物，擦除后露出红肿黏膜面，急性期还可能见到糜烂及浅表溃疡。

该患者检查见双侧大阴唇潮红、水肿，皮肤无增厚、无硬结；小阴唇充血、水肿，表面可见少许豆渣样分泌物覆盖；阴道黏膜充血、水肿，内有多量豆渣样分泌物，根据分泌物性质、阴道黏膜变化，初步考虑VVC。

知识点2：

表10-1 常见阴道炎症的临床特点

	滴虫性阴道炎	细菌性阴道病	外阴阴道假丝酵母菌病
症状	分泌物增多 轻度瘙痒	分泌物增多 无或轻度瘙痒	重度瘙痒 烧灼感
分泌物特点	稀薄、脓性、泡沫状	白色、均质、腥臭味	白色、豆腐渣样
阴道黏膜变化	散在出血点	正常	水肿、红斑
阴道pH值	>4.5	>4.5	<4.5
胺试验	可为阳性	阳性	阴性
显微镜检查	阴道毛滴虫 白细胞可增多	线索细胞 极少白细胞	芽生孢子及假菌丝 少量白细胞

阴道分泌物 pH 值 <4.5,10% 氢氧化钾湿片检查发现芽孢和假菌丝,革兰氏染色可见假菌丝(考虑患者炎症反复发作,取分泌物行真菌培养)。

【问题 3】该患者如何进行确诊?

思路 1:阴道炎症的确诊,依赖于阴道分泌物的辅助检查。取阴道分泌物进行生理盐水及 10% 氢氧化钾湿片检查,亦可行分泌物革兰氏染色检查,并用精密 pH 试纸测定分泌物 pH,同时行胺试验。生理盐水湿片观察,若看到活动的毛滴虫可确诊为 TV;若看到线索细胞,结合 pH>4.5 及胺试验阳性,即可确诊 BV。10% 氢氧化钾溶液湿片或革兰氏染色镜检找到假丝酵母菌的芽孢及假菌丝,即可诊断为 VVC。该患者在阴道分泌物中见到假丝酵母菌的芽孢及菌丝(图 10-1),可以确诊为 VVC。

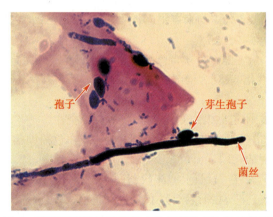

图 10-1 外阴阴道假丝酵母菌病患者阴道分泌物革兰氏染色

思路 2:阴道炎症是否均需要做微生物培养才能确诊?

有些医生及患者认为微生物培养会使阴道炎症的诊断更准确,然而并非所有患者均需进行阴道分泌物培养。因为正常阴道内有多种微生物寄居形成阴道正常微生物群,包括需氧菌、厌氧菌、支原体及假丝酵母菌等。正常情况下,微生物与阴道形成生态平衡并不致病,因此,即使培养出相关微生物,也不一定为致病菌。另外,10%~20% 的妇女阴道内有假丝酵母菌和其他酵母菌寄生,假丝酵母菌培养阳性但无症状或体征者,考虑为假丝酵母菌的生理定植,不诊断为 VVC,无需治疗。

存在以下情况患者,应考虑行阴道分泌物真菌培养。

1. 有分泌物增多和 / 或外阴瘙痒不适,但多次显微镜检查阴性者,需要排除有无滴虫感染、有无非白假丝酵母菌(非白假丝酵母菌由于无菌丝,阴道分泌物湿片镜检难以发现)感染等,需要进行阴道分泌物培养。

2. 确诊为 VVC,经规范治疗后反复发作或耐药者。

3. 复发性 VVC(recurrent vulvovaginal candidiasis,RVVC)需要做真菌培养 + 药敏。

4. 需要鉴定不常见假丝酵母菌菌种感染者。

该患者行分泌物真菌培养,是由于有阴道炎症反复发作情况,因此取分泌物进行真菌培养,一周后结果回报为:白假丝酵母菌。

思路 3:如何区分该患者为假丝酵母菌的生理定植还是致病状态?

85%~90% 的 VVC 为白假丝酵母菌感染,白假丝酵母菌为双相菌。在正常妇女阴道中,白假丝酵母菌菌量极少,呈酵母相,芽生孢子无菌丝形成,不引起症状,此为假丝酵母菌生理定植。

当机体全身和阴道局部细胞免疫能力下降或阴道微生态平衡被打破,假丝酵母菌大量繁殖,并可促进芽生孢子和假菌丝形成,假菌丝可以伸入到上皮细胞或细胞间隙中,吸收更多的营养物质,释放一些蛋白酶及炎性细胞因子,导致阴道黏膜充血、水肿、分泌物增多,加之与假菌丝、菌丝体混合形成豆渣样白带,导致阴道分泌物增多,外阴瘙痒不适的炎症改变,此为假丝酵母菌的致病状态,即 VVC。

【问题 4】该患者如何治疗?

思路1:确定该患者为单纯性VVC还是复杂性VVC?

在对VVC患者进行治疗前,应该对患者的疾病程度进行评估。评估该患者是单纯性VVC还是复杂性VVC(表10-2);若为复杂性VVC,具体为哪种情况(表10-3),而后根据具体情况选择不同的治疗方案。

知识点3:

表10-2　单纯性VVC与复杂性VVC

	单纯性VVC	复杂性VVC
发生频率	散发或非经常发作	复发性
临床表现	轻到中度	重度
真菌种类	白假丝酵母菌	非白假丝酵母菌
宿主情况	免疫功能正常	免疫力低下或应用免疫抑制剂或 未控制糖尿病、妊娠

注:VVC为外阴阴道假丝酵母菌病。

知识点4:

表10-3　外阴阴道假丝酵母菌病临床评分标准

评分项目	0	1	2	3
瘙痒	无	偶有发作,可被忽略	能引起重视	持续发作, 坐立不安
疼痛	无	轻	中	重
阴道黏膜充血水肿	无	轻	中	重
外阴抓痕、皲裂、糜烂	无	/	/	有
分泌物量	无	较正常稍多	量多,无溢出	量多,有溢出

注:评分≥7分为重度外阴阴道假丝酵母菌病;<7分为轻、中度外阴阴道假丝酵母菌病。

该患者此次就诊为外阴瘙痒、白带增多3天。查体发现双侧大阴唇潮红、水肿、皲裂;小阴唇充血、水肿,表面可见少许豆渣样分泌物覆盖;阴道黏膜充血、水肿,内有多量豆渣样分泌物,根据VVC评分评为10分,为重度VVC,属于复杂性VVC。

患者有间断外阴瘙痒1年,但未到医院就诊,未确诊VVC,因此尚不确定诊断为RVVC。RVVC是指1年内有症状并经真菌学证实的VVC发作4次或以上。该患者不能诊断RVVC,但能够诊断重度VVC,应按照重度VVC治疗。由于该患者有反复发作阴道炎病史,虽然不能诊断为RVVC,但应该强调治疗后随访。

思路2:如何选择具体用药方案,用药途径及用药疗程?

VVC的治疗可选择口服或阴道局部应用抗真菌药物:单纯性VVC选择短疗程方案;若为重度VVC,则选择长疗程方案。

经过治疗前评估,该患者为重度VVC,口服或阴道应用抗真菌药物,长疗程方案(表10-4)。

知识点 5：

表 10-4　不同分类 VVC 的治疗要点

分类		应用药物	用药途径及疗程	巩固治疗
单纯性 VVC		咪康唑栓 1200mg	阴道用药，单次	−
		咪康唑栓 400mg	阴道用药，qd×3	−
		克霉唑栓或片 500mg	阴道用药，单次	−
		制霉菌素泡腾片 10 万单位	阴道用药，qd×14	−
		制霉菌素片 50 万单位	阴道用药，qd×14	−
		氟康唑 150mg	口服：顿服，共 1，次	−
重度 VVC①		咪康唑栓 1200mg	阴道用药，第 1、4 天	−
		咪康唑栓 400mg	阴道用药，qd×6	−
		克霉唑栓或片 500mg	阴道用药，第 1、4 天	−
		氟康唑 150mg	口服：第 1、4 天	−
复发性 VVC②	强化治疗	咪康唑栓 400mg	阴道用药，qd×6 天	+
		咪康唑栓 1200mg	阴道用药，第 1、4、7 天应用	+
		克霉唑栓或片 500mg	阴道用药，第 1、4、7 天应用	+
		氟康唑 150mg	口服：顿服，第 1、4、7 天	+
非白假丝酵母菌感染 VVC③		非氟康唑的唑类药物	口服或局部用药，7~14 天	−

注：VVC 为外阴阴道假丝酵母菌病，qd 为每日 1 次。
①症状严重者，局部应用低浓度糖皮质激素软膏或唑类霜剂。
②包括强化治疗和巩固治疗。对于巩固治疗，目前国内、外没有较为成熟的方案，建议对每月规律性发作 1 次者，可在每次发作前预防用药 1 次，连续 6 个月。对无规律发作者，可采用每周用药 1 次，预防发作，连续 6 个月。对于长期应用抗真菌药物者，应监测肝、肾功能。
③如果复发，推荐用 600mg 硼酸胶囊阴道用药，1 次/d，共 2 周。

【问题 5】治疗时应注意哪些事项？

思路 1：了解患者有无 VVC 的诱发因素？

治疗 VVC 的同时，应了解有无发生 VVC 的诱发因素。对于有诱发因素者，应积极去除诱因；如有糖尿病者，应积极控制糖尿病；有长期应用抗生素者，应尽早停用；有肥胖者，应尽量保持外阴清洁、干燥，穿纯棉、宽松内裤。

思路 2：VVC 性伴的处理？

VVC 通常不通过性交传播，无需对性伴侣进行常规治疗，但 VVC 急性期间应避免性生活或性交时使用安全套。约 15% 男性与女性患者接触后患有龟头炎，对有症状男性应进行假丝酵母菌检查及抗真菌治疗，预防女性重复感染。对于 RVVC 患者的性伴应同时给予检查，必要时给予治疗。

思路 3：VVC 患者是否均需要常规阴道冲洗？

阴道灌洗可以减少阴道内乳杆菌的数量，破坏阴道微环境的平衡，从而增加 VVC 发生的危险，不常规进行阴道冲洗。然而，对于分泌物多、反复发作的患者，适当擦洗，可减少分泌物，减少炎性因子刺激而缓解症状。

思路 4：对于 RVVC 或再发的 VVC，应注意有无阴道炎症的混合感染或伴有其他性传播疾病；若有其他感染时，应同时进行治疗。

思路 5：规范化应用抗真菌药物，首次发作或首次就诊是规范化治疗的关键时期。对于长期服用抗真菌药物者，应注意监测肝、肾功能及其他有关毒副反应。

思路 6：妊娠合并 VVC 的治疗原则。

妊娠期间机体免疫力下降，雌激素水平升高，阴道组织内糖原增加，易发生 VVC，且临床症状较重。

早孕期权衡利弊慎用药物。选择对胎儿无害的唑类阴道用药,禁用口服抗真菌药物。具体方案同单纯性VVC,推荐用药疗程为 7 天。

【问题 6】如何预防 VVC 的反复发作?治疗后如何随诊?

VVC 治疗前一定要注意寻找诱因,评估病情的严重程度,及时去除诱因,选择合适的疗程及正规的治疗。治疗不规范或未明确诊断而进行盲目治疗是 VVC 反复发作的重要因素。该患者虽诊断外阴瘙痒 1 年余,但未进行正确的诊断及治疗,只是自行购买治疗阴道炎症的药物,没有针对性,导致炎症反复发作。

由于不同的炎症病原体不同,治疗措施不同,如滴虫性阴道炎选择甲硝唑或替硝唑口服。而 BV 可以选择针对厌氧菌的甲硝唑或克林霉素口服或阴道用药。外阴瘙痒不适、白带增多是所有下生殖道炎症的共同特点,无特异性,所以建议患者到医院就医,明确诊断,避免不恰当的治疗导致反复发作。

为防止 VVC 反复发作,应对 VVC 进行随访。随访原则:若症状持续存在或诊断后 2 个月内复发者,需再次就诊。对 RVVC 在治疗结束后 7~14 天、1 个月、3 个月和 6 个月各随访一次,3 个月和 6 个月时建议同时进行真菌培养。

【问题 7】对反复发作的 VVC,如何处理?

思路 1:有关 VVC 再发的处理。

曾经有过 VVC,再次确诊发作,由于 1 年内发作次数达不到 4 次,不能诊断为复发性 VVC,称为 VVC再发。对于这类 VVC,国内外尚无明确分类,建议仍按照症状体征评分,分为单纯性 VVC 或重度 VVC。治疗上,建议根据此次发作严重程度,按照单纯性 VVC 或重度 VVC 治疗,可以适当在月经前或后巩固 1~2 个疗程。要重视对这类患者好发因素的寻找及去除。

思路 2:有关 RVVC 的处理。

治疗原则包括强化治疗和巩固治疗。根据培养和药物敏感试验选择药物。在强化治疗达到真菌学治愈后(即真菌学转阴),给予巩固治疗至半年。对于巩固治疗,目前国内、外没有较为成熟的方案(具体治疗方案及疗程参见知识点 5)。

思路 3:有关 VVC 混合感染的处理。

VVC 易合并其他病原体感染,常见的混合感染有 VVC 合并 TV、BV 等,应选择针对各种病原体感染治疗。

VVC+TV:甲硝唑或替硝唑 + 抗真菌药物;

VVC+BV:甲硝唑或克林霉素 + 抗真菌药物;

VVC+ 需氧菌性阴道炎(aerobic vaginitis,AV):局部杀菌剂 + 口服抗真菌药物

BV+AV:甲硝唑 + 抗需氧菌药物;

BV+TV:甲硝唑;

AV+TV:甲硝唑 + 抗需氧菌药物。

【问题 8】TV 和 BV 如何处理?

思路 1:TV 的处理原则。

TV 经常合并泌尿系统及前庭大腺的滴虫感染,故推荐全身用药。推荐方案:甲硝唑 2g 或替硝唑 2g,单次口服;替代方案:甲硝唑 400 mg,口服,2 次 /d,共 7 天。

思路 2:BV 的处理原则。

可局部或全身用药,一周疗法较好。首选方案:甲硝唑 400mg,口服,2 次 /d,共 7 天;或甲硝唑阴道栓 / 片200mg,1 次 /d,共 5~7 天;或 2% 氯洁霉素膏 5g,阴道上药,每晚 1 次,共 7 天。替换方案:克林霉素 300mg,口服,2 次 /d,共 7 天。

思路 3:妊娠合并 TV/BV 的处理原则

妊娠合并 TV 可选择甲硝唑 400mg 口服,2 次 /d,共 7 天。

妊娠合并 BV 多选择口服用药,不选择局部用药。治疗方案为甲硝唑 200mg,2 次 /d,连服 7 天;或克林霉素 300mg,2 次 /d,连服 7 天。

甲硝唑为 FDA 认证的 B 级药物,妊娠期应用需要患者知情选择。

知识扩展 1：

阴道微生态的概念及微生态治疗预防阴道炎症复发的作用

阴道微生态是由阴道微生物群、宿主的内分泌系统、阴道解剖结构和阴道局部免疫系统共同组成的生态系统。在维持阴道微生态平衡的因素中，雌激素、局部 pH 值、乳杆菌及阴道黏膜免疫系统起重要作用。正常状态下，产过氧化氢（H_2O_2）的乳杆菌是阴道的优势菌，乳杆菌可抑制致病微生物生长，维持阴道微生态平衡，防止阴道炎症的发生。当乳杆菌数量减少或功能下降，系统平衡被破坏时，会出现由阴道菌群失调、外源性病原体侵入引起的阴道炎症。经过合理使用抗生素 / 抗真菌药物治疗阴道炎症，使用微生态调节剂恢复阴道内菌群平衡，有利于预防阴道炎症的再发及复发。

知识扩展 2：

需氧菌性阴道炎（AV）的临床特征及诊治

需氧菌性阴道炎主要由乳杆菌减少，链球菌、葡萄球菌及大肠埃希菌等需氧菌增多引起，并产生阴道黏膜炎性改变。主要症状是阴道分泌物增多，性交痛，间或有外阴阴道瘙痒、灼热感等。典型分泌物特点为稀薄脓性、黄色或黄绿色、有时有泡沫，有异味但非鱼腥臭味，氢氧化钾试验阴性。检查见阴道黏膜充血，严重者有散在出血点或溃疡；宫颈充血，表面散在出血点，严重时也可有溃疡。阴道分泌物检查：pH>4.5，乳杆菌减少或缺乏，中性白细胞增加，基底旁上皮细胞增加。

目前的诊断为 2002 年 Donders 提出的阴道分泌物显微镜湿片诊断标准（表 10-5）。

表 10-5　AV 显微镜湿片诊断标准（×400，相差显微镜）

AV 评分	LBG	白细胞数	含中毒性颗粒白细胞所占比例	背景菌落	PBC 所占比例
0	Ⅰ 和 Ⅱ$_a$	≤ 10/HPF	无或散在	不明显或溶胞性	无或 <1%
1	Ⅱ$_b$	>10/HPF 和 ≤ 10/ 上皮细胞	≤ 50% 的白细胞	大肠杆菌类的小杆菌	≤ 10%
2	Ⅲ	>10/ 上皮细胞	>50% 的白细胞	球菌样或呈链状	>10%

注：乳杆菌分级（Lactobacillary grades，LBG）如下。（Ⅰ）许多多形性乳杆菌，无其他细菌；（Ⅱ$_a$）混合菌群，但主要为乳杆菌；（Ⅱ$_b$）混合菌群，但乳杆菌比例明显减少，少于其他菌群；（Ⅲ）乳杆菌严重减少或缺失，其他细菌过度增长。

HPF（high power field）为高倍视野。PBC（parabasal epitheliocytes）为基底旁上皮细胞。

AV 评分 ≥ 3 分可诊断 AV；其中，3~4 分为轻度，5~6 分为中度，>6 分为重度。

2018 年欧洲国际性病控制联盟 / 世界卫生组织关于阴道炎诊治指南推荐 AV 治疗方法：① 2% 克林霉素乳膏 5g，阴道用药，连用 7~21 天；②克林霉素联合类固醇类，如氢化可的松 300~500mg，阴道用药，连用 7~21 天，或泼尼松龙泡沫灌肠剂，用于治疗更严重的病例；③对于黏膜萎缩显著者，可局部加用雌激素类药物。其他研究显示卡那霉素栓、莫西沙星也可有效治疗 AV。

小　结

临床关键点：

1. 育龄妇女最常见的阴道炎为 BV、VVC 及 TV。三者的共同点均为白带多、异味、外阴瘙痒及外阴不适等外阴刺激症状。但三者间白带性状、阴道黏膜变化、以及显微镜检湿片的表现不同，应注意鉴别诊断。

2. TV 治疗以单次口服甲硝唑和替硝唑为主。

3. BV 治疗应用甲硝唑或克林霉素，可局部用药及全身用药，以一周疗法较好。

4. VVC 根据临床分类而采取不同的抗真菌治疗措施。单纯性 VVC 选择短疗程方案，可阴道局部应用咪康唑、克霉唑、制霉菌素，或口服氟康唑治疗。由于复杂性 VVC 包含情况较多，治疗需个体化：重度 VVC，选择长疗程方案；RVVC 需要强化治疗及巩固治疗。

5. 萎缩性阴道炎及婴幼儿阴道炎均因不同年龄段的雌激素缺乏而引起，以去除病因、补充雌激素为主要治疗方法，同时可选用局部抗生素治疗。

阴道炎症诊断及治疗流程

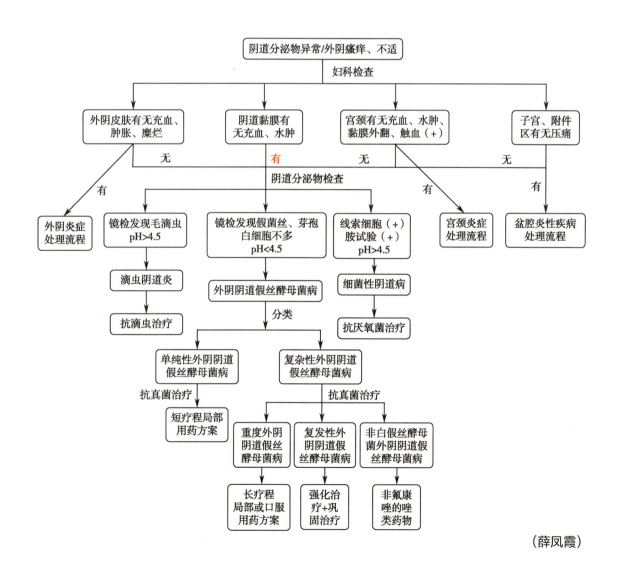

（薛凤霞）

推荐阅读资料

SHERRARD J, WILSON J, DONDERS G, et al. 2018 European (IUSTI/WHO) International Union against sexually transmitted infections (IUSTI) World Health Organisation (WHO) guideline on the management of vaginal discharge. Int J STD AIDS, 2018, 29 (13) : 1258-1272.

第十一章　子宫颈炎症

子宫颈炎症（cervicitis）是妇科常见疾病之一，包括子宫颈阴道部炎症及子宫颈管黏膜炎症。临床多见的子宫颈炎是急性子宫颈管黏膜炎，若急性子宫颈炎（acute cervicitis）未经及时诊治或病原体持续存在，可导致慢性子宫颈炎（chronic cervicitis）。

首次门诊病例摘要

患者，女性，22 岁，未婚，有性生活史，因白带增多伴性交后出血 20 天就诊。患者平素月经规律，14 岁初潮，5 天 /30 天，生育史：0-0-1-0，1 年前于孕 50 天行人工流产 1 次，口服避孕药避孕。

【问题 1】通过询问病史，能获得哪些临床信息？还应补充哪些病史？

思路 1：青年女性白带量增多、性交后出血常见的原因有哪些？

白带增多是阴道炎症及子宫颈炎症常见的临床表现，性交后出血多是由于子宫颈病变，如子宫颈炎症、子宫颈鳞状上皮内病变（squamous intraepithelial lesion，SIL）、子宫颈生理性柱状上皮异位等所致。该患者同时具有分泌物增多及性交后出血，并且外院检查发现"子宫颈糜烂"，该患者病变部位在子宫颈可能性大。

思路 2：该患者应当询问性生活相关病史。

由于子宫颈病变中的子宫颈炎症可由外源性病原体如淋病奈瑟菌、沙眼衣原体所致，也可为内源性病原体如细菌性阴道病相关病原体所致；子宫颈 SIL 与人乳头瘤病毒（HPV）感染密切相关。以上这些感染的病原体都与性传播疾病有关。因此，仔细询问性伴的情况，对诊断将有帮助。

在询问有关性伴的情况时，在一对一空间进行病史采集，尽量选用通俗易懂的语言，尊重患者隐私，打消患者顾虑，以便充分沟通。进一步询问病史，患者 22 岁，性生活史 3 年，有 3 个性伴，其中一人曾有泌尿系感染史。患者本人半年前曾患细菌性阴道病，口服甲硝唑后症状缓解，未复查。患者口服避孕药避孕 2 年。通过询问病史，患者存在细菌性阴道病、性传播疾病（如淋病、衣原体感染）的高危因素。

体 格 检 查

生命体征无明显异常。妇科检查：外阴皮肤未见明显异常；阴道穹窿分泌物量稍多，淡黄色，阴道黏膜无明显充血、水肿；子宫颈中度糜烂样改变，宫颈口有少量黄色黏液脓性分泌物，接触性出血（+），取阴道及子宫颈分泌物做炎症的相应检查后行双合诊检查，子宫颈无明显举摆痛，子宫正常大小，水平位，无压痛。双附件未及异常，无压痛。

【问题 2】患者的体格检查中，有哪些异常变化？应该考虑哪些疾病？

思路 1：根据妇科检查特点，判断病变部位。

该患者妇科检查特点为，阴道穹窿及子宫颈口有少许黄色分泌物，子宫颈糜烂样改变，但阴道黏膜无充血、水肿的炎症表现，可初步除外阴道炎症；子宫及双附件区检查无异常发现，可初步排除上生殖道炎症；考虑该患者病变部位在子宫颈部。

知识点 1：急性子宫颈炎的病原体

1. 性传播疾病病原体淋病奈瑟菌及沙眼衣原体，主要见于性传播疾病的高危人群；沙眼衣原体及淋病奈瑟菌均感染子宫颈管柱状上皮，沿黏膜面扩散引起浅层感染，病变以子宫颈管明显。

2. 内源性病原体部分子宫颈炎的病原体与细菌性阴道病病原体、支原体感染有关。

3. 部分患者的病原体不清楚。

思路2：该患者查体发现子宫颈糜烂样改变应考虑哪些情况？

1. 子宫颈炎症 尤其是淋病奈瑟菌及沙眼衣原体所致的子宫颈炎症，往往是感染子宫颈的柱状上皮，炎症所致的子宫颈柱状上皮的充血、水肿、外翻，可使子宫颈呈现"糜烂样改变"。

2. 子宫颈SIL及早期子宫颈癌 子宫颈SIL是指子宫颈正常的鳞状上皮被不典型增生的鳞状上皮所替代。而不典型增生的鳞状上皮往往是在转化区中柱状上皮发生鳞状上皮化生过程中发生的，化生的鳞状上皮细胞受到HPV病毒及其相关致病因素的影响而发生不典型增生甚至癌变，肉眼也可呈现红色"糜烂样改变"。

3. 子宫颈的生理性柱状上皮异位 由于生育年龄妇女尤其是青年女性体内雌激素水平高，导致鳞柱交界外移。由于外移的柱状上皮菲薄，透露出其下方的红色间质，肉眼呈现糜烂样表现。此时由于大量柱状上皮外移，柱状上皮具有分泌黏液的功能，也可表现为阴道分泌物增多，但分泌物清亮。由于柱状上皮较脆弱，也可表现为接触性出血。

该患者查体发现子宫颈糜烂样改变及接触性出血，但子宫颈口分泌物为黄色黏液脓性，而非清亮，考虑子宫颈炎症可能，可以基本排除生理性柱状上皮异位。而且患者为青年女性，有性生活史，并有多性伴，其中一性伴有泌尿系感染史，均提示该患者有可能为性传播疾病病原体所致的急性子宫颈炎症。此外，不排除HPV感染所致的子宫颈SIL甚至子宫颈癌的可能。

【问题3】该患者如何进行确诊？

思路1：该患者需要做哪些辅助检查？

该患者需要做阴道分泌物和子宫颈分泌物有关炎症的检查，以及子宫颈HPV和子宫颈细胞学的检查。阴道分泌物湿片查找阴道毛滴虫、线索细胞和白细胞，并进行pH值及胺试验。以排除滴虫和是否合并细菌性阴道病。同时检查白细胞数量有无增加，辅助诊断子宫颈炎症。子宫颈分泌物需行革兰氏染色，观察白细胞情况和白细胞内有无革兰氏阴性双球菌存在。此外，需要进行子宫颈分泌物细菌培养、淋病奈瑟菌和沙眼衣原体检测。

淋病奈瑟菌常用检测方法包括分泌物涂片革兰氏染色、淋病奈瑟菌培养（诊断淋病的金标准）和核酸检测。沙眼衣原体常用检测方法包括沙眼衣原体抗原检测（临床最常用的方法）和核酸检测。

辅 助 检 查

阴道分泌物检查结果：pH<4.5，胺试验阴性，阴道分泌物湿片未见滴虫、线索细胞和假丝酵母菌，白细胞>10/高倍视野。

子宫颈管脓性分泌物涂片作革兰氏染色：中性粒细胞>30/高倍视野；中性粒细胞内未见革兰氏阴性双球菌。

思路2：阴道分泌物及子宫颈分泌物取材时需注意的问题。

阴道分泌物：取阴道中上1/3的阴道侧壁分泌物，部分分泌物做湿片检查，部分窥器中的分泌物做pH及胺试验检查。

取子宫颈分泌物，注意先将子宫颈表面分泌物拭去，再用长细棉拭子取分泌物做革兰氏染色。依次用棉拭子在颈管内转动至30s以上，分别送淋病奈瑟菌培养以及沙眼衣原体检测。若出血不多，可同时取子宫颈细胞学检查和/或HPV DNA检测；若子宫颈分泌物脓性明显，棉拭子擦拭后出血较多，可暂不取子宫颈细胞学检查。

思路3：该患者如何确诊？

知识点2：急性子宫颈炎初步诊断的依据

出现两个特征性体征之一、显微镜检查子宫颈或阴道分泌物白细胞增多，可做出急性子宫颈炎症的初步诊断。

1. 以下两个特征性体征，具备一个或两个同时具备。

（1）于子宫颈管或子宫颈管棉拭子标本上，肉眼见到脓性或黏液脓性分泌物。

(2)用棉拭子擦拭子宫颈管时,容易诱发子宫颈管内出血。

2. 白细胞检测　子宫颈管分泌物或阴道分泌物中白细胞增多,后者需排除引起白细胞增多的阴道炎症。

(1)子宫颈管脓性分泌物涂片作革兰氏染色,中性粒细胞 >30/ 高倍视野。

(2)阴道分泌物湿片检查,白细胞 >10/ 高倍视野。

检查结果

根据初步妇科检查结果,子宫颈表面有少许淡黄色分泌物,子宫颈充血、糜烂样改变,子宫颈接触性出血(+);子宫颈分泌物革兰氏染色,中性粒细胞 >30/ 高倍视野,阴道分泌物检查可排除滴虫性阴道炎和细菌性阴道病,可以初步诊断急性子宫颈炎症。但具体病原体检查尚需等待子宫颈分泌物培养的结果回报。

【问题 4】该患者如何治疗?

病原体培养需要时间,在未获得病原体检测结果前,可采用经验性抗生素治疗,其原则为:①具有性传播疾病高危因素的患者(如年龄小于 25 岁,多性伴或新性伴,并且为无保护性性交或性伴患性传播疾病),应使用针对沙眼衣原体的经验性抗生素治疗;②对低龄和易患淋病者,使用针对淋菌的经验性抗生素治疗;③对于病原体不清楚的患者可采用广谱抗生素治疗,应覆盖需氧菌、厌氧菌、衣原体和 / 或淋病奈瑟菌以及支原体等。

该患者年轻,有多个性伴,存在性传播疾病高危因素,子宫颈管脓性分泌物涂片行革兰氏染色:中性粒细胞 >30/ 高倍视野;中性粒细胞内未见革兰氏阴性双球菌。可采用针对衣原体的经验性抗生素治疗,方案为:阿奇霉素 1g 单次顿服;或多西环素 100mg,2 次 /d,连服 7 天。该患者多西环素 100mg,口服,2 次 /d,连服 7 天,嘱其一周后来院复查。

再次门诊病例摘要

主诉症状有所好转,白带较前明显减少。妇科检查:外阴皮肤未见明显异常;阴道可见少量分泌物,色白,阴道黏膜无明显充血、水肿;子宫颈轻 - 中度糜烂样改变,宫口有少量分泌物,色白,接触性出血(±),子宫颈无明显举摆痛,子宫正常大小,水平位,无压痛。双附件未及异常,无压痛。阴道分泌物检查结果:pH<4.5,胺试验阴性,阴道分泌物湿片未见滴虫、线索细胞,假菌酵母菌。子宫颈管分泌物涂片作革兰氏染色:中性粒细胞 <15/ 高倍视野。一周前其他检查结果回报:衣原体核酸(+),支原体培养阴性,淋病奈瑟菌培养阴性。

【问题 5】治疗时应注意哪些事项?

思路 1:对于获得病原体者,选择针对病原体的抗生素。该患者最终诊断为沙眼衣原体感染性子宫颈炎。经验性抗生素治疗选择多西环素,治疗方案正确,未延误治疗时机,治疗效果好。

知识点 3 :沙眼衣原体感染所致子宫颈炎的治疗

1. 四环素类如多西环素 100mg,2 次 /d,连服 7 天;米诺环素 0.1g,2 次 /d,连服 7~10 天。

2. 大环内酯类主要有阿奇霉素 1g 单次顿服;克拉霉素 0.25g,2 次 /d,连服 7~10 天;红霉素 500mg,4 次 /d,连服 7 天。

3. 氟喹诺酮类主要有氧氟沙星 300mg,2 次 /d,连服 7 天;左氧氟沙星 500mg,1 次 /d,连服 7 天;莫西沙星 400mg,1 次 /d,连服 7 天。

知识点 4 :淋病奈瑟菌感染所致子宫颈炎的治疗

1. 对于单纯急性淋病奈瑟菌性子宫颈炎主张大剂量、单次给药头孢菌素类:如头孢曲松钠 250mg,单次肌注;或头孢克肟 400mg,单次口服;也可选择头孢唑肟,500mg,肌内注射;头孢噻肟钠 500mg,肌内注射。

2. 头霉素类　头孢西丁,2g,肌内注射,加用丙磺舒 1g 口服。

3. 氨基糖苷类 大观霉素 4g,单次肌内注射。

4. 淋病奈瑟菌感染常伴有衣原体感染,因此,若为淋菌性子宫颈炎,治疗时除选用抗淋病奈瑟菌药物外,同时应用抗衣原体感染药物。

思路 2:应注意性伴侣的治疗:若子宫颈炎患者的病原体为沙眼衣原体及淋病奈瑟菌,均属于性传播疾病,应对其性伴进行相应的检查及治疗,避免再次感染。患者及性伴在治疗期间均应禁止性生活(即采用单剂量疗法治疗 7 日内或 7 日疗法治疗结束前)。

该患者为衣原体感染所致急性子宫颈炎症,应嘱其性伴侣进行检查和治疗,对不能前来接受检查的性伴,可给予与患者相同的治疗方案。

思路 3:治疗急性子宫颈炎应注意有无合并阴道炎症,尤其是细菌性阴道病,若合并,则同时治疗细菌性阴道病,否则将导致子宫颈炎持续存在。该患者本次阴道分泌物 pH<4.5,胺试验阴性,湿片未见线索细胞,未合并细菌性阴道病,不需要针对阴道炎症的治疗。

思路 4:急性子宫颈炎治疗后的随访。

耐心与患者沟通,强调随访的必要性,并对患者进行健康教育,提高其对生殖道感染的认识,明确治疗及预防感染的重要性,若不及时治疗或感染反复发作,可导致上行性感染,甚至发生盆腔炎性疾病、不孕、异位妊娠等并发症。

由于沙眼衣原体对所推荐的治疗方案较少耐药,而且临床多采用核酸扩增试验检测衣原体,由于不能存活的衣原体仍然存在,患者治愈后 3 周内进行核酸扩增试验有时会导致假阳性。因此,治疗后短期内(<3 周)不建议为观察疗效而进行衣原体检查。

但衣原体感染即使治愈,也容易发生再次感染(如性伴未接受治疗等),应告知患者治疗后 3 个月进行衣原体的筛查,以发现可能的再感染,防止盆腔炎性疾病和其他并发症的发生;若患者不能在治疗后 3 个月进行衣原体的筛查,应嘱其在初始治疗 12 个月内进行衣原体的检测。

【问题 6】慢性子宫颈炎的病理类型及其治疗原则?

目前将慢性子宫颈炎症的病理类型分为三类:慢性子宫颈管黏膜炎、子宫颈息肉和子宫颈肥大。

对持续性子宫颈管黏膜炎症,需了解有无沙眼衣原体及淋病奈瑟菌的再次感染、性伴是否已进行治疗、阴道微生物菌群失调是否持续存在,针对病因给予治疗。对病原体不清者,尚无有效治疗方法。对宫颈呈糜烂样改变、有接触性出血且反复药物治疗无效者,可试用物理治疗。对子宫颈息肉,建议行息肉摘除术,术后将切除息肉送组织学检查。对子宫颈肥大,一般无需治疗。

知识扩展:

"子宫颈糜烂"的再认识及其处理原则

除慢性子宫颈炎外,子宫颈的生理性柱状上皮异位、子宫颈鳞状上皮内病变,甚至早期子宫颈癌,都可表现为子宫颈糜烂。随着阴道镜技术的发展,对"子宫颈糜烂"的认识越来越深入。生理性柱状上皮异位是阴道镜下描述子宫颈管内的柱状上皮生理性外移至子宫颈阴道部的术语,由于柱状上皮菲薄,其下间质透出而成肉眼所见的红色。曾将此种情况称为"宫颈糜烂",并认为是慢性子宫颈炎最常见的病理类型之一。

目前已明确"宫颈糜烂"并不是病理学上的上皮溃疡、缺失所致的真性糜烂,也与慢性子宫颈炎症的定义即间质中出现慢性炎细胞浸润并不一致。因此,"宫颈糜烂"作为慢性子宫颈炎症的诊断术语已不再恰当,而是一个临床体征,可为生理性改变,也可为病理性改变,如子宫颈炎症或子宫颈 SIL/子宫颈癌。

对表现为子宫颈糜烂样改变者,应警惕临床处理中的两个误区。①诊断不足:不能对糜烂样改变视而不见,遗漏子宫颈炎症、子宫颈 SIL 甚至早期子宫颈癌;②治疗过度:不能见糜烂就治,甚至采用子宫颈锥切术治疗;对其是否需要治疗应根据不同情况而定。

小　结

临床关键点：

急性子宫颈炎

1. 病原体　急性子宫颈炎症主要为子宫颈黏膜炎症,病原体可以为性传播疾病的病原体,也可以为内源性病原体。部分患者的病原体不清楚。

2. 临床表现　有症状的急性子宫颈炎主要表现为阴道分泌物增多,呈黏液脓性。检查见宫颈充血、水肿、黏膜质脆,容易诱发出血。

3. 诊断方法　若子宫颈管或子宫颈管棉拭子标本上,肉眼见到黏液脓性分泌物,或用棉拭子擦拭子宫颈管时容易诱发子宫颈管内出血;显微镜检查提示子宫颈分泌物或阴道分泌物白细胞增加,可初步诊断急性子宫颈炎症。做出初步诊断后,需进行淋病奈瑟菌和沙眼衣原体的检测。

4. 治疗　对检测出淋病奈瑟菌或沙眼衣原体的患者,选择针对病原体的抗生素治疗。对病原体不清的患者可采用广谱抗生素治疗。

慢性子宫颈炎

1. 慢性宫颈炎症的病理类型分为三类,慢性子宫颈管黏膜炎、子宫颈息肉和子宫颈肥大。

2. 子宫颈糜烂不再作为慢性子宫颈炎的病理类型,也不再作为诊断术语,而是一种临床体征,可能是生理性的柱状上皮异位,子宫颈炎或子宫颈 SIL/ 宫颈癌的表现。若为生理性柱状上皮异位,无症状不需处理;若有症状,可行物理治疗;若为子宫颈 SIL/ 宫颈癌,按子宫颈 SIL/ 宫颈癌的诊治流程处理。

3. 子宫颈息肉应行息肉摘除术并送病理组织学检查。

4. 子宫颈肥大一般无需治疗。

子宫颈炎诊断及治疗流程

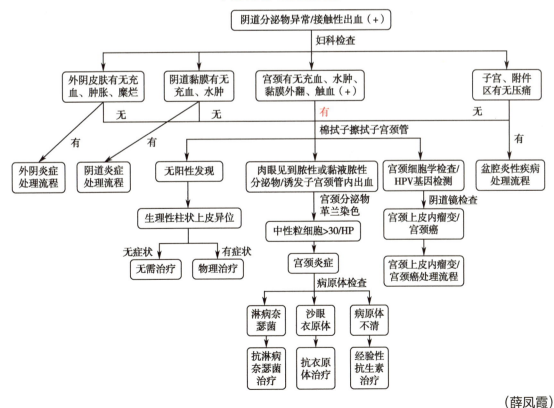

（薛凤霞）

第十二章 盆腔炎性疾病

盆腔炎性疾病（pelvic inflammatory disease，PID）是指女性上生殖道及其周围组织的一组病原学复杂、多重感染性疾病，包括子宫内膜炎（endometritis）、输卵管炎（salpingitis）、输卵管卵巢脓肿（tubo-ovarian abscess，TOA）和盆腔腹膜炎（peritonitis）。PID 多发生在性活跃期妇女，发病与性传播性疾病（sexually transmitted diseases，STD）密切相关。18~26 岁女性发病率为 2.9%，40~44 岁女性发病率增加到 6.7%。PID 的临床表现轻重不一，体征差异较大，故临床诊断的敏感性及特异性较低，而延迟治疗或治疗不彻底又会导致后遗症如不孕、异位妊娠、慢性盆腔痛等疾病的发生。因此，需重视 PID 诊断和治疗，以保护妇女的生殖健康。

首次门诊病例摘要

患者，女，37 岁。因"下腹持续性疼痛伴发热 3 日"入院。3 日前出现右下腹持续性酸痛，并向右侧大腿腹股沟区放射，体温 37.8~38.5℃，无寒战，无腹泻，无恶心呕吐。无异常阴道流血，白带量较前增多，无里急后重，无尿频、尿急、尿痛等症状，二便、饮食尚正常。

【问题1】根据首次病例摘要，首先想到的疾病是什么？

思路1：育龄期妇女急性下腹痛伴发热，首先应想到盆腔炎性疾病，但需和急性阑尾炎、急性泌尿道感染、泌尿系结石及急性胃肠炎进行鉴别，同时还需排除其他引起急性下腹痛的疾病，如宫外孕、黄体破裂、卵巢囊肿破裂或扭转、感染性流产等。

思路2：为明确诊断，还应补充进行哪些病史采集？

PID 发病受多种因素影响，病史对诊断 PID 有重要价值，特别应重视 PID 高危因素的询问。此外，妇科急腹症的病因众多，病史采集过程中还应注意急腹症相关疾病的排除。全面的病史采集应包括：

（1）起病情况：腹痛是突然发生还是缓慢加重，有无转移性下腹痛的过程，有无肛门坠胀感或里急后重感，有无排便排尿异常等。

（2）月经情况：通过询问平时月经周期、末次月经时间、经量是否如常、有无痛经等，明确是正常月经还是异常阴道出血，有无停经史等。

（3）婚姻状况及妊娠史：妊娠次数，分娩方式，不良妊娠史（流产、葡萄胎、宫外孕等）。

（4）性生活情况：PID 多发生在性活跃期妇女，因 PID 与 STD 密切相关，因此应特别注意询问患者的性伴侣情况（注意保护患者的隐私），包括性伴侣数量、是否有性传播疾病、性交是否频繁、有无经期性交史等。

（5）下生殖道感染情况：近期是否阴道分泌物色黄、异味等阴道炎或宫颈炎的情况，有无衣原体或支原体感染等 STD 史等。

（6）手术操作史：近期是否有刮宫术、输卵管通液或造影术、人工授精、宫腔镜检查等宫腔手术史，或宫颈活检、人工取卵、宫颈物理治疗、宫颈环形电刀切除术（LEEP）手术史。

（7）其他与 PID 发病相关的因素：以往有无经常性下腹部疼痛史，有无 PID 发病史，近期有无剧烈运动或劳累、创伤、经期卫生保护不当等；有无卵巢囊肿或子宫内膜异位症史、阑尾炎发作史或手术史；有无内外科疾病如自身免疫性疾病、感染性疾病等。

知识点 1：性传播疾病（sexually transmitted disease，STD）

指主要通过性接触，类似性行为及间接接触传播的一组传染性疾病，不仅可在泌尿生殖器官发生病变，还可侵犯泌尿生殖器官所属的淋巴结，甚至通过血液播散侵犯全身各重要组织和器官。国际上将 20 多种通过性行为或类似性行为引起的感染性疾病列入 STD 范畴。较常见的有淋病、梅毒、尖锐湿疣、生殖道沙眼衣原体感染、生殖器疱疹、软下疳、非淋菌性尿道炎、滴虫病、乙型肝炎和艾滋病等。

知识点 2：妊娠合并 STD

特指妇女妊娠期间感染可经性传播的数种病原体而导致的一类疾病，主要包括妊娠合并梅毒、妊娠合并淋病、妊娠合并生殖道衣原体感染、妊娠合并支原体感染、妊娠合并获得性免疫缺陷综合征等。妊娠合并 STD 可无明显症状，因而常得不到孕妇与医生的重视，孕妇一旦感染 STD，病原体可通过垂直传播（母婴传播）感染胎儿，导致不良妊娠结局。此外，妊娠合并 STD 在治疗时需考虑药物对胎儿的毒性作用及给药途径，并需要性伴侣同治。

【问题 2】病史采集后，下一步体格检查需要注意哪些问题？

思路 1：对于下腹痛的女性患者，体格检查首先应注意患者的一般情况及生命体征，特别应注意有无贫血、休克症状。腹部检查时应注意疼痛的部位，腹肌有无紧张，特别注意麦氏点有无压痛及反跳痛，有无移动性浊音、有无肾区叩痛等；阴道检查时应注意分泌物的性状、气味；宫颈情况，特别是宫颈外口是否有脓性分泌物；宫颈是否有举痛；子宫体的位置，是否有压痛；双侧附件区是否有压痛、增厚感，有无肿块以及肿块的位置、大小、性质，及其与子宫及邻近器官的关系。

思路 2：PID 致病菌复杂，且主要的感染途径是寄生在阴道和宫颈的致病微生物通过生殖道黏膜上行感染或经宫颈和子宫旁的淋巴系统感染，故为了明确致病菌，在阴道检查时应注意及时留取阴道分泌物做常规检查和培养；同时留取宫颈管分泌物培养（需做常规培养和厌氧培养），对可疑 PID 或宫颈分泌物脓性者同时进行针对淋球菌、支原体和衣原体的特殊培养。

知识点 3：PID 的感染途径

PID 主要的感染途径是寄生在阴道和宫颈的致病菌，沿生殖道黏膜上行蔓延感染；少部分致病微生物通过淋巴系统蔓延感染；极少部分是邻近器官或全身其他部位感染灶通过血循环感染（图 12-1）。

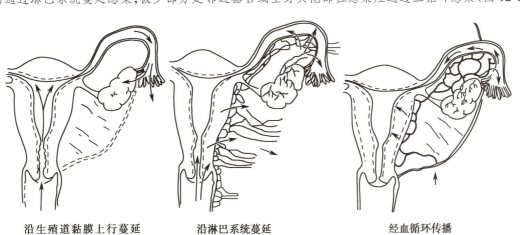

沿生殖道黏膜上行蔓延　　　沿淋巴系统蔓延　　　经血循环传播

图 12-1　PID 的感染途径

检 查 记 录

体格检查：体温 38.5℃，脉搏 100 次 /min，呼吸 20 次 /min，血压 120/70mmHg；无明显贫血貌；心肺未闻及异常，腹肌稍紧张，右下腹压痛明显，麦氏点无压痛及反跳痛，无肌抵抗，无板状腹，双侧肾区无叩痛。

妇科检查：外阴未产式，阴道畅，见少量脓性分泌物，宫颈光滑，充血，举痛(+)，宫体前位，饱满，轻压痛，活动受限，右附件区可扪及一直径约 7cm 包块，质地中等，压痛明显，边界不清，活动受限，位于直肠的右前方，没有压迫直肠。左附件区未及明显异常，轻度压痛。

【问题 3】为进一步明确诊断，还应该进行哪些辅助检查？

思路 1：影像学检查是诊断 PID 非常重要的辅助检查手段，包括经腹或经阴道的盆腔超声检查，MRI 和 CT。超声检查特别是经阴道超声检查是一种无创、方便和非常有诊断价值的辅助检查手段，必要时还可在超声的引导下进行盆腔脓肿的穿刺引流。MRI 检查费用较高，但和超声检查相比诊断的敏感性也较高，其诊断总的准确率达到 93%，敏感性为 95%，特异性为 89%；而超声的诊断准确率、敏感性和特异性分别为 80%、81% 和 78%。CT 对于早期 PID 同样具有较高的诊断价值，主要图像特点为盆底筋膜层不清晰，子宫骶骨韧带增厚，子宫腔、输卵管和盆腔积液，甚至输卵管卵巢和 / 或盆腔脓肿形成等。CT 的缺点是患者有 X- 线暴露，特别是年轻患者应注意。

知识点 4：PID 的超声图像特点

急性子宫内膜炎或子宫肌炎的超声图像并不具特异性，可表现为子宫略增大，轮廓模糊，肌层回声减低或不均匀，子宫内膜增厚，回声减低等。急性输卵管炎、卵巢炎时，超声可见附件区迂曲的条带样低回声，边界毛糙，卵巢增大，实质回声减低；如炎症加重，输卵管伞端粘连导致管腔积液或积脓时，超声可显示附件区腊肠样低回声或不规则团块样低回声，管壁不均匀增厚，边界模糊。

知识点 5：PID 的 MRI 图像特点

在 MRI 图像中，盆腔炎性疾病所形成的炎性肿块多边缘不清，可与周围组织粘连，但无深部浸润，炎性灶内部信号在 T_1WI 和 T_2WI 的表现差异大，可出现低信号或高信号，但多可见子宫骶骨韧带增厚和盆腔积液。MRI 增强可见肿块部分不均匀强化，一般在炎症急性期强化明显，慢性期呈低度到中度强化，囊变区不强化。磁共振弥散加权成像可进一步增加其诊断效率。

思路 2：实验室检查对诊断 PID 有一定的价值，可选择下列检查以帮助诊断。

(1) 血常规检查：PID 患者的白细胞计数上升，中性粒细胞占比升高，但也有少部分患者的血常规在正常范围。

(2) 阴道和宫颈分泌物常规检查：多数 PID 患者有阴道或宫颈的脓性分泌物，如分泌物生理盐水湿片见大量白细胞，考虑合并阴道感染，可支持 PID 诊断。若宫颈分泌物正常且镜下无白细胞，诊断 PID 需慎重。

(3) C 反应蛋白(C-reactive protein，CRP)：CRP 是炎症的一个重要指标，炎症早期即可升高，并可早于白细胞的变化。当 CRP>10mg/L 时，诊断 PID 的敏感性为 93%，特异性为 83%。

(4) 血沉：血沉是炎症反应的非特异性指标，约有 75% 的患者血沉 >15mm/h，作为一个非特异性指标在很多疾病均可升高。

思路 3：PID 的病原学检查。PID 多为混合感染，性传播疾病主要病原体是淋病奈瑟菌、沙眼衣原体。然而存在于阴道的菌落(如厌氧菌、阴道加德纳菌、流感嗜血杆菌、肠道革兰氏阴性杆菌以及无乳链球菌等)也参与 PID 发生。另外，巨细胞病毒、人型支原体、解脲脲原体和生殖支原体等也参与一些 PID 发病。因此，所有患 PID 妇女都应检测淋病奈瑟菌和沙眼衣原体，并应对人类免疫缺陷病毒(HIV)感染进行筛查。若宫颈管分泌物、后穹窿穿刺液及手术直接获取的感染部位分泌物,经涂片、培养及核酸扩增检测病原体,证实宫颈淋病奈瑟菌或衣原体阳性则 PID 可确诊。

知识点 6 :生殖支原体

支原体种类繁多,目前认为与泌尿生殖系统感染有关的支原体包括人型支原体、解脲脲原体、生殖支原体等 7 种。检测方法包括直接培养、核酸扩增检测、支原体抗体血清学检测等。国内报道 PID 患者中约有 40% 存在支原体感染,国外报道生殖支原体在 PID 中的感染率为 13%~16%。宫颈内支原体上行至宫腔甚至输卵管导致 PID 的发生。支原体不进入组织和血液,直接黏附于上皮细胞,通过破坏宿主细胞的细胞膜,并产生有毒物质,从而导致细胞损伤。

知识点 7 :沙眼衣原体

衣原体包括沙眼衣原体、鹦鹉热衣原体、肺炎衣原体、牛衣原体四种,女性生殖道衣原体感染主要为沙眼衣原体,成人主要经性交直接传播,大约 75% 女性和 50% 的男性感染后并无症状。生殖道衣原体感染后,主要病理变化是浆细胞和多形核白细胞造成的炎症浸润和局部组织损伤,引起一系列炎症表现。由于衣原体的发育周期独特,细胞外的病原体对抗生素不敏感,而细胞内的始体对抗生素敏感,因此,选用的抗生素应具有良好的细胞穿透性。此外,衣原体的生命周期较长,抗生素使用时间应延长或使用半衰期长的药物。

思路 4 :子宫内膜活检。病理检查发现子宫内膜有中性粒细胞及浆细胞,即可诊断 PID。具体为每高倍镜视野下 (×400) 子宫内膜上皮细胞内中性粒细胞 ≥ 5 个,同时每低倍镜视野下 (×120) 子宫内膜间质中浆细胞 ≥ 1 个。子宫内膜活检较腹腔镜检查简便易行,对 PID 的诊断具有较高的敏感度和特异度,尤其是对于无输卵管炎的 PID 更具有指导意义。对于具有子宫内膜炎发病史而盆腔和腹腔镜检查均正常的性活跃女性患者,应注意行子宫内膜活检以减少 PID 的漏诊。

思路 5 :腹腔镜检查。腹腔镜检查因对 PID 的诊断具有极高的准确性,尤其是对于急性输卵管炎,已被作为 PID 诊断的"金标准"。腹腔镜诊断急性输卵管炎的最低标准为输卵管表面显著充血、输卵管壁水肿、输卵管表面及伞端黏性渗出。然而,腹腔镜对于 PID 病理学改变轻微者则与正常情况难以区分,对于单纯存在子宫内膜炎的 PID 患者也不具有诊断意义。部分急性 PID 患者经临床及实验室检查判定的病情严重程度与其输卵管损害并不完全一致,相应地与腹腔镜检查结果亦存在不一致,为 PID 的病情评估及诊断带来困难。另外,腹腔镜对于 PID 的鉴别诊断也具有重要意义,对于多次诊断 PID 而实验室检查反复阴性结果的 STD 低危人群应行腹腔镜检查以排除子宫内膜异位症等情况。

辅助检查结果

1. **血常规**　白细胞 12.3×10^9/L,血红蛋白 106g/L,中性细胞百分比 82.5%,快速超敏 CRP>200mg/L。尿妊娠试验阴性。

2. **超声检查**　子宫后位,长径 47mm,厚径 44mm,宽径 52mm,呈球形,前壁肌层厚 23mm,后壁肌层厚 20mm,内膜厚 3.8mm。左侧附件区见迂曲管状无回声区,最宽处 12mm,局部内壁厚薄不均。右侧附件区见迂曲管状无回声区,最宽处 26mm。右卵巢内探及无回声区,大小 37mm×24mm×40mm,壁厚不均匀。盆腔局部积液,范围 8mm×10mm。考虑子宫肌瘤可能,右侧卵巢囊性增大,右侧卵巢囊性回声,炎性可能,双侧输卵管积液(脓性?),建议治疗后复查(图 12-2)。

3. **CT 检查**　右附件区见多发类圆形低密度影,呈管道样走行,增强后呈环形强化,右侧输尿管轻度扩张,左侧附件区结构紊乱,膀胱充盈可;盆腔未见明显肿大淋巴结,盆腔未见明显积液。右附件区输卵管迂曲扩张、积液,考虑为炎性病灶可能,请结合临床(图 12-3)。

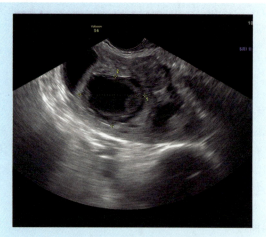

图 12-2　PID 经阴道超声图,右侧附件区见迂曲管状无回声区,右侧卵巢囊性回声

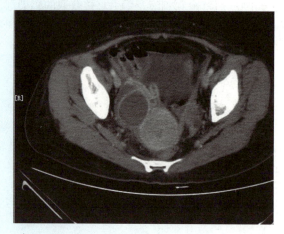

图 12-3　PID 盆腔 CT 图,右附件区可见多发类圆形低密度影,呈管道样走行

【问题 4】根据该患者的症状、体征和辅助检查结果是否可以确诊 PID？

思路 1：由于急性 PID 的症状、体征差异较大,许多 PID 患者症状轻微或不典型,所以临床诊断较困难,特别是对轻度或症状不明显的输卵管炎的诊断准确度较低。因此,PID 的诊断通常基于患者的临床检查。与腹腔镜相比,PID 的临床诊断准确度不高,阳性预测值为 65%~90%。PID 临床诊断的阳性预测值取决于研究人群的流行病学特征,在性活跃的年轻人群(尤其青春期女性)、STD 门诊和淋病奈瑟菌与沙眼衣原体流行地区的阳性预测值高。但目前尚无任何敏感度和特异度均高的单一病史、体征或实验室检查。因此,诊断 PID 主要依靠临床最低诊断标准。

知识点 8：PID 最低诊断标准和附加标准

(1)最低诊断标准:①子宫压痛;②附件压痛;③宫颈举痛。

(2)支持 PID 诊断的附加条件:①口腔温度 ≥ 38℃;②阴道或宫颈脓性分泌物;③阴道分泌物显微镜检发现白细胞增多;④红细胞沉降率加快;⑤C 反应蛋白水平升高;⑥实验室检查证实有淋病奈瑟菌或沙眼衣原体存在。

性活跃期年轻女性或有 STD 风险的高危人群,如果出现下腹痛,在排除其他疾病引起下腹痛的前提下,妇科检查符合最低标准,即可按 PID 给予经验性抗生素治疗。附加标准可增加 PID 诊断的特异度。

思路 2：因为 PID 诊断的最低标准特异性差,如果要进一步明确 PID 的诊断就需进一步的检查结果来提供支持。腹腔镜诊断输卵管炎准确度高,并可进行病变部位的病原学取样诊断,但腹腔镜检查毕竟是有创操作,临床应用有一定局限性,并非所有怀疑 PID 的患者均能接受这一检查。子宫内膜活检在临床上也是非常规检查,在患者有腹痛、发热等情况下进行该检查并不适宜。但对于症状轻、怀疑子宫内膜炎、诊断相对困难的患者,进行该项检查可明确是否有子宫内膜炎。相对而言,经阴道超声检查方便,可重复进行;MRI/CT 诊断输卵管炎较敏感,但对于轻度患者,特别是子宫内膜炎的诊断困难。临床上可根据患者的具体情况,选择相对较敏感的检查方法,作为特异性诊断指标。

知识点 9：PID 特异性诊断标准

(1)子宫内膜活检显示有子宫内膜炎的组织病理学证据。

(2)经阴道超声或 MRI 检查显示输卵管管壁增厚、管腔积液,可伴有盆腔游离液体或输卵管、卵巢包块。

(3)腹腔镜检查符合 PID 表现。

思路3:该患者为生育年龄女性,出现持续性下腹痛,尿妊娠试验阴性已排除妊娠相关疾病所引起的腹痛,妇检有宫颈举痛、子宫及附件压痛,符合PID诊断的最低标准,有口腔温度38.5℃、阴道及宫颈脓性分泌物和C反应蛋白水平升高三项附加条件支持PID的诊断。而超声检查和MRI检查均显示右附件区输卵管迂曲扩张、积液,也符合PID特异性诊断标准的第2项,故综合病史、体格检查和辅助检查,该患者可以诊断为PID。

【问题5】进行PID诊断时需与哪些疾病相鉴别?

思路1:首先应想到和常见的妇科急腹症鉴别。

(1)异位妊娠:主要表现为停经(不典型者可无停经史)、下腹痛和不规则阴道出血。妇科检查:可有宫颈变软,举痛阳性,内出血多时后穹窿饱满,子宫飘浮感;子宫小于停经天数,一侧附件区可有压痛,可触及包块。辅助检查:尿妊娠试验(+),超声检查提示宫内无妊娠囊,一侧附件区可见包块或妊娠囊样结构,甚至可见胎心。

(2)卵巢黄体破裂:好发于14~30岁的年轻女性。黄体破裂常在月经中期或月经前发病,起病急骤,下腹突然剧痛,短时间后成为持续性坠痛,偶可有恶心、呕吐症状。一般无阴道流血,内出血严重者可有休克症状。体检:轻型者下腹部仅有轻度触痛,发生于右侧者压痛点在麦氏点的内下方,位置较低,重症则下腹部触痛明显,有反跳痛,双合诊:子宫正常大,宫颈举痛,穹窿部有触痛。

(3)卵巢囊肿蒂扭转:常有卵巢囊肿的病史,好发于瘤蒂长、中等大、活动度良好、重心偏于一侧的肿瘤(如囊性畸胎瘤、黏液性及浆液性囊腺瘤最易发生蒂扭转),多发生在体位急骤变动时、妊娠早期或产后。

(4)先兆流产:有停经史,尿或血hCG阳性,子宫腔内有妊娠囊并有胚芽和心管搏动。常先出现少量的阴道流血、继而出现阵发性下腹痛或腰痛,妇科检查宫口未开,子宫大小与孕周相符。根据病史、临床表现即可诊断,有时需结合妇科检查、超声、血hCG等辅助检查才能明确诊断。

(5)子宫肌瘤红色样变:多见于妊娠或产褥期,既往可有子宫肌瘤病史,典型症状为剧烈腹痛伴恶心、呕吐、发热,妇科检查肌瘤增大明显且有压痛,查血常规白细胞计数升高,超声及MRI检查有助明确诊断。

思路2:其次需与常见的外科急腹症-急性阑尾炎相鉴别。典型症状为转移性右下腹痛及阑尾点压痛、反跳痛。多数患者有恶心、呕吐等消化道症状,白细胞和嗜中性粒细胞计数增高。CT检查有助于鉴别。

思路3:还应与其他可能引起下腹痛、发热等情况鉴别,包括急性泌尿道炎症、输尿管结石、急性肠炎等疾病相鉴别。

【问题6】PID治疗原则、目标和具体治疗措施是什么?

思路1:PID的治疗原则。以抗生素抗感染治疗为主,必要时行手术治疗。因PID致病微生物复杂,且常为混合感染,在选择使用抗生素时应遵循以下原则:

(1)经验性使用广谱抗生素:在初始进行治疗时,常得不到有关致病微生物培养及药物敏感试验的信息,故应根据经验选择对所有可能致病微生物(包括淋病奈瑟菌、沙眼衣原体、厌氧菌和需氧菌、革兰氏阳性和革兰氏阴性菌等)均有效的广谱抗生素。

(2)立即开始:PID诊断一旦成立,应立即使用抗生素治疗。

(3)个体化治疗:选择治疗方案应综合考虑药物的有效性、敏感性、费用以及患者依从性,同时还应考虑患者病情的轻重及医院的诊疗条件等因素。

思路2:PID的治疗目标。短期目标为临床、微生物学的治愈;远期目标为预防远期后遗症,如不孕、异位妊娠、反复感染和慢性盆腔痛等。

思路3:若患者一般状况好,症状轻,能耐受口服抗生素,并有随访条件,可在门诊给予口服或肌内注射抗生素治疗,常用给药方案见表12-1。

表 12-1　盆腔炎性疾病非静脉给药方案

方案	药物	剂量	用法	持续时间
A	头孢曲松钠	250mg	单次肌注	
	或头孢西丁钠	2g	单次肌注	
	加用甲硝唑	0.4g	1次/12h	14日

续表

方案	药物	剂量	用法	持续时间
A	或多西环素	0.1g	1 次 /12h	10~14 日
	或米诺环素	0.1g	1 次 /12h	10~14 日
	或阿奇霉素	0.5g	1 次 /24h	1~2 日
	改为阿奇霉素	0.25g	1 次 /24h	5~7 日
B	氧氟沙星	400mg	1 次 /12h	14 日
	或左氧氟沙星	500mg	1 次 /24h	14 日
	同时加用甲硝唑	0.4g	2~3 次 /24h	14 日

思路 4：如患者有下述情况应住院治疗。外科急症表现,如阑尾炎和异位妊娠不能排除者;患者为孕妇;经门诊口服抗生素治疗无效的患者;不能遵循或不能耐受门诊口服抗生素治疗的患者;病情严重,恶心、呕吐或高热;盆腔腹膜炎、盆腔脓肿。对于这些症状较重的患者,需收治住院并给予支持治疗及静脉抗生素治疗,方案见表12-2。由于耐喹诺酮类淋病奈瑟菌株的出现,目前喹诺酮类药物已不作为盆腔炎性疾病的首选药物,故在表中没有列出。

表 12-2 盆腔炎性疾病静脉给药方案

方案	药物	剂量	用法	停药指征	后续治疗
A	头孢替坦	2g	静滴 1 次 /12h	症状和体征改善至少 24~48h	同非静脉给药方案 A 的口服给药部分
	或头孢西丁	2g	静滴 1 次 /12h		
	＋多西环素	0.1g	口服 1 次 /12h		
B	克林霉素	0.9g	静滴 1 次 /8h		克林霉素 450mg,4 次 /24h,连服 14 日;或多西环素口服方案
	或林可霉素	0.9g	静滴 1 次 /8h	同上	
	＋硫酸庆大霉素	首剂 2mg/kg 维持 1.5mg/kg	静滴 1 次 /8h		
C	氨苄西林钠舒巴坦钠	3g	静滴 1 次 /6h		
	或阿莫西林克拉维甲酸	1.2g	静滴 1 次 /6h		
	加用口服药物同非静脉给药方案 A 的口服给药部分				

思路 5：部分 PID 患者有盆腔脓肿形成,抗生素保守治疗无效,或出现破裂、症状加重,则应及时进行手术治疗。手术范围应根据病变范围、患者年龄、一般状态等全面考虑。原则是以切除病灶为主。年轻妇女应尽量保留卵巢功能,以采用保守性手术为主;对已绝经、双侧附件受累或附件脓肿多次发作者,应行子宫全切除术及双侧附件切除术;对极度衰弱的危重患者的手术范围,须根据具体情况决定。

知识点 10：盆腔炎手术治疗指征

(1)药物治疗无效:盆腔脓肿形成经药物治疗 48~72h,体温持续不降,患者出现中毒症。

(2)输卵管积脓或输卵管卵巢脓肿:经药物治疗病情有好转,继续控制炎症数日,肿块仍未消失但已局限化,应行手术切除,以免日后再次急性发作仍需手术。

(3)脓肿破裂:突然腹痛加剧,寒战、高热、恶心、呕吐、腹胀,检查腹部拒按或有中毒性休克表现,均应怀疑为脓肿破裂,需立即剖腹探查。

思路 6：因 PID 发病和 STD 密切相关，其性伴侣很可能感染淋病奈瑟菌及沙眼衣原体，而由淋病奈瑟菌或沙眼衣原体感染引起 PID 患者的男性性伴侣常无症状，如果性伴侣不治疗，患者有再感染的危险。故无论 PID 患者分离的病原体如何，均应建议患者的性伴侣进行性传播性疾病的病原体检测和治疗。在 PID 治疗期间，应避免无保护的性生活。

思路 7：在 PID 的治疗时应考虑几种特殊情况。①妊娠合并 PID 宜住院治疗，且通过静脉途径使用抗生素。妊娠期和哺乳期妇女禁用盐酸四环素、多西环素、米诺环素及氟喹诺酮类药物。②人免疫缺陷病毒感染：所有诊断为 PID 的患者应进行人免疫缺陷病毒检测，HIV 感染更有可能出现输卵管卵巢脓肿，更易合并念珠菌、人型支原体、链球菌和人乳头瘤病毒感染，但对静脉和口服抗生素治疗反应同 HIV 阴性者。③宫内节育器：在治疗 PID 时是否需要取出宫内节育器方面证据有限，有一项随机对照研究发现，取出宫内节育器可获得良好的短期临床效果。但目前尚无一致观点认为需要在治疗 PID 时取出宫内节育器。

【问题 7】根据 PID 治疗原则、目标和方法，该患者应该如何治疗？

思路：该患者有发热、下腹痛及输卵管卵巢脓肿形成，病情较重，不宜门诊治疗，因此被收入院。入院后立即给予头孢西丁 2g，静脉滴注，每 6h 1 次；加用多西环素 100mg，口服，每 12h 1 次和甲硝唑 400mg，每 12h 1 次。24h 后腹痛明显减轻，体温下降，72h 后腹痛症状消失，体温正常。查体子宫及右附件区压痛消失，超声检查显示盆腔积液消失，双侧输卵管、卵巢积液明显减少。继续用药 24h 后停用头孢西丁静脉滴注，患者出院继续口服多西环素和甲硝唑，并在门诊随访，出院后第 10 天症状无反复，超声检查双侧输卵管积液消失，右卵巢正常大小，未见无回声区。继续口服上述药物 4 天后停药。

【问题 8】PID 的后遗症有哪些？应如何治疗？

> ### 知识点 11：PID 的临床后遗症
>
> 近期后遗症包括输卵管卵巢脓肿（tubo-ovarian abscess，TOA）、肝周围炎（fitz-hugh-curtissyndrome）及罕见的死亡，远期后遗症的发生率在 25% 左右，主要包括不孕症、异位妊娠、慢性盆腔痛（chronic pelvic pain，CPP）和 PID 的反复发作。

思路 1：常见 PID 后遗症及特征。

（1）复发性盆腔炎：约 25% 的急性盆腔炎可于以后重复发作。年轻患者的重复感染率是一般年龄组的 2 倍。由于输卵管在上次感染时的损害，对细菌侵犯的敏感性增加。

（2）异位妊娠和不孕：输卵管由于炎症的损伤，其摄取卵子及转送受精卵的功能受到影响，易致胚胎种植部位异常。急性盆腔炎是造成输卵管梗阻及不孕的重要原因，占不孕的 30%~40%。不孕症的发生率与 PID 发作的次数和严重性有关。

（3）慢性盆腔痛：急性盆腔炎后遗留慢性腹痛（超过 6 个月）可达 18%。主要与输卵管、卵巢及其周围组织粘连有关。

（4）输卵管 - 卵巢脓肿：TOA 是 PID 常见并潜在危及生命的严重并发症。导致患者死亡的原因是脓肿破裂造成弥漫性腹膜炎或败血症。通过急性 PID 病史，PID 后形成盆腔包块，行超声及后穹窿穿刺检查，可以作出诊断。

（5）输卵管卵巢囊肿：包括慢性输卵管炎性粘连与输卵管积水、输卵管卵巢炎、输卵管卵巢囊肿和慢性盆腔结缔组织炎等。

（6）肝周围炎：肝周围炎可能为淋病奈瑟菌感染所致，病原体从输卵管扩散，沿结肠侧沟上升，达到膈下，腹膜炎和肝包膜炎因之发生，但肝表面不一定能发现淋病奈瑟菌或沙眼衣原体。症状主要为上腹部疼痛、右季肋部触痛，Murphy 征阳性，疼痛常向肩部、臂内侧放射，故可误诊为胆囊炎。

（7）骶髂关节炎：PID 后可有 68% 发生骶髂关节炎，虽然以骶髂关节炎形式出现的脊椎慢性关节炎在女性比在男性少，但 PID 史却是一个重要的易患因素。

思路 2：PID 后遗症病情多样，治疗以解除症状、恢复功能为目标。针对不同的病情及患者的需求，采取相应的治疗措施。PID 形成输卵管卵巢脓肿者，如药物治疗效果不佳，可行脓肿切开引流或手术切除肿物。疑发生脓肿破裂等急性并发症时须立即行剖腹探查术。PID 的远期后遗症的治疗方法主要有手术治疗、药物治疗、理疗等。手术治疗包括采用腹腔镜检查同时,对病变部位进行切除,对于盆腹腔粘连严重者,可进行粘连松解术,以期达到消除或者缓解盆腔疼痛的目的。研究显示,在诊断性腹腔镜和粘连松解手术后最初阶段(12 个月内),手术治疗对 CPP 的下降有统计学意义,患者可从中受益。对年龄超过 40 岁,已育有子女者,如双侧附件受累或输卵管卵巢脓肿反复发作,可行全子宫双附件切除术,如有可能可保留一侧卵巢或部分卵巢。年轻患者迫切希望生育,如单侧或双侧输卵管均不通,根据情况可做输卵管复通术。

【问题 9】绝经后女性盆腔炎性疾病的特点是什么?

思路:绝经后女性生殖器官萎缩,性生活频率低或没有性生活,PID 的发生率明显降低,但有显著的特点。

1. 宫腔积脓严重时可发生子宫穿孔 由于子宫颈显著萎缩,使得宫颈管狭窄,宫腔积液不易排出,并发感染后形成宫腔积脓,积脓进一步增多引起宫腔压力增加,则易造成子宫穿孔,形成急性感染性腹膜炎,感染性休克等严重并发症。

2. 症状不典型容易造成误诊 绝经后女性常不出现典型的下腹痛、发热等症状和体征,实验室检查也不具有特异性,常以急腹症就诊,应特别仔细进行鉴别。

3. 治疗难度大 老年女性常合并有重要脏器的功能异常,给手术治疗带来很大的风险,宫腔积脓并子宫穿孔时除了静脉抗生素治疗外,应积极准备创造条件,尽早切除子宫及双附件,冲洗腹腔并放置双套管引流,但急性炎症状态下,盆腔粘连严重分离困难,容易损伤直肠、膀胱和输尿管。如果术中子宫切除困难,也可行穿孔修补,腹腔放置引流,同时经宫颈管放置宫腔引流管,这样才能避免宫腔因无法引流再次积脓、穿孔。图 12-4 是一个 65 岁女性的盆腔 CT 图像,显示宫腔大量积脓并发穿孔。经积极抗生素治疗、支持治疗、子宫穿孔修补、腹腔及宫腔同时放置引流等综合治疗后痊愈。

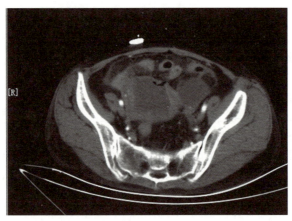

图 12-4 宫腔积脓及穿孔的 CT 图

【问题 10】中医在治疗 PID 及其后遗症中的作用如何?

思路:中医对 PID 的治疗包括内治法和外治法。内治法通过辨证论治,大致可将 PID 分为气滞血瘀型、温热瘀结型、寒湿凝滞型 3 种,气滞血瘀型予以行气活血,化瘀止痛法;湿热瘀结型予以清热利湿,活血化瘀法;寒湿凝滞型予以温经除湿,活血化瘀法。外治法常用中药保留灌肠法,也可用中药外敷(小腹)或阴道、直肠纳药法。文献报道均有较好的临床疗效,尤其在盆腔炎后遗症的治疗上有较大的临床优势。

【问题 11】如何预防盆腔炎性疾病?

思路:PID 的预防需要注意以下几点。①生殖健康科普知识教育,注意性生活卫生,减少性传播疾病的发生;②妇科手术时把握手术指征,严格无菌操作;③及时、规范、彻底治疗盆腔炎,防止盆腔炎后遗症的发生。

盆腔炎性疾病诊治流程

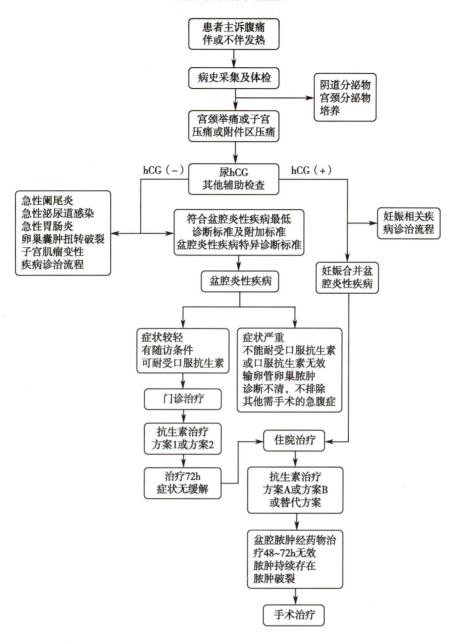

小　　结

临床关键点：

1. PID 临床表现及体征多样。

2. 性生活活跃的年轻女性或者具有性传播疾病高危因素的人群,若出现下腹痛,并可排除引起下腹痛的其他原因,妇科检查符合 PID 最低诊断标准,即可给予经验性抗生素治疗,以防延误治疗导致 PID 后遗症的发生。

3. PID 的治疗以抗生素治疗为主,治疗时强调早期、个体化和经验性使用广谱抗生素。

4. 对盆腔炎性包块或 TOA 形成者,抗生素治疗效果不佳时,可行手术治疗。

5. 绝经后女性 PID 症状不典型,容易发生宫腔积脓和子宫穿孔,应仔细进行鉴别诊断。

6. 关注远期并发症的防治。

(滕银成)

第十三章　外阴／阴道恶性肿瘤及癌前病变

外阴／阴道恶性肿瘤是指肿瘤原发病灶位于外阴／阴道部位者,常常简称为外阴／阴道癌,诊断外阴／阴道恶性肿瘤时必须排除生殖器或生殖器外的外阴／阴道部继发肿瘤,特别是阴道癌,因其是女性生殖系统恶性肿瘤的较常见转移部位。外阴／阴道恶性肿瘤在妇科恶性肿瘤中较为少见,发病率占女性生殖道恶性肿瘤的 2%~4%,常见于绝经后和老年妇女,高发年龄为 60~80 岁。外阴／阴道鳞状细胞癌(vulvar/vaginal squamous cell carcinoma)是外阴／阴道恶性肿瘤中最为常见的一种病理类型,占 85% 以上。外阴癌的主要治疗手段是外阴部位的根治性切除和区域淋巴结切除,放射治疗和化学治疗可以作为外阴癌手术治疗的补充;阴道上段癌可参考宫颈癌的治疗,阴道下段癌可参考外阴癌的治疗,总体来说,外阴／阴道癌的治疗都应遵循个体化原则。

外阴／阴道鳞状上皮内病变(vulvar/vaginal squamous intraepithelial lesion,SIL)指人乳头瘤病毒(HPV)感染后,在鳞状上皮细胞内形成的具有相应临床和病理学表现的皮损,两者或可并存,分为低级别鳞状上皮内病变(low-grade squamous intraepithelial lesion,LSIL)和高级鳞状上皮内病变(high-grade squamous intraepithelial lesion,HSIL),LSIL 多可自行消退,治疗趋于保守,HSIL 可发展为癌,需积极治疗,严密随诊。

首次门诊病例

患者,女性,56 岁,病历采集日 2014-03-03,主诉外阴瘙痒 4 年。患者 4 年前无诱因出现持续性外阴瘙痒,自行购买中药洗剂对症治疗,未见明显好转,2 个月前出现外阴肿胀、痒痛和异味,无意间碰触外阴肿胀处出现点滴出血,鲜红色,活动后疼痛加重,无阴道异常排液,无尿频、尿急和排尿困难,无排便不畅,无腹痛和发热。

【问题 1】通过病史采集,我们首先获得的临床信息是什么?

思路 1:患者主诉持续性外阴瘙痒多年,自用洗剂未见好转,近期出现外阴肿胀伴点滴鲜红出血,伴活动后疼痛。老年妇女由于肥胖和体质因素,身体活动受限,外阴部的异常常常难以发现,而当出现明显症状时,病情已发生进展。

> **知识点 1:外阴／阴道癌的临床表现**
>
> 外阴癌最常见的症状是外阴瘙痒、局部肿块或溃疡,合并感染或较晚期癌可出现疼痛、渗液或出血。
>
> 阴道癌的临床症状早期可无明显症状或仅有阴道分泌物增多或不规则流血,接触性出血。晚期肿瘤侵犯膀胱或直肠时,可出现尿频、排便困难等。

思路 2:盆底器官脱垂是老年妇女常见病症,阴道壁膨出或子宫脱垂时,可于阴道口或阴道口外触及赘生物。由于患者缺乏医学知识,常常不能把所发现的情况做准确描述,通常将脱出于阴道口的器官称为肿瘤,脱出器官局部摩擦破裂时会有出血、排液等表现。

【问题 2】为明确诊断,体格检查时需要注意哪些问题?

思路 1:针对可能患有的外阴或阴道肿瘤,嘱患者取膀胱截石位,充分暴露会阴部。查体时应仔细查看阴阜、两侧大阴唇,将大阴唇向两侧分开,注意充分暴露两侧小阴唇,检视外阴皮肤是否完整,颜色是否均匀,有无异常色素沉着与减退,外阴是否沾染血液、粪便、黏液或脓液等异常排泄物;仔细触摸阴阜、大小阴唇、会阴体及双侧前庭大腺,明确有无触痛及硬结。窥视阴道:将窥器由外向内送入阴道,一边推进一边旋转窥器,查看阴道壁有无新生物、破溃及异常分泌物,双合诊仔细触摸阴道壁是否有肿物。仔细查看宫颈,进一步辨认肿物原发部位,未排除宫颈癌时,不能诊断阴道恶性肿瘤。触诊腹股沟淋巴结,评估有无肿大。

> ### 知识点 2:外阴 / 阴道癌的查体特征
>
> 外阴癌癌灶以大阴唇最多见,其次为小阴唇、阴蒂、会阴、尿道口、肛门周围等。早期呈局部丘疹、结节或小溃疡;晚期见不规则肿块,伴破溃或呈乳头样肿物。若癌灶已转移至腹股沟淋巴结,可扪及增大的、质硬、固定的淋巴结。
>
> 早期阴道癌妇科检查可及阴道肿物,视诊见阴道黏膜糜烂充血、白斑或息肉状、菜花状或溃疡;晚期可累及阴道旁,甚至膀胱阴道瘘、尿道阴道瘘或直肠阴道瘘,以及腹股沟、锁骨上淋巴结肿大和远处器官转移的表现。

思路 2:患者也常常将脱出阴道口的器官,在会阴部位可以触及时,描述为外阴肿物。查体时应该嘱咐患者屏气、往下用力,以查看是否有盆腔脏器膨出或脱垂。如果有脏器脱垂,应该按照盆腔器官脱垂定量分度法(POP-Q)进行描述和记录。

补 充 病 例

患者否认严重内、外科疾病史及手术史。5 年前发现外阴黄豆粒大小结节,于外院做过冷冻治疗,但是无病理报告。患者生于北京,久居本地,无疫水、疫源接触史。否认冶游史。否认性病。否认嗜酒史、吸烟史。24 岁结婚,既往月经规律,7/30 天,量中,无痛经。患者自然绝经 10 年,绝经后无阴道流血,未行激素替代治疗,孕 3 产 1,1982 年自娩,丈夫已故,近 10 年无性生活。否认家族性遗传病史。

体格检查:生命体征平稳,心肺听诊未及明显异常,外阴已婚型;自阴蒂部位可见一大小约为 4cm×3cm 结节,皮肤颜色同周边皮肤,肿物累及双侧小阴唇,表面溃疡,质硬,无压痛。阴道通畅,黏膜光滑,宫颈:光,常大,子宫平位,常大,活动可,无压痛。双附件未及明显异常。双侧腹股沟各触及一直径约 3cm 肿大淋巴结,质硬,可推动,无压痛。

【问题 3】目前考虑哪些疾病,依据是什么?

思路:肿物位于阴蒂部位,表现为皮肤硬结,表面破溃,包块基底部深约 1cm,由体检资料可以明确肿物来源于外阴,可排除脏器脱垂。而外阴部位的肿瘤组织类型较多,不过肿物表面的色泽与周边组织相近,可以初步排除外阴恶性黑色素瘤(vulvar melanoma)。外阴癌的常见大体表现见图 13-1。

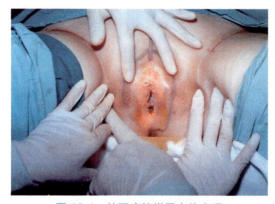

图 13-1 外阴癌的常见大体表现

知识点 3 : 外阴／阴道癌及外阴／阴道转移性癌定义

外阴／阴道癌,即原发于外阴／阴道的恶性肿瘤。

外阴／阴道转移性癌指原发病灶在除外阴／阴道之外的器官,肿瘤转移至外阴／阴道。常见的肿瘤原发病灶可以为子宫颈、阴道／外阴、子宫体癌,还可以见于除内生殖器官之外的脏器,如消化道肿瘤、膀胱、乳腺、肺等。

【问题 4】为明确诊断还需要做哪些进一步检查?

思路 1 : 为明确肿物性质,可以做包块表面脱落细胞及阴道、子宫颈脱落细胞涂片检查,由于外阴癌发病与 HPV 相关,因此要取肿物拭子 HPV 检测。

思路 2 : 患者为老年女性,合并疾病会比较常见,另外高血压、糖尿病等内外科疾患可以影响外阴部位组织的修复及感染。

思路 3 : 需要对肿瘤是否发生邻近及远处脏器转移进行确认,包括膀胱、子宫、直肠、双侧附件、肝脏、脾脏等,检查的方法可选择超声、CT、MRI 或内镜。

思路 4 : 进行血液肿瘤标志物检查,怀疑鳞癌可查鳞状细胞癌抗原(SCC)。

第二次门诊病例

薄层液基细胞学检查(TCT)示轻度炎症,HPV 测定 HC-Ⅱ 测定 HPV 高危型滴度 <2.6。盆腔超声和 CT 检查未见异常。

【问题 5】此患者的诊断,如何获得确定诊断?

思路 : 该患者罹患外阴肿瘤可以确定,但是具体是何种组织类型,取得确定诊断必须做肿物活组织病理检查。若病灶明显,可直视下取活检;若肉眼未见明显病变,可在阴道镜下行可疑病变部位活检。局部超声检查对明确肿瘤浸润深度及判断淋巴结有无转移具有一定意义。

知识点 4 :

外阴癌的组织学类型:外阴鳞状细胞癌、恶性黑色素瘤、基底细胞癌、前庭大腺癌等。

阴道癌的组织学类型:阴道鳞状细胞癌、阴道腺细胞癌、恶性黑色素瘤、内胚窦瘤、葡萄状肉瘤。

第三次门诊病例

外阴肿物活检病理报告:外阴鳞状细胞癌。

【问题 6】该患者的临床期别?

思路 1 : 患者肿瘤直径 3cm,肿瘤可推动,双侧腹股沟淋巴结增大,直径 3~4cm,没有发现远处转移灶。目前分期应该是 T2N2M0;国际妇产科联盟(FIGO)分期为 ⅢA 期。

思路 2 : 为更加准确地进行分期,可以增加影像学的检查,如盆腔超声、盆腔 MRI+ 增强,或者盆腔 CT+ 增强。

该患者的诊断为外阴鳞状细胞癌 T2N2M0,中线型。

知识点 5 : 外阴癌 FIGO(2018)分期法

Ⅰ 肿瘤局限于外阴

Ⅰ A 肿瘤局限于外阴或会阴,无淋巴结转移,病灶直径 ≤ 2cm,间质浸润 ≤ 1.0mm[a]

Ⅰ B 肿瘤局限于外阴或会阴,无淋巴结转移,病灶直径 >2cm 或间质浸润 >1.0mm[a]

Ⅱ 无论肿瘤大小但是肿瘤局部扩散至会阴邻近器官(尿道下 1/3、阴道下 1/3、肛门),但无淋巴结转移

Ⅲ 无论肿瘤大小、无论肿瘤局部是否扩散至会阴邻近器官(尿道下 1/3、阴道下 1/3、肛门),但腹股沟淋巴结转移

ⅢA(i)1 个淋巴结转移(≥ 5mm)或
　　(ii)1~2 个淋巴结转移(<5mm)

ⅢB(i)≥ 2 个淋巴结转移(≥ 5mm)或
　　(ii)≥ 3 个淋巴结转移(<5mm)

ⅢC 阳性淋巴结出现包膜外扩散

Ⅳ 肿瘤侵犯邻近区域其他器官(尿道上 2/3、阴道上 2/3)或远处器官

ⅣA 肿瘤侵犯下列任何器官

(i)上尿道和 / 或阴道黏膜,膀胱黏膜,直肠黏膜或固定于骨盆,或

(ii)腹股沟淋巴结固定或溃疡形成

ⅣB 任何远处部位转移,包括盆腔淋巴结转移

ª 肿瘤浸润深度是指肿瘤从最表浅的真皮乳头的上皮 - 间质连接处至最深浸润点的距离。

知识点 6：阴道癌 FIGO(2018)分期法

Ⅰ 肿瘤局限于阴道,无淋巴结及远处转移

Ⅱ 肿瘤超越阴道壁,但未达骨盆壁,无淋巴结及远处转移

Ⅲ 无论肿瘤大小,肿瘤扩展到骨盆壁和 / 或累及阴道下 1/3 和 / 或引起肾盂积水或肾无功能者,有 / 无淋巴结转移,无远处转移

Ⅳ 肿瘤侵犯邻近器官或播散超过真骨盆

ⅣA 肿瘤侵犯盆腔邻近器官(膀胱、直肠)或远处器官,有 / 无淋巴结转移,无远处转移

ⅣB 肿瘤播散至远处器官

知识点 7：表 13-1 为外阴癌 FIGO 与 TNM 分期法的对应关系

表 13-1　外阴癌 FIGO 与 TNM 分期法的对应关系

FIGO 分期	国际抗癌联盟 (Union for International Cancer Control, UICC)		
	T(肿瘤)	N(淋巴结)	M(转移)
Ⅰ	T1	N0	M0
ⅠA	T1a	N0	M0
ⅠB	T1b	N0	M0
Ⅱ	T2/T3	N0	M0
ⅢA	T1,T2,T3	N1a,N1b	M0
ⅢB	T1,T2,T3	N2a,N2b	M0
ⅢC	T1,T2,T3	N2c	M0
ⅣA	T4	N0~N2	M0
ⅣB	任何 T	N3	M0

知识点 8：表 13-2 为阴道癌 FIGO 与 TNM 分期的对应关系

表 13-2　阴道癌 FIGO 与 TNM 分期法的对应关系

FIGO 分期	国际抗癌联盟 (Union for International Cancer Control, UICC)		
	T（肿瘤）	N（淋巴结）	M（转移）
Ⅰ	T1	N0	M0
Ⅱ	T2	N0	M0
Ⅲ	T1,T2,T3/T3	N1/N0	M0
ⅣA	T4	任何 N	M0
ⅣB	任何 T	任何 N	M1

【问题 7】该患者既往史中关于外阴小结节冷冻治疗的经历说明了什么？

思路：该患者 5 年前因为外阴赘生物行冷冻治疗，但是没有留取标本进行病理检查，对 5 年前的外阴肿物性质无从核查，但是此次发病前外阴有过病变可以确定，外阴癌可以经历癌前病变到癌的发展过程，5 年前的病变有可能是癌前病变——即外阴高级别鳞状上皮内病变（vulvar high-grade squamous intraepithelial lesion），曾用名外阴上皮内瘤变（vulvar intraepithelial neoplasia，VIN）。其诊断依赖组织学诊断，癌前病变的处理，应该是在具有组织学诊断依据的前提下进行的。可以采用局部手术、激光或冷冻治疗。

知识点 9：鳞状上皮内病变（squamous intraepithelial lesion，SIL）

指 HPV 感染后，在鳞状上皮内形成的具有相应临床和病理学表现的上皮内皮损，女性生殖道鳞状上皮内病变包括外阴、阴道及宫颈，临床上三者或两者常同时并存，分为低级别鳞状上皮内病变（low-grade squamous intraepithelial lesion，LSIL）、高级别鳞状上皮内病变（high-grade squamous intraepithelial lesion，HSIL），外阴的鳞状上皮内病变还包括分化型外阴上皮内瘤变（differentiated-type vulvar intraepithelial neoplasia），此种类型和 HPV 感染无关。

依据不同的发病机制、细胞成熟分化程度和进展为浸润癌的风险度，2014 年 WHO 将 SIL 分为两级：

LSIL 相当于轻度不典型增生（VIN Ⅰ/VaIN Ⅰ），细胞异型性轻，异常增殖细胞仅限于上皮层的下 1/3，鳞状细胞具有成熟分化能力的上皮内皮损，具有较低的复发或转化为浸润癌的风险；

HSIL 相当于中/重度不典型增生（VIN Ⅱ/Ⅲ 或 VaIN Ⅱ/Ⅲ），细胞异型性明显，异常增殖细胞超出上皮层下的 1/3 甚至全层，主要由不能成熟分化的幼稚鳞状细胞过度增生为主构成的上皮内皮损，如果不处理，具有较高的复发或转化为浸润癌的风险。

外阴鳞状上皮内病变的治疗：LSIL 若无明显症状可暂不予治疗，定期随访；有症状者可选择局部用药，如咪喹莫特软膏、5-氟尿嘧啶软膏、1% 西多福韦。激光治疗适用于年轻患者病灶广泛时的辅助治疗；HSIL 采用病灶局部表浅切除术，切缘超过病灶外至少 0.5cm。病灶较广泛甚至怀疑早期浸润癌时可考虑行外阴皮肤切除术。分化型外阴上皮内瘤变可采用单纯外阴切除，适用于老年、病灶广泛者。

阴道鳞状上皮内病变的治疗强调个体化，综合考虑病灶情况、患者情况和治疗方法。LSIL 大部分病变可自行退变，经过满意的阴道镜检查及活检后，可密切随访 1 年，必要时再治疗；HSIL 应尽早发现并给予及时、合理治疗，以降低发展为浸润癌的风险。可分为非手术治疗和手术治疗。

非手术治疗：

(1)年轻并希望保留生育功能患者：局部药物治疗如 5-氟尿嘧啶软膏适用于病灶直径 >1.5cm 和多中心病灶。每日涂抹 1 次，5 天为 1 个疗程，可连用 6 个疗程。有效率为 85% 左右。

(2)物理治疗:二氧化碳激光治疗极为有效,尤其适用于病灶小(直径 <1.5cm),阴道顶端病灶及阴道穹窿广泛的病灶。

(3)年老、病变范围广泛或其他治疗方法无效时,可采用后装腔内放射治疗,但腔内放疗可引起阴道纤维化、缩窄和卵巢早衰等。

手术治疗:

年老或无性生活者,主要用于高级别病变或因宫颈癌切除子宫后的阴道残端患者。行阴道病灶切除术、阴道顶端切除术或全阴道切除术。

知识扩展:

宫颈癌或重度宫颈上皮内瘤变(CIN Ⅲ)术后发现阴道上皮内瘤样病变(VaIN)的处理

据统计,因宫颈癌 /CIN Ⅲ 行子宫切除术后 VaIN 的发病率为 1%~3%,远高于普通人群。高危型 HPV 感染是下生殖道病变的共同致病因素,持续感染可增加其远期复发风险,因此术后应定期联合 HPV、阴道细胞学检查和严密随访。VaIN 早期复发的原因可能为前次手术前未发现或病灶残留,因此在宫颈癌 /CIN Ⅲ 初次手术前行阴道镜检查时,应对整个阴道及宫颈进行全面评估,再决定治疗方式;对于术后发现 VaIN 患者,处理原则与原发 VaIN 相同,VaIN 的治疗应综合考虑病灶情况,如范围、部位、级别、数量等。VaIN Ⅰ 可观察,密切随访 1 年,必要时再治疗。VaIN Ⅱ 或Ⅲ应及时治疗,降低浸润癌风险,包括手术治疗和非手术治疗。

非手术治疗:①年轻患者,病灶 >1.5cm 和多发病灶,可用 5- 氟尿嘧啶软膏每日涂抹 1 次,5 天为 1 个疗程,可连用 6 个疗程;②物理治疗:二氧化碳激光等;③年老、病变广泛或其他方法治疗无效时,可采用放射治疗。

手术治疗:年老或无性生活者,VaIN Ⅲ 或 CIN Ⅲ 及宫颈癌切除子宫后发现阴道残端 VaIN 患者,行阴道病灶切除、阴道顶端切除术或全阴道切除术。综上,宫颈癌术后 VaIN 以早发现和预防为主,要重视术前的阴道评估、术后预防和随访。

【问题 8】该患者选用何种治疗方式?

思路 1:肿物局限于阴阜下方,侵犯阴蒂,属于中线型;查体尿道外口黏膜光滑,病灶外侧距离尿道外口 1cm;肿物可推动;双侧腹股沟均可触及肿大淋巴结,淋巴结质硬,但可推动,双侧淋巴结均不除外肿瘤转移。根据外阴部肿瘤及淋巴结检查所见,外阴部肿瘤及双侧腹股沟淋巴结均可以手术切除,因此可以选择手术治疗。手术方式:广泛性外阴切除 + 双侧腹股沟淋巴结切除术,术中可疑转移的淋巴结送冰冻病理检查,如果确认腹股沟淋巴结转移,则需要做双侧盆腔淋巴结切除。

思路 2:该患者为老年女性,合并症较多,手术损伤大,属于高风险手术。由于手术切除组织范围较广,手术创面愈合时间长,因此如果患者及家属拒绝手术,或者不能承受手术风险,可以考虑外阴局部病灶做广泛性切除 + 腹股沟及盆腔淋巴结放射治疗,也可以给予外阴局部切除 + 术后外阴 / 双侧腹股沟 / 盆腔淋巴结放射治疗。

知识点 10:外阴 / 阴道癌的治疗原则

外阴癌的治疗原则为外阴广泛切除 + 单侧及或双侧腹股沟淋巴结切除术,辅以必要的放射治疗或化学治疗。

阴道癌的治疗取决于患者的病理类型、肿瘤体积、病变的位置、疾病的分期和年龄。由于解剖定位,年轻妇女的生殖潜力和性功能都可能受到影响。对本病患者可采取手术、放疗、化疗或联合治疗等多种治疗方式。总体上阴道上段癌可参照宫颈癌的治疗,阴道下段癌可参考外阴癌的治疗。

手术治疗

(1)外阴病灶处理:外阴广泛切除 + 单侧及或双侧腹股沟淋巴结切除术,根据患者一般状况和肿瘤浸润深度,可以选择外阴广泛切除或病灶局部广泛切除。手术切缘应至少超过病变边缘 1cm,深度应达尿生殖膈下,即位于阔筋膜水平面,如果病变靠近尿道,在预期不引起尿失禁的情况下切除尿道远端 1cm。如果并发 VIN,应切除 VIN 病变部位的表浅皮肤组以控制症状,可排除表浅浸润、预防病变发展为浸润癌。

（2）腹股沟淋巴结的处理:对于腹股沟淋巴结实施选择性切除。肿瘤浸润深度 <1mm,可以不切除腹股沟淋巴结;肿瘤浸润深度 <5mm,行外阴病灶同侧腹股沟淋巴结切除;具有肿瘤直径 >2cm、中线型、浸润深度 ≥ 5mm、淋巴血管间隙受累、双侧淋巴结可以转移、单侧淋巴结转移不少于 2 个、肿瘤为低分化等高危因素中任意一项者,应该实施双侧腹股沟淋巴结切除。

外阴切除及腹股沟
淋巴结切除术(视频)

（3）盆腔淋巴结:盆腔淋巴结转移少见且均发生于腹股沟淋巴结(+)患者,因此,当明确腹股沟淋巴结转移,尤其是淋巴结(+)时,可以考虑行同侧盆腔淋巴结切除。

淋巴结切除的方式:传统的蝶形切口已经被三切口所替代,淋巴结切除手术方法可以为传统开放式皮瓣游离法,近年来内镜皮下潜行游离切除的研究逐渐增多。盆腔淋巴结可以通过腹膜外切除,也可以通过腹腔镜手术切除。

放射治疗

鳞癌对放射治疗较敏感,但外阴皮肤对放射线耐受极差,易发生明显的放射皮肤反应(肿胀、糜烂、剧痛),难以达到放射根治剂量。外阴癌放射治疗常用于:①术前局部照射,缩小癌灶再手术;②转移淋巴结区域照射;③手术切缘阳性或接近切缘、脉管有癌栓或复发癌治疗。

化疗

多用于与放疗的同步化疗和晚期癌或复发癌的综合治疗。常用药物:铂类、博来霉素、氟尿嘧啶、阿霉素等。常采用静脉注射或局部动脉灌注。

住院手术情况

手术名称:广泛性外阴切除 + 内镜双侧腹股沟淋巴结皮下潜行切除 + 腹腔镜双侧盆腔淋巴结切除术。

手术经过:患者取膀胱截石位,见左侧小阴唇跨过阴蒂至右侧小阴唇有一大小约 4cm×3cm 病灶,在病灶外 1cm 处切除大、小阴唇及阴阜组织,切除深度至耻骨骨膜,阴道内切除处女膜缘内阴道黏膜约 1cm 长度,丝裂霉素冲洗创面后,间断缝合创面。

病理诊断:(外阴)中分化鳞状细胞癌,角化型,基底及边缘切缘净,淋巴结可见癌转移。

【问题9】外阴癌手术后主要并发症护理重点是什么?

思路 1:与手术创伤有关的并发症。外阴癌手术创伤大,范围大,术后渗出多,容易导致水电解质平衡失调和低蛋白血症,手术后要注意水电解质、蛋白水平的检测和维护;切实预防感染,鼓励围手术期使用抗生素;做好大小便后会阴护理,以冲洗为佳。

思路 2:与外阴癌手术本身相关的并发症。外阴及腹股沟部位的游离皮瓣很可能因为缺血而坏死,发现皮肤或组织坏死后应该将坏死组织及时清除;下肢淋巴管炎时,由于腹股沟部位淋巴结切除后,下肢淋巴回流不畅、障碍,很容易出现下肢淋巴管炎,手术后应加强腹股沟部位的引流,负压引流更好,必要时辅以局部化瘀消炎中草药外敷;深静脉血栓时,手术后患者下肢静脉回流障碍,或者因为患者长期卧床,血流瘀滞,出现静脉血栓的可能性极大,手术后可以预防性使用低分子肝素。

【问题10】从该病理报告可获得哪些信息?

思路 1:关于该患者的诊断。该患者诊断与门诊诊断一致,手术病理给予了更多诊断信息。①该患者肿瘤分化程度 G2;②肿瘤侵犯双侧腹股沟区淋巴结,腹股沟深和盆腔淋巴结未受累。

思路 2:关于该患者的预后信息。影响该患者预后风险因素较多。①肿瘤直径大于 2cm、中分化;②肿瘤边缘和基底切缘干净;③双侧腹股沟多个浅淋巴结转移。该患者属于高危患者。

知识点 11:外阴癌/阴道癌的组织病理组织病理学分级（G）

GX:分级无法评估

G1:高分化

G2:中分化

G3:低分化或未分化

【问题11】该患者术后需要辅助治疗吗?

思路1:术后选择辅助治疗的原则。

针对外阴局部:手术切缘<5mm或阳性,应该补充外阴局部放疗。

针对淋巴结:有以下指征的患者应行双侧盆腔和腹股沟区放疗。①有一处腹股沟淋巴结大转移(直径>5mm);②淋巴结包膜外浸润;③有2处(可能3处)或更多处的腹股沟淋巴结微转移(<5mm)。

思路2:术后辅助治疗的方式。外阴癌术后辅助治疗以放射治疗为主,强调综合治疗,当出现远处转移的征象或高危因素时,应该加用全身化疗。

知识点12:外阴癌和阴道癌的化学治疗方案

均可采用 PEB 方案:

第1~5天,顺铂(DDP)20mg/m²,静脉滴注;依托泊苷(VP-16)100mg/m²,静脉滴注。

第2天,博莱霉素(BLM)20mg/m²,肌注。

后 续 病 例

该患者术后接受全身 PEB 化疗6周期,之后接受双侧腹股沟区放射治疗。

【问题12】术后如何随访,应该注意什么?

思路1:外阴癌术后应该终生随访,随访的时间安排如下。第一次随访时间是手术后1个月,此后2年内每3个月随访一次,2年后每6个月随访一次,满5年后,每年随访一次。

思路2:随访中应该注意的问题有,首次随访重点关注手术及术后辅助治疗所引起的并发症,如手术创面的愈合情况,手术并发症如排尿、排便异常、会阴部疼痛、会阴部肿胀、双下肢肿胀、双下肢功能障碍、深静脉血栓等。放射治疗所引起的局部皮肤损伤、尿道及直肠急性放射性损伤,下肢体液回流障碍。化学治疗所引起的血液系统、消化系统、肝肾功能等损害。体弱者进行评分,给予相应的支持治疗。

国际妇产科联盟局部晚期外阴癌的诊治流程

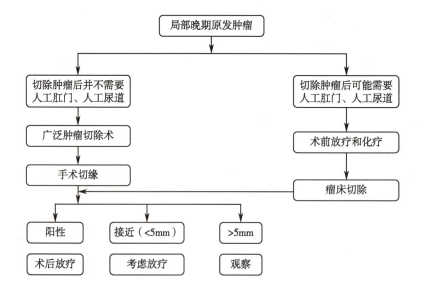

小 结

临床关键点：

1. 外阴/阴道恶性肿瘤瘤为发生于女性外阴部位的原发性恶性肿瘤,常见于老年妇女。

2. 依据病史、体征可做出初步诊断,确诊需依赖组织病理检查。

3. 外阴/阴道恶性肿瘤的分期采用 FIGO 和 TNM 两个分期系统。

4. 外阴/阴道恶性肿瘤以手术治疗为主,根据肿瘤浸润深度与淋巴结转移情况决定术后是否接受放射治疗或化学治疗。

5. HPV 感染是外阴/阴道上皮内病变发生发展的重要危险因素。

6. 外阴/阴道低级别鳞状上皮(LSIL)内病变多可自行消退,治疗趋于保守,高级别病变(HSIL)被视为癌前病变,需积极治疗,严密随诊。

（张震宇）

第十四章 宫颈肿瘤

第一节 宫颈鳞状上皮内病变

宫颈鳞状上皮内病变(squamous intraepithelial lesion,SIL)是与子宫颈浸润癌密切相关的一组子宫颈病变,分为低级别鳞状上皮内病变(low-grade squamous intraepithelial lesion,LSIL)和高级别鳞状上皮内病变(high-grade squamous intraepithelial lesion,HSIL)。LSIL 大部分可自然消退,HSIL 具有癌变潜能,属于癌前病变。SIL 反映了子宫颈癌发生发展中的连续过程,通过筛查及早发现 SIL,及时治疗 HSIL,可降低子宫颈浸润癌的发生率。SIL 过去也称为宫颈上皮内瘤变(cervical intraepithelial neoplasia,CIN),分为 3 级:CIN Ⅰ(轻度不典型增生)、CIN Ⅱ(中度不典型增生)、CIN Ⅲ(重度不典型增生和原位癌)。2014 年 WHO 关于女性生殖器官肿瘤病理分类将 CIN 更改为 SIL,并采用二级分类:LSIL 和 HSIL。CIN Ⅰ、扁平湿疣和挖空细胞等归于 LSIL,CIN Ⅱ 和 CIN Ⅲ 归于 HSIL。原分类中 CIN Ⅱ 诊断重复性差,可用 p16 免疫组化染色进行分流,p16 染色阴性者按 LSIL 处理,阳性者按 HSIL 处理。这样的分类可以提高病理诊断的可重复性,同时与细胞学分级相互对应,能更好地指导临床处理及判断预后。因目前临床中两种分类均在应用,且本章节参考了 2012 美国阴道镜和宫颈病理学会(ASCCP)宫颈癌筛查指南及中国优生科学协会阴道镜和宫颈病理学分会(CSCCP)有关 SIL 治疗的专家共识,故有些内容仍然采用了 CIN 这一术语。

高级别子宫颈腺上皮内瘤变(high-grade cervical glandular intraepithelial neoplasia,HG-CGIN),即原位腺癌(adenocarcinoma in situ,AIS),是宫颈腺癌的癌前病变,比较少见,本节仅重点介绍 SIL。

首次门诊病例摘要

患者,女性,30 岁,已婚,因反复接触性阴道流血 3 个月就诊。患者平素月经规律,14 岁初潮,5 天 /30 天。3 个月前开始出现性交后阴道少量流血,色鲜红,伴阴道分泌物增多,色清亮,无异味,无瘙痒,无下腹部不适。0-0-2-0,分别于 5 年、3 年前行人工流产 1 次,口服避孕药避孕。

【问题 1】通过询问病史,应重点获得的临床信息有哪些?

思路 1:患者为生育年龄女性,为生殖道感染的好发年龄,性交后阴道流血也可能是急性子宫颈炎症或宫颈息肉、宫颈肌瘤等的临床表现,应进行全面的妇科检查,判断病变部位。

思路 2:患者接触性阴道流血 3 个月,为鲜血,应首先明确有无子宫颈癌及癌前病变,询问近年有无进行宫颈细胞学筛查和 / 或人乳头瘤病毒(HPV)检测,有无异常发现。

追问患者病史,患者未曾进行过常规体检,本次应进行宫颈细胞学筛查和 / 或 HPV 检测,了解子宫颈有无病变。

思路 3:询问该患者性生活史,了解有无 SIL(CIN)/ 子宫颈癌发病的高危因素。

SIL/ 子宫颈癌与高危 HPV 持续感染、性生活紊乱、性生活过早(<16 岁)、多个性伴侣、吸烟、性传播疾病、经济状况低下、口服避孕药和免疫抑制剂密切相关。该患者结婚 3 年,性生活史 6 年,婚前有 3 个性伴侣,口服避孕药避孕,存在 SIL/ 子宫颈癌的高危因素。

知识点 1:HPV 生物学研究

HPV 是直径为 50~55nm 的环状 DNA 无包膜病毒,依靠宿主细胞进行复制、转录和翻译,主要侵犯宫颈鳞状上皮的基底层细胞及位于宫颈转化区的化生上皮细胞,外阴和阴道也是 HPV 易感部位。

1. HPV 分型 目前已鉴定出 160 多种不同的亚型,其中 50 种以上型别与生殖道感染有关。根据生物学特征和致癌潜能将其分为两型。

(1)高危型:包括 HPV16,18,31,33,35,39,45,51,52,56,58,59,66,68 等型别。以上型别均可引起 HSIL 及子宫颈癌,其中 HPV16 和 HPV18 致病力最强。高危 HPV 感染还可引起外阴鳞状上皮内病变及外阴癌、阴道上皮内病变及阴道癌。

(2)低危型:包括 HPV6,11,40,42,43,44 等型别,最常见的为 HPV6 和 HPV11,常引起生殖器疣和 LSIL。

2. 感染途径 主要为性传播和直接皮肤/黏膜接触传播,间接接触传播和母婴垂直传播较少见。

3. HPV 感染的危险因素

(1)年龄:感染的高峰年龄在 18~28 岁,30 岁以后 HPV 感染率下降,但危险性提高。

(2)性行为:初次性行为年龄越小、性伴侣数量越多,感染率越高。

(3)免疫状态:机体处于免疫抑制状态可使 HPV 感染的危险性增加,清除率降低。

体 格 检 查

生命体征及全身检查无明显异常。妇科检查:外阴皮肤未见明显异常;阴道黏膜无明显充血、水肿,少量分泌物;宫颈呈现糜烂样改变,宫口有少量清亮分泌物,无异味,接触性出血(+),宫颈细胞学检查后行双合诊检查,宫颈无明显举痛,子宫正常大小,前位,无压痛。双附件未触及异常,无压痛。

【问题 2】患者的体格检查有哪些异常变化? 应该考虑哪些疾病?

思路 1:该患者妇科检查特点。

阴道黏膜无明显充血、水肿,无明显异常分泌物,可初步排除阴道炎症;宫颈糜烂样改变,接触性出血阳性,子宫颈部位可能存在病变,但宫口分泌物量少,清亮无异味,子宫颈急性炎症可能性不大;宫颈口未见赘生物,宫颈息肉及肌瘤等可排除。子宫及双附件区检查无异常发现,可初步排除上生殖道炎症。

思路 2:子宫颈糜烂样改变伴接触性出血应考虑的情况。

生理性柱状上皮异位、宫颈炎症、SIL 及早期宫颈癌,均可表现为子宫颈"糜烂样改变"。该患者查体发现宫颈糜烂样改变及接触性出血,但宫颈口分泌物量少,清亮无异味,宫颈炎症可能不大,不排除为生理性柱状上皮异位。而且患者为生育年龄女性,多性伴,口服避孕药避孕,存在 SIL 或子宫颈癌的高危因素。

思路 3:SIL 的诊断程序。

对可疑 SIL 或子宫颈癌患者,采用三阶梯诊断流程,包括:①子宫颈脱落细胞学和/或 HPV 检测;②阴道镜检查;③组织病理学诊断。

子宫颈细胞学检查:是筛查 SIL/子宫颈癌的基本方法,也是诊断的必要步骤;缺点为敏感性较低。既往采用传统巴氏涂片,目前则多采用液基薄层制片,同时结合子宫颈细胞病理学诊断的 TBS(the Bethesda system)报告系统。

HPV 检测:近年也用于初筛。缺点为特异性较低。年轻女性 HPV 感染率高,绝大多数可自然消退,HPV 初筛不应在 25 岁前女性中应用。HPV(-)者筛查的间隔不应少于 3 年。对于 30 岁以上女性,推荐细胞学和 HPV 联合筛查。

阴道镜检查:阴道镜检查的指征包括异常或者不确定的子宫颈癌筛查结果;症状或体征提示可疑子宫颈癌;有 SIL(CIN)或子宫颈癌病史患者的随诊。通过识别宫颈转化区类型,病变的范围大小,图像的表面构型,提高活检准确性,指导患者的临床处理。宫颈厚醋白上皮、点状血管和镶嵌为 HSIL 最常见的"三联征"图像。

知识点 2:子宫颈脱落细胞学 TBS 报告解读

1. 未见上皮内病变细胞和恶性细胞(NILM)

(1)病原体:包括滴虫、假丝酵母菌、细菌、单纯疱疹病毒等感染的形态学表现。

(2)非瘤样发现:包括反应性细胞改变、子宫切除术后良性形态的腺细胞、萎缩(有或无炎症)等。

2. 上皮细胞的异常改变

(1)鳞状上皮细胞异常

1)非典型鳞状细胞(atypical squamous cells,ASC):包括无明确诊断意义的非典型鳞状上皮(atypical squamous cells of undetermined significance,ASC-US)和不能排除高度鳞状上皮内病变的非典型鳞状细胞(atypical squamous cells-cannot exclude HSIL,ASC-H)。

2)低度鳞状上皮内病变(low-grade squamous intraepithelial lesion,LSIL):包括 HPV 细胞内感染、CIN Ⅰ。

3)高度鳞状上皮内病变(high-grade squamous intraepithelial lesion,HSIL):包括 CIN Ⅱ、CIN Ⅲ、不能除外浸润癌。

4)鳞状细胞癌(squamous cell carcinoma):若能明确组织类型,则报告角化型鳞癌、非角化型鳞癌、小细胞型鳞癌。

(2)腺上皮细胞异常

1)非典型腺细胞(atypical glandular cells,AGC):包括宫颈管 AGC、子宫内膜 AGC。

2)非典型腺细胞,倾向瘤变(atypical glandular cells,favor neoplastia,AGC-N)。

3)宫颈管原位腺癌(endocervical adenocarcinoma in situ,AIS)。

4)腺癌:若可能,判断来源(宫颈管、子宫内膜或子宫外)。

3. 其他　子宫内膜细胞出现在 45 岁以上妇女涂片中,未见上皮细胞不正常。

【问题3】该患者如何进行确诊?

思路1:该患者需要做哪些辅助检查?

首先要进行宫颈细胞学检查和 HPV 检测,该患者 30 岁,临床有性交后阴道流血症状,不同于普通人群中的筛查,高度可疑有 SIL,为减少漏诊概率,选择联合应用细胞学和 HPV 检测。因阴道、宫颈分泌物无明显异常,妇科检查未见充血、水肿等炎症表现,暂不行阴道、宫颈分泌物炎症相关的检查。

思路2:对未进行 HPV 检测,宫颈细胞学检查出现异常者,如何进行下一步处理?

"年轻女性"主要是指 21~24 岁女性。这个年龄段 HPV 感染率高,出现轻度细胞学异常后绝大多数可自然消退,处理相对更保守。以下为 30 岁及以上女性宫颈细胞学异常的处理流程。

1. 细胞学结果为 ASC-US　进一步处理流程如下。

30 岁及以上 ASC-US 患者临床处理流程

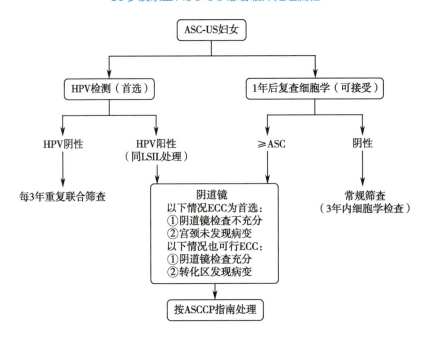

2. 细胞学结果为 ASC-H 及 LSIL 建议进行阴道镜检查和可疑病灶处活检。

3. 细胞学结果为 HSIL 必须进行阴道镜检查和可疑病灶处活检。

4. 细胞学结果为 AGC 所有病例均应进行 HPV 检测、阴道镜检查、子宫颈管搔刮术(endocervical curettage,ECC)和子宫内膜检查。

思路 3：临床工作中,何时进行 HPV DNA 检测?

1. 联合子宫颈细胞学筛查 SIL 或子宫颈癌 子宫颈细胞学检查特异性高,但敏感度较低。该检测方法受诊断者主观性影响大,而且诊断医师需要较长培训周期;可重复性较差。HPV 检测相对于宫颈细胞学检查敏感性高,特异度较低,若联合应用细胞学筛查 SIL 或子宫颈癌患者,可提高筛查的敏感性和特异性。

2. 分流管理 ASC-US,决定是否需要行阴道镜检查 对 ASC-US 者进行 HPV 检测筛查,其发现 HSIL 的敏感度 ≥ 96%,有利于发现高危患者,有效排除可疑或 LSIL,从而降低重复检查的花费,减少患者就诊次数和失访可能。

3. HPV用于子宫颈癌初筛 既往ASCCP指南不推荐HPV用于初筛。2015年,ASCCP 发布了中期指南,指出可以使用 FDA 批准的 HPV 检测进行宫颈癌初筛。HPV 用于初筛的处理流程图如下。

HPV 用于初筛的处理流程

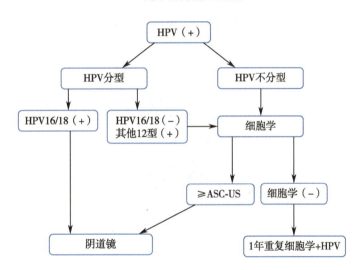

4. SIL 或子宫颈癌治疗后的随访 HPV 检测可用于追踪随访 SIL 或者子宫颈癌术后患者。注意术后与术前是否为同一型别的 HPV 感染,若为同一型别 HPV 的持续感染,复发的概率增加。

知识点 3：宫颈细胞学检查和 HPV 检测筛查宫颈病变推荐指南(结合 ASCCP 2012 指南和 2015 年发布的中期指南)

(1)所有女性都应该在 21 岁时开始进行宫颈癌筛查。

(2)21~29 岁女性,应每 3 年进行 1 次宫颈细胞学检查,即使连续 2 次或以上细胞学结果阴性,也无证据支持可以延长筛查周期。高危 HPV 检测可用于 25 岁以上妇女的宫颈癌初筛。

(3)30~65 岁女性,首选每 5 年进行 1 次联合筛查(宫颈细胞学和 HPV 检测),若每 3 年进行 1 次宫颈细胞学检查或高危 HPV 检测也可以接受。

(4)联合筛查时,对 HPV 阳性、细胞学阴性者,可以采用以下任何一种方式:12 个月后重新联合筛查或立即进行 HPV16/18 分型检测,根据结果进行不同的处理。

(5)联合筛查时,对 HPV 阴性、细胞学检查为 ASC-US 者,根据不同年龄阶段推荐的方法进行以后的常规筛查。

(6) 65 岁以上女性,既往筛查阴性(近 10 年内连续 3 次细胞学阴性/连续 2 次联合筛查阴性,最近一次检查在 5 年以内),且最近 20 年无 CIN Ⅱ 及以上级别病变者,不建议再进行筛查。

(7) 65 岁以上女性,有 CIN Ⅱ、CIN Ⅲ 或 AIS 病史,自然消退或得到正确治疗者,建议常规筛查至少 20 年。

(8) 对全子宫切除、无 CIN Ⅱ 及以上级别病变病史者,不建议再进行任何形式的阴道癌筛查。筛查一旦终止,不需要为任何原因再继续,即使是患者有了新的性伴侣。

(9) 已接种 HPV 疫苗女性,筛查方式同前。

思路 4:该患者宫颈细胞学和 HPV 检测取材时的注意事项和检测结果。

该患者 30 岁,进行宫颈细胞学和 HPV 检测联合筛查,先取宫颈细胞学标本,然后取 HPV 检测标本,避免局部出血对宫颈细胞学准确性的影响。

宫颈细胞学检查结果

宫颈细胞学检查结果为 HSIL,HPV DNA 检测提示 16 型阳性。建议患者进行阴道镜检查,结果如下(图 14-1)。

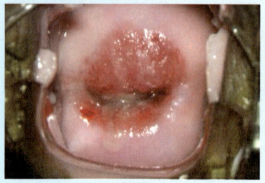 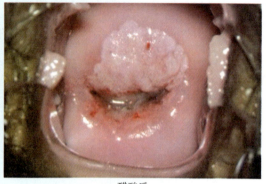

醋酸前　　　　　　　　　　　　　　　　醋酸后

图 14-1 HSIL 阴道镜检查所见

知识点 4:

关于阴道镜检查的标准化术语见表 14-1,ASCCP 与国际宫颈病理与阴道镜联盟(IFCPC)阴道镜术语的主要不同点见表 14-2。

表 14-1 ASCCP(2017)阴道镜检查标准化术语

类别	特点/标准	细节
总体评估	宫颈可见	完全可见或不完全可见(说明原因)
	鳞柱交界可见	完全可见或不完全可见
醋酸白实验	应用 3%~5% 醋酸后任何程度的变白	是或否
正常阴道镜结果	原始鳞状上皮;成熟,萎缩;柱状上皮异位或外翻;化生鳞状上皮;纳氏囊肿;腺开口隐窝;妊娠期蜕膜;黏膜下血管分支	

类别	特点/标准	细节
异常阴道镜结果	出现病变(醋酸白或其他)	是或否
	每个病灶的定位	时钟位置,在鳞柱交界处(是或否),病灶可见(完全或不完全),卫星病灶
	每个病灶大小	病灶所属宫颈的象限,病灶占转化区面积的百分比
	低级别病灶特征	醋酸白:薄或半透明,迅速消退;血管形态:细小镶嵌,细点状血管;边界或边缘:不规则或地图样边界,湿疣样或隆起样或乳头样,扁平样
	高级别病灶特征	醋酸白:厚或致密,醋酸白出现快或消退慢;袖口状腺开口隐窝;红白交杂;血管形态:粗大镶嵌,粗点状血管;边界:边界锐利,内部边界标志,脊样隆起标志,边界剥离;轮廓:扁平,融合乳头突起
	可疑浸润癌	不典型血管,不规则表面,外生病灶,坏死,溃疡,肿瘤或大块新生物,可疑病变无醋酸白
	非特异性	白斑,糜烂,接触性出血,质脆组织
	卢戈氏碘染色	未用,着色,部分着色,不着色
其他表现	息肉(宫颈管内或宫颈口外),炎症,狭窄,先天性转化区,先天性发育异常,治疗后改变(瘢痕)	

表 14-2 ASCCP 与 IFCPC 阴道镜术语的主要不同点

类别	总体评估			异常阴道镜图像	切除类型
	宫颈可见性	鳞柱交界可见性	转化区(TZ)类型		
ASCCP	完全或不完全可见	完全或不完全可见	不用	低级别病变、高级别病变	不用
IFCPC	充分或不充分	完全或部分或不可见	TZ1,2,3型	1级(轻度病变)、2级(较重病变)	切除1,2,3型

注:TZ1型指转化区完全位于宫颈口外;TZ2型指转化区部分位于宫颈口外,部分位于宫颈管内,扩张宫颈管下段可见到新鳞柱交界;TZ3型指转化区全部或大部分位于宫颈管内,借助工具仍不能见到新鳞柱交界。国内CSCCP制定的专家共识中仍沿用TZ1、2、3型,与IFCPC一致,与之相对应的宫颈切除类型对临床有一定指导意义;对子宫颈上皮内病变采用"低级别病变和高级别病变"进行描述,同ASCCP标准。

阴道镜活检结果

该患者在阴道镜下行多点活检,组织学结果回报为 HSIL(CIN Ⅲ)。

【问题4】进一步如何处理?

思路1:SIL 的治疗应做到个体化、规范化,防止治疗不足和治疗过度。

要综合考虑以下因素:SIL 的级别、部位、范围和转归;阴道镜检查所见转化区的类型;宫颈细胞学结果;HPV 感染状态;患者的年龄和对生育的要求;治疗后是否具有随诊条件;就诊医院的设备、技术条件等。

思路2:SIL 的治疗方法。

SIL 的治疗包括破坏性治疗和切除性治疗两种:①破坏性治疗为损毁受累的宫颈组织,包括冷冻、激光、微波等物理治疗,适用于阴道镜检查满意、活检排除浸润癌、ECC 无异常、无腺体细胞异常者。其优点是简单、出血少;缺点是无组织标本进一步明确诊断。②切除性治疗为切除受累的宫颈组织,并获得病变组织的病理结果,包括环形电刀切除术(loop electrosurgical excision procedure,LEEP)或宫颈移行区大范围环形切除术(large-loop excision of the transformation zone,LLETZ)、冷刀锥切术(cold knife conization,CKC)等,适用于病变向宫颈管内延伸;颈管取材阳性;宫颈细胞学和阴道镜、病理学结果有较大分歧;可疑浸润癌或腺上皮病变。

　　无论采用何种方式进行治疗,影响患者预后的因素为:病灶面积大小,切缘是否阳性,12 个月后复查同一型别 HPV 是否阳性。

　　思路 3:组织病理学确诊的 LSIL 的管理原则。

　　LSIL 主要为 CIN Ⅰ,也包括 CIN Ⅱ p16(免疫组化)阴性者,多为 HPV 高危亚型一过性感染所致,60% 的病变可自然消退,30% 的病变持续存在,约 10% 的病变 2 年内进展为 HSIL。LSIL 原则上无需治疗,可随诊观察。部分患者可能隐藏有 HSIL 风险,应根据细胞学及阴道镜检查综合分析,必要时应行诊断性子宫颈锥形切除术明确。而对于 21~24 岁年轻女性,其子宫颈癌风险较低(年发生率 1.4/10 万),多表现为 HPV 感染,SIL 病灶常自然消退,故组织学异常管理时应更保守。对于妊娠期女性,宫颈 LSIL 的管理中应除外子宫颈浸润癌,管理中应特别对待,流程如下。

组织病理学确诊的 LSIL 的管理原则(2017CSCCP)

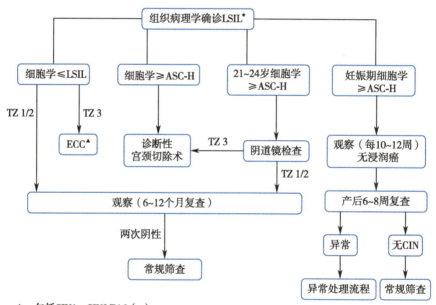

　　*:包括CIN1,CIN2/P16(－)
　　TZ:子宫颈转化区
　　▲:依据组织学诊断级别进行相应的管理

　　思路 4:组织病理学确诊的 HSIL 的管理原则。

　　组织病理学确诊的 HSIL 包括 p16 染色阳性的 CIN Ⅱ、CIN Ⅲ 及以往被命名的重度非典型增生和原位癌。约 20% 的 HSIL 可能 10 年内进展为子宫颈浸润癌。所以,建议对 HSIL 进行干预,不建议随访。方案应根据患者年龄、有无生育要求、病变的程度、阴道镜下转化区类型、患者的随诊条件及治疗者的经验等决定,遵循个性化的原则。年轻女性如果组织病理学为 CIN Ⅱ,可以每 6 个月进行细胞学检查和阴道镜再评估。在观察过程中如果病变持续 24 个月,或阴道镜检查为 3 型转化区,或病变面积增大或阴道镜评估较前加重,应给予积极治疗。组织病理学确诊为 HSIL 的处理流程如下。

组织病理学确诊的 HSIL 的管理原则(2017 CSCCP)

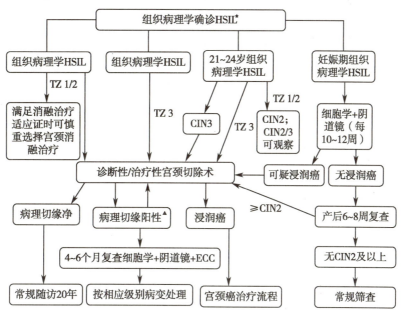

* : 包括CIN2；CIN2/3；CIN3；CIN2/P16（+）
TZ: 子宫颈转化区类型
▲ : 切缘组织病理学报告CIN2及以上

该患者 30 岁,有生育要求,阴道镜检查充分,镜下见转化区为Ⅰ型,活检结果为 HSIL(CIN Ⅲ),ECC(-)。虽然消融性治疗和切除性治疗均可作为治疗手段,考虑到消融治疗仅限于其物理作用,不能提供组织行进一步的病理评估,可能造成漏诊和误治,所以更适合于 LSIL 和病变范围不大并局限在宫颈表面的 HSIL 患者。与患者充分沟通两种治疗方法的利弊,患者知情选择切除性治疗。选择何种切除性治疗方法目前没有统一标准,多根据患者病情及治疗者的经验个体化选择。目前 LEEP 手术安全、有效,不需住院,并发症少,用的越来越广泛。对病变邻近穹窿或病变向颈管内延伸者、复发性 HSIL,冷刀锥切术可能更适合。切除类型根据 2011 年 IFCPC 标准:1 型切除是指切除 1 型转化区,因为 1 型转化区暴露在宫颈外口以外,需要切除的宫颈组织相对较表浅,提示颈管损伤小;2 型切除是指切除 2 型转化区,提示切除了小部分颈管组织;3 型切除是指切除 3 型转化区,切除的颈管组织较多。考虑到患者有生育要求,Ⅰ型转化区,ECC(-),给予 LEEP 术,Ⅰ型切除,以降低其以后宫颈机能不全的可能性。

宫颈环形电刀切除术（视频）

宫颈冷刀锥切术（视频）

思路 5 : SIL 宫颈锥切术后切缘阳性如何处理?

(1)对切缘为 LSIL 的患者可通过细胞学和阴道镜随访,进行病情监测。

(2)对于切缘为 HSIL 的患者,首选治疗后 4~6 个月采用阴道镜检查和 ECC 进行再次评估;也可以进行再次的诊断性切除;若再次切除不可行,则可行全子宫切除术。

该患者术后病理诊断为 HSIL(CIN Ⅲ),切缘阴性,无需进一步处理,嘱其按时随访细胞学及 HPV。

【问题 5 】 SIL 治疗后的随访。

SIL 治疗后应进行随访。

(1)LSIL 治疗后,LSIL 建议 12 个月重复细胞学和 HPV 联合检查,两次检查均阴性,转为常规筛查;任何一项检查异常行阴道镜检查,并按照组织病理学结果进行相应的管理。

(2)HSIL 治疗后,推荐在 6 个月,12 个月和 24 个月进行细胞学和 HPV 联合筛查。若两者均阴性,推荐 3 年后再次筛查;任何一项异常,推荐行阴道镜检查和 ECC。若所有筛查均阴性,推荐常规筛查至少 20 年,即使患者超过 65 岁,也应继续筛查。对于组织学诊断为复发或持续存在的 HSIL,可行再次宫颈锥切术或全子宫切除术。

知识扩展：

HPV 预防性疫苗

HPV 预防性疫苗主要通过体液免疫表达 HPV L1 蛋白。因 HPV L1 蛋白在细胞表面可组装成无毒性的病毒样颗粒（virus like particles，VLPs），VLPs 具有高度的免疫原性，使机体产生高浓度血清中和抗体，从而建立免疫保护，防止机体感染 HPV。

迄今，美国 FDA 批准进入临床应用的 HPV 疫苗有三种，即针对 HPV16/18 的二价疫苗 Cervarix，和针对 HPV6/11/16/18 的四价重组疫苗 Gardasil-4 及针对 HPV6/11/16/18/31/33/45/52/58 的九价疫苗 Gardasil-9，目前均在中国批准上市。三种疫苗均可有效预防 HPV 相关型别感染及降低其所致疾病的风险，女性在性生活之前接种疫苗可获得最大收益，世界卫生组织提出 HPV 疫苗接种的优先目标人群是 9~14 岁女孩。

二价疫苗：澳大利亚已批准该疫苗用于 45 岁以下的女性，FDA 只批准其用于 9~25 岁的年轻女性，预防 HPV 16 和 18 型引起的癌前病变及官颈癌。理论上可以预防 70% 的官颈癌。该疫苗在我国批准用于 9~25 岁的女性。

四价疫苗：已在美国、墨西哥、加拿大、欧盟等 120 多个国家和地区获得批准上市，许多发达国家已将该疫苗列入常规疫苗接种计划。免疫实践咨询委员会（ACIP）推荐该疫苗适用于 9~26 岁的年轻女性，可预防 70% 的官颈癌和 90% 的生殖器疣。四价疫苗在中国批准上市后推荐接种年龄为 20~45 岁。

九价疫苗：美国接种年龄 9~26 岁，其他国家接种年龄为 9~45 岁。国内上市的九价疫苗推荐适宜人群为 16~26 岁。可预防 90% 以上的官颈癌、90% 的生殖器疣。

三种疫苗均须冷藏，接种方式为三角肌区肌内注射，常规 3 次接种，每次 0.5ml 肌内注射。四价和九价疫苗接种时间为第 0、2 和 6 个月。二价疫苗接种时间为第 0、1 和 6 个月。但对于 9~14 岁的男孩或女孩，两针接种法可取代传统的 3 针免疫，可取得同样的免疫力和保护时间。

小　　结

临床关键点：

1. SIL 或子宫颈癌的高危因素。

2. 宫颈细胞学检查和高危 HPV 检测是筛查 SIL 或子宫颈癌的基本方法，也是诊断的必要步骤；对于 30 岁以上女性，宫颈细胞学联合 HPV 检测进行筛查，可提高敏感性和特异性。

3. SIL 的治疗应做到个体化、规范化，防止治疗不足和治疗过度。根据病变的不同情况选择破坏性治疗（冷冻、激光、微波等物理治疗）或切除性治疗（LEEP、CKC、LLETZ、全子宫切除术等）。

（崔保霞）

第二节　宫　颈　癌

宫颈癌（cervical cancer）是发展中国家最常见的妇科恶性肿瘤之一，我国每年的新发病例大约占世界宫颈癌新发病例的 29.8%，特别是近年来年轻妇女的宫颈癌发病率呈现逐级升高的趋势。而在发达国家，由于宫颈细胞学筛查的广泛应用，宫颈癌前病变得以早期发现和治疗，其发病率和死亡率均明显下降，宫颈癌发病率仅占女性恶性肿瘤的 3.6%。

患者,女,48岁,因"同房后阴道点滴出血2个月"来我院门诊就诊,患者平素月经规则,13岁初潮,5~6天/28天,末次月经2018-12-15。2个月前患者同房后出现少量阴道出血,鲜红色,少于月经量。后偶有血性白带,无腹痛腹胀等不适,发病以来精神饮食睡眠无明显变化,大小便正常,体重减轻约2kg。既往史2-0-2-2,有慢性宫颈炎病史,未行规范治疗,无其他器官系统病史,父母均健在,无肿瘤性疾病及遗传性疾病家族史。

【问题1】通过上述问诊,该患者可能的诊断是什么?

根据患者主诉、症状、既往史应高度怀疑宫颈病变可能。

思路1:患者为中年女性,有接触性出血症状且有体重下降,故应考虑宫颈癌诊断不能排除,尤应重视其既往史、家族史、婚育史的询问,如近年内有无进行宫颈细胞学筛查、HPV检查、阴道镜等检查,结果有无异常;是否来源于宫颈癌高发地区;有无宫颈癌家族史等。

知识点1:宫颈癌的流行病学

宫颈癌是人体最常见的恶性肿瘤之一,在女性生殖器官肿瘤中占首位,其发病率有明显的地区差异。我国宫颈癌的高发区主要集中在中西部地区,总的趋势是农村略高于城市。宫颈癌患者的平均发病年龄,各国、各地报道也有差异,我国发病率较高的年龄段集中于55~65岁,20岁以前少见,但是近年来调查显示小于30岁的宫颈癌患者逐渐增多,其发病率有年轻化趋势。

思路2:接触性出血是子宫颈癌患者的最常见的临床症状,需要与宫颈良性病变及其他异常子宫出血相鉴别,问诊应注意询问患者年龄、有无停经史、阴道出血有无时间规律及其与月经周期的先后时间关系、出血持续时间、有无腹痛腹胀等伴随症状、有无体重下降及贫血等消耗症状,尤其是后者对恶性肿瘤的诊断具有提示作用。子宫颈癌患者的阴道出血多与月经周期无明显时间先后关系,初期可能多出现在同房后,晚期患者可表现为淋漓不净的阴道出血甚至肿瘤侵及大血管发生失血性休克。妊娠相关出血多有停经史,并伴有血、尿hCG升高;月经失调相关出血则多出现异常月经周期,可无明显诱因。

知识点2:宫颈癌的临床表现

1. 无症状 一些早期宫颈癌,甚至少数Ⅱ期以上的宫颈癌患者可无症状,仅在体检时被发现。

2. 阴道流血 早期多为接触性出血;中晚期为不规则阴道流血。出血量根据病灶大小、侵及间质内血管情况而不同,若侵袭大血管可引起大出血。年轻患者也可表现为经期延长、经量增多;老年患者常为绝经后不规则阴道流血。一般外生型较早出现阴道出血症状,出血量多;内生型较晚出现该症状。

3. 阴道排液 多数患者有阴道排液,液体为白色或血性,可稀薄如水样或米泔状,或有腥臭。晚期患者因癌组织坏死伴感染,可有大量米汤样或脓性恶臭白带。

4. 晚期症状 根据癌灶累及范围出现不同的继发性症状。如尿频、尿急、便秘、下肢肿痛等;癌肿压迫或累及输尿管时,可引起输尿管梗阻、肾盂积水及尿毒症;晚期可有贫血、恶病质等全身衰竭症状。

【问题2】宫颈癌的高危因素有哪些?

思路:目前公认的引发宫颈癌的高危因素包括以下三类:生物学因素、行为危险因素和遗传易感因素。

1. 生物学因素 目前已经明确高危型HPV感染是宫颈癌发生的重要因素,即在宫颈癌发生发展的过程中,高危型HPV感染是至为关键的环节,其可能与其他内源性或外源性因素一起参与癌变过程。

2. 行为危险因素 主要与性行为及分娩次数等相关,如性生活过早、多个性伴侣、多孕多产、社会经济地位低下、营养不良等。另外,与患有阴茎癌、前列腺癌或其性伴侣曾患宫颈癌的高危男子性接触的妇女也易患宫颈癌。

3. 遗传易感性 目前仅有少量研究表明宫颈癌可能存在家族聚集现象,国内曾有文献提示有子宫颈癌家族史可能是宫颈癌高发的危险因素,但也有文献认为子宫颈癌的家族聚集现象可能是共同的感染机会导致的。

第二次门诊记录

患者宫颈细胞学检查结果为 HSIL,HPV-DNA 检测结果为高危型阳性,子宫颈活检病理结果:6 点方向为宫颈浸润性鳞状细胞癌。盆腔检查:外阴发育正常,已婚已产式;阴道通畅,见少许血性分泌物,穹窿无侵犯;子宫颈下唇可见菜花状赘生物,直径约 1.5cm,质脆,触之易出血;三合诊子宫正常大小,质中,无压痛,活动度可,宫旁软,无增厚;双附件区未触及肿块,无压痛;直肠前壁光滑。

【问题 3】为进一步明确诊断,需要进行何种检查?

思路 1:患者目前最需要的辅助检查是什么?经过询问病史和盆腔检查,初步考虑该患者为宫颈癌可能,需行以下进一步的辅助检查。

1. 宫颈脱落细胞学检查 1941 年巴氏涂片对于宫颈癌的诊断价值被确立,在其后的数十年应用中大大降低了宫颈癌的发病率与死亡率,在宫颈癌的防治中起到了里程碑的作用。目前宫颈细胞学检查已普遍用于筛查宫颈癌,其涂片方法逐渐改进为液基细胞学检查,诊断方式也从巴氏分级逐渐演变成以描述性诊断为主的 TBS 分类。巴氏染色Ⅲ级及以上 TBS 中非典型鳞状上皮细胞(atypical squamous cells of undetermined significance,ASC-US)及其以上者需进一步检查。

宫颈脱落细胞学 TBS 分类:良性细胞改变,正常,感染,反应性改变;ASC;LSIL、HSIL、浸润癌。

2. HPV 检测 鉴于 HPV 与宫颈癌的关系,通过检测高危型 HPV DNA 对宫颈癌进行辅助诊断。根据 WHO 的推荐,30 岁至 65 岁之间的妇女均应进行高危型 HPV 筛查,高危人群起始年龄应相应提前。高危妇女人群定义为有多个性伴侣,HIV 感染、长期应用皮质激素的妇女。

对于宫颈细胞学 ASC-US 病变,高危型 HPV 检测具有指导进一步诊治作用。HPV DNA 检测可将临床上可疑 CIN 涂片从细胞学结果为未明确诊断意义的非典型鳞状细胞中有效检出。在这些患者当中,仅高危型 HPV 检测阳性者需要进一步进行阴道镜和活检,对于高危型 HPV DNA 检测为阴性患者,6~12 个月后复查宫颈脱落细胞学即可。

3. 阴道镜下宫颈活检术 是一种简便有效的了解宫颈及穹窿有无病变的方法。对宫颈脱落细胞学有异常者应在阴道镜检查下,观察宫颈表面有无异型上皮或早期癌变,行碘液染色和醋酸白实验,并选择病变较重部位进行活组织检查,以提高诊断率。若宫颈细胞病理学发现可疑病灶而宫颈肉眼未见病灶时,可考虑在宫颈转化区 3、6、9、12 点 4 处取材或在碘试验阴性区取材活检,所取组织应包括宫颈间质及邻近正常组织。阴道镜下宫颈活检术是确诊宫颈癌最可靠和不可缺少的方法,宫颈病理学诊断是宫颈癌诊断的金标准。

4. 宫颈管活组织检查 宫颈管内生性病灶可选择颈管诊刮或宫颈锥切术进行诊断。宫颈细胞学检查阳性,但反复宫颈活检阴性或宫颈外观光滑,应行颈管诊刮术,必要时行宫颈锥切术。

5. 宫颈锥切术 适用于宫颈细胞学检查多次阳性尤其是 LSIL 或 HSIL 甚至见到癌细胞而宫颈活检阴性患者或者宫颈活检为 CIN Ⅲ需排除浸润癌者,尤其是后者多适用于冷刀切除,切除组织应做连续病理切片检查。

6. 确诊后根据患者具体情况选择胸部 X 线片、静脉肾盂造影、膀胱镜检查、直肠镜检查、超声检查和 CT、MRI、PET-CT 等影像学检查。

思路 2:重视妇科检查。

窥阴器检查必须注意宫颈的外观和质地有无异常,穹窿及阴道是否被侵犯。三合诊检查是确定宫颈癌分期必不可少的步骤,检查时应有 2 位有经验的高年资医生同时进行检查以确定临床分期。检查时要注意子宫的大小、质地、活动度、宫旁有无增厚、变硬、有无肿块及压痛;直肠前壁是否光滑,宫颈管粗细和硬度,宫旁主韧带及骶韧带有无增厚、变硬和结节,邻近器官有无肿块、压痛以及其与子宫位置的关系等。

原位癌及微小浸润癌可无明显肉眼病灶,宫颈光滑或仅为柱状上皮移位。随病情发展可出现不同体征。外生型宫颈癌可见息肉状、菜花状赘生物,常伴感染,肿瘤质脆易出血;内生型宫颈癌表现为宫颈肥大、质硬、宫颈管膨大;晚期癌组织坏死脱落,形成溃疡或空洞伴恶臭。阴道壁受累时,可见赘生物生长于阴道壁或阴道壁变硬;宫旁组织受累时,双合诊、三合诊检查可扪及宫颈旁组织增厚、结节状、质硬或形成冰冻状盆腔。

思路 3 :门诊医生应加强宫颈癌的癌前筛查。

近年来国际通用的宫颈癌三阶梯筛查步骤为:宫颈脱落细胞学检查—阴道镜检查—组织病理学检查。但随着人们对宫颈癌高危型 HPV 感染病因的认识逐步深入,2012 年美国阴道镜和宫颈病理学会宫颈癌筛查指南推荐 30 岁至 65 岁之间的妇女应首选每 5 年一次的 HPV 监测联合细胞学的筛查方案。欧洲生殖器感染和肿瘤研究组织(EUROGIN)提出的子宫颈癌及癌前病变筛查指南则以 HPV 监测结果为基础进行不同的处理(图 14-2)。因中国基层医院的细胞学诊断水平参差不齐,三级甲等以下医院及医疗欠发达地区采用 HPV 监测手段进行宫颈癌的筛查可明显减少诊断学误差,而三级甲等医院或医疗发达地区则更为推荐进行 HPV 检测联合细胞学检查的筛查策略。

知识扩展:

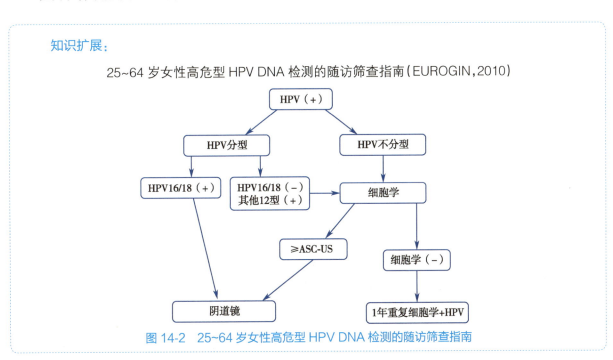

图 14-2　25~64 岁女性高危型 HPV DNA 检测的随访筛查指南

【**问题 4**】该患者属于子宫颈癌临床分期的哪一期?

思路:根据病理结果及盆腔检查该患者临床诊断为子宫颈鳞癌 I B1 期,分期依据如下。①患者宫颈活检病理结果示宫颈浸润性鳞状细胞癌;②病灶局限于子宫颈,直径 1.5cm;③宫旁软无增厚,周围组织无异常。

I 肿瘤严格局限于宫颈(扩展至宫体将被忽略)

　I A 镜下浸润癌,间质浸润 ≤ 5 mm[a]

　　I A_1 间质浸润 ≤ 3 mm

　　I A_2 间质浸润 >3 mm,但 ≤ 5 mm

　I B 最大浸润深度 ≥ 5mm 的浸润癌,病变局限于子宫颈

　　I B_1 癌灶间质浸润深度 ≥ 5mm 而最大径线 <2cm

ⅠB$_2$ 癌灶最大径线 ≥ 2cm 而 <4cm

ⅠB$_3$ 癌灶最大径线 ≥ 4cm

Ⅱ　肿瘤超过了子宫颈,但未达骨盆壁或未达阴道下 1/3

ⅡA　癌灶累及阴道上 2/3,无宫旁浸润

ⅡA$_1$ 癌灶最大径线 <4 cm

ⅡA$_2$ 癌灶最大径线 ≥ 4 cm

ⅡB 有宫旁浸润,但未扩展至盆壁

Ⅲ　肿瘤扩展到骨盆壁(直肠检查,肿瘤和盆壁之间无正常空间)和/或累及阴道下 1/3,和/或引起肾盂积水或肾无功能者,和/或累及盆腔和/或腹主动脉旁淋巴结

ⅢA 肿瘤累及阴道下 1/3,未扩展到骨盆壁

ⅢB 肿瘤扩展到骨盆壁和/或引起肾盂积水或肾无功能(需排除其他原因引起的肾脏病变)

ⅢC 盆腔和/或腹主动脉旁淋巴结累及,无论肿瘤的大小和范围(采用 r 和 p 标记)[b]

ⅢC$_1$ 只有盆腔淋巴结转移

ⅢC$_2$ 腹主动脉旁淋巴结转移

Ⅳ　肿瘤侵犯膀胱及直肠的黏膜(活检证实),或肿瘤播散超出真骨盆

ⅣA 肿瘤侵犯邻近的盆腔器官。

ⅣB 肿瘤播散至远处器官。

[a] 浸润深度不超过上皮细胞或腺体表面的 5mm,血管浸润不改变分期。

[b] 增加使用符号 r(影像学)和 p(病理学),标明用于划分ⅢC期病例的结果。例如:如果影像学显示盆腔淋巴结转移,分期归为ⅢC$_1$r。如果经病理结果证实,分期为ⅢC$_1$p。所使用的影像学方法及病理学技术类型,都应该记录。

【问题 5】该患者属于宫颈癌哪一种大体病理类型?

思路:宫颈癌有 4 种大体病理类型:外生型、内生型、溃疡型和颈管型。该患者妇科检查可见宫颈下唇菜花状赘生物,直径约 1.5cm,质脆,触之易出血,为外生型宫颈鳞癌。

知识点 5:宫颈癌的大体病理类型

1. 外生型　最常见。病灶向外生长,状如菜花又称菜花型。组织脆,起初为息肉样或乳头状隆起,继而发展为向阴道内突出的大小不等的菜花状赘生物,触之易出血。

2. 内生型　癌灶向宫颈深部组织浸润,使宫颈扩张并侵犯子宫下段。宫颈肥大而硬,表面光滑或仅有轻度柱状上皮异位,整个宫颈膨大如桶状。

3. 溃疡型　上述两型当癌灶继续发展,癌组织坏死脱落形成凹陷性溃疡或空洞样形如火山口。

4. 颈管型　癌灶发生在宫颈外口内,隐蔽在宫颈管,常常侵入宫颈及子宫下段供血层以及转移到盆壁的淋巴结,不同于内生型,后者是由特殊的浸润性生长扩散到宫颈管。

知识点 6:宫颈癌的病理诊断类型

1. 鳞癌(squamous cell carcinoma,SCC)　具鳞状上皮分化即角化和/或有细胞间质桥,而无腺体分化或黏液分泌。从目前的诊断来看,鳞癌仅占宫颈癌的 70%。鳞癌按照组织学分化分为Ⅲ级。Ⅰ级为高分化鳞癌,大细胞型,有明显的角化珠形成,可见细胞间桥,瘤细胞异型性较轻;Ⅱ级为中分化鳞癌(非角化性大细胞型),细胞异型性明显,细胞间桥不明显,有少量或无角化珠;Ⅲ级为低分化鳞癌(大细胞或小细胞型),多为未分化小细胞,无角化珠形成,亦无细胞间桥,细胞异型性和核分裂多见。

2. 腺癌（adenocarcinoma） 占宫颈癌 15%~20%，其大体形态与宫颈鳞癌相同。主要组织学类型有 2 种。

（1）黏液腺癌：最常见，来源于宫颈管柱状黏液细胞，镜下见腺体结构，腺上皮细胞增生呈多层，异型性增生明显，见核分裂象，癌细胞呈乳突状突入腺腔。可分为高、中、低分化腺癌。

（2）恶性腺瘤：又称微偏腺癌，属高分化宫颈管黏膜腺癌。癌性腺体多，大小不一，形态多变，呈点状突起伸入宫颈间质深层，腺上皮细胞无异型性，常有淋巴结转移。

3. 腺鳞癌 占宫颈癌的 3%~5%，是由储备细胞同时向腺细胞和鳞状细胞分化发展而形成。癌组织中含有腺癌和鳞癌两种成分。

4. 其他特殊病理类型 如神经内分泌肿瘤、肉瘤及其他特殊病理类型等。

入院后进一步检查情况

常规检查：血常规示白细胞计数 5.7×10^9/L，血红蛋白 80g/L，血小板计数 201×10^9/L；肿瘤标记物鳞状细胞癌抗原（SCCA）5.6ng/ml；尿常规、血生化、凝血功能、输血全套均未示明显异常；A 型血，Rh（D）血型阳性；胸片示两肺、心、膈未见异常；心电图示窦性心律，心电图正常范围；腹部彩超未见明显异常；盆腔三维彩超示宫颈异常回声（2cm×2cm），宫颈癌可能。

【问题6】入院后常规检查应该关注哪些项目？

思路 1：宫颈癌患者入院后需要进行系统检查，了解患者的一般情况，并为患者做好术前准备。血常规中应该注意血红蛋白水平，有无贫血，贫血是否与异常子宫出血相关。如患者贫血严重，可考虑术前输血以改善贫血。肾脏超声与肾功能结果对于评价肿瘤是否侵犯泌尿系统具有一定意义。SCCA 在大部分宫颈鳞状细胞癌中可见升高。如怀疑宫旁或腹膜后淋巴结有转移，必要时可行盆腔 MRI 检查。

知识点 7：肿瘤标准物的检测意义

SCCA 是宫颈鳞状细胞癌的重要标志物，血清学水平超过 1.5ng/ml 被视为异常。因宫颈癌以鳞状细胞癌最为常见，所以 SCCA 是子宫颈癌中最常检测的血清学标志物，在判断治疗效果和术后随访时具有一定意义，如术前升高的患者在术后下降代表治疗有效；术后复查时如果出现持续升高则提示有复发和转移可能。

思路 2：由于解剖部位表浅，绝大多数子宫颈癌经盆腔检查和病理学检查即可确诊，影像学检查在子宫颈癌诊断中的价值主要是对肿瘤转移、侵犯范围和程度的了解（包括评价肿瘤局部侵犯的范围、淋巴结转移及远处器官转移等），以指导临床决策并观察疗效。

盆腔三维彩超：包括经腹部及经阴道超声两种方法。主要用于宫颈局部病变的观察，同时可以观察盆腔及腹膜后区域淋巴结转移情况，以及盆腹腔其他脏器的转移情况。

盆腔 MRI：软组织分辨率高，是显示宫颈病变最佳的影像学方法，可以较精确地分辨病变周围的组织结构，明确病变与直肠、膀胱、阴道等的关系，依照 MRI 表现进行术前分期的准确率较高。同时也可以观察双侧腹股沟、盆腔及腹膜后区域淋巴结转移情况。宫颈癌在磁共振弥散加权成像（diffusion weighted magnetic resonance imaging，DWI）中呈高信号，并可通过灌注加权成像（perfusion weighted magnetic resonance imaging，PWI）反映组织血流灌注情况。

胸片及胸部 CT：主要目的是排除肺转移，胸片应包括正、侧位，必要时进行胸部 CT 检查。

【问题7】该患者应该选择何种治疗方案？

思路：子宫颈癌的治疗手段包括手术、放疗、化疗和多种方式联合的综合治疗。总体治疗原则：早中期子宫颈癌患者（Ⅰ~ⅡA）单纯根治性手术与单纯根治性放疗两者治疗效果相当，5 年生存率、死亡率、并发症概率相似。各期子宫颈癌均可选择放射治疗，对于ⅡB 以上中晚期子宫颈癌采用应以顺铂为基础的同步放化疗，治疗方式应根据患者年龄、病理类型，分期综合考虑予以选择。

对要求保留卵巢功能的未绝经患者,一般认为早期宫颈鳞癌卵巢转移的概率较低可以保留卵巢,但术中需探查卵巢情况。对保留的卵巢,手术时应常规将所保留的卵巢移位(如腹腔内结肠旁沟),以避免术后盆腔放疗对卵巢功能的损伤。

患者宫颈癌诊断明确,应进一步检查,排除手术禁忌证后,根据患者有无生育要求,结合2018年第3版美国国立综合癌症网络(NCCN)指南对宫颈癌ⅠB期的治疗建议及早进行手术治疗,具体手术方式如下:有生育要求者行广泛性宫颈切除+盆腔淋巴结清扫术±腹主动脉旁淋巴结切除术(根据前哨淋巴结示踪),原则上推荐肿瘤≤2cm者可选择经阴道广泛宫颈切除术,肿瘤2~4cm者应行经腹或经腹腔镜、机器人辅助腹腔镜的广泛宫颈切除术;广泛宫颈切除术需在病理证实双侧盆腔淋巴结均为阴性时进行;不要求保留生育功能者行广泛性全子宫切除+盆腔淋巴结清扫术±腹主动脉旁淋巴结切除术。

综上所述,经与患者及家属反复沟通后,患者无生育要求,无手术禁忌证,有保留卵巢愿望,拟行腹腔镜下广泛性全子宫切除+盆腔淋巴结清扫术±腹主动脉旁淋巴结切除术。

知识点8:宫颈癌的手术治疗

1. ⅠA$_1$期　无淋巴脉管间隙浸润者行宫颈锥切术,有淋巴脉管间隙浸润者按IA2期处理。

2. ⅠA$_2$期　行宫颈锥切术及盆腔淋巴结清扫术。

3. ⅠB$_1$和IIA$_1$期　行广泛性全子宫切除术及盆腔淋巴结清扫术,必要时行腹主动脉旁淋巴切除。

4. ⅠB$_2$和ⅡA$_2$期　行广泛性子宫切除术及盆腔淋巴结清扫术±腹主动脉旁淋巴结切除,或同期放、化疗后行全子宫切除术。也有采用新辅助化疗后行广泛性子宫切除术,化疗可使病灶缩小利于手术,减少手术并发症。

5. 未绝经、年龄小于45岁的鳞癌患者可保留卵巢。

经腹广泛性全子宫切除术(视频)

经腹双侧盆腔淋巴结清扫术(视频)

【问题8】术前应向患者如何交代手术风险?

思路:广泛性子宫切除术手术范围较广,需打开输尿管隧道游离输尿管,且切除主韧带、骶韧带过程中许多细小神经被同时切断,术后易出现自主排尿困难,需锻炼膀胱功能后择期拔除尿管,故术前需将手术对泌尿系统的影响和常见手术并发症向患者及家属交代。此外,淋巴清扫过程中极易合并神经、血管的副损伤。

知识点9:术前应重点向患者及家属交代的手术风险

1. 术中可能会发生血管破裂出血,或损伤周围脏器、神经致术后肠瘘、尿瘘、尿失禁,不排除二次剖腹探查及手术治疗。若肿瘤侵及周围脏器,手术难以完全切除,则仅能行减瘤术,必要时切除部分肠管、膀胱等其他器官。

2. 广泛性子宫切除术后无月经来潮及生育能力;术后阴道缩短可能影响性生活;切除单侧或双侧附件,可致更年期提前或加重。若保留单侧附件,术后不排除再次发生原发性或转移性肿瘤病变;若术中保留卵巢并悬吊,术后仍有部分患者卵巢功能降低。

3. 术后可能出现盆腔脓肿、包裹性积液、腹壁切口疝、肠粘连、肠梗阻等,必要时需再次手术治疗。

4. 术后需根据患者病理检查及手术分期进行规范治疗,少数恶性程度高的肿瘤,即使手术将肉眼可见癌灶切净,部分病理类型对术后的辅助治疗不敏感,可出现肿瘤迅速进展而死亡。

5. 如为腹腔镜手术,可能出现皮下气肿、纵隔气肿、空气栓塞、高碳酸血症、电解质紊乱、电灼伤、穿刺导致腹腔大血管出血等,严重者危及生命。术中可能因粘连严重或解剖结构变异、操作困难、盆腔脏器损伤或大出血等改行开腹手术。

【问题9】宫颈癌根治术应掌握哪些原则?

思路1:严格掌握广泛性子宫切除术范围,宫骶韧带、主韧带及阴道残端距离宫颈需要大于3cm。

思路2：淋巴结清扫，宫颈癌的淋巴结转移首先是癌细胞侵入淋巴血管间隙，随后癌栓经过淋巴管侵入区域性淋巴结。一般沿宫颈旁淋巴管先转移至闭孔、髂内、髂外，进而转移至髂总淋巴结。进一步经盆腔淋巴转移至腹主动脉旁淋巴结或逆行转移至腹股沟区淋巴结。因此应彻底清除盆腔五组淋巴结，其界限为：上界为髂总动脉中段（或髂内、外动脉交叉上2cm）、下界达旋髂深静脉表面和腹股沟韧带水平下，外界髂外动脉外腰大肌表面、内界髂内动脉；必要时可进一步清除腹主动脉旁淋巴结，范围上界至肾静脉水平，下界至腹主动脉分叉处。

【问题10】广泛性子宫切除术的手术主要并发症有哪些？

思路：

1. **泌尿系统并发症** 术后可能出现不同程度的逼尿肌功能性障碍，以致排尿困难，形成尿潴留，易并发感染、输尿管梗阻和输尿管瘘。输尿管阴道瘘及膀胱阴道瘘多发现于术后7~14日，膀胱内注入美兰可有助于鉴别，必要时需行排泄性尿路造影。诊断明确后需行修补或双J管植入准备，有时针尖大小的小孔，在充分引流尿液且没有感染的情况下可以自愈。

2. **淋巴囊肿** 盆腔淋巴结清扫术后盆底积液引流不畅可形成腹膜后淋巴囊肿。近年来报道发生率为2%~20%。一般于术后数月出现症状，少量可自行吸收，囊肿大者有下腹不适，可有同侧下肢水肿及腰腿酸痛，穿刺引流出积液，量大者达数百毫升，应防止继发性感染形成脓肿。

3. **出血** 大量出血时暴露出血点困难，不能盲目缝扎，压迫止血无效者须结扎或者栓塞髂内动脉急救。若术中不能控制出血，可以纱布条压迫止血，纱布条的一端露出于阴道内，24~48h后开始逐日外抽，谨慎观察止血情况和预防感染。

4. **静脉血栓** 手术时间长、下肢静脉长时间阻滞、手术中静脉壁创伤、凝血机制加速、腹腔镜、盆腔手术等可导致下肢静脉血栓形成。国外报道强调预防措施，如：术前开始使用预防剂量的抗凝剂直至术后、注意手术台体位安排及术后体位移动等，术后应早日下床自主活动。

【问题11】有无保留生育功能的宫颈癌手术？

思路：1994年Dargent等报道了对早期宫颈癌运用广泛性宫颈切除术治疗，被视为21世纪宫颈癌手术的发展标志。目前国际上对于早期宫颈癌的保留生育功能手术仍是以广泛性宫颈切除为主。2018年《NCCN宫颈癌临床实践指南》指出对于有生育要求的ⅠA₁期、ⅠA₂期和ⅠB₁期患者可行广泛性宫颈切除＋盆腔淋巴结切除 ± 腹主动脉旁淋巴结切除/切除术。但广泛性宫颈切除术后易出现以下风险：宫颈管较短，妊娠早期、中期易发生流产，妊娠晚期易因宫颈功能不全而发生早产，且宫颈抵抗感染的防御机制减弱，容易导致上行性感染而引起绒毛膜羊膜炎的发生，并且进一步发生胎膜早破，从而降低围产儿存活率。

术中及术后情况

患者入院后完善辅助检查，无明显手术禁忌，遂在全麻下行腹腔镜下广泛性全子宫切除＋盆腔淋巴结清扫术＋腹主动脉旁淋巴结切除术，手术顺利，术中出血约50ml，术后恢复好，生命体征稳定，切口敷料干燥无渗血，T管引流为淡红色血性液体，术后3天100~200ml/d，后逐渐减少至每日80ml，术后第5天拔除T管。术后第2天患者肛门排气，第3天排便，饮食逐渐由流食、半流食过渡到普食。第7天腹部切口愈合良好出院。

术后第6天病理结果回报：子宫颈低分化鳞状细胞癌侵及宫颈壁中1/3层（阴道残端、双侧输卵管、双侧圆韧带、阔韧带、宫旁组织及双侧盆腔、腹主淋巴结共36枚均未见癌）。

【问题12】宫颈癌根治术后应注意患者哪些情况？

思路：

1. **患者生命体征** 术后24h心电监护，密切观察生命体征，尤其应注意观察脉搏与血压，如果失血量不多，休克早期，最初反映出来的是脉搏增快，血压可以维持正常，甚至反射性增高；如果血压下降，则说明失血量已经达到了一定程度（至少800ml）。监测患者引流、尿液、局部体征及胃肠道通气情况，注意引流的质和量，如引流为黏稠血性，量大于100ml/h，提示有活动性的腹腔内出血；除了观察尿量之外，还应注意尿液的颜色；出血的局部体征主要包括腹部或会阴伤口有无渗血、会阴垫有无积血、引流口有无大量渗血、腹围有无进行性增大等；适时指导患者饮食，鼓励患者适当运动以减少血栓形成可能。

2. **患者对症支持治疗** 应在预防性抗感染治疗的同时关注患者血清电解质变化，详细记录患者24h出入量，及早发现并纠正电解质紊乱，维持出入量平衡，给予足量营养支持治疗。

3. 预防感染 监测体温,如出现高热,应结合血常规、大小便检验、胸部平片、腹部超声等检查明确可能存在的感染,合理应用抗生素,根据药敏实验指导用药。

4. 术后下肢静脉血栓的观察与诊断 关注患者临床症状,如有无下肢肿胀,红肿胀痛等。彩色多普勒超声,D-二聚体及静脉血管造影均可辅助诊断。故应积极鼓励患者早期下床活动,一旦确诊后行抗凝溶栓治疗。

5. 术后尿瘘的观察与诊断 若患者出现以下信号,应高度怀疑尿瘘:阴道中出现尿液;腹腔或阴道引流液增多伴尿量减少;腰胀痛或剧痛;不明原因的低热。通常,输尿管和膀胱等的切割或撕裂伤症状发生较早,术后当天或2~3天;输尿管电损伤、缺血后管壁坏死发生漏尿前,有较长潜伏期,约7~10天。尿瘘可通过分析引流液、血液与尿液中的肌酐水平对比而初筛,若引流液肌酐水平与尿液接近而与血肌酐相差很远,则高度提示存在尿瘘,此时可通过静脉肾盂造影或螺旋CT三维重建区分膀胱瘘或输尿管瘘。

知识点 10 :妇科肿瘤术后尿瘘的处理

1. 如果为膀胱阴道瘘,应长期留置尿管保持通畅或行耻骨上膀胱造瘘,同时加强营养,以期瘘口自然愈合。如3个月不能自愈,需要手术修补。

2. 对于输尿管瘘,可尝试在膀胱镜下放入输尿管支架管。如果成功,可等待瘘口周围的移行上皮增生,自然愈合。3个月后拔出支架管。

3. 如果放置支架管失败,而尿瘘发现早,7天内发现,可立即行经腹或腹腔镜下输尿管膀胱再植。

4. 如果放置支架管失败,而尿瘘发现晚,7天以后发现,则行经皮肾盂造瘘。3个月后再行手术修补瘘口,或行输尿管膀胱再植术。

5. 由于妇科手术引起的输尿管损伤多发生于输尿管膀胱入口处,同时由于局部缺血严重,通常不主张行输尿管吻合,更加明智的方法是将这段输尿管切除,并且将其远端种植于膀胱,这样更加有利于愈合,这种手术常常不受时间的限制。

【问题13】患者下一步治疗计划是什么?

思路:目前宫颈癌的治疗强调综合治疗。对于宫颈癌患者除进行手术切除外其他辅助治疗包括化疗,放疗和同步放化疗。目前认为宫颈癌术后放化疗的高危因素包括病理类型提示低分化细胞类型,切缘阳性,有宫旁浸润及淋巴结转移等。该患者术后病检提示低分化鳞状细胞癌,有复发的高危因素,建议其术后行紫杉醇＋铂类(TP)方案化疗三疗程或辅以盆腔放疗。

知识点 11 :宫颈癌的辅助治疗

放射治疗:是宫颈癌经典的治疗方式,适用于ⅡB晚期、Ⅲ、Ⅳ期患者,或无法手术患者;对于局部病灶较大如ⅠB$_2$和ⅡA$_2$期患者,也可先作放疗待癌灶缩小后再手术。常用放疗方式包括近距离放疗和体外照射两种。近距离放疗采用后装治疗机,放射源为137铯(Cs),192铱(Ir)等,主要用以控制局部原发病灶;体外照射多用直线加速器、60Co等,常用于治疗宫颈旁及盆腔淋巴结转移灶。早期病例以局部近距离放疗为主,体外照射为辅;晚期则体外照射为主,近距离放疗为辅。手术治疗后有盆腔淋巴结阳性、宫旁组织阳性或手术切缘阳性等高危因素者,可术后补充盆腔放疗＋顺铂同期化疗 ± 阴道近距离放疗,阴道切缘阳性者,阴道近距离放疗可以增加疗效。

化疗:主要用于术前新辅助化疗或与作为放疗的辅助治疗及晚期患者的姑息治疗。①宫颈局部癌灶 >4cm 的手术前化疗,目的是使肿瘤缩小,便于手术切除;②与放疗同步化疗,现有的临床试验结果表明,以铂类为基础的同步放化疗较单纯放疗能明显改善ⅠB~ⅣA期患者的生存期,使宫颈癌复发危险度下降了40%~60%,死亡危险度下降了30%~50%;③不能耐受放疗的晚期或复发转移的患者姑息治疗。常用的一线抗癌药物有顺铂、卡铂、紫杉醇、吉西他滨、托泊替康。常用联合化疗方案有顺铂＋紫杉醇,卡铂＋紫杉醇,顺铂＋托泊替康和顺铂＋吉西他滨。用药途径可采用静脉或动脉灌注化疗。

【问题 14】如何做好患者的随访工作?

思路 1:宫颈癌手术后复发者约为 5%~20%,绝大多数发生在术后三年以内(复发时间:一年内 50%,两年内 75%~80%)。一般应于术后 2 年内每 3 个月复查一次,3~5 年内每 6 个月一次,以后每年复查一次,长期坚持。随诊的检查应全面,包括盆腔检查、阴道残端(保留生育功能者为宫颈)细胞病理学检查、高危型 HPV 检测、超声、影像学检查、血清肿瘤标记物检查及可疑病变的组织病理学检查等。

思路 2:宫颈癌患者的随访不仅需要患者的积极主动,同时需要医方的配合,为患者建立详尽的资料库、提供随访复查的医疗便利、及时沟通解决患者的思想困难。恶性肿瘤不仅是身体疾患,对患者的精神影响更是不容忽视,应当给予肿瘤患者更多的关爱来共同提高肿瘤患者的生存时间与生活质量。

知识扩展:

开腹及微创手术利弊

多项单中心和观察队列研究表明,微创手术与开腹手术相比,出血量少、住院时间短、并发症少,同时 5 年生存率和无瘤生存率与开腹组相当,因而被广大医患所接受,NCCN 指南和欧洲妇科肿瘤协会(ESGO)推荐亦明确指出 ⅠA₂~ⅡA 宫颈癌患者可以进行开腹或腹腔镜或机器人根治性子宫切除术。然而,2018 年来自美国的一项宫颈癌微创手术临床试验局部晚期宫颈癌(LACC)前瞻性研究显示:微创手术组患者的无疾病生存率比开腹手术组降低了 10.6%;微创手术组患者的 3 年生存率也显著低于开腹手术组(93.8% *vs.* 99.0%),微创手术组患者的死亡率高于开腹手术组(4.4% *vs.* 0.6%),前者局部复发率也高于后者。

这些研究结果促使我们在积极推广微创手术的过程中审慎地看待微创手术的利和弊。既往有研究报道 CO_2 气腹可以促进肿瘤的生长,亦有文献提及气腹的烟尘效应,这些都可能是微创手术中所不能避免的一些危险因素。除此之外,微创手术中举宫杯在阴道顶端和肿瘤局部的挤压和摩擦可能增加肿瘤细胞脱落、种植、播散的概率,而腔镜下切断阴道时肿瘤细胞脱落而种植于盆腔甚至随着冲洗液蔓延亦是中心性复发的重要原因。另一个重要方面是,微创手术者需要较长的学习曲线和实践频率,手术者的精湛技术能使患者受益,反之亦然。在 LACC 研究亚组分析中,肿瘤直径 <2cm 的患者微创手术组和开腹手术组的生存分析并未得出统计学差异,尽管样本量较小可能分析效能不足,但相对晚期的患者生存率出现较大差异能否用微创手术不到位来解释尚不能定论。

LACC 试验的结果引发了众多妇科肿瘤专家的重视与反思,我们需要审慎看待这些研究结果,分析原因,不断改进手术操作与技术,如减少 CO_2 腹压的频繁变化;不使用举宫杯的可能性;强调无瘤手术的重要意义,减少肿瘤组织的挤压和破裂;或采用腹腔镜辅助的经阴道广泛子宫切除术,以避免肿瘤组织脱落种植的风险。另外,我们应该加强对腹腔镜手术的监管和准入,选择合适的患者,由有资质的医生进行手术可能提高患者的受益。同时,我们还要重视患者的知情同意权,选择手术方式时需要详细地向患者告知研究现状。

小 结

1. 宫颈癌为最常见的妇科恶性肿瘤之一,多见于 55~65 岁妇女,但近年来有年轻化的趋势。

2. 高危型 HPV 的持续性感染是引起子宫颈癌的重要高危因素。

3. 宫颈癌主要病理类型为鳞状细胞癌和腺癌,其常见症状包括接触性阴道出血和阴道排液增多。

4. 宫颈癌的确诊依赖于宫颈病灶的组织病理学检查,对病变程度的判断采用 2018 年的 FIGO 临床分期。

5. 宫颈癌治疗强调个体化和首次治疗,早期以手术为主,中晚期以放疗为主,辅以化疗的综合治疗。

6. 宫颈癌治疗后应严密随访,对 HPV 感染和癌前病变的防治有助于预防宫颈癌的发生。

(王世宣)

推荐阅读资料

［1］赵昀, 魏丽惠. CSCCP关于中国宫颈癌筛查及异常管理相关问题专家共识解读. 实用妇产科杂志, 2018, 34 (2) : 101-104.

［2］HUH WK, AULT KA, CHELMOW D, et al. Use of primary high-risk human papillomavirus testing for cervical cancer screening: interim clinical guidance. J Low Genit Tract Dis, 2015, 19 (2) : 91-96.

［3］MASSAD LS, EINSTEIN MH, HUH WK, et al. 2012 updated consensus guidelines for the management of abnormal cervical cancer screening tests and cancer precursors. J Low Genit Tract Dis, 2013, 17 (5 Suppl 1) : S1-S27.

［4］SANTESSO N, MUSTAFA RA, SCHÜNEMANN HJ, et al. World Health Organization Guidelines for treatment of cervical intraepithelial neoplasia 2-3 and screen-and-treat strategies to prevent cervical cancer. Int J Gynaecol Obstet, 2016, 132 (3) : 252-258.

［5］SASLOW DL, SOLOMON D, LAWSON HW, et al. American Cancer Society, American Society for Colposcopy and Cervical Pathology, and American Society for Clinical Pathology screening guidelines for the prevention and early detection of cervical cancer. Am J Clin Pathol, 2012, 137 (4) : 516-542.

第十五章 子宫肿瘤

第一节 子宫肌瘤

子宫肌瘤(uterine myoma)是女性生殖器官最常见的良性肿瘤,常见于育龄期妇女。据尸检统计,30岁以上妇女约20%有子宫肌瘤;因子宫肌瘤多无症状或很少有症状,临床报道发病率远低于真实发病率。子宫肌瘤按生长部位分为宫体肌瘤(90%)和宫颈肌瘤(10%),若按肌瘤与子宫肌壁的关系可以分为肌壁间肌瘤(intramual myoma),占60%~70%、浆膜下肌瘤(subserous myoma),占20%、黏膜下肌瘤(submucous myoma),占10%~15%。子宫肌瘤的分型可采用FIGO的9型分类方法(图15-1)。如多个或各种类型的肌瘤发生在同一子宫则称为多发性子宫肌瘤。子宫肌瘤的临床症状和体征与肌瘤的生长部位、大小及有无变性有关。子宫肌瘤的确切病因尚不明确,可能与女性激素有关,高危因素为年龄>40岁、初潮年龄小、未生育、晚育、肥胖、多囊卵巢综合征、激素补充治疗、黑色人种及子宫肌瘤家族史等。

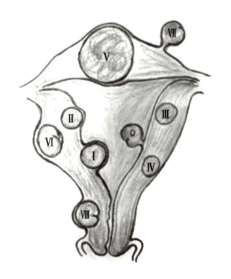

0型:有蒂黏膜下肌瘤;
Ⅰ型:无蒂黏膜下肌瘤,向肌层扩展≤50%;
Ⅱ型:无蒂黏膜下肌瘤,向肌层扩展>50%;
Ⅲ型:肌壁间肌瘤,位置靠近宫腔,瘤体外缘距子宫浆膜层≥5mm;
Ⅳ型:肌壁间肌瘤,位置靠近子宫浆膜层,瘤体外缘距子宫浆膜层<5mm;
Ⅴ型:肌瘤贯穿全部子宫肌层;
Ⅵ型:肌瘤突向浆膜;
Ⅶ型:肌瘤完全位于浆膜下(有蒂);
Ⅷ型:其他特殊类型或部位的肌瘤(子宫颈、宫角、阔韧带肌瘤)

图 15-1 子宫肌瘤的9型分类法(FIGO)

首次门诊病例摘要

患者,女性,37岁。主诉月经量明显增多6个月。患者月经初潮13岁,5~6天/28~30天,量中等,无痛经。近6个月以来月经量明显增多且经期延长至8~10天。月经周期正常。生育史1-0-2-1。

【问题 1】通过病史采集,首先获得的临床信息是什么?

思路 1:患者,37 岁,育龄期女性,既往月经正常,近 6 个月出现经量增多和经期延长表现,但月经周期正常。首先应考虑宫腔内有无病变。经量增多和经期延长可能是宫腔内病变的外在表现。

知识点 1:正常月经生理

月经(menstruation)是指伴随着卵巢周期性变化而出现的子宫内膜周期性脱落及出血。规律月经周期的建立是生殖功能成熟的标记。月经初潮年龄多在 13~14 岁,但可能早在 11~12 岁,迟至 15~16 岁。正常月经具有周期性。出血的第 1 日为月经周期的开始,两次月经第 1 日的间隔时间称为一个月经周期(menstrual cycle)。一般为 21~35 日,平均 28 日。每次月经的持续时间称为经期,一般为 2~8 日,平均 4~6 日。经量为一次月经的失血总量,正常月经量多为 20~60ml,经量多于 80ml 为月经过多。月经量、经期长短与子宫腔的面积大小、宫腔内是否存在器质性病变以及下丘脑 - 垂体 - 卵巢轴是否存在病变或者下丘脑 - 垂体 - 卵巢轴(HPO)之间的调节障碍有关。临床上评估月经量的方法有:

1)病史记录法:即通过询问患者经期有无血块及血块大小和卫生护垫使用数量和更换频率初略评估月经量。

2)血红蛋白检测:通过检测血红蛋白浓度以评估患者有无贫血及贫血严重程度来评估月经量。

3)称重法:收集卫生巾月经血并称重。

4)同位素法:将放射性同位素注入体内标记红细胞,测量月经血量。

思路 2:为进一步明确诊断,需要补充哪些相关病史?

1. 需进一步详细了解患者的月经情况,包括月经量、既往经期的长短、有无月经间期出血、有无经前和经后点滴出血等情况。

2. 进一步了解患者有无痛经,如有需进一步了解痛经的具体临床表现,包括痛经的性质、持续时间、严重程度、有无放射痛等。

3. 近期有无手术史,包括子宫、卵巢、垂体等部位的手术史。

4. 了解患者既往有无妇科疾病史。

5. 还需了解患者有无内科合并症包括血液系统、内分泌系统疾病等。

6. 近期是否使用过可能导致经量增多的特殊药物,如抗凝药物。

进一步了解病史得知,患者既往无月经间期出血,无经期和经后点滴出血情况,无痛经,无手术史,无妇科疾病史,无内科外科疾病病史,近期未使用任何药物。

【问题 2】为进一步明确诊断,需要进行哪些体格检查? 需要注意哪些问题?

思路:查体时除了一般的全身体格检查外,应重点关注与出血有关的体征,如全身有无出血点、有无皮下淤血以及有无贫血貌等表现。妇科检查应重点关注外阴、阴道、宫颈等部位有无赘生物,关注子宫的大小、形态和质地以及附件是否有器质性病变。

体 格 检 查

一般检查情况尚可,血压 130/80mmHg,心率 88 次 /min。轻度贫血貌。心肺未发现异常。腹部软,无压痛及反跳痛,未触及包块。四肢活动自如。

妇科检查:外阴(-),阴道通畅,宫颈肥大,表面光滑,子宫前位,增大如孕 10 周大小,形态不规则,表面高低不平,子宫前壁突起明显,子宫质地偏硬,活动度好,无压痛,双附件(-)。

通过体格检查,发现患者有以下阳性体征:①患者有轻度贫血貌;②子宫体积明显增大,形态不规则。提示可能存在子宫肿瘤。

【问题 3】为进一步明确诊断,还应该进行哪些辅助检查?

思路:为进一步明确诊断,首先应进行超声和/或彩色多普勒检查以了解子宫及卵巢的形态学有无异常。必要时可行宫腔镜和腹腔镜检查。此外还应进行有关实验室检查,如全血细胞分析,以了解有无贫血以及贫血的严重程度,性激素检测以了解妇科内分泌是否存在异常。

辅 助 检 查

超声检查结果：子宫 105mm×78mm×76mm，肌层回声欠均匀，子宫腔内近子宫底部可探及一大小为 60mm×58mm×55mm 的类圆形低回声区，包膜完整，边界清晰。彩色多普勒显示瘤体周边见环状血流信号，流体内部可见丰富的网状血流信号，呈现"彩球症"。双侧附件区未见明显异常回声（图 15-2）。

全血细胞分析结果：白细胞计数 $5.6×10^9$/L，血红蛋白 95g/L，血小板计数 $250×10^9$/L。

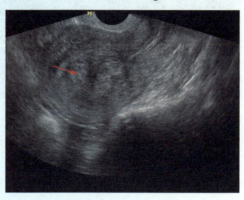

图 15-2　黏膜下型子宫肌瘤超声图

超声检查结果提示：黏膜下子宫肌瘤可能。全血细胞分析结果提示患者有轻度贫血。

知识点 2：超声下子宫肌瘤的影像特点及彩色多普勒表现

1. 子宫大小和形态　子宫体积大小正常或增大、形态规则或失常：肌壁间肌瘤和黏膜下肌瘤子宫常均匀增大；浆膜下肌瘤、较大或数目较多的肌壁间肌瘤常导致子宫不规则增大。

2. 回声特点　瘤体有包膜回声、边界清晰，其内部回声可有不同表现如低回声、弱回声或强回声，有时回声强弱不均呈漩涡状或编织状，也可见强弱相间呈栅栏状。

（1）肌壁间肌瘤：子宫肌层内异常回声结节，多呈低回声，较大的肌瘤伴后方回声衰减，瘤体与宫壁正常肌层之间界限较清晰（图 15-3）。

（2）浆膜下肌瘤：子宫肌层内异常回声结节向浆膜下突出，使子宫变形；完全突出宫体的浆膜下肌瘤，仅与宫体以一蒂相连；向两侧突出则形成阔韧带肌瘤（图 15-4）。

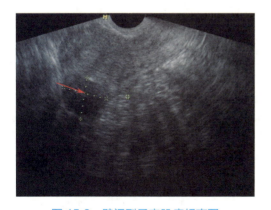

图 15-3　壁间型子宫肌瘤超声图

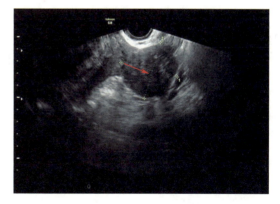

图 15-4　浆膜下型子宫肌瘤超声图

（3）黏膜下肌瘤：经阴道超声检查完全突入宫腔时，宫腔内出现实性占位病变，肌瘤与宫腔内膜之间有裂隙；带蒂的黏膜下肌瘤可以突入宫颈管内，形成宫颈管内实性占位声像，仔细检查可见其与子宫壁有蒂相连（图 15-2）；多发性黏膜下肌瘤可使宫腔形态改变（图 15-5）。

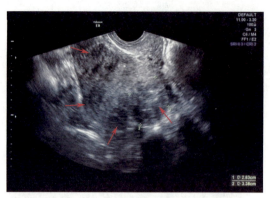

图 15-5　多发性子宫肌瘤超声图

3. 彩色多普勒表现　瘤体周边血流信号丰富,瘤体内血流信号较子宫肌壁丰富,肌壁间肌瘤内部血流信号呈星状、条状或网状。浆膜下肌瘤内部血流信号较肌壁间肌瘤丰富,多呈网状。黏膜下肌瘤内部血流信号极为丰富,充满整个瘤体,呈现"彩球症"。

【问题 4】造成患者贫血的病因有那些?

思路:造成患者贫血的原因有红细胞生成减少、破坏过多以及失血。失血导致的贫血主要指慢性失血。根据患者的病史,可初步判断患者贫血原因为月经过多所导致的慢性失血。但也要进行相关检查排除其他原因所导致的贫血。如血清铁测定等。

【问题 5】诊断与鉴别诊断。

思路:

1. 诊断　黏膜下子宫肌瘤,继发轻度贫血。诊断思路:根据患者的病史、体格检查以及辅助检查诊断多无困难。

2. 鉴别诊断

(1)需要和引起子宫增大的相关疾病相鉴别。

1)妊娠子宫:子宫肌瘤囊性变时,质地软。这时增大的子宫需与妊娠子宫相鉴别。妊娠时有停经史、早孕反应,子宫随停经月份增大变软。通过血和尿 hCG 检测和超声检查可以确诊。

2)卵巢肿瘤:多无月经改变,呈囊性、囊实性或实性,位于子宫一侧或两侧。带蒂的浆膜下肌瘤应与实质性卵巢肿瘤相鉴别。肌瘤囊性变需与卵巢囊肿相鉴别。临床上可借助超声、腹腔镜等辅助手段进行鉴别。

3)子宫腺肌病:局限性的子宫腺肌瘤需与肌壁间肌瘤相鉴别。弥漫性均匀增大的子宫腺肌病需与使子宫均匀增大的子宫肌瘤相鉴别。子宫腺肌病子宫增大,质地硬,也可以有月经量增多和经期延长的表现。但子宫腺肌病患者多有继发性进行性痛经病史,有时经前和经后子宫大小可有变化。借助超声检查可以进行鉴别诊断。

4)子宫恶性肿瘤:①子宫肉瘤子宫也可增大,好发于中老年妇女。生长迅速,侵犯周围组织器官时也可出现压迫症状,有时宫颈口有息肉样赘生物突出,触之易出血。借助活检有助于鉴别诊断。子宫内膜癌常见于老年妇女,以绝经后出血为主要症状,子宫正常大小或均匀增大。超声、MRI 及诊断性刮宫有助于鉴别诊断。②子宫颈癌常有接触性出血、不规则阴道出血、白带异常或不规则阴道排液。外生型容易鉴别,内生型则应与宫颈管黏膜下肌瘤相鉴别。可借助超声检查、宫颈细胞学检查、宫颈活检、宫颈搔刮及分段诊刮等手段进行鉴别。

5)其他:子宫肌瘤还应与卵巢子宫内膜异位囊肿、盆腔炎性包块、子宫畸形等鉴别。根据病史、症状与体征以及超声检查可进行鉴别。

知识点 3：常见的子宫肌瘤变性

1. 玻璃样变（hyaline degeneration）　也称透明变性，最常见。肌瘤剖面漩涡状结构被均匀透明样物质取代。镜下见病变区肌细胞消失，为均匀透明无结构区。

2. 囊性变（cystic degeneration）　玻璃样变性继续发展，肌细胞坏死液化可发生囊性变，囊腔可为单个或多个，囊腔内含有清亮无色液体。此时肌瘤变软，很难与妊娠子宫和卵巢囊肿区别。镜下见囊壁为玻璃样变肌瘤组织构成，内壁无上皮覆盖。

3. 红色变性（red degeneration）　多见于妊娠和产褥期，为肌瘤的一种特殊类型的坏死。其发生可能与肌瘤内小血管退行性变引起血栓及溶血，血红蛋白渗入肌瘤内有关。临床上常表现为肌瘤迅速增大，剧烈腹痛伴发热和白细胞计数升高。肌瘤剖面为暗红色如半熟的牛肉，质地软，漩涡状结构消失。镜下见组织高度水肿，假包膜大静脉和肌瘤内小静脉内血栓形成，广泛出血伴溶血，肌细胞减少，细胞核常溶解消失，并有较多脂肪小球沉积。

4. 肉瘤样变（sarcomatous change）　少见，仅为 0.4%~0.8%，多见于年龄较大妇女。肌瘤在短期内迅速增大并有不规则出血应考虑恶变。绝经后妇女肌瘤增大亦应考虑肌瘤恶变。肌瘤恶变后组织变软且脆，切面灰黄似生鱼肉状，与周围组织界限不清。镜下见平滑肌细胞增生，排列紊乱，漩涡状结构消失，细胞有异形性，有病理核分裂象及凝固性坏死。

5. 钙化（degeneration with calcification）　多见于蒂部细小供血不足的浆膜下肌瘤和绝经后妇女的肌瘤。常在脂肪变性后进一步分解成甘油三酯，再与钙盐结合后沉积在肌瘤内。X 线片可清楚显示钙化阴影。镜下可见钙化区为层状沉积，呈圆形，有深蓝色微细颗粒。

(2) 需要和引起贫血的常见出血性疾病相鉴别。

1) 由于卵巢功能异常导致的子宫出血：主要是功能性子宫出血，包括无排卵型异常子宫出血和排卵型异常子宫出血。借助病史、体格检查及超声检查可鉴别。

2) 需要和引起贫血的常见出血性内科疾病相鉴别：引起经量增多常见内科疾病有特发性血小板减少性紫癜、白血病、再生障碍性贫血及肝功能损害等。

【问题 6】子宫肌瘤治疗方案如何选择？是否需要手术治疗？

思路：子宫肌瘤的治疗方法的选择主要根据肌瘤特点和病情决定，同时考虑患者个人意愿进行个体化治疗。

1. 对于无症状的小肌瘤不需治疗、可定期观察随访。

2. 对于年轻又有生育要求的患者，要尽量保留其生育功能。

3. 对于症状轻，肌瘤小于 2 个月妊娠子宫大小、已近绝经年龄或全身状况不适宜手术者可采用药物治疗。

知识点 4：子宫肌瘤手术治疗的适应证与禁忌证

(1) 手术适应证：①子宫肌瘤合并月经过多或异常出血甚至导致贫血者；②药物治疗无法解除的压迫症状者，如尿频、肾盂积水、便秘等；③子宫肌瘤导致不孕不育者；④带蒂的浆膜下肌瘤扭转者；⑤可疑恶变。

(2) 手术禁忌证：①生殖道或全身感染的急性期；②严重内科疾患如心、肝、肾功能衰竭的急性期；③严重的凝血功能障碍及血液病。

知识点 5：子宫肌瘤的手术方式

1. 肌瘤切除术（myomectomy）　适用于任何年龄有意愿保留子宫且排除恶性肿瘤者。
2. 子宫切除术（hysterectomy）　适用于肌瘤大、症状明显、不要求保留生育功能或疑有恶变者。年龄较轻者可考虑行次全子宫切除术。但术前要进行仔细检查排除宫颈病变并充分履行告知义务，保留宫颈将来有发生残存宫颈癌的概率。
3. 手术途径　可经腹、经阴道或采用腹腔镜、宫腔镜途径来完成。

子宫肌瘤手术
（视频）

知识扩展：

腹腔镜下子宫肌瘤手术中电动旋切器的使用

随着腹腔镜技术的普及，电动旋切器在子宫肌瘤手术中的使用也越来越多，但也由此引发争议，主要是基于在未能明确诊断的情况下使用电动旋切器，有肉瘤播散的危险。美国妇产科医师协会（ACOG）在 2019 年 3 月发布最新委员会意见如下：

1. 在使用电动旋切器术之前，应充分评估患者子宫恶性肿瘤风险。
2. 术前应合理应用影像学检查、宫颈肿瘤筛查及子宫内膜活检等方式，充分评估恶性肿瘤风险。
3. 应告知患者电动旋切器有造成子宫潜在恶性肿瘤及子宫良性肿瘤播散风险。
4. 尽管对于未明确诊断、有潜在子宫平滑肌肉瘤可能的患者采用开腹子宫切除术或子宫肌瘤剔除术可能会降低肿瘤细胞播散风险，但与微创手术相比，其并发症率升高。

必须将这些因素与在子宫肌瘤手术中意外发现子宫肉瘤及随之带来的致病性乃至致死性风险相权衡。建议在手术中尽量完整取出标本，在充分评估肿瘤恶性风险、权衡利弊的情况下，使用电动旋切器，并履行告知义务。

知识点 6：子宫肌瘤的药物治疗

治疗子宫肌瘤的药物可以分为两大类：一类只能改善月经过多的症状，不能缩小肌瘤体积，如口服短效避孕药、氨甲环酸、非甾体抗炎药（NSAID）等。另一类，既可改善贫血症状又能缩小肌瘤体积，如促性腺激素释放激素激动剂（GnRH-α）和米非司酮等。

1. GnRH-α　采用大剂量连续给药或长期非脉冲式给药可产生抑制卵泡刺激素（FSH）和促黄体生成素（LH）分泌效应，降低患者体内的雌二醇水平，达到缓解症状和使肌瘤萎缩的目的。常用药物有亮丙瑞林 3.75mg 每次或戈舍瑞林 3.6mg/ 次，每月注射 1 次。由于使用 GnRH-α 停药后肌瘤会又逐渐增大，且易产生围绝经期综合征及骨质疏松等副反应，故长期用药受限。目前临床上多用于下列情况

（1）巨大子宫肌瘤术前辅助治疗 3~6 个月，待症状得到控制、贫血纠正，肌瘤明显缩小后再手术。这样可降低手术难度，减少术中出血，避免输血。
（2）对近绝经期患者可提前过渡到绝经。
2. 米非司酮　12.5~25mg/d，用于术前辅助用药或提前过渡到绝经。但不宜长期使用，因其有拮抗糖皮质激素的副作用。

【问题 7】该患者的治疗方案如何选择？

思路：患者 37 岁，诊断明确为黏膜下子宫肌瘤，继发贫血。有手术指征。但采取何种手术方式，需和患者进一步沟通来决定。如患者有再生育要求或对子宫切除有顾虑，应采用切除肌瘤、保留子宫的保守手术方式。

【问题 8】临床上如遇到子宫肌瘤合并妊娠的患者，应注意哪些问题？

思路 1：受精、受精卵的输送和着床、胚胎和胎儿的生长发育需要有良好的生殖道的正常形态和功能。

肌瘤对妊娠和分娩的影响,与肌瘤的大小及生长部位有密切关系。

思路2:由于肌瘤是性激素依赖性肿瘤,孕期产生大量的性激素将对肌瘤产生较大影响。

知识点7:子宫肌瘤与妊娠的相互影响

1. 肌瘤对妊娠的影响　取决于肌瘤的大小及生长部位。生长在子宫角部的子宫肌瘤可压迫输卵管导致不孕症;黏膜下肌瘤可影响受精卵的着床和胚胎发育导致不孕和流产;较大的肌壁间肌瘤因机械压迫可导致宫腔变形或内膜供血不足导致流产、胎儿宫内发育迟缓或胎儿畸形;妊娠后期肌瘤可导致胎位异常、前置胎盘;分娩期宫颈肌瘤可导致产道梗阻;胎儿娩出后可因胎盘粘连、排出困难及子宫收缩不良导致产后出血。

2. 妊娠对肌瘤的影响　妊娠期及产褥期易发生红色变性,表现为肌瘤在短期内迅速增大,剧烈腹痛伴发热和白细胞计数升高。

3. 妊娠合并子宫肌瘤的处理　一般不需处理,密切随访即可。可根据情况决定或待剖宫产时根据肌瘤的大小及部位决定是否切除。出现以下情况可考虑手术:①肌瘤短期增长迅速,高度怀疑恶变者;②肌瘤红色变性,经保守治疗无效;③浆膜下子宫肌瘤发生蒂扭转、继发感染等,经保守治疗无效;④肌瘤压迫邻近器官,出现无法缓解的严重症状。

小　结

临床关键点:

1. 子宫肌瘤是女性最常见的良性肿瘤。
2. 临床表现与肌瘤的大小和生长部位密切相关。
3. 根据病史、体格检查和超声检查容易诊断。但要与妊娠子宫、子宫腺肌病等疾病相鉴别。
4. 子宫肌瘤与妊娠两者相互影响。
5. 子宫肌瘤的治疗应根据患者的年龄、对生育的要求以及肌瘤大小、部位和数量等采取个体化治疗方案。

（赵爱民）

第二节　子宫肉瘤

子宫肉瘤(uterine sarcoma)恶性程度高,占女性生殖道恶性肿瘤的1%、子宫恶性肿瘤的3%~7%。子宫肉瘤来源于子宫间质、结缔组织或平滑肌组织等,病因尚不明确,部分患者存在盆腔放疗病史。子宫肉瘤的临床特点是缺乏特征性的临床表现,难以在术前诊断。由于肿瘤恶性程度高,即使是早期病例也易于出现局部复发和血行转移,并且对放疗及化疗均不敏感,预后较差,总体5年生存率30%左右。

首次门诊病例摘要

患者,女性,48岁。因"发现子宫肌瘤3年,伴阴道不规则流血半年"门诊就诊。患者3年前查体超声提示单发子宫肌瘤,直径约10mm,定期复查,半年前超声复查仍为单发子宫肌瘤,直径约20mm。半年来,患者出现不规则阴道流血,在外院口服中药治疗,无明显改善。10天前就诊我院行彩色多普勒超声检查,发现子宫中低回声结节直径约60mm,结节内部回声不均,结节与周边肌层界限不清,子宫肌瘤血流丰富,阻力指数0.42。子宫内膜厚5mm。

【问题1】根据以上病例摘要,首先获得的临床信息是什么?

思路:围绝经期女性,不规则阴道流血半年就诊。既往子宫肌瘤病史,但半年以前复查均增长缓慢,现复查彩色多普勒超声提示,半年来子宫肌瘤增大较快,肌瘤直径由 20mm 增大为 60mm,肌瘤结节内部回声不均,与周边肌层界限不清,不符合子宫平滑肌瘤的超声特点,并且超声检查提示该结节血流丰富,阻力指数为 0.42,为低阻血流,子宫内膜厚度 5mm,初步除外子宫内膜病变,以上信息均提示该子宫结节可能为子宫肉瘤。

【问题2】子宫肉瘤有哪些临床表现,为进一步明确诊断,体格检查需要注意哪些问题?

思路:子宫肉瘤常无特异性症状,尤其是早期患者无明显症状。部分患者可随着病情进展出现阴道不规则流血、阴道排液、下腹胀痛、自行触及下腹包块,以及膀胱直肠压迫症状等。

子宫肉瘤常难以早期诊断,多数患者是在子宫切除术后,病理诊断为子宫肉瘤。

妇科检查的要点:因部分子宫肉瘤患者有不规则阴道流血表现,阴道窥器检查,注意观察阴道内有无血迹,并观察出血部位;窥器全面观察阴道壁四周,有无转移占位病灶;观察宫颈,有无组织自宫颈口脱出;盆腔检查注意子宫情况,如子宫有无增大,有无包块突起,包块的质地是否较软,子宫活动度,以及有无压痛等。应注意子宫肿物变软提示子宫肌瘤变性或为子宫肉瘤可能。

检 查 记 录

体格检查:血压 120/80mmHg。双侧乳房未及包块。心肺(-)。腹软,无压痛及反跳痛,移动性浊音(-)。

妇科检查:外阴(-),阴道畅,阴道各壁无出血点及包块,宫颈光,子宫前位,孕 10 周大小,前壁突起包块 6~7cm,质地略软,子宫活动好,无压痛,双附件(-)。

【问题3】为进一步明确诊断,还应进行哪些辅助检查?

患者的体征提示:子宫肿瘤,质地软。为进一步明确诊断,应进行肿瘤标记物检测,如 CA12-5、CA19-9、CEA 等,并应行胸片和腹部超声检查以除外远处转移。

思路1:子宫肉瘤缺乏较敏感的血清肿瘤标记物,除晚期病例外,常无肿瘤标记物的异常升高。

CA12-5、CA19-9、CEA 均在正常范围,胸片未发现异常。超声检查:腹部未发现转移病灶,腹水(-)。

思路2:肉瘤以血行转移为主要的转移途径,常见肺转移,考虑肉瘤的可能时,需要常规行胸部影像学等检查,有条件者行胸部 CT,重点除外肺转移。

【问题4】该患者的可能诊断?

思路:本患者子宫肌瘤增大迅速,质地不均匀,血运丰富,尽管肿瘤标记物无异常升高,也应考虑子宫肉瘤的诊断,但也不除外子宫肌瘤良性变性的可能,最终诊断需要根据病理学检查结果来确定。

【问题5】子宫肉瘤有哪些病理组织学类型?

思路:近 20 年来,子宫肉瘤的组织学分类不断调整。1998 年 WHO 子宫肉瘤组织学主要分为三类:子宫平滑肌肉瘤、子宫内膜间质肉瘤(低度恶性和高度恶性)、子宫恶性中胚叶混合瘤(癌肉瘤)。2003 年 WHO 的组织学分类中,将子宫内膜高度恶性间质肿瘤归入未分化子宫内膜肉瘤,将子宫恶性中胚叶混合瘤归入 II 型子宫内膜癌。2014 年 WHO 又将子宫内膜高度恶性间质肉瘤列入子宫内膜间质肉瘤,仍然保留子宫内膜未分化肉瘤。

> #### 知识点 1:子宫肉瘤组织学分类(WHO 2014)
>
> 子宫平滑肌肉瘤(leiomyosarcoma,LMS)
> 子宫内膜间质肉瘤(endometrial stromal sarcoma,ESS)
>   低度恶性子宫内膜间质肉瘤(low-grade ESS)
>   高度恶性子宫内膜间质肉瘤(high-grade ESS)
> 子宫内膜未分化肉瘤(undifferentiated endometrial sarcoma,UES)
> 其他罕见类型:包括腺肉瘤、血管周上皮样细胞肿瘤及横纹肌肉瘤等。

【问题6】子宫肉瘤有哪些诊断方法?该患者治疗方案如何选择?手术范围如何确定?

思路:子宫肉瘤诊断主要依靠术后石蜡切片病理诊断。术前诊断困难,如果术前存在子宫肌瘤生长较快、低阻血流信号(阻力指数 <0.45)、肿瘤标志物异常(CA12-5 等),应高度警惕子宫肉瘤可能。术中应认真剖视标本,注重肌瘤质地是否糟脆、旋涡状结构是否消失等。如可疑子宫肉瘤,即应行冰冻病理切片协助诊断。

该患者的治疗方案取决于病理诊断。该患者首先考虑进行手术治疗。因子宫较大,为避免经阴道或腹腔镜下取出子宫标本时无法完整取出,需要切碎标本,有可能造成病灶的播散,建议行开腹全子宫切除术,术中剖视标本,送冰冻病理检查,必要时扩大手术范围。

手 术 情 况

该患者行开腹全子宫切除术,术中见到子宫肌壁间结节,最大直径约 60mm,该结节剖面无明显旋涡状结构,质地不均匀,局部红褐色,可见囊腔直径约 15mm,内陈旧血样液体,组织质地较糟脆。送冰冻病理检查,报告为"子宫平滑肌肉瘤"。

【问题 7】该患者是否需要扩大手术范围?

思路:患者冰冻病理已回报为"子宫平滑肌肉瘤",可扩大手术范围,行双附件切除术及盆腔和腹主动脉旁淋巴结切除术。但存在争议,因子宫平滑肌肉瘤患者淋巴结转移率为 6.6%~11%,常发生于晚期患者,且一般认为淋巴结切除不改善患者的预后,但对预后评估有重要意义,淋巴结阴性患者 5 年生存 64.2%,而淋巴结阳性患者仅为 26%,目前对早期患者多不主张切除淋巴结。子宫平滑肌肉瘤卵巢转移较少见,且该病理类型亦非性激素依赖性肿瘤,一般认为早期年轻患者可考虑保留卵巢。因此,应再次向患者家属充分交代病情,然后再决定是否行双侧附件切除术。

知识点 2:子宫平滑肌肉瘤的病理诊断标准

目前认为,诊断子宫平滑肌肉瘤最重要的组织学指标包括细胞异型性、核分裂指数及瘤细胞的凝固性坏死三项,可以有以下几种情况:①核分裂象 >10/10HPF,有中、重度细胞异型性,无瘤细胞凝固性坏死;②核分裂象可多可少,但有中、重度细胞异型性和瘤细胞凝固性坏死;③核分裂象 >10/10HPF,细胞异型性不明显,但有细胞凝固性坏死。

知识扩展:

子宫平滑肌瘤的变异

1. 分裂活跃的平滑肌瘤 大体标本类似于典型的平滑肌瘤,但是质地较软,剖面色白,半透明状。镜下标本主要表现为瘤细胞的核分裂象增多,可达 5~20/HPF,但无病理性核分裂象,细胞的异型性不明显,无瘤细胞的凝固性坏死,肿瘤边缘无浸润或血管内生长。

2. 富于细胞的平滑肌瘤 大体标本类似于典型的平滑肌瘤,具有完整的假包膜,肌瘤剖面呈漩涡状结构,但是质地较软,剖面略呈棕黄色,可以伴有出血和坏死。镜下标本细胞丰富,可以见到缺乏胞浆分化的不成熟平滑肌细胞,但细胞无异型性。一般认为如核分裂象 <10/10HPF,且无明显异型性,应诊断为富于细胞型平滑肌瘤。

3. 核异型平滑肌瘤(不典型平滑肌瘤) 大体标本类似于典型的平滑肌瘤。镜下标本可见片状或散在分布的多边形细胞,胞浆嗜酸、胞核大、染色深、常为多核、有明显核仁,可以见到核内嗜伊红球形包涵物,组织玻璃样变明显,并有不同程度炎性细胞浸润,但无核分裂象或罕见核分裂象。

4. 黏液样平滑肌瘤 大体标本的特点为肿瘤质地较软,切面可有呈棉絮状或有囊腔的区域,囊内含淡黄色黏液。镜下标本肿瘤细胞呈梭形、星状或上皮样,被大量黏液分隔,核分裂象少见。

5. 上皮样平滑肌瘤 大体标本类似于典型的平滑肌瘤,具有完整的假包膜,常质地较软,剖面略呈棕黄色。镜下瘤细胞呈圆形或多角形,呈片块、巢状或条索状排列,有时呈丛状结构。一般情况下上皮样平滑肌瘤的核分裂象为 0~1/10HPF,但如核分裂象增多则为潜在恶性;若核分裂象 >5/10HPF 为上皮样平滑肌肉瘤。但上皮样平滑肌肿瘤即使核分裂象少见也可能发生转移。

以上各种情况下均应注意对标本多点取材,以明确病理诊断,除外子宫平滑肌肉瘤。

知识点 3：其他类型子宫肉瘤临床表现特征

1. 子宫内膜间质肉瘤　　低度恶性子宫内膜间质肉瘤由增生期内膜样间质细胞组成。大体标本：子宫内膜和肌层的不规则结节，质韧如橡皮，有弹性，有肌层侵犯，静脉内蠕虫样瘤栓，剖面均质、色黄。镜下标本：细胞形态均一，细胞质少，核分裂象 <10 个 /10HPF，肿瘤细胞轻度核异型，坏死罕见。高度恶性子宫内膜间质肉瘤由高级别的圆形细胞构成，常常伴有坏死，有丝分裂活跃（>10 个 /10 HPF）。子宫内膜间质肉瘤患者的雌激素受体（ER）和孕激素受体（PR）多为阳性表达。

2. 未分化子宫内膜肉瘤　　大体标本呈息肉样，质软，糟脆，剖面灰黄色，有显著的出血、坏死。镜下标本可见破坏性肌层浸润，细胞核深染、异型明显，核分裂活跃，核分裂象 10/10HPF 甚至 50/10HPF，广泛坏死。形态上缺乏平滑肌或子宫内膜间质分化，必须广泛取材，以免误诊为癌肉瘤或未分化的子宫内膜癌。

知识点 4：不同病理类型子宫肉瘤的手术治疗

1. 子宫平滑肌肉瘤　　全子宫切除术。一般认为在子宫平滑肌肉瘤确诊后不常规行淋巴结切除术，仅术前影像学检查显示有肿大的淋巴结，或术中探查发现异常增大的淋巴结，以及子宫外转移病变者，需行淋巴结切除。如果术中发现有子宫外病变，则需行肿瘤细胞减灭术。

2. 子宫内膜间质肉瘤　　全子宫 + 双附件切除术，有子宫外病变者则需行肿瘤细胞减灭术。由于子宫内膜间质肉瘤是雌激素依赖性肿瘤，目前认为需要常规切除双侧卵巢。子宫内膜间质肉瘤的淋巴结转移率仅约 7%，且是否影响预后尚有不同意见，一般认为不需要常规行淋巴结切除术。高度恶性子宫内膜间质肉瘤手术同未分化子宫内膜肉瘤。

3. 未分化子宫内膜肉瘤　　全子宫 + 双附件切除术 + 盆腔及腹主动脉旁淋巴结切除术。子宫外病变者需行肿瘤细胞减灭术。有研究报道未分化子宫内膜肉瘤淋巴结转移率可高达 30%~50%，因此，应行引流性腹膜后淋巴结切除术。

后续病例摘要

经与家属沟通，该患者的手术方式是全子宫切除术 + 双附件切除术，术中探查盆腹腔未见转移病灶，亦未发现肿大淋巴结。术后病理报告：子宫平滑肌肉瘤，病灶直径 6cm，慢性宫颈炎，双侧输卵管、卵巢未见转移。

【问题 8】患者如何分期？术后是否需要辅助治疗？

思路：根据 2009 年 FIGO 分期标准，该患者手术病理分期为 ⅠB 期。关于子宫肉瘤辅助治疗，目前认为辅助治疗对改善患者生存的作用不明确。有研究报道盆腔外照射有利于控制局部复发，但没有证据表明可以改善患者的总生存率；化疗的作用亦不完全明确，目前子宫平滑肌肉瘤常采用联合化疗方案，可能对患者的生存有改善作用；有研究报道部分患者对芳香化酶抑制剂治疗有效。该患者没有辅助治疗的指征，建议随访观察。

知识点 5：子宫平滑肌肉瘤 / 子宫内膜间质肉瘤分期（FIGO，2009）

子宫肉瘤患者根据病理组织学不同，有不同的分期。子宫平滑肌肉瘤和子宫内膜间质肉瘤的分期如下：

Ⅰ期　肿瘤局限于子宫

　　ⅠA 期　肿瘤直径 ≤ 5cm
　　ⅠB 期　肿瘤直径 >5cm

Ⅱ期　肿瘤超出子宫,但限于盆腔
　　ⅡA期　附件受累
　　ⅡB期　累及其他盆腔组织
Ⅲ期　肿瘤侵犯腹腔组织(不仅是延伸至腹腔)
　　ⅢA期　侵犯腹腔组织仅一个部位
　　ⅢB期　侵犯腹腔组织一个以上部位
　　ⅢC期　盆腔和/或腹主动脉旁淋巴结转移
Ⅳ期　肿瘤侵犯膀胱和/或直肠或有远处转移
　　ⅣA期　肿瘤侵犯膀胱和/或直肠
　　ⅣB期　远处转移

知识点 6：子宫腺肉瘤分期（FIGO 2009）

Ⅰ期　肿瘤局限于子宫
　　ⅠA期　肿瘤局限于子宫内膜/宫颈黏膜,未侵犯肌层
　　ⅠB期　侵犯肌层≤1/2
　　ⅠC期　侵犯肌层>1/2
Ⅱ期　肿瘤超出子宫,但限于盆腔
　　ⅡA期　附件受累
　　ⅡB期　累及其他盆腔组织
Ⅲ期　肿瘤侵犯腹腔组织(不仅是延伸至腹腔)
　　ⅢA期　侵犯腹腔组织仅一个部位
　　ⅢB期　侵犯腹腔组织一个以上部位
　　ⅢC期　盆腔和/或腹主动脉旁淋巴结转移
Ⅳ期　肿瘤侵犯膀胱和/或直肠或有远处转移
　　ⅣA期　肿瘤侵犯膀胱和/或直肠
　　ⅣB期　远处转移

知识点 7：手术后病理确诊为子宫肉瘤的处理

由于子宫肉瘤很难术前明确诊断,部分患者在实施手术以后病理检查才得以确诊,多数患者需再次手术。再次手术之前应行影像学检查明确有无盆腔以外的转移灶。通常再次手术需切除遗留的子宫、宫颈或附件等。对于宫外转移病灶应予以切除。对于前次手术行子宫或肌瘤分碎术的患者,应再次探查腹腔,清理散落病灶,尽可能彻底减灭肿瘤细胞,必要时行腹腔热灌注化疗。

【问题9】不同病理类型子宫肉瘤的辅助治疗的原则是什么?

思路:子宫肉瘤的辅助治疗包括放疗、化疗及内分泌治疗等。

子宫平滑肌肉瘤患者辅助治疗对生存的作用尚不完全明确。术后放疗有利于减少局部复发,但一般认为并不改善总生存率。晚期患者还可联合化疗,对改善预后可能有益,阿霉素、多西环素或吉西他滨晚期复发病例反应率约为 27%~36%。

子宫内膜间质肉瘤术后可采用放疗+内分泌治疗的辅助治疗方案。也可考虑化疗+内分泌治疗,化疗可参照子宫平滑肌肉瘤的方案。应重视内分泌治疗,常用药物有大剂量孕激素和芳香化酶抑制剂,建议用药时间 1 年以上。

未分化子宫内膜肉瘤可采用类似于子宫平滑肌肉瘤的放疗和化疗方案,但疗效还不肯定。

知识扩展:

子宫肉瘤的内分泌治疗

子宫肉瘤组织可表达雌、孕激素受体,理论上,应用孕激素治疗子宫肉瘤应有一定疗效。同时,较之化疗药物,激素类药物较具有低毒性的优点。据临床观察,孕激素对子宫内膜间质肉瘤、癌肉瘤有一定疗效,其中子宫内膜间质肉瘤的有效率达50%以上。有学者建议内分泌治疗应作为子宫内膜间质肉瘤术后基本的辅助治疗之一。常用孕激素药物有醋酸甲羟孕酮、甲地孕酮。一般主张剂量不小于200mg/d,应用时间不短于1年。用药期间注意定期检查肝肾功能,部分患者可由于应用孕激素引起水钠潴留和食欲改善造成体重增加。对于有血栓倾向、孕激素类药物过敏、肝肾功能不全、心功能不全等患者应避免应用大剂量孕激素治疗。

【问题10】该患者的预后及随访?

思路:子宫平滑肌肉瘤恶性程度较高,尽管肿瘤局限于子宫的患者预后仍较差,文献报道,早期患者的复发率53%~71%。约40%子宫平滑肌肉瘤患者发生肺转移,13%出现盆腔复发,总生存率为15%~25%。患者最常见的转移部位为肺,其他部位包括阴道、盆腔、腹膜后、骨等。

患者预后相关因素包括肿瘤分期、组织学分级及肿瘤大小。

随访计划:前2~3年每3个月随访1次,以后每6个月随访1次,5年后每年随访一次;复查内容包括全身体检及妇科检查、肿瘤标志物、影像学检查和健康宣教。

知识点8:其他病理类型子宫肉瘤的预后

低度恶性子宫内膜间质肉瘤患者预后好。其特点为晚期转移,即便是Ⅰ期患者也有发生,应注意长期随访。复发率约30%,复发部位多为盆腹腔,肺及阴道较少。预后相关因素主要是:诊断时肿瘤范围、Ⅱ期及以上为独立的不良预后因素,Ⅰ期患者5年及10年生存率高达98%和89%。高度恶性子宫内膜间质肉瘤和子宫内膜未分化肉瘤的恶性程度高,患者预后差,多数患者于2年内死亡。预后相关因素主要为:血管侵犯,无血管侵犯的患者5年生存率83%,而存在血管侵犯的患者5年生存率仅为17%。

小 结

临床关键点:

1. 子宫肉瘤少见,包括子宫平滑肌肉瘤、子宫内膜间质肉瘤和子宫内膜未分化肉瘤三种常见类型。

2. 子宫肉瘤缺乏特异性症状和体征,可表现为不规则阴道流血、子宫增大等,经阴道多普勒超声检查有助于诊断,其确诊需病理学检查。

3. 子宫肉瘤以血行转移为主要的转移途径,常见肺转移。

4. 子宫肉瘤治疗以手术为主,全子宫和双附件切除术是基本手术方式,早期患者不主张行盆腔和腹主动脉旁淋巴结切除术。子宫内膜间质肉瘤强调双附件切除术,术后辅助内分泌治疗。具有高危因素者,可辅助放疗和/或化疗。

5. 子宫肉瘤预后较差,5年生存率约30%。

(王建六)

第三节 子宫内膜癌

子宫内膜癌（endometrial carcinoma）又称为子宫体癌（carcinoma of uterine corpus），为女性生殖道常见的恶性肿瘤之一，多见于中老年妇女，高发年龄50~60岁，近年来其发病有年轻化趋势。子宫内膜癌的病因目前仍不十分清楚。根据子宫内膜癌的发病年龄、相关病因、病理类型、恶性程度及预后，将其分为Ⅰ型和Ⅱ型子宫内膜癌。Ⅰ型子宫内膜癌所占比例较高，常见于相对年轻的患者，病因与无孕激素拮抗的雌激素长期作用有关，病理类型主要为子宫内膜样腺癌，组织分化较好，恶性程度相对低，预后较好；Ⅱ型子宫内膜癌所占比例较小，常见于老年女性，其发病与基因突变有关，与雌激素无关，病理类型包括透明细胞腺癌、浆液性腺癌、癌肉瘤等，分化程度低，恶性程度高，预后不良。

首次门诊病例摘要

患者，女，51岁，1-0-0-1。因"绝经后阴道不规则流血2个月"就诊。患者1年多前自然绝经，无异常出血，2个月前无明显诱因出现阴道不规则流血，量时多时少，每日用3~6片日用型卫生巾，无腹痛，无同房后阴道流血及阴道排液。

【问题1】通过病史采集，我们首先获得的临床信息是什么？

思路1：患者为绝经后女性，临床表现为异常阴道流血。异常阴道流血为妇科常见症状。但不同生理状态下导致阴道异常出血的原因不一。该病患者为绝经状态，应该思考绝经后导致阴道异常出血的可能因素。常见的出血原因包括炎症、肿瘤、损伤、药物和全身性疾病等。

思路2：依据常见出血原因补充病史。

该患者无雌激素类药物服用史及可能导致异常出血的全身性疾病。

思路3：通过妇科检查了解出血的部位和可能的原因。

妇科检查的技术要点：①观察外阴和前庭黏膜有无异常，注意尿道口黏膜有无息肉样增生物；②绝经后妇女由于雌激素水平低下，致阴道黏膜萎缩、充血，扩阴器需涂抹润滑剂，阴道萎缩明显的应用小号扩阴器；③窥阴器避免全部插入阴道后再扩开，同时仔细全面观察阴道黏膜有无病变和出血；④注意观察出血的部位是阴道、宫颈外表还是宫颈口内，为下一步处理提供依据。

检查记录

妇科检查：外阴（-）；阴道畅，见少许陈旧性血液，阴道壁未见病变及出血点；宫颈光滑，宫颈口见少许暗红色血迹；子宫前位，正常大小，质中，活动，无压痛，双附件（-）。

体格检查：身高158cm，体重70kg，血压160/95mmHg，其余全身检查未见明显异常。

患者体格检查的结果示出血部位可能为宫颈管或宫腔，伴肥胖和高血压，体重指数28.04。

【问题2】为明确诊断，应进行哪些辅助检查？

思路：诊断子宫出血原因的检查包括影像学（超声、MRI、CT等）、诊断性刮宫或宫腔镜。选择的原则是优先选择非创伤性的检查方法，同时考虑成本效益问题。因此，超声是首选的初次辅助检查方法。

> **知识点1：超声检查在子宫内膜癌诊断中的应用**
>
> 经阴道超声检查绝经后女性的子宫内膜厚度<5mm，如果≥5mm，要考虑子宫内膜增生、子宫内膜癌的可能性，需要行诊断性刮宫明确诊断。经阴道超声联合诊断性刮宫对子宫内膜癌的阴性预测值可达96%。
>
> 典型子宫内膜癌阴道超声图像为宫腔内有实质不均质回声或者宫腔线消失、肌层内有不均质回声区。

该患者阴道彩色超声提示子宫大小正常,宫角见2cm不均质稍强回声,内有较丰富血流,双附件未见包块。

因宫角处查见稍强回声,提示宫腔有占位,需进一步取得组织学检查明确宫腔占位病变的性质。

【问题3】获取宫腔组织学证据有哪些方法?

思路:获取宫腔组织学证据的方法有诊断性刮宫、宫腔镜和内膜抽吸活检等。

1. 诊断性刮宫是目前获取宫腔组织最常用的方法,简单易行,能比较全面取得宫腔组织,手术时要注意对宫腔进行全面搔刮。分段诊刮术过去用于子宫内膜癌的分期,因内膜癌的FIGO临床病理分期把宫颈黏膜层的受侵分为Ⅰ期,故现分段诊刮不再用于子宫内膜癌的分期。而单纯的宫颈管搔刮用于疑为宫颈管腺癌病例的诊断。

诊断性刮宫
(视频)

2. 宫腔镜　宫腔镜可直接观察宫腔和宫颈管,直视下取材活检,对局灶性子宫内膜癌的诊断更准确,特别适用于多次诊断性刮宫阴性,而临床高度怀疑子宫内膜癌者。虽然目前的研究提示术前行宫腔镜检查对子宫内膜癌患者的预后没有不良影响,但宫腔镜会增加子宫内膜癌细胞盆腔播散的机会,而这些经输卵管冲洗到盆腔中的细胞的生物学意义仍不清楚。

3. 子宫内膜抽吸活检(endometrial aspiration biopsy)　方法简便,文献报道诊断的准确性与诊断性刮宫相当。

该病例的诊断性刮宫的病理组织学检查结果为子宫内膜高分化腺癌。

【问题4】子宫内膜癌有哪些病理组织学类型?

思路:病理组织学分类采用2014年WHO的子宫内膜癌分类标准,见知识点2。

WHO在2003年分类标准中指出子宫癌肉瘤(carcinosarcoma),也称为恶性中胚叶混合瘤(malignant mesodermal mixed tumor,MMMT),具有子宫内膜癌的生物学行为特征。美国国立综合癌症网络(National Comprehensive Cancer Network,NCCN)2010年分类中将其归于Ⅱ型子宫内膜癌,即特殊类型。

知识点2:子宫内膜癌组织学分类

(1)子宫内膜样腺癌(endometrioid adenocarcinoma):为最常见类型,约占子宫内膜癌的80%~90%,根据细胞分化程度或实性成分所占比例分为G1(高分化)、G2(中分化)、G3(低分化),级别越高、分化越低,其恶性程度越高。

(2)黏液性腺癌(mucinous adenocarcinoma):约占1%~9%,大多数分化良好,生物学行为与内膜样腺癌相似,预后较好。

(3)浆液性腺癌(serous adenocarcinoma):约占1%~9%,恶性程度高,易发生深肌层浸润和转移,预后差。

(4)透明细胞癌(clear-cell carcinoma):约占2%,恶性程度高,易发生转移。

(5)未分化癌/去分化癌(undifferentiated carcinoma/dedifferentiated carcinoma):少见,未分化癌恶性程度高,易转移和复发,预后差。

(6)混合细胞腺癌(mixed adenocarcinoma):有两种及以上的病理类型,并且其中至少一种是Ⅱ型。

(7)神经内分泌瘤(neuroendotiated tumors):少见,<1%,其中,类癌瘤型分化良好,恶性程度低,而小细胞和大细胞型神经内分泌瘤恶性程度高。

(8)癌肉瘤(carcinosarcoma):在子宫体恶性肿瘤中约占5%,恶性程度高,预后差。

(9)其他类型。

【问题5】不同病理组织学的分类和分级与疾病的预后和治疗方案的选择是否相关?

思路：内膜癌的预后和治疗方案的选择与病理分类、分级密切相关，根据预后的差异将不同的组织学类型分为Ⅰ型和Ⅱ型。

Ⅰ型：组织分化好，预后好，包括子宫内膜样腺癌（G1/G2）、高分化的黏液性腺癌。

Ⅱ型：组织分化差，恶性程度高，盆腹腔淋巴结转移风险高，预后差，包括子宫内膜样腺癌（G3）和非子宫内膜样腺癌的病理类型（浆液性腺癌、透明细胞癌、癌肉瘤、未分化癌等）。

> **知识扩展：**
>
> 子宫内膜癌分子分型
>
> 近年来，对子宫内膜癌分子分型的研究取得进展，补充了目前组织学分类的不足。研究显示，在诊断为高级别子宫内膜样腺癌的组织中，约1/4的肿瘤组织其分子特征与浆液性癌非常相似，包括p53基因突变、广泛的基因拷贝数变化、低雌/孕激素受体水平，而鲜有DNA甲基化改变。因此建议此类子宫内膜样腺癌若按照浆液性癌的治疗方法可能会有临床获益。近期研究发现了一些可用来分子分型的重要线索，如子宫内膜样腺癌中较早出现*PTEN*基因失活，同时出现PI3K/AKT通路基因突变和微卫星不稳定；而浆液性癌中，*p53*、*PIK3CA*和*PPP2R1A*基因突变较常见。2013年，发表在《自然》杂志的一项研究即基于基因组学特征，将子宫内膜癌分为4种亚型：微卫星不稳定强突变型、POLE超突变型、低拷贝数型和高拷贝数型。新的子宫内膜癌分子分型将有助于手术后辅助治疗方案的选择和提示患者的预后转归。

【问题6】如何通过病史、查体，辅助检查三方面确定子宫内膜癌的诊断？

思路：通过综合判断得出临床诊断，如能获取病理组织学证据，就可以确诊。该病例临床表现为绝经后阴道流血，查体提示出血来源于宫颈口内，超声提示宫腔占位，诊刮组织病理报告为子宫内膜高分化腺癌，故诊断为子宫内膜高分化腺癌。

【问题7】如何进行鉴别诊断？

思路1：子宫内膜癌应与有类似症状或体征的疾病相鉴别。子宫内膜癌患者无症状者少于5%。主要症状有阴道流血、阴道排液、下腹疼痛等。子宫内膜癌早期妇科检查可无异常发现，晚期可有子宫增大，合并宫腔感染或者积脓时可有压痛，癌灶浸润周围组织时子宫可能固定，子宫旁可能扪及不规则结节。转移至腹股沟淋巴结可在腹股沟区扪及固定包块。

思路2：子宫内膜癌的症状多表现为围绝经期或绝经后的异常阴道流血，对于上述症状，要和哪些疾病鉴别诊断？

（1）排卵障碍相关的异常子宫出血（abnormal uterine bleeding, ovulatory dysfunction, AUB-O）：以经量增多、经期延长、不规则阴道流血为主要表现，妇科检查无异常，诊断性刮宫是鉴别诊断的关键。

（2）萎缩性阴道炎：表现为绝经后出血或血性白带，妇科检查可见阴道壁黏膜薄，充血，有散在的出血点。阴道超声示子宫内膜厚度<5mm。雌激素局部治疗有效。

（3）老年性子宫内膜炎：表现为绝经后白带增多或血性白带，查体子宫常有压痛。合并宫腔积脓时阴道超声表现为宫腔积液。要注意子宫内膜癌宫腔也可能发生积脓。应行诊断性刮宫鉴别。如诊刮时发现为宫腔积脓，应给予抗生素治疗待感染控制后再次行诊刮，以免漏诊子宫内膜癌。

（4）内生型子宫颈癌：可表现为阴道异常流血或排液。内生型子宫颈癌的癌灶位于宫颈管内，部分患者可出现宫颈管增粗、变硬或呈桶状，而宫颈外口外观无异常，可行颈管搔刮术或影像学检查鉴别。

（5）输卵管癌：可以表现为间歇性阴道排液、阴道流血、下腹痛，可有附件包块。诊刮术和影像学检查可协助诊断。

【问题8】如何理解诊断性刮宫的病理组织学报告？

> 知识点3：子宫内膜常见的病理组织学改变（详见第二十一章第一节知识点4）

【问题9】子宫内膜不典型增生属于子宫内膜癌的癌前病变,其治疗与不伴有不典型的子宫内膜增生有何差异?

思路:不典型增生(atypical hyperplasia,AH)/子宫内膜上皮内瘤变(endometrioid intraepithelial neoplasia,EIN)的治疗方案应当依据患者的年龄以及是否有生育要求而综合制定。①无生育要求的患者首选手术治疗:AH/EIN 有 14%~30% 的概率发展成为子宫内膜癌,并且其本身已合并子宫内膜癌的比例也很高,因此,对于无生育要求的患者首选的治疗方式为全子宫切除术;②年轻、有生育要求或不能耐受手术的患者首选药物治疗:对于希望保留生育功能的女性应充分告知潜在风险,在详细排查子宫内膜癌和卵巢癌后接受治疗,国外推荐首选方案为放置含左炔诺孕酮的宫内节育系统,国内目前仍推荐首选大剂量孕激素治疗,如口服醋酸甲地孕酮 160mg/d 或醋酸甲羟孕酮 250mg/d。

药物治疗的复发率较高,因此一旦患者放弃保留生育能力,考虑行全子宫切除术。药物治疗的随访:治疗期间每 3 个月进行一次内膜活检评估疗效。连续两次内膜活检阴性的患者可 6~12 个月进行一次内膜活检,若治疗 12 个月病灶持续存在或进展,应进行手术治疗。

不伴有不典型的子宫内膜增生,是长期受无孕激素拮抗的雌激素刺激所致,一般情况下除去病因后发生子宫内膜癌风险低,大部分患者通过随访观察可能转归正常。但对于长期异常子宫出血或具有发生内膜癌高风险的患者,建议接受孕激素治疗。此外,由于诊断性刮宫存在漏诊的可能性,因此对药物治疗不佳的患者,要考虑到存在更严重病变的可能性,进行药物治疗时一定要注意随访,必要时治疗后再次诊刮。

【问题10】该患者发生子宫内膜癌的高危因素有哪些?

思路:同前所述,子宫内膜癌可分为两型:Ⅰ型为雌激素依赖型,是子宫内膜在无孕激素拮抗的雌激素长期作用下发生增生、不典型增生,继而癌变;Ⅱ型为非雌激素依赖,该类型子宫内膜癌的发生多与基因突变等有关,如抑癌基因 p53 基因突变、抑癌基因 p16 基因失活、人表皮生长因子受体 -2(Human Epithelial Growth Factor Receptor 2,HER2)基因过表达等,与雌激素无明显关系。

该患者为Ⅰ型子宫内膜癌,处于高发年龄,肥胖是其发病的高危因素。

知识点 4:子宫内膜癌发生的高危因素

子宫内膜癌发生的高危因素主要有:①无排卵性疾病(如多囊卵巢综合征)、不孕不育;②肥胖,尤其是绝经后肥胖:由于很多子宫内膜癌都伴有肥胖、高血压、糖尿病,因此将肥胖 - 高血压 - 糖尿病称为子宫内膜癌三联征,这三种疾病都与下丘脑 - 垂体 - 肾上腺功能失调或代谢异常有关,其中肥胖是子宫内膜癌的独立高危因素,高血压和糖尿病与子宫内膜癌无直接关系;③延迟绝经:52 岁以后绝经;④有使用外源性雌激素史,特别是无孕激素拮抗的雌激素替代治疗,或乳腺癌术后长期应用他莫昔芬者;⑤患有产生雌激素的卵巢肿瘤者;⑥一级亲属有子宫内膜癌病史者;⑦有林奇综合征(Lynch syndrome)家族史者:林奇综合征又称为遗传性非息肉结直肠癌综合征(hereditary non-polyposis colorectal cancer syndrome,HNPCC)是一种常染色体显性遗传病,由错配修复基因突变引起,与年轻女性子宫内膜癌的发生相关。

【问题11】该患者已诊断为高分化子宫内膜样腺癌,如何制订下一步治疗方案?

思路1:一般从三个方面综合考虑治疗方案。①病变的严重度(临床分期,病理分级等);②患者的全身状况即能否承受治疗;③患者对治疗的接受意愿。

思路2:病变程度的评估——分期(表 15-1)。

尽管子宫内膜癌的分期采用 FIGO 的手术病理分期,手术标本经病理检查后才能确定分期。但术前通过辅助检查应对分期做临床评估,有利于制订合理的治疗方案。

知识点 5：

表 15-1　子宫内膜癌手术 - 病理分期（FIGO，2009 年）

期别	肿瘤范围
Ⅰ期 [a]	肿瘤局限于子宫体
Ⅰ A [a]	无或 <1/2 肌层浸润
Ⅰ B [a]	≥ 1/2 肌层浸润
Ⅱ期 [a]	癌瘤累及子宫颈间质，但未扩散至宫外 [b]
Ⅲ期 [a]	局部和 / 或区域扩散
Ⅲ A [a]	癌瘤累及子宫体浆膜层和 / 或附件 [c]
Ⅲ B [a]	阴道和 / 或宫旁受累 [c]
Ⅲ C [a]	癌瘤转移至盆腔和 / 或腹主动脉旁淋巴结 [c]
Ⅲ C₁ [a]	癌瘤转移至盆腔淋巴结
Ⅲ C₂ [a]	癌瘤转移至腹主动脉旁淋巴结有 / 无盆腔淋巴结转移
Ⅳ期 [a]	癌瘤累及膀胱和 / 或肠黏膜；或远处转移
Ⅳ A [a]	癌瘤累及膀胱和 / 或肠道黏膜
Ⅳ B [a]	远处转移，包括腹腔转移和 / 或腹股沟淋巴转移

注：[a] 可以是 G1、G2、G3 ；[b] 宫颈管腺体累及为 Ⅰ 期；[c] 腹水细胞学阳性应单独报告，不改变分期。

【问题 12】哪些辅助检查可助术前临床分期评估？

思路：可利用影像学和宫颈活检协助临床评估。术前评估肌层浸润深度和宫颈管是否受累的最准确方法是 MRI。CT 和 MRI 对于评估淋巴结转移的价值一样，但都无法代替术中对淋巴结是否转移的组织病理学确认。

【问题 13】如何进行患者全身情况的评估？

思路：子宫内膜癌患者常伴发有年老、肥胖、高血压、糖尿病等情况，因此需对相应脏器的功能做检查，如有异常应进行纠正后再行手术治疗。同时做好充分医患沟通，使患者和家属对手术的风险有充分认识，不能耐受手术者行放疗和 / 或化疗。

【问题 14】子宫内膜癌的治疗原则是什么？

思路 1：子宫内膜癌的治疗原则是以手术为主，辅以放疗、化疗和激素治疗等综合治疗。根据患者的年龄，全身状况和有无内科合并症及临床分期综合评估制定手术方案。

思路 2：肿瘤局限于子宫体（Ⅰ期）应施行手术分期（surgical staging）。

进腹腔后留取盆腹腔冲洗液行细胞学检查，全面探查盆腹腔，对可疑病变取样送病检，行筋膜外子宫切除术及双附件切除术（extrafascial total hysterectomy with bilateral salpingoooophorectomy）。切除子宫后剖视，观察肿瘤累及范围，必要时冰冻病理检查确定子宫肌层浸润深度。

目前对子宫内膜癌是否常规行腹膜后特别是主动脉旁淋巴结切除术的问题仍然存在争论。1988 年 FIGO 把子宫内膜癌的分期从临床分期改为手术病理分期，腹膜后淋巴结成为分期内容的一项指标；2009 年 FIGO 又修订了分期，并且在分期中把盆腔淋巴结和腹主动脉旁淋巴结转移分为ⅢC1 和ⅢC2。从分期的完整性角度考虑，应该是在所有的分期手术中，均进行系统的盆腔和主动脉旁淋巴结切除术。争论的焦点为这种做法是否有治疗价值。目前 FIGO 及 NCCN 指南建议对于具有淋巴结转移高危因素的患者因行盆腔和腹主动脉旁淋巴结切除术，并提出如下建议。

（1）不论是早期或晚期内膜癌，如术前影像学或术中触摸提示有可疑或增大的盆腔或腹主动脉旁淋巴结，均需切除。

（2）同时满足下列条件者，考虑为淋巴结转移低风险者，可不行淋巴结切除术：①肿瘤侵犯肌层小于 1/2 ；

②肿瘤直径小于 2cm；③高分化或中分化。

（3）肿瘤局限于子宫体的部分患者可考虑应用前哨淋巴结显影技术（sentinel lymph node，SLN mapping）。

（4）有深肌层浸润、高级别病变、浆液性腺癌、透明细胞腺癌或癌肉瘤等高危因素的患者，在切除盆腔淋巴结的基础上，再行腹主动脉旁淋巴结切除术。

知识点 6：子宫内膜癌分期手术步骤（图 15-6）

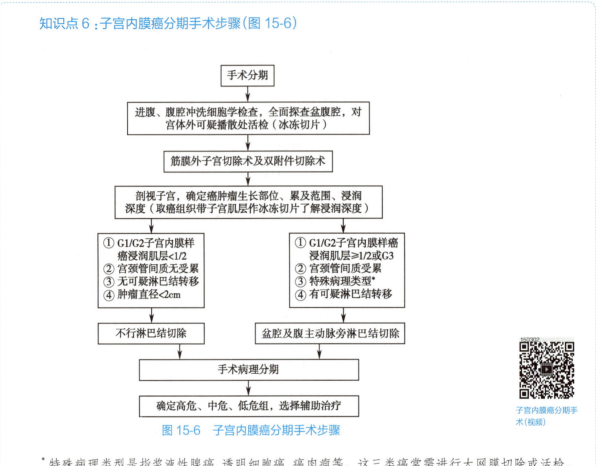

图 15-6　子宫内膜癌分期手术步骤

子宫内膜癌分期手术（视频）

*特殊病理类型是指浆液性腺癌、透明细胞癌、癌肉瘤等。这三类癌常需进行大网膜切除或活检。

知识点 7：影响子宫内膜癌预后的高危因素

影响子宫内膜癌患者预后的高危因素包括：①年龄大于 60 岁；②深肌层浸润；③低分化（G3）；④淋巴脉管间质浸润（lymphovascular space invasion，LVSI）；⑤浆液性腺癌、透明细胞癌等特殊病理类型。术后根据预后高危因素对患者进行风险分组，以指导术后的辅助治疗选择。

低危组：高中分化，肌层浸润小于 1/2 的子宫内膜癌。

中危组：有 2 个及以上高危因素的子宫内膜癌患者。

高危组：有 3 个及以上高危因素；术前考虑肿瘤局限于宫体，但术后经手术病理分期后属于Ⅱ期或以上的肿瘤患者，以及特殊病理类型，也属于高危组。

【问题 15】如何选择辅助治疗？

思路：术后辅助治疗包括随访观察、阴道近距离放疗（vaginal brachytherapy）、外照射放疗（external beam radiation therapy，EBRT）和全身治疗，全身治疗包括化疗和激素治疗。辅助治疗的选择原则可总结为：①低危组多不需辅助治疗；②中危组可选择观察或阴道近距离放疗；③高危组可选择外照射放疗 ± 阴道近距离放疗 ± 全身治疗。

【问题16】肿瘤累及宫颈（Ⅱ期）的治疗原则是什么？

思路：行广泛或改良广泛性子宫切除、双附件切除及盆腹腔淋巴结切除，术后给予阴道近距离放疗。若因高龄、内科并发症无法行手术治疗，可行放疗。

【问题17】肿瘤超出子宫（Ⅲ期）的治疗原则是什么？

思路：治疗应个体化，尽可能切除肿瘤，即行肿瘤细胞减灭术，为术后放疗及化疗创造条件。

【问题18】肿瘤累及腹腔或有远处转移（Ⅳ期）的治疗原则是什么？

思路：根据患者有无腹腔外病灶选择不同的治疗方案。①无腹腔外转移者行肿瘤细胞减灭术，术后应给予以铂类为基础的化疗；②对于有腹腔外转移证据的患者一般不手术，通常给予以铂类为基础的全身化疗，如果为高分化癌和/或孕激素受体阳性时可给予激素治疗。盆腔放疗主要用于控制局部肿瘤生长和/或治疗局部肿瘤包块引起的出血或者疼痛，或者是淋巴结受累引起的下肢水肿。

知识点8：子宫内膜癌的转移途径

子宫内膜癌大多为子宫内膜样腺癌，局限于子宫内膜或子宫腔内时间较长。浆液性腺癌、透明细胞癌、低分化腺癌等发展迅速，可短期内转移。主要转移途径如下。

1. 直接蔓延　肿瘤可沿宫角累及输卵管，向下累及宫颈，阴道。肿瘤还可浸润子宫肌层，穿透肌层至子宫浆膜层，甚至种植于盆腹腔、大网膜等。

2. 淋巴转移　为子宫内膜癌转移的主要途径，G3、肿瘤浸润深肌层、肿瘤累及宫颈、特殊病理类型的子宫内膜癌都容易发生淋巴转移，转移途径与肿瘤生长部位有关，宫底癌灶可沿阔韧带上部淋巴管网经骨盆漏斗韧带转移至腹主动脉淋巴结；宫角或前壁上部病灶可沿圆韧带淋巴管转移至腹股沟淋巴结，形成腹股沟包块；子宫下段或累及宫颈的癌灶淋巴转移途径与宫颈癌相同，可累及宫旁和盆腔淋巴结；子宫后壁的癌灶可沿宫骶韧带转移至直肠淋巴结。约10%内膜癌经淋巴管转移至阴道前壁。

3. 血行转移　晚期患者可经血行转移至肺、脑、肝、骨等全身器官。

【问题19】子宫内膜癌患者选择放疗的原则是什么？

思路：放疗根据治疗目的可分为单纯放疗、术前放疗及术后放疗，放疗方法有阴道近距离放疗和外照射放疗两种。单纯放疗主要用于无法手术的患者。术前放疗主要是为控制、缩小癌灶创造手术机会或缩小手术范围。术后放疗是对手术病理分期后具有不良预后高危因素患者重要的辅助治疗，或作为手术范围不足的补充治疗。

【问题20】子宫内膜癌患者化疗的应用原则是什么？

思路：化疗多用于晚期、复发或用于术后有不良预后高危因素者的辅助治疗。若患者能耐受，推荐多药联合化疗方案，首选的化疗方案是卡铂+紫杉醇或卡铂+紫杉醇+单抗，其他推荐的化疗方案及药物包括顺铂+多柔比星、卡铂+多西他赛等。不能耐受多药联合化疗者，可选择单药化疗方案。

【问题21】孕激素治疗在什么情况下应用？

思路：孕激素治疗可用于保留生育功能的治疗，也可用于复发或转移的子宫内膜样腺癌患者的综合治疗。对分化程度好、孕激素受体阳性的转移患者疗效好。以高效药物、大剂量、长疗程为好，可延长患者的疾病无进展生存期。

【问题22】该病例的临床治疗方案？

思路：该患者为高分化内膜样腺癌，MRI检查有明显肌层浸润，临床评估为Ⅰ期，内科检查各脏器功能良好，可耐受手术，手术治疗是首选。手术范围为筋膜外子宫切除及双附件切除，行手术分期。

【问题23】该患者是否需要切除淋巴结？

思路：需根据术中剖视及冰冻病理检查是否有淋巴转移的高危因素决定是否切除淋巴结。术中剖视子宫见左侧宫角处有直径约2cm息肉样新生物，质脆，疑有深肌层浸润，切取带有肌肉的病灶组织送冰冻病理检查，结果提示肌层浸润≥50%。患者有淋巴转移的高危因素，须行盆腔淋巴结及腹主动脉旁淋巴结切除。

术后的病理检查结果:高分化子宫内膜样腺癌浸及肌壁≥50%,未达浆膜层。癌未累及颈体交界、阴道手术断端、(左、右)宫旁、(左、右)附件。所送盆腔各组淋巴结共23枚,腹主动脉旁淋巴结5枚均未查见肿瘤。

【问题24】该患者是否需要辅助治疗?

思路:根据手术病理分期,该患者最终诊断为高分化子宫内膜样腺癌ⅠB期。仅有深肌层浸润一项高危因素,可选择观察或阴道近距离放疗,需术后随访。

【问题25】如何进行随访?

思路:65%~85%的复发都发生在首次治疗后3年以内,有40%的复发是局部复发。75%的复发有症状,25%的复发没有症状。建议术后2~3年内每3个月一次随访,3年后每半年一次随访,5年后每年一次随访,低危组的随访频率可以适当减少。随访包括询问病史,妇科检查及辅助检查,强调三合诊检查。对于早期患者,无症状随访者阴道视诊检查即可,不须常规进行阴道细胞学检查。对于晚期患者可查CA12-5,肺部影像学检查可以1年检查一次。

【问题26】该患者预后如何?

思路:子宫内膜癌影响预后的因素。①肿瘤的恶性程度和病变范围,包括肿瘤的组织学类型,分化程度,手术病理分期,即肿瘤的肌层浸润深度,附件,淋巴结和子宫外转移情况;②患者的全身状况;③患者治疗方案的选择。规范治疗后的Ⅰ期子宫内膜癌5年生存率较高,报道有88%~92.7%。

小 结

临床关键点:

1. 不规则阴道流血为子宫内膜癌最常见的症状。

2. 经阴道彩超是首选的无创辅助检查方法,诊断性刮宫是最重要的诊断方法,病理组织学是确诊的依据。

3. 病理类型以子宫内膜样腺癌最常见,根据对雌激素依赖性及预后等因素将不同的组织学分类分为Ⅰ型和Ⅱ型。

4. 治疗原则是以手术为主,辅以放疗、化疗和激素治疗等综合治疗。

(赵 霞)

第十六章 卵 巢 肿 瘤

卵巢肿瘤(ovarian tumor)是常见的妇科肿瘤,可发生于任何年龄。其组织学类型繁多,但在不同年龄组分布有所不同,其中卵巢上皮性肿瘤(ovarian epithelial tumor)最为常见,占原发性卵巢肿瘤的50%~70%。在卵巢上皮性肿瘤中,上皮性癌也是最常见的卵巢恶性肿瘤,占85%~90%,多见于中老年妇女,很少发生在青春期前和婴幼儿。由于卵巢上皮性癌发病隐匿,早期病变不易发现,晚期病例也缺乏有效的治疗手段,其致死率居妇科恶性肿瘤首位,已成为严重威胁妇女生命和健康的主要肿瘤。

首次门诊病例摘要

患者,女性,45岁,已婚,因"发现卵巢囊肿2周"至妇科门诊就诊。

患者2周前至外院体检中心妇科超声检查时发现右卵巢囊肿,直径约4cm,遂至妇科门诊就诊。平素体健。月经规则,初潮14岁,月经周期4/30天,无痛经。末次月经1周前,月经量如常。生育史1-0-0-1,20年前顺产一女,体健。家族史:父母已去世,死因不详。一姐一弟,姐姐有"乳腺癌"病史,弟弟体健。

【问题1】通过病史采集,我们首先获得的临床信息是什么?

思路:患者为育龄期女性,体检发现卵巢肿块,直径约4cm,故首先应考虑"卵巢相关性"疾病,如卵巢肿瘤、卵巢生理性囊肿,卵巢炎性包块,卵巢子宫内膜异位囊肿等,包括卵巢恶性肿瘤。同时还应排除外科相关疾病,如阑尾炎等。

【问题2】为进一步明确诊断,体格检查需要注意哪些问题?

思路:包括全身体征如营养状况、腹部体征,以及盆腔检查,特别是包块的大小、部位、形状、边界、质地、活动度、表面是否光滑、有无压痛等。

体 格 检 查

体格检查:身高163cm,体重55kg,血压110/60mmHg,心率82次/min,呼吸18次/min。心肺无殊,肝脾肋下未及。腹软,无压痛,无反跳痛。

妇科检查:外阴(-),阴道畅,宫颈光滑、已婚已产式,子宫前位,常大,无压痛。右侧附件可触及一直径约4cm包块,边界清,质地中等,活动度佳,表面光滑,无压痛,左侧附件无殊。三合诊检查:子宫直肠陷凹无触痛结节,无触痛。两侧宫骶韧带无殊。

【问题3】该患者应进一步做哪些检查明确诊断?

思路1:为进一步明确诊断,排除恶性病变,应进行血清肿瘤标志物检测,包括血CA12-5、CEA、CA19-9、甲胎蛋白(AFP)和人附睾蛋白4(HE4)等,同时应进行影像学检查,包括复查盆腔超声、必要时行全腹CT和MRI等。

思路2:卵巢肿瘤的辅助检查。

1. 血液生化检查

(1)血清肿瘤标志物

1)CA12-5:80%卵巢上皮性癌患者CA12-5水平升高,90%以上患者CA12-5水平的消长与病情缓解或恶化相一致,尤其是对浆液性腺癌更有特异性。

2)CEA:25%~70%的卵巢上皮性癌患者有CEA的升高,但在黏液性肿瘤或未分化肿瘤中CEA阳性率更高。需要注意的是,CEA也是用于诊断结直肠癌的重要辅助检查,与临床分期呈正相关性,因此如卵巢肿瘤患者CEA有明显升高,应注意与结直肠癌进行鉴别诊断,排除Krukenberg瘤及原发于附件区旁并与附件区粘连的结肠癌。

3）AFP：对卵巢内胚窦瘤有特异性价值，对未成熟畸胎瘤、混合性无性细胞瘤中含有卵黄囊成分者亦有诊断意义。

4）HE4：从附睾上皮远端分离出来的分泌蛋白，在正常卵巢组织和卵巢良性肿瘤中不表达或低表达，在卵巢上皮性癌中高表达，在临床上与CA12-5联合用于诊断卵巢上皮性癌。

（2）性激素：性索间质细胞肿瘤可分泌雌激素，少部分可分泌雄激素。此外浆液性、黏液性或纤维上皮瘤，有时也可分泌一定的雌激素。

2. 影像学检查

（1）盆腔超声检查：对于盆腔包块的检测有重要意义，可描述肿块大小、部位、质地及来源等，对良恶性判定的敏感性可达80%~90%；通过彩色多普勒超声扫描，能测定卵巢及其新生组织的血流变化，有助于诊断。

（2）盆腔及上腹部CT或MRI：对判断卵巢周围脏器的浸润，有无淋巴结，大网膜、肝脾转移和确定手术方式有参考价值。

（3）胸部X线片或CT：对判断有无胸、腹水或肺转移等有诊断意义。

（4）必要时选择以下检查：①肠胃摄片或胃镜、肠镜检查，为是否有卵巢癌远处转移或胃肠道原发性癌累及卵巢提供临床证据；②肾图、静脉肾盂造影：观察肾脏的分泌及排泄功能，以明确有无局部压迫及梗阻情况；③PET-CT：在判断卵巢癌远处转移方面有一定价值。

3. 其他

（1）腹水或腹腔冲洗液细胞学：腹水明显者，可直接从腹部穿刺，若腹水少或不明显，可从后穹窿穿刺。

（2）腹腔镜检查：①取得活体组织，明确诊断；②初步临床分期。

（3）卵巢癌相关基因检测：对高风险人群的卵巢癌预防有一定意义。建议有卵巢癌、输卵管癌、腹膜癌、或乳腺癌家族史的妇女进行遗传咨询、接受BRCA基因检测，对确定有基因突变者，在完成生育后可实施降低卵巢癌风险的预防性双附件切除。对有非息肉结直肠癌、子宫内膜癌或卵巢癌家族史的妇女行LynchⅡ型综合征相关的错配修复基因检测，对有突变的妇女进行严密监测。

门诊随访经过

患者因身体无不适感，并未定期体检及门诊随诊。6年后（患者51岁），该患者因"下腹部增大伴腹胀3个月"至妇科门诊就诊。

患者3个月前无明显诱因自觉下腹部增大、腹胀伴食欲减退，无腹痛，无恶心呕吐，不影响日常生活及工作。近半个月，患者感下腹部绷紧明显，去外科就诊，因发现盆腔肿块怀疑妇科疾病，今转来妇科门诊。平素体健，已绝经4年。

【问题4】通过病史采集，我们首先获得的临床信息是什么？

思路1：患者为绝经后女性，临床表现为下腹部增大、腹胀、食欲减退等症状，发现盆腔肿块，故首先应考虑"肿瘤相关性"疾病，例如生殖器官或消化道来源肿瘤，但需排除结核等炎性疾病。对于这一类有卵巢囊肿病史的患者，如出现腹痛症状，还需考虑卵巢囊肿蒂扭转、恶变等相关并发症。

知识扩展1：

卵巢囊肿蒂扭转是否还纳

卵巢囊肿蒂扭转是常见的妇科急腹症，右侧较左侧常见。中等大小、重心偏于一侧、与周围组织无粘连的卵巢肿瘤易发生蒂扭转。良性畸胎瘤常见。

以往观点认为一经确诊应立即切除，切除前不可将扭转回复，以防栓塞脱落。但是随着对卵巢重要性认识的增强，人们对切除卵巢更为慎重。那么，保留发生蒂扭转的卵巢，主要争议有哪些？

1. 扭转与坏死　卵巢扭转缺血后能否"死而复生"？研究报道，在中位缺血时间为72h的情况下，复位保守性手术仍可取得良好的效果。卵巢的外观不是判断卵巢是否坏死的可靠依据。目前认为，卵巢创面是否有活动性出血是判断卵巢活性的有价值指标。

2. 还纳与肺栓塞　扭转的卵巢还纳后是否会引起肺栓塞？研究表明，在扭转复位术患者中，发生肺栓塞的比例很低。

目前，教科书及临床指南均未明确指出是否可以保留扭转的卵巢，有效的医患沟通很重要。

思路 2：为进一步明确诊断，需要补充的相关病史。

对此类患者需了解：①有无低热、乏力、消瘦等症状，初步判断疾病性质；②有无恶心、呕吐、黑便、便血、大便性状异常等消化道症状，以排除胃肠道肿瘤；③有无阴道流血、流液，以排除输卵管、子宫内膜等肿瘤；④若考虑卵巢肿瘤，因性索间质来源卵巢肿瘤可分泌性激素，需了解有无男性化症状或异常阴道流血。

【问题 5】为进一步明确诊断，体格检查需要注意哪些问题？

思路：查体时应注意腹部体征，了解腹部有无膨隆，有无肿块、有无压痛、反跳痛和肌紧张，有无移动性浊音，有无浅表淋巴结肿大等。妇科检查要注意子宫情况，并了解双侧附件有无触及异常包块。如触及包块，需描述包块的大小、部位、形状、边界、质地、活动度、表面是否光滑及有无压痛等。

体 格 检 查

体格检查：身高 162cm，体重 47kg，血压 100/60mmHg，心率 86 次 /min，呼吸 19 次 /min。心肺无特殊，肝脾肋下未及。上腹部剑突下可触及一包块，下界尚清，质偏硬，随呼吸活动，无压痛。腹部叩诊浊音，移动性浊音(+)。左锁骨上淋巴结及双侧腹股沟淋巴未及肿大。

妇科检查：外阴(−)，阴道畅，宫颈光、萎缩，已婚已产式，子宫触诊不清，右侧附件可触及一直径 5~6cm 包块，边界不清，质地中等，活动度欠佳，表面凹凸不平，无压痛，左侧附件无殊。三合诊检查：子宫直肠陷凹可触及直径 0.5cm 左右的结节，无触痛，两侧宫骶韧带无殊，直肠黏膜光滑。

【问题 6】临床表现中有哪些值得注意的异常症状和体征？

思路：患者年龄 51 岁，有消化道症状伴腹水，妇科检查右侧附件区触及包块，右卵巢肿瘤首先考虑。因包块边界不清、活动度欠佳及表面凹凸不平，并伴上腹部肿块及子宫直肠陷凹结节，无触痛，恶性肿瘤可能性大。为进一步明确诊断，应进行血清肿瘤标志物检测，包括血 CA12-5、CEA、AFP 和 HE4 等，同时应进行影像学检查，包括盆腔超声、胸部 CT、全腹 CT 和 MRI 等。

知识点 1：妇科检查考虑卵巢恶性肿瘤的一些体征

1. 肿瘤为实质性
2. 双侧性肿瘤
3. 肿瘤表面凹凸不平
4. 肿瘤边界不清，与周围组织粘连或固定不动
5. 伴有腹水和胸腔积液
6. 两侧宫骶韧带或子宫直肠陷凹触及无痛性结节
7. 伴有上腹部肿块
8. 锁骨上或腹股沟淋巴结肿大。

知识扩展 2：

血清 CA12-5 在卵巢癌诊治中的应用

1. 定义　糖类抗原 CA12-5 是一种黏液素样蛋白质，广泛存在于人体组织中，缺乏特异性，但在体腔上皮和苗勒管来源的恶性肿瘤组织中高表达，是当前卵巢癌最常用、历史最悠久的肿瘤标志物。

2. CA12-5 与卵巢癌筛查　血清 CA12-5 单独检测用于卵巢癌筛查中的意义不大，现主要与盆腔超声联合用于卵巢癌高危人群的筛查。

3. CA12-5 与卵巢癌诊断　CA12-5 用于卵巢癌诊断的敏感性和特异性均较低,单独 CA12-5 不能作为卵巢癌早期诊断手段,但当超声提示盆腔肿块伴 CA12-5 升高,尤其在绝经后,应考虑卵巢癌可能。

4. CA12-5 与卵巢癌疗效评估　CA12-5 目前在临床上主要用于卵巢癌手术化疗后的疗效评估,CA12-5 的下降程度可反映患者体内肿瘤负荷情况及对化疗的敏感性;此外术前 CA12-5 水平可与盆腔超声联合预测是否能达到初次理想肿瘤细胞减灭术。

5. CA12-5 与卵巢癌的复发和预后判断　通过测定 CA12-5 在初次化疗前、化疗过程中和化疗结束时的水平,可预测卵巢癌的复发和预后。初次化疗前和化疗结束后血 CA12-5 水平低、3 个疗程后血 CA12-5 降至正常的患者复发率较低,无瘤生存期和五年生存期显著延长。

6. CA12-5 与卵巢癌的随访　2019 年 NCCN 建议如果 CA12-5 在初始治疗前就有升高,每次随访过程中都推荐检查,如血 CA12-5 降至正常后再次进行性升高,应高度警惕复发可能。

辅 助 检 查

患者血清 CA12-5 1 440.8IU/ml,其他肿瘤标志物皆在正常水平。盆腔超声检查:子宫前位,萎缩不明显,内膜厚 1.2mm,宫壁回声均匀;右附件区见 59mm×49mm×43mm 包块,内回声不均,囊实相间,囊性部分内液尚清,囊壁毛糙,实性部分内见较丰富血流信号(RI=0.38);左附件区无殊。全腹 CT 示子宫稍萎缩,形态如常,右侧附件区可见不规则囊实性肿块,大小约 65mm×50mm×47mm,边界不清楚,增强后实性部分可见强化,有乳头状突起及不规则软组织成分,左附件区未见异常。上腹部扫描见一个 150mm×80mm×25mm 大小实质肿块,上界与横结肠相连,腹主动脉及髂血管旁未见肿大淋巴结。

【问题 7】患者目前的诊断与鉴别诊断?

思路 1:依据病史、妇科检查和辅助检查,右卵巢肿瘤诊断基本成立,恶性可能性大。考虑患者年龄 51 岁、自觉腹胀伴食欲减退、腹水、附件肿块伴上腹部肿块、血清 CA12-5 升高,首先考虑卵巢上皮性癌,但确诊需依据术后组织病理学证实。

思路 2:卵巢上皮性癌的鉴别诊断。

1. 盆腔子宫内膜异位症　子宫内膜异位症可有粘连性肿块及直肠子宫陷凹结节,血清 CA12-5 升高,有时与卵巢恶性肿瘤很难鉴别。但子宫内膜异位症常发生于生育期年龄、有进行性痛经、性交痛、经量过多或不规则阴道流血等症状,直肠子宫陷凹结节常有触痛,无上腹部肿块。超声检查有助于诊断。

2. 结核性腹膜炎　常有肺结核史,合并腹腔积液和盆腹腔内粘连性肿块。多发生于年轻、不孕妇女,伴月经稀少或闭经。有消瘦、乏力、低热、盗汗、食欲缺乏等全身症状。肿块位置较高,形状不规则,界限不清,不活动。叩诊时鼓音和浊音分界不清。胸部 X 线片、超声检查多可协助诊断,必要时行剖腹探查或腹腔镜检查取活检确诊。

3. 生殖道以外的肿瘤　卵巢肿瘤需与腹膜后肿瘤、直肠癌、乙状结肠等鉴别。腹膜后肿瘤常固定不动,位置低者可使子宫、直肠或输尿管移位。胃肠道肿瘤多有消化道症状。超声检查、钡剂灌肠、乙状结肠镜检查有助于鉴别。

思路 3:患者家族史的临床思考。

患者有肿瘤家族史,二级亲属姐姐患有"乳腺癌"。在卵巢癌患者中,约有 5%~10% 的病例与遗传因素有关,表现为直系亲属中聚集性患有卵巢癌、乳腺癌、结直肠癌等。但明确诊断需通过基因检测。

知识扩展 3:

遗传性卵巢癌综合征(HOCS)临床特征

1. 定义　特指表现为常染色显性遗传的聚集性卵巢癌家族,同时可存在整体相关的其他种类癌症。

2. 常见的类型

(1)遗传性乳腺癌 - 卵巢癌综合征:指乳腺癌患者或其一级亲属中有 2 个或 2 个以上卵巢癌的发生,常合并有人类乳腺癌易感基因(BRCA1)突变。BRCA1 作为一种抑癌基因,首先在乳腺癌家族中发现,为具有遗传倾向的乳腺癌和卵巢癌的易感基因,它不仅能抑制细胞生长,还参与细胞周期调控,基因转录调节,DNA 损伤修复及凋亡等多种重要细胞活动,在维持基因组稳定性中起重要作用。

(2)遗传性非息肉性结直肠癌综合征:又称 Lynch 综合征。指一个家族中连续二代或以上有 3 个或以上组织学证实的结直肠癌患者,其中 1 个是另外 2 个的一级亲属,至少一个患者的发病年龄 <50 岁。根据是否存在结直肠外肿瘤分为 Lynch Ⅰ 型和 Ⅱ 型,Ⅱ 型 Lynch 综合征指存在结直肠外肿瘤,主要有子宫内膜癌、卵巢癌或乳腺癌等。

(3)部位特异性卵巢癌综合征:指一个家族内多个成员发生卵巢癌,但无结肠癌和乳腺癌患者,也无其他与卵巢癌有关的遗传综合征的证据。

3. 发病风险

(1)普通人群卵巢癌发生风险为 1.4%。

(2)1 个一级亲属患卵巢癌,其发生卵巢癌的风险为 7%。

(3)2 个一级亲属患卵巢癌,其发生卵巢癌的风险为 44%~56%。

(4)Ⅱ 型 Lynch 综合征家族中发生卵巢癌的风险较普通人群高 3.5~8 倍。

知识扩展 4:

卵巢交界性肿瘤

1. 定义　在生长方式和细胞学特征方面介于明显良性和明显恶性的同类肿瘤之间,无损毁性间质浸润,且与同样临床分期的卵巢癌相比,大多是预后好得多的卵巢肿瘤。

2. 特征　交界性肿瘤的镜下特征为上皮细胞增生活跃、无明显间质浸润,临床特征为生长缓慢、复发迟。

3. 治疗　交界性肿瘤主要采用手术治疗。对于无生育要求的患者,手术方法基本参照卵巢癌,但临床 Ⅰ 期的患者经仔细探查后可不行后腹膜淋巴结切除术。交界性肿瘤预后较好,即使有卵巢外肿瘤种植,也可行保留生育功能手术。术后一般不选择辅助性化疗,只有对卵巢外浸润性种植者才考虑化疗。

首次住院诊治经过

患者入院后,完善各项检查排除手术禁忌证,于 6 月 8 日在全麻下行剖腹探查术,取脐耻正中切口,逐层进腹。抽取腹水约 2 000ml,浅黄色、非血性,送细胞学检查。探查见右卵巢肿瘤 6cm×5cm×5cm 大小,表面破溃,有菜花样赘生物,质脆,与周围组织粘连界限不清,行右侧附件切除并送快速冷冻切片检查,报告为"右卵巢浆液性囊腺癌"。遂将脐耻正中切口向左侧脐上延长 5cm,行全面盆腹腔探查:子宫正常大小,表面光滑;左侧卵巢略大,表面粟粒样菜花样赘生物;子宫直肠陷凹处见约 2cm×1cm×1cm 病灶。横膈、盆腹腔腹膜、小肠及结肠表面见散在粟粒状结节,大网膜见 15cm×10cm×3cm 饼状转移病灶。肝脾表面光滑,盆腔、腹主动脉旁未及明显肿大淋巴结。行全子宫切除 + 双侧附件切除 + 结肠下大网膜切除 + 盆腔、腹主动脉旁淋巴结切除 + 子宫直肠陷凹处病灶切除 + 肠表面、腹膜表面病灶剔除术。术后残余病灶最大直径 <1cm。术后病理报告:双侧卵巢低分化浆液性腺癌(G3),大网膜、肠表面、腹膜转移性腺癌,右髂总及髂内淋巴结转移。腹水细胞学检查找到癌细胞。术后诊断双侧卵巢高级别浆液性腺癌(ⅢC 期)。

知识点 2:卵巢上皮性癌组织学分类

1. 浆液性癌　是最常见的卵巢上皮性癌,占 60%~70%,分为低级别和高级别两种。目前认为,低级别浆液性癌大多数由浆液性交界性肿瘤发展而来,有 KRAS 或 BRAF 基因突变;而高级别浆液性癌无明确的癌前病变,发展迅速,常常有 p53 基因突变。

2. 黏液性癌(分为宫颈样型及肠型)　也是较常见的卵巢上皮性癌,占 3%~4%。黏液性癌通常表现为体积较大的单侧多囊性包块,囊内含黏液样物质,表现为乳头样结构,如双侧、Ⅱ 期及以上的黏液性癌需排除是否由胃肠道转移而来(阑尾最为常见)。

3. 子宫内膜样癌(包括变异型及鳞状分化) 发病率仅次于浆液性癌,占所有卵巢上皮性癌的10%,常见于绝经后女性,一半以上的病例为双侧性。

4. 透明细胞癌 常见于绝经后女性,约占卵巢上皮性癌的5%~10%,其发生也常常与子宫内膜异位症相关。虽然卵巢透明细胞癌大多为临床Ⅰ期或Ⅱ期,但其预后相对较差。

5. 移行细胞癌 占卵巢上皮性癌的1.5%~2.5%,常与卵巢黏液性肿瘤关系密切,免疫组化染色CEA常呈阳性。

6. 鳞状细胞癌 卵巢原发的鳞状细胞癌极为罕见,多发生于单侧卵巢,肿瘤切面多为实性,癌细胞分化差,恶性度高,五年生存率低。

7. 混合性上皮性肿瘤(注明各成分) 由2种或2种以上卵巢上皮性成分构成的恶性肿瘤,临床很罕见,占卵巢上皮性癌的3%以下。病理报告时需注明各成分。

8. 未分化和未分类肿瘤 发生率极低,肿瘤恶性度高、细胞分化极差。

知识点3:卵巢癌、输卵管癌和腹膜癌的FIGO分期(FIGO,2013年)

Ⅰ期 肿瘤局限于卵巢或者输卵管

ⅠA 肿瘤局限于一侧卵巢(包膜完整)或者输卵管,卵巢或输卵管表面无肿瘤;腹水或腹腔冲洗液中未找到恶性细胞

ⅠB 肿瘤局限于双侧卵巢(包膜完整)或者双侧输卵管,卵巢或输卵管表面无肿瘤;腹水或腹腔冲洗液中未找到恶性细胞

ⅠC 肿瘤局限于单侧或双侧卵巢或者输卵管,并伴有如下任何一项

ⅠC$_1$ 手术中囊液溢出

ⅠC$_2$ 手术前包膜破裂或卵巢输卵管表面有肿瘤

ⅠC$_3$ 腹腔积液或腹腔冲洗液有恶性细胞

Ⅱ期 肿瘤累及一侧或双侧卵巢或者输卵管,伴有盆腔扩散(在骨盆入口下方)或者原发性腹膜癌

ⅡA 扩散和/或转移至子宫和/或输卵管和/或卵巢

ⅡB 扩散至其他盆腔腹膜内器官

Ⅲ期 肿瘤侵犯一侧或双侧卵巢或者输卵管或者原发性腹膜癌,并有组织学或细胞学证实的盆腔外腹膜种植和/或腹膜后淋巴结转移

ⅢA 转移至腹膜后淋巴结,伴有或不伴有骨盆外腹膜的微小转移

ⅢA$_1$ 细胞学或组织学证实只有后腹膜淋巴结阳性

ⅢA$_1$(i) 转移淋巴结最大直径≤10mm

ⅢA$_1$(ii) 转移淋巴结最大直径>10mm

ⅢA$_2$ 显微镜可见盆腔外(骨盆入口平面以上)腹膜浸润合并或者无后腹膜淋巴结转移

ⅢB 肉眼可见骨盆外腹膜转移,但最大直径≤2cm,合并或者无后腹膜淋巴结转移

ⅢC 肉眼可见骨盆外腹膜转移,最大直径>2cm,合并或者无后腹膜淋巴结转移(包括肿瘤累及肝脏和脾脏包膜,但实质未累及)

Ⅳ期 肿瘤有远处转移(腹膜转移除外)

ⅣA 有胸腔积液且胸腔肿瘤细胞阳性

ⅣB 实质脏器转移和腹腔外脏器转移(包括腹股沟淋巴结和腹腔外淋巴结转移)

【问题8】结合该患者手术方式,试述卵巢上皮性癌如何治疗?

思路1:卵巢上皮性癌初次治疗原则。

以手术为主,联合化疗等综合治疗。肿瘤细胞减灭术后给予紫杉醇+铂类(TP)联合化疗被称为卵巢上皮性癌的一线治疗方案。

思路 2：卵巢上皮性癌的初次手术治疗。

卵巢癌术后残余病灶大小直接影响患者预后,因此卵巢癌初次手术以尽量切除原发和转移病灶为原则,不论肿瘤大小及有无腹腔内转移,只要能耐受手术者均应接受手术。

1. 初次手术目的

(1) 明确组织学类型。

(2) 手术病理分期。

(3) 实施肿瘤细胞减灭。

(4) 解除并发症。

2. 初次手术的意义

(1) 使残余肿瘤细胞进入增殖周期,利于后续化疗。

(2) 改善残余肿瘤细胞的血供,提高化疗的敏感性。

(3) 减少肿瘤细胞的指数增长速度。

3. 初次手术的范围　对早期卵巢癌(Ⅰ~Ⅱ期)行完全的分期手术,对晚期卵巢癌(Ⅲ期~Ⅳ期)行肿瘤细胞减灭术,争取最大限度的切除原发病灶或转移病灶,残余病灶最大直径 <1cm 称为理想手术。为达到理想的细胞减灭术,可考虑下列手术:根治性盆腔脏器切除术、肠切除术、膈面或其他腹膜表面剥除、脾脏切除术、肝脏部分切除术、胆囊切除术、胃部分切除术、膀胱部分切除术、输尿管膀胱吻合术、胰体尾切除术、阑尾切除术等。

4. 完全分期手术的步骤

(1) 进腹(足够大的下腹正中手术切口或腹腔镜切口)。

(2) 腹水或腹腔冲洗液的细胞学检查(注意盆腔、结肠侧沟和横膈处的冲洗)。

(3) 全面探查腹膜及盆腹腔内脏器。

(4) 多点活检(包括膀胱返折腹膜、子宫直肠陷凹、双侧结肠旁沟、横膈下腹膜、盆腔侧壁及任何可疑部位)。

(5) 全子宫和双侧附件切除。

(6) 结肠下大网膜切除。

(7) 盆腔及腹主动脉旁淋巴结切除(至少达肠系膜下动脉水平)。

(8) 黏液性癌需行阑尾切除。

(9) 保留生育功能的子宫内膜样癌患者需行子宫内膜诊刮术。

卵巢癌完全分期手术(视频)

5. 该患者手术探查发现,肿瘤已腹腔内广泛转移,遂行肿瘤细胞减灭术,残余病灶最大直径 <1cm,已达满意的肿瘤细胞减灭手术。手术病理分期为ⅢC 期。

知识扩展 5：

卵巢上皮性癌保留生育功能

虽然卵巢上皮性癌的高发年龄为 56~60 岁,但约 12% 发生在生育期妇女,其中许多患者有生育要求。与卵巢生殖细胞肿瘤不论任何期别都可保留生育功能不同,卵巢上皮性癌预后差,保留生育功能应严格掌握适应证。

1. 卵巢上皮性癌保留生育功能适应证　仅适用于肿瘤局限于单侧卵巢的Ⅰ期患者。

2. 卵巢上皮性癌保留生育功能手术方式　应在完全分期手术的基础上,行患侧附件切除,保留子宫和对侧附件,术中对外观正常的对侧卵巢可不必剖检。

3. 卵巢上皮性癌保留生育功能妊娠结局　卵巢上皮性癌保留生育功能手术基本不影响患者生育能力,并有良好的妊娠结局,但辅助生育技术是否增加卵巢癌复发风险仍有待研究。

4. 卵巢上皮性癌保留生育功能术后辅助化疗　高分化ⅠA 期患者术后无需化疗,而低分化ⅠA 期和任何分化的ⅠC 期术后应给予辅助性化疗,对于中分化ⅠA 期患者是否需化疗应与患者充分知情。化疗方案推荐为紫杉醇 + 卡铂(TP)联合化疗,疗程数为 3~6 次。

5. 卵巢上皮性癌保留生育功能完成生育后处理　多数学者推荐完成生育后应接受根治性手术以降低复发的风险,但也有认为并无必要。较一致的观点是对乳癌易感基因(*BRCA1/BRCA2*)突变者在完成生育后建议实施根治性手术。

思路 3：卵巢上皮性癌初次化疗。

虽然初次手术极为重要,但由于多数患者在初次诊断时即为晚期,手术很难切净所有病灶,即使是手术切净的卵巢癌,若无术后化疗,极易复发。因此,化疗是绝大多数卵巢上皮性癌初次治疗的组成部分之一。

1. 化疗在卵巢上皮性癌治疗中的意义

(1)消灭残余病灶。

(2)预防复发。

(3)作为不能手术者的主要处理手段。

2. 卵巢上皮性癌的一线化疗方案　首选的一线化疗方案是紫杉醇和铂类(TP)联合方案。

3. 卵巢上皮性癌的一线化疗指征及疗程数　高分化ⅠA、ⅠB期患者可不予化疗,ⅠC期和低分化患者手术后应予化疗,但对中分化的ⅠA和ⅠB期患者术后化疗是否获益尚不明确;Ⅱ期及以上患者术后需常规化疗。Ⅰ、Ⅱ期接受 3~6 个疗程化疗,而Ⅲ、Ⅳ期接受 6~8 个疗程化疗。

4. 卵巢上皮性癌化疗的给药途径

(1)全身用药:静脉用药是最常用的给药途径。

(2)区域性用药(腹腔化疗):

1)腹腔化疗的优点:使肿瘤局部的药物浓度明显增高;增加药物与肿瘤的接触面积,利于药物渗透;同时药物可经门静脉吸收,可用于肝转移治疗。

2)腹腔化疗适应证:肿瘤细胞减灭术后一线化疗;全身化疗失败、耐药或复发的卵巢癌患者的二线化疗;控制恶性腹水生长。

3)腹腔化疗的禁忌证:有较大残余病灶,腹腔内有严重的粘连,有肠梗阻、腹膜炎或全腹放疗史。

思路 4：卵巢癌的其他治疗。

热灌注化疗:肿瘤热疗是使肿瘤组织温度上升到有效治疗温度,并维持一定的时间,以达到既能使肿瘤细胞凋亡,又不损伤正常组织的一种治疗方法。卵巢癌对热疗较为敏感。热疗与化疗联合应用对抑制肿瘤细胞的生长有协同作用,提高抗癌疗效,改善晚期卵巢癌患者预后。

知识点 4：卵巢上皮性癌常用化疗方案

静脉化疗方案

紫杉醇 $175mg/m^2$,>3h 静滴,卡铂(AUC6),>1h 静滴,疗程间隔 3 周;

紫杉醇 $135mg/m^2$,>24h 静滴,顺铂 $75mg/m^2$,>6h 静滴,疗程间隔 3 周,需水化;

顺铂 $70mg/m^2$,静滴,环磷酰胺 $700mg/m^2$,静滴,疗程间隔 3~4 周,需水化;

紫杉醇 $80mg/m^2$,>3h 静滴,间隔 1 周(第 1,8,15 日),卡铂(AUC6),>1h 静滴,疗程间隔 3 周。

静脉腹腔联合化疗方案

紫杉醇 $135mg/m^2$,>24h 静滴,第 1 日,顺铂 75~100mg/m^2,第 2 日腹腔注射,紫杉醇 $60mg/m^2$,第 8 日腹腔注射,疗程间隔 3 周。

知识点 5：卵巢上皮性癌常用一线化疗药物作用机理及毒副作用

1. 顺铂　铂的金属络化物,与 DNA 结合,破坏 DNA 功能,抑制细胞有丝分裂和增殖,为一种细胞周期非特异性药物。主要毒副反应为胃肠道反应,肾脏损害(血尿、管型尿)和神经毒性等。使用时需水化并注意肾功能。

2. 卡铂　第二代铂络化物,顺铂的异构体,抗肿瘤活性与顺铂相似,与顺铂有部分交叉耐药。主要毒副反应为骨髓抑制较重,但肾脏损害较轻,因此可用于轻度肾功能损害的患者。

3. 紫杉醇(泰素)　是唯一的可促进微管聚合的抗肿瘤药物,使细胞停止于 G2 期和 M 期,对顺铂耐药的患者也有一定疗效。主要毒副反应为骨髓抑制、神经毒性、胃肠道反应和过敏反应。其中过敏反应为制剂中的聚氧乙烯基蓖麻油所致,需预防使用抗过敏药物。

知识扩展6：

卵巢上皮性癌的新辅助化疗

1. 定义　卵巢上皮性癌的新辅助化疗(或称先期化疗)指术前经组织学或细胞学诊断为卵巢癌,但术前评估初次手术无法达到理想或患者不能耐受手术而实施的化疗,在给予有限的化疗疗程(多为2~3个)后,再行肿瘤细胞减灭术(即中间性或间隔肿瘤细胞减灭术)。

2. 新辅助化疗指征(Leuven标准,2011)

(1)肿瘤位于肠系膜上动脉或肝门周围。

(2)肝实质转移。

(3)腹腔外转移,但除外可切除的腹股沟淋巴结。

(4)合并胸腔积液且胸腔积液细胞学阳性,但没有胸膜肿瘤的证据。

(5)一般情况较差(如>80岁),不能耐受最大限度切除肿瘤的手术。

(6)大面积肠浆膜面转移,需要行一处以上的肠切除术。

(7)不能容易地达到无肉眼可见残余灶(如预期手术时间>4h),但除外ⅢC期转移灶<5cm。

3. 新辅助化疗意义

(1)可缩小肿瘤体积,降低手术并发症,缩短手术时间,提高手术切净率。

(2)通过胸、腹腔给药等途径,控制胸腹水,改善全身状况,提高手术耐受性。

(3)抑制盆腔外转移灶,使肿瘤细胞处于"休眠状态",减少手术时引起的肿瘤扩散、转移。

(4)可消灭肝、肺等远处微转移灶,降低肿瘤风险,增加手术可行性。

临床证据表明,新辅助化疗不改变无进展生存期和总生存期,目前对新辅助化疗尚有争议。

首次住院诊治经过

患者术前血清CA12-5 1 440.8IU/ml,术后血清CA12-5 293IU/ml,病理诊断卵巢高级别浆液性腺癌,手术病理诊断ⅢC期,术后应行6~8个疗程化疗。与患者及家属谈话知情签字后,选择紫杉醇+卡铂(TP)联合化疗,患者体表面积1.48m^2,血肌酐68μmol/L,以AUC为6计算,需卡铂量600mg,紫杉醇259mg,化疗间隔3周,共行TP方案8个疗程,第5次化疗后血清CA12-5降至正常水平。末次化疗后血清CA12-5 8.3IU/ml,妇科检查及影像学检查无异常发现。患者出院后定期门诊随访。

【问题9】卵巢上皮性癌初次治疗后的疗效评估。

思路1:卵巢上皮性癌初次治疗后疗效评估标准。

卵巢上皮性癌患者经初次治疗后,主要对疾病的近期疗效和远期疗效进行评估。

1. 近期疗效评估　一般采用国际抗癌联盟(UICC)的实体瘤评估标准。

(1)可测量病变

1)完全缓解(CR):可见病灶完全消失,超过一个月。

2)部分缓解(PR):肿块缩小50%以上,时间不少于4周。

3)病情稳定(SD):肿块缩小不足50%或增大未超过25%。

4)进展(PD):一个或多个病变增大25%以上或出现新病变。

测量方法:①单个肿瘤面积,肿瘤最长径和其最大垂直径之乘积;②多个肿瘤面积,多个肿瘤面积之和。

(2)不可测量病变

1)CR:所有症状、体征完全消失至少4周。

2)PR:肿瘤大小估计减少≥50%至少4周。

3)SD:病情无明显变化至少4周,肿瘤大小估计增大不到25%,减少不足50%。

4)PD:新病灶出现或原有病变估计增大≥25%。

总缓解率:CR+PR。

2. 远期疗效评估　主要评估三年、五年生存率、总生存期、无进展生存期或无瘤生存期,其中总生存期作为疗效评估的第一终点(primary end point)。

思路 2：该患者初次治疗后的评估。

该患者实行了理想肿瘤细胞减灭术，术后 TP 方案 8 个疗程化疗，血清 CA12-5 降至正常水平，妇科检查及影像学检查未发现残余病灶，为临床完全缓解。但患者手术后血清 CA12-5 水平下降较缓慢，第三个化疗疗程结束后血 CA12-5 未降至正常水平，提示复发率高，术后应严密随访。

【问题 10】 卵巢上皮性癌初次治疗后如何随访？

思路：卵巢上皮性癌易复发，应长期随访和监测。一般在治疗后第 1 年，每 3 个月随访一次；第二年后每 4~6 个月一次；第 5 年后每年随访一次。随访内容包括症状、体征、全身及盆腔检查（包括乳腺检查）和超声检查。术前血肿瘤标志物异常者术后应定期随访。如临床检查或肿瘤标志物检查提示肿瘤复发时可选择全腹 CT、MRI 和 / 或 PET 检查。既往未进行家族史评估者，需进行家族史评价，必要时行遗传基因检测。

门诊随访经过

患者出院后定期门诊随诊，末次化疗后第 7 个月复查血清 CA12-5 37.7IU/ml。行妇科检查、超声、X 线摄片和全腹 CT 未发现明显病灶。

【问题 11】 卵巢上皮性癌初次治疗后单纯血清 CA12-5 升高的临床考虑。

卵巢癌复发后，血清 CA12-5 升高一般先于可测量病灶出现，两者间中位间隔时间为 2~6 个月。2012 年 NCCN 指南将单纯血清 CA12-5 升高定义为生化复发，并建议对此种患者：①参加临床试验；②推迟治疗直至出现临床复发；③立即按复发方案开始治疗。该患者单纯血清 CA12-5 升高，无临床复发征象，要考虑"生化复发"可能，与患者充分知情后，选择严密随访，暂不治疗。

门诊随访经过

患者门诊定期随访，每月复查血清 CA12-5 及超声检查。随访结果提示血 CA12-5 进行性升高，末次化疗后第 11 个月查血清 CA12-5 达 167IU/ml。超声检查：阴道残端可及，回声无殊，残端右上方见 14mm × 14mm × 6mm 低回声，内见少许血流。

【问题 12】 复发性卵巢癌的诊断和分类。

思路 1：卵巢癌复发的证据和迹象。

1. 血清 CA12-5 进行性升高。

2. 妇科检查或影像学检查发现盆腔或其他部位肿块。

3. 出现胸腹水。

4. 不明原因的肠梗阻。

一般认为只要存在上述中的 2 项，就可考虑卵巢癌复发。

思路 2：患者目前诊断。

该患者经初次肿瘤细胞减灭术及 8 个疗程 TP 方案化疗后达到临床完全缓解。随访期间，血 CA12-5 进行性升高，超声提示阴道残端上方肿块，故目前应首先考虑复发性卵巢癌。

思路 3：复发性卵巢癌的分类。

1. 铂类敏感型复发性卵巢癌　初次采用铂类为基础的化疗并已获得临床证实的完全缓解，停药超过 6 个月后才出现复发。

2. 铂类耐药型复发性卵巢癌　初次铂类为基础的化疗有效，但完成化疗后在较短时间内（6 个月内）出现复发。

3. 持续性卵巢癌　已经完成初次化疗并且获得部分缓解，但存在残余病灶，伴 CA12-5 升高、影像学检查异常和体格检查有阳性体征的患者。

4. 难治性卵巢癌　初次治疗未达部分缓解，包括治疗过程中疾病不稳定甚至不断进展。这类患者对二线治疗的缓解率是最低的。

后两者可归入铂类耐药型。

思路 4：该患者初次治疗后疾病达完全缓解，末次化疗后 8 个月复发，属于铂类敏感型复发性卵巢癌。

患者因"卵巢癌术后17个月余,血清CA12-5持续升高"再次入院。自诉食欲减退,无乏力,无食欲缺乏,无腹痛腹胀,无阴道流血流液。妇科检查:外阴无殊,阴道畅,阴道残端愈合佳,有增厚感,盆腔空虚,未及明显包块。入院诊断:复发性卵巢癌。

【问题13】为进一步明确诊断,需要补充哪些相关检查?

思路:患者目前复发性卵巢癌诊断基本成立,但需进一步行全腹CT、肺CT或核磁共振检查,必要时可行PET检查,以明确全身有无其余部位转移。行血常规、肝肾功能等检查,并进行生活状态评分(表16-1),了解患者对下一步治疗的耐受力。

知识扩展7:

表16-1 肿瘤患者生活状态评分标准(卡劳夫斯基评定标准,KPS)

分值	标准
100	一切正常,无不适或病征
90	能进行正常活动,有轻微病征
80	勉强可进行正常活动,有一些症状或体征
70	生活可以自理,但不能维护正常活动或积极工作
60	生活偶需帮助,但能照顾大部分私人的需求
50	需要颇多的帮助及经常的医疗护理
40	失去生活能力,需要特别照顾和帮助
30	严重失去活动力,需要住院,但暂没有死亡危险
20	病重,需要住院及积极支持治疗
10	病情垂危
0	死亡

注:KPS ≥ 80 能正常活动,无需特殊护理;
40<KPS ≤ 70 不能进行工作,能在家里生活,绝大部分能自我料理,不定时的需要帮助;
KPS ≤ 40 不能自我照料,经常需要住院治疗,病情进展迅速。

检查记录

该患者的检查结果:盆腔MRI示阴道残端显示规则,残端右上方近髂外血管旁见20mm×18mm×9mm肿块,与直肠上段无法分界;左侧腰大肌内前方,髂总血管水平见10mm×5mm×5mm不规则肿块。上腹部MRI示肝右叶见三个小结节病灶,其中一病灶位置近肝肾隐窝处,类圆形,大小分别为8mm×6mm×6mm、8mm×8mm×6mm、8mm×5mm×5mm,增强扫描见病灶有周边环形强化改变。肺CT未见异常。

【问题14】复发性卵巢癌的治疗。

思路1:复发性卵巢癌治疗原则。

复发性卵巢癌的治疗总原则应兼顾生存时间和生存质量,根据复发性卵巢癌的分类选择治疗方案,并充分尊重患者和家属的意愿。一般以化疗为主,结合手术的综合治疗。

思路2:复发性卵巢癌再次肿瘤细胞减灭术。

对于部分铂类敏感型复发卵巢癌患者,术前评估肿瘤有完整切净可能,应考虑二次肿瘤细胞减灭术。该患者虽属铂类敏感型复发卵巢癌,但盆腔超声提示阴道残端上方较小肿块,全腹MRI显示肝脏、后腹膜髂血管旁多发较小病灶,故与家属商议暂不考虑手术。

知识扩展8：

卵巢上皮性癌的二次肿瘤细胞减灭术

(1)手术适应证

1)完成一线化疗后,间隔时间12个月以上。

2)病灶有完整切除可能。

3)对先前的化疗有很好的反应。

4)很好的生活状态评分。

(2)手术禁忌证

1)肝实质内的多发大块转移灶。

2)肝门部位的大块转移灶。

3)小肠系膜根部和周围的多发转移灶。

4)大块的横膈转移灶(>5cm)。

5)患者年龄较大而无法耐受手术。

思路3:复发性卵巢癌化疗。

根据对铂类是否敏感和患者的生活状态评分制订个体化的治疗方案。目前该患者一般状况和生活状态评分良好,骨髓和肝肾功能检查无异常,可以耐受化疗。

1. 铂类敏感型复发卵巢癌的化疗 首选推荐含铂方案的联合化疗,如卡铂＋紫杉醇、卡铂＋多烯紫杉醇、卡铂＋吉西他滨、卡铂＋脂质体多柔比星或顺铂＋吉西他滨。

2. 铂类耐药复发性卵巢癌的化疗 该类患者治疗相当困难,预后很差。治疗一般在于尽量延长生存期,减轻肿瘤进展相关的临床症状。首选非铂类的二线化疗药物单药化疗,包括拓扑替康、脂质体阿霉素、多烯紫杉醇或吉西他滨等。

思路4:复发性卵巢癌的其他治疗还包括放疗、分子靶向治疗等。放疗在复发性卵巢癌患者中使用极少,仅作为晚期复发性卵巢癌孤立耐药病灶的姑息治疗手段。

知识扩展9：

卵巢癌的分子靶向治疗

随着分子生物学技术的进展,分子靶向治疗日益受到人们的关注。贝伐单抗是首个显示对卵巢癌有效的药物,为抗血管内皮生长因子(VEGF-A)的单克隆抗体,用于复发性卵巢癌的总缓解率可达20%以上;帕唑帕尼是VEGF及血小板衍生生长因子受体抑制剂,前瞻性随机对照研究发现它用于一线治疗后,未进展的晚期卵巢癌的维持治疗与安慰剂组相比,使无进展生存期提高了5.6个月,但总生存期无差异;奥拉帕利是DNA修复酶抑制剂,主要应用于治疗*BRCA*突变的晚期卵巢癌患者。目前,对复发性卵巢癌的分子靶向药物治疗的研究很多,存在不少问题和争议,在临床实践中应综合考虑,掌握好指征个体化选择用药。

思路5:该患者的治疗方案选择。

该患者目前诊断复发性卵巢癌,属于铂类敏感型,距末次化疗时间间隔>6个月,盆腹腔见多处复发病灶。与患者及家属商议后,决定采用含铂方案的联合方案,选择卡铂＋紫杉醇周疗。

思路6:复发性卵巢癌化疗的疗程数。

复发性卵巢癌的化疗疗程数目前并无明确规定,一般可采用完全缓解后继续化疗2~3个疗程。

知识点 6：上皮性卵巢癌常用二线化疗药物作用机理及毒副作用

1. 拓扑替康　是拓扑异构酶Ⅰ抑制剂,在复发性卵巢癌中用药后的缓解率是 20%,主要毒副反应为骨髓抑制。

2. 吉西他滨　是抗代谢类药物,与其他抗肿瘤药物有协同作用,其用药后的缓解率是 19%,主要毒副反应为骨髓抑制。

3. 脂质体阿霉素　是一种聚乙二醇脂质体包裹的阿霉素,其用药后的缓解率是 26%,主要毒副反应为显性的剂量限制性皮肤黏膜毒性,但无明显心脏毒性。

4. 多烯紫杉醇　是新一代紫杉类抗肿瘤药物,作用机制与紫杉醇相似,其用药后的缓解率是 22%,主要毒副反应为骨髓抑制。

知识扩展 10：

卵巢癌与肠梗阻

1. 卵巢癌患者继发肠梗阻的比率为 20%~25%,而肠梗阻也是晚期卵巢癌患者最主要的死亡原因之一。

2. 卵巢癌初次治疗患者肠梗阻的好发部位 95% 在乙状结肠和直肠。复发患者则以小肠为主。

3. 卵巢癌合并肠梗阻患者的临床表现与单纯性肠梗阻相似,梗阻可分为完全性肠梗阻和部分性肠梗阻,以部分性为主。

4. 20%~30% 的部分性肠梗阻可经过非手术治疗得以缓解,但在缓解的病例中,约 80% 的患者在 6 周左右还会再发肠梗阻。对于完全性肠梗阻或部分性肠梗阻保守治疗 7 天无效或症状体征逐渐加重,甚至出现急腹症者,应及时手术。

再住院诊治经过

患者入院后要求行卡铂＋紫杉醇周疗化疗。患者体表面积 1.48m^2,紫杉醇 120mg,间隔 1 周(第 1、8、15 日),卡铂量 510mg,化疗间隔 3 周。第三次化疗后血清 CA12-5 降至正常水平,巩固 2 个疗程。末次化疗后血清 CA12-5 14.7IU/ml,超声检查:阴道残端可及,回声无特殊,残端右上方见 7mm×4mm×4mm 低回声,未见明显血流。盆腔及上腹部 MRI 显示原病灶消失。患者出院后门诊继续定期随访。

【问题 15】复发性卵巢癌的随访?

思路:复发性卵巢癌随访原则同初次治疗后。因复发性卵巢癌再次复发的概率高于初次治疗后,应与患者充分强调严密随访的重要性,并要求做到终身随访。

小　结

临床关键点:

1. 卵巢上皮性肿瘤是卵巢恶性肿瘤最为常见的组织学类型,多见于中老年妇女。

2. 卵巢上皮性癌早期常无症状,晚期主要表现为腹胀、腹部肿块、腹腔积液等症状。

3. 卵巢上皮性癌的初次治疗原则是以手术为主,联合化疗、放疗等综合治疗。

4. 早期病例应行分期手术,晚期病例应行肿瘤细胞减灭术,初次手术残余病灶最大直径 <1cm 称为理想手术。

5. 卵巢上皮性癌首选的一线化疗方案是紫杉醇联合铂类药物,早期病例 3~6 个疗程,晚期病例 6~8 个疗程。

6. 复发性卵巢癌的治疗原则是兼顾生存时间和生存质量,根据复发性卵巢癌的分类选择治疗方案,并充分尊重患者和家属的意愿。

腹腔镜下附件手术案例(视频)

卵巢上皮性癌的诊治流程

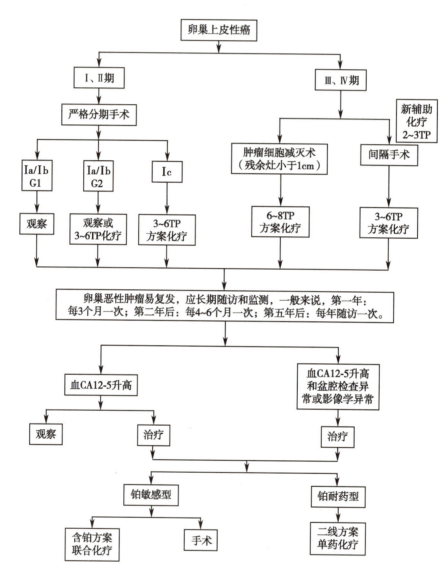

(狄　文)

第十七章 异 位 妊 娠

受精卵在子宫体腔以外着床称为异位妊娠（ectopic pregnancy），习称宫外孕。根据受精卵种植的部位不同，异位妊娠分为输卵管妊娠（tubal pregnancy）、宫颈妊娠（cervical pregnancy）、卵巢妊娠（ovarian pregnancy）、腹腔妊娠（abdominal pregnancy）、阔韧带妊娠（broad ligament pregnancy）等，其中以输卵管妊娠最常见（占90%~95%）。异位妊娠是妇产科最常见的急腹症之一。由于其发病率高，并有导致孕妇死亡的危险，一直被视为具有高度危险的妊娠早期并发症。

异位妊娠的确切病因目前尚未明了，多与输卵管异常（炎症、扭曲等）导致受精卵运行障碍有关，临床表现以停经、阴道不规则出血及腹痛较为多见，但有时症状可极不典型，易造成误诊和漏诊，如发生休克，可致孕产妇死亡。治疗分为药物和手术治疗，应根据患者症状、血 hCG、异位妊娠肿块大小及生育史、患者意愿等综合判断后制订治疗方案。

首次门诊病例摘要

患者，女，27 岁，因"月经淋漓 3 周未净"于 3 月 12 日至妇科内分泌门诊就诊。

既往月经规律，5~7 天 /28~32 天，自诉末次月经 2 月 19 日，至今已持续 3 周未净，量时多时少，色暗红，无明显腹痛，前次月经为 1 月 15 日。由于近一年曾两次出现类似经期延长状况，故患者考虑月经不调，自行购买中药服用，无明显好转。今日来院就诊于妇科内分泌门诊，希望医生能够帮助止血并调整月经周期。

患者有子宫肌瘤病史，自诉半年前体检肌瘤直径 4cm 左右，未予治疗。曾行阑尾炎切除术、左卵巢子宫内膜异位囊肿剥除术及剖宫产术。放环 3 年，1-0-1-1。

【问题 1】通过病史采集，我们首先获得的临床信息是什么？

思路 1：患者主诉为"月经淋漓"，但我们首先应考虑育龄期女性异常阴道出血有哪些常见原因，而不能仅将诊断局限于月经异常。首先应通过尿妊娠试验将出血原因分为妊娠相关疾病和非妊娠相关疾病，前者包括各类流产、葡萄胎、异位妊娠等，而后者包括妇科内分泌疾病、外伤、炎症、肿瘤、药物等各种原因。

思路 2：患者年龄 27 岁，近一年多次出现类似的阴道出血情况，极易使人联想到这可能又是一次与之前类似的月经不调。另外，子宫肌瘤、放置节育环等病史都可能被认为是阴道出血的原因，与之相比，妊娠相关疾病就易被漏诊，有时可能还会引起患者的不理解，甚至不愉快。但需谨记，即使患者年龄较大或有避孕措施，仍不能主观上放松警惕，轻易排除妊娠相关疾病。

辅 助 检 查

尿 hCG 测定弱阳性，阴道超声检查：节育环位置正常，宫内未见妊娠囊，内膜 9mm，子宫前壁近左侧宫角见低回声，大小 33mm×39mm×42mm，双侧附件区未见异常，盆腔内未见明显积液。

【问题 2】结合辅助检查，目前该患者最可疑的诊断是什么？

思路：根据尿 hCG 测定，已能够将诊断着眼于妊娠相关疾病，结合超声结果，因宫内未见妊娠囊，首先应考虑的诊断是早孕流产或异位妊娠。

【问题 3】如果考虑异位妊娠，该患者有什么高危因素吗？哪些原因易造成异位妊娠？

思路：该患者有内异症病史及多次盆腹腔手术史，极易出现盆腔粘连，具备了异位妊娠的发病基础。另外，近宫角处的子宫肌瘤也可能导致同侧输卵管扭曲，增加异位妊娠发生，同时，带有节育环的患者如避孕失败，也更易发生异位妊娠。

知识点 1：异位妊娠的病因

异位妊娠的确切病因尚未明了，一切影响受精卵游走使之变慢的原因都可能造成异位妊娠。具体可能与以下因素有关。

1. 输卵管异常　最常见的是输卵管炎症，包括输卵管黏膜炎和输卵管周围炎，前者直接导致管腔变窄、纤毛功能受损，而盆腔炎症、阑尾炎、盆腔结核及子宫内膜异位症可引起输卵管周围粘连、输卵管扭曲、僵直及伞端闭锁，导致输卵管管腔狭窄或蠕动异常；盆腔肿瘤的牵拉和压迫使输卵管变形或部分堵塞。此外，输卵管发育不良可影响受精卵正常运行。

2. 避孕失败　包括宫内节育器避孕失败、口服紧急避孕药失败，发生异位妊娠机会较大。

3. 输卵管妊娠史或手术史　曾有输卵管妊娠史，无论是接受药物治疗抑或是保守手术，再次异位妊娠的概率都将增加至 10%。

4. 其他　施行辅助生育技术后输卵管妊娠的发生率约为 5%。内分泌异常、精神紧张也可致输卵管蠕动异常或痉挛而发生输卵管妊娠。

体 格 检 查

一般检查：血压 100/70mmHg，心率 72 次 /min，体温正常，腹部无明显压痛，无反跳痛，移动性浊音阴性。

妇科检查：外阴发育正常，阴道内少量暗红色血，宫颈中度柱状上皮外移，口闭，无抬举痛，子宫增大如孕 50 天大小，质地偏软，左侧附件区有增厚感，无明显压痛，右侧附件未及异常。

【问题 4】体检中有哪些值得注意的异常表现？

思路 1：不少患者在就诊时会提出"经期不适合妇科检查，希望直接治疗"的要求，看似合理，实则不然。妇科医生应谨记：盆腔检查在明确阴道出血原因的过程中非常重要，包括宫颈息肉、阴道裂伤甚至宫颈肿瘤等疾病都能够在盆腔检查中予以明确。

思路 2：患者生命体征平稳，盆腔检查中主要的异常表现为子宫增大、左侧有增厚感，其余并无明显异常。

异位妊娠的典型表现可以有腹痛、出血、宫颈举痛、附件区包块等，但切记，在很多实际病例中，患者的临床表现并不典型，甚至可不出现以上任何一种典型表现，可首诊于内科或外科，对医生的诊断造成极大干扰。因此，作为一名临床医生，永远不要轻易排除"异位妊娠"这个诊断。

知识点 2：异位妊娠的典型症状

1. 停经　输卵管壶腹部及峡部妊娠一般停经 6~8 周，间质部妊娠停经时间较长。约有 25% 无明显停经史，临床医生常因此造成误诊、漏诊。

2. 阴道流血　大多表现为短暂停经后出现不规则流血症状，一般不超过月经量，可伴有蜕膜组织排出。常有异位妊娠患者以"月经不调"为主诉前来就诊，易造成漏诊和误诊。

3. 腹痛　是异位妊娠患者的常见症状。患侧下腹出现隐痛、胀痛（未破裂）或突感患侧下腹部撕裂样剧痛（破裂），血液积聚在直肠子宫陷凹而出现肛门坠胀感（里急后重），腹痛剧烈时可伴有恶心、呕吐。

4. 晕厥和休克　部分患者由于腹腔内急性出血及剧烈腹痛而出现休克，休克程度取决于内出血速度及出血量，而与阴道流血量不成正比。

知识点 3：异位妊娠的典型体征

1. 一般情况　无明显腹腔内出血时，生命体征平稳；如腹腔内出血较多，可出现面色苍白、脉搏快而细弱、心率加快及血压下降等休克表现。腹腔内出血吸收时，体温可略升高。

2. 腹部检查 患侧下腹明显压痛、反跳痛,轻度肌紧张;出血较多时可出现全腹压痛及反跳痛,但压痛仍以输卵管妊娠处为甚,移动性浊音阳性。

3. 盆腔检查 可见阴道少量血液,后穹窿饱满、触痛;宫颈举痛或摇摆痛明显,子宫略增大、变软,内出血多时检查子宫有漂浮感;子宫后方或患侧附件区可扪及压痛性包块。

【问题5】异位妊娠通常会跟哪些疾病混淆?怎样快速简便地与这些疾病鉴别呢?

思路:异位妊娠的临床表现可不典型,例如有患者是因为里急后重的消化道症状首诊于内科,有患者因右下腹痛疑似阑尾炎而首诊于外科。即使在妇产科中,也有如黄体破裂、流产等疾病容易与之混淆,需要细致的问诊、扎实的体检结合必要的辅助检查加以鉴别(表17-1)。

知识点4:

表 17-1 异位妊娠的鉴别诊断(注意:鉴别点仅为典型症状)

表现	异位妊娠	流产	卵巢囊肿蒂扭转	急性盆腔炎	急性阑尾炎	卵巢囊肿破裂
腹痛	撕裂样剧痛,自下腹一侧开始向全腹扩散	下腹中央阵发性剧痛	下腹一侧突发性剧痛	下腹持续性疼痛	持续性疼痛,从上腹部开始由脐周转至右下腹	下腹一侧突发性剧痛
阴道流血	量少,色暗红,可有蜕膜排出	开始量少,后增多,色鲜红,有小血块或绒毛排出	无	无	无	无
停经史	多有	有	无	无	无	无
腹部压痛	可有	无或宫体轻压痛	有	有	右下腹有压痛	有
反跳痛	可有	无	有	有	有	有
宫颈举痛	可有	无	有	有	无	有
子宫增大	无	可增大	无	无	无	无
宫口开	无	可有	无	无	无	无
附件包块	可有包块	无	有	可有包块	无	有
后穹窿穿刺	可抽出不凝血	阴性	阴性	可抽出渗出液或脓液	阴性	可抽出囊液或血液
hCG测定	阳性	阳性	阴性	阴性	阴性	阴性
白细胞增高	正常/略高	正常/略高	正常/略高	升高	升高	正常或略高
超声检查	宫内无妊娠囊,宫外可有	宫内妊娠	附件区包块	附件区可有不规则囊肿	阑尾区域可有包块	附件区包块

【问题6】针对该患者下一步该如何处理?

思路:虽然该患者需考虑"异位妊娠"诊断,但鉴于目前生命体征平稳,超声检查子宫内外均未见妊娠迹象,且妇科检查无明显阳性体征,故可于门诊进一步完善检查,如血hCG、孕酮等,了解疾病的具体情况,以便制订下一步治疗方案。但须谨记,异位妊娠如突发破裂时可能十分凶险,患者短时间内就可出现休克,故应反复叮嘱患者在门诊随访期间如腹痛剧烈应迅速就诊。

长期以来在异位妊娠的诊治中，血 β-hCG 的作用举足轻重。胚胎存活或滋养细胞尚有活力时，β-hCG 高于正常值，但异位妊娠时往往低于正常宫内妊娠，血 β-hCG 的增幅在 48h 内不足 66%。临床中常通过连续测定血 β-hCG 值来判断是否符合异位妊娠诊断，协助制订治疗方案及判定治疗后效果。对于未知部位妊娠（pregnancy of unknown location，PUL）而言，若血 β-hCG>3 500IU/L，应高度怀疑异位妊娠存在。需要强调的是，不应仅凭血 β-hCG 值是否倍增来判断异位妊娠，而应结合患者病史、体征及其他辅助检查综合判断。

血孕酮水平帮助判断异位妊娠的作用有限，与血 β-hCG 水平无相关性。血孕酮值低于 5μg/L 对确定异常妊娠有 100% 特异性，而高于 20μg/L 通常和正常妊娠相关。较多异位妊娠的孕酮值介于 10μg/L 和 20μg/L 之间，这也制约了其在诊断异位妊娠上的临床应用。

需要说明的是，虽然血 β-hCG 及孕酮有其重要作用，但并不建议对所有孕妇早孕期间均常规检测该指标。

知识扩展：

如何依据血 β-hCG 增幅判断异常妊娠？

疑似异常妊娠者，临床中常推荐在首次血 β-hCG 测定后间隔 48h 重复测定。既往认为以血 β-hCG 水平间隔 48h 上升 53%~66% 为最低增幅，上升幅度低于最低增幅者，应高度怀疑异常妊娠（早期妊娠流产或异位妊娠）。而 2018 年 ACOG 指南认为，提示有活力宫内妊娠的血 β-hCG 最低增幅应谨慎看待（可能有的正常宫内妊娠增幅更慢），且最低增幅取决于初始血 β-hCG 水平。初始血 β-hCG 低于 1 500IU/L，则间隔 48h 血 hCG 水平增幅为 49%；初始血 β-hCG 处于 1 500~3 000IU/L 者增幅为 40%；超过 3 000IU/L 者增幅为 33%。

【问题 7】异位妊娠会发生哪些结局？
思路：异位妊娠的结局与妊娠囊位置、妊娠时间、治疗方式的选择等均有关系，具体如下。

知识点 6：异位妊娠（特指输卵管妊娠）的结局

1. 输卵管妊娠流产（图 17-1）　多发生在妊娠 8~12 周内的输卵管壶腹部或伞部妊娠。
2. 输卵管妊娠破裂（图 17-2）　峡部妊娠多在妊娠 6 周左右破裂；而间质部妊娠时，多持续到 3~4 个月才发生破裂。输卵管妊娠破裂可致大量出血及休克。

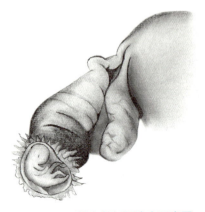

图 17-1　输卵管妊娠流产示意图

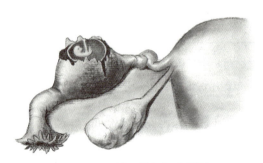

图 17-2　输卵管妊娠破裂型

3. 输卵管妊娠胚胎停止发育并吸收 临床中常被忽略,需检测血 β-hCG 进行诊断,常被诊断为未知部位妊娠,易与宫内妊娠隐性流产混淆。

4. 陈旧性异位妊娠 输卵管妊娠流产或者破裂,若长期反复内出血形成盆腔血肿不吸收,血肿逐渐机化并与周围组织粘连,可存在多年。

5. 继发性腹腔妊娠 输卵管妊娠流产或破裂后,囊胚掉入腹腔如存活者,可重新种植于腹腔内脏器而继续生长,形成继发性腹腔妊娠,较少见。

第二次门诊病例摘要

患者于 3 月 16 日再次就诊,血 β-hCG(3 月 12 日)678IU/L,(3 月 14 日)1 171IU/L,血孕酮 11.3μg/L。自诉仍有少量阴道出血,并无明显腹痛症状。再次体格检查,与前次相似。复查阴道超声提示宫内未见妊娠迹象,左附件区见一直径 14mm 混合性回声,可见少量血流信号,右附件(−),盆腔积液(−)。

【问题 8】根据患者目前情况,进一步该如何处理?

思路:根据患者的血 hCG 值变化、孕酮值及超声结果,应高度怀疑“异位妊娠”。此时就需要医生制订治疗方案——期待治疗、药物治疗还是手术治疗? 期待治疗一般仅适用于病情稳定、血 β-hCG 较低(<1 500IU/L)且呈下降趋势者。

知识点 7:异位妊娠的药物治疗

目前用于治疗异位妊娠的药物以氨甲蝶呤为首选。

适应证:①无药物治疗禁忌证;②输卵管妊娠未发生破裂;③妊娠囊直径 <4cm;④血 β-hCG<2 000IU/L;⑤无明显内出血。

禁忌证:①生命体征不稳定;②异位妊娠破裂;③妊娠囊直径 ≥ 4cm 或 ≥ 3.5cm 伴心管搏动;④药物过敏、慢性肝病、血液系统疾病等。

治疗方案:全身用药。①单次给药,剂量为 50mg/m²,肌注一次;②分次给药,氨甲蝶呤 0.4mg/kg 肌注,1 次 /d,共 5 次。给药期间应严密监测血 β-hCG 及超声。局部用药可采用在超声引导下穿刺,将氨甲蝶呤直接注入输卵管妊娠囊内。也可在腹腔镜直视下穿刺输卵管妊娠囊,吸出部分囊液后,将药液注入其中。

治 疗 决 策

结合该患者具体情况并与患者沟通后,决定立即住院观察并暂行药物治疗。

【问题 9】在药物治疗期间,如何判断治疗是否有效?

思路:异位妊娠患者在药物治疗期间,首先应严密观察生命体征,注意有无突发剧烈腹痛、里急后重等输卵管破裂、腹腔内大量出血迹象,一旦出现应及时处理;其次,通过动态观察血 β-hCG 和超声了解药物治疗的效果。

知识点 8:异位妊娠药物治疗的随访方法

1. 用药后 2 周内,宜每隔 3 日复查血 β-hCG 及超声。

2. 血 β-hCG 呈下降趋势并 3 次阴性,症状缓解或消失,包块缩小为有效。

3. 若用药后 7 日血 β-hCG 下降 <15%、超声检查无变化,可考虑再次用药(方案同前)。

4. 若症状不缓解或反而加重,或有内出血,应考虑手术治疗。

5. 用药 2 周后应每周复查血 β-hCG,直至正常。

住院后病例记录

用药后发现该患者血β-hCG进行性升高,一周后达到3 230IU/L,复查超声示宫内未见妊娠囊,内膜7mm,子宫前壁近左侧宫角见低回声大小34mm×39mm×43mm,左附件区见一直径37mm混合性包块,血流信号丰富,右附件(-),盆腔积液26mm。妇科检查:宫颈口闭,举痛(+),子宫饱满,左侧附件区可及直径4cm包块,轻微压痛,右侧附件无特殊。

【问题10】目前情况该如何处理?

思路1:根据血β-hCG变化、超声结果及妇科检查提示,不仅该患者"异位妊娠"的诊断愈加明确,也反映出药物治疗已失败,并有出现腹腔内出血可能。可行后穹窿穿刺术进一步明确是否存在腹腔内出血。

补 充 病 史

该患者后穹窿穿刺抽出2ml不凝血。

知识点9:后穹窿穿刺术(图17-3)

腹腔内出血时,血液积聚于直肠子宫陷凹,后穹窿穿刺可抽出陈旧性不凝血。如抽出血液颜色较新鲜,放置5min内凝固,表明误入血管。若未能抽出血液,不能据此排除异位妊娠或腹腔内出血,内出血量少、形成血肿或与周围组织粘连时,均可造成假阴性。当内出血多、移动性浊音阳性时,可直接经下腹壁一侧穿刺。

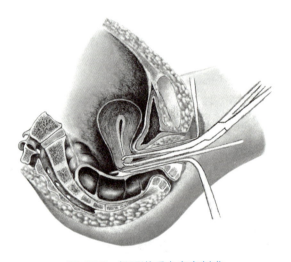

图17-3 经阴道后穹窿穿刺术

思路2:该患者药物治疗失败,应建议尽快行手术治疗,可选择经腹或腹腔镜手术。同时应注意到,该患者曾有多次腹部手术史,故需全面评估(如盆腔粘连情况、术者手术经验)后慎重选择手术方式。

知识点10:异位妊娠患者的手术治疗

分为保留输卵管手术和输卵管切除术,前者保留患侧输卵管,后者切除患侧输卵管。考虑到保留输卵管手术的术后持续性异位妊娠及再次异位妊娠发生率较高,加之辅助生殖技术不断发展与成熟,故现多不主张行该术式。

腹腔镜下输卵管切开取胚缝合术(视频)

适应证:①生命体征不稳定或有腹腔内出血征象者;②异位妊娠有进展者(如血β-hCG>3 000IU/L或持续升高、有胎心搏动、附件区包块较大等);③随诊不可靠者;④药物治疗禁忌证或无效者;⑤持续性异位妊娠者。

1. 保留输卵管手术　适用于有生育要求且希望自然受孕的年轻妇女,特别是对侧输卵管已切除或有明显病变者。一般根据受精卵着床部位及输卵管病变情况选择术式,若为伞部妊娠可行挤压将妊娠产物挤出;壶腹部妊娠行输卵管切开取胚术,视情况决定是否缝合;峡部妊娠行病变节段切除及断端吻合术。

2. 输卵管切除术　目前的循证依据表明对于对侧输卵管正常者,行患侧输卵管切除术更合适,因此该术式适用于绝大多数类型异位妊娠,特别是合并内出血并发休克的急症患者。

腹腔镜下输卵管切除术(视频)

输卵管妊娠手术可经腹或腹腔镜完成,其中腹腔镜手术是治疗异位妊娠的主要方法。除非患者生命体征不稳定,需快速进腹止血并完成手术,其余情况均可行腹腔镜手术。

知识点 11 :持续性异位妊娠

输卵管妊娠行保守手术后,残余滋养细胞有可能继续生长,再次发生出血并引起腹痛等症状,称为持续性异位妊娠(persistent ectopic pregnancy),发生率 3.9%~11%。保守手术后若发现血 β-hCG 不降或升高、术后 1 日血 β-hCG 未降至术前 50% 以下,或术后 12 日未降至术前 10% 以下均可做出诊断。可给予氨甲蝶呤治疗,必要时需再次手术。

【问题 11】如果该患者在术中发现腹腔内出血较多,但又无法在短时间内供应足够的血源,该如何处理?

思路:一般可选择自体血回输,尤其在情况紧急、血型特殊或是血源紧张的边远地区,这一方法可以挽救患者生命。但在选择这一方法时,也应掌握使用的指征。

知识点 12 :自体血回输

自体输血不会引起溶血、过敏、发热等反应。符合以下条件的腹腔血液方可回输。妊娠 <12 孕周、胎膜未破、出血时间 <24h、血液未受污染、镜检红细胞破坏率 <30%。方法是每 100ml 回收血内加入 3.8% 枸橼酸钠 10ml(或肝素 600IU)抗凝,经过滤后输入。每回输 400ml 血液,应补充 10% 葡萄糖酸钙 10ml。

手术情况及结局

患者于 4 月 2 日行腹腔镜下探查术,术中证实为左输卵管壶腹部妊娠,右输卵管外观正常,遂行左输卵管切除术 + 子宫肌瘤挖除术。术后四天痊愈出院。术后两周复查 β-hCG 已转阴性。

【问题 12】患者对术后还要复查 β-hCG 感到不解,难道输卵管已经切除了还会血 β-hCG 不正常吗?

思路:一般情况下,患侧输卵管切除后,血 β-hCG 会逐步降至正常,但有时也会出现不降反升的现象,如宫内及宫外同时妊娠等情况。

知识点 13 :宫内宫外同时妊娠

宫内宫外同时妊娠(heterotopic pregnancy)是指宫腔内妊娠与异位妊娠同时存在,这种病理妊娠极其罕见,近年来辅助生育技术的广泛使用使这一现象的发生率略有增加。一般典型病例超声可协助诊断。

宫内宫外同时妊娠一旦确诊应立即治疗异位妊娠,包括经腹或腹腔镜下探查术以及超声下穿刺治疗,治疗方案应考虑妊娠部位、孕周大小、病情缓急和术中情况等因素。应减少对宫内刺激,避免诱发宫缩导致流产。术后应积极黄体支持并抑制宫缩治疗,孕期密切监测,及时处理各种并发症,保证宫内胎儿的正常发育,以获得理想的妊娠结局。

【问题 13】很多异位妊娠患者治疗后还有妊娠意愿,这一疾病或是治疗(药物或手术)是否会影响今后的再次怀孕?

思路:这也就是异位妊娠治疗后的生殖状态问题。评价生殖状态的指标有日后的宫内妊娠率和足月活产率,以及持续性异位妊娠和再次异位妊娠等。除此之外,对于该患者有剖宫产这一病史,再次妊娠时还应考虑"剖宫产瘢痕妊娠"这一情况。至于使用氨甲蝶呤治疗,一般建议停药三个月以上方可备孕。

知识点 14:输卵管妊娠治疗后的生殖状态

输卵管妊娠患者较多未生育,故治疗后的生殖状态也为人们所关注。影响生殖状态的因素包括以下几项。

1. 对侧输卵管情况　对侧输卵管正常者,术后宫内妊娠率和再次异位妊娠率分别为 75% 和 9%,而对侧输卵管有粘连或损伤者为 41%~56% 和 13%~20%。

2. 再次或多次异位妊娠对生殖状态的影响　多次异位妊娠后宫内妊娠率显著下降,再次异位妊娠率升高。

3. 开腹手术与腹腔镜手术后生殖状态比较　大量研究表明,开腹与腹腔镜手术对异位妊娠的生殖状态没有影响。

4. 输卵管保守性手术存在持续性异位妊娠率为 5%~10%。

知识点 15:剖宫产瘢痕妊娠

剖宫产瘢痕妊娠(caesarean scar pregnancy,CSP)指早孕期(≤12 周)受精卵着床于前次剖宫产子宫切口瘢痕处的一种异位妊娠,为剖宫产的远期并发症之一,发生率为 1:2 216~1:1 800,占有剖宫产史妇女的 1.15%,虽较少见,但随着近年来剖宫产率居高不下,发生率呈增长趋势。

CSP 的临床表现多为无痛性不规则阴道出血,少数患者伴有腹痛,常被误诊为宫颈妊娠、难免流产或不全流产。由于子宫峡部肌层较薄弱,加之剖宫产切口瘢痕缺乏收缩能力,CSP 在流产或刮宫时断裂的血管不能自然关闭,可发生致命的大量出血。诊断主要依靠超声检查,典型的超声表现为:①宫腔内、子宫颈管内空虚,未见妊娠囊;②妊娠囊着床于子宫前壁下段肌层(相当于前次剖宫产子宫切口部位),部分妊娠囊内可见胎芽或胎心搏动;③子宫前壁肌层连续性中断,妊娠囊与膀胱之间的子宫肌层明显变薄、甚至消失;④彩色多普勒血流显像显示妊娠囊周边高速低阻血流信号。

目前 CSP 尚无标准治疗方案,由于大多数 CSP 预后凶险,因此一旦确诊须立即住院终止妊娠,治疗方案依据个体化原则:对于早期妊娠患者,如无腹痛、阴道出血不多、妊娠包块未破裂者可先选择氨甲蝶呤治疗,可局部用药或全身用药;或行子宫动脉栓塞,待 72h 后在超声引导下行清宫术。若患者坚决要求继续妊娠,须充分告知风险并严密监测。至妊娠晚期,瘢痕处胎盘多有植入,分娩前应充分做好准备。危急情况下为抢救患者生命可行全子宫切除术。

【问题 14】从这一案例中不难看出,"异位妊娠"患者就诊时常常症状并不典型,易被漏诊或误诊。那常见的误诊原因都有哪些呢?

思路:常见的异位妊娠误诊原因有以下几点。

1. 主要病史询问不仔细。尤其首诊于内、外科者,医生重视了消化系统症状如恶心、右下腹痛、腹泻,忽略了停经、阴道流血史,误诊为内外科的胃肠炎、菌痢、阑尾炎、泌尿系统感染、结石等而延误治疗。除月经史外,对与异位妊娠有关的病史应全面考虑和询问,如盆腔炎史、各种下腹部手术史、分娩与产褥、人工流产和放置宫内节育器等。

2. 问诊时需特别注意部分患者就诊时因各种原因可能刻意隐瞒病史,如否认性生活,这就需要医生具备"察言观色"的能力和问诊技巧,并注意保护患者的个人隐私,这有助于取得患者的信任感,从而获得真实、完整的病史资料。

3. 对曾有输卵管结扎手术或使用宫内节育器、症状不重又无停经史者,常将阴道出血、轻度腹痛归咎于宫内节育器或月经不调等。

4. 人工流产术后出现腹痛、出血,也误认为术后正常反应。人工流产时吸出物未仔细检查,对未见绒毛或仅见可疑绒毛未予重视,术后也未进行严密随访。

5. 还有一部分患者属于特殊类型的异位妊娠,发生率相对较低且临床表现与输卵管妊娠有所不同,因此易被漏诊或误诊。

知识点 16:特殊类型的异位妊娠

1. 卵巢妊娠 指受精卵在卵巢着床和发育,发病率仅 1/50 000~1/7 000。诊断标准为:①患侧输卵管完整;②妊娠物位于卵巢组织内;③妊娠物以卵巢固有韧带与子宫相连;④绒毛组织中有卵巢组织。临床表现与输卵管妊娠极相似,治疗多以手术治疗为主,根据病灶范围行卵巢部分切除、卵巢楔形切除、卵巢切除术或患侧附件切除术。

2. 腹腔妊娠 指胚胎或胎儿位于输卵管、卵巢及阔韧带以外的腹腔内,发病率仅 1/25 000~1/10 000,母体死亡率约 5%。分为原发性及继发性腹腔妊娠,前者指受精卵直接种植于腹膜、肠系膜、大网膜等处,极少见,后者多见于输卵管妊娠流产或破裂后,偶可继发于卵巢妊娠或宫内妊娠而子宫存在缺陷破裂后,胚胎落入腹腔,部分绒毛组织仍附着于原着床部位,并继续向外生长,附着于盆腔腹膜及邻近脏器表面。超声可协助诊断。确诊后应行剖腹手术取出胎儿,术中胎盘处理需慎重,剥离不当易出现大量出血。

3. 宫颈妊娠 指受精卵着床和发育在宫颈管内,较罕见。诊断标准:①盆腔检查发现膨大的宫颈上方为正常大小子宫;②妊娠物完全在宫颈管内;③宫腔刮出组织未见任何妊娠物。本病易被误诊为难免流产。确诊后可行宫颈管搔(吸)刮术,术中易出现大出血,必要时行子宫动脉栓塞术、髂内动脉结扎或全子宫切除术,也可术前给予氨甲蝶呤治疗,待胚胎死亡后再行刮宫。

小　结

临床关键点:

1. 异位妊娠是妇产科最常见的急腹症之一,典型临床表现为停经后腹痛与阴道流血,但临床中患者症状常不典型,易出现误诊、漏诊。

2. 腹腔镜是异位妊娠最常用术式,可以同时达到诊断与治疗目的。

3. 治疗包括药物与手术治疗,主要根据患者生命体征、血 β-hCG 水平、胚囊种植部位及破裂与否决定治疗方案。

4. 后穹窿穿刺术是了解有无腹腔内出血的重要手段,也是临床医生必须掌握的临床技能。

5. 因涉及性生活、妊娠等隐私,采集病史时应注意问诊技巧,避免漏诊;该疾病可能影响今后生育问题,制订治疗方案时应充分与患者沟通并详细告知。

异位妊娠诊治流程

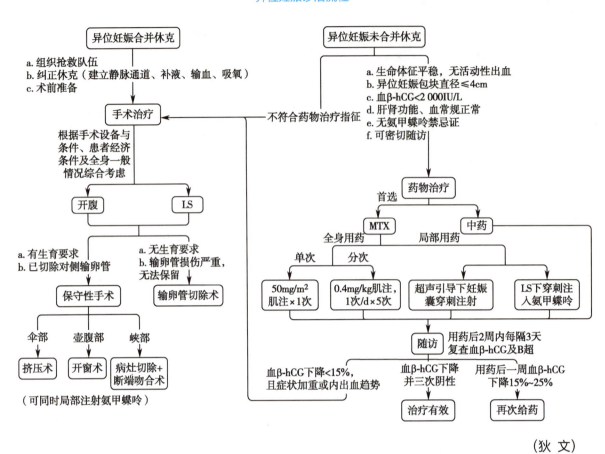

异位妊娠合并休克

a. 组织抢救队伍
b. 纠正休克（建立静脉通道、补液、输血、吸氧）
c. 术前准备

手术治疗

根据手术设备与条件、患者经济条件及全身一般情况综合考虑

开腹　　　LS

a. 有生育要求
b. 已切除对侧输卵管

a. 无生育要求
b. 输卵管损伤严重，无法保留

保守性手术　　　输卵管切除术

伞部　　壶腹部　　峡部

挤压术　　开窗术　　病灶切除+断端吻合术

（可同时局部注射氨甲蝶呤）

异位妊娠未合并休克

a. 生命体征平稳，无活动性出血
b. 异位妊娠包块直径≤4cm
c. 血β-hCG<2 000IU/L
d. 肝肾功能、血常规正常
e. 无氨甲蝶呤禁忌证
f. 可密切随访

不符合药物治疗指征

药物治疗

首选

MTX　　　中药

全身用药　　　局部用药

单次　　分次

50mg/m² 肌注×1次

0.4mg/kg肌注，1次/d×5次

超声引导下妊娠囊穿刺注射

LS下穿刺注入氨甲蝶呤

随访　用药后2周内每隔3天复查血β-hCG及B超

血β-hCG下降<15%，且症状加重或内出血趋势

血β-hCG下降并三次阴性

用药后一周血β-hCG下降15%~25%

治疗有效　　　再次给药

（狄　文）

第十八章　妊娠滋养细胞疾病

妊娠滋养细胞疾病(gestational trophoblastic disease,GTD)是一组来源于胎盘滋养细胞的疾病,根据组织学不同可将其分为葡萄胎、侵蚀性葡萄胎、绒毛膜癌(简称绒癌)、胎盘部位滋养细胞肿瘤(placental site trophoblastic tumor,PSTT)及上皮样滋养细胞肿瘤(epithelial trophoblastic tumor,ETT),其中后四种又统称为妊娠滋养细胞肿瘤(gestational trophoblastic neoplasia,GTN)。虽然GTN的组织学分类是必要的,但由于侵蚀性葡萄胎和绒癌在临床表现、诊断和处理原则等方面基本相同,且该组疾病又好发于需要保留生育功能的年轻妇女,组织学证据获得困难,因此FIGO妇科肿瘤委员会2000年建议妊娠滋养细胞肿瘤的临床分类可不以组织学为依据,并将侵蚀性葡萄胎和绒癌合称为妊娠滋养细胞肿瘤。由于PSTT和ETT在临床表现、发病过程及处理原则上与其他妊娠滋养细胞肿瘤存在明显不同,故单列一类。

首次门诊记录
女性,25岁,已婚,因"停经6、7日,阴道流血3日"于7月8日就诊。月经初潮12岁,4天/30天,量中,末次月经5月2日,经期经量无异常。停经34天时自测尿妊娠试验(+),未就医,3日前无诱因出现阴道流血,量时多时少,色暗红,无腹痛。2年前药物流产1次,经过顺利,现无避孕措施。

【问题1】该患者首先应考虑的疾病有哪些?

思路1:从病史中获得的临床信息。

育龄期妇女,有生育要求,主要症状为停经后阴道流血,尿妊娠试验(+),故首先应考虑妊娠相关性疾病,如流产、葡萄胎、异位妊娠等。

思路2:为明确诊断,需要进一步收集的病史。

(1)有无头晕、乏力及晕厥等症状:流产或葡萄胎患者阴道流血量与症状常相符,而异位妊娠即使仅少量阴道流血,若发生内出血,患者也可能会出现上述自觉症状。

(2)有无恶心、呕吐,头痛、眼花,心悸及心动过速等症状:葡萄胎患者血hCG水平常有异常升高,不仅可引起妊娠剧吐,出现时间一般较正常妊娠早,症状严重且持续时间长,还可引起妊娠期高血压、甲状腺功能亢进等。

(3)有无组织物排出及性状:流产患者可有妊娠物排出,葡萄胎患者可有水泡样组织排出,异位妊娠患者可有血块或蜕膜样组织排出。依据排出组织物的性状可对患者初步进行诊断。

体 格 检 查
体格检查:身高158cm,体重54kg,血压110/60mmHg,心率82次/min,呼吸20次/min,无贫血貌,双手无震颤。

妇科检查:阴道少量暗红色血,宫颈光,宫口闭,无举痛。子宫如孕3个月大小,质极软,活动,无压痛,右侧附件可触及一个6cm包块,边界清,活动度佳,无压痛,左侧附件无异常。

【问题2】为明确诊断,进一步的检查内容?

思路1:体格检查需要关注哪些问题。

应重点关注血压、心率等生命体征,注意有无贫血貌,双手有无震颤。妇科检查要注意宫颈口开大情况,有无组织物堵塞,有无子宫颈举痛和子宫附件区压痛,双侧附件有无触及异常包块等。

思路2:妇科检查值得注意的异常体征。

查体时发现子宫大于相应停经月份,且右侧附件触及包块,首先考虑完全性葡萄胎(complete

hydatidiform mole,CHM)合并右侧卵巢黄素囊肿,但部分性葡萄胎(partial hydatidiform mole,PHM)或流产性疾病不能完全排除。

思路3:常用的辅助检查。

1. 盆腔超声检查　超声检查是诊断葡萄胎最重要的辅助检查之一,首选经阴道彩色多普勒超声。完全性葡萄胎的典型超声影像学表现为子宫明显大于停经月份,宫腔内无妊娠囊或胎心搏动,宫腔内充满"落雪状"回声,水泡较大时则呈"蜂窝状",双侧或一侧卵巢囊肿,子宫动脉血流丰富。部分性葡萄胎的超声影像学表现为胎盘部位出现局灶性水泡状胎块图像改变,有时可见胎儿或羊膜腔,胎儿常合并畸形(图18-1,图18-2)。

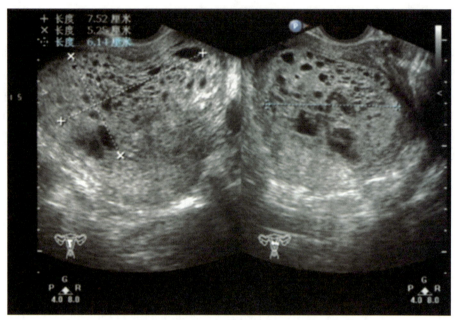

图 18-1　完全性葡萄胎,见子宫增大,宫腔内充满蜂窝状回声,内无血流

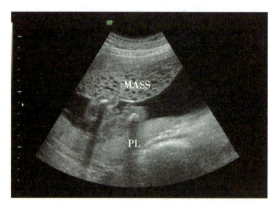

图 18-2　部分性葡萄胎,胎盘部分为正常回声,
部分为蜂窝状回声,宫腔内可见一胎儿

2. 人绒毛膜促性腺激素(human chorionic gonadotropin,hCG)测定　常用的测定方法是放射免疫测定和酶联免疫吸附试验。葡萄胎血 hCG 水平常高于相应孕周的正常值,且在停经8~10周以后仍持续上升。但少数葡萄胎,尤其是部分性葡萄胎因绒毛退行性变,血 hCG 升高不明显。

3. 其他检查　包括 X 线片、血细胞和血小板计数、肝肾功能等。

4. 染色体核型的检查　染色体核型的检查有助于完全性和部分性葡萄胎的鉴别诊断。

5. 组织学诊断　组织学诊断是葡萄胎的确诊方法,并可区分完全性葡萄胎和部分性葡萄胎,所以葡萄胎每次刮宫的刮出物必须送组织学检查(图18-3,图18-4)。

知识点 1：完全性和部分性葡萄胎核型和病理特征比较

特征	完全性葡萄胎	部分性葡萄胎
核型	46,XX（90%）和 46,XY	常为 69,XXX 和 69,XXY
胎儿组织	缺乏	存在
胎膜、胎儿红细胞	缺乏	存在
绒毛水肿	弥漫	局限，大小和程度不一
滋养细胞包涵体	缺乏	存在
扇贝样轮廓绒毛	缺乏	存在
滋养细胞增生	弥漫，轻 - 重度	局限，轻 - 中度
滋养细胞异型性	弥漫，明显	局限，轻度

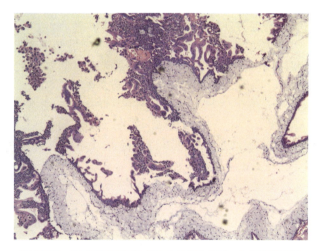

图 18-3　完全性葡萄胎，镜下见绒毛水肿，中央有液化池
形成，周围滋养细胞增生明显

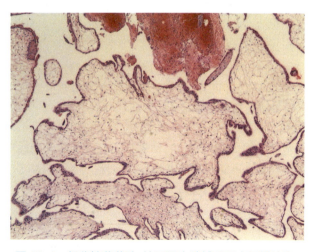

图 18-4　部分性葡萄胎，镜下见水肿绒毛呈扇贝样结构，
间质内可见滋养细胞岛，中央有液化池形成

知识扩展1：

完全性葡萄胎(CHM)分类

CHM 为二倍体,根据基因起源可分为两类。

1. 父系来源的完全性葡萄胎(androgenetic CHM,AnCHM)　染色体均来自父系,但其胞浆中线粒体 DNA 却是母源性。AnCHM 一般为散发病例。

2. 双亲来源的完全性葡萄胎(biparental CHM,BiCHM)　染色体来自父母双方,约占完全性葡萄胎的20%,常与家族性、复发性葡萄胎相关,BiCHM 患者表现为常染色体隐性遗传模式,该疾病的发生与母亲第 19 号染色体(19q13.3-q13.4)上 NLRP 突变有关。相对于 AnCHM、BiCHM 易发生持续性妊娠滋养细胞疾病(persistent gestational trophoblastic disease,PGTD),且复发率和恶变率也明显升高。

知识点2：葡萄胎的临床表现

1. 异常阴道流血　为最常见的症状,一般在停经 8~12 周后出现阴道流血,出血量多数开始为少量,后逐渐增多,亦可突然出现大量阴道流血。有时血块中可见水泡样组织。

2. 子宫异常增大　约半数患者子宫大于相应停经月份,与停经月份相符及小于停经月份者约各占1/4。部分性葡萄胎大多子宫与停经月份相符或偏小。

3. 腹痛和腹部包块　当葡萄胎迅速增长、子宫急速膨大时可引起下腹胀痛,一般不剧烈,能忍受,常发生在阴道流血之前,而卵巢黄素化囊肿急性扭转或破裂时可出现急腹痛。异常增大的子宫或卵巢黄素化囊肿可表现为腹部包块,后者大多数为双侧性,也可为单侧性。

4. 妊娠呕吐　多发生于子宫异常增大和血 hCG 水平异常升高者,出现时间一般较正常妊娠早,症状严重,且持续时间长。

5. 其他症状　合并甲状腺功能亢进时,可出现心动过速、皮肤潮湿和震颤等症状。部分患者亦可出现水肿、高血压、蛋白尿等妊娠高血压综合征的症状。

6. 随着诊断技术的进步,典型症状越来越少见。另外,部分性葡萄胎常表现为异常阴道流血,其他症状少,且程度也常较轻。

辅 助 检 查

盆腔超声示子宫如孕 3 个月大小,宫腔内充满蜂窝状回声,范围约 139mm×123mm×71mm,右卵巢65mm×54mm×55mm,囊性,呈多房分隔,内液清,左卵巢外观无殊。血 hCG 134 400IU/L,血常规、出凝血和血甲状腺功能正常。

【问题3】该患者的诊断和鉴别诊断?

思路1：该患者停经后不规则阴道流血、妇科检查时子宫大于停经月份、变软,伴一侧附件包块,超声提示子宫大于停经孕周,宫腔内充满蜂窝状回声,为完全性葡萄胎的典型图像,且测到右侧卵巢囊肿,血 hCG明显高于相应孕周水平。综上,葡萄胎诊断基本成立。

思路2：葡萄胎的鉴别诊断。

1. 流产　葡萄胎病史与流产相似,容易相混淆,特别是部分性葡萄胎的临床经过与不全流产或稽留流产不仅临床表现相似,在病理检查时也可能因绒毛水肿、滋养细胞增生不明显等混淆,必要时需通过 DNA 倍体分析和母源表达的印迹基因(P57^{KIP2})免疫组化染色等检查进行鉴别。

2. 剖宫产瘢痕部位妊娠　是剖宫产术后的一种并发症,胚囊着床于子宫瘢痕部位,表现为停经后阴道流血,容易与葡萄胎相混淆。但超声检查可以确诊。

3. 双胎妊娠　子宫大于相应孕周的正常单胎妊娠,血 hCG 水平也略高于正常,与葡萄胎相似,但超声检查可以确诊。

知识点 3 : 葡萄胎和稽留流产病理变化的区别

稽留流产的大体观可见"胎盘绒毛水泡样变"或"水泡样退行性变",表现为胎盘上可见少数几个水泡样组织,此点与葡萄胎特别是部分性葡萄胎大体观有时难以鉴别,但稽留流产镜下不见有滋养细胞增生,而滋养细胞增生是葡萄胎组织学诊断的必要依据。

首次住院诊治经过

患者入院后行清宫术,病理示(宫腔)完全性水泡状胎块,滋养细胞中-重度增生,术后1周复查超声示宫腔见不均回声,范围约 58mm×26mm×25mm,RI 0.31,右卵巢 125mm×86mm×55mm,见多个囊性暗区,内液清,左卵巢外观无殊。再次行清宫术,术后病理示(宫腔)蜕膜组织及血凝块。出院后定期复查。

【问题 4】葡萄胎如何治疗?

思路 1 :葡萄胎诊断一经成立,应及时清宫。因子宫大而软,清宫时易出血和穿孔,故术前需充分评估和准备,完善血尿常规、凝血功能、血型、血肝肾功能及电解质、血甲状腺功能和心电图等术前检查,并备血,若出现休克、子痫前期、甲状腺功能亢进及贫血等合并症时,需对症处理,待病情稳定后行清宫术。组织学是葡萄胎的最终诊断依据,所以葡萄胎每次刮宫的刮出物,需全部送组织学检查。取材时应注意选择接近宫壁种植部位、新鲜无坏死的组织送检。

知识点 4 : 葡萄胎清宫注意点

1. 一般选用吸刮术。
2. 在输液、备血条件下,在手术室内由有经验的医生操作。
3. 需充分扩张宫颈管,选用大号吸管吸引。
4. 缩宫素的应用　虽然目前尚无证据证实缩宫素会增加发生滋养细胞转移和肺栓塞的风险,但常推荐在充分扩张宫颈管和开始吸宫后使用。
5. 清宫次数　通常一次即可刮净,若超声提示有妊娠物残留,需要第二次刮宫。

思路 2 :卵巢囊肿的处理。

超声提示患者右侧卵巢囊肿并进行性增大,首先考虑黄素化囊肿,但无腹痛等症状,暂无需特殊处理,但应告知患者注意休息,禁剧烈活动,禁性生活,避免囊肿破裂或扭转发生。

知识点 5 : 卵巢黄素化囊肿(luteinized cyst)的处理

1. 常见于完全性葡萄胎和妊娠滋养细胞肿瘤,由大量血 hCG 刺激卵泡内膜细胞黄素化而形成,多为双侧,也可为单侧。葡萄胎清除后2~4个月可自然消退,最长可达半年。少数囊肿有破裂或扭转可能,引起腹腔内出血或急腹症。

2. 处理　一般不需处理。若发生急性扭转时,可在超声或腹腔镜下作穿刺吸液,囊肿多能自然复位。若扭转时间较长发生坏死则需作患侧附件切除术。

思路 3 :葡萄胎恶变的预防性治疗。

1. 预防性化疗　由于会使约 80% 的患者接受不必要的化疗,且即使葡萄胎恶变,仍有较高的治愈率,因此不常规使用。对于有高危因素且随访困难的葡萄胎患者,可酌情使用。预防性化疗应在葡萄胎排空前或排空时实施,选用单一药物(如氨甲蝶呤)化疗。

2. 预防性子宫切除　极少应用。单纯子宫切除术不能预防葡萄胎发生子宫外转移,所以不作为常规处理。对于年龄接近绝经、无生育要求的患者可行全子宫切除术,两侧卵巢应保留。术后仍需定期随访。

该患者虽有三个恶变高危因素,但能定期随访,故不考虑预防性化疗;有生育要求,不考虑子宫切除。

知识点 6：葡萄胎清宫术后恶变的高危因素

1. 血 hCG>100 000IU/L。
2. 子宫明显大于相应孕周(大于相应孕周 4 周以上)。
3. 卵巢黄素化囊肿直径 >6cm。
4. 年龄 >40 岁或重复性葡萄胎也应视为高危因素。

知识扩展 2：

完全性葡萄胎合并活胎妊娠

1. 极为罕见,发生率约为 1/22 000~100 000 次妊娠。辅助生育技术的应用增加了发生率。
2. 完全性葡萄胎合并活胎妊娠,显著增加了持续阴道流血、血栓性疾病、子痫前期发生等严重母体并发症可能,并增加了 PGTD 发生风险。当超声提示葡萄胎合并活胎妊娠时,必须与部分性葡萄胎相鉴别,两者的处理和转归不同。首先推荐染色体核型检查,若为三倍体,考虑部分性葡萄胎,应终止妊娠;若为二倍体,考虑完全性葡萄胎合并妊娠,在充分知情同意后,决定是否继续妊娠。若排除胎儿畸形或死亡、也未出现母体并发症,可以考虑妊娠至胎儿成熟后出生。

【问题 5】葡萄胎清宫后的随访。

思路 1：葡萄胎随访的意义。

部分性葡萄胎清宫术后发生子宫局部侵犯的概率约为 4%,一般不发生远处转移,而完全性葡萄胎清宫术后发生子宫局部侵犯和 / 或远处转移的概率约分别是 15% 和 4%。因此随访利于早期发现滋养细胞肿瘤并及时处理。

思路 2：葡萄胎清宫后随访的内容。

该患者具有多个葡萄胎术后恶变的高危因素,故应严密随访,随访包括以下内容。1 定期血 hCG 测定:葡萄胎清宫术后每周一次,至连续 3 次阴性,以后每月一次,共 6 个月,然后再每 2 个月一次,共 6 个月,自第一次阴性后共计随访 1 年;2 询问病史,包括月经状况,有无阴道流血、咳嗽、咯血等症状,并行妇科检查;3 定期(如 3~6 个月)或出现血 hCG 异常或有临床症状或体征时行超声、X 线胸片或 CT 检查。

思路 3：葡萄胎清宫后的避孕方法。

葡萄胎患者随访期间应可靠避孕。避孕方法可选择阴茎套或口服避孕药。不选用宫内节育器,以免混淆子宫出血的原因或造成子宫穿孔。

思路 4：葡萄胎患者再次生育的注意点。

葡萄胎患者随访期间应可靠避孕。有生育要求者,建议清宫术后避孕 6 个月。若在 6 个月内意外妊娠,只要 hCG 已经正常,也不需要考虑终止妊娠。妊娠后,应在妊娠早期行超声和血 hCG 检测,以明确是否正常妊娠,产后也需随访血 hCG 至正常。再次妊娠后的任何自然流产或人工流产的组织物,均应送病理检查,以排除妊娠滋养细胞疾病。

思路 5：葡萄胎患者的精神、心理问题。

葡萄胎患者大多数为生育年龄妇女,因对再次妊娠的恐惧和担心疾病的复发和恶变,容易出现精神、心理问题,表现为易疲劳、易怒、焦虑、失眠及性功能障碍等,需注意心理疏导,必要时应建议心理门诊咨询。

清宫术后门诊随访记录

患者 7 月 20 日查血 hCG 1 760IU/L,之后血 hCG 分别 7 月 27 日 1 440IU/L,8 月 4 日 1 823IU/L,8 月 11 日 4 846IU/L。

【问题6】葡萄胎患者清宫术后血 hCG 进行性升高的临床考虑。

思路1：葡萄胎清宫术后 hCG 水平的自然转归。

在正常情况下，葡萄胎排空后，血 hCG 首次降至正常的平均时间约为9周，最长不超过14周。若葡萄胎排空后血 hCG 持续异常要考虑妊娠滋养细胞肿瘤。

知识点7：妊娠终止后血 hCG 降至正常的时限

1. 自然/人工流产　1~3周
2. 葡萄胎清宫术后　9~14周
3. 足月分娩　1~2周
4. 异位妊娠　1~4周

思路2：葡萄胎患者清宫后血 hCG 进行性升高的临床意义。

该患者葡萄胎清宫术后，血 hCG 持续2周上升，若能排除宫腔残留、再次妊娠，首先考虑妊娠滋养细胞肿瘤。此外，葡萄胎排空后，若血 hCG 呈低水平升高，需要分析原因，注意与妊娠滋养细胞肿瘤相鉴别。

知识扩展3：

葡萄胎排空后低水平血 hCG 升高的原因

1. 静止型妊娠滋养细胞疾病（quiescent gestational trophoblastic disease，qGTD）　为高度分化的合体滋养细胞组成，包括极少量的滋养干细胞，无活性，不受化疗或手术影响，也无临床或影像学表现，血 hCG 水平通常在220IU/L以下。对此类患者无需特殊处理，仅需严密随访。

2. 幻影 hCG（phantom hCG）　即 hCG 假阳性，由于嗜异性抗体（人抗动物 IgG）造成的血 hCG 测定异常，其特点为血清中测到 hCG 而尿液中测不到，不同测定方法的测定值不同，使用嗜异性抗体阻断剂可以降低 hCG 测定值。鉴别方法如下。①尿液 hCG 试验：若血 hCG>50IU/L，而尿液阴性，可考虑假阳性；②血清稀释试验：若血清稀释试验无线性关系，则可能为嗜异性抗体干扰引起；③嗜异性抗体阻断剂：使用阻断剂预处理待测定血清，若结果为阴性，判断为异源性抗体导致的假阳性；④不同实验室、不同试验方法重复测定；⑤hCG 相关分子测定：包括游离 β-hCG、缺刻 hCG 及高糖化 hCG 等。

3. 垂体性 hCG　为体内性激素水平反馈性抑制不足引起，血 hCG 水平通常在低水平。可使用口服避孕药抑制垂体性 hCG 分泌而鉴别。

第二次入院时病情

患者因"葡萄胎清宫术后1个月余，血 hCG 持续升高21日"于8月19日再次入院。仍有少量阴道流血，无组织物排出，无腹痛。体格检查：阴道未见明显紫蓝色结节，子宫如孕40日大小，压痛（−），双侧附件无殊。辅助检查：8月18日血 hCG 6 534IU/L。盆腔超声示宫腔线清，右侧宫角部肌层内见35mm不均回声，局部血流丰富，双侧附件无殊。

【问题7】为进一步明确诊断，需要补充哪些病史及相关检查？

思路1：超声检查提示无宫腔内残留，为排除再次妊娠，应询问清宫术后有无性生活史及避孕方法。另外，需补充询问有无咳嗽、咯血、腹痛、头痛、晕厥等症状。无法排除妊娠滋养细胞肿瘤时，体格检查要注意肺部听诊有无异常，详细检查阴道壁有无紫蓝色结节，特别注意阴道前壁尿道周围；辅助检查行常规 X 线胸片，必要时行肺部 CT，肝脏、头颅部 CT 或核磁共振检查。

第二次入院病情补充

患者否认术后性生活，X 线胸片及肺 CT 均未见异常。

知识点 8：妊娠滋养细胞肿瘤的临床表现

1. 异常阴道流血　在葡萄胎排空、流产或足月产后，有持续不规则阴道流血，量多少不定。也可表现为一段时间正常月经后再停经，然后再出现阴道流血。

2. 假孕症状　由于 hCG 及雌、孕激素作用，表现为乳房增大，乳头及乳晕着色，甚至有初乳样分泌，外阴、阴道、宫颈着色，生殖道质地变软。

3. 卵巢黄素化囊肿　葡萄胎排空后卵巢黄素化囊肿持续存在。

4. 腹痛　一般无腹痛，但当子宫病灶穿破浆膜层造成子宫穿孔，或子宫病灶坏死感染时可出现急性腹痛。卵巢黄素化囊肿发生扭转或破裂时也可出现急腹痛。

5. 子宫复旧不全或不均匀性增大　常常在葡萄胎排空后、流产或产后 4~6 周子宫未恢复到正常大小，质地偏软。也可因肌层内病灶部位和大小的影响，表现为子宫不均匀性增大。

6. 转移症状　主要经血行播散，最常见的转移部位是肺(80%)，其次是阴道(30%)，以及盆腔(20%)、肝(10%)和脑(10%)等。转移部位症状的共同特点是局部出血。

(1)肺转移：通常表现为胸痛、咳嗽、咯血及呼吸困难。在少数情况下，可因肺动脉滋养细胞瘤栓形成造成急性肺梗死，出现肺动脉高压和急性肺功能衰竭。但当肺转移灶较小时也可无任何症状。

(2)阴道转移：转移灶常位于阴道前壁尿道周围，呈紫蓝色结节，破溃时引起不规则阴道流血甚至大出血，严重时可危及患者生命。

(3)肝转移：多同时伴有肺转移，表现为上腹部或肝区疼痛，若病灶穿破肝包膜可出现腹腔内出血。

(4)脑转移：是绒癌主要的致死原因。一般同时伴有肺转移和/或阴道转移。常见的症状主要是头痛、呕吐、不同程度的昏迷以及神经占位症状，如偏瘫、视觉障碍、失语等。

(5)其他转移：绒癌的其他转移部位尚有脾、肾、膀胱、消化道、骨等，如发生出血，则出现相应症状。

知识点 9：妊娠滋养细胞肿瘤的诊断标准

妊娠滋养细胞肿瘤是唯一可以没有组织学诊断，仅根据临床资料即可作出诊断的恶性肿瘤，血 hCG 水平是临床诊断的主要依据，影像学和组织学证据不是必需的。

1. 葡萄胎后诊断标准(符合下列中的任何一项)　①血 hCG 呈高水平平台(±10%)至少 4 次(第 1、7、14、21 天)或更多；②或血 hCG 水平连续上升(>10%)达 3 次(第 1、7、14 天)或更多。临床诊断时需注意排除妊娠物残留和再次妊娠。

2. 非葡萄胎妊娠后诊断标准　流产、足月产、异位妊娠后，出现异常阴道流血或其他转移部位症状，且血 hCG 水平持续在高水平，或曾经一度下降后又上升，已排除妊娠物残留或再次妊娠。

思路 2：妊娠滋养细胞肿瘤的辅助检查。

1. 血 hCG 测定　妊娠滋养细胞肿瘤的主要诊断依据。

2. 盆腔超声检查　诊断子宫原发病灶最常用的方法，最好采用经阴道彩色多普勒超声。在声像图上子宫可正常大小或不同程度增大，肌层内可见高回声团块，边界清但无包膜；或肌层内有回声不均区域或团块，边界不清且无包膜；也可表现为整个子宫呈弥漫性增高回声，内部伴不规则低回声或无回声。彩色多普勒超声主要显示丰富的血流信号和低阻力型血流频谱；可测到两侧或一侧卵巢囊肿，多房，囊壁薄，内见部分纤细分隔。

3. X 线胸片　常规检查，肺转移的最初 X 线征象为肺纹理增粗，以后发展为片状或小结节阴影，典型表现为棉球状或团块状阴影。转移灶以右下肺及中下部较为多见。

4. CT 和磁共振检查　CT 对发现肺部较小病灶和脑、肝等部位的转移灶有较高的诊断价值。磁共振主要用于脑、腹腔和盆腔病灶诊断。

5. 组织学诊断　组织学证据对于妊娠滋养细胞肿瘤的诊断并不是必需的，但有组织学证据时应以组织学诊断为准。

思路 3：妊娠滋养细胞肿瘤的鉴别诊断。

1. 典型病例通过临床病史、血 hCG 水平和影像学检查综合分析，常不难确诊。

2. 对于既往有妊娠史者，无诱因出现异常阴道流血，在排除前次妊娠物残留、再次妊娠等情况后，应考虑妊娠滋养细胞肿瘤可能。

3. 对于妊娠终止后超声提示宫腔和肌壁间难以区分的血流丰富的占位病灶，应选择诊断性刮宫、宫腔镜和 / 或腹腔镜检查，结合血 hCG 水平，明确诊断。

思路 4：患者的初步诊断。

针对此患者，葡萄胎清宫术后血 hCG 升高 3 周，可排除妊娠物残留、再次妊娠，超声提示子宫肌层病灶，故妊娠滋养细胞肿瘤诊断明确。

思路 5：侵蚀性葡萄胎和绒癌的鉴别。

侵蚀性葡萄胎（invasive mole）全部继发于葡萄胎妊娠，绒癌（choriocarcinoma）可继发于葡萄胎妊娠，也可继发于非葡萄胎妊娠。侵蚀性葡萄胎恶性程度一般不高，大多数仅造成局部侵犯，而较少发生远处转移。绒癌恶性程度极高，发生转移早而且广泛。但要明确区分侵蚀性葡萄胎和绒癌需要组织学检查。侵蚀性葡萄胎镜下可见水泡状组织侵入子宫肌层，有绒毛结构及滋养细胞增生和异型性。但绒毛结构也可退化，仅见绒毛阴影。绒癌镜下见细胞滋养细胞、合体滋养细胞及中间型滋养细胞三种成分，成片状高度增生，明显异型，不形成绒毛或水泡状结构，并广泛侵入子宫肌层造成出血坏死（图 18-5，图 18-6）。

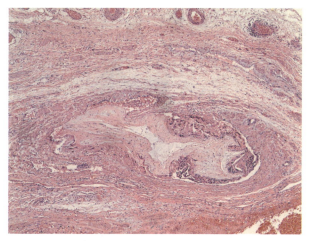

图 18-5　侵蚀性葡萄胎，镜下见水肿绒毛侵入子宫肌层，出血不明显

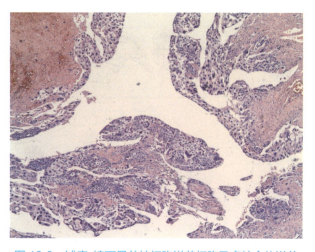

图 18-6　绒癌，镜下见单核细胞滋养细胞及多核合体滋养细胞，呈片状增生但无绒毛结构，侵入子宫肌层，见大片出血

虽然该患者不考虑手术,无法获得组织学诊断,但由于侵蚀性葡萄胎和绒癌在临床表现、诊断和处理原则等方面基本相同,无需进一步区分。

【问题 8】妊娠滋养细胞肿瘤的治疗。

思路 1:妊娠滋养细胞肿瘤治疗原则。

以化疗为主,手术、放疗为辅的综合治疗。治疗前充分评估,根据 FIGO 解剖学分期、预后评分、年龄、对生育的要求和经济情况综合考虑,结合骨髓功能、肝肾功能及全身情况,实施分层个体化治疗。

思路 2:妊娠滋养细胞肿瘤的治疗前评估。

评估内容包括两个方面:①评估肿瘤病程进展和病变范围,确定妊娠滋养细胞肿瘤的临床分期和预后评分,为治疗方案的制定提供依据;②评估患者一般状况及重要脏器功能状况,估计患者对所制定的治疗方案的耐受力。

1. 临床分期标准　采用 FIGO 妇科肿瘤委员会制订的临床分期,该分期包含了解剖学分期和预后评分系统(表 18-1)两个部分,其中规定预后评分 ≤ 6 分者为低危,≥ 7 分者为高危。预后评分是治疗方案制订和预后评估的重要依据,而解剖学分期有助于明确肿瘤进展和各医疗单位之间比较治疗效果。

知识点 10:妊娠滋养细胞肿瘤解剖学分期(FIGO,2000 年)

Ⅰ 期　　病变局限于子宫(图 18-7)

Ⅱ 期　　病变扩散,但仍局限于生殖器(附件、阴道、阔韧带)(图 18-8)

Ⅲ 期　　病变转移至肺,有或无生殖系统累及(图 18-9)

Ⅳ 期　　所有其他转移(图 18-10)

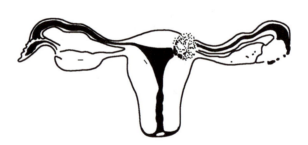

图 18-7　妊娠滋养细胞肿瘤解剖学分期 Ⅰ 期

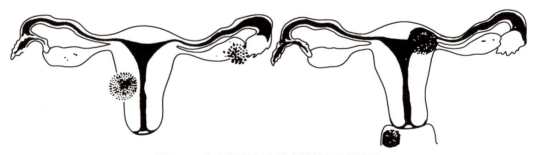

图 18-8　妊娠滋养细胞肿瘤解剖学分期 Ⅱ 期

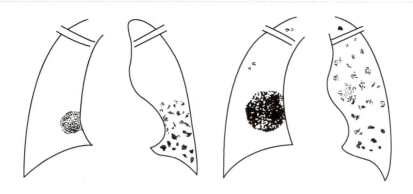

图 18-9　妊娠滋养细胞肿瘤解剖学分期Ⅲ期

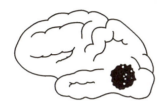
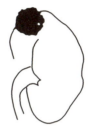
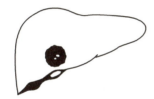

图 18-10　妊娠滋养细胞肿瘤解剖学分期Ⅳ期

知识点 11：

表 18-1　FIGO/WHO 预后评分系统修订版(2000 年)

评分	0	1	2	4
年龄 / 岁	<40	≥40	-	-
前次妊娠	葡萄胎	流产	足月产	-
距前次妊娠时间 / 月	<4	4~6	7~12	>12
治疗前血 hCG/(IU·L^{-1})	≤10^3	>10^3~10^4	>10^4~10^5	>10^5
最大肿瘤大小（包括子宫）	-	3~4cm	≥5cm	-
转移部位	肺	脾、肾	胃肠道	肝、脑
转移病灶数目	-	1~4	5~8	>8
先前失败化疗	-	-	单药	两种或以上药物

2. 妊娠滋养细胞肿瘤临床分期和评分的有关规定。

(1)解剖学分期中的肺转移根据肺 CT 检查。

(2)预后评分系统中的肺部病灶以 X 线胸片作为标准。

(3)对有肺部或阴道转移者应选择颅脑及上腹部 CT 或核磁共振检查,以除外肝、脑转移。肝转移采用超声或上腹部 CT 或 MRI 检查,脑转移采用颅脑 CT 或 MRI 检查。

3. 该患者的临床分期 患者盆腔超声提示子宫病灶,无子宫外转移征象,解剖学分期为Ⅰ期。患者年龄 <40 岁 0 分,前次妊娠葡萄胎 0 分,距前次妊娠时间 1 个月 0 分,治疗前血 hCG 6 534IU/L 1 分,最大肿瘤大小(包括子宫)3.5cm 1 分,转移部位 0 分,转移病灶数目 0 分,先前失败化疗 0 分,共 2 分。该患者诊断为妊娠滋养细胞肿瘤(Ⅰ期,2 分)。

思路 3 :妊娠滋养细胞肿瘤的治疗方案。

1. 低危妊娠滋养细胞肿瘤治疗

(1)首选单一药物化疗。停止化疗指征:hCG 正常后至少巩固化疗 1 疗程,通常为 2~3 疗程。

(2)若患者无子宫外转移灶且不要求保留生育功能,也可选择全子宫切除术和辅助化疗,双侧卵巢应予保留。辅助化疗应在手术同时实施,采用单一药物,单疗程或多疗程至 hCG 正常均可。辅助性化疗一般不增加手术和化疗本身的并发症。

知识点 12 :表 18-2 为推荐常用单药化疗药物及其用法

表 18-2 推荐常用单药化疗药物及其用法

药物	剂量、给药途径、疗程日数	疗程间隔
MTX	0.4mg/(kg·d)肌内注射,连续 5 日	2 周
Weekly MTX	50mg/m² 肌内注射	1 周
MTX+CF	1mg/(kg·d)肌内注射,第 1,3,5,7 日 0.1mg/(kg·d)肌内注射,第 2,4,6,8 日(24h 后用)	2 周
Act-D	10~12μg/(kg·d)静脉滴注,连续 5 日	2 周
5-FU	28~30mg/(kg·d)静脉滴注,连续 8~10 日	2 周

注:MTX 为氨甲蝶呤,CF 为四氢叶酸,Act-D 为放线菌素 D,5-FU 为 5- 氟尿嘧啶。

2. 高危妊娠滋养细胞肿瘤治疗

(1)化疗:联合化疗,首选 EMA-CO 方案(表 18-3)。

(2)手术:作为辅助治疗,对控制大出血等各种并发症、消除耐药病灶、减少肿瘤负荷和缩短化疗疗程等方面有一定作用,故特定情况可应用。

1)全子宫切除术:对于大病灶、耐药病灶或病灶穿孔出血者,应在化疗的基础上给予手术。对于有生育要求的年轻妇女,若病灶穿孔出血或子宫耐药病灶为单个且血 hCG 水平不高、子宫外转移灶已控制时,可考虑做病灶剔除加子宫修补术。

2)肺叶切除术:对于多次化疗未能吸收的孤立的耐药病灶,血 hCG 水平不高时可考虑。由于肺转移灶吸收后形成的纤维化结节可以在血 hCG 转阴后在 X 线胸片上较长时间存在,决定手术前应注意鉴别。

(3)放射治疗:主要用于肝、脑转移和肺部耐药病灶的治疗,较少应用。

(4)停止化疗指征:hCG 正常后继续化疗 3 个疗程,其中第 1 个疗程必须为联合化疗。

知识点 13 ：

表 18-3　联合化疗方案及其用法

方案	剂量、给药途径、疗程日数	疗程间隔
EMA-CO		2 周
第一部分 EMA		
第 1 日	VP-16 100mg/m^2 静脉滴注	
	Act-D 0.5mg 静脉注射	
	MTX 冲击疗法 100mg/m^2 静脉注射	
	MTX 200mg/m^2 静脉滴注 12h	
第 2 日	VP-16 100mg/m^2 静脉滴注	
	Act-D 0.5mg 静脉注射	
	CF 15mg 肌内注射 12h/ 次，共 2 次	
	（从注射 MTX 开始算起 24h 给药）	
第 3 日	CF15mg 肌内注射 12 小时 / 次，共 2 次	
第 4~7 日	休息（无化疗）	
第二部分 CO		
第 8 日	VCR 1.0mg/m^2 静脉注射	
	CTX 600mg/m^2 静脉注射	
5-FU+KSM		3 周
	5-FU 26~28mg/（kg·d）静脉滴注 8 日	
	KSM 6μg/（kg·d）静脉滴注 8 日	

注 ：EMA-CO 为　VP-16 为依托泊苷，Act-D 为放线菌素 D，MTX 为氨甲蝶呤，CF 为四氢叶酸，VCR 为长春新碱，CTX 为环磷酰胺，5-FU 为 5- 氟尿嘧啶，KSM 为更生霉素。

3. 毒副反应防治　主要毒副反应为骨髓抑制，其次为消化道反应，肝、肾功能损害及脱发等。所以化疗前应先检查骨髓及肝肾功能等，用药期间严密观察，注意防治。

4. 治疗结束后随访　第一次随访在出院后 3 个月，然后每 6 个月 1 次至 3 年，此后每年 1 次至 5 年。随访内容同葡萄胎。

思路 4 ：该患者的治疗方案。

该患者为 I 期低危妊娠滋养细胞肿瘤，年轻、有生育要求，治疗方案首选氨甲蝶呤单一药物化疗。

一线化疗住院诊治经过

患者入院后行氨甲蝶呤单药化疗，0.4mg/kg，每日肌内注射连续 5 日。第一次化疗前血 hCG 6 534IU/L，化疗后 2 840IU/L；第二次化疗前血 hCG 771IU/L，化疗后 703IU/L；第三次化疗前血 hCG 645IU/L，化疗后 667IU/L，第四次化疗前血 hCG 654IU/L，复查盆腔超声 ：右宫角部肌层病灶直径 19mm 不均回声，局部血流丰富，双侧附件无殊。肺部 CT 无特殊。

【问题9】氨甲蝶呤单药化疗后，疗效评估如何？

思路1：化疗后疗效评估手段。

主要依据每周血hCG下降情况，结合妇科检查和影像学评估，排除病灶增大或新发。通常认为每疗程化疗结束18天内血hCG下降至少一个对数为有效。

思路2：妊娠滋养细胞肿瘤化疗耐药和复发的标准。

1. 耐药标准　目前尚无公认标准。一般认为，以下情况应考虑耐药。经化疗后，血hCG呈平台甚至上升，或影像学检查提示转移灶增大或新发。该患者已行3疗程化疗，虽然首次化疗后hCG下降良好，但之后血hCG均呈平台，需考虑耐药。

2. 复发标准　治疗后血hCG连续3次阴性，影像学检查提示病灶消失（残存阴影除外），3个月后出现血hCG再次升高（除外妊娠）或影像学检查发现新病灶则提示复发，若1年后出现上述情况为晚期复发，若3个月内出现上述情况为持续性妊娠滋养细胞肿瘤。

思路3：妊娠滋养细胞肿瘤影响耐药和复发的因素。

造成耐药和复发的因素很多，与临床处理密切相关的有：①治疗前评估不准确，将高危病例误判为低危，导致化疗方案选择不合理；②化疗疗程与剂量不足，使肿瘤细胞不能被有效抑制，诱导耐药的发生；③巩固化疗不充分，使残存的滋养细胞重新生长，导致复发；④出现耐药征象，未及时更改化疗方案；⑤全身广泛转移的患者，尤其是发生肝、脑转移的患者往往效果差，容易发生耐药和复发。

【问题10】该患者进一步如何治疗？

思路1：耐药或复发妊娠滋养细胞肿瘤的治疗原则。

妊娠滋养细胞肿瘤是一种可治愈的实体肿瘤，低危患者的治愈率几乎达100%，高危患者的治愈率也接近85%。因此对耐药或复发患者，仍应积极治疗，争取临床完全缓解。治疗方案应根据患者既往的治疗方法及反应、疾病程度等综合考虑，制订个体化治疗方案。

思路2：耐药或复发妊娠滋养细胞肿瘤的规范化治疗。

1. 化疗　化疗仍是耐药或复发妊娠滋养细胞肿瘤的首选治疗方法。低危患者单药化疗后若血hCG呈平台，可改为另一种单药化疗；若血hCG上升、转移灶增大或出现新的病灶、对两种单药化疗耐药则改为联合化疗。高危患者对初次化疗耐药，原则上建议转至具有治疗妊娠滋养细胞肿瘤丰富经验的医疗单位处理，推荐的化疗方案有EP-EMA或TE/TP方案等。动脉灌注化疗可提高耐药和复发患者的疗效。

2. 手术　对于重复复发患者或有持续孤立耐药病灶存在的患者，其治疗作用更显重要。在病灶持续存在的情况下，给予积极化疗的同时，联合子宫手术（全子宫切除或子宫病灶剔除术）或肺、脑及肝内孤立性耐药病灶的转移灶切除术，可以进一步改善患者的预后。手术时间的选择至关重要，只有在血hCG水平接近正常时进行，才能获得满意的治疗效果。

3. 放疗　放射治疗是局部治疗手段，需与全身化疗配合才能提高疗效。以下情况可考虑放疗：①在全身化疗的同时有肝、脑转移病灶；②肝、脑转移瘤耐药；③肺大块转移瘤耐药病灶存在。

思路3：该患者的下一步治疗方案。

该患者目前考虑氨甲蝶呤单药耐药，化疗后血hCG下降呈平台，未发现有转移征象，故更改另一种化疗药物放线菌素D继续单药化疗。

化疗耐药后住院诊治经过

患者于10月6日开始行放线菌素D单药化疗，600μg/d静脉滴注持续5日。2个周期化疗后血hCG正常3.7IU/L。之后继续放线菌素D巩固化疗3个疗程。

【问题11】耐药和复发妊娠滋养细胞肿瘤患者，如何进行随访及生育指导？

思路：完全缓解后需要终身严密随访。随访要求与初次治疗后相同。一般化疗停止后≥12月方可妊娠。

妊娠滋养细胞疾病诊治流程

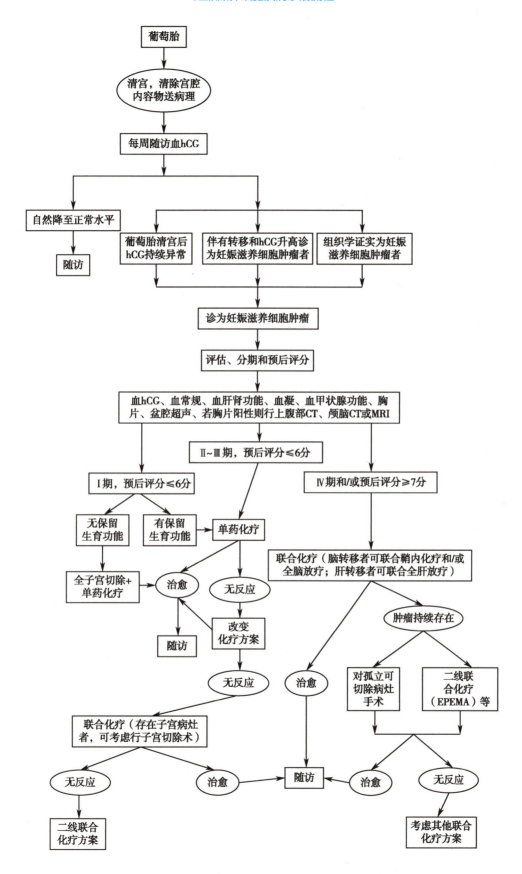

小　结

临床关键点：

1. 妊娠滋养细胞疾病是一组来源于胎盘滋养细胞的疾病，根据组织学不同可将其分为葡萄胎、侵蚀性葡萄胎、绒癌、胎盘部位滋养细胞肿瘤及上皮样滋养细胞肿瘤，而后四者统称为妊娠滋养细胞肿瘤。

2. 葡萄胎典型的临床表现是停经后阴道流血和子宫异常增大。辅助检查包括盆腔超声检查和血 hCG 测定等，组织学诊断是确诊依据。

3. 葡萄胎的治疗原则是及时清宫和术后定期血 hCG 随访。

4. 妊娠滋养细胞肿瘤的临床表现主要是异常阴道流血和 / 或转移灶出血引起的相应症状。血 hCG 的异常升高是主要诊断依据，影像学和组织学证据可支持诊断，但不是必要的。

5. 妊娠滋养细胞肿瘤的治疗原则是以化疗为主，结合手术、放疗等其他治疗，实施分层个体化治疗。

（谢　幸）

推荐阅读资料

［1］谢幸，孔北华，段涛 . 妇产科学 . 9 版 . 北京：人民卫生出版社，2018.

［2］中华医师协会妇产科医师分会子宫内膜异位症专业委员组，中华医学会妇产科学分会子宫内膜异位症协作组 . 子宫内膜异位症长期管理中国专家共识 . 中华妇产科杂志，2018，12 (53): 836-841.

［3］GUSTOFSON RL, KIM N, LIU S, et al. Endometriosis and the appendix: a case series and comprehensive review of the literature. Fertil Steril, 2006, 86 (2): 298.

［4］SINAII N, PLUMB K, COTTON L, et al. Differences in characteristics among 1 1000 women with endometriosis based on extent of disease. Fertil Steril, 2008, 89 (3): 538.

［5］CHENG YM, WANG ST, CHOU CY. Serum CA12-5 in preoperative patients at high risk for endometriosis. Obstet Gynecol, 2002, 99 (3): 375.

［6］SCHENKEN R, ROCK J, GUZICK D, et al. Revised American Society for Reproductive Medicine classification of endometriosis: 1996. Fertility Sterility, 1997, 67 (5): 817-821.

第十九章　子宫内膜异位症和子宫腺肌病

第一节　子宫内膜异位症

具有生长功能的子宫内膜组织(腺体和间质)出现在子宫腔被覆内膜及宫体肌层以外的其他部位时,我们称之为子宫内膜异位症(endometriosis,简称"内异症")。绝大多数内异症位于盆腔脏器和壁层腹膜,以卵巢与盆腔腹膜最常见,但体内几乎所有部位都可出现。按其发病部位与浸润深度,可分为卵巢型、腹膜型、深部浸润型以及其他特殊类型。内异症的主要症状为痛经、慢性盆腔痛、不孕及性交不适等。腹腔镜检查并行活组织检查是确诊内异症的标准方法,药物治疗适用于症状明显、有生育要求及卵巢内膜异位囊肿 <3cm 者,手术适用于药物治疗无效、试孕失败或卵巢囊肿较大者。

首次门诊病例摘要

患者,女,31 岁,因"继发性渐进性痛经 5 年,婚后 3 年未孕"于 2013 年 1 月 7 日至妇科门诊就诊。患者自诉近 5 年来出现痛经,经期第 1~2 天尤其明显,月经前后 2~3 天点滴状出血,伴肛门坠胀,大便次数增加。近 3 个月痛经加重,需服用止痛药(具体不详)。患者已结婚三年,婚后性生活正常且未避孕,但至今未孕。男方精液检查正常。月经 13 岁初潮,5~6 天/26~28 天,量中,既往无痛经,末次月经 2013-1-1。生育史 0-0-1-0,7 年前曾人流一次。

【问题 1】通过病史采集,我们首先获得的临床信息是什么?

思路:患者病史中的关键词包括"痛经"和"不孕",至于这两个病症是同一原因造成的(一元论)还是两个不相关的疾病引起(二元论),目前从病史中还无法明确,因此,应首先分别列出可能导致痛经和不孕的疾病,然后通过进一步询问病史、完善辅助检查来缩小诊断范围。

【问题 2】哪些原因会导致痛经?

思路:痛经分为原发性和继发性两种。原发性是无盆腔器质性病变的痛经,始于初潮或其后不久;继发性通常是器质性盆腔疾病的后果,从本例病史来看,该患者属于继发性痛经,多见于内异症或子宫腺肌病。

【问题 3】哪些原因会导致不孕?

思路:目前该患者病情符合继发不孕的诊断。不孕症原因繁复,一般分为女方、男方、双方及不明原因四类可能。本例中男方因素已基本排除。

【问题 4】根据目前情况,还需补充询问哪些病史资料?

思路:首先询问女方是否曾行相关生殖系统检查,如妇科超声、排卵监测、输卵管造影等,排除器质性疾病;同时还应了解现任丈夫与七年前流产时是否为同一伴侣。另外,还应就痛经情况做进一步了解,如痛经严重程度(建议采用视觉疼痛评分来分度)、是否有性交痛、非经期时是否也有腹痛表现,是否基于上述病症做过特殊检查或治疗、治疗效果如何等。

【问题 5】采集病史后,"内异症"或者"子宫腺肌病"应该是大多数医生首先会想到的疾病,那它们各有哪些临床表现呢?

思路:要想诊断一个疾病,首先必须要熟悉它典型的症状。"内异症"和"子宫腺肌病"虽同为异位内膜引起的疾病,但两者的发病机制及组织发生学不尽相同,临床表现也有所区别,应在采集病史、体检和辅助检查中注意鉴别。

知识点 1：子宫内膜异位症的典型症状

1. 疼痛　70%~80% 的内异症患者均有不同程度的盆腔疼痛,与病变严重程度不完全平行,包括痛经(典型者为继发性痛经,并渐进性加重)、非经期腹痛(CPP、性交痛及排便痛等)卵巢内异症囊肿破裂可引起急性腹痛。

2. 不孕　约 50% 的内异症患者合并不孕。

3. 月经异常。

4. 盆腔包块。

5. 特殊部位的内异症则表现为各种症状并常伴有周期性变化,也可合并盆腔内异症的临床表现。①消化道内异症:大便次数增多或便秘、便血、排便痛等;②泌尿道内异症:尿频、尿痛、血尿及腰痛,甚至造成泌尿系统梗阻及肾功能障碍;③呼吸道内异症:经期咯血及气胸;④瘢痕内异症:剖宫产等手术后腹壁切口瘢痕处结节、会阴切口或切口瘢痕结节,经期增大,疼痛加重。

仍有部分患者未报告任何症状,而是在影像学检查中发现卵巢子宫内膜异位囊肿,或因其他指征手术时发现子宫内膜异位病灶。

知识点 2：子宫腺肌病的症状

主要症状是经量过多、经期延长(45%~50%)和逐渐加重的进行性痛经(25%),疼痛位于下腹正中,常于经前一周开始,直至月经结束。有 35% 患者无典型症状。部分患者可有不明原因的月经中期阴道流血、性欲减退等症状。

【问题 6】为进一步明确诊断,体格检查需要注意哪些问题?

思路:因"继发性痛经、继发不孕"常见于内异症、慢性盆腔炎等疾病,因此,体检时应注意,阴道内有无脓性分泌物,宫颈有无内异症病灶或其他明显病变,后穹窿、子宫后壁及宫骶韧带处有无触痛结节(内异症好发处),子宫有无增大或突起(子宫肌瘤、子宫腺肌病),双侧附件区有无增厚、包块、压痛(内异症囊肿、炎性包块)。对已婚者行三合诊是必要的,对未婚者可仅行肛查,需通过肛门指诊评估直肠子宫陷凹的情况。

妇 科 检 查

外阴检查(-);阴道通畅;宫颈光滑,肥大;宫体前位,固定,略大,质正常,无压痛,活动差,后壁下方有触痛性结节,如黄豆大,双侧宫骶韧带增粗,触痛(+);右侧附件区可以触及 5cm 直径的囊性包块,与子宫右后侧粘连固定,活动差,触痛明显。左侧附件无增厚,无压痛,未及包块。肛查直肠子宫内膜陷凹内硬结感,固定,触痛(+)。

【问题 7】通过上述妇科检查,可考虑什么诊断?

思路:妇科检查出现较多的阳性体征,如子宫后壁下方触痛性结节、双侧宫骶韧带增粗,触痛(+)、右侧附件区囊性包块伴触痛。结合之前的痛经病史,应首先考虑诊断为内异症,包括卵巢型(俗称卵巢巧克力囊肿)与深部浸润型(累及宫骶韧带、子宫直肠隔可能)。

知识点 3：内异症的典型体征

内异症患者的体征与病变发生部位关系密切(图 19-1)。典型盆腔内异症双合诊及三合诊检查时,可发现子宫后倾固定,直肠子宫陷凹、宫骶韧带或子宫后壁下方可扪及触痛性结节,一侧或双侧附件处触及囊实性包块,活动度差。病变累及直肠阴道间隙时,可在阴道后穹窿触及、触痛明显,或直接看到局部隆起的小结节或紫蓝色斑点。卵巢异位囊肿较大时,妇科检查可扪及与子宫粘连的肿块。囊肿破裂时腹膜刺激征阳性。

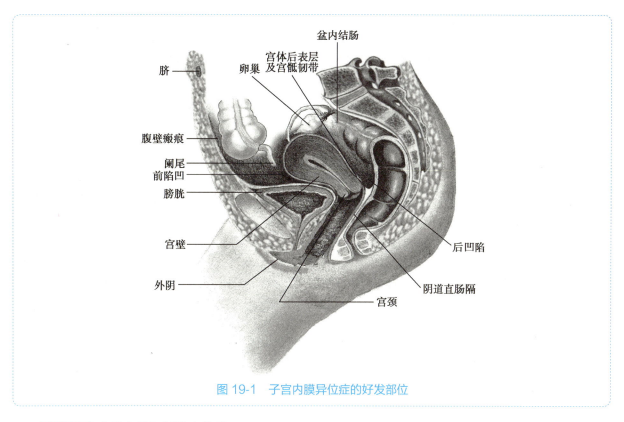

图 19-1 子宫内膜异位症的好发部位

【问题 8】内异症是如何发生的呢？

思路：内异症的发病机制至今仍未明了，关于异位子宫内膜的来源有很多经典的学说，如异位种植学说、体腔上皮化生学说、诱导学说、遗传因素、免疫与炎症因素，以及国内学者提出的"在位内膜决定论"。但任一学说都不能完全解释内异症的所有方面。

辅 助 检 查

超声显示：子宫后倾，大小 46mm×56mm×59mm，子宫内膜 3.9mm，宫壁回声欠均匀，于后壁探及一约 12mm×13mm×14mm 低回声，右卵巢 41mm×54mm×49mm 囊性包块，有分隔，囊性，子宫后壁血流丰富。提示：①子宫肌瘤；②右卵巢囊性肿块。

【问题 9】辅助检查的结果是否符合之前"内异症"的诊断？

思路：从超声结果来看，我们可以发现子宫大小基本正常，有一枚直径约 1cm 的子宫肌瘤，右卵巢可见一个直径约 5cm 的囊性包块，结合之前的病史，该包块不排除就是子宫内膜异位囊肿，但确诊还需要手术后病理诊断。

知识点 4：内异症的影像学表现

超声检查是诊断卵巢异位囊肿和膀胱、直肠内异症的重要方法，可确定异位囊肿位置、大小和形状，其诊断敏感性和特异性均在 96% 以上。典型的囊肿呈圆形或椭圆形，周围常与子宫粘连，囊壁厚而粗糙，囊内有细小的絮状光点（图 19-2）。因囊肿回声图像无特异性，不能单纯依靠超声图像确诊。

盆腔 MRI 对盆腔内异症有诊断价值，但费用昂贵，更适于深部浸润型内异症的辅助检测，不作为常规的影像学检查手段。

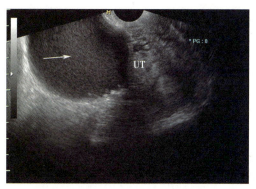

图 19-2 内异症典型超声表现

【问题10】根据以上资料,还需要增加什么辅助检查?

思路:目前既然已经把首要诊断定格在"内异症",那进一步需做的辅助检查主要有两个目的。①进一步寻找支持这一诊断的证据;②通过必要的辅助检查对易混淆的其他诊断做出鉴别。对这一案例中的患者来说,还可以完善 CA12-5 的检查,以进一步印证"内异症"的诊断。

知识点 5:血清 CA12-5 测定在内异症中的作用

大多数内异症的血清 CA12-5 浓度增高,重症患者更为明显,但变化范围很大,临床上多用于重度内异症和疑有深部异位病灶者。在诊断早期内异症时,腹腔液 CA12-5 值较血清值更有意义。但 CA12-5 在其他疾病如卵巢癌、盆腔炎性疾病中也可以出现增高,CA12-5 诊断内异症的敏感性和特异性均较低,与腹腔镜相比尚缺乏作为诊断工具的价值。但血清 CA12-5 水平用于监测异位内膜病变活动情况更有临床价值,动态检测 CA12-5 有助于评估疗效和预测复发。

【问题11】有哪些疾病需要与内异症相鉴别呢?

思路:该案例中的关键词是"痛经"和"右卵巢囊肿",因此,主要应从这两个方面进行鉴别诊断,容易混淆的疾病有子宫腺肌病、慢性盆腔炎、卵巢恶性肿瘤、慢性盆腔痛等,鉴别点如下。

1. 卵巢恶性肿瘤早期无症状,有症状时多呈持续性腹痛、腹胀,病情发展快,一般情况差,超声图像显示包块为混合性或实性,血清 CA12-5 值多明显升高,一般大于 100IU/ml。

2. 盆腔炎性包块多有急性或反复发作的盆腔感染史,疼痛无周期性,平时亦有下腹部隐痛,可伴发热和白细胞增高等,抗生素治疗有效。

3. 子宫腺肌病的痛经症状与内异症相似,但多位于下腹正中且更剧烈,子宫多呈均匀性增大,质硬。经期检查时,子宫触痛明显,此病常与内异症并存。

4. 慢性盆腔痛多为非周期性盆腔部位疼痛,持续达 3~6 个月以上,对非阿片类药物治疗无效,疼痛程度与病变程度不一定成正比,腹腔镜检查或开腹探查有助诊断。有时检查可发现存在内异症、盆腔炎性疾病、盆腔粘连和盆腔静脉淤血综合征等,但有时找不到明确的妇科原因,而可能是隐匿性躯体疾病(如肠道激惹综合征)和非躯体性(精神源性)疾病的表现。

【问题12】如果确实患的是内异症,该患者病情严重程度如何评判?

思路:如需评估内异症的严重程度,一般要在腹腔镜手术后才能较为客观、全面地作出判断。我国目前多采用美国生育学会(AFS)提出的《修正内异症分期法(1997)》(表 19-1)。内异症分期需在腹腔镜下或剖腹探查手术时进行,要求详细观察并对异位内膜的部位、数目、大小、粘连程度等进行记录,最后进行评分。该分期法虽与患者症状的相关性并不强,但有利于评估疾病严重程度、正确选择治疗方案、准确比较和评价各种治疗方法的疗效,并有助于判断患者的预后及后续生育可能性。

知识点 6:

表 19-1 ASRM 修正内异症分期法(1997 年)

患者姓名_____日期_____

Ⅰ期(微型):1~5 分　腹腔镜_____　剖腹手术_____　病理_____

Ⅱ期(轻型):6~15 分　推荐治疗_____

Ⅲ期(中型):16~40 分　_____

Ⅳ期(重型):> 40 分

总分_____　预后_____

异位病灶		病灶大小			粘连范围		
		< 1cm	1~3cm	> 3cm	< 1/3 包裹	1/3~2/3 包裹	> 2/3 包裹
腹膜	浅	1	2	4			
	深	2	4	6			

续表

异位病灶		病灶大小				粘连范围		
		< 1cm	1~3cm	> 3cm		< 1/3 包裹	1/3~2/3 包裹	> 2/3 包裹
卵巢	右浅	1	2	4	薄膜	1	2	4
	右深	4	16	20	致密	4	8	16
	左浅	1	2	4	薄膜	1	2	4
	左深	4	16	20	致密	4	8	16
输卵管	右				薄膜	1	2	4
					致密	4	8	16
	左				薄膜	1	2	4
					致密	4	8	16
直肠子宫陷凹		部分消失	4		完全消失	40		

注:若输卵管全部被包裹,应为 16 分

其他子宫内膜异位灶:_____   相关病理:_____

_____   _____

【问题 13】患者担心自己患的内异症有可能是恶性的吗?

思路:内异症可能与一些卵巢癌的类型有关,但总体来说恶变的可能性极小。一般来说,内异症恶变的发生率低于 3%。有以下情况时应警惕恶变。

1. 囊肿直径 >10cm 或短期内明显增大。

2. 绝经后复发。

3. 疼痛节律改变,痛经进展或呈持续性。

4. 影像学检查发现,囊肿呈实性或乳头状结构,彩色多普勒超声示病灶血流丰富,阻力指数低。

5. 血清 CA12-5 明显升高(>200IU/L)。

内异症恶变的部位主要在卵巢,其他部位如阴道直肠隔、腹部或会阴切口等,但较少。内异症恶变的治疗,遵循卵巢癌的治疗原则。

知识点 7:内异症恶变的诊断标准

1. 在同一卵巢中,内异症和癌并存。

2. 内异症和癌的组织学关系相类似。

3. 除外转移性恶性肿瘤。

4. 有良性内异症向恶性组织过渡的组织形态。

【问题 14】目前诊断已经基本明确,对于这位患者我们该如何治疗呢?

思路 1:治疗内异症的根本目的是"缩减和去除病灶,减轻和控制疼痛,治疗和促进生育,预防和减少复发"。治疗方法包括期待治疗、药物治疗和手术治疗,而在制订治疗方案时,需考虑以下几个主要因素。①年龄;②生育要求;③症状的严重程度;④既往治疗史;⑤病变部位及范围;⑥患者的意愿;⑦随访条件;⑧经济条件。强调治疗个体化,从而使患者的利益最大化。

思路 2:症状轻或无症状的轻微病变可选用期待治疗;有生育要求的轻度患者经过全面诊断评估后可以先给予药物治疗,较重者选择手术治疗,可尽量行保留生育功能手术;年轻无生育要求的重度患者,或存在较大内膜囊肿的患者,需要切除子宫时可尽量行保留卵巢功能手术;无论采取上述何种保守术式,术后均应辅助药物治疗以期长期管理。对于症状及病变均严重的无生育要求者,考虑行根治性手术。

思路 3 :手术治疗适用于药物治疗后症状不缓解、局部病变加剧、生育功能未恢复者,较大的卵巢内膜异位囊肿者,或其他需行手术确定卵巢囊肿病理类型者。而对于病情评估不够完善、反复手术后仍存在盆腔痛者,或接近绝经的患者,我们不推荐手术治疗。腹腔镜手术(图 19-3)是首选的手术方法,目前认为腹腔镜确诊、手术 + 药物为内异症的金标准治疗。因此,考虑该内异症患者合并有卵巢囊肿且继发不孕,手术治疗应该是她的首选治疗方案。但需注意,手术切除囊肿的同时会减少卵巢储备。为了保护卵巢储备,无症状且较小(≤ 5cm)的子宫内膜异位囊肿可不处理。

此处也应当注意,在临床中当第一次发现卵巢囊肿时,尤其是超声提示为"无回声"且直径小于 5cm 的囊肿,若无急诊手术指征,可在下一次月经周期的第 5~7 天复查超声以了解囊肿情况,以排除生理性囊肿,避免不必要的手术。

思路 4 :既然手术是该患者目前首选的治疗方案,该如何选择手术方式?

考虑患者较年轻且有生育要求,建议首先进行卵巢储备功能的检查(如抗苗勒管激素、基础 FSH 等)并综合评估其生育能力,如基本正常则进一步行腹腔镜下保留生育功能的手术,术后尽早妊娠以避免短期内复发。同时,考虑到该患者"继发不孕"的诊断,建议患者术中同时行宫腔镜检查 + 输卵管通液术。

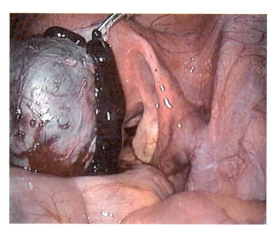

图 19-3　腹腔镜下子宫内膜异位囊肿手术

知识点 10：内异症的手术方式

考虑到内异症易复发的特点，反复的手术操作应尽量被避免。故手术方案应结合患者年龄、生育要求、症状及此前手术效果决定，在患者绝经前使其丧失生育能力及手术性绝经需格外慎重。

1. 保留生育功能手术　切净或破坏所有可见的异位内膜病灶、分离粘连、恢复正常的解剖结构，但保留子宫、一侧或双侧卵巢，至少保留部分卵巢组织。适用于药物治疗无效、年轻和有生育要求的患者。术后复发率约 40%，因此术后应尽早妊娠或使用药物以减少复发。

2. 保留卵巢功能手术　切除盆腔内病灶及子宫，保留至少一侧或部分卵巢。适用于合并子宫病变（最常见子宫腺疾病）的Ⅲ、Ⅳ期患者、症状明显且无生育要求的绝经前患者。术后复发率约 5%。

3. 根治性手术　将子宫、双附件及盆腔内所有异位内膜病灶予以切除和清除，适用于 45 岁以上重症患者。术后如不用雌激素补充治疗者极少复发。双侧卵巢切除后，即使盆腔内残留部分异位内膜病灶，也能逐渐自行萎缩退化直至消失。

术中若发现可能影响生育力或者符合患者疼痛位置的粘连，需予以松解。

较开腹手术而言，腹腔镜手术能更好地观察操作区域（通过透镜放大）、疼痛较轻、住院时间更短、恢复期更短且手术部位更美观，是在内异症的手术治疗中是更为优异的手术方法。

【问题 15】该患者在术前谈话中应注意哪些方面？

思路：考虑到患者疾病的特殊性，谈话时应注意以下几点。

1. 该疾病复发率较高，尤其是保留生育功能的手术，近一半患者术后出现复发，因此患者应有足够的心理准备并理解。

2. 内异症囊肿往往会合并有盆腔散在的内异症病灶，并表现为盆腹腔内多处粘连，因此手术损伤的风险亦同时存在，常见的损伤部位包括肠管、膀胱、输尿管等。

3. 因上述粘连等原因，不排除腹腔镜手术中间转开腹的可能，但较少见。

4. 患者妊娠的意愿较为迫切，但需客观地告知患者手术后并不能保证一定能够成功妊娠，因为妊娠涉及很多方面因素，不过可以肯定的是，手术能够在一定程度上提高妊娠的成功率。

5. 术前应与患者充分沟通并了解其手术目的，是为治疗巧克力囊肿、痛经还是不孕症，以免进行不必要的手术，或因术后未能达到患者要求而产生医患矛盾。

手 术 情 况

患者门诊检查抗苗勒管激素正常，经医生对其生育力综合评估后于 2013 年 2 月 2 日行宫腹腔镜联合探查术，术中见子宫大小正常，后壁下方见一枚直径 1cm 左右的子宫肌瘤，左附件外观正常，右卵巢囊肿直径约 5cm，外观呈灰紫色，与周围组织（子宫壁、肠管）少许粘连，右输卵管伞端部分闭锁，道格拉斯陷窝见数个蓝紫色结节。遂行盆腔粘连分解术＋右侧卵巢囊肿剥除术＋道格拉斯窝病灶切除术＋子宫肌瘤剥除术。宫腔镜下见子宫内膜光滑，双侧输卵管开口清晰。术中同时行双侧输卵管通液术，双侧输卵管基本通畅。手术顺利，术后病理结果符合"子宫内膜样囊肿"诊断，出血约 20ml。患者术后 3 天出院。

190101

腹腔镜下卵巢囊肿剥除术（视频）

【问题 16】术后病理结果符合"子宫内膜样囊肿"诊断，那么内异症的病理表现究竟是怎样的呢？

思路：内异症的基本病理变化是异位子宫内膜随卵巢激素变化而发生周期性出血，导致周围纤维组织增生和囊肿、粘连形成，最终发展成为大小不等的紫褐色实质性结节或包块。

典型的异位内膜组织在镜下可见子宫内膜上皮、腺体、内膜间质、纤维素及出血等成分。出血来自间质内血管，镜下找到少量内膜间质细胞即可确诊内异症。临床表现和术中所见很典型，即使镜下仅能在卵巢囊壁中发现红细胞或含铁血黄素细胞等出血证据，亦应视为内异症。

【问题 17】本例术中为什么一定要做输卵管通液术？

思路：该患者诊断为"继发不孕"，而在不孕症的病因当中，输卵管因素占了不小的比重，很多患者就是由于输卵管粘连导致不孕。因此，术中同时行输卵管通液术既能了解双侧输卵管通畅情况，通液本身又可以疏通疏松的粘连。而且在行腹腔镜手术时，能够直视输卵管，此时如果输卵管通液出现异常，如输卵管粘连、闭锁,可以及时进行腹腔镜下手术(如输卵管造口术),从而避免了二次手术,同时大大增加了不孕症患者的术后妊娠机会。

【问题18】如何评价内异症患者的生育能力?

推荐采用子宫内膜异位症生育指数(endometriosis fertility index,EFI)(表19-2)进行判断。该患者得分6分,预估术后自然妊娠率约60%。

表 19-2 内异症生育指数的评分标准

病史因素	评分/分	手术因素	评分/分
年龄 ≤ 35 岁	2	LF 评分 7~8 分	3
年龄 36~39 岁	1	LF 评分 4~6 分	2
年龄 ≥ 40 岁	0	LF 评分 0~3 分	0
不孕年限 ≤ 3 年	2	ASRM 评分(异位病灶评分之和)<16 分	1
不孕年限 >3 年	0	ASRM 评分(异位病灶评分之和)≥ 16 分	0
原发性不孕	0	ASRM 总分 <71 分	1
继发性不孕	1	ASRM 总分 ≥ 71 分	0

注:LF 为最低功能评分(least function),指单侧(左侧或右侧)输卵管、输卵管伞端、卵巢 3 个部位各自进行评分,两侧均取单侧评分最低者,两者相加即为 LF 评分,以此纳入最后的统计。

根据 3 个部位的情况,将评分分成 0~4 分。4 分为功能正常,3 分为轻度功能障碍,2 分为中度功能障碍,1 分为重度功能障碍,0 分为无功能或缺失。

LF 评分标准:

(1)输卵管

轻度功能障碍:输卵管浆膜层轻微受损;

中度功能障碍:输卵管浆膜层或肌层中度受损,活动度中度受限;

重度功能障碍:输卵管纤维化或轻中度峡部结节性输卵管炎,活动度重度受限;

无功能:输卵管完全阻塞,广泛纤维化或峡部结节性输卵管炎。

(2)输卵管伞端

轻度功能障碍:伞端轻微损伤伴有轻微的瘢痕;

中度功能障碍:伞端中度损伤伴有中度的瘢痕,伞端正常结构中度缺失伴轻度伞内纤维化;

重度功能障碍:伞端重度损伤伴有重度的瘢痕,伞端正常结构大量缺失伴中度伞内纤维化;

无功能:伞端重度损伤伴有广泛的瘢痕,伞端正常结构完全缺失伴输卵管完全性梗阻或积水。

(3)卵巢

轻度功能障碍:卵巢体积正常或大致正常,卵巢浆膜层极小或轻度受损;

中度功能障碍:卵巢体积减小在 1/3~2/3,卵巢表面中度受损;

重度功能障碍:卵巢体积减小 2/3 或更多,卵巢表面重度受损;

无功能:卵巢缺失或完全被粘连所包裹。

【问题19】出院时对该患者的宣教应注意哪些方面?

思路:一方面,应向其进行手术后的常规宣教,如伤口的护理、术后门诊的随访、定期超声复查等等;另一方面,针对该患者的具体情况,应嘱患者术后尽快准备怀孕,包括监测排卵、指导性生活等,提高受孕机会。

【问题20】术后还需要进行哪些治疗避免疾病的进展及复发?

思路:术后易复发是内异症的特点之一,出院后的处理至关重要,直接影响了患者术后的复发率。对于术后无生育要求的患者来说,药物治疗可减少疾病复发的概率,减少再次手术率。目前较常用的术后处理有促性腺激素释放激素激动剂(GnRH-α)、口服短效避孕药、左炔诺孕酮宫内节育系统、人工合成高效孕激素等等,均能有效降低内异症的复发率,其中口服避孕药及左炔诺孕酮宫内节育系统同时还能起到很好的避孕效果。

【问题21】促性腺激素释放激素激动剂(GnRH-α)目前在临床中使用非常广泛,但其副作用明显,在临床使用中需注意什么?

GnRH-α 可下调垂体功能,造成药物暂时性去势及体内低雌激素状态。术后一般建议使用 3~6 个月。副作用主要是低雌激素血症引起的更年期症状,如潮热、阴道干燥、性欲下降、失眠及抑郁等,长期应用可引起骨质丢失。因此,应用 GnRH-α 3 个月以上,多主张应用 Add-back 方案。GnRH-α+ 反向添加方案的理论基础是依据"雌激素窗口剂量理论",不同组织对雌激素的敏感性不同,将体内雌激素水平维持在不刺激异位内膜的生长而又不引起更年期症状及骨质丢失的范围(雌二醇水平在 110~146pmol/L 之间),既不影响治疗效果又可减轻副作用,以延长治疗时间。

小　结

临床关键点:

1. 内异症多数位于盆腔脏器和壁腹膜,以卵巢、盆腔腹膜最常见。

2. 主要症状为下腹痛与痛经、不孕及性交不适。

3. 腹腔镜检查是确诊盆腔内异症的标准方法,需注意病理检查阴性并不能排除内异症诊断。

4. 治疗包括药物与手术治疗,主要根据患者年龄、症状、病变部位和范围及生育要求等综合考虑给予个体化治疗方案。

5. 沟通与交流　因涉及性生活等隐私信息,采集病史时应注意问诊技巧;该疾病常常盆腔粘连严重,手术难度大、术中易损伤、术后易复发,术前应详细告知;鉴于该疾病的特点,治疗后的妊娠机会仍然有限,需在治疗过程中反复与患者沟通,建立良好心态。

内异症诊治流程

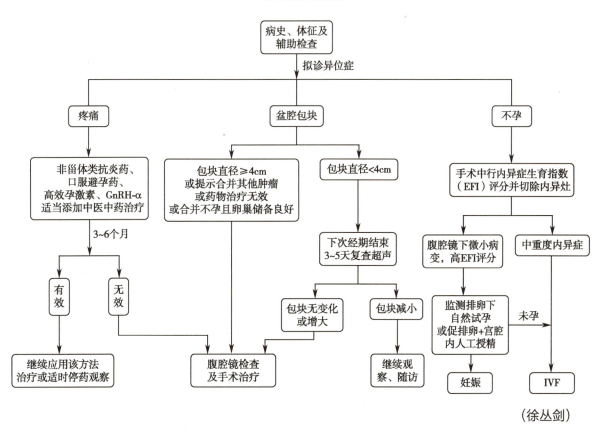

(徐丛剑)

第二节 子宫腺肌病

子宫腺肌病(adenomyosis)是指子宫内膜腺体和间质侵入子宫肌层中,伴随周围肌层细胞的代偿性肥大和增生。多发生于 30~50 岁经产妇,约 15% 同时合并子宫内膜异位症,约半数合并子宫肌瘤。虽对尸检和因病切除的子宫作连续切片检查,发现 10%~47% 子宫肌层中有子宫内膜组织,但其中 35% 无临床症状。子宫腺肌病与子宫内膜异位症病因有所不同,但均受雌激素的调节。

首次门诊病例摘要

患者,女性,36 岁。因"痛经 10 年伴经量增多 1 年"至妇科门诊就诊。自诉 14 岁初潮,既往月经规则,5天/28 天,经量中等,大约 10 年前开始出现痛经症状,无需口服止痛药物,近两年痛经程度逐渐加重。1 年前开始出现经量增多现象,经期每日需使用十余块卫生巾(最多可达二十余块),偶有头晕、乏力症状。生育史4-0-3-1。否认各类慢性病史及手术史,产后未行任何体检。

【问题 1】通过病史采集,我们首先获得的临床信息是什么?

思路 1：病史中患者为育龄期女性,其主要症状为渐进加重的"痛经"及"经量增多",可能伴有贫血。

思路 2：表现为"痛经"的疾病常见的有子宫内膜异位症、子宫腺肌病、宫颈粘连等,而导致经量增多的疾病比较复杂,包括肿瘤(如子宫肌瘤)、内分泌异常(如异常子宫出血)、凝血功能障碍、异物(如宫内节育器)、外源性药物等。

知识点 1：子宫腺肌病的主要症状

1. 经量过多、经期延长 子宫腺肌病患者中月经过多发生率为 40%~50%,表现为连续数个月经周期中经量多,一般大于 80ml,并影响女性身体、心理、社会和经济等方面的生活质量。月经过多主要与子宫内膜面积增加、子宫肌层纤维增生使子宫肌层收缩不良、子宫内膜增生因素有关。

2. 逐渐加重的进行性痛经 发生率约为 15%~30%。疼痛位于下腹正中,常于经前一周开始,直至月经结束。

思路 3：病史中患者有多次人工流产史,无慢性病史。人工流产与子宫腺肌病、宫腔/宫颈粘连等发病有关。

知识点 2：子宫腺肌病的病因

子宫腺肌病的异位内膜是由子宫的基底层内膜侵入肌层生长而来的,因此,所有导致子宫内膜基底层损伤的疾病,都与腺肌病发病密切相关,比如多次妊娠及分娩、人工流产、慢性子宫内膜炎等。另外,腺肌病常合并子宫肌瘤和子宫内膜增生,因此,高水平雌孕激素也可能是促进内膜向基层侵入生长的原因。

【问题 2】针对以上病史,还需要补充询问哪些信息吗?

思路：还需要询问以下问题。是否有性交痛? 疼痛部位? 如何避孕? 是否放置节育环? 月经周期是否出现改变? 是否出现压迫症状,如二便习惯的改变? 是否曾口服特殊药物? 是否存在其他部位的出血倾向,如鼻衄、牙龈出血?

通过以上这些病史的补充,可以帮助我们快速简单地进行初步诊断与鉴别诊断。但除此之外还是需要完整的体格检查及一些必要的辅助检查手段协助诊断。

体 格 检 查

一般检查:血压 100/70mmHg,心率 85 次 /min,轻度贫血貌,腹部无明显压痛,无反跳痛,移动性浊音阴性。

妇科检查:外阴发育正常,阴道畅,宫颈光滑,举痛阴性,子宫增大如孕 3 个月大小,质硬,无明显突起,宫体轻微压痛,双侧附件未及异常。

【问题 3】体格检查中有何异常表现?

思路:通过体检我们发现该患者有轻度贫血貌且子宫明显增大、质硬伴压痛,因此子宫腺肌病和子宫肌瘤是首先需要考虑的诊断。需要进一步通过辅助检查鉴别和诊断。

辅 助 检 查

阴道超声检查提示:子宫大小 58mm×67mm×72mm,子宫肌层见散在点状血流信号,子宫内膜 6mm。双侧附件区未见异常,盆腔内未见明显积液。

全血细胞分析结果:白细胞计数 $5.6×10^9/L$,血红蛋白 85g/L,血小板计数 $250×10^9/L$。

CA 12-5 :125.5IU/mL。

出凝血系列:正常。

宫颈脱落细胞学检查:正常。

【问题 4】结合辅助检查,目前该患者最可疑的诊断是什么?

思路:通过以上辅助检查,进一步印证了之前的判断,目前已经能够初步诊断为"子宫腺肌病,中度贫血"。但确诊仍需手术后的病理诊断结果。

知识点 3 :超声检查中子宫肌腺病的影像特点(图 19-4,图 19-5)

根据病灶的分布和回声特征,可以分为弥漫型、前 / 后壁型和局灶型。

1. 弥漫型　子宫呈球形增大。宫腔内膜线居中,肌层回声普遍增高,呈分布不均的粗颗粒状。

2. 前 / 后壁型　病变局限地分布在子宫前壁或后壁,偶见分布于侧壁。以后壁型较多见,超声表现为子宫呈不对称性增大、向后方隆起,宫腔内膜前移,前壁肌层回声正常,后壁肌层普遍增厚,回声不均,多呈栅栏状衰减,使整个子宫回声降低,粗颗粒状不均增强回声不多见。

3. 局灶型　子宫不规则增大,形态欠规则,局部隆起。灶内呈不均质高回声,伴少许回声衰减或呈栅栏状衰减。病灶周围肌层回声正常,病灶与正常肌层之间没有明显边界。子宫腺肌瘤属于此类。

彩色多普勒中,子宫内部血流信号较正常增多,但一般不出现丰富的血流信号。病灶处血流信号呈星点状、条索状散在分布或呈放射状排列。局灶型仅在病灶部位血流信号稍增多,病灶周围血流信号正常。

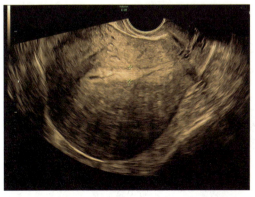

图 19-4　子宫腺肌病声像(经阴道扫查)

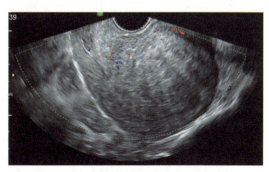

图 19-5　子宫腺肌病血流分布(经阴道扫查)

知识点4：子宫腺肌病的病理特点

巨检(图19-6A,B,C):异位内膜在子宫肌层多呈弥漫性生长,累及后壁居多,故子宫呈均匀性增大,前后径增大明显,呈球形,一般不超过12周妊娠子宫大小。剖面见子宫肌壁显著增厚且硬,无旋涡状结构,于肌壁中见粗厚肌纤维带和微囊腔,腔内偶有陈旧血液。少数腺肌病病灶呈局限性生长形成结节或团块,似肌壁间肌瘤,称为子宫腺肌瘤(adenomyoma),因局部反复出血导致病灶周围纤维组织增生所致,故与周围肌层无明显界限。

镜检(图19-7A,B):肌层内有呈岛状分布的异位内膜腺体及间质,特征性的小岛由典型的子宫内膜腺体与间质组成,且为不成熟的内膜,属基底层内膜,对雌激素有反应性改变,但对孕激素无反应或不敏感,故异位腺体常呈增生期改变,偶尔见到局部区域有分泌期改变。

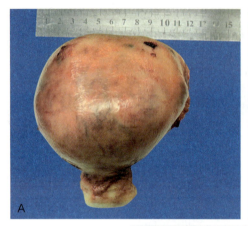
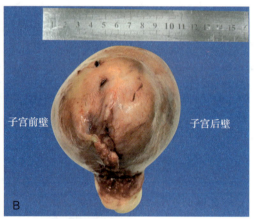
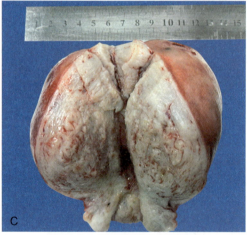

图 19-6　子宫腺肌病(前壁型)

A. 正面图；B. 侧面；C. 剖视图

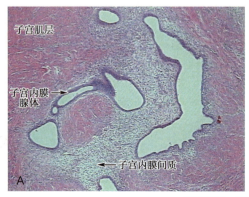
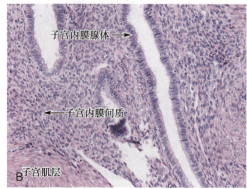

图 19-7　子宫腺肌病病理

A. 低倍镜；B. 高倍镜

可依据典型的进行性痛经和月经过多史、妇科检查子宫均匀增大或局限性隆起、质硬且有压痛而做出初步临床诊断。影像学检查是术前诊断本病最有效的手段,可酌情选择。部分子宫腺肌病患者血清 CA12-5 水平升高。确诊取决于术后的病理学检查。

【问题 5】子宫腺肌病主要需要与哪些疾病相鉴别?

思路:子宫腺疾病的常见临床症状为经量增多和痛经,因此要注意与这些疾病相鉴别(表 19-3)。

1. 有经量增多症状的相关疾病

(1)子宫肌瘤:临床上子宫腺肌病比较容易与之混淆的疾病是子宫肌瘤。两者发病群体相同,临床表现相似,故易将子宫腺肌病误诊为子宫肌瘤,误诊率可达 32%。另外子宫腺肌病常合并子宫肌瘤,所以超声等影像学手段常仅报告子宫肌瘤而忽略了对子宫腺肌病的诊断,不符合率可达 33.9%。

知识点 6：

表 19-3　子宫腺肌病与子宫肌瘤的鉴别

表现	子宫腺肌病	子宫肌瘤
渐进加重痛经	常见	少见
子宫形态	多均匀增大	多结节性增大
与月经关系	随月经改变,经期压痛显著	不随月经改变
超声	子宫壁增厚,内部有点状或索条状暗影,异于正常组织	子宫肌壁内无回声或低回声结节,周围有假包膜反射,彩超显示假包膜上有环状血流信号
血 CA12-5	部分升高	正常

(2)子宫肉瘤:都有异常子宫出血,子宫也有增大。子宫肉瘤多好发于中老年妇女,阴道出血的表现为不规则出血,与正常月经周期无关;肉瘤生长迅速,可出现压迫症状,亦可出现因肿瘤出血、坏死引起的腹痛。晚期患者可有恶液质表现。妇科检查子宫均匀增大,质地软。活检有助于鉴别。

(3)子宫内膜癌:好发于老年女性,临床表现为绝经后出血、无周期性出血,子宫均匀增大,质软。影像学表现为宫腔内不均质回声,可累及肌层。诊断性刮宫有助于鉴别诊断。

(4)其他:子宫腺疾病还应与常见的出血性疾病相鉴别,如卵巢功能异常、凝血功能异常导致的子宫出血,此类疾病根据病史、查体及影像检查可进行鉴别。

2. 有痛经症状的相关疾病

(1)子宫内膜异位症:表现为继发性痛经且进行性加重,可有经量增多、经期延长的表现,症状与子宫腺肌病相似,且 15% 的子宫腺肌病同时合并子宫内膜异位症,但后者疼痛多位于下腹部,尤其是偏向病灶侧。查体及影像学可见一侧或双侧附件囊实性包块,子宫正常大小。腹腔镜探查可鉴别。

(2)宫颈粘连:多于宫腔操作后出现闭经,伴有周期性疼痛。查体表现为宫颈口封闭,子宫增大,压痛明显。影像学可见宫腔积液,子宫肌层无明显改变。宫腔粘连分离后症状缓解。

【问题 6】根据患者的具体情况,该如何选择治疗方案?

思路:子宫腺肌病目前并无根治性的有效药物,且治疗方案众多,因此临床决策需结合患者的年龄、症状及生育要求进行个体化选择,并且常常结合手术、药物等综合性治疗方案。常用的治疗方案包括药物治疗、手术治疗及介入治疗。

本例患者可尝试使用左炔诺孕酮宫内节育系统治疗,既可以减少月经量,又能缓解痛经症状。但仍需与患者充分沟通并了解患者诉求,综合评估后制订最终治疗方案。

知识点7:子宫腺肌病的药物治疗

1. 对症治疗　对于症状较轻,仅要求缓解痛经症状,尤其是近绝经期的患者,可以选择在痛经时予以非甾体抗炎药对症处理。

2. 假绝经疗法　GnRH-α注射可以使体内的激素水平达到绝经的状态,从而使异位的子宫内膜逐渐萎缩而起到治疗的作用,也可以作为一部分病灶较大、手术困难的患者术前用药。但需要注意药物的副作用,并且停药后症状可复现,在GnRH-α治疗时应注意患者骨质丢失的风险,可以给予反向添加治疗和钙剂补充。

3. 假孕疗法　有研究显示口服避孕药物或孕激素可以使异位的子宫内膜蜕膜化和萎缩而起到控制子宫腺肌病发展的作用。部分患者选择放置左炔诺酮宫内缓释系统在子宫局部持续释放高效孕激素以控制子宫肌壁间的内膜异位病灶。

4. 中医治疗　以活血化瘀为原则。

知识点8:子宫腺肌病的手术治疗

1. 子宫腺肌病病灶切除术　适用于年轻或希望生育的子宫腺肌瘤患者,但因子宫腺肌病往往病灶弥漫并且与子宫正常肌肉组织界限不清,故如何选择切除的方式以减少出血、残留并利于术后妊娠是一个较棘手的问题。术后有复发风险。

2. 子宫切除术　适用于患者无生育要求,且病变广泛,症状严重,保守治疗无效。为避免残留病灶,以全子宫切除为首选,一般不主张次全子宫切除。是否保留卵巢,取决于卵巢有无病变和患者年龄。

腹腔镜下全子宫切除术(视频)

知识扩展:

子宫腺肌病的介入治疗

选择性子宫动脉栓塞术也可以作为介入治疗子宫腺肌病的方案之一。其作用机制有:①异位子宫内膜坏死;②子宫体变软,体积和宫腔内膜面积缩小;③阻断引起内膜异位的微小通道,降低复发率;④局部雌激素水平和受体数量下降;⑤在位内膜侧支循环的建立,恢复生长功能。

但是部分学者认为子宫动脉栓塞术会影响子宫及卵巢的血运,从而对妊娠有不利影响。可能会导致不孕、流产、早产并增加剖宫产率。

门诊复诊病例

患者放置左炔诺酮宫内节育系统半年后经量明显较前减少,痛经症状亦较前明显缓解。复查全血细胞分析正常,超声提示节育环位置正常,子宫大小较前略缩小。

【问题7】子宫腺疾病会发生恶变吗?

思路:恶变率低,较子宫内膜异位症(小于1%)发生恶变更为少见。

小　　结

临床关键点：

1. 多发生于生育年龄的经产妇,常合并内异症和子宫肌瘤。
2. 主要症状是经量增多、经期延长和逐渐加重的进行性痛经。
3. 有多种药物可供选择,但无根治性的药物,手术是主要治疗手段之一。

（王沂峰）

第二十章　盆底功能障碍性及生殖器官损伤疾病

　　女性生殖器官由于退化、创伤等因素，导致其盆底支持薄弱，使女性生殖器官与其相邻的脏器发生移位，临床上表现为子宫脱垂、阴道前后壁膨出、尿失禁等疾病。如损伤导致女性生殖器官与相邻的泌尿道、肠道有异常通道，临床上表现为尿瘘和粪瘘。盆底功能障碍（pelvic floor dysfunction，PFD），又称盆底缺陷（pelvic floor defects）或盆底支持组织松弛（relaxation of pelvic supports），是各种病因导致的盆底支持薄弱，进而盆腔脏器移位，连锁引发其他盆腔器官的位置和功能异常。

　　这些疾病虽非致命性疾病，却严重影响患者的生活质量。

第一节　盆腔器官脱垂

　　盆腔器官脱垂（pelvic organ prolapse，POP）是指盆腔器官脱出于阴道内或阴道外。2001年美国国立卫生研究院（NIH）提出：任何阴道节段的前缘达到或超过处女膜缘外1cm以上可定义为POP。可单独发生，但一般情况下为联合出现。POP的治疗与否一般取决于是否影响患者的生活质量，治疗有非手术和手术两种方法。

　　膀胱下降或突出到阴道前壁的上部称为膀胱膨出（图20-1）。阴道后壁上部膨出常伴随子宫直肠陷凹疝，因里面含有大量的肠管，称之为肠疝（图20-2）。阴道后壁下部的脱垂称为直肠膨出（图20-3）。阴道穹窿脱垂或阴道外翻见于经阴或经腹子宫切除术后，提示阴道上段支持结构的缺损。

病例摘要

　　患者，60岁，1-0-1-1，绝经9年，阴道口肿物在绝经后脱出渐进加重5年。35年前阴道分娩后自觉阴道口可自触及肿物，休息后可回纳。绝经后阴道口肿物脱出渐进加重，自觉如乒乓球大小，伴下腹坠胀不适，下午晚上为重，休息不能回纳，影响行走就诊。

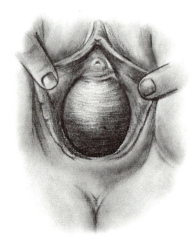

图 20-1　阴道前壁脱垂

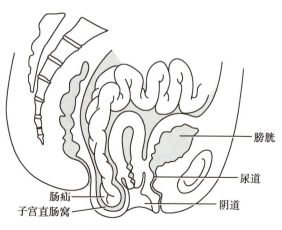

图 20-2　肠疝

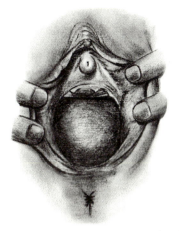

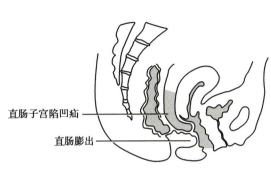

图 20-3 直肠膨出

【问题 1】 该患者属于盆腔器官脱垂吗？

思路 1： 阴道脱出肿物基本上多为盆腔器官脱垂，但应除外少见的外阴和阴道肿瘤和血管病变，故强调必须做妇科检查明确诊断。

知识点 1：正常盆腔解剖和支持结构

女性盆底是由封闭骨盆出口的多层肌肉和筋膜组成，尿道、阴道和直肠则经此贯穿而出。盆底组织承托并保持子宫、膀胱和直肠等盆腔脏器于正常位置。

盆底前方为耻骨联合下缘，后方为尾骨，两侧为耻骨降支、坐骨升支及坐骨结节。在解剖上，包括阴道、子宫、膀胱和直肠在内的盆腔器官，通过其两侧和后面的一对融合的肛提肌作用而维持于盆腔内。在盆底肌肉中，肛提肌起着最为主要的支持作用。肛提肌是一对宽厚的肌肉，两侧肌肉相互对称，向下向内聚集成漏斗状，每侧肛提肌由前向后外由耻尾肌、髂尾肌和坐尾肌三部分组成。肛提肌在前部不相连的区域称为肛提肌裂隙。肛提肌裂隙表面由泌尿生殖膈覆盖。尿道、阴道和直肠通过肛提肌裂隙和泌尿生殖膈与外界相通。盆腔内筋膜即覆盖盆腔器官表面的筋膜，它们在两侧聚集而形成韧带（包括耻骨尿道韧带、主韧带和子宫骶韧带）。这些韧带将盆腔器官与盆壁两侧的筋膜以及盆腔的骨性结构相连。阴道及其支持结构受损可引起尿道、膀胱、直肠和小肠突出到阴道内。

会阴体是会阴肌性组织的聚集点。虽然腹腔内容物对盆腔器官产生压力，但在肛提肌吊床和会阴体的作用下，盆腔器官维持于悬吊的位置。

知识扩展 1：

现代盆底解剖学理论

现代解剖学对盆底结构描述日趋细致，腔室理论是代表，其主要观点是：在垂直方向上将盆底分为前、中、后三个腔室，前腔室包括阴道前壁、膀胱、尿道；中腔室包括阴道顶部、子宫；后腔室包括阴道后壁、直肠。由此将脱垂量化到各个腔室。在水平方向上，DeLancey 于 1994 年提出了阴道支持结构的三个水平的理论（图 20-4）。水平 1 为上层支持结构（主韧带 - 宫骶韧带复合体）；水平 2 为旁侧支持结构（肛提肌群及膀胱、直肠阴道筋膜）；水平 3 为远端支持结构（会阴体及括约肌）。

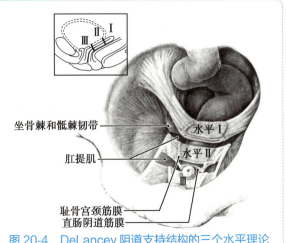

图 20-4 DeLancey 阴道支持结构的三个水平理论

思路 2：盆腔器官脱垂一般有哪些原因？

知识点 2：盆腔器官脱垂病因

1. **妊娠、分娩** 特别是产钳或胎吸下的困难阴道分娩,盆腔筋膜、韧带和肌肉可能因过度牵拉而被削弱其支撑力量。若产后过早参加体力劳动,特别是重体力劳动易导致盆腔器官脱垂。

2. **衰老** 年龄增长、特别是绝经后出现的支持结构萎缩,在盆底松弛的发生、发展中起着重要作用。

3. **慢性咳嗽、腹水、频繁举重或便秘**而造成腹腔内压力增加,可导致子宫脱垂。肥胖,尤其是腹型肥胖,也可致腹压增加导致盆腔器官脱垂。

4. **医源性原因** 包括没有充分纠正手术时所造成的盆腔支持结构的缺损。

【**问题 2**】患者盆腔器官脱垂程度如何？

思路：临床分度有几种方法,国际上应用最多的是 POP-Q,国内约 50% 采用,在国际期刊则必须采用。临床诊疗时并不绝对强调一种分度,手术治疗前后采用同一种即可。

知识点 3：子宫脱垂分度

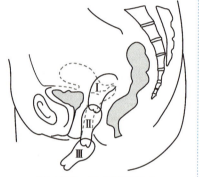

检查时以患者平卧用力向下屏气时子宫下降的程度,将子宫脱垂分为 3 度(图 20-5)。

Ⅰ度 轻型:宫颈外口距处女膜缘 <4cm,未达处女膜缘;
　　　重型:宫颈已达处女膜缘,阴道口可见子宫颈。
Ⅱ度 轻型:宫颈脱出阴道口,宫体仍在阴道内;
　　　重型:部分宫体脱出阴道口。
Ⅲ度 宫颈与宫体全部脱出阴道口外。

图 20-5 子宫脱垂分度

目前国外多采用 Bump 教授提出的 POP-Q 分期。此分期系统是分别利用阴道前壁、阴道顶端、阴道后壁上的 2 个解剖指示点与处女膜的关系来界定盆腔器官的脱垂程度。与处女膜平行以 0 表示,位于处女膜以上用负数表示,处女膜以下则用正数表示。阴道前壁上的 2 个点分别为 Aa 和 Ba 点;阴道顶端的 2 个点分别为 C 和 D 点;阴道后壁的 Ap、Bp 两点与阴道前壁 Aa、Ba 点是对应的。另外还包括阴裂(gh)的长度,会阴体(pb)的长度,以及阴道的总长度(TVL)。测量值均用厘米表示(表 20-1、表 20-2、图 20-6)。

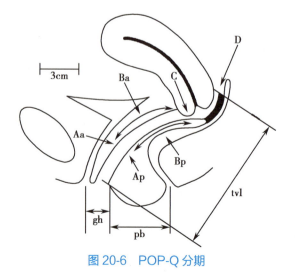

图 20-6 POP-Q 分期

知识点 4：

表 20-1 盆腔器官脱垂评估指示点（POP-Q 分期）

指示点	内容描述	范围
Aa	阴道前壁中线距处女膜 3cm 处,相当于尿道膀胱沟处	–3 至 +3cm 之间
Ba	阴道顶端或前穹窿到 Aa 点之间阴道前壁上段中的最远点	在无阴道脱垂时,此点位于 –3cm,在子宫切除术后阴道完全外翻时,此点将为 +TVL
C	宫颈或子宫切除后阴道顶端所处的最远端	–TVL 至 +TVL 之间
D	有宫颈时的后穹窿的位置,它提示了子宫骶骨韧带附着到近端宫颈后壁的水平	–TVL 至 +TVL 之间或空缺（子宫切除后）
Ap	阴道后壁中线距处女膜 3cm 处,Ap 与 Aa 点相对应	–3 至 +3cm 之间
Bp	阴道顶端或后穹窿到 Ap 点之间阴道后壁上段中的最远点,Bp 与 Ap 点相对应	在无阴道脱垂时,此点位于 –3cm,在子宫切除术后阴道完全外翻时,此点将为 +TVL

注:阴裂的长度(gh)为尿道外口中线到处女膜后缘的中线距离;
会阴体的长度(pb)为阴裂的后端边缘到肛门中点距离;
阴道总长度(TVL)为总阴道长度。

POP-Q 分期应在向下用力屏气时,以脱垂最大限度出现时的最远端部位距离处女膜的正负值计算。

POP-Q 通过 3×3 表记录以上各测量值,客观地反映盆腔器官脱垂变化的各个部位的具体数值。

POP-Q 测定(视频)

知识点 5：

表 20-2 盆腔器官脱垂分期（POP-Q 分期法）

分度	内容
0	无脱垂,Aa、Ap、Ba、Bp 均在 –3cm 处,C、D 两点在阴道总长度和阴道总长度 –2cm 之间,即 C 或 D 点量化值 <(TVL-2)cm
Ⅰ	脱垂最远端在处女膜平面上 >1cm,即量化值 <–1cm
Ⅱ	脱垂最远端在处女膜平面上 ≤ 1cm,或超过处女膜平面 ≤ 1cm,即量化值 ≥ –1cm,但 ≤ +1cm
Ⅲ	脱垂最远端超过处女膜平面 >1cm,但 < 阴道总长度 -2cm,即量化值 >+1cm,但 <(TVL-2)cm
Ⅳ	下生殖道呈全长外翻,脱垂最远端即宫颈或阴道残端脱垂达到或超过阴道总长度 –2cm,即量化值 ≥ (TVL-2)cm

注:POP-Q 分期应在向下用力屏气时,以脱垂完全呈现出来时的最远端部位计算。应针对每个个体先用 3×3 表格量化描述,再进行分期。为了补偿阴道的伸展性及内在测量上的误差,在 0 和Ⅳ度中的 TVL 值允许有 2cm 的误差。

盆腔器官脱垂分度还有许多分度方法,如 Scotti 等提出的改良的纽约分期系统等多种方法。

【问题 3】该患者哪些症状需考虑盆腔器官脱垂?

思路:该患者有阴道分娩史,阴道口有肿物脱出且在绝经后渐进加重,该肿物休息后可回纳,符合盆腔器官脱垂症状。

411

知识点 6：盆腔器官脱垂症状及查体注意点

1. **症状** 盆腔器官脱垂症状上轻症患者一般无不适。重症子宫脱垂对子宫韧带有牵拉，盆腔充血，患者有不同程度的腰骶部酸痛或下坠感，站立过久或劳累后症状明显，卧床休息则症状减轻。重症子宫脱垂常伴有排便排尿困难、便秘，残余尿增加，部分患者可发生压力性尿失禁，但随着膨出的加重，其压力性尿失禁可消失，这些患者可能患有隐匿性压力性尿失禁。取而代之的是排尿困难，甚至需要手助压迫阴道前壁帮助排尿，易并发尿路感染。外阴肿物脱出后经卧床休息，部分患者能自行回缩，也有经手也不能还纳者。暴露在外的宫颈和阴道黏膜长期与衣裤摩擦，可致宫颈和阴道壁发生溃疡而出血，如感染则有脓性分泌物。子宫脱垂不管程度多重一般不影响月经，轻度子宫脱垂也不影响受孕、妊娠和分娩。

2. **体征** 不能回纳的子宫脱垂常伴有阴道前后壁膨出，阴道黏膜增厚角化，宫颈肥大并延长。注意与宫颈延长相鉴别。

体 格 检 查

POP-Q 分度九格表如下：

+2	+4	+4
5	3	8
−1	−1	−3

患者 POP-Q 分度：为阴道前壁 POP-Ⅲ度，子宫脱垂 POP-Ⅲ度，阴道后壁为Ⅰ度，POP-Q 分度Ⅲ以上为重度。

【问题 4】患者是否需要功能评价？

思路：盆腔器官脱垂为影响生活质量的疾病，应评价对泌尿道、性功能和肠道功能的影响，最好采用更为客观的以患者为主体的生活质量问卷，并注意患者有否慢性盆腔痛，以了解手术的影响。

知识扩展 2：

功能症状的程度分级

对这类影响生活质量的疾病，应建立一套标准有效的描述 POP 引起功能症状的程度分级，手术前后分别询问患者泌尿系症状、肠道症状、性生活情况等症状。推荐应用经中文验证过的问卷：盆底功能影响问卷简表（PFIQ-7）和盆腔器官脱垂及尿失禁性生活问卷（PISQ-12）评估上述症状的严重程度及对生活质量的影响，才能更精确地评价盆腔器官的功能及手术效果。

【问题 5】诊断需要和哪些疾病鉴别并注意什么？

思路：根据病史及检查所见容易确诊。同时注意有无溃疡存在，及其部位、大小、深浅、有无感染等。嘱患者在膀胱充盈时咳嗽，观察有无溢尿情况，即压力性尿失禁情况。注意子宫颈的长短，做宫颈细胞学检查。如为重症子宫脱垂，可触摸子宫大小，将脱出的子宫还纳，做双合诊检查子宫两侧有无包块。应用单叶窥器进行阴道检查。当压住阴道后壁时，叫患者向下用力，可显示出阴道前壁膨出的程度，以及伴随的膀胱膨出和尿道走行的改变。同样，压住阴道前壁时叫患者向下用力，可显示肠疝和直肠膨出。直肠检查是区别直肠膨出和肠疝的有效手段。

诊断时需特别注意，应嘱咐患者向下屏气或加腹压（Valsalva 动作），判断子宫脱垂的严重程度，并予以分度。

知识点 7：鉴别诊断疾病

1. **宫颈延长** 阴道脱出物主要为宫颈，双合诊检查阴道内宫颈虽长，但宫体在盆腔内，屏气并不下移。
2. **子宫黏膜下肌瘤** 有月经过多病史，宫颈口见红色、质硬之肿块，表面找不到宫颈口，但在其周围或一侧可扪及被扩张变薄的宫颈边缘。

【问题6】患者如何处理？

思路：盆腔器官脱垂有非手术治疗和手术治疗。

非手术疗法（图20-7）

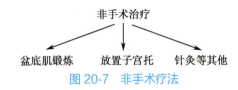

图 20-7　非手术疗法

（1）盆底肌肉锻炼和物理疗法可增加盆底肌肉群的张力：盆底肌肉（肛提肌）锻炼适用于国内分期轻度或POP-Q 分期Ⅰ度和Ⅱ度的子宫脱垂者。嘱咐患者行收缩肛门运动，用力收缩盆底肌肉 3s 以上后放松，每次10~15min，每日 2~3 次。

（2）放置子宫托：子宫托是一种支持子宫和阴道壁并使其维持在阴道内而不脱出的工具。有支撑型和填充型（图 20-8A，B，C）。以下情况尤其适用子宫托治疗：患者全身状况不适宜做手术，妊娠期和产后，膨出面溃疡手术前促进溃疡面的愈合。

子宫托也可能造成阴道刺激和溃疡。子宫托应间断性地取出、清洗并重新放置，否则会出现包括瘘的形成、嵌顿、出血和感染等严重后果。

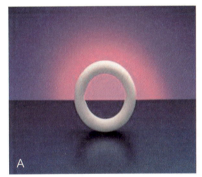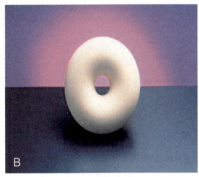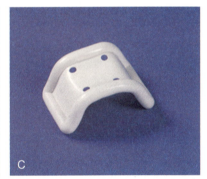

图 20-8　子宫托

A. 环形子宫托；B. 面包圈形子宫托；C. Gehrung 子宫托

（3）中药和针灸：补中益气汤等有促进盆底肌张力恢复、缓解局部症状的作用。

【问题7】手术有哪些方法？如何选择？

思路：对脱垂超出处女膜的有症状的患者可考虑手术治疗。根据患者不同年龄、生育要求及全身健康状况，治疗应个体化。手术的主要目的是缓解症状，恢复正常的解剖位置和脏器功能，有满意的性功能并能够维持效果。可以选择以下常用的手术方法，合并压力性尿失禁患者应同时行抗尿失禁手术。

盆腔器官脱垂手术方法如下。

1. 曼氏（Manchester）手术　包括阴道前后壁修补、主韧带缩短及宫颈部分切除术。适用于年龄较轻、宫颈延长的子宫脱垂患者。

2. 经阴道子宫全切除及阴道前后壁修补术　适用于年龄较大、无须考虑生育功能的患者，但重度子宫脱垂患者的术后复发几率较高。

3. 阴道封闭术　分阴道半封闭术（又称 LeFort 手术）和阴道全封闭术。该手术将阴道前后壁分别剥离长方形黏膜面，然后将阴道前后壁剥离创面相对缝合以部分或完全封闭阴道。术后失去性交功能，故仅适用于年老体弱不能耐受较大手术者。

4. 盆底重建手术。

【问题8】盆底重建手术有几种？

思路：盆腔器官脱垂的主要重建是针对中盆腔的建设，通过吊带、网片和缝线把阴道穹窿组织或宫骶韧带悬吊固定于骶骨前、骶棘韧带,也可行自身宫骶韧带缩短缝合术。子宫可以切除或保留,可以经阴道、腹腔镜或开腹完成。

知识点 8 :盆底重建手术

1. 子宫 / 阴道骶前固定术(sacral colpopexy)　多采用合成网片一端缝合在双宫骶韧带或子宫切除者的阴道穹窿处宫骶韧带断端,网片另一端缝合在骶骨 S_{1-2} 前的坚韧纤维组织(即前纵韧带)上。治愈率开腹手术文献综合报道为 90%~95%,为阴道顶端缺陷治疗的金标准术式。

2. 骶棘韧带固定术(sacrospinous ligament fixation,SSLF)　通过近穹窿的阴道后壁切口分离阴道黏膜与直肠之间经直肠阴道间隙达坐骨棘和骶棘韧带。将阴道残端缝合固定于距坐骨棘 2.5cm 的骶棘韧带上,能较好地保留阴道功能及保持阴道位于肛提肌板上的水平轴向,且效果持久可靠。治愈率文献综合报道为 90% 左右。

3. 高位骶韧带悬吊术(high uterosacral ligament suspension,HUS)　经阴道行此手术又称 McCall Procedure 或者 McCall's culdoplasty。从高位平坐骨棘水平处夹住宫骶韧带提起,用不可吸收缝线 2~3 针自身宫骶韧带缝合打结至缩短其韧带长度。

4. 阴道植入网片盆底重建手术　顶端植入合成吊带固定骶棘韧带,阴道前后壁植入合成网片支持阴道前后壁筋膜,达到重建目的。对于盆腔器官脱垂术后复发患者及不能耐受开腹或腹腔镜骶前固定手术患者,可考虑选择该术式。但由于该术式为复杂Ⅳ级操作、手术技术要求高、易出现并发症,临床结局尚需证据。

知识扩展 3 :

美国食品药品管理局(FDA)发布针对经阴道植入网片安全警示

以期引起全球妇科泌尿医生的重视,认为经阴道植入网片严重并发症的增加值得高度关注。最为常见的 POP 手术的并发症包括阴道网片暴露、疼痛、感染、排尿问题、神经肌肉问题、阴道瘢痕 / 挛缩和患者感受问题。该警示的适用范围仅针对经阴道放置网片修复 POP,不涉及用于治疗压力性尿失禁或经腹或腹腔镜置入网片的安全性和有效性。该警告主要内容:采用经阴道网片修补 POP 发生严重并发症的情况并不罕见,对于 POP 采用经阴道网片修补手术的效果并没有显示出比不加网片的传统重建手术更有效。2011 年 9 月,FDA 要求网片制造商进行上市后监测研究("522 号令"),评价经阴道网片手术远期(36 个月)的有效性和安全性,并且鼓励与采用自体组织的修补术进行比较。因此次在 FDA 设定的截止日期前,网片制造公司提交的上市后监测研究资料尚无法回答上述问题,即经阴道网片的远期(36 个月)有效性、安全性以及和自体组织比较的结果,2019 年 4 月美国 FDA 发布命令,要求所有网片制造商撤回市场上销售的用于经阴道修补盆腔器官脱垂的网片,但已经纳入 522 研究的患者仍将继续完成随访研究。

病例治疗经过

先行子宫托治疗,放置半年后因要国外居住不方便随诊,不愿意继续用子宫托治疗。妇科检查阴道黏膜无溃疡,阴道前壁膨出 POP-Q Ⅲ度,子宫脱垂 POP-Q Ⅲ度,阴道后壁膨出 POP-Q Ⅰ度。患者有性生活,但对性功能的保护期望低于手术成功率期望。与患者讨论后采用了阴道前壁植入合成网片的手术,阴道顶端行骶棘韧带固定缝合术,阴道后壁的自体筋膜修补。术后三个月检查为临床解剖治愈。

【问题 9】如何预防术后复发?

思路:养成良好生活习惯。尤其避免腹压增加的重体力劳动,积极治疗引起腹压增加的疾病,如慢性便秘和各种原因所致的持续咳嗽。

小　结

临床关键点：

1. POP 是指任何阴道节段的前缘达到或超过处女膜缘外 1cm 以上。可单独发生，但一般情况下是联合出现。

2. 妊娠、分娩、衰老及腹腔内压力增加是 POP 的病因。

3. POP-Q 分度是目前国际采用的临床分度方法，应在向下用力屏气时评价。

4. 盆腔器官脱垂有非手术治疗和手术治疗，治疗目的是缓解症状，恢复正常的解剖位置和脏器功能，以子宫托和盆底康复锻炼为主的非手术治疗为一线治疗。

5. POP 手术的主要重建是针对中盆腔的建设，通过吊带、网片和缝线把阴道穹窿组织或宫骶韧带悬吊固定于骶骨前、骶棘韧带，也可行自身宫骶韧带缩短缝合术。子宫可以切除或保留，可以经阴道或经腹腔镜或开腹完成。

盆腔器官脱垂诊治流程

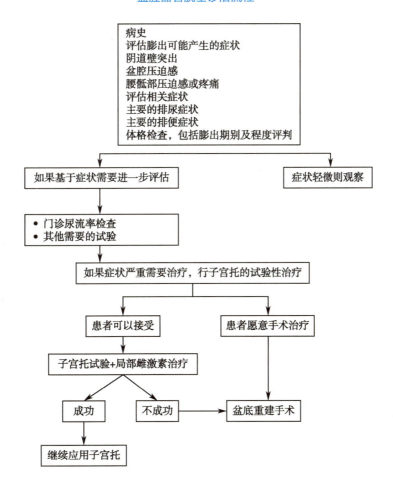

（朱　兰）

第二节　压力性尿失禁

压力性尿失禁（stress urinary incontinence，SUI）是指腹压的突然增加导致尿液不自主流出，不是由逼尿肌收缩压或膀胱壁对尿液的张力压引起的。其特点是正常状态下无遗尿,而腹压突然增高时尿液自动流出,也称真性压力性尿失禁、张力性尿失禁、应力性尿失禁。中国 2006 年流行病学调查显示压力性尿失禁在成年女性发生率为 18.9%。

病 例 摘 要

　　患者,34 岁,1-0-2-1,患者两年前阴道产钳助娩,孕晚期及产后持续便秘,产后即发生咳嗽后不自主溢尿 2 年,每周有 3~4 次尿湿内裤,自觉尴尬苦恼。近 1 年加重,慢跑及性生活时也有溢尿现象,尤其抱孩子时有不自主溢尿,需要每天用护垫。否认尿急时不自主溢尿,否认尿频、尿痛及夜尿。既往体健,否认糖尿病和脊柱疾病史,否认家族类似疾病史。

【问题 1】患者是否符合压力性尿失禁?

思路:腹压增加时膀胱内压超过尿道内压就会发生压力性尿失禁。

知识点 1：压力性尿失禁分型

压力性尿失禁分为两型。

1. 解剖型压力性尿失禁占 90% 以上,为盆底组织松弛引起。盆底松弛主要有妊娠与阴道分娩损伤和绝经后雌激素减低等原因。最被广泛接受的压力传导理论认为压力性尿失禁的病因在于因盆底支持结构缺损而使膀胱颈 / 近端尿道脱出于盆底外。所以,咳嗽引起的腹腔内压力不能被平均地传递到膀胱和近端尿道,增加的膀胱内压力大于尿道内压力而出现漏尿。

2. 尿道内括约肌障碍型不到 10%,为先天发育异常所致。

【问题 2】压力性尿失禁是否有其他下尿路症状?

思路:几乎所有的下尿路症状及许多阴道症状都可见于压力性尿失禁。腹压增加时不自主溢尿是最典型的症状,而尿急、尿频、急迫尿失禁和排尿后膀胱区胀满感亦有发生,但不常见。

【问题 3】压力性尿失禁怎样区分程度?

思路:压力性尿失禁有主观分度和客观分度。

知识点 2：主要基于尿垫试验的客观分度

轻度:1h 漏尿 ≤ 2g

中度:2g<1h 漏尿 ≤ 10g

重度:10g<1h 漏尿 <50g

极重度:1h 漏尿 ≥ 50g

知识点 3：临床常用简单的主观分度

Ⅰ级:尿失禁只有发生在剧烈压力下,诸如咳嗽,打喷嚏或慢跑。

Ⅱ级:尿失禁发生在中度压力下,诸如快速运动或上下楼梯。

Ⅲ级:尿失禁发生在轻度压力下,诸如站立时。患者在仰卧位时可控制尿液。

【问题 4】压力性尿失禁怎样诊断?

思路:无单一的压力性尿失禁的诊断性试验。诊断以患者的症状为主要依据,压力性尿失禁除常规查体、妇科检查及相关的神经系统检查外,还需相关压力试验、指压试验、棉签试验和尿动力学检查等辅助检查,排除急迫性尿失禁、充盈性尿失禁及感染等情况。主要辅助试验方法如下:

(1)压力试验(stress test):患者膀胱充盈时,取截石位检查。嘱患者咳嗽的同时,医师观察尿道口。如果每次咳嗽时伴随着尿液的不自主溢出,则可提示 SUI。延迟溢尿、或有大量的尿液溢出提示非抑制性的膀胱收缩。如果截石位状态下没有尿液溢出,应让患者站立位时重复压力试验。

(2)指压试验(Bonney test):检查者把中食指放入阴道前壁的尿道两侧,指尖位于膀胱与尿道交接处,向前上抬高膀胱颈,再行诱发压力试验,如压力性尿失禁现象消失,则为阳性(图 20-9)。

压力试验(视频)

指压试验(视频)

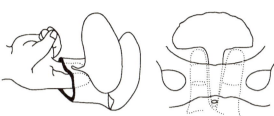

图 20-9　指压试验示意图

(3)棉签试验(Q-tip test):患者仰卧位,将涂有利多卡因凝胶的棉签置入尿道,使棉签头处于尿道膀胱交界处,分别测量患者在静息时及 Valsalva 动作(紧闭声门的屏气)时棉签棒与地面之间形成的角度。在静息及做 Valsalva 动作时该角度差小于 15° 为良好结果,说明有良好的解剖学支持;如角度差大于 30°,说明解剖学支持薄弱;15°~30° 时,结果不能确定(图 20-10)。

尿动力学检查(urodynamic studies):包括膀胱内压测定和尿流率测定,主要观察逼尿肌的反射以及患者控制或抑制这种反射的能力,还可以了解膀胱排尿速度和排空能力。

尿道膀胱镜检查(urethrocystoscopy):必要时辅助诊断,可以帮助诊断膀胱结石、肿瘤、憩室或既往手术的缝合情况。

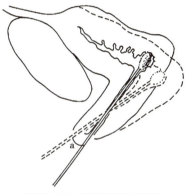

图 20-10　棉签试验示意图

超声检查:利用即时或区域超声,可获得患者休息和做 Valsalva 动作时关于尿道角度、膀胱基底部和尿道膀胱连接处的运动和漏斗状形成的信息。另外,也可能发现膀胱或尿道憩室。

【问题 5】哪些尿失禁易与压力性尿失禁混淆? 如何鉴别诊断?

思路:症状和体征最易混淆的是急迫性尿失禁,可通过尿动力学检查来鉴别以明确诊断。

知识点 4 : 尿道功能的特殊检查

如出现以下情况及施行抗尿失禁手术前建议行下尿道功能的特殊检查,包括尿动力学检查、膀胱镜、造影等检查。手术治疗前进行以上检查可避免误诊,除外急迫性尿失禁和混合性尿失禁,检测出Ⅲ型压力性尿失禁,提高手术的成功率。

1. 根据症状以及初步评估无法确定诊断。
2. 伴随尿频、尿急、夜尿等膀胱过度活动症状。
3. 下尿道手术史,包括抗尿失禁手术失败史。
4. 已知的或怀疑神经源性膀胱功能障碍。
5. 压力试验阴性。
6. 尿常规异常,如无法解释的血尿或脓尿。
7. 大量残余尿及排尿障碍。
8. POP-Q 分期Ⅲ期或以上的盆腔器官脱垂。
9. 高龄(≥ 65 岁)。
10. 存在糖尿病等引起慢性外周神经血管病变者。

【问题 6】压力性尿失禁是否要行问卷评价?

思路:尿失禁评价应考虑到对生活质量影响。

国际上建议使用以患者为主导的调查问卷客观评价尿失禁对生活质量的影响。尿失禁对生活质量的影响建议使用经中文验证的尿失禁对患者生活质量影响问卷调查表简版（IIQ-7）。尿失禁对患者性生活的影响建议使用盆腔器官脱垂及尿失禁对性生活质量影响问卷调查表简版（PISQ-12）。

【问题 7】压力性尿失禁如何处理?

思路:压力性尿失禁有非手术治疗和手术治疗。

1. 非手术治疗 国际尿失禁专家咨询委员会（International Consultation on Incontinence，ICI）、英国国家卫生和临床医疗优选研究所（National Institute for Health and Clinical Excellence，NICE）和中华医学会妇产科学分会妇科盆底学组均建议对尿失禁患者首先应进行非手术治疗。非手术治疗也可用于手术前后的辅助治疗。非手术治疗具有并发症少、风险小的优点,可减轻患者的尿失禁症状。非手术治疗包括生活方式干预（包括 BMI>30 者减轻体重、戒烟、减少饮用含咖啡因的饮料、避免和减少增加腹压的活动和治疗便秘等慢性腹压增高疾病）、盆底康复锻炼、抗尿失禁子宫托（图 20-11）、盆底电刺激、膀胱训练、尿道周围填充物注射、α-肾上腺素能激动剂和雌激素替代药物治疗等。30%~60% 患者经非手术治疗可改善症状,已证实可改善或治愈轻度的压力性尿失禁。

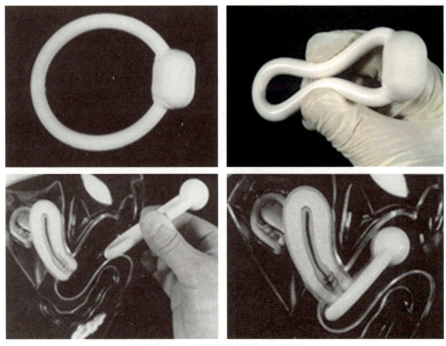

图 20-11 抗尿失禁子宫托放置

2. 手术治疗　影响生活质量的尿失禁只有压力性尿失禁方能考虑手术治疗,急迫性尿失禁如诊断不明确,进行手术不仅无效反而会加重症状。

压力性尿失禁的手术方法达一百余种。目前公认的金标准术式为耻骨后膀胱尿道悬吊术和阴道无张力尿道中段悬吊带术。因阴道无张力尿道中段悬吊带术更为微创,在许多发达国家已成为一线手术治疗方法。压力性尿失禁的手术治疗一般在患者完成生育后进行。

阴道无张力尿道
中段悬吊带术
(视频)

知识点 5 : 尿失禁的手术方式

1. 耻骨后膀胱尿道悬吊术　术式很多而命名不同,但均遵循 2 个基本原则:缝合膀胱颈旁阴道或阴道周围组织,以提高膀胱尿道交界处;缝合至相对结实和持久的结构上,最常见为缝合至髂耻韧带,即 Cooper 韧带(称 Burch 手术)。Burch 手术目前应用最多,有开腹途径、腹腔镜途径和"缝针法"完成。Burch 手术适用于解剖型压力性尿失禁。手术后一年治愈率为 85%~90%,随着时间推移会稍有下降。

2. 阴道无张力尿道中段悬吊带术　除解剖型压力性尿失禁外,尿道内括约肌障碍型压力性尿失禁和合并有急迫性尿失禁的混合性尿失禁也为该手术适应证。悬吊带术可用自身筋膜或合成材料。近年来医用合成材料的发展迅速,以聚丙烯材料为主的合成材料的悬吊带术已得到全世界普遍认同和广泛应用,术后一年治愈率在 90% 左右,最长术后 11 年随诊的治愈率在 70%。

以 Kelly 手术为代表的阴道前壁修补术在以往一直为压力性尿失禁治疗的主要手术,是通过阴道前壁修补,对尿道近膀胱颈部折叠筋膜缝合达到增加膀胱尿道阻力作用。该手术方法比较简单,但解剖学和临床效果均较差,术后一年治愈率约为 30%,并随时间推移而下降。目前已认为并非治疗压力性尿失禁术式。

知识扩展 2 :

手术方式的选择

美国泌尿学会(AUA)经全面的文献检索及严格的分析认为手术对大多数 SUI 患者具有长期(大于 48 个月)、确定的疗效。但手术对患者有一定创伤,并且存在术后排尿困难、尿急、脏器损伤等风险,因此在制订手术方案时应告知患者可选择的手术方式以及每种术式的利弊和风险、手术所需时间、住院时间以及可能发生的并发症,以及并发症的处理,同时要考虑到患者的生育计划,由医生和患者共同决定手术方式。

【问题 8】哪些患者压力性尿失禁应该手术治疗?

思路:手术治疗的主要适应证。

1. 非手术治疗效果不佳或不能坚持,不能耐受的患者。

2. 中重度压力性尿失禁,严重影响生活质量的患者。

3. 盆腔脏器脱垂伴有压力性尿失禁需行盆底手术者,可同时行抗压力性尿失禁手术。

知识扩展 3 :

相对手术禁忌证

存在以下情况时应慎重选择手术及手术方式。

1. 如患者存在以急迫性尿失禁症状为主的混合性尿失禁,应先采用药物治疗,如症状明显改善,患者满意,则可不手术治疗;抗急迫药物治疗效果不佳,提示患者为以压力性尿失禁为主的混合性尿失禁,可进行手术治疗。

2. 对于合并尿道阴道瘘、尿道侵蚀、术中尿道损伤和 / 或尿道憩室的压力性尿失禁患者,均不能使用合成吊带。建议这类患者可使用自体筋膜或生物吊带。

3. 压力性尿失禁合并逼尿肌功能减退、尿潴留、膀胱容量小的患者慎重选择抗尿失禁手术。

【问题9】压力性尿失禁患者术后如何随诊？

思路：压力性尿失禁患者术后应终生随诊。

1. 随访时间　推荐术后6周内至少进行1次随访，主要了解近期并发症。6周以后主要了解远期并发症及手术疗效。

2. 手术疗效评价内容和指标

治愈：咳嗽等腹压增加下无溢尿。

改善：咳嗽等腹压增加下有溢尿，1h尿垫试验溢尿量较治疗前减少>50%。

无效：咳嗽等腹压增加下有溢尿，1h尿垫试验溢尿量较治疗前减少<50%。

主观指标：即患者使用问卷进行的自我评价，包括中文验证的尿失禁对患者生活质量影响问卷调查表简版（ⅡQ-7）和盆腔器官脱垂及尿失禁对性生活质量影响问卷调查表简版（PISQ-12）。

客观指标：当患者为改善和无效时建议行排尿日记及1h尿垫试验及尿动力学检查。

并发症随访：对压力性尿失禁的术后随访中必须观察和记录近期和远期并发症。近期并发症包括排尿困难、尿潴留、尿急、急迫性尿失禁（术前存在或新发）、感染、发热、脏器损伤、死亡等。远期并发症包括网带侵蚀、尿瘘、疼痛、性功能障碍等。

病例治疗经过

患者为重度压力性尿失禁，尿动力学检查除外逼尿肌不稳定，因重度非手术治疗效果不佳，与患者讨论后进行了耻骨后阴道无张力尿道中段悬吊带术。术后三个月检查，咳嗽后无不自主溢尿，为临床治愈。

【问题10】压力性尿失禁患者术后如何预防？

思路：预防同盆腔器官脱垂（见本章第一节）。

小　　结

临床关键点：

1. 女性盆底支持退化、创伤等因素导致其支持薄弱，发生盆腔器官脱垂和压力性尿失禁等盆底功能障碍性疾病。

2. 盆底功能障碍性疾病的治疗与否取决于是否影响患者的生活质量，治疗有非手术和手术治疗两种方法。

3. 盆底功能障碍性疾病的预防主要是提高产科质量、治疗导致慢性腹压增加的疾病，避免肥胖和重体力劳动。

（朱　兰）

第三节　生　殖　道　瘘

由于各种原因导致生殖器官与其毗邻器官之间形成异常通道称为生殖道瘘（图20-12）。临床上以尿瘘（urinary fistula）最常见，又称泌尿生殖道瘘（urogenital fistula），其次为粪瘘（fecal fistula），两者可同时存在，称混合性瘘（combined fistula）。

门诊病例摘要

患者，46岁，1-0-1-1，子宫切除术后1个月，阴道流液半个月。患者因左卵巢子宫内膜异位症和子宫腺疾病行腹腔镜下全子宫切除术加左附件切除术，术后3天出院，出院10天开始出现阴道流清亮液体，需要夜用卫生巾，同时伴有咳嗽后不自主溢尿，仍能自主排尿，无发热和腹痛。

【问题1】患者出现了什么问题？

思路1：尿液不能控制自阴道流出，虽然有压力性尿失禁症状，但更应重视前者问题，尿瘘可能性大。妇科手术尤其腔镜手术后半月发生的，多为手术造成局部缺血坏死而导致的尿瘘。

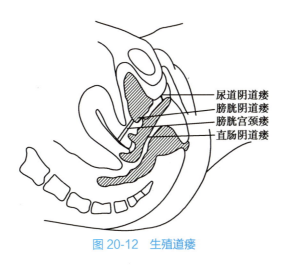

尿道阴道瘘
膀胱阴道瘘
膀胱宫颈瘘
直肠阴道瘘

图 20-12　生殖道瘘

知识点 1：尿瘘的分类

生殖道与泌尿道之间的任何部位形成异常通道就构成了泌尿生殖道瘘。泌尿生殖道瘘的分类系统较多，但目前尚无公认的标准，没有一种分类系统在预测修复手术成功率方面更为优越，故应用最多的是以下根据解剖位置的分类（表 20-3）。

表 20-3　泌尿生殖道瘘根据解剖位置的分类

生殖道	泌尿道		
	输尿管	膀胱	尿道
阴道	输尿管阴道瘘	膀胱阴道瘘	尿道阴道瘘
	膀胱输尿管阴道瘘		-
宫颈	输尿管宫颈瘘	膀胱宫颈瘘	尿道宫颈瘘
子宫	输尿管子宫瘘	膀胱子宫瘘	-

思路 2：尿瘘的常见原因有哪些？

尿瘘常见病因为产伤和盆腔手术损伤。

知识点 2：尿瘘常见病因

1. 产伤　多发生在经济、医疗条件落后的地区。根据发病机制分为两类。

（1）坏死型尿瘘：由于骨盆狭窄、胎儿过大或胎位异常所致头盆不称，产程延长，特别是第二产程延长者，阴道前壁、膀胱、尿道被挤压在胎头和耻骨联合之间，导致局部组织缺血坏死形成尿瘘。

（2）创伤型尿瘘：产科助产手术直接损伤。随着产科质量的提高，产伤后尿瘘渐少。

2. 妇科手术损伤　术后泌尿生殖道瘘可能是由分离过程中的直接损伤引起的，在这种情况下，经常在术中或术后早期发现损伤。更隐匿的原因包括钳夹伤或挤压伤、电灼伤、缝线卡压、扭曲或穿透膀胱或输尿管导致的损伤。受累组织的血供受到影响，导致组织坏死。该过程可在数日至 1 个月内发生，多为术后 1~3 周内发生，也可能表现为腹膜内漏尿而不伴阴道漏尿。

3. 其他病因　外伤、放射治疗、膀胱结核、晚期生殖泌尿道肿瘤、子宫托安放不当、局部药物注射治疗等均能导致尿瘘。

【问题 2】膀胱阴道瘘怎样区分程度?

思路: 根据膀胱阴道瘘的复杂性和病变程度进行分度如下。

1. 简单膀胱阴道瘘　瘘孔直径 ≤ 3cm;靠近阴道残端(膀胱三角区上方);无放疗或恶性肿瘤病史;阴道长度正常。

2. 复杂膀胱阴道瘘　瘘孔直径 >3cm;远离阴道残端或膀胱三角区受累;放疗史;盆腔恶性肿瘤引起的瘘管;阴道长度缩短。

【问题 3】尿瘘诊断注意哪些问题?

思路: 有正常自主排尿不意味着没有尿瘘的存在,尿瘘的临床表现各异。

知识点 3:尿瘘的临床表现

1. 漏尿　为主要症状,尿液不能控制的自阴道流出。根据瘘孔的位置,患者可表现为持续漏尿、体位性漏尿、压力性尿失禁或膀胱充盈性漏尿等,如间断性漏尿(尤其是体位性漏尿)可为输尿管阴道瘘的一个体征;而持续性漏尿更可能是膀胱阴道瘘的一个特征;瘘孔极小者在膀胱充盈时方漏尿;一侧输尿管阴道瘘由于健侧输尿管的尿液进入膀胱,因此在漏尿同时仍有自主排尿。出现症状的时间与损伤原因相关,手术直接损伤者术后即开始漏尿;坏死型尿瘘多在产后及手术后 3~7 日开始漏尿;放射损伤所致漏尿发生时间晚且常合并粪瘘。

2. 局部刺激、组织炎症增生及感染和尿液刺激及浸渍,可引起外阴部瘙痒和烧灼痛,外阴呈湿疹、丘疹样皮炎改变,继发感染后疼痛明显,影响日常生活。如为一侧输尿管下段损伤而致阴道漏尿,由于尿液刺激阴道一侧顶端,引起周围组织增生,盆腔检查可触及局部增厚。

3. 尿路感染　合并尿路感染者有尿频、尿急、尿痛及下腹部不适等症状。

【问题 4】尿瘘如何诊断?

思路: 在体格检查中,如果发现尿液渗漏入阴道内,可作出泌尿生殖道瘘的诊断。大瘘孔极易在妇科检查中发现,小瘘孔通过触摸瘘孔边缘的瘢痕组织也可协助诊断。如患者系盆腔手术后,检查未发现瘘孔,仅见尿液自阴道穹窿一侧流出,多为输尿管阴道瘘。检查暴露不满意时,患者可取膝胸卧位,用单叶拉钩将阴道后壁上提,可查见位于耻骨后或较高位置的瘘孔。测定阴道流出液体肌酐浓度有时可用于提示其来源。虽然尿液中肌酐水平可有波动,平均正常值为 10.0mmol/L(113.5mg/dl),如阴道流出液体肌酐浓度大于 1.50mmol/L(17mg/dl)可考虑为尿液;相反,如测定肌酐浓度低于 0.44mmol/L(5mg/dl),则为尿液的可能性极小。

知识点 4:尿瘘相关辅助检查

尿瘘较难确诊时,可行下列辅助检查。

1. 染色试验　将三个棉球逐一放在阴道顶端、中 1/3 处和远端。用稀释的亚甲蓝或靛胭脂溶液 200ml 充盈膀胱,必要时可嘱患者走动 30min,然后逐一取出棉球,根据蓝染棉球是在阴道上、中、下段估计瘘孔的位置。棉球变湿而未蓝染,提示可能存在输尿管阴道瘘。

2. 膀胱镜、输尿管镜检查　了解膀胱容积、黏膜情况,有无炎症、结石、憩室,明确瘘孔的位置、大小、数目及瘘孔和膀胱三角的关系等。从膀胱向输尿管插入输尿管导管或行输尿管镜检查,可以明确输尿管受阻的部位。

3. 影像学检查　10%~15% 的膀胱阴道瘘病例伴输尿管受累,所以尿瘘患者应常规行影像学检查了解上尿路解剖及功能。静脉肾盂造影(intravenous pyelography,IVP)或计算机断层尿路造影(computed tomography urography,CTU)静脉注入造影剂后,于排泄期动态观察和泌尿系统摄片,根据肾盂、输尿管及膀胱显影情况,了解肾脏功能、输尿管通畅情况,利于输尿管阴道尿瘘及膀胱阴道瘘的诊断(图 20-13)。逆行肾盂造影术(retrograde pyelography)通常与膀胱镜联合进行,通过远端输尿管插管,将造影剂注射到输尿管内。逆行输尿管肾盂造影对于静脉肾盂造影没有发现的输尿管阴道瘘有辅助诊断作用,还可用于治疗性输尿管支架置入。

MRI 尿路造影(magnetic resonance urography,MRU)是指近年发展的体内静态或缓慢流动液体的 MRI 成像技术,可以清晰显示尿路图像,对发现肾盂肾盏和输尿管扩张及尿路梗阻和尿流中断都很敏感。该方法为无创操作,可以避免造影剂过敏、X 线电离辐射和侵入性插管的副作用,缺点为价格昂贵。

在确定行输尿管修复/再植或肾、输尿管切除术之前,放射性核素肾显像可用于评估残留的上尿路功能。

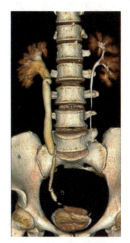

图 20-13 右侧输尿管阴道瘘的计算机断层尿路造影

【问题 5】尿瘘如何处理?

思路:尿瘘的治疗有非手术和手术两种方法。手术修补为主要治疗方法。非手术治疗有效的病例有限。

非手术治疗仅限于分娩或手术后 1 周内发生的膀胱阴道瘘和输尿管小瘘孔,留置导尿管于膀胱内或在膀胱镜下插入输尿管导管,4 周至 3 个月内有愈合可能。由于长期放置导尿管会刺激尿道黏膜引起疼痛,又会干扰患者的日常活动,影响患者的生活质量,因此建议行耻骨上膀胱造瘘,进行膀胱引流。长期放置引流管拔除前,应重复诊断检查(如染色试验)明确瘘孔是否愈合。引流期间,要经常对患者病情进行评价。应积极处理蜂窝织炎,保证患者营养和液体的摄入,促进瘘孔愈合。治疗中要注意治疗外阴皮炎和泌尿系感染,改善患者的社会生活质量。绝经后妇女可以给予雌激素,促进阴道上皮增生,有利于伤口愈合。对于术后早期出现的直径仅数毫米的微小瘘孔的尿瘘,15%~20% 的患者可以通过非手术治疗自行愈合。对于瘘管已经成熟并且上皮化者,非手术治疗则通常无效。

知识扩展:

尿瘘修补原则及手术时机的选择

手术治疗要注意时间的选择。瘘管修补原则是,对无感染和炎症反应的组织进行修补。一般情况下在发现漏尿 3 个月后修补。国际尿控协会发表的唯一基于循证医学证据的指南指出,修补的时机应根据患者和外科医生的个体要求而定,一旦水肿、炎症、组织坏死和感染消退,则可立即进行修补。如果周围的组织健康,术后 24~48h 内早期手术可避开术后炎症反应期。早期手术修补并不影响手术成功率,并可减少患者的社交和心理压力,尤其适用于产科损伤。如存在广泛而严重的炎症反应,通常建议延迟手术修复,一般情况 6~12 周可炎症消退,增加修补手术成功率。目前在发现漏尿后 1~2 周内早期切除并修补瘘道已变得越来越普遍。瘘修补失败后则至少应等待 3 个月后再次手术。由于放疗所致的尿瘘可能需要更长的时间形成结痂,因此推荐 12 个月后再修补。

膀胱阴道瘘和尿道阴道瘘手术修补首选经阴道手术,不能经阴道手术或复杂尿瘘者,应选择经腹或经腹-阴道联合手术。首次经阴道途径的修复术关闭瘘道的成功率最高。预计在 80%~90% 的患者中可成功修复,所以最好由具有治疗这些疾病经验的临床医生进行评估及手术。

加用皮瓣组织用于加固瘘修复有助于提高成功率,其中 Martius 移植或阴唇纤维脂肪组织移植最为常见,偶尔也使用股薄肌移植,对于高位阴道穹窿瘘也是如此。这些移植物可填充死腔,加固、支撑并封闭瘘道,还能为该区域提供血供,限制瘢痕形成。使用间置移植物时临床治愈率超过 95%,目前仍缺乏高质量证据支持间置移植物可改善简单或复杂瘘管预后。

手术成功与否不仅取决于手术本身,术前准备及术后护理也是保证手术成功的重要环节。术前要排除尿路感染,治疗外阴阴道炎症;绝经患者术前局部应用雌激素两周以上,以促进阴道上皮增生,有利于伤口愈合;术前应用抗生素预防感染;术后留置尿管 10~14 天,保持导尿管引流通畅;放置输尿管导管者,术后留置至少 1 个月;绝经患者术后可继续局部应用雌激素一段时间。

知识点 5:输尿管阴道瘘的处理

输尿管阴道瘘的处理不同于膀胱阴道瘘和尿道阴道瘘,一旦确定输尿管阴道瘘的诊断,应立即处理。

输尿管阴道瘘治疗的目的包括保护肾功能、解除尿路梗阻、恢复输尿管的完整性和防止泌尿系感染。应立即明确输尿管梗阻的程度和瘘孔的位置。逆行输尿管肾盂造影,既有利于明确诊断,还可同时放置输尿管支架。支架放置成功,既解除了尿路梗阻、保护了肾脏功能,对于输尿管较小的损伤(<5mm)可能自愈。对于单侧输尿管损伤但未断离,继发轻、中度梗阻的病例,通常可以通过放置输尿管支架来治疗。一旦输尿管支架放置失败,即应开腹或腹腔镜行输尿管吻合或输尿管膀胱再植术。

知识点 6:输尿管膀胱再植术

妇科手术后发生的输尿管阴道瘘通常靠近膀胱、位于膀胱三角区下方或位于子宫动脉或骨盆漏斗韧带水平,因此输尿管膀胱再植术是有效和常用的手术方法。在膀胱三角区旁(或尽量靠近膀胱三角区)另作一小切口,将进行标记的 1~2cm 长的远端输尿管拉入膀胱,将输尿管末端固定于膀胱黏膜上,再植输尿管的浆膜应缝合至靠近再植部位的膀胱外侧浆膜上。在再植术中,完全游离膀胱、选择再植部位及缝合方法是消除张力的关键。术中可放置输尿管支架提供支持作用。术后可在再植部位旁放置引流,以尽量减少对腹膜的刺激。

【问题 6】尿瘘如何预防?

思路:绝大多数尿瘘可以预防,提高产科质量、预防产科因素所致的尿瘘是关键。疑有损伤者,留置导尿管 10 天,保证膀胱空虚,有利于膀胱受压部位血液循环恢复,预防尿瘘发生。妇科手术时,对盆腔粘连严重、恶性肿瘤有广泛浸润等估计手术困难者,术前经膀胱镜放入输尿管导管,使术中易于辨认。即使是容易进行的全子宫切除术,术中也须明确解剖关系后再行手术操作。术中发现输尿管或膀胱损伤,必须及时修补。使用子宫托须日放夜取。宫颈癌进行放射治疗时注意阴道内放射源的安放和固定,放射剂量不能过大。

【问题 7】如果患者尿瘘的同时发现合并有粪瘘,该如何处理?

思路:应同时行修补术,如修补困难可考虑先行暂时性乙状结肠造瘘,之后再行修补手术。

知识点 7:粪瘘概述

粪瘘是指肠道与生殖道之间的异常通道,最常见的是直肠阴道瘘(rectovaginal fistula),还有结肠阴道瘘和小肠阴道瘘。

造成粪瘘的产科因素为产伤,可因胎头在阴道内停滞过久,直肠受压坏死而形成粪瘘。粗暴的难产手术操作、手术损伤导致Ⅳ度会阴撕裂,修补后直肠未愈合及会阴撕裂后缝合缝线穿透直肠黏膜未发现也可导致直肠阴道瘘。而粪瘘的妇科因素则多为盆腔手术损伤。

根据阴道内排出粪便的症状,结合体格检查不难做出诊断。手术修补为主要治疗方法。手术损伤术中应立即修补,手术方式可以经阴道、经直肠或经开腹途径完成瘘的修补。困难瘘修补应先行暂时性乙状结肠造瘘,之后再行修补手术。

粪瘘的预防原则上与尿瘘相同。

小　结

临床关键点：
1. 损伤导致女性生殖器官与相邻的泌尿道、肠道有异常通道,临床上表现为尿瘘和粪瘘。
2. 妇科和产科手术损伤是目前尿瘘和粪瘘的主要原因。
3. 尿瘘和粪瘘的诊断和定位取决于各种检查,手术是主要的治疗方法。

(朱　兰)

第三篇

生殖内分泌与生殖发育异常

第二十一章　生殖内分泌疾病

第一节　异常子宫出血

正常月经出血为周期性的,月经周期一般为 21~35 天,每次持续 2~7 天,一次月经出血量约为 20~60ml(即对月经的描述应包括的 4 个要素:①月经的频率;②规律性;③经期长度;④经期出血量)。异常子宫出血(abnormal uterine bleeding,AUB)指与正常月经的 4 个要素不同的源自子宫腔的异常出血。AUB 是妇科门诊常见的病症,其病因可以分为结构性改变和非子宫结构性改变等两大类 9 个亚型。诊断 AUB 的关键在于判别其原因,需要进行全面的检查和分析,来自宫颈、阴道、外阴、泌尿道、直肠、肛门的出血必须予以排除。

首次门诊病例摘要

患者,女性,21 岁,因"月经不调 3 年,阴道出血 10 余天"于 2017 年 9 月 10 日就诊。患者 11 岁初潮,初始月经尚规则,6~7 天 /28±2 天。3 年前到外地读书开始出现月经不规则,月经周期 2~9 个月不等,每次行经 10 天左右,多血块,无痛经。2017 年 6 月在外院体检时行妇科检查外阴、阴道及宫颈未见异常,双合诊未及异常,曾因月经出血不止需服用"妇康片"后方可止血。末次月经 2017 年 8 月 30 日,至今仍有点滴出血,就诊当天晨尿行妊娠试验阴性。上次月经时间 2017 年 7 月 3 日。

【问题 1】通过上述病史,我们首先获得的临床信息是什么?

该患者的特点是生育年龄妇女,月经不调 3 年,阴道出血 10 余天。我们首先获得的信息是"不规则阴道出血",从考虑常见病出发,比如异常子宫出血,当然还要了解有无可能引起不规则阴道出血的其他原因。

思路 1:已知异常子宫出血是妇科门诊常见的症状,其出血模式有哪些特点? 确定 AUB 的出血模式对诊治思维有指导作用(图 21-1)。

知识点 1:异常子宫出血相关术语

FIGO 的月经异常工作组(FIGO Menstrual Disorders Group,FMDG)将月经异常相关术语于 2007 年进行统一,并于 2018 年进行再次修订,中华医学会妇产科学分会妇科内分泌学组 2014 年也制定了我国的月经异常术语,相关术语定义如表 21-1。

表 21-1　异常子宫出血相关术语比较

	FIGO(2007)	FIGO(2018)	中华医学会妇产科学分会妇科内分泌学组(2014)
频率	正常 24~38 天	正常 24~38 天	
	稀发 >38 天	稀发 >38 天	稀发 >35 天
	频发 <24 天	频发 <24 天	频发 <21 天
		闭经	
经期长度	正常 4.5~8 天	正常 ≤ 8 天	
	延长 >8 天	延长 >8 天	延长 >7 天
	过短 ≤ 4.5 天		过短 <3 天

续表

	FIGO(2007)	FIGO(2018)	中华医学会妇产科学分会 妇科内分泌学组(2014)
周期规律性	规律:周期相差 2~20 天	规律:周期相差 ≤ 7~9 天	规律:周期相差 <7 天
	不规律:相差 >20 天	不规律:周期相差 ≥ 8~10 天(取决于不同年龄段 *)	不规律:周期相差 ≥ 7 天
	无规律:无月经		闭经:≥ 6 个月无月经
月经量	正常 5~80ml	正常	
	月经过多 >80ml	月经过多(患者主观感受)	月经过多 >80ml
	月经过少 <5ml	月经过少(患者主观感受)	月经过少 <5ml

注:* 不同年龄段经期规律性存在差异(18~25 岁,经期差异 ≤ 9 天;26~41 岁,≤ 7 天;42~45 岁,≤ 9 天)。

　　FMDG 还提出慢性 AUB 和急性 AUB 的概念。慢性 AUB 的定义是近 6 个月中至少有 3 次源自子宫腔出血的量、规律性和时机异常。急性 AUB 定义为一次大量出血的发作。

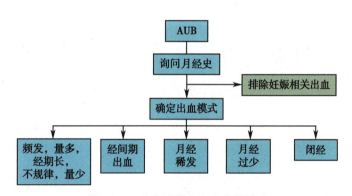

图 21-1　确定异常子宫出血的模式

　　思路 2:患者的病史为月经稀发、不规则出血、经期长,为进一步明确诊断,还需要补充了解哪些相关病史?

　　还应该了解患者的婚育史、未婚者的性生活史、既往病史及家族史。

补 充 病 史

　　患者未婚有性生活史,平素用避孕套避孕,无妊娠史。母亲有"异常子宫出血"病史,45 岁时行全宫切除术(原因不详)。无姐妹。

　　【问题 2】在了解病史后,如何寻找判断其月经稀发、不规则出血和经期长的原因,即如何获得诊断与鉴别诊断的依据?

　　思路 1:在判断为异常子宫出血前要排除哪些问题?

　　在育龄妇女首先要排除与妊娠有关的出血,如流产、异位妊娠、滋养细胞疾病等;还要排除来自宫颈、阴道、外阴、泌尿道、直肠、肛门的出血。该患者尿妊娠试验阴性,初步排除与妊娠相关疾病。体检尤其是妇科检查可以确认出血是否源自宫腔。

　　思路 2:根据以上病史信息,接下来的检查应注意哪些方面?

　　在常规全身体格检查的基础上,重点了解有无出血性疾病的体征、了解有无泌尿道、直肠、肛门的出血等情况;妇科检查要注意外阴、阴道有无炎性充血;宫颈有无息肉、出血或接触性出血,有无宫颈举痛,宫口是否开大、有无妊娠物堵塞；核实子宫大小质地是否正常、有无压痛；双侧附件有无包块及压痛情况。

注意：检查过程中仔细辨别血是否来自宫腔，有无活动性出血。根据体检结果还可以为选择针对性的辅助检查提供线索。

体 格 检 查

一般体检：身高 157cm，体重 52kg，血压 110/76mmHg，无贫血貌，无皮下出血点，无体毛增多，甲状腺无肿大，双侧乳房发育达 Tanner 分级 Ⅴ 级，挤压无溢乳。肛门未见异常。

妇科检查：外阴阴毛女性分布，阴道通畅，有少许血性分泌物，宫颈光滑，子宫前倾曲，大小正常质地稍软，活动，无压痛；双附件区未扪及异常。

思路 3：根据上述的检查结果，初步排除了泌尿道、直肠、肛门的出血。需要通过哪些辅助检查来帮助明确诊断和鉴别诊断？

应进行超声检查，并根据超声影像学所见决定必要时宫腔镜检查和诊断性刮宫；同时行实验室检查，包括血常规、凝血常规、肝功能，血性激素水平、hCG 等。

辅 助 检 查

激素水平：FSH 2.77IU/L，LH 4.92IU/L，T 0.193nmol/L，E_2 189.1ng/L，P 0.53ug/L，PRL 6.3μg/L，hCG 0.53IU/L。血常规正常，凝血常规正常，肝转氨酶正常。

经阴道超声（图 21-2）示子宫大小正常，内膜厚 17mm，回声不均匀，子宫肌层回声均匀，双侧卵巢大小正常，每侧卵巢见 5~6 个直径 5~7mm 的卵泡。

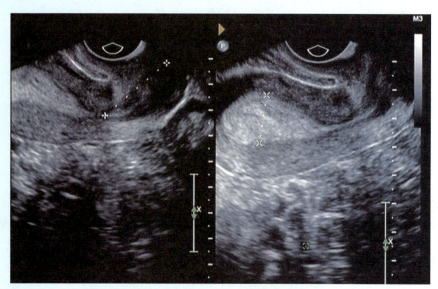

图 21-2　子宫内膜增生症超声检查图像
（子宫内膜增生过长，内膜厚度 17mm）

思路 4：由于超声显示子宫内膜较厚且回声不均匀，为了明确宫腔内情况，建议患者接受宫腔镜检查和诊断性刮宫。由于这些操作是创伤性的，需要与患者做好沟通。

1. 充分告知患者由于子宫内膜较厚且回声不均，需要排除是否有内膜病变。宫腔镜可直视宫腔内变化并指导诊断性刮宫，后者具有诊断和止血的双重作用。刮出物送病理检查将可明确内膜变化。

2. 刮宫是创伤性手段。需要交代可能发生的副作用，但告知意外发生率很低。给予患者信心和心理支持。

宫腔镜检查及病理检查结果

经患者知情同意后行宫腔镜检查,镜下见宫腔深度正常,子宫内膜厚,有散在出血点(图21-3)。镜下刮取内膜组织送病检(图21-4),报告为"子宫内膜增生不伴不典型增生"。

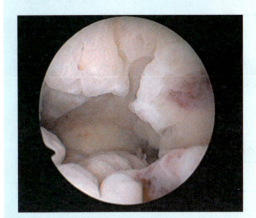

图21-3 子宫内膜增生症宫腔镜下所见
(宫腔前后壁均见子宫内膜增生肥厚)

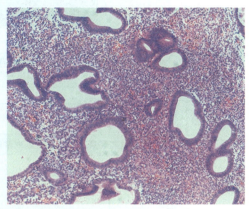

图21-4 子宫内膜简单型增生过长
病理组织镜下所见

子宫内膜增生
症宫腔镜下所见
(视频)

【问题3】有了上述的病史和检查资料后,根据患者的情况我们来分析其异常子宫出血的病因。首先了解异常子宫出血的原因有哪些?

知识点2:FIGO 对非妊娠育龄妇女 AUB 病因的 PALM-COEIN 分类系统

引起 AUB 的病因分为9个基本类型,按照英语首字母缩写为 PALM-COEIN。即息肉(polyp)、子宫腺肌病(adenomyosis)、平滑肌瘤(leiomyoma)、子宫内膜恶变和不典型增生(malignancy and hyperplasia)、凝血病(coagulopathy)、排卵障碍(ovulatory dysfunction)、子宫内膜局部异常(endometrial)、医源性(iatrogenic)和未另行分类(not otherwise classified)。

PALM 部分存在结构改变,可采用影像学技术和/或采用组织病理方法检查;而 COEIN 部分无结构性改变,不能采用影像学或者组织病理方法确认。

思路1:甄别该患者的异常子宫出血原因。

该患者近3年月经不规则,月经周期2~9个月不等,每次行经10天左右,表现为月经稀发或继发性闭经、经期长,在排除了引起 AUB 的结构性改变后,提示该患者可能有排卵障碍。

思路2:对月经稀发的患者如何判断是有排卵还是无排卵性出血?

知识点3:如何判断无排卵或排卵障碍

1. 有排卵的子宫内膜剥脱出血具有正常月经的4个要素 即具有规律、周期、经期持续时间和月经量。无排卵的子宫出血反之。

2. 排卵障碍可以由于精神紧张、内分泌疾患(如甲状腺功能异常、高 PRL 血症、PCOS 等)、药物等引起。进行详细的病史询问、相应激素水平测定可以了解。

3. 可行基础体温测定,单相型的基础体温可确认无排卵。

4. 超声检查在相当于月经周期卵泡期中晚期时未能显示优势卵泡或直径≥10mm 的卵泡;或在相当于黄体期检测未见黄体。

5. 在相当于月经周期黄体期时测孕酮低于黄体期孕酮水平(一般≥5ng/ml)。

经期长、不规则出血的诊断流程

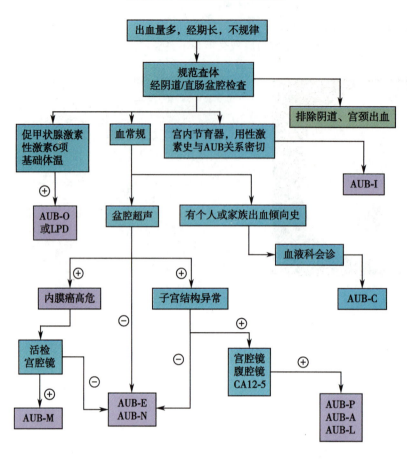

还可以参考 2014 年中华医学会妇产科分会内分泌学组的《异常子宫出血诊断与治疗指南》中的月经稀发的诊治流程。

月经稀发的诊治流程

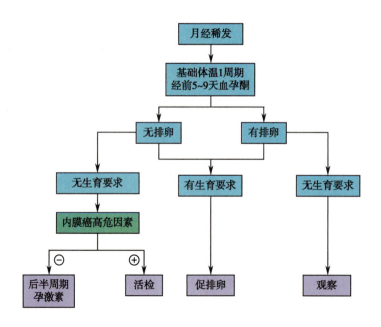

【问题4】该患者属于 PALM-COEIN 分类系统的哪一类?

思路 1：根据 PALM-COEIN 分类系统的各项内容，用上述体检和检查结果逐一排查，该患者的异常子宫出血可以诊断为 AUB-O。

AUB-O 指由于中枢神经系统下丘脑 - 垂体 - 卵巢轴神经内分泌调控异常功能失调而非全身及生殖系统的各种器质性疾病所引起的异常子宫出血。我国的异常子宫出血患者中，70%~80% 为无排卵型，多见于青春期、绝经过渡期。

思路 2：长期无排卵者由于子宫内膜受到雌激素的持续作用同时缺乏孕激素的拮抗，导致不同程度的增生性改变。需了解子宫内膜增生过长的病理分类。

知识点 4 : 子宫内膜增生的分类

内膜增生的分类在国内外尚不统一。中国过去一直采用的是 2003 年修正版的 WHO 分类，该分类将内膜增生按严重程度分为 4 个等级：①增生内膜；②简单增生；③复杂增生；④不典型增生。由于循证医学证据表明，在子宫内膜增生病例中，存在不典型增生者与无不典型增生者，两者的治疗、预后有着很大的差异，因此 2014 年 WHO 又对内膜增生的分类方法进行了修订，修订版的 WHO 分类根据是否存在细胞不典型性将子宫内膜增生分为两类。

(1) 子宫内膜增生不伴不典型增生 (endometrial hyperplasia without atypia，EH)。

(2) 子宫内膜不典型增生 (atypical hyperplasia，AH)。

思路 3：AUB-O 的病因。

知识点 5 : AUB-O 的原因

青春期中枢神经系统 - 下丘脑 - 垂体 - 卵巢轴正常功能的建立需经过一段时间，初潮 2~3 年内无排卵性月经可达 30%~50%。

育龄妇女可因内、外环境内某种刺激，如劳累、应激、流产、手术或疾病等引起短暂的无排卵。亦可因肥胖、多囊卵巢综合征、高泌乳素血症、甲状腺功能异常等长期存在的因素引起持续无排卵。按照 WHO 的分型：I 型为下丘脑 - 垂体性无排卵 (血 PRL 可高或正常)；II 型为 PCOS；III 型为卵巢性无排卵。各型无排卵皆可引起 AUB，但以 PCOS 最多见。

绝经过渡期妇女下丘脑 - 垂体对性激素正反馈调节的反应性降低，因而可先出现黄体功能不足，稀发或不规则排卵，最终排卵停止。此时卵泡仍有一定程度的发育，但缓慢、不充分，或退化不规则，不足以引起正反馈，造成孕激素水平不足或缺如而引起 AUB-O。

思路 4：排卵障碍引起的异常子宫出血需要进行鉴别诊断。

知识点 6 : AUB-O 的鉴别诊断

首先除外非生殖道(泌尿道、直肠、肛门)及生殖道其他部位(宫颈、阴道)的出血，全身或生殖系统器质性疾病引起的出血及医源性子宫出血。PALM-COEIN 系统的分类如下。

全身系统性疾病：①血液病(AUB-C)，最常见的是血小板减少性紫癜、von Willebrand 病，其他如再生障碍性贫血、白血病等；②内分泌病(AUB-O)，如甲状腺功能减退、肾上腺皮质功能异常及糖尿病等引起的持续无排卵；③肝病(AUB-C)，影响了雌激素代谢或凝血因子的合成等；④肾功能衰竭透析用肝素后(AUB-I)；⑤系统性红斑狼疮，由于损伤血管功能或血液抗凝抗体作用而引起(AUB-C)。

生殖系统疾病：①妊娠并发症，包括各种流产、异位妊娠、葡萄胎。②肿瘤，子宫肿瘤如肌瘤(肌壁间、黏膜下)(AUB-L)、宫颈癌、宫体内膜癌或肉瘤(AUB-M)、绒毛膜上皮癌；卵巢肿瘤，尤其是分泌雌激素的性索间质瘤;输卵管癌。③炎症,一般或特异性(结核、性病)子宫内膜炎(AUB-E)。④子宫肌腺症(AUB-A)、子宫内膜异位症。⑤其他,子宫内膜息肉(AUB-P)、生殖道创伤、异物、子宫动静脉瘘(AUB-N)、子宫内膜血管瘤。

医源性出血(AUB-I):放置避孕环后(尤其是释放铜环)、使用激素类避孕药后(包括口服、肌内注射制剂、埋植剂)、服抗凝药(水杨酸类、非甾体抗炎类)后、抗纤溶药过量、性激素服用不当等。

【问题5】归纳异常子宫出血病因诊断的流程。

知识点7：子宫异常出血分类(PALM-COEIN)与诊断流程

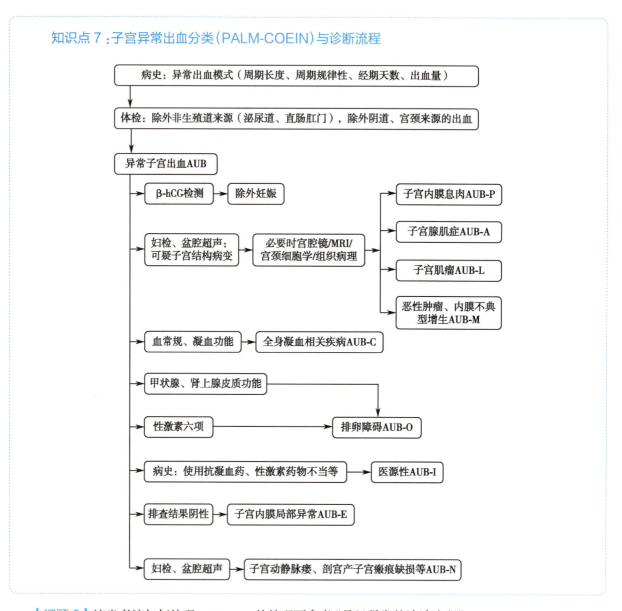

【问题6】该患者该如何处理?　AUB-O 的处理可参考"月经稀发的诊治流程"。

知识点8：AUB-O 的处理原则

1. 出血阶段应迅速有效止血及纠正贫血。
2. 血止后应尽可能明确病因,并行针对性治疗,选择合适方案控制月经周期或诱导排卵。
3. 预防复发及远期并发症。具体方案需要根据患者年龄、病程、血红蛋白水平、既往治疗效果、有无生育或避孕要求、文化水平、当地医疗及随诊条件等因素全面考虑。

思路 1：止血处理。

无排卵性异常子宫出血的止血主要是使用性激素或者必要时行诊断性刮宫，后者具有诊断和止血的双重作用。但要注意刮宫是创伤性手段，一般在患者年龄 ≥ 35 岁、药物治疗无效或存在子宫内膜异常增生的可疑或高危因素的情况下经患者知情同意后使用。该患者由于超声显示子宫内膜厚达 17mm，在充分知情同意后行宫腔镜检查和刮宫。

思路 2：如果该患者不同意行诊断性刮宫术，应考虑的治疗止血方式有哪些？

知识点 9：AUB-O 的药物止血治疗

1. 性激素治疗

（1）孕激素内膜脱落法（药物刮宫法）：针对无排卵患者子宫内膜缺乏孕激素的作用，给患者以足量孕激素使增殖或增生的内膜转变为分泌期；停药后出现为期 7~10 天的撤退出血。常用口服地屈孕酮 10~20mg/d、微粒化孕酮 200~300mg/d、醋甲羟孕酮 6~10mg/d，连用 7~10 天；或肌内注射黄体酮 20~40mg/d，连续 3~5 天。因撤退出血量多，可导致血红蛋白进一步下降。故适用于一般情况较好，血红蛋白 >90g/L 者。

（2）短效复方口服避孕药（combined oral contraceptives，COC）：止血效果好、止血速度快、价格低、使用方便，但禁用于有避孕药禁忌证的患者。方法为 1 片 / 次，急性 AUB 多使用 2~3 次 /d，淋漓出血者多使用 1~2 次 /d，大多数出血可在 1~3 天完全停止；继续维持原剂量治疗 3 天以上仍无出血可开始减量，每 3~7 天减少 1 片，仍无出血，可继续减量到 1 片 /d，维持至血红蛋白含量正常、希望月经来潮，停药即可。

（3）高效合成孕激素内膜萎缩法

1）育龄期或绝经过渡期患者：血红蛋白 <80g/L，近期刮宫已除外恶性情况者。

2）血液病患者：病情需要月经停止来潮者。

方法为左炔诺孕酮 1.5~2.25mg/d，炔诺酮 5~10mg/d。醋酸甲羟孕酮 10~30mg/d 等，连续用药 10~22 天，血止后亦可逐渐减量维持。同时积极纠正贫血。

2. 诊断性刮宫止血显效迅速，还可进行内膜病理检查除外恶性情况。适用于病程较长的已婚育龄期或绝经过渡期患者。

3. 一般止血药物如抗纤溶药物氨甲环酸，1g/ 次，2~3 次 /d。

4. 其他

（1）丙酸睾酮：可对抗雌激素的作用，减少盆腔充血，增加子宫张力，减少子宫出血速度，协助止血、改善贫血的作用，每个周期肌内注射 75~300mg，酌情平分为多天多次使用。

（2）对于中、重度贫血患者在上述治疗的同时，酌情选择口服或静脉铁剂、促红细胞生成素、叶酸等。加强营养，注意休息，减少剧烈运动。

（3）出血严重时需输血、补充血红蛋白及凝血因子，如浓缩红细胞、纤维蛋白原、血小板、新鲜冻干血浆或新鲜全血。

（4）对于出血时间长、贫血严重、抵抗力差并有感染征象者，应及时应用抗生素。长期出血患者应适当预防感染。

思路 3：在该患者治疗止血后控制月经周期。

为了避免再次发生异常子宫出血，并预防复发及远期并发症，尤其该患者已经有子宫内膜增生，止血后应继续随诊。药物治疗为首选治疗方式，大部分患者可通过药物治疗转化为正常内膜。单纯孕激素口服或局部治疗为首选。可采用孕激素后半周期序贯治疗、孕激素连续治疗、含左炔诺孕酮的宫内节育系统（LNG-IUS）等。治疗期间每隔 6 个月做一次内膜活检，连续两次组织学转阴后可终止随访。因子宫内膜增生症会影响生育力，故子宫内膜逆转后需积极接受助孕治疗。

知识点 10 ：AUB-O 调整月经周期及预防复发及远期并发症的方法

1. 对青春期患者推荐天然孕激素或地屈孕酮定期撤退法及使用短效 COC，可连续使用 3~6 个月作为 1 疗程，停药并观察效果，如 AUB 复发，可积极重新开始治疗。

2. 生育期患者应结合对生育意愿进行相应治疗。对有生育要求的患者，应根据无排卵的病因选择促排卵药物。最常用的是氯米芬。首次剂量为 50mg/d，从周期第 5 天起，连服 5 天，同时测定基础体温，以观察疗效，若无效可酌情增加至 100~150mg/d；来曲唑（Letrozole，LE）可作为 PCOS 一线用药；并可用于克罗米芬抵抗或失败患者的治疗。从自然月经或撤退性出血的第 2~5 天开始，2.5mg/d，共 5 天；如无排卵则每周期增加 2.5mg，直至 5~7.5mg/d。若因高泌乳素血症所致无排卵，则应选用溴隐亭，剂量为 5~7.5mg/d。需定期复查血清 PRL 浓度，以调整剂量。推荐选择不影响妊娠的天然孕激素或地屈孕酮定期撤退法。对短期无生育要求者建议长期连续使用短效 COC，对长期无生育者推荐选择 LNG-IUS，也可长期使用短效 COC。

3. 绝经过渡期患者可采用 LNG-IUS 达到长期管理效果，或孕激素定期撤退法，直至使用孕激素不能撤退出血、自然绝经为止。伴有明确雌激素缺乏症状者，无性激素治疗禁忌证可启动激素补充治疗，慎用短效 COC。

4. 其他　子宫内膜切除术适用于经量多的绝经过渡期和经激素治疗无效且无生育要求的患者；如各种治疗不佳，异常出血反复发作，患者和家属知情同意可以选择子宫切除术。

【问题 7】如何告知患者其病情及预后，以便配合随诊及后续观察治疗？

知识点 11 ：AUB-O 的预后及随访

青春期患者最终能否建立正常的月经周期，与病程长短有关。发病 4 年内建立正常周期者占 63.2%，病程长于 4 年者较难自然痊愈，可能合并多囊卵巢综合征。

育龄期患者用促排卵药后妊娠生育可能性很大，但产后仅部分患者能有规则排卵或稀发排卵，多数仍为无排卵，月经可时而不规则或持续不规则。个别患者可发生内膜不典型增生或腺癌。即使月经恢复正常的患者亦易受某些刺激的影响而复发。

绝经过渡期异常子宫出血患者病程可长可短，皆以绝经而告终。在除外恶变后可观察随访。随访主要是监测有无排卵，如持续或复发无排卵，应予以干预。已有子宫内膜增生过长的患者的随访要关注内膜病变的发展。

临床关键点：

1. 异常子宫出血是对一种症状或体征的描述，指非妊娠妇女源自子宫腔的出血，其病因分 9 个基本类型，按照英语首字母缩写为 PALM-COEIN。PALM 部分存在结构改变、可采用影像学技术和 / 或采用组织病理方法观察检查；而 COEIN 部分无结构性改变，不能采用影像学或者组织病理方法确认。

2. 异常子宫出血患者中可能存在一个或多个引起 AUB 的因素。其甄别的一线检查有全身体检及盆腔检查、全血常规检查、血 hCG。酌情选择凝血功能、性激素六项测定、甲状腺功能检查、经腹或阴道超声检查、宫颈细胞学检查。宫腔镜检查和诊刮可列为二线检查处理。

3. AUB-O 是异常子宫出血的常见类型。持续无排卵可能导致子宫内膜病理改变。

4. AUB-O 的处理原则是止血后调整月经周期，预防复发及远期并发症。具体处理根据患者年龄、病程、有无贫血、有无生育或避孕要求等而定。

（杨冬梓）

第二节 闭 经

闭经(amenorrhea)是妇科疾病中最常见的症状之一,表现为无月经来潮或月经停止。青春期前、妊娠期、哺乳期及绝经后的无月经来潮属生理现象。

闭经对健康的影响是多方面的。①雌激素水平低落的闭经可引起骨质疏松和生殖道萎缩;②有一定雌激素水平的闭经,由于无孕酮对抗可引起子宫内膜增生过长病变,甚至子宫内膜癌;③青春期女孩无月经者的精神心理障碍问题增加;④婚后因无排卵致不孕不育;⑤引起闭经的疾病本身对健康的影响。闭经的病因相当复杂,有生理性闭经、病理性闭经,后者有各种病因与分类。

首次门诊病例摘要

患者,女性,19岁,因"一直无月经来潮"就诊。从无月经来潮,也无乳房发育,去年在当地就诊使用黄体酮针剂注射5天后无撤退性出血,后用雌激素口服21天后5天加黄体酮注射后有少许阴道出血。

【问题1】通过病史采集,我们首先获得的临床信息是什么?

思路1:19岁女性,一直无月经来潮,属于原发性闭经。

知识点1:闭经的定义

根据既往有无月经来潮,分为原发性闭经和继发性闭经。原发性闭经(primary amenorrhea)指年龄超过14岁无第二性征发育或16岁虽有第二性征发育但无月经来潮者。继发性闭经(secondary amenorrhea)指正常月经建立后月经停止6个月或按自身原有月经周期计算停止3个周期以上者。

思路2:按照定义,该患者为原发性闭经,这位患者的病史中还需要重视原发性闭经患者的个人史(其母亲在孕期的特殊药物使用史、出生史、成长发育史)和家族史,还要注意性生活史。

补充病史

个人史:患者为足月顺产出生,出生体重2.45kg。否认出生后特殊疾病,但身高一直比同龄人矮。否认性生活史。

家族史:否认特殊家族史,家中女性亲属无同类患者。母亲月经15岁初潮,月经规律。

思路3:对原发性闭经患者体检的重点在于全身体格发育、第二性征和内外生殖器官发育情况。

体 格 检 查

身高139cm,指尖距141cm,体重34kg,面部多痣,无多毛痤疮,甲状腺无肿大,颈项短粗有颈蹼,双侧乳房未隆起,乳头小、位于锁骨中线外,无腋毛,心肺听诊无异常,双肘外翻。

外阴呈幼稚型,无阴毛,可见阴道开口,处女膜完整。

【问题2】从上述体检结果看,该患者闭经伴有身高矮、第二性征未发育,为进一步明确诊断,还应该进行哪些辅助检查?

思路:原发性闭经患者辅助检查的关注点是与性发育有关的激素测定(包括FSH、LH、E_2、PRL、P、T、甲状腺激素等)和染色体核型(尤其在有躯体发育异常的患者),影像学检查帮助进一步了解内生殖器官发育情况,超声是最常用的手段。该患者尚无性生活史,建议行经直肠的超声检查,如患者不接受可以在充盈膀胱下经腹部超声检查,但后者的显像效果差于前者。为指导治疗,对体格发育异常的患者还应建议测定骨龄。

辅 助 检 查

性激素水平:FSH 110IUL,LH 47IU/L,E_2 13ng/L,PRL 12.2μg/L,T 0.63nmol/L,P 0.4μg/L。甲状腺功能正常,空腹血糖正常。

染色体核型:45,XO。

经直肠超声：子宫体长径20mm，宫颈长径19mm，子宫前后径12mm，横径20mm；子宫肌层回声均匀，内膜线可见厚约2mm。右卵巢大小约13mm×8mm×8mm，内未见液性暗区；左卵巢大小约9mm×7mm×7mm，内未见液性暗区。

左手X线片显示：骨龄相当于13岁。

【问题3】：除了上述辅助检查外，还有什么测试可以有助于判断病因或者鉴别病变部位？

思路1：临床上常用功能试验来评估体内激素水平和确定闭经程度，如药物撤退试验、垂体兴奋试验等。

知识点2：药物撤退试验

1. 孕激素试验（progestational challenge）　黄体酮注射液，20mg/d，连续5日；或口服醋酸甲羟孕酮，10mg/d，连用5日。停药后出现撤药性出血（阳性反应），提示子宫内膜已受一定水平雌激素影响，为Ⅰ度闭经。停药后无撤退性出血（阴性反应），应进一步行雌孕激素序贯试验。

2. 雌孕激素序贯试验　适用于孕激素试验阴性的闭经患者。每晚睡前服妊马雌酮1.25mg或己烯雌酚1mg，连续21日，最后10日加用醋酸甲羟孕酮，每日口服10mg，停药后发生撤退性出血者为阳性，提示子宫内膜功能正常，可排除子宫性闭经，引起闭经的原因是患者体内雌激素水平低落，为Ⅱ度闭经，应进一步寻找原因。无撤药性出血者为阴性，应重复一次试验，若仍无出血，提示子宫内膜有缺陷或被破坏，可诊断为子宫性闭经。

知识点3：垂体兴奋试验

又称GnRH刺激试验，了解垂体对GnRH的反应性。经典方法：将促黄体生成素释放激素100μg溶于0.9%氯化钠注射液5ml中，30s内静脉注射完毕。于注射前及注射后15min、30min、60min、120min分别采血测定LH含量。注射后15~60min LH高峰值较注射前升高2~4倍，说明垂体功能正常，病变在下丘脑；经多次重复试验LH值无升高或升高不显著，说明垂体功能减退，如希恩综合征。

思路2：该患者在本院就诊前已经接受了孕激素试验为阴性反应，随后进行的雌孕激素序贯试验为阳性，可排除子宫性闭经，引起闭经的原因是患者体内雌激素水平低落，为Ⅱ度闭经。

【问题4】根据以上病史辅助检查结果，我们能够得出的初步诊断是什么？

该患者的体检和辅助检查显示体格发育异常、第二性征未发育和内外生殖器官发育幼稚，染色体核型异常为45,XO，符合特纳综合征（Turner's syndrome）的诊断。

思路1：特纳综合征是一种最为常见的性发育异常。

知识点4：特纳综合征

Turner综合征又称先天性卵巢不发育或先天性卵巢发育不全（congenital ovarian dysgenesis）。

1. 染色体核型　其性染色体异常主要包括染色体核型为45,XO及其嵌合体，如45,XO/46,XX或45,XO/47,XXX，也有45,XO/46,XY的嵌合型，后者可从完全正常到典型的XO表型。

2. 临床表现　患者就诊的主要诉求为原发性闭经、第二性征不发育、子宫发育不良等，主要的问题集中在生长不足、性腺缺陷、心血管疾病、学习障碍四方面。45,XO女性除性征幼稚，常伴面部多痣、身材矮小、蹼颈、盾胸、后发际低、腭高耳低、肘外翻等临床特征。卵巢不发育是本征患者的主要病变。

思路2：非生理性闭经的原因很多，引起闭经的病变部位不同，特纳综合征患者闭经的病因在卵巢发育不全，还有哪些病因可以引起闭经？这些病因是如何分类的？

知识点 5 :闭经病因的分类

1. 按病变解剖部位分类 将引起闭经的病因分为四个区域。

(1)子宫性闭经:生殖道引流障碍或子宫靶器官病变引起的闭经,也称生殖道引流障碍性闭经。

(2)卵巢性闭经卵巢病变引起的闭经。

(3)垂体性闭经垂体病变引起的闭经。

(4)下丘脑性闭经:中枢神经 - 下丘脑分泌 GnRH 缺陷或功能失调引起的闭经,也称中枢神经性闭经。

2. 按照促性腺素水平分类 有高促性腺激素性闭经和低促性腺激素性闭经,由于两者性腺功能均处低落状态,故亦称高促性腺素性腺功能低落和低促性腺素性腺功能低落。

(1)高促性腺素性腺功能低落(hypergonadotropic hypogonadism)指促性腺素 FSH>25IU/L 的性腺功能低落者,提示病变环节在卵巢。

(2)低促性腺素性腺功能低落(hypogonadotropic hypogonadism,HH)主要指促性腺素 FSH 和 LH 均低于 5IU/L 的性腺功能低落者,提示病变环节在中枢(下丘脑或垂体)。

3. 按闭经严重程度分类 将闭经分为 Ⅰ 度闭经及 Ⅱ 度闭经。

(1)Ⅰ 度闭经:卵巢具有分泌雌激素功能,体内有一定雌激素水平,给予孕激素后有药物撤退性月经。

(2)Ⅱ 度闭经:卵巢分泌雌激素功能缺陷或停止,体内雌激素水平低落,给予孕激素后不出现药物撤退性月经。

思路 3 :该患者的病因分类。

该患者可列入 Ⅱ 度闭经之列,同时排除了子宫性闭经。性激素水平具有 FSH 和 LH 水平高的特点,为高促性腺激素性闭经,这些情况均提示属卵巢性闭经。

【问题 5】特纳综合征属原发性闭经,病因在于卵巢。卵巢性闭经是由于卵巢本身原因引起的闭经,这类闭经包括先天性性腺发育不全、酶缺陷、卵巢抵抗综合征及后天各种原因引起的卵巢功能衰退。要明确鉴别不同原因的原发性卵巢性闭经,要遵循什么样的诊断流程呢?

知识点 6 :原发性闭经的诊断流程

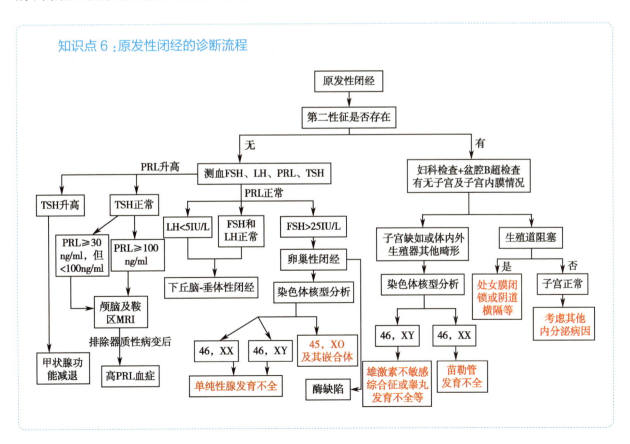

知识点 7 : 性发育障碍(disorders of sex development,DSD)

DSD 是一类先天性的由于染色体异常、性腺发育异常、外生殖器解剖学异常等所致的疾病,新生儿发病率为 1/4 500。2006 年,美国和欧洲儿科内分泌协会众多专家在芝加哥会议中达成共识,摒弃原有界定混淆又加剧患者心理负担的诸如假两性畸形(pseudohermaphroditism)、真两性畸形(hermaphroditism)、阴阳人(intersex)、性反转(sex reverse)等命名方式,分为性染色体 DSD,即 46,XY DSD 和 46,XX DSD。特纳综合征属于性染色体 DSD。DSD 新分类及新旧命名对比详见表 21-2,表 21-3。

思路 1 :从这一流程图看,特纳综合征的诊断和鉴别诊断的关键点是什么?

表 21-2　性发育障碍新旧命名对比

旧命名	新命名
阴阳人	性发育障碍
男性假两性畸形,男性女性化	46,XY 性发育障碍
女性假两性畸形,女性男性化	46,XX 性发育障碍
真两性畸形	卵睾性性发育障碍
表现为男性外表的 XX 或 XX 性反转	46,XX 睾丸性发育障碍
XY 性反转	46,XY 完全性腺发育障碍

表 21-3　性发育障碍新分类及常见疾病举例

性染色体异常性发育障碍	46,XY 性发育障碍	46,XX 性发育障碍
45,XO (特纳综合征和变体)	性腺(睾丸)发育异常:①完全的性腺发育不全(Swyer 综合征);②部分的性腺发育不全;③性腺退化;④卵睾性性发育障碍	性腺(卵巢)发育异常:①卵睾性性发育障碍;②睾丸性性发育障碍(比如:*SRY* 阳性,*SOX9* 重复);③性腺发育不全
47,XXY (Klinefelter 综合征和变体)	雄性激素合成或功能障碍:①雄激素合成障碍(17- 羟类固醇脱氢酶缺乏,5α- 还原酶缺陷,StAR 突变);②雄激素功能障碍(完全 / 部分性雄激素不敏感综合征);③促黄体生成素受体缺陷(支持细胞发育不全);④抗苗勒氏管激素(AMH)和 AMH 受体异常(持续性苗勒氏管综合征)	雄激素过剩:①胎儿(如:21 或 11- 羟化酶缺乏症);②胎儿胎盘(芳香酶缺乏,如 P450 氧化还原酶);③母体(比如黄体瘤,服用雄激素类药物等)
45,X/46,XY (混合性腺发育不全,卵睾性性发育障碍)		其他(泄殖腔外翻,阴道闭锁,苗勒氏肾颈胸体节复合异常,其他综合征)
46,XX/46,XY (嵌合体,卵睾性性发育障碍)		

对这一类患者的诊断,体格检查尤其是第二性征的检查、性激素测定和染色体核型分析是关键。

思路 2 :特纳综合征的鉴别诊断特别要注意什么?

特纳综合征与单纯性性腺发育不良(染色体核型 46,XX 或 46,XY)同是性腺性闭经,也同是高促性腺激素性闭经和Ⅱ度闭经,其临床区别在于单纯性性腺发育不良的身高正常(即躯体发育正常),诊断的关键是体格检查和染色体核型检测。

【问题 6】除了原发性闭经,继发性闭经也有卵巢性闭经。两者有何区别?

思路 1 :顾名思义,继发性闭经不同于原发性闭经的是其病因多是由于后天性的病变所致,其诊断流程与原发性闭经的诊断流程不同。

知识点 8：继发性闭经的诊断流程

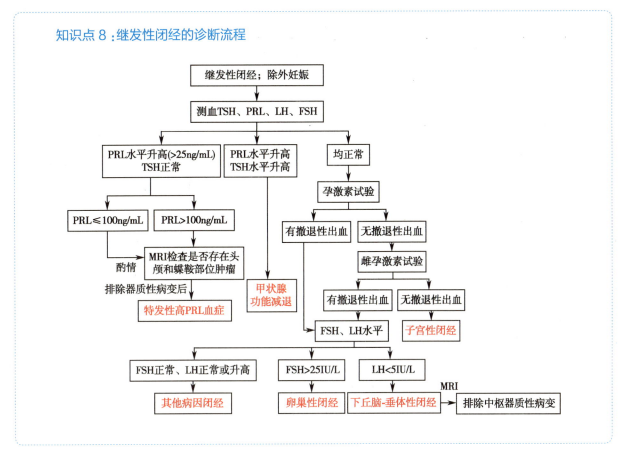

思路 2：原发性和继发性闭经的诊断流程中，PRL 的检测都摆在很重要的位置，PRL 水平升高引起的闭经有什么特点？

知识点 9：高催乳素血症（hyperprolactinemia）概述

各种原因所致外周血 PRL 水平异常增高，一般认为血 PRL 浓度高于 25ng/ml 或 530mIU/L 时应视为高催乳素血症。40% 以上的高催乳素血症患者有垂体腺瘤，MRI 检查可以协助诊断。过高的 PRL 直接作用于乳腺细胞 PRL 的受体，可刺激乳汁生成及分泌。同时过多的 PRL 经反馈作用于下丘脑相应受体，增加多巴胺等的分泌，抑制垂体促性腺激素的分泌而引起不排卵及闭经。因此，也常称为"闭经泌乳综合征"。15%~25% 的继发性闭经及部分原发性闭经的患者中有高催乳素血症。

【问题 7】闭经的病因诊断明确后，应如何进行治疗？

思路 1：治疗针对哪些方面？遵循哪些原则？

闭经是多种疾病都可伴有的症状，闭经的治疗不仅应针对病因，还应针对闭经对女性生殖健康的以下几方面：①精神心理问题；②性发育幼稚及雌激素水平低落的健康问题；③对有内源性雌激素的闭经患者的子宫内膜保护；④排卵功能障碍；⑤不育问题。

治疗原则上应按以下五个方面：①病因治疗；②雌激素替代和 / 或孕激素治疗；③针对疾病病理生理的内分泌治疗；④药物诱发排卵治疗；⑤有生育要求者的辅助生殖治疗。

思路 2：特纳综合征患者的治疗。

治疗目的：促进身高，刺激乳房与生殖器发育，防止骨质疏松。

1. 促进身高　对促进身高的治疗方法，注射生长激素（GH）已被证明安全有效，推荐剂量为 0.045~

0.050mg/(kg·d)［0.27mg/(kg·w)或0.15IU(kg·d)］,每天睡前皮下注射。据报道,治疗2~7.5年后,大部分患儿身高超过150cm。开始治疗年龄越小的患儿效果越明显。有人建议生长激素治疗可从4岁或5岁开始使用。也可从12岁起用2年小剂量雄激素。应尽可能地延迟青春期的发育直至生长完全,以避免骨骺提早闭合,过早应用雌激素可能促使骨骺早期愈合。甚至有学者建议,在骨龄达到13岁前不加用雌激素,而仅仅采用生长激素促进身高发育。

2. 促进乳房和生殖器发育　雌激素效果良好,需长期使用。过早应用雌激素促使骨骺早期愈合。一般先促进身高增长,骨骺愈合后再用雌激素使乳房和生殖器发育。此时的雌激素剂量应采用低剂量(例如戊酸雌二醇1mg、结合雌激素0.3mg),继而雌孕激素序贯治疗或应用COC,一旦出现撤退性出血,则应继续雌孕激素序贯治疗。性激素补充疗法可改善低雌激素所致的生殖器萎缩和骨质疏松。

3. 有生育要求的患者可通过供卵体外受精,胚胎移植而怀孕。45,X/46,XX嵌合型,正常细胞占多数,垂体促性腺激素水平无明显升高者可望生育。在助孕前通过激素替代治疗达到子宫发育正常是非常重要和必要的。

思路3:对本例患者应如何治疗?

本例患者已经明确诊断是特纳综合征,其治疗应遵循上述治疗原则。需要向患者解释该病所导致的成人体格矮小和性激素缺乏是主要的治疗关键点。该患者骨龄13岁,仍有一定的生长潜力,用生长激素促生长的治疗可有效促进身高生长速度。但生长激素价格较高,且需要治疗至少半年以上,要做好治疗费用测算。如不愿使用生长激素,可以应用小剂量雄激素。定期检测身高。因雌激素促使骨骺早期愈合,应尽可能地延迟雌激素的使用直至青春期发育生长完全。此后才开始应用雌激素促进乳房和生殖器发育。

思路4:这类患者由于发育异常导致的精神、心理问题严重影响其身心健康,如何与患者沟通病情和预后?

特纳综合征患者的体格发育、性征及性器官发育异常都严重影响其心理和生理状态。同时还存在由于缺乏雌激素导致骨质疏松、生殖器官发育不良导致性生活困难和由于卵巢不发育引起不育等问题。对这类患者我们应该做好病情及其预后解释。

1. 在骨骺尚未愈合前适时应用生长激素促进成年身高具有较好的疗效。

2. 骨骺愈合后开始使用性激素替代疗法可以促进生殖器官的发育,并可维持周期规律的"月经",可以有满意的性生活,婚后可以通过赠卵的方法获得妊娠。

3. 由于卵巢先天性不发育,性激素替代治疗是长期的,要解释让患者理解长期治疗的必要性以及治疗可能的效果,增强治疗的信心以配合治疗。

思路5:在单纯性性腺发育不良的患者中,针对不同染色体核型的患者,其治疗有何异同?

对于染色体为46,XX的患者,治疗与特纳综合征的治疗同;对于染色体为46,XY性腺发育不良的患者,需切除性腺以防恶变,然后进行激素替代治疗。

小　结

临床关键点:

1. 闭经是多种疾病都可伴有的一种临床症状,在临床实践中,闭经的病因诊断是最具有挑战性的。

2. 原发性闭经和继发性闭经的诊断思路有所不同,诊断流程的掌握有助于高效分析病因。

3. 闭经的治疗既要针对病因,还应针对闭经对患者健康的影响:如低雌激素导致的心理、性发育、生育等问题。

4. 对于性腺发育不良的妇女,无论是否合并染色体异常,激素补充治疗是非常必要的,但要根据促体格生长的需要来安排开始激素应用的时间,避免过早应用雌激素促使骨骺早期愈合。

5. 对于染色体为XY异常的性腺发育不良患者,应切除性腺以防恶变。

(杨冬梓)

第三节　多囊卵巢综合征

多囊卵巢综合征（polycystic ovary syndrome，PCOS）是育龄女性常见的内分泌疾病，发病率为 5%~10%。以慢性无排卵和高雄激素血症为特征，常见的临床症状包括月经不调、不孕、多毛和肥胖等。PCOS 病理生理改变涉及神经内分泌、糖代谢、脂代谢、蛋白质代谢及卵巢局部调控因素的异常，不仅影响妇女的生殖功能，其远期并发症如 2 型糖尿病、心血管疾病、子宫内膜癌等会给女性一生的健康带来严重威胁。

PCOS 的确切病因尚不清楚，可能是由某些遗传基因与环境因素相互作用引起。PCOS 有家族聚集现象，被推测为一种多基因病，目前的候选基因研究涉及胰岛素作用相关基因、高雄激素相关基因和慢性炎症因子等。地域、营养和生活方式等环境因素，也可能是 PCOS 的风险因素。

首次门诊病例摘要

患者，女性，28 岁。"月经不规律 15 年"来门诊就诊。患者月经初潮 13 岁，6~7 天 /3~6 个月，量中，无痛经，末次月经 3 个月前。现停经 3 个月，无自觉不适，自测尿妊娠试验（-）。患者结婚 4 年，一直同居未避孕未孕，性生活正常。

【问题 1】通过病史采集，我们首先获得的临床信息是什么？

思路 1：育龄女性，月经不规律。现停经数月，应首先考虑是否妊娠，尿妊娠试验和血 hCG 水平测试可排除妊娠。同时，月经稀发通常是排卵障碍的外在表现。

> **知识点 1：正常排卵生理**
>
> 排卵是 HPO 轴协同作用的结果。调节卵泡发育的主要激素包括下丘脑分泌的 GnRH、垂体分泌的 FSH 和 LH，参与卵泡发育的两种重要细胞包括颗粒细胞和卵泡膜细胞。正常排卵周期历经卵泡的募集 - 选择 - 优势化 - 排卵 - 黄体形成。

> **知识点 2：排卵障碍的常见原因**
>
> 1. 下丘脑性　各种应激因素导致下丘脑 GnRH 分泌低下或下丘脑器质性病变或药物引起，常见于精神应激、营养不良、超强度运动、头颅创伤及肿瘤等。
> 2. 垂体性　垂体器质性病变或功能失调引起促性腺激素（gonadotropin，Gn）分泌异常，如垂体肿瘤、空蝶鞍综合征和 Sheehan 综合征等。
> 3. 卵巢性　卵巢本身原因引起，如先天性性腺发育不良、PCOS、卵巢早衰等。
> 4. 其他内分泌异常导致的排卵障碍　如甲状腺功能异常、肾上腺功能异常、胰岛功能异常等。

思路 2：为进一步明确诊断，还需要补充哪些相关病史？

对此类患者需了解：①工作、学习、生活压力，近期有无减肥导致体重明显下降，有无居住地迁移，有无过度运动，是否服用某种药物等，上述因素可能与下丘脑性排卵障碍有关；②有无产后出血史，有无垂体手术史，有无头痛及视物障碍，有无乳汁分泌，上述因素可能与垂体性排卵障碍相关；③月经初潮时间，女性亲属中的月经情况，近期有无体重增加，有无阴道出血及肿瘤史，家族中糖尿病、肥胖、高血压、体毛过多及类似疾病史。上述因素可能提示与卵巢本身原因有关的排卵障碍。

还要了解患者的婚姻状况、是否存在不孕症以及目前有无生育要求。上述内容有利于我们根据患者需求选择治疗方案。既往相关检查结果、治疗措施及效果，对于观察疾病的发展、及时调整治疗方案非常有帮助。

【问题 2】为进一步明确诊断，体格检查需要注意哪些问题？

思路：查体时应注意重点关注血压、体毛分布、有无肥胖、有无黑棘皮症、痤疮等。还要关注乳房发育、有无挤压溢乳等。妇科检查要注意外阴发育和阴蒂情况、阴道黏膜是否受雌激素影响（阴道脱落细胞检查：在高水平雌激素影响下，阴道细胞以表层细胞为主，表层细胞出现角化，细胞内富含糖原；在雌激水平低时，片中即出现底层细胞）、子宫颈黏液量、子宫体及附件有无器质性疾病。

检 查 记 录

体格检查：身高 162cm，体重 76kg，血压 120/80mmHg。面部痤疮，上唇可见胡须。双侧乳房发育正常，无挤压溢乳。腰围 88cm，臀围 100cm。

妇科检查：外阴发育正常，阴毛分布呈男性型，阴道畅，宫颈光，子宫前位，正常大小，质中，活动，压痛（－），双附件（－）。

患者的体征给我们以下提示：①中心性肥胖，BMI 29，腰臀比 0.88；②存在高雄激素血症的临床表现。

痤疮和多毛是高雄激素血症的临床表现。高雄激素性痤疮特点为复发性痤疮，常位于额、双颊、鼻及下颌等部位。高雄激素性多毛特点为上唇、下颌、乳晕周围、下腹正中线等部位出现粗硬毛发。目前临床上可以量化的多毛评分标准采用 Ferriman-Gallwey 评分（表 21-4）。

表 21-4　Ferriman-Gallwey 评分

部位	分级	标准
上唇	1	外侧毛少许
	2	外侧小胡须
	3	胡须从外侧向内延伸未达中线
	4	胡须延伸至中线
下颌	1	少许散在的毛
	2	分散的毛，有小积聚
	3 和 4	完全覆盖，少而重
胸	1	乳晕周围的毛
	2	另加中线的毛
	3	总和覆盖 3/4
	4	完全覆盖
背上部	1	少许散在的毛
	2	较多但仍分散
	3 和 4	完全覆盖，少而重
背下部	1	背部一簇毛
	2	一些横向延伸
	3	覆盖 3/4
	4	完全覆盖
上腹部	1	少许中线毛
	2	较多但仍在中线
	3 和 4	一半和完全覆盖
下腹部	1	少许中线毛
	2	一条中线毛
	3	一条带状中线毛
	4	倒 V 形生长
臂	1	生长稀未超过表面 1/4
	2	较多但仍未完全覆盖
	3 和 4	完全覆盖，少而重
腿	1、2、3、4	同臂

知识点 3：代谢综合征

这是一组复杂的代谢紊乱症候群，即蛋白质、脂肪、碳水化合物等物质发生代谢紊乱，表现为肥胖、高血压、糖代谢和脂代谢异常。代谢综合征主要的病生理基础为胰岛素抵抗。PCOS 是代谢综合征的高危人群。

《中国 2 型糖尿病防治指南（2017 年版）》关于代谢综合征的诊断标准如下。

(1) 腹型肥胖（即中心型肥胖）：腰围男性 ≥ 90cm，女性 ≥ 85cm。

(2) 高血糖：空腹血糖 ≥ 6.1mmol/L 或糖负荷后 2h 血糖 ≥ 7.8mmol/L 和 / 或已确诊为糖尿病并治疗者。

(3) 高血压：血压 ≥ 130/85mmHg 和 / 或已确认为高血压并治疗者。

(4) 空腹甘油三酯（TG）≥ 1.70mmol/L。

(5) 空腹高密度脂蛋白（HDL-C）<1.04mmol/L。

以上具备三项或更多项即可诊断。

胰岛素抵抗同样也是 PCOS 发病的重要病理生理改变。PCOS 特征性的高雄激素血症又进一步加重了胰岛素抵抗。2018 年颁布的《PCOS 治疗和管理国际循证评估指南》中推荐对所有 PCOS 患者进行 OGTT、空腹血糖或 HbA1c 的检测以评估其糖代谢的基线情况，此后每 1~3 年评估一次，了解疾病进展。推荐对所有 PCOS 的患者进行心血管疾病和静脉血栓风险的评估。

PCOS 代谢综合征需要长期综合管理，以预防心血管疾病及 2 型糖尿病的发生。包括①改变生活方式，控制体脂；②降低雄激素；③代谢调整，使用胰岛素增敏剂等。

【问题 3】为进一步明确诊断，还应该进行哪些辅助检查？

思路 1：为进一步明确诊断，应进行超声及实验室检查，包括性激素、甲状腺功能、血糖和胰岛素测定等以了解有无糖代谢异常。

辅 助 检 查

超声检查：子宫后位，宫体大小 48mm×58mm×42mm，形态规则，肌壁回声均质，内膜厚度 3mm。右卵巢 32mm×19mm×16mm，2~9mm 窦卵泡数 >12 个，未见优势卵泡。左卵巢 39mm×23mm×21mm，2~9mm 窦卵泡数 >12 个，未见优势卵泡。

思路 2：超声显示双侧卵巢呈多囊样改变（polycystic ovarian morphology，PCOM）（图 21-5）。

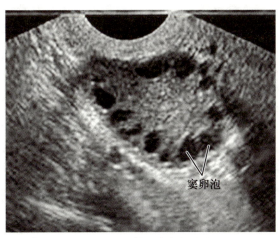

图 21-5　卵巢呈多囊样改变

实验室检查

性激素水平 : LH 12.6mIU/ml,FSH 4.3mIU/ml,E_2 43.5pg/ml,PRL 12.2ng/ml,T 1.02ng/ml,P 0.41ng/ml,hCG<0.01mIU/ml,甲状腺功能正常,空腹血糖 4.93mmol/L。

思路 3 : 高雄激素血症的生化表现为总睾酮、游离睾酮指数(游离雄激素指数 = [(总睾酮 / 性激素结合球蛋白浓度)× 100]或游离睾酮升高。目前临床上难以检测游离睾酮浓度。

【问题 4】患者的诊断与鉴别诊断。

思路 1 : 本患者月经稀发,高雄激素血症,超声显示双侧 PCOM,符合 PCOS 的诊断。

由于 PCOS 临床表现的异质性,其定义和诊断一直是被广泛争论的问题。1935 年,Stein 和 Leventhal 首先对该病进行了描述。1990 年,NIH 制定了第一个受到广泛认可的 PCOS 诊断标准。2003 年,PCOS 国际协作组由欧洲人类生殖和胚胎学会(European Society for Human Reproduction and Embryology,ESHRE)和美国生殖医学会(American Society for Reproductive Medicine,ASRM)在鹿特丹成立,经讨论确定了 PCOS 诊断标准,该标准目前在国际上应用最为广泛。2011 年 7 月 1 日,我国卫生部发布了 PCOS 的诊断标准,作为国内卫生行业标准于 2011 年 12 月 1 日实施。最新版的《多囊卵巢综合征中国诊疗指南》发表于 2018 年。

思路 2 : 如何与引起高雄激素血症的其他疾病鉴别?

1. 先天性肾上腺皮质增生症 根据血清基础 17α- 羟孕酮水平 ≥ 6.06nmol/L(即 2ng/ml)可以明确诊断。如不能提供足够的诊断依据时,促肾上腺皮质激素(ACTH)刺激 60min 后 17α- 羟孕酮反应 ≥ 30.3nmol/L(即 10ng/ml)考虑非经典型 21 羟化酶缺陷症的诊断。

2. 柯兴氏综合征 根据血皮质醇浓度的昼夜节律消失,24h 尿游离皮质醇水平增高,小剂量地塞米松抑制试验确诊。

3. 分泌雄激素的肿瘤　根据临床有男性化表现,进展迅速,血睾酮水平达 15~20ng/L 以上,以及影像学检查显示卵巢或肾上腺存在占位病变。

4. 药物性高雄激素症　有服药历史。

思路 3:本病例初步考虑为排卵障碍,排卵障碍如何分型及如何排除引起排卵障碍的其他病理情况?

1. 排卵障碍的分型　见知识点 6。

2. 排除引起排卵障碍的其他病理情况。

(1)WHO 的 Ⅰ 型及 Ⅲ 型排卵障碍(见知识点 6)。

(2)甲状腺功能异常:根据甲状腺功能测定和抗甲状腺抗体测定排除。

(3)高泌乳素血症:血清 PRL 升高。MRI 检查有无占位,同时要排除药物性、甲状腺功能低下引起的高泌乳素血症。

(4)糖尿病及肥胖:筛查代谢并发症,包括空腹血糖和餐后 2h 血糖、胰岛素释放试验、空腹血脂、肝肾功能检查等。

知识点 6：排卵障碍的分型

1. WHO Ⅰ 型　低促性腺激素性腺功能减退,即内源性促性腺激素降低,内源性雌激素低下。常见于垂体及下丘脑异常导致的排卵障碍,表现为 FSH、LH、E_2 降低。

2. WHO Ⅱ 型　促性腺激素水平相对正常或升高,有内源性雌激素产生证据,常见于 PCOS 患者。

3. WHO Ⅲ 型　高促性腺激素性腺功能减退,如卵巢早衰,主要表现为 FSH 升高,E_2 降低。

【问题 5】PCOS 治疗方案的选择。

思路 1:对 PCOS 的治疗选择要遵循以下原则。缓解临床症状、满足生育要求、维护身体健康、提高生活质量。

思路 2:治疗目标要以患者的症状和需求为导向。①对于无生育要求的患者,近期治疗目标为调节月经周期、治疗多毛和痤疮、控制体重;远期目标为预防糖尿病、心血管疾病,保护子宫内膜预防子宫内膜癌;②对于有生育要求的患者,促使无排卵的患者恢复排卵。

思路 3:PCOS 治疗的主要内容包括调整月经周期、缓解雄激素过多症、提高胰岛素敏感性、促进生育。

应注意,PCOS 是影响女性一生的疾病,诊疗中要时刻关注患者的需求和疾病的进展。

知识点 7：PCOS 治疗目标人群的选择(图 21-6)

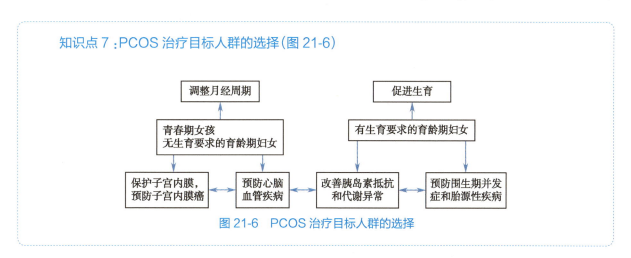

图 21-6　PCOS 治疗目标人群的选择

【问题 6】患者下一步应如何处理?

思路 1:总结上述病例特点,育龄女性、肥胖、有高雄激素的临床表现、排卵障碍、不孕症,要求生育。

思路 2:减低体脂是肥胖型 PCOS 患者的一线治疗方案。

胰岛素抵抗是 PCOS 患者非常重要的病理生理改变。提高胰岛素敏感性的途径包括调整生活方式、减体脂治疗和使用胰岛素增敏剂(二甲双胍)。

知识点 8：PCOS 患者健康教育

1. 影响排卵的因素　生活方式，包括饮食、体重、烟酒管理和运动。
2. 调整生活方式，减脂治疗可以增加胰岛素敏感性。
（1）减低体脂是肥胖型 PCOS 患者的一线治疗方案。
（2）体重降低至正常范围可以阻止 PCOS 长期发展的不良后果，如糖尿病、高血压、高血脂和心血管疾病等代谢综合征。
（3）6 个月减轻初始体重的 5%~10%，50% 的患者自发恢复月经、排卵。
（4）目前缺乏有效、安全的降体重药物，除非极度肥胖并伴有多种并发症，一般不行手术减重。
3. 预防远期并发症　2 型糖尿病、心血管疾病、子宫内膜癌等。

知识点 9：二甲双胍的应用

作用机理：增强周围组织对葡萄糖摄入、抑制肝糖产生并在受体后水平增强胰岛素敏感性、减少餐后胰岛素分泌。同时，降低雄激素生成，降低血清胆固醇、甘油三酯、体重、血压。

适应证：PCOS 伴胰岛素抵抗者，克罗米酚不敏感的患者促排卵前预治疗。

禁忌证：心、肝、肾功能不全，酗酒。

用法：500mg，每日三次。每 3~6 个月随诊 1 次，记录月经，定期监测肝肾功能，血胰岛素及睾酮水平。开始服用时可从小剂量开始，500mg，2 次 /d，随餐服用，副作用不明显时加至每日三次。有需求者监测排卵。二甲双胍可长期服用。

副作用：胃肠道症状（10%~25%）轻微短暂，可适当补充维生素和叶酸；乳酸中毒发生率 3/10 万人，仅见于老年、心肝肾病者；妊娠 B 类药。

思路 3：高雄激素血症的处理。

各种短效口服避孕药均可用于高雄激素血症的治疗，其降雄原理是通过抑制垂体 LH 的分泌，减少卵巢雄激素产生，其雌激素成分增加肝脏合成性激素结合球蛋白，降低游离睾酮水平。用法：同常规避孕方法。治疗痤疮，一般用药 3 个月可见效；治疗性毛过多，至少服药 6 个月才显效，这是因为体毛生长有其固有的周期。停药后可能复发。为了降低血栓风险，2018 年颁布的《PCOS 治疗和管理国际循证评估指南》中推荐使用低剂量的口服避孕药。

有中重度痤疮或多毛要求治疗的患者还可到皮肤科就诊，采用相应的局部治疗或物理治疗。

思路 4：该患者为育龄女性，同居未避孕未孕 4 年，符合不孕症诊断。患者目前有生育要求，故应以恢复生育能力作为治疗的导向。PCOS 患者的生育困难常因排卵障碍引起，故在除外其他不孕因素如输卵管因素、男方因素后应采取诱导排卵治疗。克罗米酚和来曲唑是 PCOS 患者的一线促排卵药物。一旦妊娠成功，仍应注意妊娠期并发症如妊娠期糖尿病的防治。

知识点 10：PCOS 合并不孕患者的促排卵治疗流程

一线治疗：克罗米酚 / 来曲唑诱导排卵。
二线治疗：促性腺激素促排卵或手术治疗。
三线治疗：控制性超促排卵＋辅助生殖技术。

【问题 7】患者完成生育后，还应该注意哪些问题？
思路 1：调整月经周期，保护子宫内膜，预防子宫内膜异常增生或子宫内膜癌；长期管理代谢综合征，预防相关并发症。

1. 周期性孕激素治疗 该方法的优点对卵巢轴的功能不抑制或抑制较轻，更适用于青春期患者；对代谢影响小。不足之处在于无降低雄激素、治疗多毛和避孕的作用。用药的时间和剂量应根据患者月经紊乱的类型、体内雌激素水平的高低、子宫内膜的厚度决定。若为长期用药，每周期应至少用药 10 天。具体制剂：甲羟孕酮 6~10mg/d，10 天；微粒化黄体酮 200mg/d，10 天；地屈孕酮 10~20mg/d，10 天。

2. 低剂量短效口服避孕药 适用于有避孕要求的患者，不仅可以调整月经周期，预防子宫内膜增生，还可以改善高雄激素血症及其临床体征。用药方法：于月经周期第 3~5 天或孕激素撤血第 3~5 天起服用，每日1 片，共服 21 天；停药撤血的第 3~5 天或停药第 8 天起重复。

应用前须对 PCOS 患者的代谢情况进行评估。有重度肥胖，糖耐量受损的患者长期口服避孕药可能加重糖耐量损害程度。必要时可与胰岛素增敏剂联合使用。使用前应排除使用避孕药的禁忌证，关注血栓风险。

3. 雌孕激素周期序贯治疗 部分 PCOS 患者雌激素水平较低，使子宫内膜对单一孕激素无撤药出血反应。对此类患者为诱导人工月经，可以选择雌孕激素周期序贯治疗。

思路 2：注意防治远期并发症，包括 2 型糖尿病、心血管疾病、子宫内膜癌等。

小　结

临床关键点：

1. PCOS 临床表现多样，诊断标准尚未统一。
2. PCOS 是影响女性一生的疾病，治疗方案的选择应以患者的症状和需求为导向。
3. 改善生活方式，控制体重，是 PCOS 患者的首选治疗方案。
4. PCOS 合并不孕的患者遵循促排卵治疗流程。
5. 关注 PCOS 远期并发症的防治。

（徐 阳）

第四节　围绝经期综合征

围绝经期是指女性从性成熟期过渡到老年期的特殊时期，是女性必经的生理过程。女性从 40 岁左右开始进入围绝经期，约 10~15 年，持续到最后一次月经后一年。围绝经综合征是指妇女自绝经过渡期开始至绝经后因性激素变化所致的一系列躯体及精神心理症状的一类症候群。

首次门诊病例摘要

患者，女性，49 岁，因"月经不调 2 年多，伴失眠、烦躁和性欲下降半年"来就诊。患者自述一向月经规律，6~7 天 /28±2 天，量中等。两年多前开始月经提前 3~7 天不等，经期缩短至 3~4 天，经量减少，甚至有月经提早 10 天或推后 20 余天。末次月经是 50 余天前来潮，持续了 2~3 天，量少。同时伴有失眠，夜里入睡难或易醒，经常需服用安眠药；白天疲倦烦躁易怒，性欲明显下降。偶有自胸部向颈及面部扩散的阵阵上升热浪，同时伴有出汗。曾用中药治疗但效果不佳，已经明显影响工作和生活。

【问题 1】通过上述病史，我们首先获得临床信息是什么？

我们得知患者女性，49 岁，既有月经改变的问题，也有精神神经症状，三者可能有一定关联，但仍需要了解其婚育史、既往史和家族史等。

婚育史:1-0-2-1,曾早孕人工流产 2 次,顺产 1 次,儿子 22 岁,健康,末次妊娠 30 岁,配偶已行输精管结扎术。

既往史:否认特殊病史,任职公务员,每年体检未发现异常,近 2 年体检发现血清胆固醇和甘油三酯水平升高,加强锻炼控制体重后复查血脂正常。

家族史:母亲约 50 岁绝经;父亲已逝世(肺癌),否认其他特殊家族史。

思路 1:根据患者的年龄,既是围绝经期妇女,又有精神神经症状,考虑围绝经期综合征(perimenopausal syndrome)。识别围绝经期的开始,即绝经过渡期开始的时点。

知识点 1:绝经过渡期开始的判断

卵巢衰老过程的 STRAW 分期正是基于月经周期的变化,周期长度较正常周期变化 >7 天是妇女进入绝经过渡期的标志。中国专家共识主张绝经过渡期早期开始的标志:40 岁以上女性,月经紊乱,10 次月经周期中出现至少 2 次月经周期与原有周期比较时间相差 >7 天。以停经 ≥ 60 天,且 FSH ≥ 25IU/L 作为绝经过渡期晚期的界定标志。

思路 2:该例患者的月经改变是以月经周期缩短为主,也有月经推后,绝经过渡期的月经改变还会有哪些形式?

在绝经过渡期内月经状况具有个体差异,大多可表现为以下 3 种类型:①月经周期延长,经量减少,最后绝经;②月经周期不规则,经期延长,经量增多,甚至大出血或出血淋漓不尽,继而经量逐渐减少,最终绝经;③月经突然停止。Seltzer 等对 500 名绝经过渡期妇女的调查显示,70% 妇女表现为月经稀发、月经量减少;18% 的妇女表现为月经过多、子宫不规则出血;仅 12% 的妇女表现为突然停经。

思路 3:绝经过渡期除了月经的改变,可能还出现哪些表现?

不同的绝经阶段所表现出的症状有所不同。绝经 5 年之内,可能较早出现血管舒缩症状(如潮热、多汗等)及神经精神症状(如失眠、烦躁易怒、记忆力下降等)。随绝经年数增加,可能相继出现泌尿生殖器官萎缩的症状,皮肤及毛发改变。绝经 5~10 年以后,发生骨质疏松症,动脉硬化性心血管疾病增多,进而可能出现阿尔茨海默病。

一项对近万名中国围绝经期妇女的调查显示最常见的症状是失眠(发生率为 42.7%)、易激惹(39.1%),其余依次为躯体或关节疼痛(38.3%)、头晕疲倦(37.1%)、性欲下降(26.5%)、记忆力下降(26.1%)、潮热(25.3%)等。

【问题 2】此患者的年龄、症状和体检血脂水平异常等均符合上述围绝经期表现,还需要进行哪些体格检查和进一步的辅助检查?

围绝经期综合征的表现没有特异性,其体格检查和辅助检查要注意排除相关症状的器质性病变、甲状腺疾病及精神疾病,还要行卵巢储备功能评价等。

体格检查:身高 160cm,体重 56kg,血压 121/80mmHg,神清,对答切题,无贫血貌,无眼球外凸。甲状腺未扪及肿大结节。

妇科检查:外阴阴道未见异常,宫颈有轻度柱状上皮外移,宫体中位,大小正常,质地均匀,活动,无压痛,附件区未扪及异常。

思路 1:围绝经期意味着卵巢储备功能下降。卵巢"老化"包含两层意思:卵泡数量的减少和卵子质量的下降。有哪些客观指标可以帮助判断卵巢储备功能下降?

知识点2：卵巢储备功能检测

1. 激素测定

(1) 基础促卵泡素 (bFSH)：bFSH 是指月经周期第2~3天血清 FSH 水平，连续两个周期 bFSH 水平 >10~15IU/L，预示卵巢功能不良；连续两个周期 >20IU/L 提示卵巢功能衰竭隐匿期；连续两个周期 >40IU/L，提示卵巢功能衰竭。

(2) FSH/LH 比值：对基础 FSH ≤ 15IU/L，可结合基础 FSH 联合 FSH/LH 比值进行分析，当基础 FSH/LH 比值在 2.0~3.6 时提示卵巢储备功能减退。

(3) 基础雌二醇 (bE_2)：bE_2 是指月经周期第2~3天血清 E_2 水平。当基础 E_2 ≥ 80pg/ml 时，预示卵巢储备功能减退。

(4) 抑制素 B (INH B)：当血清 INH B ≤ 45ng/L，是卵巢功能减退的最早标志，比 FSH 更敏感。

(5) 抗苗勒氏激素 (anti-Mullerian hormone, AMH)　AMH ≤ 1.15ng/ml 预示卵巢储备下降，AMH 对卵巢反应性预测的敏感性和特异性与基础状态卵巢的窦卵泡数 (antral follicular counts, AFC) 相当，优于 bFSH、bE_2 和 INH B。

2. 相关检查

(1) 超声检测基础状态卵巢的 AFC 和卵巢体积：基础状态下 (月经周期第2~3天)AFC ≤ 3 个、卵巢体积 ≤ 3cm 显示卵巢储备低下。

(2) 动态性实验：目前已经较少使用，如外源性 FSH 卵巢储备试验、克罗米酚兴奋试验 (clomiphene citrate challenge test, CCCT)、促性腺激素释放激素激动剂刺激试验 (gonadotropin-releasing hormone agonist stimulation test, GAST) 等。

思路2：该患者需要做哪些辅助检查以判断其卵巢储备功能？

该患者仍有月经来潮，可以在月经第2~3天 (即早卵泡期) 测定基础的血清激素水平 FSH 值和 E_2 值，同时超声测定卵巢容积和 AFC；超声检测既可以帮助判断卵巢储备功能又能够排除生殖器官器质性病变。AMH 的测定因为取标本时间不限定，更为方便。

辅 助 检 查

性激素水平：月经第三天测血清 FSH 31IU/L，LH 17IU/L，E_2 48ng/L，PRL 19μg/L，P 0.56μg/L，T 0.46nmol/L，AMH 0.15ng/ml。

甲状腺功能正常，空腹血糖水平正常，血脂正常。

超声检查：子宫大小正常 (41mm×37mm×32mm)，内膜厚度约 2mm。右侧卵巢大小 21mm×13mm×10m，内见 1 个直径约 7mm 的液暗区；左卵巢大小 13mm×10mm×9mm，见 1 个直径约 5mm 的液暗区 (图 21-7)。

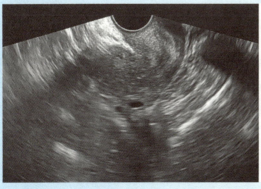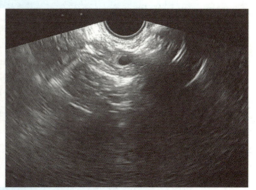

图 21-7　围绝经超声学表现

思路3：上述辅助检查结果显示患者卵巢储备功能下降 (bFSH ≥ 10U/L，AMH ≤ 0.5ng/ml，AFC ≤ 3 个、卵巢体积 ≤ 3cm³)，进一步明确患者处于绝经过渡期，还需要与哪些疾病的临床表现相鉴别？

知识点 3 : 围绝经期综合征的鉴别诊断

1. 甲状腺功能亢进症鉴别方法 测定甲状腺功能指标,如 TSH 低于正常、T_4 升高、T_3 在正常高限甚至正常时,即可诊断甲状腺功能亢进症。

2. 冠状动脉粥样硬化性心脏病 当患者以心悸、心律不齐及胸闷症状为主时应考虑与心血管疾病鉴别,鉴别方法是仔细的体格检查及心电图和心功能检查。鉴别困难时,可用雌激素试验治疗或请心内科会诊。

3. 高血压病或嗜铬细胞瘤 当头痛、血压波动幅度大或持续高血压时应考虑与这两种疾病并进行鉴别。方法是反复测量血压并进行嗜铬细胞瘤的有关检查,如腹部有无包块,挤压包块时血压是否升高,有无头痛、心慌、出汗等症状,血儿茶酚胺测定。与绝经相关的血压变化常常是非持续的轻度升高。

4. 精神疾病 以精神症状为主要表现时,须进行鉴别诊断。

5. 围绝经期生殖泌尿综合征(genitourinary syndrome of menopause,GSM) 需排除真菌、滴虫或细菌性阴道感染,进行病原菌检查即可确定。以尿频、尿急及尿痛为主要表现时,需排除泌尿系感染。

【问题 3】根据以上检查结果,该例患者基本上可以排除其他器质性疾病,符合围绝经期综合征的诊断,如何评估患者状况的严重程度并指导治疗?

思路 1 : 判断围绝经期综合征的严重程度。

用于评估绝经症状严重程度的量化评分体系有多种,如 Kupermann 评分表、格林评价量表、Zung 抑郁评分量表、绝经后女性生活质量评分表、冠脉系统风险评估表等。

思路 2 : 根据以上评估体系,该患者的围绝经期症状主要为心理症状、焦虑症状、躯体症状和抑郁症状,症状严重且已经明显影响生活与工作,需要治疗。首先需考虑向患者告知病情。

绝经是每位女性生命进程中必经的生理过程,在此阶段女性不仅经受着围绝经综合征的困扰,远期可能出现骨质疏松、心脑血管疾病、阿尔茨海默病等老年性疾病,将影响着绝经后妇女的生活质量。对于这些问题的预防和处理要采用与年龄相关的、高度个体化的方式。

知识点 4 : 绝经相关问题的处理

绝经相关问题的处理是包括激素治疗、健康生活方式、心理调节、饮食控制、祖国传统医学和非雌激素类药物、各种矿物质和维生素补充,以及在各种退行性变发生后的治疗。

1. 绝经激素治疗 绝经就是卵巢功能衰退,也就是雌激素缺乏。目前已有大量证据表明,由雌激素缺乏所带来的各种器官功能退化最主要发生在绝经早期。因此在绝经早期,即所谓的治疗窗口期开始启动绝经激素治疗(menopause hormone therapy,MHT),既往也称作激素替代治疗(hormone replacement therapy,HRT),是解决绝经相关问题的最佳方案。

2. 健康的生活方式 如锻炼、健康饮食、戒烟限酒和积极改进生活方式,增加社交活动和脑力活动等。

3. 使用中枢神经递质调节剂缓解潮热等围绝经期综合征。

4. 植物药、中医疗法 如黑升麻、植物雌激素。

5. 预防和治疗骨质疏松症的用药 如钙和维生素 D、双膦酸盐类、降钙素等。

【问题 4】了解绝经激素治疗可以缓解其围绝经期症状,但对 MHT 使用可能的风险存在顾虑。对于性激素水平下降的围绝经期妇女,MHT 可以纠正性激素水平下降引起的临床症状比较容易理解,应该如何分析 MHT 的风险?

思路 1 : 既往研究提示 MHT 与肿瘤的发生,主要是激素依赖性肿瘤的发生之间的确存在一定的相关性。哪些肿瘤是激素依赖性肿瘤?目前如何评价这种肿瘤发生的风险?

知识点5：MHT与激素依赖性肿瘤的关系

激素依赖性肿瘤包括子宫肌瘤、子宫内膜癌、乳腺癌、子宫内膜间质肉瘤、阴道腺病及透明细胞癌等，而卵巢癌则被部分学者认为是与激素相关的肿瘤，其他的妇科肿瘤，如宫颈癌、输卵管癌、阴道癌及外阴癌等与性激素的关系尚不明确。除妇科肿瘤以外，结肠癌、肝癌、食管癌、甲状腺癌及肺癌等肿瘤的发生亦被认为可能与性激素有关。其中子宫内膜癌和乳腺癌是MHT主要的关注点。

1. 长期单独使用雌激素会增加子宫内膜癌的风险。这是因为单用雌激素时，子宫内膜处于无保护状态，长期反复的内膜增殖可导致子宫内膜癌的发生。但加用足量的孕激素后，可显著减少子宫内膜癌的发生。每月应用孕激素至少12天，可完全避免子宫内膜增生。

2. 对乳腺癌发病率的影响一直存在争论，至今观点仍然无法统一。大量研究表明MHT应用时间长短与乳腺癌发生有密切关系，绝经后长期应用MHT者，1.6%~2.5%可发展为乳腺癌。但使用MHT的绝经后妇女若发生乳腺癌，其预后较好。尽管对HRT是否增加乳腺癌发生率尚有争议，但目前倾向于用MHT 5年以下者并不增加患乳腺癌机会。

3. 其他　有研究指出雌激素治疗明显增加内膜样和透明细胞上皮性卵巢癌的发生率，而对于浆液性、黏液性、混合性及未分化等类型上皮性卵巢癌的发生则无明显影响，但仍未定论。

思路2： 既然MHT有利有弊，我们可否做到获得最大的利而尽量避免弊？

关键在于使用MHT的规范操作，严格掌握适应证和禁忌证，个体化选择治疗方案和做好随访。

【问题5】 该患者经过考虑，要求MHT。绝经相关MHT规范诊疗的全流程、适应证和禁忌证的判断及MHT方案的选择是怎样的呢？即如何进行规范化操作流程？

思路1： 进行绝经相关MHT诊疗的全流程。

我们知道MHT是针对绝经相关健康问题而采取的一种医疗措施，可有效缓解绝经相关症状，从而改善生活质量。在卵巢储备功能开始衰退并出现相关症状时即可开始应用MHT。但要遵循规范MHT诊疗流程。

知识点6：绝经相关MHT规范诊疗流程

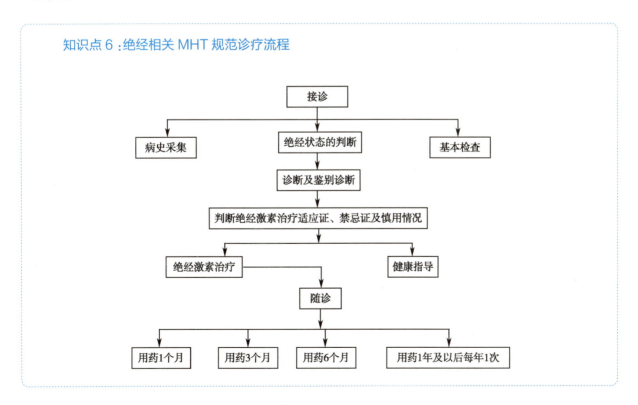

思路2： 我们对此类患者的接诊应遵循怎样的规范流程？

知识点 7 : 绝经相关 MHT 接诊流程

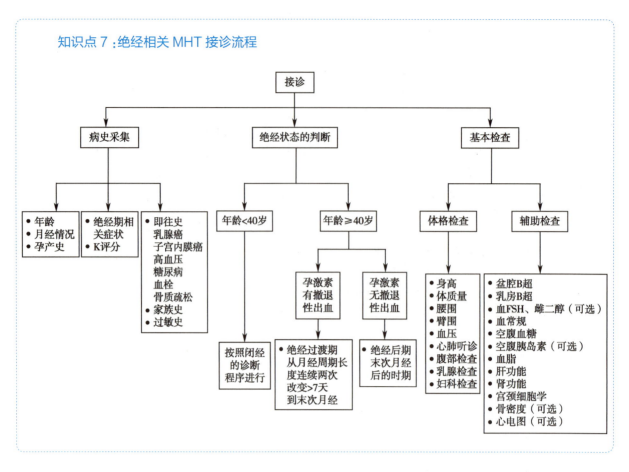

思路 3 : 在完成了上述的病史采集、体检和辅助检查并判断了绝经状态后,又如何判断 MHT 的适应证和禁忌证呢?

知识点 8 : 绝经相关 MHT 适应证、禁忌证和慎用情况(图 21-8)

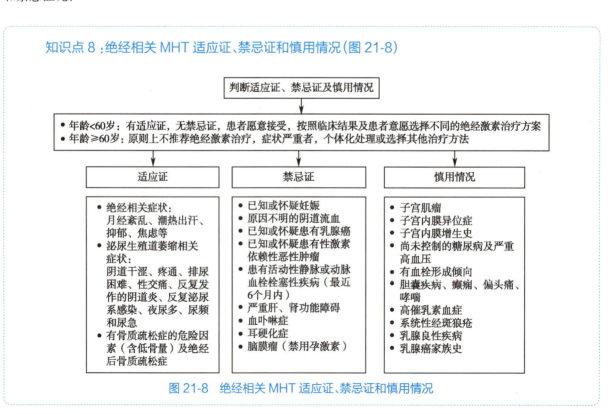

图 21-8 绝经相关 MHT 适应证、禁忌证和慎用情况

思路 4 : 该例患者有使用 MHT 的适应证,没有禁忌证,采用哪种 MHT 方案?

知识点 9 :绝经相关 MHT 方案的选择(图 21-9)

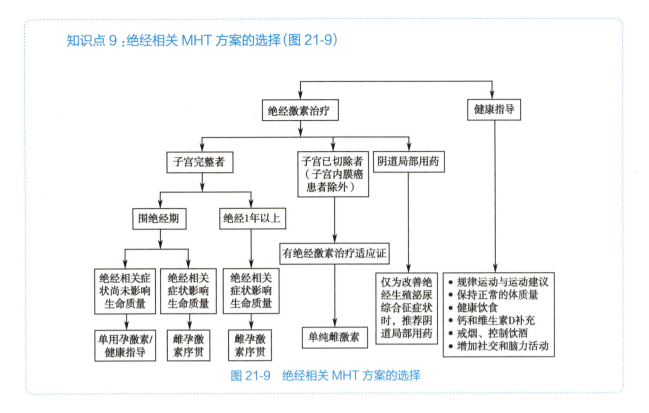

图 21-9　绝经相关 MHT 方案的选择

知识点 10 :MHT 常用方案

1. 单用孕激素　周期使用,用于绝经过渡期出现的月经异常问题。

(1)天然孕酮:①黄体酮胶丸(100mg/ 粒,每天 2~4 粒);②黄体酮胶囊(50mg/ 粒,每天 4~6 粒)。

(2)合成孕激素:①孕酮及 17α- 羟孕酮衍生物,如地屈孕酮(每片 10mg,每天 2 片)、醋酸甲羟孕酮(每片 2mg,每天 2~4 片);②屈螺酮,为螺内酯类似物,具有抗盐皮质激素和抗雄激素作用。

2. 单用雌激素适用于已切除子宫的妇女

(1)口服途径:①天然雌激素,如结合雌激素片(每片 0.3mg 和 0.625mg,根据剂量大小,每天 1~2 片)、戊酸雌二醇片(每片 1mg,每天 1~2 片);②合成雌激素,如尼尔雌醇片(每片 1mg、2mg 和 5mg,每天 1 片)。

(2)经皮吸收途径:①雌二醇皮贴(每日释放 17-β 雌二醇 50μg,每周更换一次,推荐使用 1/2 贴);②雌二醇凝胶(每日经皮涂抹 1.25g,含 17-β 雌二醇 0.75mg)。

3. 联合应用雌、孕激素适用于有完整子宫的妇女　该方案适用于年龄较轻,绝经后期的早期或愿意有月经样定期出血的妇女。连续联合的方案可避免周期性出血,适用于年龄较长或不愿意有月经样出血的绝经后期妇女。但是在实施早期,可能有难以预料的非计划性出血,通常发生在用药的 6 个月以内。

(1)序贯或周期联合:模拟生理周期,在用雌激素的基础上,每月加用孕激素 10~14 天。又分周期性和连续性,前者每周期停用雌孕激素 2~7 天,后者连续应用雌激素。

(2)连续联合:每日均联合应用雌、孕激素,亦分为周期性(每周期停用药 5~7 天)和连续性(每日都用,不停顿)。

4. 经阴道给药途径　适用于有 GSM 症状者:①结合雌激素软膏(每克含结合雌激素 0.625mg);②普罗雌烯阴道胶囊(每粒含普罗雌烯 10mg);③普罗雌烯乳膏(每克含普罗雌烯 10mg);④氯喹那多 - 普罗雌烯阴道片(每粒含普罗雌烯 10mg 和氯喹那多 200mg);⑤雌三醇乳膏(每克含雌三醇 1mg)。

思路 5：根据该患者的情况,选择雌孕激素序贯疗法。用药后如何随诊?

使用 MHT 的随访:根据上述 MHT 规范诊疗流程,在开始 MHT 后,可于 1~3 个月复诊,以后随诊间隔可为 3~6 个月,1 年后的随诊间隔可为 6~12 个月。若出现异常的阴道流血或其他不良反应,应随时复诊。每年一次的随访均需进行启动 MHT 前所有的检查,根据结果重新评估使用 MHT 的适应证、禁忌证和慎用情况,评估其个人在 MHT 中的风险和获益,酌情调整用药。在没有禁忌证的前提下鼓励患者长期坚持用药,获得长远的生命获益。

【问题 6】该患者还有高血脂史、骨质疏松症家族史,除了 MHT 治疗外,该患者的处理还应注意什么远期问题?

思路 1：绝经后出现的健康问题还包括代谢异常、心血管疾病、骨质疏松症等,这些问题如何认识?

知识点 11：绝经与代谢异常和心血管疾病的发生

绝经后女性体内雌激素水平下降,将会对血管内皮功能、血管弹性、肾素 - 血管紧张素 - 醛固酮系统、血脂组分、凝血纤溶、代谢等环节产生不良影响。

1. 绝经对血压的影响　绝经后血管弹性下降,可引起血压不稳定及血压升高。

2. 绝经对血脂的影响　绝经后女性血清总胆固醇水平及低密度脂蛋白胆固醇脂水平升高,并与绝经年限呈现正相关,而高密度脂蛋白胆固醇脂水平下降。这种变化在绝经后的头几年加速。血清甘油三酯水平也随绝经年限的增高而升高。

3. 绝经对凝血纤溶系统的影响　绝经后血浆纤维蛋白原、凝血因子Ⅶ、组织纤溶酶原激活物的抑制物 -1)等促凝物质增多,血小板聚集增加,使绝经后妇女血液处于高凝状态。

4. 绝经对代谢的影响　绝经后女性代谢综合征(metabolic syndrome,MS)和 2 型糖尿病的发生率较绝经前显著上升。

5. 绝经对同型半胱氨酸的影响　绝经后妇女血浆同型半胱氨酸水平显著高于绝经前,是引起心脑血管疾病的独立危险因素。

6. 绝经与肥胖　绝经前的妇女体脂分布呈女性特征,绝经后脂肪分布呈男性特点。脂肪男性分布(中心型)常伴有异常血脂相及胰岛素抵抗,结果易发生心血管疾病。

思路 2：MHT 对上述代谢异常和心血管疾病的发生有什么影响?

目前的国际共识指出绝经后妇女绝经激素治疗不适于作为心血管疾病的一级和二级预防。主要的一级预防措施(除了戒烟和饮食控制外)是减肥、降压、规律的运动、糖尿病和高血脂的防控。MHT 通过其改善血管功能、胆固醇水平、血糖代谢和血压的效果,而具有潜在的改善心血管疾病风险的作用。

在近绝经且有症状的中年妇女中使用 MHT,会形成一个长期的对心血管有保护作用的"时间窗"或"潜力治疗窗"。MHT 可以改善胰岛素抵抗,降低糖尿病的风险,同时对心血管疾病的其他危险因素如血脂成分和代谢综合征有积极的影响。

思路 3：绝经后性激素不足时,骨转换加速,引起快速骨丢失,是绝经后骨质疏松症的重要发病因素。该患者正值围绝经期性激素水平下降,同时又有骨质疏松症家族史,如何指导患者预防绝经后骨质疏松症?

绝经后补充雌激素可以阻止雌激素降低引起的快速骨丢失。因此,雌激素是绝经早期妇女预防绝经后骨质疏松症的首选药物。如果绝经后妇女患有某些不适合应用雌激素的疾病(即有禁忌证者),则可使用其他的骨吸收抑制剂,如双磷酸盐类、降钙素类、雷洛昔芬等。预防措施还包括摄入足够的钙量、户外运动、避免不良习惯,如吸烟、嗜酒及偏食等。

小　结

（曹云霞）

推荐阅读资料

［1］中华医学会糖尿病学分会.中国 2 型糖尿病防治指南 (2017 年版).中华糖尿病杂志 ,2018,10 (1): 4-67。

［2］中华医学会妇产科学分会内分泌学组及指南专家组.多囊卵巢综合征中国诊疗指南.中华妇产科杂志 ,2018, 53 (1): 2-6。

［3］HELENA JT, MARIE LM, MICHAEL FC, et al. International evidence-based guideline for the assessment and management of polycystic ovary syndrome 2018. Hum Reprod, 2018, 33 (9): 1602-1618.

第二十二章　女性生殖器官发育异常

　　女性生殖器官在形成和发育过程中,由于某些内源性因素(生殖细胞染色体不分离、嵌合体、核型异常等)或外源性因素(应用性激素药物)的影响,原始性腺的分化、发育发生改变,内生殖器始基的融合、管道腔化和发育及外生殖器的衍变等均可发生改变,导致各种发育异常。常见的女性生殖器官发育异常可分为以下几种情况:①正常管道形成受阻所致异常,包括处女膜闭锁、阴道横隔、阴道纵隔、阴道闭锁及宫颈闭锁等;②副中肾衍生物发育不全所致异常,包括无阴道、无子宫、始基子宫、单角子宫及输卵管发育异常等;③副中肾管衍生物融合障碍所致异常,包括双子宫、双角子宫、鞍状子宫及纵隔子宫等。

　　单一生殖器官发育异常较少见,往往合并多个异常。此外,由于女性生殖器官与泌尿器官在起源上相同,当一方发育异常时,还可合并另一方的异常,即在诊断女性生殖器官发育异常时,需考虑是否伴有泌尿器官的异常。

首次门诊病例摘要

　　患者,女性,21岁。因"月经从未来潮"来门诊就诊。患者无自觉不适。

　　【问题1】通过病史采集,我们首先获得的临床信息是什么?

　　思路1:女性年逾16岁,月经从未来潮,属于原发性闭经。应首先考虑先天性疾病或生殖器官发育异常。

知识点1:正常月经生理

　　正常月经的建立和维持,是下丘脑—垂体—卵巢轴的神经内分泌协同作用的结果。而子宫内膜对性激素的周期性反应,以及下生殖道的通畅性,也是使月经维持正常的重要环节。

知识点2:子宫性闭经的常见疾病

　　1. 子宫发育异常　包括先天性无子宫、始基子宫、幼稚子宫等。

　　2. 子宫内膜损害　常见子宫内膜受放射治疗破坏,或刮宫过深、电灼过度、手术贯穿缝合宫腔等引起宫腔粘连或闭锁。

　　3. 子宫内膜炎　最常见结核杆菌感染引起结核性子宫内膜炎而导致闭经,其他流产后或产后严重的子宫内膜炎也可引起闭经。

　　思路2:为进一步明确诊断,还需要补充哪些相关病史?

　　对此类患者需了解:①有无周期性下腹痛;②有无异常阴道分泌物;③结核杆菌等感染史;④服药史(尤其是激素类药物);⑤家族史;⑥青春期生长情况和第二性征发育进程;⑦智力发育情况。

　　如果女性青春期后,第二性征发育,无月经初潮,却伴有周期性下腹痛,则往往提示有经血淤积不能外流,积存在阴道、宫颈管、宫腔或输卵管内。常见于与下生殖道梗阻相关的生殖器官发育异常,如处女膜闭锁(又称"无孔处女膜")、Ⅱ型阴道闭锁(即阴道完全闭锁,多合并宫颈发育不良、子宫体发育不良或子宫畸形)、阴道横隔、阴道斜隔、宫颈闭锁等。上述生殖器官仅部分闭锁,如为筛状处女膜、Ⅰ型阴道闭锁(即阴道下段闭锁,阴道上段及宫颈、子宫体均正常)、不完全性阴道横隔、有孔型阴道斜隔、宫颈部分闭锁等,经血可由小孔流出,但不通畅,引起阴道分泌物呈暗红色、淋漓不尽,甚至继发感染有异味。

知识点 3：女性生殖器官的发育起源

1. 阴蒂 由生殖结节增大，向尾端弯曲而形成。
2. 小阴唇 由尿道褶向两侧发育而成。
3. 大阴唇 由生殖隆突发育而成，后方合并为后联合。
4. 前庭 由尿道沟不关闭而形成，有尿道与阴道开口。
5. 处女膜与阴道下段（下 1/3） 由泌尿生殖窦的窦阴道球发育而来，双侧中肾管会合后与泌尿生殖窦相连接处贯通，阴道板自上而下腔道化后形成。阴道末端能形成孔道而与前庭相通，但可遗留一层膜，称之为处女膜。
6. 子宫与阴道上段（上 2/3） 由两侧副中肾管之间的隔融合，向尾部发展而成。
7. 输卵管 由两侧副中肾管未融合的头端发展而来。
8. 卵巢 由原始性腺分化而成。

知识点 4：女性生殖器官发育异常的分类

1. 外生殖器发育异常 包括处女膜闭锁和外生殖器男性化。
2. 内生殖器官发育异常 包括阴道发育异常（先天性无阴道、阴道闭锁、阴道横隔、阴道纵隔、或阴道斜隔综合征等）、宫颈发育异常（先天性无宫颈、或宫颈闭锁）、子宫发育异常（先天性无子宫、始基子宫、幼稚子宫、双角子宫、单角子宫和残角子宫、鞍状子宫、纵隔子宫、或双子宫等）、输卵管发育异常（输卵管缺失或痕迹、输卵管发育不全、或副输卵管等）、以及卵巢发育异常（卵巢未发育、条索状卵巢、异位卵巢、或副卵巢等）。

【问题2】为进一步明确诊断，体格检查需要注意哪些问题？

思路：查体时应重点关注患者的应答情况（间接反映智力水平）、身高、体重、体格发育情况（注意有无蹼颈、盾状胸、肘外翻），此外，还需注意皮肤色泽、毛发分布情况，以及嗅觉有无缺失等；还要关注乳房发育、有无挤压溢乳等。妇科检查要注意外阴发育、阴毛分布情况、阴蒂外观、尿道口与阴道口的位置、处女膜是否有孔、阴道是否通畅、阴道黏膜是否受雌激素影响、子宫颈发育情况、宫颈评分（根据宫颈黏液量、拉丝度、结晶及宫颈口扩张程度评价）、子宫体发育情况及附件有无异常肿块、盆腔或腹腔有无异常肿块等。特别需要辅助肛诊，了解有无阴道或盆腔低位有无异常包块或压痛等。

检 查 记 录

体格检查：身高 164cm，体重 62kg，血压 120/70mmHg。面部未见痤疮、胡须等异常。双侧乳房发育正常，无挤压溢乳。

妇科检查：外阴（-），阴毛分布呈女性型；阴道未见明显处女膜环，深约 0.5cm，呈盲端；未及宫颈与子宫体，盆腔软，无压痛与反跳痛，双附件（-）。

患者的体征给我们以下提示：①阴道发育异常（先天性无阴道或阴道闭锁）；②宫颈与子宫发育异常；③输卵管与卵巢发育情况不详。

【问题3】为进一步明确诊断，还应该进行哪些辅助检查？

为进一步明确诊断，应进行超声（或磁共振显像）及实验室检查，包括性激素，甲状腺功能，染色体检查。

辅 助 检 查

超声检查：双侧卵巢见小卵泡，双侧见始基子宫。

性激素水平：LH 5.66mIU/ml，FSH 7.31mIU/ml，E_2 75.0pg/ml，PRL 11.25ng/ml，T 0.55ng/ml，P 1.56ng/ml，hCG<0.01mIU/ml。甲状腺功能正常。空腹血糖 4.67mmol/L。

思路:女性生殖器官发育异常者,如果卵巢发育无异常,则其性激素水平应在正常范围。

【问题4】患者的诊断与鉴别诊断。

思路:本患者的疾病特点为原发闭经,第二性征及外阴发育正常,但无阴道,超声显示双侧始基子宫,内分泌测定显示卵巢功能正常,符合先天性无阴道(Mayer-Rokitansky-Küster-Hauser syndrome,MRKH 综合征)的诊断。

知识点5:MRKH 综合征的主要临床特征

1. 原发性闭经,先天性无阴道。
2. 染色体核型 46,XX。
3. 始基子宫,或者无子宫。
4. 卵巢功能正常,排卵正常。
5. 正常女性乳房发育、体格正常比例、毛发正常。
6. 常伴肾脏、骨骼或其他先天性畸形。

需鉴别的疾病:

(1)处女膜闭锁(imperforate hymen):表现为仅有一层蓝紫色薄膜膨隆在阴道口,常引起周期性下腹痛,肛诊时可打及阴道内肿块,向直肠膨出,超声检查有助于鉴别诊断。

(2)雄激素不敏感综合征(androgen insensitivity syndrome):为 X 连锁隐性遗传病,缺乏雄激素受体,分完全型与不完全型两种情况。其中完全型为男性假两性畸形,染色体核型 46,XY,极少数核型为 46,XX,性腺为睾丸,可以隐藏在腹股沟疝囊内。患者呈现女性表型,乳房发育体积大,但腺体组织不丰富,乳头小,乳晕淡,多数手臂长、手掌大、脚掌大,无子宫,阴道为盲端,阴毛腋毛稀少,内分泌检查多为女性水平,睾酮水平多数正常或略高,黄体生成素水平高。不完全型者有部分雄激素效应,表现为阴蒂增大,甚至有阴茎,除乳房发育外还有阴毛和腋毛生长,性腺仍为睾丸。必要时手术探查性腺加以鉴别诊断(表22-1)。

(3)阴道闭锁(atresia of vagina):症状与处女膜闭锁相似,其中Ⅰ型阴道闭锁患者子宫内膜功能多正常,症状出现较早,较少引起盆腔经血逆流而引发的子宫内膜异位症;Ⅱ型阴道闭锁者多合并宫颈、子宫发育不良,故症状出现较晚,经血逆流到盆腔可伴发子宫内膜异位症。肛诊可打及肿块向直肠膨出,位置较处女膜闭锁为高,必要时辅助磁共振显像检查以利于鉴别诊断。

(4)阴道横隔(transverse vaginal septum):如位于阴道下部,多为完全性横隔,可有原发闭经,伴周期性腹痛,且影响性生活。疼痛期妇科检查可打及阴道块物。

知识点6:

表 22-1　MRKH 综合征与雄激素不敏感综合征的鉴别

	MRKH 综合征	雄激素不敏感综合征
核型	46,XX	46,XY
遗传性	不详	母系 X 连锁隐性遗传,25% 患儿风险,25% 携带者
阴毛	正常女性	无或稀少
睾酮水平	正常女性	男性正常或略高水平
其他畸形	常见	罕见
性腺增殖	发生率正常	5% 发生恶性肿瘤

【问题5】患者下一步应如何处理?

思路1:该患者能否采用非手术治疗先天性无阴道? MRKH 综合征患者中 15% 表现为阴道部分盲端

(1~6cm 不等),对于存在 2cm 以上盲端的可以试用各类硬质或软质阴道模具机械扩张阴道,每日连续放置 3h 以上,观察 3 个月,评估疗效,如阴道可延伸至 4cm 以上者可以进行性生活,阴道不能延伸的需考虑手术治疗。

思路 2:总结上述病例特点为育龄女性、先天性无阴道,没有 2cm 以上盲端。应采取手术治疗,即行人工阴道成形术。即在膀胱直肠之间分离一腔道约 8cm 长,并用各种不同组织/材料覆盖腔道四壁,用模具(硬质或软质均可)填塞,使组织紧贴四壁而生长。约 7~10 天后,覆盖的组织生长良好,即可换用软质阴道模具,保持阴道不塌陷,并防止组织挛缩。也有患者不使用组织材料,阴道造穴后利用部分外阴皮肤黏膜形成支架,直接置入阴道模具,期待阴道成形。人工阴道成形术的关键是必须一次成功。用于覆盖腔侧壁的组织有下列几种。

1. 取自身皮肤作游离皮片移植　此术式优点是皮片存活率高;缺点是需要取皮,且形成的皮肤阴道较干涩,性生活不甚满意。

2. 新鲜羊膜移植　优点是手术操作简单安全,覆盖的羊膜生长率高,以电镜超微结构检查,证实羊膜支架有向鳞状上皮化生现象。3~6 个月后,最后形成的羊膜阴道与自然阴道相似,柔软润滑。但此术式的缺点是成形后的阴道可能因顶端黏膜生长缺陷而继发感染,形成肉芽而经年不愈。此外,覆盖的羊膜层上仍留有不少蜕膜层,对腔壁上皮化不利,可能导致手术失败。

3. 盆腔壁腹膜　经腹部或腹腔镜与阴道双途径手术,或单经阴道手术拉下腹膜覆盖创面。有经验的手术者认为此法并不复杂且损伤小,成形后的阴道壁柔软润滑。

4. 乙状结肠移植　经腹或腹腔镜下游离一段保持血运的乙状结肠,将其移植至成形的阴道腔。此术式优点是成形后的阴道弹性高,不易挛缩。缺点是手术较复杂,对患者的损伤较大,且成形后的阴道于术后近期内肠液分泌过多,甚至产生异味,影响患者社交,给日常生活也带来不便。故目前较少应用此术式。

5. 生物网片移植　采用新型组织工程材料人工阴道成形的手术方式创伤小,效果好,有望推广。目前多选用小肠黏膜下层生物补片,生物相容性好,韧性大。手术操作简单安全,类似新鲜羊膜移植的手术步骤,但克服了羊膜的材质缺陷,成形后的阴道质地接近自然阴道,柔软润滑。缺点是材料来源不易,价格较昂贵。

思路 3:人工阴道成形术的手术时间最好选择在已有结婚对象并对其疾病有所了解,愿意接受不能生育的事实,一般建议术后佩戴阴道模具 3 个月,随后结合阴道创面愈合情况判断是否能进行性生活。建议术后 3~6 个月进行规律的性生活(每周 2~4 次),有助于阴道保持柔软润滑,需强调注意性生活卫生。如性生活过早,则创面尚未愈合;性生活较晚,术后需长期佩戴模具,则易引起阴道继发粘连,均影响手术效果。

术 中 所 见

患者选择了经阴道不用覆盖物的阴道成形术。

【问题 6】患者的子宫畸形是否需要治疗?

思路 1:始基子宫(primordial uterus),一般不引起周期性出血或腹痛等不适,无需特殊处理。

思路 2:子宫畸形需要手术治疗的情况有以下几种。

(1)子宫纵隔:近年来多采用宫腔镜手术,或腹腔镜监护下宫腔镜切除子宫纵隔。

(2)双角子宫:双角子宫有反复流产者,除外其他非子宫畸形所致流产原因,可行子宫吻合术。手术可使宫腔扩大,预防流产或早产的发生率。

(3)残角子宫:残角子宫有功能内膜致经血潴留者,非孕期确诊为残角子宫者(除非残角子宫为实性、无内膜、无症状者)均须作残角子宫切除,可考虑同时切除同侧输卵管,以免以后发生异位妊娠。

【问题 7】其他女性生殖器官发育异常的治疗原则?

按病变所在部位考虑各个疾病的治疗目的与手段。

思路 1:外生殖器发育异常的治疗原则如下。

1. 处女膜闭锁　应予手术治疗。下腹痛时考虑有阴道积血,可予粗针穿刺处女膜中间膨隆处,抽出积血后再行"X"形切开,修剪处女膜边缘并缝合成形。

人工阴道成形术
(视频)

2. 外生殖器男性化　如真两性畸形、先天性肾上腺皮质增生、雄激素不敏感综合征等,其处理参见本教材第二十三章。

思路 2 :其他阴道发育异常的治疗原则。

1. 阴道闭锁　应予手术治疗,解除阴道阻塞,促进经血引流。如闭锁的纤维结缔组织短,则游离下拉阴道黏膜覆盖创面,术后定期予模具扩张阴道即可;但如闭锁段较长,下拉阴道黏膜张力大,术后易发生挛缩,甚至复发粘连闭锁,则应予以阴道成形术。

2. 阴道横隔　应予手术治疗,一般应将横隔切开并切除多余部分,最后缝合切缘以防粘连形成。术后短期放置模型放置瘢痕挛缩。

3. 阴道纵隔　依据是否影响性生活或分娩而决定是否手术治疗。手术时应尽量切除纵隔,但避免伤及宫颈。术后阴道狭窄者需定期予以模具扩张阴道。

4. 阴道斜隔综合征(Herlyn-Werner-Wunderlich syndrome,HWWS)　可伴双宫体、双宫颈及斜隔侧的肾缺如。分三型:Ⅰ型无孔斜隔;Ⅱ型有孔斜隔,最常见;Ⅲ型无孔斜隔合并宫颈瘘管。以上三型均应予手术,尽量切除斜隔组织,切缘采取间断缝合或电凝止血。

思路 3 :宫颈及子宫发育异常的治疗原则。

1. 先天性宫颈闭锁(congenital cervical atresia)　罕见,可予宫颈成形术,采用生物网片或皮肤代宫颈,并放置宫腔内支架。如手术失败,则需行子宫切除术。

2. 子宫未发育或发育不良　分为先天性无子宫、始基子宫、幼稚子宫(infantile uterus)三种情况,前两种无需手术,幼稚子宫宫腔内膜有生长,可能引起周期性宫腔积血、腹痛,需手术切除。

3. 单角子宫(unicornous uterus)　由于一侧副中肾管未发育而成,多合并残角子宫,可伴有肾脏发育异常。一般无症状,无需处理。

4. 残角子宫(rudimentary uterine horn)　由于一侧副中肾管中下段发育缺陷而成。分三型:Ⅰ型残角子宫无宫颈、有宫腔,并与单角子宫宫腔相通;Ⅱ型残角子宫无宫颈、有宫腔,但与单角子宫宫腔不相通;Ⅲ型残角子宫实体结构,无宫颈、无宫腔,与单角子宫之间仅有纤维素相连。其中Ⅰ、Ⅱ型确诊后应予以手术切除,否则由于宫腔积血可引起下腹痛,如妊娠可引起残角子宫妊娠破裂;Ⅲ型无症状,无需处理。

5. 双子宫(didelphic uterus)　是双侧副中肾管未完全融合的结果。一般不处理。若发生反复自然流产,排除了其他病因者,可予以手术治疗,行双子宫融合成形术。

6. 双角子宫(bicornuate uterus)　由于双侧副中肾管未完全融合而成。从宫颈内口处分开者为完全双角子宫;如从宫颈内口以上分开者,称不完全性双角子宫。一般不处理。若发生反复自然流产,排除了其他病因者,可予以手术治疗,行双角子宫融合成形术。

7. 纵隔子宫(septate uterus)　为最常见的子宫发育异常。由于双侧副中肾管融合后,纵隔未完全吸收而成。如纵隔末端达到或超过宫颈内口,成为完全性纵隔子宫;如纵隔末端止于宫颈内口以上水平,则为不完全性纵隔子宫。当影响生育时,应予手术治疗,行宫腔镜下子宫纵隔切除术,辅以腹腔镜监视,可减少子宫穿孔等并发症的发生。

8. 弓形子宫(arcuate uterus)　由于双侧副中肾管融合欠佳而成。一般不处理。如发生反复自然流产,排除了其他病因时,可予手术治疗,行弓形子宫矫治术。

9. 己烯雌酚所致的子宫发育异常　目前在我国孕妇较少用己烯雌酚安胎,故罕见此类异常。其主要表现为狭小 T 形宫腔、子宫下段增宽及宫壁形状不规则等。一般无需处理。如因宫颈功能不全引发早产者,可在孕期行宫颈环扎术。

思路 4 :输卵管发育异常的处理原则。

输卵管发育异常是不孕原因之一,亦可能导致输卵管妊娠。除输卵管部分节段缺失可整形吻合外,其他均无法手术。希望生育者借助辅助生育技术。

思路 5 :卵巢发育异常的处理原则。

卵巢发育异常可分为卵巢未发育或发育不良(条索状卵巢)、异位卵巢、副卵巢等几种情况,如患者染色体核型异常,如为 46,XY,则需手术切除卵巢,以防恶变。

术 后 情 况

术后恢复好，无发热。术后6h进食流质，术后第一天排气，改进半流质，术后第4天排便，改进普通饮食。术后第5天更换阴道模具，冲洗阴道，并教会患者与家属正确佩戴使用阴道模具，术后第6天出院。术后第1、3、6、12个月定期门诊随访，于术后第3个月检查见阴道创面愈合良好，开始规律性生活（每周2~3次），调查访视男女双方均对性生活满意。

【问题8】女性生殖器官发育异常手术的术前准备与术后并发症防治的要点是什么？

思路1：术前准备中，有关手术指征的把握与手术时机的选择很重要。

(1)术前应充分评估患者病情，明确患者对手术的预期：希望能通过手术缓解疼痛，引流经血，恢复正常解剖，改善性生活，缓解排尿或排便障碍，或是促进生育。以该MRKH综合征患者为例，患者期待通过手术解决性生活的问题，而始基子宫是不能完成生育的。

(2)告知可以选择的全部方案：手术与非手术的利弊；微创、阴式手术与开腹手术的利弊，让患者充分知情后选择。以该MRKH综合征患者为例，非手术治疗不能解决无阴道的解剖缺陷，而开腹手术创伤大，不美观。建议选择微创手术，或者阴式手术。患者选择了经阴道生物网片代阴道成形术。

(3)告知现行手术方案实际可能解决上述哪些问题，哪些可能无法通过手术解决。例如某些非特异性疼痛、某些复杂肠粘连或盆腔粘连、某些包裹性积液、或某些难以恢复的解剖异常，以及某些症状、体征可能在术后一定情况下复发。某些手术效果的维持需要患者坚持正确使用阴道模具，或保持正确的生活方式。以该MRKH综合征患者为例，告知手术不能解决月经来潮和生育问题（虽然有卵巢，但无子宫内膜，在我国"代孕母亲"无立法保障，不能实现生育）。手术后阴道成形，可以解决性生活的问题，但需要佩戴阴道模具一段时期，停止佩戴后有发生阴道粘连或闭锁的可能性。

思路2：女性生殖器官发育异常手术部位往往邻近尿道、膀胱、肛门或直肠，易引起相应部位的损伤，因此并发症的防治很重要。

1. 术前需做充分肠道准备，必要时预防性使用抗生素，并清洁灌肠。如怀疑合并泌尿系统畸形者，术前可行双肾膀胱输尿管超声检查，或静脉肾盂造影，必要时辅以膀胱镜等检查。

2. 术中仔细检查病变与泌尿道、肠道的关系，必要时请外科协助手术。

3. 术后根据病情决定是否留置引流管，以及留置的时间。指导术后康复锻炼，卫生习惯宣教与指导。

4. 术后阴道模具的处理很重要，如使用不当，会造成创面感染、继发阴道粘连、闭锁，引起手术失败，甚至有报道模具使用不当引起继发肠穿孔者。一般术后连续放置模具5~7天，此后每日取出更换，清洗消毒模具、冲洗阴道，重新放置模具时可以用避孕套外包模具，或外抹润滑剂，减少摩擦，避免放置时损伤。应连续放置模具3~6个月以上，如检查创面已愈合，可以开始规律性生活，逐步减少模具放置时间，以阴道不回缩变紧为原则。

小　结

临床关键点：

1. 女性生殖器官来源于不同的始基，经复杂的演化过程而形成。多因素、多基因缺陷及外源性激素刺激等均可造成生殖器官发育异常。

2. 常见的女性生殖器官发育异常：①正常管道形成受阻所致异常，包括处女膜闭锁、阴道横隔、阴道纵隔、阴道闭锁及宫颈闭锁等；②副中肾衍生物发育不全所致异常，包括无阴道、无子宫、始基子宫、单角子宫及输卵管发育异常等；③副中肾管衍生物融合障碍所致异常，包括双子宫、双角子宫、鞍状子宫及纵隔子宫等。

3. 单一女性生殖器官发育异常较少见，往往合并多个异常，甚至伴发泌尿系统异常。故而诊断应细致，不要遗漏相应异常情况；治疗应全面，尽量纠正解剖异常，恢复器官功能。

女性生殖器官发育异常诊治流程

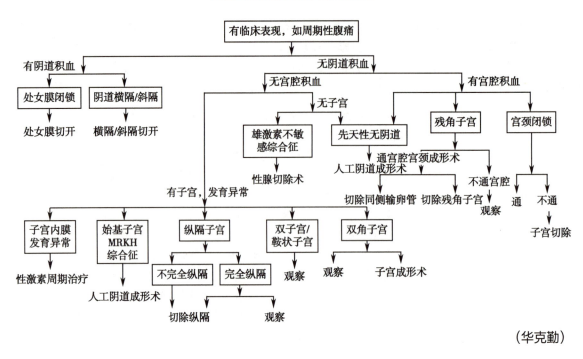

（华克勤）

第二十三章 性分化与发育异常

性腺与内外生殖器的分化与发育是一个连续而有序的过程,由多种因素决定。首先受精时合子内染色体的确立情况决定了性腺分化,由性腺分泌性激素并通过受体调控导致内外生殖器的分化与发育。在胚胎分化与发育的任何时期上述任一环节发生异常,都会引起两性畸形或性腺发育异常、内外生殖器官分化异常,统称为性分化与发育异常(disorders of sexual development,DSD)。

性分化异常者常由于出生后外生殖器性别模糊不清、青春后第二期性征不发育(如乳房不发育、无阴毛腋毛等)、原发闭经、外生殖器发育异常、身高异常(矮小或过高)等原因就诊。

首次门诊病例摘要

患者,女性,29岁。因"月经从未来潮"来门诊就诊。患者身高178cm,14岁起乳房发育,无明显阴毛腋毛、无周期性腹痛等自觉不适。结婚1年,性生活满意。

【问题1】通过病史采集,我们首先获得的临床信息是什么?

思路1:女性年逾16岁,月经从未来潮,属于原发性闭经。应首先考虑先天性疾病、性分化异常或生殖器官发育异常。患者身高过高(178cm),无明显阴毛腋毛,需考虑性激素分泌异常。而患者性生活满意,提示外生殖器发育可能为女性型。综合上述因素,考虑其性分化异常可能性最大。

知识点1:正常个体性别的判定方式

正常个体性别的判定有以下几种方式。

1. 遗传学性别(染色体性别) 正常男性为46,XY;正常女性为46,XX。
2. 性腺性别 正常男性性腺为睾丸,女性为卵巢。
3. 性激素性别 正常男性性腺主要产生雄激素,女性性腺主要分泌雌激素。
4. 内、外生殖器性别 正常男性有输精管、附睾、精囊、前列腺、阴茎与阴囊,女性有输卵管、子宫、阴道、阴蒂与大、小阴唇。
5. 社会性别 依据一个人在社会中按男性或女性抚养与生活而定。
6. 心理性别 根据一个人的性格、爱好、行为、思想、性欲、认同感等符合某种性别而定。

前面三个环节(性染色体、性腺及性激素)最关键,后面两个环节虽然对性别认定不起决定作用,但在临床抉择性别时需兼顾患者的社会心理性别与生殖器官的解剖生理特点,以最大程度提高患者的生活质量。

知识点2:性分化与发育异常的临床分类

临床上可根据性分化发育的三个关键因素,将性分化与发育异常分为以下三大类。

第一类:性染色体异常,包括染色体数目与结构异常,如特纳综合征、45,XO/46,XY性腺发育不全、超雌(47,XXX)、真两性畸形(嵌合型染色体)、46,XX/46,XY性腺发育不全、曲细精管发育不良(Klinefelter)综合征等。

第二类：性腺发育异常，如 46,XX 单纯性腺发育不全、46,XY 单纯性腺发育不全、真两性畸形（46,XX 或 46,XY）、睾丸退化等。

第三类：性激素分泌或受体缺陷，如雄激素过多（先天性肾上腺皮质增生或早孕期外源性雄激素过多）、雄激素缺乏（17α-羟化酶/17,20-裂解酶缺乏）、雄激素受体缺陷（雄激素不敏感综合征）等。

知识点 3：性分化与发育异常的主要影响因素

1. 原始性腺分化的主要影响因素——Y 染色体的性别决定区

正常性分化是由 Y 染色体的性别决定区（sex determining region of the Y, *SRY*）基因启动的。*SRY* 位于 Y 染色体短臂 1A1 的末端，以组织特异的模式于性腺分化之际（胚胎第 4~5 周）在尿生殖嵴表达，与睾丸分化有关。

胚胎 7 周左右原始生殖细胞移行到生殖嵴，成为原始性腺。若染色体不含 Y，则于胚胎 17~20 周原始性腺的髓质退化，皮质分化为卵巢。配对的 X 染色体是使卵巢正常分化和发育的保障。

2. 内生殖器分化的主要影响因素——副中肾管抑制因子

副中肾管抑制因子（Mullerian inhibitory factor, MIF）是一种大分子量糖蛋白，胚胎第 8 周由睾丸支持细胞分泌，在适量 SRY 蛋白启动下，引发 MIF 基因转录，使副中肾管退化。若同时有睾丸间质细胞合成的睾酮作用，则中肾管分化为男性内生殖器。若无睾酮作用，则中肾管退化，加之无 MIF 作用，则副中肾管分化为女性内生殖器。

3. 外生殖器分化的主要影响因素——5α-还原酶

外生殖器的始基为生殖结节、生殖皱褶和生殖隆突，在妊娠 9~10 周开始分化，于第 12~13 周完成。

思路 2：为进一步明确诊断，还需要补充哪些相关病史？

对原发性闭经患者均需了解：①有无周期性下腹痛；②有无异常阴道分泌物；③结核杆菌等感染史；④妊娠期服药史（尤其是激素类药物）；⑤家族史；⑥青春期生长情况和第二性征发育进程；⑦智力发育情况。

【问题 2】为进一步明确诊断，体格检查需要注意哪些问题？

思路：查体时应重点关注患者的应答情况（间接反映智力水平）、身高、体重、体格发育情况（注意有无蹼颈、盾状胸、肘外翻）。此外，还需注意皮肤色泽、毛发分布情况及嗅觉有无缺失等；还要关注乳房发育、有无挤压溢乳等。妇科检查要注意外阴发育、阴毛分布情况、阴蒂外观、尿道口与阴道口的位置，阴唇融合的程度、处女膜是否有孔、阴道是否通畅、阴道黏膜是否受雌激素影响、子宫颈发育情况、宫颈评分（根据宫颈黏液量、拉丝度、结晶及宫颈口扩张程度评价）、子宫体发育情况、附件有无异常肿块、盆腔或腹腔有无异常肿块及腹股沟与大阴唇有无异位性腺等。肛诊检查很必要，有助于了解有无阴道或盆腔低位有无异常包块或压痛等。

检 查 记 录

体格检查：身高 178cm，体重 68kg，血压 100/65mmHg。应答正常。面部未见痤疮、胡须等异常。无腋毛。双侧乳房发育外观正常，乳头稍小，乳晕颜色稍淡，挤压无溢乳，指距 190cm。

妇科检查：外阴幼稚型，无阴毛；阴道通畅，深约 5cm，呈盲端；未及宫颈与子宫体，盆腔软、无压痛与反跳痛，双附件（-）。

患者的体征给我们以下提示：①性激素分泌异常（身高过高，无阴毛）；②外生殖器发育异常（无阴毛）；③内生殖器发育异常（无宫颈，子宫发育异常，输卵管与卵巢发育情况不详）。

知识点 4：女性乳房发育特点与分期

1. 乳房发育　9~10 岁出现萌芽，是青春期的第一征象。

2. 乳房发育分为以下五期(Tanner 分期)(图 23-1)

Ⅰ期:发育前期,仅有乳头突出。

Ⅱ期:乳腺萌出期,乳头隆起,乳房和乳晕成一小丘状隆起,乳晕增大。

Ⅲ期:乳房与乳晕进一步增大,乳晕色素增生。

Ⅳ期:乳头和乳晕突出于乳房丘面上,形成第二个小丘。

Ⅴ期:成熟期,乳房更大,呈一丘状,但第二个小丘消失。

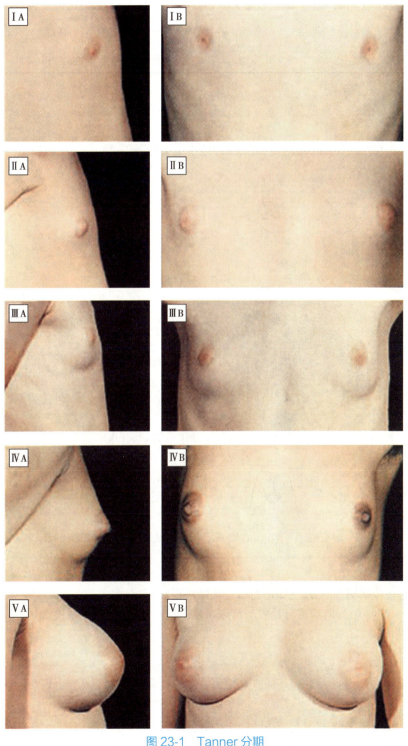

图 23-1　Tanner 分期

知识点 5：女性性毛发发育分期见表 23-1

表 23-1 女性性毛发育分期

分期	阴毛	腋毛
I	无阴毛	无腋毛
II	大阴唇出现淡色绒毛样细毛	腋窝外侧出现细软稀疏的细毛
III	阴毛增粗，色加深，开始卷曲，向耻骨联合蔓延	腋窝外侧毛较密，色加深，开始卷曲，向中心蔓延
IV	似成人，但范围较小，毛稀疏	似成人，但范围小，毛稀疏
V	"倒三角"分布，中间少	毛密而长，分布于腋窝中心及后部

知识点 6：Ferriman 和 Gallway 毛发分度评分示意图（图 23-2）

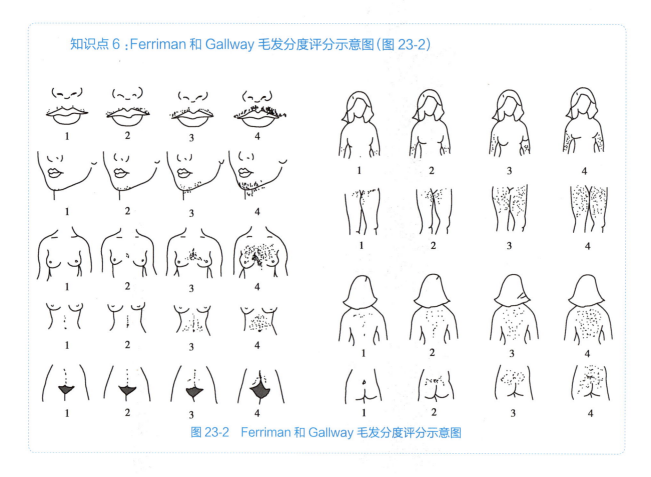

图 23-2 Ferriman 和 Gallway 毛发分度评分示意图

【问题 3】为进一步明确诊断，还应该进行哪些辅助检查？

思路 1：为进一步明确诊断，应进行盆腔与泌尿系超声检查（或盆腔磁共振检查）及实验室检查，包括性激素，染色体检查等。

补 充 检 查

超声检查：未探及子宫与双卵巢。双侧腹股沟内未见明显性腺回声。双肾、双侧输尿管、膀胱未见明显异常。

磁共振检查：阴道顶实性结节。双侧髂血管旁占位，性腺可能（左侧 19mm×11mm×23mm，右侧 24mm×15mm×10mm）。

　　辅助检查:性激素水平 LH 52.59mIU/ml,FSH 39.64mIU/ml,E$_2$ 27.0pg/ml,PRL 8.15ng/ml,T 3.21ng/ml,P 0.6ng/ml,17α- 羟孕酮 0.71ng/ml。
　　染色体:46,XY。

　　思路 2:女性性分化异常者,可以同时存在染色体核型异常、性腺分化异常及内外生殖器发育异常,有时需要辅助特殊的实验室检查,包括 17α- 羟孕酮、血压、血电解质、功能性试验(ACTH、hCG、睾酮、地塞米松等)、基因检测(SRY、MIF 和 MIF 受体、雄激素受体基因、5α- 还原酶、21- 羟化酶及雄激素合成酶等)、甚至开腹探查或腹腔镜检查,才能最终明确其性分化异常的种类。

　　思路 3:性腺的部位对诊断也有提示作用。一般情况下卵巢不会降到腹股沟外环以下,而睾丸或卵睾则可能出现在腹股沟外环以下。影像学检查有提示作用,但确诊有待于手术后的病理诊断。

　　【问题 4】患者的诊断与鉴别诊断。

　　思路 1:本患者的疾病特点为原发闭经,乳房发育,身高过高,且指距大于身高,女性外阴,无阴毛,阴道盲端,双侧条索状性腺,FSH、LH 及 T 分泌过多,染色体为 46,XY 男性表型。符合雄激素不敏感综合征(完全型)的表现。

知识点 7 :雄激素对外生殖器发育的影响

　　1. 外生殖器男性化程度与雄激素在孕期作用的时期、种类、剂量以及持续时间有关。

　　2. 若女性胎儿在孕 12 周前受增高雄激素影响,外生殖器将发生男性化,可有男性阴茎、阴道和尿道开口于阴茎根部,阴囊部分融合。

　　3. 若孕 12 周以后受增高雄激素影响,此时外生殖器已完成分化,唯一的男性化表现为增大的阴蒂。

知识点 8 :外生殖器男性化 Prader 分型示意图(图 23-3)

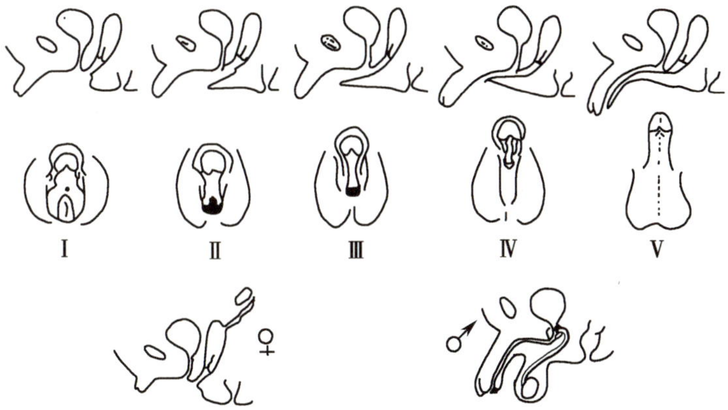

图 23-3　外生殖器男性化 Prader 分型示意图

　　思路 2:本病须与其他性染色体异常、性腺发育异常、性激素分泌过多或过少或雄激素受体功能异常的性分化异常相关疾病相鉴别。

　　(1)Turner 综合征:又称 45,XO,或 45,X/46,XY 性腺发育不全。多有典型的特纳综合征表现,包括身材矮小(<150cm)、蹼颈、盾胸、后发际低、肘外翻、阴蒂肥大。条索状性腺,睾丸发育不全,其分化诱导延迟,以至于不能产生足够的睾酮和副中肾管抑制因子,从而错过了内外生殖器分化的最佳敏感期,引起原发性闭经(低雌激素高促性素性闭经)。

(2) Swyer 综合征：亦称 46,XY 单纯性腺发育不全。染色体核型同样为 46,XY,其性腺为退化的睾丸,易恶变。胚胎早期外生殖器曾受到睾酮的影响,阴唇融合成阴囊,阴蒂稍增大,但胚胎期睾丸退化,不再分泌睾酮,外生殖器未进一步发育。其内、外生殖器为女性,但发育差,表现为原发闭经,第二性征不发育,阴毛少,面容体格无异常,但指距 > 身高。睾酮为正常女性水平。

(3) 真两性畸形(true hermaphroditism)：较为罕见,其病因不明。90% 核型为 46,XX,其余为 46,XX/46,XY 嵌合型,46,XY 少见。可有乳房发育,外生殖器的形态变化很大,可有尿道下裂、阴蒂肥大或阴茎偏小。卵巢和睾丸同时分化,均有功能,睾丸只影响同侧生殖器的分化,出现单侧有阴囊及性腺。若为卵睾,副中肾管多数不被抑制。确诊有赖于开腹或腹腔镜检查发现有两种性腺组织。

(4) 先天性肾上腺皮质增生(congenital adrenal hyperplasia,CAH)：染色体核型为 46,XX,属常染色体隐性遗传病。最常见 21- 羟化酶缺陷,占 96% 以上,此外还有 11β- 羟化酶或 3β- 羟类固醇脱氢酶缺乏,不能将 17α- 羟孕酮羟化为皮质醇,或不能将孕酮转化为皮质酮,使其前体积聚,向雄激素转化,而产生大量雄激素。患者有乳房发育,外生殖器表现为不同程度的男性化。未治疗者可发生性早熟,导致身材矮小(<150cm)。性腺为卵巢、子宫和输卵管。行血内分泌测定,睾酮为高值,且血清 17α- 羟孕酮值升高；或行地塞米松抑制试验,均有助于诊断。

(5) 早孕期外源性雄激素过多：此类患者染色体为 46,XX,雄激素水平不高,其男性化程度与孕期服用雄激素类药物的时间、种类及剂量有关,如孕 12 周之前服用的,常表现为男性化外阴(阴囊融合、阴囊内无性腺、尿道可开口于阴茎根部)；如孕 12 周以后服药的,则表现为阴蒂增大。

(6) 17α- 羟化酶 /17,20- 裂解酶缺乏：引起雄激素过少。染色体核型同样为 46,XY,外生殖器性别模糊,但多为女性表型,原发闭经,不同程度的乳房发育(Ⅳ～Ⅴ级),阴毛 / 腋毛少,大、小阴唇发育差,可有轻度的阴蒂增大或阴茎形成,阴道为盲端或无阴道,有子宫。患者可有轻度的低血钾、高血压,血 ACTH、孕酮升高,CT 或 MRI 显示有肾上腺皮质的增生。

(7) 不完全型雄激素不敏感综合征：也是较为常见的一种男性单基因性发育异常,与雄激素受体缺陷有关。其核型为 46,XY,双侧性腺为睾丸,睾酮分泌正常或升高。主要引起外生殖器性别不清,轻者仅表现为阴茎稍大,重者可有发育异常的阴茎和阴囊,酷似男性,但阴囊内无睾丸,有阴毛和腋毛,有乳房发育。行人绒毛膜促性腺激素刺激试验有助于鉴别诊断 5α- 还原酶缺乏、雄激素合成障碍以及不完全型雄激素不敏感综合征。

【问题 5】患者下一步应如何处理？

思路 1：治疗时除考虑患者的解剖特点,尽量去除其变异器官外,还需考虑患者的社会心理取向。提炼上述病例特点：29 岁患者,已婚,性生活满意,社会心理取向为女性。但其原发闭经,男性染色体核型,雄激素分泌过多,双侧条索状性腺,应首选腹腔镜检查进一步明确性腺的性质,考虑到条索状性腺的恶变潜能,需即行双侧条索状性腺切除术。

思路 2：对于性腺为睾丸的女性性分化异常患者,一经诊断,应予切除,否则容易产生肿瘤。术后可予雌激素替代治疗。

术 中 所 见

术中子宫未见。左侧髂血管旁可见白色条索样性腺组织,大小 2cm×1.5cm×1cm,其旁可见条索样组织。右侧髂血管旁可见白色条索样性腺组织,大小 1.5cm×1cm×1cm,其旁可见条索样组织。

【问题 6】其余性分化异常的处理？

思路 1：外生殖器性别不清的一般处理原则为给予患者最为合适的社会性别,使其能结婚,实现性生活,甚至完成生育。如为新生儿,应尽早明确病因,结合其外生殖器的具体情况选择合适的性别。如为成年人,则尽量维持以往社会性别。

腹腔镜下双侧性腺切除术(视频)

思路 2：特定病情处理。

(1) 先天性肾上腺皮质增生的处理：尽早确诊很重要,否则失盐型患者可能有生命危险。确诊后应补充足量肾上腺皮质激素,以抑制肾上腺产生过多雄激素,维持电解质平衡,并阻止骨骺过早愈合。对外生殖器畸形者应以手术矫正,如阴蒂缩小术、阴道成形术、外阴整形术等。治疗期间注意随访生长情况与骨龄。

(2)真两性畸形的处理：手术时应尊重其社会心理性别,多数取向女性,应切除腹腔内或腹股沟处的睾丸或卵睾,并对外生殖器进行相应矫形。

术后情况

术后病理报告提示切除性腺为睾丸组织。患者恢复好,无发热,腹腔未置引流管。术后 6h 进食流质,术后第一天排气,改进食半流质,术后第三天排便,改进食普通饮食,并出院。术后予以每日口服戊酸雌二醇 0.5mg。术后第 1、3、12 个月定期门诊随访,无异常不适。

小   结

临床关键点：

1. 正常性分化发育的三大关键因素是性染色体、性腺和性激素。
2. 性分化发育异常的病因复杂,临床表现多样。
3. 要善于从患者病史与体格检查中发现线索,对性分化异常尽早做出诊断与处理,同时注意保护患者的隐私,尊重其社会心理性别。

外生殖器发育异常诊断流程

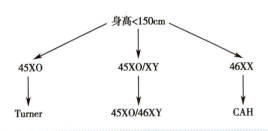

身高异常诊断流程

(华克勤)

第四篇
生殖与生殖辅助技术

第二十四章 不孕症与辅助生殖技术

不孕症(infertility)是指性成熟女性无避孕的规律性生活至少 12 个月而未孕。在男性则称为不育症。调查显示世界范围内不育夫妇占已婚育龄夫妇的 10%~15%。

根据不孕病史分为原发不孕和继发不孕。原发不孕指女性性成熟后从未怀孕;继发不孕是指过去曾有过妊娠或分娩史,而后无避孕的规律性生活至少 12 个月未孕。不孕症的诊断和治疗过程主要包括以下两个环节:不孕症原因的筛查和针对不孕症原因的治疗。

首次门诊病例

患者夫妇共同就诊。女方,32 岁,结婚 5 年,两年来夫妇双方共同生活,性生活规律,每周 2~3 次,未采取避孕措施,一直未孕。

【问题 1】通过上述主诉和病史,我们获得的临床信息是什么? 接下来的问诊思路是什么?

思路 1:患者为育龄女性,未采取避孕措施,性生活规律,两年未妊娠,可以诊断为不孕症。接下来问诊的思路是帮助筛查这对夫妇不孕的原因。首先要了解正常妊娠建立的基本条件。

知识点 1:正常妊娠建立的基本条件

1. 正常排卵
2. 精液正常
3. 生殖道通畅、输卵管功能正常
4. 子宫腔和子宫内膜正常

思路 2:根据正常妊娠建立的基本条件,思考男女双方可能有哪些病因可导致不孕症?

知识点 2:不孕症的病因分类

1. 排卵因素(25%~30%) 常见于多囊卵巢综合征、卵巢早衰、性腺发育不良、卵泡黄素化不破裂综合征、高催乳素血症、黄体功能不足、低促性腺激素疾病或甲状腺功能异常等。
2. 盆腔因素(30%~40%) 输卵管梗阻、子宫肌瘤、子宫畸形、子宫内膜异位症、盆腔粘连等。
3. 男性因素(30%~40%) 少、弱、畸精子症和无精子症及性功能异常等。
4. 免疫因素(10%~20%) 抗磷脂抗体综合征、封闭抗体不足等。
5. 不明原因(10%~20%) 经临床系统检查未能确定病因。

思路 3:如何通过有效的病史采集获得临床信息查找不孕症的病因?

不孕症夫妇病史采集的重点主要围绕不孕不育的常见病因展开。

1. 排卵是否正常 月经是否规律、既往监测基础体温是否为双相型、超声监测卵泡发育及排卵或尿黄体生成素(LH)水平监测。

2. 生殖道和输卵管是否通畅 是否有盆腔炎性疾病史、盆腔或腹腔手术史、异位妊娠史;是否进行子宫输卵管造影、输卵管通液检查、腹腔镜和宫腔镜检查等;性生活是否存在异常、月经量是否正常、是否痛经等。

3. 男方生育力是否正常　了解性生活是否存在异常、男性生殖器及精液常规分析检查情况等。

补 充 病 史

主诉：两年来夫妇性生活规律、未避孕未孕。

现病史：两年来夫妇希望生育，性生活正常，每周2~3次。未采取避孕措施。

月经生育史：5年前结婚，避孕套避孕3年。月经5~6天/30天，孕产史0-0-1-0，3年前曾妊娠，早孕6周行人工流产术。

既往史：以往无急性盆腔炎史，无结核病史或其他疾病史，无药物过敏史及手术史。

家族史：无家族遗传病史，非近亲结婚。

【问题2】通过上述补充的病史，我们获得的临床信息是什么？如何安排进一步的检查？

思路1：分析病史，女方既往有妊娠史，早孕期人工流产术史。需要追问手术是否顺利，术后是否出现感染，月经量是否有改变等，帮助分析是否继发盆腔炎导致输卵管粘连、梗阻或宫腔粘连的可能性。

思路2：不孕症的病因诊断需要通过男女双方全面检查来确定，以便针对病因治疗。对不孕症的评估应从简单无创的检查开始。

女方首诊的体格检查应包括测量身高、体重，并计算体重指数。甲状腺有无增大或结节，乳腺发育情况及有无溢乳，注意毛发分布及痤疮情况。妇科检查（必要时三合诊检查）注意生殖器官发育有无异常，有无畸形、子宫肌瘤、附件肿物、子宫内膜异位病灶等。

男方首先进行精液常规分析，如精液常规分析异常，则进行全面的体检以除外隐睾、先天性输精管缺如、测量睾丸体积、有无精索静脉曲张等，必要时进行染色体核型检查等。

【问题3】如何指导男方进行精液标本的采集？精液常规分析的标准是什么？

思路：WHO于1980年首次出版了《世界卫生组织人类精液和精子-宫颈黏液相互作用实验检验手册》。2010年出版第5版《人类精液检查与处理实验室手册》。精液常规分析有3个主要参数，即浓度（密度）、活力（活动力）和形态（畸形率）。

知识点3：精液检查标准（WHO 2010，第5版）（表24-1）

精液常规检查，禁欲3~7天手淫取精液。精液分析中的重要指标包括精子的密度、活动率和形态分析。精子活动力分为四级：0级（d级），不活动；Ⅰ级（c级），精子原地摆动；Ⅱ级（b级），有中等的前向运动；Ⅲ级（a级），前向运动活跃，快速直线运动。采集精液前3~7天内要求无性生活，无手淫、梦遗等，禁烟戒酒，未服用对生精功能有影响的药物等。

表24-1　精液检查标准（WHO 2010，第5版）

指标	推荐的参数	5%-50%-95% 百分位数
容积	$\geq 1.5ml$	1.5-3.7-6.8
pH	7.2~8.0	
精子密度	$\geq 15 \times 10^6/ml$	15-73-213
精子总数	每次射精$\geq 39 \times 10^6$	39-255-802
a+b 比率	活力$\geq 32\%$	32-55-72
形态学	4%（Kruger标准）	4-15-44
存活率	$\geq 58\%$	58-79-91

女 方 检 查

体格检查：身高 165cm，体重 60kg。发育正常，神志清，沟通过程未发现异常。身体毛发分布正常，甲状腺未发现异常，乳房发育正常，乳头无溢乳。心肺检查未发现异常，腹部检查未发现异常。

妇科检查：外阴发育正常，阴道通畅，黏膜无充血，分泌物不多，无异味。宫颈大小外观无异常，子宫前位，正常大小，质地中等，活动，无压痛。左侧附件区增厚，轻度压痛，右侧附件区无异常发现。

辅助检查：阴道超声示子宫前位，子宫体 40mm×36mm×29mm，肌层回声均匀，宫腔线清晰，居中，内膜厚 7mm；侧卵巢 35mm×25mm×22mm，其内探及 15mm×16mm 无回声，探及 5 个窦卵泡，左侧卵巢 37mm×24mm×19mm，探及 6 个窦卵泡。

男 方 检 查

男性外生殖器发育正常，睾丸体积正常，无精索静脉曲张，前列腺未肿大。精液检查：精液量 2ml，密度 $10×10^6/ml$，正常形态占 5%，a 级精子占 10%，b 级精子占 20%，c 级精子占 20%，d 级精子占 50%。

【问题 4】根据上述病史及检查，如何分析并制订下一步检查计划？

思路 1：男方外生殖器未发现异常。女方超声检查和妇科检查子宫未发现异常，左侧附件区增厚，轻度压痛，提示慢性盆腔炎性疾病可能。女方需要评估卵巢储备功能及排卵是否正常。

思路 2：精液报告显示，密度 $<1.5×10^6/ml$，前向活动精子 <32%，正常形态精子 5%。根据标准是否可以诊断少精子症或弱精症？

因为精液质量波动大，仅凭单次的精液分析结果进行诊断是不恰当的，应进行至少两次精液分析，若两次结果一致，可判断；若两次结果不一致（不一致超过 25%），需做第三次精液分析。若为无精子症，通过体检及化验排除睾丸前因素后，应行睾丸活检或附睾穿刺进一步评估。对严重少弱精及无精子症者均应行染色体核型及 Y 染色体微缺失的检查。建议一个月后再进行精液常规分析检查。

【问题 5】卵巢储备功能及排卵功能评估如何进行？

思路 1：卵巢储备指卵巢中卵泡的质量和数量。年龄是决定卵巢储备的主要因素，但仍然有个体差异，应对每位患者进行个体的卵巢储备评估。

不孕症妇女常规测定月经周期第 2~5 天的血清 FSH、LH、E_2、P、T、雄烯二酮（A）、PRL 等。基础性激素水平及催乳素水平有助于了解卵巢的储备功能及是否存在影响卵巢功能的相关内分泌疾病，如高催乳素血症及多囊卵巢综合征等。

卵巢储备功能的评估帮助我们更好地选择检查和治疗方法。如果卵巢储备功能下降，宜选择更积极的助孕方案。

知识点 4：卵巢储备功能的评估

卵巢储备指卵巢中卵泡的质量和数量。

卵巢储备功能的评估包括年龄、基础 FSH 和 E_2 水平、基础 AFC 和 AMH。基础 FSH、E_2 水平及 AFC 是目前最常用的联合评估卵巢储备功能的方法。

年龄大于 35 岁、基础 FSH 水平大于 10~12IU/L、双侧卵巢 AFC（图 24-1）小于 5 提示卵巢储备功能低下。

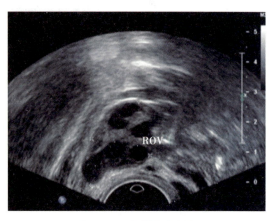

图 24-1　卵巢内窦卵泡

思路 2：临床常用的评估排卵及内分泌功能的方法包括基础体温（basic body temperature，BBT）监测、连续超声监测卵泡发育、尿 LH 水平测定、血清孕激素水平测定及子宫内膜活检等。

知识点5：卵巢排卵功能评估方法

1. 基础体温测定　BBT是基础状态下的体温。监测方法：每天早晨刚清醒时起床试口表，把BBT记录在表格纸上。排卵后孕激素水平升高，孕激素作用于体温调节中枢，使体温较排卵前升高0.3~0.5℃并持续约14天，称基础体温双相。双相体温提示有孕激素水平的升高，提示排卵可能，但不能判断排卵时间及卵母细胞是否真正排入腹腔。

2. 超声监测卵泡发育　预计排卵前3~5日开始，每日或隔日超声监测优势卵泡，排卵前卵泡以一定的速度生长，2mm（1~3mm/d），排卵前卵泡直径为18~24mm（图24-2）；排卵后，可观察到卵泡变小、边缘不清晰、其内回声增强或道格拉斯窝液体增加。

3. 尿LH水平监测检测　月经中期尿LH峰，通常LH峰后的3日内排卵。LH峰后1日最容易受孕。监测方法：应用LH试纸或酶联免疫半定量法测定尿LH值，从预计排卵日前3日左右开始，每日下午或傍晚监测一次，可监测到90%的排卵周期的LH峰。增加监测次数可以降低漏检率。

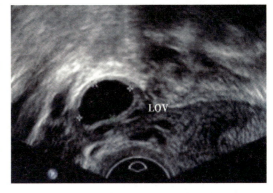

图24-2　左侧卵巢内优势卵泡

4. 血清孕激素测定　卵泡期血清孕激素水平一般低于1μg/L，LH峰时轻度升高，排卵后急剧升高。黄体期时孕激素浓度稳步升高，排卵后7~8天达到高峰，月经期下降。通常血清孕激素水平超过3μg/L提示本周期排卵或卵泡黄素化。典型的28天月经周期中，排卵通常发生在周期第14天左右，周期第21天为黄体中期，此时孕激素水平达最高值。通常在黄体中期测定血清孕激素水平。

5. 宫颈黏液检查　雌激素使宫颈黏液稀薄，拉丝度长，并出现羊齿状结晶；孕激素抑制羊齿状结晶形成，出现排列成行的椭圆体。

6. 子宫内膜活检病理检查　子宫内膜呈分泌期改变提示有孕激素的作用，提示排卵可能。通常在预计月经前7天内或月经来潮24h内进行。子宫内膜活检需注意除外妊娠的可能性。

补 充 检 查

1个月后男方复查精液常规分析，精液量2ml，密度21×10^6/ml，正常形态占15%，a级精子占25%，b级精子占25%，c级精子占20%，d级精子占30%。

女方基础性激素水平：PRL 8.39ng/ml，FSH 5.62IU/L，LH 3.65IU/L，E_2 113pmol/L，P 1.2nmol/L，T<0.69nmol/L，A 12nmol/L。经过超声监测，左侧卵巢优势卵泡发育至18mm，子宫内膜厚度10mm，呈三线征。第2日左侧卵巢卵泡消失。

【问题6】根据上述临床信息，下一步的检查是什么？

思路1：男方精液常规分析正常，女方卵巢储备正常，超声监测提示女方卵泡发育正常并排卵，子宫内膜回声正常。下一步应该评估患者输卵管的通畅性。

常用的输卵管通畅性检查方法包括子宫输卵管造影、输卵管通液试验和宫腔镜、腹腔镜联合检查。

知识点6：输卵管通畅性检查的方法

1. 子宫输卵管造影（hysterosalpingography，HSG）　在X线透视下进行，先通过导管向宫腔注入碘油5ml，如未见输卵管充盈，等待3~5min后再注入造影剂后摄片，并在24h后再摄片一次，以了解造影剂弥散在盆腔内的情况。HSG不仅能了解输卵管是否通畅，且可了解输卵管阻塞部位和子宫及输卵管的形态。

2. 输卵管通液试验（hydrotubation） 通过子宫球囊导管向宫腔内注入液体，根据注液阻力大小、有无液体返流及注入的液体量和患者的感觉，判断输卵管是否通畅。

超声下输卵管通液试验：通过球囊导管向宫腔内注入液体时经阴道超声或腹部超声扫描观察宫腔情况，是否有液体从两子宫角部流出，子宫直肠窝液体量是否增加等。超声辅助可以提高输卵管通液试验的准确性。

子宫输卵管造影
（视频）

3. 子宫输卵管超声造影 通过子宫球囊导管向宫腔内注入超声诊断造影剂（声学造影剂），观察其在子宫、输卵管及子宫直肠窝的影像。

四维超声子宫输卵管造影更加立体和动态地观察输卵管的造影变化，而且没有 X 线辐射，越来越多地用于临床。

4. 宫腔镜检查和腹腔镜检查 可弥补子宫输卵管造影及超声检查的不足，可以明确诊断输卵管阻塞部位及是否存在其他影响妊娠的疾病如宫腔粘连、子宫肌瘤、子宫内膜息肉、慢性子宫内膜炎、盆腔炎性疾病、子宫内膜异位症等，同时可以进行相应治疗。

子宫输卵管超声
造影（视频）

思路 2：选择适当的检查方法。

上述各项检查各有利弊。因 HSG 主要用于诊断输卵管是否通畅，但不能明确显示输卵管形态及周围的粘连程度，其高度依赖操作技术和图像的判读。如果术中出现输卵管痉挛，造影剂无法通过输卵管，结果呈现输卵管梗阻。因此，HSG 敏感性高，特异性低，假阳性率高。

患者 32 岁，卵巢储备功能良好，人工流产史，查体左附件区增厚，轻压痛，考虑盆腔因素，输卵管梗阻及粘连的可能性大。

因此建议腹腔镜联合宫腔镜检查，可以明确诊断，同时可以进行相应的治疗，提高患者夫妇自然妊娠的概率。

子宫输卵管造影结果

患者夫妇通过讨论，担心全身麻醉的风险，选择子宫输卵管造影。

子宫输卵管造影：子宫腔造影剂充盈，双侧输卵管未显影，盆腔内无造影剂弥散。提示双侧输卵管近端堵塞（图 24-3）。

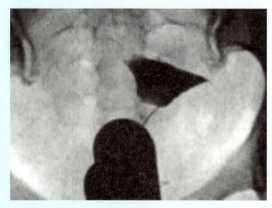

图 24-3 输卵管造影示双侧输卵管梗阻

【问题 7】从上述的病史和检查资料，分析患者夫妇不孕症的原因是什么？如何选择治疗方法？

思路：女方的 HSG 诊断为双侧输卵管近端堵塞。目前的诊断是继发不孕，输卵管梗阻（双侧）。

输卵管性不孕的治疗包括腹腔镜或显微输卵管整形术和体外受精-胚胎移植术。女方 32 岁，卵巢储备功能评估正常，但 HSG 显示双侧输卵管近端梗阻，分析输卵管病变且合并输卵管黏膜受损，复通概率低。

推荐患者夫妇首选体外受精-胚胎移植术助孕。患者要求尽量自然妊娠，希望通过腹腔镜和宫腔镜联合检查和治疗，行输卵管整形术。

知识点 7 : 腹腔镜输卵管整形术(laparoscopic salpingplasty)

1. 输卵管整形术　只适用于部分不孕症妇女,如男方精液正常、女方卵巢储备功能良好及其他生殖器官正常。

2. 输卵管整形术主要适用　①输卵管结扎绝育后复通;②异位妊娠输卵管部分切除术后吻合术或造口术;③输卵管非结核性炎症导致的梗阻或粘连。

3. 输卵管病变程度的评估指标　输卵管壶腹部直径、输卵管壁厚度、造口位置黏膜皱褶及输卵管卵巢粘连程度。手术预后好的条件:①输卵管壁薄;②输卵管内上皮肉眼观正常;③粘连少;④无固定的粘连;⑤女方患者年龄小于 35 岁。

4. 输卵管整形术前要充分告知患者及家属手术后再次形成输卵管梗阻、输卵管积水的可能性,异位妊娠的发生率 10%~20%。如果输卵管积水形成,体外受精 - 胚胎移植助孕成功率降低 50%。

腹腔镜和宫腔镜检查

患者夫妇仍要求行腹腔镜和宫腔镜检查。

宫腔镜检查示宫颈、宫腔大致正常。腹腔镜检查见子宫大小正常,子宫后壁与肠管和后壁腹膜、双侧卵巢膜状粘连。左侧卵巢外观、大小正常,与侧壁腹膜和子宫膜性粘连。左侧输卵管与左侧卵巢膜性粘连。右侧卵巢外观、大小正常,与子宫右侧壁、输卵管膜性粘连。右侧输卵管可见部分伞端。输卵管通液示双侧输卵管未见亚甲蓝液充盈,阻力大,加大推注力量后亚甲蓝入宫旁静脉。

宫腔镜下行输卵管插管术 + 亚甲蓝通液术。双侧输卵管未见充盈,伞端未见亚甲蓝液流出。

患者夫妇腹腔镜术后要求行辅助生殖技术助孕。夫妇俩咨询人工授精与试管婴儿技术。

【问题 8】患者夫妇是否有指征行辅助生殖技术? 应该选择哪种辅助生殖技术助孕?

思路 1 :辅助生殖技术包括哪些技术?

辅助生殖技术主要包括人工授精技术和体外受精 - 胚胎移植技术及其衍生技术。体外受精 - 胚胎移植及其衍生技术目前主要包括体外受精 - 胚胎移植(IVF-ET)、卵母细胞质内单精子显微注射(ICSI)、胚胎冻融、辅助孵化、胚胎植入前遗传学检测(PGT)等。

思路 2 :什么是人工授精和体外受精技术? 适应证和禁忌证是什么?

知识点 8 : 人工授精(artificial insemination, AI)

人工授精技术是通过非性交的方法将丈夫或供精者精子置于女性生殖道内,使精子与卵子自然结合形成受精卵而达到妊娠目的的一种辅助生殖技术。

1. 按精子来源分类

(1) 夫精人工授精(artificial insemination with husband semen, AIH):用丈夫精液进行人工授精。

(2) 供精人工授精(artificial insemination with donor semen, AID):用精子库(来自自愿献精者)精液的人工授精。

2. 按人工授精部位分类

(1) 阴道内人工授精:多用于女方生育无障碍,男方精液检查正常,而性交障碍(严重的早泄、阳痿或外生殖器畸形)。

(2) 宫颈内人工授精:主要适用于精液不液化者、性交困难或性交不射精而手淫或按摩器能排精者。

(3) 宫腔内人工授精(intrauterine insemination, IUI):将处理过的精子悬液通过导管直接注入宫腔内;适用于宫颈因素不孕,少、弱、畸形精子症,精液不液化症,免疫性不孕,原因不明不孕症等。

知识点 9：体外受精 - 胚胎移植（in vitro fertilization and embryo transfer，IVF-ET）

指在体外培养系统中完成精子、卵母细胞结合形成受精卵，发育成胚胎，并将胚胎移植回子宫腔内让其种植以实现妊娠的技术。

适应证：
(1) 女方各种因素导致的配子运输障碍。
(2) 排卵障碍。
(3) 子宫内膜异位症。
(4) 男性少、弱畸形精子症。
(5) 原因不明的不孕症。
(6) 免疫性不育。

禁忌证：
(1) 男女任何一方患有严重的精神疾患、泌尿生殖系统急性感染、性传播疾病。
(2) 患有《母婴保健法》规定的不宜生育的、目前无法进行胚胎植入前遗传学诊断的遗传性疾病。
(3) 任何一方具有吸毒等严重不良嗜好。
(4) 任何一方接触致畸量的射线、毒物、药品并处于作用期。
(5) 女方子宫不具备妊娠功能或严重躯体疾病不能妊娠。

知识点 10：卵母细胞质内单精子注射（intracytoplasmatic sperm injection，ICSI）

适用于严重少弱精症，睾丸或附睾活检有精子的无精子症、严重畸精症、有既往 IVF 常规受精失败史或低受精率（正常受精率低于 20%）史及某些不明原因不孕的患者。

知识扩展 1：

胚胎植入前遗传学检测（preimplantation genetic testing，PGT）

PGT 是在胚胎着床之前对配子或胚胎的遗传物质进行分析，检测配子或胚胎是否有遗传物质异常的一种早期产前诊断方法，经过 PGT 筛选检测项目正常的胚胎进行移植。高通量分子遗传学检测技术的发展，提高了 PGT 诊断的准确性和全面性，并且进一步将 PGT 分为胚胎植入前非整倍性检测（PGT for aneuploidies，PGT-A）、胚胎植入前染色体结构变异检测（PGT for chromosomal structural rearrangements，PGT-SR）、胚胎植入前单基因病检测（PGT for monogenic/single gene defects，PGT-M）三种技术。其中，PGT-A 归类为植入前遗传学筛查（preimplantation genetic screening，PGS），而 PGT-SR 和 PGT-M 则归类为胚胎植入前遗传学诊断（preimplantation genetic diagnosis，PGD）。

思路 3：患者夫妇应该选择哪种辅助生殖技术助孕？

患者夫妇因女方输卵管梗阻因素导致的配子运输障碍，腹腔镜输卵管整形术未成功，具备体外受精 - 胚胎移植（IVF-ET）助孕的适应证。

知识扩展 2：

IVF-ET 基本过程
1. 制订个体化的控制促排卵方案及超声监测卵泡生长发育。
2. 阴道超声引导下卵泡穿刺取卵术，同日男方精液采集。

3. 实验室精子、卵细胞受精并培养。

4. 取卵后 2~5 天胚胎移植回子宫腔。

5. 进行必要的黄体支持。

6. 移植后 14 天血清 hCG 测定,移植后 30~35 天超声检查,确认是否临床妊娠。

知识扩展 3:

影响 IVF-ET 成功率的因素

1. 影响成功率的因素　年龄大于 38 岁、卵巢储备下降、输卵管积水、子宫内膜异位症、多囊卵巢综合征和子宫病变等。

2. 35 岁以下妇女,卵巢储备正常,输卵管因素不孕症,无并发症,IVF-ET 每移植周期的临床妊娠率 40%~50%,活产率大约 30%。

知识扩展 4:

生育力保存

近年来,随着检测技术和治疗技术的不断进步,早期恶性肿瘤检出率大大增加,患者生存期得以延长,治愈率也大大提高。但针对恶性肿瘤的放疗、化疗及免疫抑制等治疗可能对生殖细胞造成不可逆的损伤。因此,对年轻育龄期患者在肿瘤治疗之前需要进行生育力保护和保存的专业咨询。

女性肿瘤患者可选择的生育力保存方法有多种,如卵巢组织冷冻、卵母细胞冷冻、胚胎冷冻等,需要根据疾病的类型、治疗方案、患者的婚姻状态选择适宜的方法。卵巢组织冻存技术进展迅速,可能是儿童肿瘤患者可用的唯一方案。男性生育力保存主要包括精液冻存和睾丸组织冻存。

IVF-ET 技术后

患者夫妇接受 IVF-ET 技术,控制促排卵,取卵 12 枚,常规受精,获得卵裂球期优质胚胎 6 枚,继续培养,取卵后第 5 天,获得 3 枚囊胚,移植 1 枚囊胚,冷冻 2 枚囊胚。移植后 12 天血清 hCG 检测提示妊娠,移植后 30 天超声显示宫内妊娠,探及一个妊娠囊,胚芽组织探及心管搏动。妊娠 38 周自然分娩一男婴,体格检查未发现异常。

小　结

临床关键点:不孕症病因初筛的临床路径(图 24-4)

1. 男性因素评估,至少两次精液常规分析。

2. 女方病史、妇科检查及超声检查。

3. 评估卵巢储备功能和排卵功能。

4. 子宫输卵管通畅性评估,必要时腹腔镜和宫腔镜检查。

5. 制订个体化治疗计划,包括男性不育的治疗、促排卵治疗、腹腔镜和宫腔镜治疗及辅助生殖技术助孕。

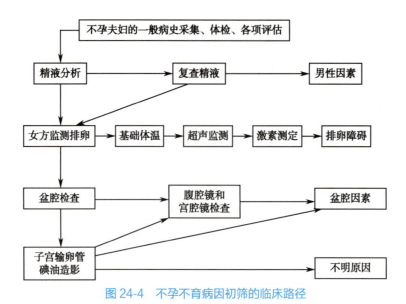

图 24-4　不孕不育病因初筛的临床路径

（马彩虹）

第二十五章 计划生育

计划生育（family planning）是妇女生殖健康的重要内容，也是我国的基本国策，包括科学地控制人口数量和提高人口素质，使人口的增长同经济和社会发展计划相适应。本章主要内容包括避孕措施的选择和避孕失败的补救措施。

第一节 避 孕

避孕（contraception）是计划生育的重要组成部分，是指采用科学手段使妇女暂时不受孕。理想的避孕方法应符合安全、有效、简便、实用和经济的原则，对性生活及性生理无不良影响。目前常用的女性避孕方法有药物避孕、宫内节育器及外用避孕等。目前男性避孕在我国主要是阴茎套及输精管结扎术。

遵循WHO的建议，人们应享有生殖权利并自愿选择生育，通过充分咨询，使服务对象自主选择适合自己的、安全、有效、可获得和可负担的避孕方法并得到相应的技术服务。

门诊病例摘要

患者女性，32岁，咨询避孕方法。

平素月经周期规律，4~5天/28~30天，量多，痛经（+），末次月经16天前。4天前性生活时避孕套破裂，担心怀孕来医院就诊。

既往体健。1-0-3-1，8年前足月顺产一健康女婴，人工流产2次，药物流产1次。平素采取安全期及避孕套避孕。

【问题1】如何才能达到避孕的目的？

思路1：首先从自然妊娠建立的基本条件（精子、排卵、生殖道的通畅性及功能、受精、胚胎着床等）去思考，阻断或干扰自然妊娠建立的任何环节即可以起到避孕的作用，这也是不同避孕方法的避孕机制。

知识点1：不同避孕方法阻断妊娠建立的主要环节（图25-1）

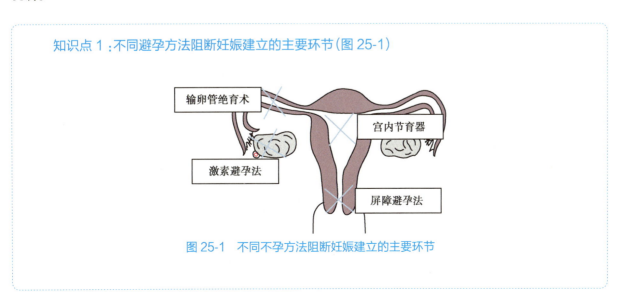

图25-1 不同不孕方法阻断妊娠建立的主要环节

思路 2：该女性目前如何选择补救的避孕措施即紧急避孕？

紧急避孕是通过干扰女性的排卵或着床环节来实现避孕的。在无保护性生活后 72h 之内，可以选择口服紧急避孕药。排卵前服用可能抑制排卵的发生；排卵期及排卵后服用主要改变子宫内膜形态与功能，不利于胚胎着床。

在无保护性生活后 120h 之内，可选择带铜宫内节育器作为避孕补救措施，有效率可达 99% 以上，特别适合希望长期避孕而且符合放环条件的女性。如无需继续放置，可在下个周期月经干净后取出。

知识点 2：紧急避孕

紧急避孕是指在无保护性生活后一段时间内采用服药或放置宫内节育器，以防止非意愿妊娠的补救措施，不能将其作为常规的避孕方法使用。紧急避孕以后的性生活还应采取其他可靠的避孕措施。

常用紧急避孕药物及其用法：①短效口服避孕药 4 粒 ×2 次，间隔 12h；②左旋炔诺酮 0.75mg×2 次，间隔 12h，或 1.5mg 服用一次；③米非司酮 25mg，服用一次。

【**问题 2**】该女性还希望选择一个适合她的长期避孕方法，如何推荐？

思路 1：基于避孕方法选择的基本原则，从服务对象的自身特点和愿望出发，在知情的基础上做出决定。

知识点 3：避孕方法的选择原则和信息介绍

1. 掌握各种避孕方法的适应证与禁忌证

2. 遵循五项原则

(1)可获得性：男女双方有知情权和享有避孕的权利，咨询服务应该是循证的、标准的、可及的。

(2)有效性。

(3)可接受性及可负担性：男女双方对避孕方法的一致认可并愿意实践。

(4)安全性。

3. 服务对象在选择避孕方法前可能希望了解如下信息

(1)现在能获得的避孕方法有哪些？如何获得？费用多少？

(2)不同方法的避孕效果如何？停用后多久怀孕是安全的？

(3)各种避孕方法如何使用？是否影响性生活？

(4)各种避孕方法的副作用或不良反应？是否会影响健康？有哪些表现？避孕措施除避孕外还有哪些健康获益？

思路 2：分析患者的自身特点，进行必要的体格检查。

体 格 检 查

体格检查未发现异常。

妇科检查：外阴未发现异常，阴道通畅，宫颈光滑，子宫前位，饱满，质硬，活动，压痛(–)，后穹窿可及触痛结节。双附件区未触及异常。

超声检查：子宫前位，宫体大小 52mm×54mm×47mm，后壁增厚，肌层回声不均质。内膜厚度 9mm，内膜线前移。左卵巢 23mm×12mm×10mm，右卵巢 32mm×18mm×15mm。

患者为年轻女性，月经规律但经量多，有痛经。既往体健。结合体格检查和超声检查，可疑子宫内膜异位症及子宫腺肌病。适宜选择的避孕方法有复方短效口服避孕药、释放左炔诺孕酮皮下埋植剂、释放左炔诺孕酮宫内节育器、长效孕激素注射针。这些方法既可以避孕，又对子宫内膜异位症和子宫腺肌病有抑制作用。

带铜的宫内节育器具有增加月经量和加重痛经的副作用而不适于该女性。但该女性在无保护性性交后96h就诊,则建议选择带铜宫内节育器进行紧急避孕,下次月经干净后取出,随后选择长期避孕方法。

宫内节育器放置
术与取出术(视频)

【问题3】该女性选择了释放左炔诺孕酮的宫内节育器,放置8个月后出现闭经,该如何处理?

思路:任何避孕方法的有效性都无法达到100%,所以使用前应排除妊娠,使用后应警惕妊娠的可能性。

知识点4:避孕方法的有效性评价(表25-1)

珍珠指数(Pearl index,PI):指100名女性使用某种避孕方法在一年中获得的非意愿妊娠数。指数越高,说明该种避孕方法的有效性越差。

表25-1 几种避孕方法的有效性比较

避孕方法	珍珠指数
激素避孕法	0.1~3
宫内节育器	1
屏障避孕法	3~20
自然避孕法	20~30

补充检查

血清 hCG< 5mIU/ml。

超声检查:子宫前位,宫体大小50mm×52mm×45mm,后壁增厚,肌层回声欠均质。子宫内膜厚2mm;宫腔内探及宫内节育器回声影,位置正常,宫内未见孕囊样回声,左卵巢28mm×20mm×15mm,右卵巢25mm×14mm×12mm。

左炔诺孕酮宫内节育器含左炔诺孕酮52mg,每天释放20μg,有效期5年以上。由于在子宫局部缓释孕激素,子宫内膜生长受到抑制,常表现为内膜变薄,月经量减少甚至闭经,痛经症状缓解。适用于月经量过多和痛经的女性。该女性目前不需要特殊处理,继续随访。

知识点5:避孕新方法介绍

1. 新型外用避孕药具 女用避孕囊、女用帽、Lea盾、新型外用杀精药物如苯扎氯铵、氯己定等。

2. 新型宫内节育器。

3. 新型口服避孕药 正在研制开发高效的、非甾体激素类药物,自上而下作用于HPO轴的各个环节,干扰卵子的成熟与排出。

4. 免疫避孕 避孕疫苗已初步研制成功,但尚未进入临床应用。

小　结

临床关键点：

1. 避孕方法的知情选择与咨询。
2. 宫内节育器是一种可逆的避孕工具,使用广泛。
3. 甾体避孕药的成分是雌激素和孕激素,较适用于 35 岁以下不吸烟的妇女。
4. 紧急避孕仅适用于一次无保护性生活,不能将其作为常规的避孕方法使用。
5. 正确使用阴茎套避孕率高,同时可预防性传播疾病。

(徐　阳)

第二节　避孕失败的补救措施

人工流产(artificial abortion)是指因意外妊娠、疾病等原因而采用人工方法终止妊娠,是避孕失败的补救方法。人工流产对妇女的生殖健康有一定的影响,做好避孕工作,避免或减少意外妊娠是计划生育的真正目的。

门诊病例摘要

患者女性,30 岁,停经 52 天,尿 hCG 阳性,要求终止妊娠。

平素月经规律,5 天 /28~30 天,量中,痛经(−),末次月经 52 天前。停经 40 天自测尿 hCG(+)。既往体健,1-0-5-1,4 年前足月顺产史。人工流产 5 次。目前采用避孕套避孕。

全身体格检查未见异常。

妇科检查:外阴(−),阴道畅,宫颈光,子宫前倾前屈位,如孕 7[+] 周大小,质软,活动,压痛(−),双附件(−)。

【问题 1】该女性终止妊娠的方式有哪些?

思路:采取措施终止妊娠是避孕失败的补救措施,包括对非意愿妊娠的终止及因医学指征不宜继续妊娠的终止,但不宜以此作为节育方法。

人工流产包括药物流产(medical abortion)和手术流产(surgical abortion)。根据两种方法的适应证与禁忌证,不同的孕周,结合患者的愿望进行选择。终止早期妊娠的方法包括手术流产[负压吸宫术(vacuum aspiration)]和药物流产;终止中期妊娠的方法包括依沙吖啶羊膜腔内注射引产、米非司酮配伍前列腺素引产、水囊引产和剖宫取胎术等。

药物流产终止早期妊娠可用于确诊为正常宫内妊娠,停经天数(从末次月经第一天算起)在 49 天之内,超声检查孕囊平均直径 ≤ 25mm 的妇女。手术流产操作困难或风险高的患者,也是药物流产的适用人群。米非司酮配伍前列腺素终止 8~16 周妊娠应该在住院的条件下进行。

负压吸宫术(视频)

依沙吖啶羊膜腔内注射引产术(视频)

知识点 1 :高危人流

高危人流是指本次人工流产术对孕妇有危险或易发生并发症,包括以下情况。

1. 年龄 <20 岁或 ≥ 50 岁。
2. 多次人工流产史,足月产后 3 个月内或剖宫产术后 6 个月内或末次终止妊娠后 3 个月内再次妊娠。
3. 哺乳期内。

4. 异常妊娠,如宫角妊娠、宫颈妊娠、子宫峡部妊娠、剖宫产瘢痕妊娠、稽留流产;可疑异位妊娠、可疑滋养细胞疾病。

5. 长期服用甾体激素避孕药。

6. 子宫位置异常,如极度屈曲。

7. 合并生殖道畸形。

8. 有子宫穿孔或宫颈阴道段穿孔史,瘢痕子宫。

9. 合并内外科疾患,合并盆腔肿瘤。

10. 有胎盘粘连大出血史。

11. 外院手术失败或具体手术过程不明而转入者。

高危人流手术对象在手术时存在较大风险,应在具备计划生育手术资质的医疗机构进行,必要时需住院,在具备开腹或腹腔镜手术及综合抢救能力的条件时进行手术;在病历上注明高危标志;术前充分知情同意,向患者及家属说明手术的风险、可能发生的并发症及后果;术前充分估计并讨论手术的困难和防范措施;由有经验的医师承担手术;术后严密观察,指导并落实避孕措施。

【问题2】手术流产的术前准备有哪些?

思路:常规的实验室检查包括阴道分泌物检查、血常规、出凝血、感染疾病筛查、心电图等,应特别注意盆腔检查和超声检查,尤其要了解子宫及孕囊的大小和位置。另外,对于合并有特殊或严重的内、外科疾病患者,应在术前对疾病进行相关检查和评估。

检 查 记 录

超声检查:子宫前位,增大,形态规则,肌层回声均质。宫腔内可探及孕囊样回声,大小30mm×25mm×27mm,胎芽长度3mm,可探及心管搏动,可探及卵黄囊。双附件区未探及异常。

【问题3】如何处理负压吸宫术中的异常情况?

术中情况1

患者排空膀胱,取膀胱截石位,常规消毒铺巾。术前再次行妇科检查同前。探针探宫腔10cm,负压400~500mmHg,吸宫术中未觉困难,但7号吸管吸引3周仅见极少膜样物,未见绒毛组织。患者诉腹痛。

知识点2:漏吸与空吸

1. 漏吸 指已确定为宫内妊娠,但未吸出胚胎及胎盘绒毛,以致妊娠继续发展。可能因子宫过度屈曲或子宫畸形、胎囊过小或技术不熟练造成。

2. 空吸 将非妊娠疾病或非宫内妊娠误诊为宫内妊娠而行负压吸宫术。

思路1:遇有吸出物过少特别是未见孕囊时,应复查子宫大小、形态、位置,重新探查宫腔,必要时超声协助诊断和手术。全部吸出物送病理检查,需排除异位妊娠的可能性。对于术中出现的异常情况应及时向上级医师汇报。

术中情况2

请上级医师到场。患者生命体征平稳,腹软,下腹部压痛(+),反跳痛(−),移动性浊音(−)。再次行盆腔检查:子宫前倾前屈位,如孕7⁺周大小,质软,活动,压痛(+),双附件(−)。探针进入子宫无底感,考虑子宫穿孔,但手术医师无法判断是什么器械造成的子宫穿孔,遂停止手术,严密观察。

知识点 3：子宫穿孔

子宫穿孔是人工流产手术中较为严重的并发症,如合并内出血、感染、脏器损伤而诊断不及时或处理不当可危及生命。子宫穿孔分为单纯性和复杂性。复杂性子宫穿孔指子宫损伤面积较大或多处损伤、肌壁间血肿、并发腹腔内出血、阔韧带血肿及脏器损伤等。

子宫穿孔的高危因素包括哺乳期子宫、瘢痕子宫、畸形子宫、子宫位置过度屈曲、有多次宫腔操作史等。

术 后 情 况

患者于术后 6h 腹痛加重,阴道少量出血,不伴恶心呕吐。血压 110/70mmHg,脉搏 80 次/min,呼吸 16次/min,体温 36.6℃。下腹部压痛(+),反跳痛(+),肌紧张(+),移动性浊音(−)。妇科检查:外阴(−),阴道畅,宫颈光,少量暗红色血自宫口流出。子宫前倾前屈位,增大如孕 7 周大小,质软,活动,压痛(+),双附件区未及增厚及包块,压痛(+)。超声提示宫内早孕。考虑子宫穿孔,脏器损伤不除外。遂急诊行腹腔镜探查,术中发现子宫前位,后壁峡部可见一个破口(大小 10mm×10mm)及凝血块,无活动性出血。子宫直肠陷凹可见少量积血。小肠浆膜面可见 3 处损伤。在腹腔镜直视下完成吸宫术,同时请外科会诊行常规肠壁修补术。患者术后恢复良好。

思路 2：子宫穿孔的处理。

单纯性子宫穿孔可采用保守治疗,予缩宫素和抗生素。如果明确是探针穿孔,当宫腔内妊娠物未吸出时,可在超声监视下避开穿孔部位,由有经验的医师谨慎手术。如果明确是吸管或刮匙穿孔,即使宫腔内妊娠物未吸出也应立即停止操作,经保守治疗,在生命体征平稳并排除脏器损伤的前提下,在超声监视下由有经验的医师避开穿孔部位再次手术。

复杂性子宫损伤应尽早进行腹腔镜或开腹探查术,术中根据子宫损伤部位、程度、有无感染和宫腔内容物是否清除干净而采取不同术式。通常进行子宫修补术。如胚胎和妊娠组织尚未清除干净,避免在破口处进行吸引及刮宫,可在开腹或腹腔镜监视下经阴道进入宫腔清除宫腔残留组织。

如子宫损伤严重、多处损伤、子宫侧壁损伤伴阔韧带血肿或合并有严重感染,建议行全子宫切除术。

剖腹探查术中必须探查肠管、膀胱、附件、输尿管等有无损伤,以免漏诊而造成严重后果。发现脏器损伤应及时修补。

根据受术者要求及子宫损伤程度决定是否同时行绝育术。

思路 3：对该患者术后应关注什么?有什么注意事项?

1. 关注生命体征。
2. 关注与感染相关的症状和体征。
3. 关注与出血相关的症状和体征。
4. 肠道手术后护理、饮食、肠道功能的恢复情况。
5. 术后一个月禁性生活。
6. 指导避孕。
7. 术后一个月随诊一次。

知识点 4：人工流产综合征

又称心脑综合征,表现为在人工流产手术中,患者突然出现一系列迷走神经兴奋、心血管症状或休克等表现。发生率 0.06%~12.5%。

发生轻度人工流产综合征时,应立即暂停手术,患者取平卧位,吸氧休息,一般能自行缓解。症状较重者可静推阿托品 0.5~1.0mg 阻断迷走神经反射。

知识点 5：负压吸宫术中及术后腹痛的鉴别诊断

应了解腹痛发生的时间、持续时间、疼痛部位、疼痛性质、伴随症状及能否自然缓解，以此进行鉴别诊断。与负压吸宫术术中及术后腹痛相关的病理情况如下。

1. 受术者精神紧张、疼痛耐受性差
2. 子宫损伤、脏器损伤
3. 宫腔积血
4. 感染
5. 不全流产
6. 异位妊娠
7. 合并卵巢囊肿蒂扭转
8. 合并子宫肌瘤红色变
9. 宫颈粘连、宫腔粘连
10. 合并内、外科急腹症

【问题4】何谓流产后关爱？

思路：流产后关爱（post-abortion care, PAC）是一种标准化的服务流程，包括流产并发症的医疗服务、流产后计划生育服务（PAFPS）、流产后咨询服务、流产后社区服务和流产后生殖健康综合服务。其中 PAFPS 通过强化"立即避孕"的意识，指导人流后女性合理选择、坚持正确使用避孕措施，远离重复流产的伤害。

小　结

临床关键点：

1. 人工流产术是避孕失败的补救措施，不宜直接以此作为节育方法。
2. 严格掌握各种计划生育手术操作的适应证、禁忌证、手术步骤、术前准备、术后处理及注意事项，并学习常见并发症的识别及处理。
3. 推广 PAC，远离重复流产的伤害。

宫腔镜、腹腔镜技术相关应用案例（视频）

（徐　阳）

推荐阅读资料

中华医学会计划生育学分会. 临床诊疗指南与技术操作规范计划生育分册(2017修订版). 北京：人民卫生出版社, 2017.

第二十六章 手术前准备与手术后处理

一、手术前准备

术前准备包括对患者所患疾病的严重程度、全身健康状态以及患者精神思想状况的评估,为手术做好精神及物质准备。因此,术前应通过相关检查全面了解病情,并做出客观评价。

1. 明确手术适应证,除外手术禁忌证。

2. 全面的体格检查,包括心脏、肺、肝脏、肾脏、颅脑、骨骼系统、神经系统等全身检查。

3. 一般检查 血常规、血型、尿常规、大便常规 + 潜血、生化(含肝肾功能)、电解质、凝血功能,必要时进行血栓筛查。

4. 功能检查 对有胸闷、心悸等不适症状或有心脏病史患者行超声心动图、24h 动态心电图等相关检查,年龄大于 70 岁或有肺通气功能障碍患者行肺功能检查。

5. 影像学检查 胸片,腹盆腔超声。

6. 纠正贫血及低蛋白血症。

7. 专科检查 根据不同的疾病,检查力求有针对性,必要时做 CT、MRI、PET-CT 检查。

8. 阴道准备 对于已经有性生活的女性术前需要使用消毒液擦洗阴道。经阴道的手术,手术当日晨起需消毒阴道。

9. 宫颈准备 宫腔镜操作需经宫颈进入宫腔,术前适当软化宫颈可降低手术操作难度及并发症的发生。可术前 4~5h 放置宫颈扩张棒或术前 2h 阴道内放置米索前列醇。

10. 胃肠道准备

(1)经腹部非恶性肿瘤手术:一般性肠道准备,术前 10~12h 禁食,6h 禁水,术前一天口服泻药,术前晨灌肠 1~2 次。

(2)外阴恶性肿瘤手术:术前 1 周内,告诫患者不宜进食多纤维素的饮食,以希望患者术后一周内不解大便,尽量减少接近肛门口的外阴、阴道创面污染。

(3)恶性肿瘤手术:需做全面肠道准备,术前 1~2 天开始进双份流质饮食或无渣饮食、口服肠道消炎药,可予以适当补液,术前晚上和手术当日晨起灌肠各一次。

11. 手术区备皮 根据手术入路,对会阴部及下腹部皮肤进行准备,去除毛发;清理脐窝内积垢。

12. 手术器械的准备 根据所实施的手术,对必要的特殊手术设备和器械要提前一天向手术室申请准备、消毒。

13. 患者及家属的心理准备 充分沟通、健康教育,明确手术治疗的必要性与意义,明确手术的风险及预期结果,正确认识和面对并发症。

二、手术后处理

手术后注意围手术期生命支持和并发症的预防,做到早诊断、早干预。

1. 围手术期生命支持 手术后 24~48h 内对患者的呼吸、脉率、血压、血氧饱和度等生命体征持续监护或定期监测,注意出入量平衡,维持有效循环血量。注意输液速度,防止诱发肺水肿与心力衰竭。

2. 预防感染 Ⅱ类及其以上的切口,手术前半小时预防性使用抗生素,Ⅰ类切口慎用抗生素。注意监测白细胞计数、中性粒细胞百分比。

3. 引流管的管理 腹腔、经阴道引流管要保持通畅,引流管腹壁切口处要定期更换敷料,注意观察引流量及引流物的性状。一般当引流量 <5ml/d、为浆液性液体时可以拔除引流管。

4. 胃管　手术涉及肠道者应该术后留置胃管，胃管保持负压引流，记录引流量与性状，定期通畅胃管，以免堵塞。患者排气后，可以拔除胃管。

5. 尿管　术后注意尿液量、性状，如果手术非宫颈癌根治术或者没有涉及膀胱，手术后 24h 即可拔除导尿管。如果手术中进行了膀胱修补或部分切除，可以放置三腔导尿管；如果为宫颈癌根治术或阴道前壁修补术，一般保留导尿管 7~10 天，当残余尿小于 100ml 即可拔除导尿管。

6. 静脉栓塞症的预防　对于高、中危患者可以使用双重机械（下肢循环压力泵配合弹力袜）或低分子肝素进行预防，术前开始，术后继续使用。

三、妇科手术加速康复外科管理

加速康复外科（ERAS）是通过基于循证医学证据的一系列围手术期优化处理措施，减少手术创伤及应激，减轻术后疼痛，促进患者早期进食及活动，加速患者术后康复，目前已广泛应用于各个外科领域，由手术医师和麻醉医师共同评估、筛选患者是否具备进入 ERAS 路径的条件。

ERAS 较传统围术期管理的原则转变包括以下几点。

1. 术前宣教　应当由主管医师、麻醉医师及护士共同完成，可采用口头、书面等形式，对 ERAS 预期目的、入院前准备、围手术期处理流程（包括手术及麻醉过程）、患者需要配合完成的步骤、术后康复、出院标准等内容进行详细介绍，对于恶性肿瘤患者，应格外关注其心理变化。

2. 术前优化措施　术前 4 周戒烟戒酒，纠正贫血及营养不良状态，对于恶性肿瘤患者，还应慎重权衡实施优化措施与手术延迟的利弊。

3. 取消常规肠道准备　对妇科良性疾病的手术，建议取消术前常规肠道准备；预计有肠损伤可能，如深部浸润型子宫内膜异位症、晚期卵巢恶性肿瘤，病变可能侵及肠管，或患者存在长期便秘时，可给予肠道准备，并建议同时口服覆盖肠道菌群的抗生素。

4. 术前饮食调整　对于无胃肠功能紊乱、血糖正常的患者，推荐术前（麻醉诱导前）6h 禁食固体食物，术前 2h 禁食清流质食物。术前 2h 摄入适量清饮料（推荐 400ml 12.5% 碳水化合物饮料），有助于缓解术前口渴、紧张及焦虑情绪，减轻围手术期胰岛素抵抗，减少术后恶心与呕吐及其他并发症的发生。

5. 术前镇静药物的使用　应避免在术前 12h 使用镇静药物，因其可延迟术后苏醒及活动。对于存在严重焦虑症状的患者，可使用短效镇静药物。

6. 静脉血栓风险评估及术前抗凝治疗　对于手术时间超过 60min、妇科恶性肿瘤患者，以及其他静脉血栓栓塞（VTE）中、高风险患者，建议穿着抗血栓弹力袜，并在术前皮下注射低分子肝素。对于持续使用雌激素的患者，应当按照 VTE 高风险人群处理，给予预防性抗凝治疗。术中可考虑使用间歇性充气压缩泵促进下肢静脉回流。

7. 术前皮肤准备及预防性使用抗生素　推荐手术当天备皮，妇科手术多为清洁 - 污染切口（Ⅱ类切口），预防性使用抗生素有助于减少手术部位感染（SSI）。应按照原则选择抗生素，并在切皮前 30min 至 1h 静脉滴注完毕。对于肥胖（BMI>35kg/m^2 或体重 >100kg）患者，应增加剂量。当手术时间超过 3h 或超过抗生素半衰期的 2 倍或术中出血量超过 1 500ml 时，应重复给药。

8. 避免放置引流管

（1）放置鼻胃管不能减少术后肠瘘的发生，反而会增加术后肺部感染的风险，以及患者术后的不适感。如胃胀气明显，可考虑术中置入鼻胃管，以减少气腹针或穿刺套管（trocar）穿刺时损伤胃的风险，但应在手术结束前取出。

（2）放置腹腔引流不能减少吻合口瘘等并发症的发生，也不能早期识别 SSI 及腹腔内出血，反而会影响患者术后的早期活动，延长住院时间，因此，不推荐常规放置引流管。在子宫广泛性切除术或有影响切口愈合的不良因素时，可考虑留置引流管，但术后应尽早拔除。

（3）留置尿管可影响患者术后活动，延长住院时间，并且增加泌尿系统感染的风险。因此，除子宫广泛性切除术外，不推荐留置尿管，如需放置，也应尽早拔除。

9. 术后疼痛管理　ERAS 倡导多模式镇痛即多种镇痛方式、多种非阿片类药物，主要为非甾体抗炎药联合使用。在达到理想术前预防性镇痛和术后镇痛的前提下，减少阿片类药物的使用。

10. 术后抗凝治疗 对于 VTE 高风险患者术后需继续接受抗凝治疗,住院期间应继续穿着弹力袜或使用间歇性充气压缩泵,联合使用肝素会增强抗凝效果,对于接受开腹手术的妇科恶性肿瘤患者出院后应继续使用肝素至术后 28 天,而在妇科微创手术中如患者无肥胖、VTE 病史及高凝状态无需接受延长抗凝治疗。

11. 术后恶心与呕吐的治疗 发生后首先考虑 5- 羟色胺 3 受体抑制剂,如用药效果欠佳,可联合使用其他止吐剂。

12. 早期进食及下床活动 促进妇科手术患者术后肠道功能的恢复,具体措施包括多模式镇痛、减少阿片类药物用量、控制液体入量、实施微创手术、不留置鼻胃管、咀嚼口香糖、早期进食和离床活动,以及使用番泻叶、硫酸镁、乳果糖等缓泻剂。术后早期进食能够保护肠黏膜功能,防止菌群失调和异位,促进肠道功能的恢复,减少围手术期并发症。对于常规妇科手术患者,建议术后 4~6h 开始进食;对于妇科恶性肿瘤患者,包括接受肠切除吻合术的患者,建议术后 24h 内开始饮食过渡。当经口摄入能量小于推荐摄入量的 60% 时,应添加肠内营养制剂,补充碳水化合物、蛋白质、维生素和微量元素。围手术期应将血糖控制在 10.0~11.1mmo/L 以下,注意血糖监测。鼓励患者在术后 24h 内尽早离床活动,并逐渐增加活动量。

ERAS 的成功实施需要多学科间的密切合作,同时需充分结合各医疗中心的实际条件与患者的具体情况,在标准化的同时做到个体化、最优化,使患者实际获益。

(张震宇)

第二十七章 妇科内镜

一、宫腔镜技术

宫腔镜技术（hysteroscopy）是指用膨宫介质将子宫腔充盈使子宫前后壁分离后，使用特制的内镜——宫腔镜，经宫颈插入宫腔，对宫腔进行直视下检查或手术的一项特殊技术。宫腔镜技术是一项安全、准确、可靠而且实用的技术，不仅仅可对宫腔进行全面检查，更可对宫腔内病变进行相应的手术治疗。

宫腔镜的应用（视频）

1. 适应证　①异常子宫出血；②可疑宫腔粘连及畸形（纵隔子宫）；③宫腔内异物（嵌顿节育器及流产残留物）；④影像学检查提示宫腔内占位病变（息肉、黏膜下肌瘤或部分影响宫腔形态的肌壁间肌瘤）；⑤原因不明的不孕或反复流产；⑥子宫内膜切除；⑦宫腔镜术后相关评估；⑧宫腔镜引导下输卵管插管通液、注药及绝育术。

2. 绝对禁忌证　①急、亚急性生殖道严重炎症，如阴道炎、急性宫颈炎、子宫内膜炎、盆腔炎等；②心、肝、肾衰竭急性期及其他不能耐受手术者。

相对禁忌证：①体温 >37.5℃；②子宫颈瘢痕，不能充分扩张者；③近期（3个月内）有子宫穿孔或子宫手术史者；④浸润性宫颈癌、生殖道结核未经抗结核治疗者。

3. 操作步骤　患者取膀胱截石位，消毒铺巾，宫旁阻滞麻醉或静脉麻醉，放置阴道窥器，暴露宫颈，消毒。固定宫颈，用宫腔探针探明子宫屈度及子宫腔深度，用宫颈扩张棒由小号到大号依次扩张宫颈，将膨宫液通道打开，放置宫腔镜，使宫腔内压达到所需压力，缓慢移动、转动窥镜，由内向外顺序全面观察子宫底、输卵管开口、子宫前后壁、子宫侧壁、宫颈内口及宫颈管，必要时可由器械通道插入手术器械辅助探查或者手术。

膨宫液的选择：使用单极电切或电凝时，膨宫液体必须选用非导电的 5% 葡萄糖液，双极电切或电凝则选用生理盐水，后者可减少过量低渗液体灌注导致的过度水化综合征。合并糖尿病患者的膨宫液可选用 5% 甘露醇。

4. 检查后处理　卧床休息 1h，预防性使用口服抗生素，禁性生活 2 周。

5. 并发症及处理

（1）出血：子宫出血的高危因素包括子宫穿孔、动静脉瘘、子宫颈妊娠、剖宫产瘢痕部位妊娠、凝血功能障碍等。当切割病灶过深，达到黏膜下 5~6mm 的子宫肌壁血管层易导致出血。出血的处理方案应依据出血量、出血部位、范围和手术种类确定，如使用缩宫素、米索前列醇等宫缩剂，留置球囊压迫宫腔，子宫动脉栓塞等。

（2）子宫穿孔：引起子宫穿孔的高危因素包括子宫颈狭窄，子宫颈手术史，子宫过度屈曲，宫腔过小，扩宫力量过强、哺乳期子宫等。一旦发生子宫穿孔，立即查找穿孔部位，确定邻近脏器有无损伤，决定处理方案。如患者生命体征平稳，穿孔范围小，无活动性出血及脏器损伤时，可使用缩宫素及抗生素保守观察治疗；如穿孔范围大、可能伤及血管或有脏器损伤时，应立即手术处理。

（3）过度水化综合征：是由灌流介质大量吸收引起体液超负荷和/或稀释性低钠血症所致，如诊治不及时，将迅速出现急性肺水肿、脑水肿、心肺功能衰竭甚至死亡。相应的处理措施包括吸氧、纠正电解质紊乱和水中毒（利尿、限制入液量、治疗低钠血症）、处理急性左心衰、防治肺和脑水肿。

（4）其他并发症：如气体栓塞、感染、宫腔和 / 或子宫颈管粘连等，若有发生，做相应处理。

二、腹腔镜技术

腹腔镜技术(laparoscopy)是指将特制的内镜由腹壁插入腹腔,通过屏幕直视对腹腔及盆腔脏器进行全面检查或手术治疗的一项新兴的技术。

腹腔镜的应用(视频)

1. 适应证　盆腹腔内良恶性肿物、炎症、出血、损伤、异物、发育异常、异位妊娠、下腹或盆腔痛、不孕症等需明确诊断或手术治疗。

2. 禁忌证　①严重的心血管疾病;②呼吸功能不全;③严重的凝血功能障碍;④妊娠 >16 周;⑤巨大盆腹腔包块;⑥严重的盆腹腔粘连;⑦腹部疝。

3. 检查前准备　①详细询问病史,进行全面体格检查,结合相应辅助检查,明确患者有无腹腔镜检查的适应证与禁忌证;②心电图、胸片检查,尿、肝、肾功能、凝血功能、血型等常规检查,乙型、丙型病毒性肝炎、梅毒等传染性疾病检查;③腹部及会阴部备皮,注意清洁脐部,术前晚常规温肥皂水洗肠。术前禁食、禁水。

4. 操作步骤　一般选用局部麻醉加基础麻醉,也可选用硬膜外麻醉及气管插管全身麻醉。患者取膀胱截石位,先取平卧位做人工气腹,然后手术床应调整为头低臀高并倾斜 15°~25°,继续充气,使腹腔内压为 12~14mmHg。腹壁套管针穿刺后,探查横膈、肝、胆囊、脾、胃、肠管、大网膜、腹壁腹膜、盆腔、子宫、输卵管、卵巢、膀胱等器官,必要时抽取腹水或冲洗盆腹腔,抽取冲洗液做细胞学、生化等检查。根据具体疾病确定手术方案,再放置 2~3 个 Trocar。手术结束后,放尽腹腔内 CO_2,提起脐部腹壁,将穿刺套管连同镜体拔出,缝合穿刺孔。

5. 术后处理　根据手术级别术前半小时预防性使用抗生素,麻醉清醒后,术后 6h 可进食。

6. 并发症　①脏器损伤;②出血;③皮下气肿;④感染;⑤切口疝;⑥气体栓塞:气体进入血管随血液回流到心脏后造成严重肺栓塞,甚至危及生命。

三、阴道镜技术

阴道镜检查(colposcopy)是将外阴、阴道和宫颈光学放大,直接观察这些部位的血管形态和上皮结构,以发现与癌变有关的异形上皮,并对可疑部位进行活检。

1. 适应证
(1)宫颈细胞学检查 LSIL 及以上,ASCUS 伴高危型 HPV 阳性或 AGS 者。
(2)HPV 16 或 18 型阳性者。
(3)宫颈锥切术前确定切除范围。
(4)妇科检查怀疑宫颈病变者。
(5)可疑外阴、阴道鳞状上皮内病变,阴道腺病,阴道恶性肿瘤。
(6)宫颈、阴道及外阴病变治疗后复查和评估。

2. 检查前准备　检查前应排除阴道毛滴虫、假丝酵母菌、淋病奈瑟菌等感染。阴道、子宫颈急性炎症者,治疗后再检查。检查前 24h 内应避免性生活、阴道冲洗或上药、宫颈刮片和双合诊。

3. 操作步骤　取膀胱截石位,移动阴道镜物镜对准宫颈或病变部位。先低倍下观察宫颈外形、颜色、血管及有无白斑。然后用 3% 醋酸棉球浸湿宫颈表面,数秒后使宫颈柱状上皮肿胀、发白,呈葡萄状改变,醋酸试验能更清楚地观察鳞 - 柱上皮交界处。必要时可用绿色滤光镜片并放大 20 倍观察血管情况。接着用复方碘溶液棉球浸湿宫颈,成熟鳞状上皮细胞被染成棕褐色,称为碘试验阳性;而柱状上皮、未成熟化生上皮、角化上皮及不典型增生上皮,碘实验阴性。最后结合以上试验,在异常图像部位多点活检送病理检查。

4. 异常阴道镜结果判断
(1)醋酸试验后白色上皮。
(2)醋酸试验前肉眼或镜下白斑。
(3)醋酸白背景下点状血管。
(4)镶嵌:醋酸试验后,不规则的血管将醋白上皮分割成边界清楚、形态不规则的小块状,犹如红色细线镶嵌的花纹。
(5)异形血管:血管口径、大小、形态、分支、走向及排列极不规则,可呈螺旋形、逗点形、发夹形等改变。
(6)早期宫颈癌:醋白上皮增厚,表面结构不清,成脑回、猪油状。局部血管异常增生,走向不规则。醋酸试验后,表面呈玻璃样水肿或熟肉状,碘试验阴性或着色极浅。

(张震宇)

四、胎儿镜技术

胎儿镜技术(fetoscopy)是用特殊的光纤内镜,以穿刺套件从孕妇腹壁穿刺,经子宫壁进入羊膜腔,观察胎儿形体、采集脐血或胎儿组织行活组织检查,以及对胎儿进行宫内治疗的方法。

胎儿镜的应用(视频)

1. 适应证 ①观察可疑胎儿体表畸形:如并指/趾、多指/趾,脊柱裂,唇腭裂,外生殖器畸形等;②胎儿组织活检以诊断遗传性疾病;③双胎输血综合征等疾病的激光手术;④选择性减胎;⑤羊膜束带祛除;⑥胎儿宫内脊柱裂修补术。

2. 禁忌证 ①具有先兆流产症状或宫颈管明显缩短者;②体温高于 37.5℃;③凝血功能异常;④有急性盆腔或宫腔感染征象;⑤无明显指征单纯性别鉴定。

3. 胎儿镜操作时机 妊娠 16~28 周。

4. 术前准备 ①组织多科会诊,包括产科医生、超声医生、麻醉医师、遗传咨询医生、手术室和病房护理团队,针对患者个体情况进行讨论并制订相应的处理策略;②将手术风险利弊详细告知患者及家属,并签署知情同意书;③血尿常规、肝肾功能、凝血功能、感染疾病筛查、超声会诊检查;④按下腹部手术常规备皮、禁食水。

5. 操作步骤 患者置于手术室,超声引导下选择穿刺点,一般选择宫体部无胎盘附着区,要求穿刺后胎儿镜面对操作目标。常规消毒铺巾,超声再次确定穿刺点。于穿刺点在超声引导下行利多卡因局部麻醉。切开皮肤及皮下组织并刺破筋膜。助手协助固定子宫,经皮肤切口垂直穿刺套管针,进入羊膜腔后取出针芯,见清亮羊水,换胎儿镜检查。观察宫内状况,根据检查操作目的实施手术,并录像。操作完毕,观察无出血,可给予抗生素羊膜腔注射预防感染。观察孕妇 30min 左右,如无异常情况告知注意事项送返病房。

6. 术后处理 术后一般不需要宫缩抑制剂,必要时可于术后即刻给予吲哚美辛栓 100mg 纳肛。术后平卧 3~5h,观察生命体征、胎心及宫缩情况,观察伤口有无羊水渗漏及出血。术后 1 天复查超声了解胎儿状况。之后定期产前检查。双胎患者每 2~4 周复查超声。嘱孕妇若腹痛、阴道出血、阴道排液等不适急诊。

7. 并发症 感染、出血、胎盘早剥、胎盘胎膜后血肿、流产、早产、胎儿损伤、胎儿死亡、胎膜早破、羊水渗漏,双胎者可能造成隔膜穿孔,周围脏器损伤。

(杨慧霞)

第二十八章　妇科恶性肿瘤的化学治疗和放射治疗

第一节　妇科恶性肿瘤的化学治疗

一、常用化疗药物分类

传统上抗肿瘤药物根据其来源、化学结构和作用机制分为烷化剂、抗代谢类、抗生素类、植物类、激素类和杂类，但未能包括生物调节剂和基因治疗等。一般根据药物作用机制分为以下几类。

1. 作用 DNA 化学结构的药物　①烷化剂：环磷酰胺、异环磷酰胺；②蒽环类：多柔比星、表柔比星；③铂类，如顺铂、卡铂、奥沙利铂。

2. 影响核酸合成药物　主要是代谢类，如氨甲蝶呤、5-氟尿嘧啶等。

3. 影响蛋白质合成药物　主要有长春新碱（VCR）、高三尖杉酯碱（homoharringtonine）和门冬酰胺酶（asparaginase，L-ASP）等。

4. 改变机体激素平衡发挥抗肿瘤作用药物　如雌激素拮抗剂、雄激素和孕激素等。

二、妇科恶性肿瘤化疗途径

化疗途径分为全身性化疗和区域性化疗。

全身性化疗：①口服给药，如依托泊苷；②肌内注射，环磷酰胺、博莱霉素和放线菌素 D；③静脉注射，顺铂和紫杉醇等。

区域性化疗：指将药物直接输入肿瘤所在的区域，具体方式如下。①瘤体注射，可在肿瘤内直接给药，在肿瘤基底部或周围直接注射抗癌药，用于外阴癌、阴道癌、滋养细胞肿瘤；②腔内注射：腹腔、胸腔和心包注射化疗药物等；③鞘内注射化疗：绒癌患者脑转移使用环磷酰胺鞘内注射；④区域性动脉注射：股动脉、腹壁下动脉、闭孔动脉和子宫动脉超选择化疗。

临床上根据患者病情也可采用多种用药途径联合治疗，如区域血管介入化疗＋胸腔、腹腔内化疗，对胸、腹、盆腔内肿瘤，除区域血管介入化疗外，结合腔内化疗，使肿瘤区域受药浓度更高，作用时间更长，疗效更好。

三、妇科恶性肿瘤化疗常见副反应

化疗是妇科恶性肿瘤重要的辅助治疗。由于其非靶向性，在抑制和杀伤肿瘤细胞的同时，也对生长较快的正常细胞有抑制和杀伤作用，产生不良反应，包括副作用、毒性反应、后效应和特殊反应（如变态反应）。

化疗引起全身各系统多器官毒性，并与药物剂量、种类和用药时间等有关。毒副反应不但影响化疗的如期进行，也影响患者生活质量，严重时甚至可危及患者生命。因此，应了解化疗药物的毒副反应种类及严重性，及时处理。

（一）化疗副反应分类

1. 按化疗副反应性质分类

（1）一般分类：急性毒性反应、亚急性毒性反应、慢性毒性反应。

（2）临床分类：①立即反应，如急性过敏反应、恶心、呕吐和发热等；②早期反应，如骨髓抑制等；③近期反应，如心毒性、肝毒性、肾毒性、肺毒性；④迟发反应，如皮肤色素沉着、内分泌改变、不育和致癌作用。

2. 根据副反应发生程度分类

（1）WHO 分级：0、Ⅰ、Ⅱ、Ⅲ和Ⅳ度（表 28-1），轻度反应（+）不需治疗；中度反应（++）需要治疗；重度反应（+++）威胁生命；严重反应（++++）直接致死或促进死亡。

（2）Karnosfsky 体力状况评分：标准见表 28-2。

（二）妇科恶性肿瘤化疗常见毒副反应防治

1. 化疗对血液系统的毒性　化疗对血液系统的毒性最常见，主要是白细胞减少症，其次是血小板减少症和贫血，以粒细胞影响最大，呈剂量限制性和药物累积性。其主要影响程度与化疗药物种类、剂量和多药联合等有关，可增加感染机会，甚至自发脑出血，危及患者生命。

不同药物表现差异，抑制明显的药物有紫杉醇、多西他赛、长春瑞滨、长春地辛、依托泊苷、卡铂、阿霉素、氨甲蝶呤、异环磷酰胺、柔红霉素和米托蒽醌等。一般先出现中性粒细胞减少，随后为血小板减少。而少数药物如丝裂霉素、放线菌素对血小板影响明显。卡铂等对骨髓抑制为迟发性。博来霉素和平阳霉素对骨髓影响较小。

（1）白细胞减少症（neutropenia）：其发生时间多在化疗后 7~10 天最低，发生率高达 90%。临床上可表现为疲乏、无力和发热等，血常规等辅助检查可初步诊断。根据 WHO 抗癌药物分度标准中粒细胞绝对值分为 0、Ⅰ、Ⅱ、Ⅲ和Ⅳ度，其中 0 度为 $>2.0 \times 10^9/L$，Ⅰ度为 $(1.5~1.9) \times 10^9/L$，Ⅱ度为 $(1.0~1.4) \times 10^9/L$，Ⅲ度为 $(0.5~0.9) \times 10^9/L$，Ⅳ度为 $<0.5 \times 10^9/L$（表 28-1）。

治疗措施：应用粒细胞刺激因子（G-CSF）和粒细胞集落刺激因子皮下注射治疗。①Ⅱ~Ⅲ度患者剂量为 $2~3\mu g/(kg \cdot d)$，连续或隔日给药，至血象上升 $10 \times 10^9/L$ 后停止；②Ⅳ度的白细胞减少患者，剂量为 $3~5\mu g/(kg \cdot d)$，连续用药，至血象上升 $10 \times 10^9/L$ 后停止；③对于上次化疗发生Ⅳ度骨髓抑制及伴发热或出血患者，可在化疗 72h 后预防性使用 G-CSF，剂量为 $1~2\mu g/(kg \cdot d)$，连续或隔日皮下注射。

对于Ⅲ~Ⅳ度患者，应全面进行查体和高危评分，并进行如下处理。①进行所在环境隔离和空气消毒；②采用抗生素预防感染，多选择碳青霉素/三或四代头孢（可加氨基糖苷类）；③对持续发热 72h，应同时进行血、尿及口咽部分泌物培养，胸片 X 线检查等。在经验性抗生素使用 3~4 天后仍发热，应考虑真菌性败血症可能，同时加用抗真菌药物治疗，如两性霉素、氟康唑等，但严格掌握万古霉素使用指征；④少数患者也可能发生单纯疱疹和带状疱疹病毒感染，可加用阿昔洛韦，法昔洛韦等抗病毒治疗。

（2）化疗相关性贫血（chemotherapy induced anemia）：其发生与营养不良、骨髓抑制、骨髓转移、化疗药物及肿瘤性贫血等原因有关，其中妇科肿瘤贫血的发生率最高达 80%，但发生时间较晚，多在化疗 3 个疗程后出现。严重贫血可影响放疗和化疗效果，影响患者生活质量。

临床表现有疲乏、乏力、头晕、食欲缺乏及心慌等症状，可进行辅助检查如外周血血红蛋白、血清铁蛋白、血清铁、叶酸等，根据以上可以初步诊断，必要时结合血液学涂片。

贫血分度：根据血红蛋白浓度分类如下。

0 度：Hb>110g/L；Ⅰ度：Hb 95~109g/L；Ⅱ度：Hb 80~94g/L；Ⅲ度：Hb 65~79g/L；Ⅳ度：Hb <65g/L。

治疗措施：主要根据病因和贫血的程度进行相应治疗。

一般治疗：补充铁剂（口服与静脉）、中成药物和输血。轻度贫血可口服各种补血药物及铁剂；中度贫血也可使用促红细胞生成素（EPO），剂量 $50~150U/(kg \cdot d)$，2~3 次/周，连用 6~8 周，最好同时补铁剂，同时使用其他补血药物，但注意 EPO 副作用如高血压、中风和静脉血栓。对重度和急性贫血，应输新鲜全血，有条件可成分输血如红细胞悬液。

（3）血小板减少症（thrombopenia）：指外周血血小板（PLT）少于 $100 \times 10^9/L$。外周血 PLT 在化疗初期多升高，化疗后 3~4 疗程出现下降，是临床严重并发症，若处理不当，威胁生命。

临床表现：自发性出血，如牙龈出血、鼻出血、咳血、便血等，全身淤血斑和取血穿刺点瘀斑等，严重时发生器官内出血和脑出血等，外周血检查可初步诊断。

血小板减少症分度标准：根据血小板计数分为 0、Ⅰ、Ⅱ、Ⅲ和Ⅳ度，其血小板数量分别为 $>100 \times 10^9/L$、$(75~99) \times 10^9/L$、$(50~74) \times 10^9/L$、$(25~49) \times 10^9/L$ 和 $<25 \times 10^9/L$（表 28-1）。

治疗措施：①轻度患者可口服补血药物，如氨肽素等药物治疗；②中度患者可使用促血小板生成素 $300IU/(kg \cdot d)$，皮下注射，7~10 天，或注射用重组人白介素 -11 $50\mu g/(kg \cdot d)$，皮下注射，至少 5 天以上，用药时间在化疗后 24~48h 后开始使用；③重度患者应输新鲜血，有条件可输浓缩或单体血小板、凝血因子等。输血小板指征：严重血小板减少或伴凝血功能障碍伴活跃出血或高出血风险，血小板计数 $10~20 \times 10^9/L$。

2. 化疗相关肝脏毒性反应（liver chemotherapy-related toxicity） 化疗相关性肝毒性反应类型包括急性肝损伤和慢性肝损伤。急性肝损伤包括肝细胞损伤、胆汁淤积或混合性。慢性肝损伤包括慢性活动性肝炎、脂肪变、肝硬化、非硬化性门脉高压等。引起肝功能异常药物包括放线菌素 D、依托泊苷、氨甲蝶呤等，引起慢性肝纤维化如氨甲蝶呤等。

（1）临床表现

1）轻者可出现血清转氨酶升高，重者可有明显临床症状，如乏力、食欲减低、黄疸等表现。

2）肝损伤在用药之后发生，停药后肝损伤改善，再次用药后可能出现更迅速和更严重。

3）可表现为肝细胞性黄疸或同时伴有肝内梗阻性黄疸，个别严重者表现为中毒性重症肝炎、胆汁淤积、肝细胞坏死、肝纤维化或肝脂肪变性等。

4）辅助检查：血清各种酶学检查、病毒抗原、抗体标记物检查及肝脏影像学检查。注意寻找潜在的肝基础疾病并进行鉴别诊断，除外病毒性、免疫性肝病等。

根据 WHO 抗癌药物毒性反应分度标准中血清总胆红素、谷草转氨酶 / 谷丙转氨酶、碱性磷酸酶水平分为 0、Ⅰ、Ⅱ、Ⅲ 和 Ⅳ度，其中 0 度为总胆红素、谷草转氨酶 / 谷丙转氨酶和碱性磷酸酶升高小于 1.25，Ⅰ度为正常值 1.26~2.5 倍，Ⅱ度为正常值 2.6~5 倍，Ⅲ度为正常值 5.1~10 倍，Ⅳ度 >10 倍（表 28-1）。

（2）治疗措施

1）谷丙转氨酶升高 2~3 倍，碱性磷酸酶升高 1.25 倍，以及总胆红素升高 1.5 倍，应慎用或减少药物剂量，或调整用药化疗药物种类及剂量。

2）轻微肝功能异常合并病毒性肝炎、脂肪肝或轻度肝硬化：在必须化疗情况下同时应用保肝药物及抗病毒及合并症的治疗。

3）对严重肝损害，谷丙转氨酶高于正常 3~5 倍，碱性磷酸酶升高 1.5 倍，总胆红素升高 2 倍，尤其是发生药物性黄疸者应停止使用化疗药物，采用腹膜、血液透析等各种方法，促进有害药物代谢和排除。

3. 化疗相关性肾功能毒性（renal chemotherapy-related toxicity） 常引起化疗相关性肾功能毒性的药物包括顺铂、氨甲蝶呤、环磷酰胺、异环磷酰胺等，尤以大剂量顺铂和氨甲蝶呤多见。常发生用药 24h 后，3~7 天明显。顺铂主要发生的肾毒性为肾衰、肾小管酸中毒、低镁血症。异环磷酰胺主要发生范可尼综合征，肾小管酸中毒，葡萄糖尿和出血性膀胱炎。氨甲蝶呤引起非少尿型肾功能衰竭等。另外在摄入不足、大量呕吐、合用非甾体消炎药、氨基糖苷类、中药、含碘造影其他药物、患者有尿路梗阻等危险因素时，易发生肾功能障碍。

（1）分度：根据 WHO 抗癌药物毒性反应分度标准中的尿素氮、肌酐和蛋白尿、血尿等水平，分为 0，Ⅰ，Ⅱ，Ⅲ，Ⅳ度。

1）血尿素氮、肌酐水平：0 度 <1.25N，Ⅰ度为 1.26~2.5N，Ⅱ度为 2.6~5N，Ⅲ度为 5.1~10N，Ⅳ度 >10N，（N：正常值上限）。

2）蛋白尿水平：0 度（无），Ⅰ度（+，<1g/24h），Ⅱ度（++~+++，1~3g/24h），Ⅲ度（+++~++++，>3g/24h），Ⅳ度（肾病综合症）；血尿情况：0 度（无），Ⅰ度（镜下血尿），Ⅱ度（严重血尿），Ⅲ度（严重血尿 + 血块），Ⅳ度（尿道梗阻）（表 28-1）。

（2）治疗措施：①顺铂为基础的化疗，化疗前 1 日晚开始水化，至次日化疗，化疗期间每日输液 2 000~3 500ml，并使用利尿剂，保证 24h 尿量 >2 500ml，不足者增加补液量。可采用保护剂，如硫代硫酸钠、二乙烷二硫氨基加酸、氨磷定等；②大剂量氨甲蝶呤，化疗前既要水化，也要碱化尿液，即输注或口服碳酸氢钠，保持尿 pH>6.5，测尿 pH 2~3 次 /d，同时为防肾毒性，也进行解救措施，给予四氢叶酸解毒，其中四氢叶酸用量为氨甲蝶呤剂量的 10%~15%；③异环磷酰胺一般在化疗开始和用药后 4h、8h、12h 静脉给药，应用美司钠，剂量为异环磷酰胺用量 10%~30%。

肿瘤合并肾功能不全患者，应注意选择不影响肾功能的药物，根据肌酐清除率（ml/min）、尿素氮（mmol/L）、血清肌酐（μmol/L）水平对化疗药物剂量酌情进行调整（表 28-3）。对于肾功能衰竭进行透析患者，药物剂量应个体化。

4. 化疗相关心脏毒性反应（chemotherapy-induced cardiotoxicity）

（1）导致心脏化疗相关性毒性反应药物：主要是蒽环类，如阿霉素、表柔比星等；非蒽环类药物，如丝裂霉素、5- 氟尿嘧啶、紫杉醇和异环磷酰胺等。其他药物包括生物反应调节剂和激素等。非蒽环类心脏毒性具有多态性和不易预测性，与蒽环类类似，也可出现缺血性和出血性心肌炎。5-氟尿嘧啶静脉滴注患者17%可发生心肌缺血和梗死，症状严重者可出现明显心室功能紊乱，引起严重血流动力学紊乱，伴心绞痛及心源性休克。

蒽环类药物副反应呈药物剂量依赖性和药物协同性。如阿霉素用药剂量为450~500mg/m²，心肌病发生率3.5%，用药剂量为550~600mg/m²，发生率达20%；剂量为600~700mg/m²，发生率高达30%。当阿霉素与达卡巴嗪、异环磷酰胺合用时心脏毒性增加。阿霉素与紫杉醇合用，心肌毒性也增加。

(2)化疗引起心脏毒性类型

1)急性或亚急性心脏毒性：指在化疗期间或化疗后立即发生的心肌受损和左室功能障碍，若停用蒽环类药物多能缓解。主要表现为非特异性ST-T段改变，QRS波低电压，QT间期延长等；一过性心律失常以窦性心动过速最常见，也有各种室上性、交界性、室性心律失常；各型房室和束支传导阻滞。

2)慢性心脏毒性：常指化疗结束1年以内出现心脏损伤。临床较为常见，其发生率与总剂量密切相关。主要表现为充血性心力衰竭和/或心肌病，多为不可逆改变，临床发作多隐匿，实验室检查可见心脏增大、ST-T段改变、左心室射血分数降低等，可迅速进展为双室心力衰竭，病死率高达30%~60%。

3)迟发性心脏毒性：指完成化疗1年后发生，主要表现为隐匿性心室功能障碍、充血性心力衰竭及心律失常，可隐匿数年。在某些情况下如急性病毒感染、体重增加、妊娠或手术时加重。与药物累积剂量及用药次数呈正相关。

(3)临床诊断：根据临床症状、辅助检查可初步诊断。如心肌活检被认为是监测心脏毒性金标准，但临床上尚不能普遍开展。心电图对化疗初期且既往心电图异常患者意义更大，多为心律失常但敏感性和特异性均差。超声心动图是无创检查技术可进行左心室射血分数、左心室收缩末期压力/左心室收缩末期容积指数等评价心功能，临床多用。心脏核素显像也可用于诊断早期的心脏毒性诊断，其中运动后核素显像较静态核素显像更敏感。MRI具有特异性高、无创、结果精确等优点，是一种理想监测急性心脏损伤手段。生化检测：血浆脑钠肽可反映心房或心室过度负载的肽。其他如乳酸脱氢酶、肌酸激酶、肌钙蛋白血清浓度升高与化疗药物的用量相关。

(4)分度标准：根据心跳节律、心功能和心包炎分为0、Ⅰ、Ⅱ、Ⅲ、Ⅳ度。①心跳节律：0度(节律正常)，Ⅰ度(窦性心动过速)，Ⅱ度(单灶性房性早搏，休息时心率110次/min)，Ⅲ度(多灶性房性早搏，房性心律失常)，Ⅳ度(室性心律失常)；②心功能：0度(功能正常)，Ⅰ度(无症状，但有异常心脏体征)，Ⅱ度(有暂时心功能不足症状，但无需治疗)，Ⅲ度(有心功能异常，治疗有效)，Ⅳ度(有心功能不足症状，治疗无效)；③心包炎及症状：0度(无)，Ⅰ度(有心包积液，无症状)，Ⅱ度(有症状，但无需抽出积液)，Ⅲ度(心包填塞，需抽出积液)，Ⅳ度(心包填塞，需手术)。

(5)治疗措施：心肌受损Ⅰ、Ⅱ度可不处理。心肌受损Ⅲ度，即出现心律不齐、室性早搏等，停止化疗外，应给予保护心肌治疗。如门冬酸甲镁、辅酶Q10、二磷酸果糖等；右雷佐生等均对心肌有保护作用。有关预防性使用心肌保护剂如右丙亚胺作用待定。

5. 化疗对消化道反应

(1)恶心(nausea)与呕吐(vomiting)：恶心和呕吐是化疗药物最常见副作用，与化疗药物种类和剂量，即往化疗史和患者及心理等因素有关。根据化疗药物致吐作用强弱，将其分为高度、中度、低度、轻微四类致呕吐药物。其中严重致呕吐药物有顺铂、环磷酰胺。轻微致吐药物有博莱霉素、长春新碱、氨甲蝶呤等。

根据呕吐发生时间分为急性呕吐，多发生于化疗开始24h内，与5-羟色胺等有关。迟发呕吐反应，多发生于化疗后24h至5天，机制比较复杂。

分度标准：根据临床表现恶心呕吐等症状易作出诊断。根据WHO抗癌药物毒性反应分度中恶心呕吐程度标准分为0~Ⅳ度，其中0度为无恶心呕吐，Ⅰ度仅为恶心，Ⅱ度短暂呕吐，Ⅲ度呕吐需治疗，Ⅳ度难控制(表28-1)。

治疗措施：据呕吐发生程度和发生时间进行不同处理。①急性高度致吐：用5-羟色胺受体激动剂、地塞米松在24h内联合给药，必要时给与镇静剂，适当补液或静脉营养；②中度致吐：合用5-羟色胺受体激动剂、地塞米松，联合阿瑞匹坦(aprepitant)效果更好；③低度致吐：仅应用激素即可；④微小致吐：化疗前可不常规应用任何止吐药。

迟发胃肠道反应治疗措施如下。①高度致吐：地塞米松、阿瑞匹坦在2~5天内用药；②中度致吐：单独应用激素或 5- 羟色胺受体激动剂或多巴胺受体激动剂 2~5 天，一些患者可考虑地塞米松、阿瑞匹坦在 2~5 天内联合用药；③低度致吐及微小致吐：不需用药处理。

预期可能发生的胃肠道反应可能被味觉、气味、思绪、对止吐药物不敏感的焦虑所诱发，有先前化疗的经历等引起。处理帮助患者减轻对化疗反应的恐惧和焦虑。可采用神经精神治疗，如系统脱敏治疗，配合应用苯二氮唑类。

(2) 口腔黏膜溃疡及胃肠道黏膜反应：口腔黏膜溃疡 (ulcerated oral mucosa) 部位与化疗药物有关。如 6- 巯基嘌呤、环磷酰胺和放线菌素 D 发生口腔黏膜溃疡口腔溃疡常见，5- 氟尿嘧啶次之。抗代谢药物多为面颊黏膜及口唇；如 5- 氟尿嘧啶引起的溃疡多发生在面颊黏膜和口唇；放线菌素 D 多发生舌边，舌根及溃疡，严重咽部、食管、肛门。发生时间与药物有关，5- 氟尿嘧啶化疗多在停药后 3~7 天反应高峰，往往伴肠黏膜损伤，严重伪膜性肠炎和化疗相关性腹泻 (chemotherapy induced diarrhea)。脂质体阿霉素药物发生较晚。

临床诊断与分度：根据临床口腔溃疡的表现多可诊断。根据 WHO 抗癌药物毒性反应分度标准分为 0 (无)、Ⅰ度 (局部黏膜红斑，疼痛)、Ⅱ度 (红斑，溃疡但可进食)、Ⅲ度 (溃疡只进流食)、Ⅳ度 (不能进食)。

治疗措施：①一般处理，保持口腔清洁，用消毒生理盐水漱口，也可用 4% 苏打水漱口，溃疡处用药物冰硼散、锡类散等涂抹，氢氧化镁和黏膜表面保护剂表面麻醉；②促进黏膜愈合，维生素 E、藻酸钠和激光等；③个体化处理，5- 氟尿嘧啶药物引起溃疡，可保持口腔清洁，用 4% 苏打水漱口，局部对症处理；环磷酰胺化疗致口腔溃疡，用四氢叶酸局部涂抹或漱口；顽固口腔溃疡也可用 G-CSF 局部涂抹；有时也可采用中药进行治疗。

化疗相关性腹泻的治疗措施如下。①治疗原则：止泻、微生态制剂肠道内调节、消炎，对症治疗；②止泻药物：蒙脱石，洛哌丁胺等；③ 5- 氟尿嘧啶 + 更生霉素双枪治疗出现腹泻，应注意伪膜性肠炎发生，发生时间多在化疗后 3~7 天，24h 大便在 3 次以上，大便呈蛋花样或海藻样，大便涂片革兰氏阳性球菌出现并增多，提示菌群失调，此时给予乳酶生和培菲康等药物口服，同时给予患者补液，以免引起水电解质紊乱，并恢复肠道菌群；④盐酸伊立替康化疗引起的腹泻，24h 内多使用阿托品 0.25~1mg，肌内注射或静脉滴注，24h 后盐酸多洛哌丁胺，首次 4mg，以后每 2h 1 次，至最后 1 次稀便结束后不得少于 12h，一般用药不少于 12h，但连续不超过 48h。

6. 化疗相关肺毒性 (pulmonary chemotherapy-related toxicity)　化疗相关性肺毒性包括药物直接损害，如肺炎 / 肺纤维化、急性过敏反应、非心源性肺水肿，其他包括感染、呼吸道出血等。

(1) 相关因素：博莱霉素在 2%~46% 使用患者中发生肺间质病变，发生高危因素与药物累积剂量、患者年龄、吸烟史、肾功能、放疗、吸氧和给药方式等有关。在老年人中易发生肺纤维化。个别在化疗 1~2 次后产生。其他药物如环磷酰胺和白消安也可引起肺间质病变。

(2) 临床表现：博莱霉素引起肺毒性最初临床表现如干咳，活动后呼吸困难，有时候发热，随着病情进展，出现静息时呼吸困难，呼吸急促甚至发绀。查体早期为双肺底细捻发音，进展期出现干啰音；X 线提示双肺间质呈弥散性网状密度改变，以肺底为著。晚期广泛浸润性病变，伴实质改变。肺功能检查可见动脉低氧血症，限制性通气障碍二氧化碳弥散能力低。用药期间肺活量及二氧化碳弥散能力低是敏感检测指标。

(3) 分度标准：根据 WHO 抗癌药物毒性反应分度标准分为 0 度 (无)、Ⅰ度 (症状轻微)、Ⅱ度 (活动后呼吸困难)、Ⅲ度 (休息时呼吸困难)、Ⅳ度 (需完全卧床) (表 28-1)。

(4) 治疗措施：目前无特效的治疗方法。一旦发现立即停用该化疗药物。积极采用支持治疗，卧床休息，使用支气管扩张剂和祛痰剂，继发感染和重症者，应使用广谱抗生素和糖皮质激素。糖皮质激素利于肺损害的恢复，在缓解肺炎症状方面有一定作用。

(5) 预防：①博莱霉素化疗期间肺毒性的预防主要是定期行 X 线检查及肺功能检查；②降低博莱霉素的累积剂量，总量小于 250mg/m^2；③预防使用药物，使用细胞保护剂右雷佐生、氨磷啶两种药物，临床应用显示有效。早期发现，及时停药是主要的防治措施。

7. 化疗对神经系统的毒性　化疗药物引起的神经毒性分为外周神经毒性 (chemotherapy-related peripheral neuropathy) 和中枢神经毒性 (chemotherapy-related centrical neuropathy)，其中引起急性脑病药物有顺铂、异环磷酰胺、5- 氟尿嘧啶、环磷酰胺、丝裂霉素、白介素 -2 和长春新碱等；引起血管病变和卒中综合征药物有阿霉素、环磷酰胺和顺铂等；引起视力丧失的药物有顺铂、他莫昔芬等。引起脊髓病的药物有环磷酰胺；引起颅神经病变药物如顺铂和长春新碱；引起周围神经病变药物有顺铂、卡铂、5- 氟尿嘧啶、吉西他滨和异环磷酰胺等。

神经毒性与药物种类：顺铂引起的神经病变表现为外周神经感觉障碍、自主神经功能障碍、耳毒性、视网膜毒性和癫痫等。紫杉醇类药物主要引起的手足麻木等。异环磷酰胺引起脑病等。环磷酰胺鞘内注射引起无菌性脑膜炎、横贯性脊髓病和急性和亚急性脑病和脑白质病。紫杉醇类表现为感觉和运动神经病变，易与手足综合征混淆。

根据临床表现和使用的药物可初步诊断，神经肌电图等可辅助诊断。根据 WHO 抗癌药物毒性反应分度标准分为 0（无）、Ⅰ、Ⅱ、Ⅲ 和Ⅳ度。①外周神经毒性：0 度（正常），Ⅰ度（感觉异常和 / 或键反射减弱），Ⅱ度（严重感觉异常和 / 或轻度无力），Ⅲ度（不能忍受的感觉异常和 / 或显著的运动障碍，Ⅳ度（瘫痪）。②神志情况：0 度（清醒），Ⅰ度（短暂嗜睡），Ⅱ度（嗜睡时间不到清醒的 50%），Ⅲ度（嗜睡时间多于清醒的 50%），Ⅳ度（昏迷）。

治疗措施：目前对外周神经的毒性缺乏有效治疗。针对不同药物，积极预防和对症处理。紫杉醇类化疗期间口服复合维生素 B，钙镁合剂静脉滴注，氨磷汀及中药的内服与外用等可能减轻或延缓其发生。奥沙利铂采用间歇性输注的方法，延长输注时间，使用钙镁合剂和谷氨酰胺等。预防顺铂引起的周围神经毒性的药物有氨磷汀、皮质激素、维生素 E、乙酰 -L 肉碱，也可使用神经生长因子、神经营养因子、N- 乙酰半光氨酸等。其他中药的内服或外用、理疗或针灸治疗等也可使用。

8. 过敏性反应（allergy）　常化疗期间引起过敏反应的药物为紫杉醇，多在化疗开始 15~30min 内发生，即使小剂量引起严重过敏反应。博莱霉素也可能引起高热、休克甚至死亡。依托泊苷快速推注可引起喉头水肿、虚脱等过敏反应。卡铂超敏反应：发生晚，多载化疗几个疗程后，表现为皮疹、瘙痒、哮鸣和呼吸困难；个别可以在第一疗程。多在第八疗程前。临床表现：急性反应为药物输注过程（5~35min）或延迟反应（数小时或数日）面部潮红或瘙痒到抽搐、呼吸困难及过敏性休克。心绞痛、高血压或低血压等。环磷酰胺引起 Ⅰ 型过敏和Ⅲ型间质肺炎。

根据临床主要表现和使用药物可初步诊断。根据 WHO 毒性反应标准，变态反应分为 0 度（无）、Ⅰ 度（水肿）、Ⅱ度（支气管痉挛）、Ⅲ度（支气管痉挛无需治疗）和Ⅳ度（过敏反应需注射治疗）（表 28-1）。

根据不同药物和毒性反应的程度进行个体化处理。①紫杉醇：采用预防性用药，进行系统脱敏。化疗前 12h、6h 给予地塞米松 10~20mg 口服，化疗前 30min 给予地塞米松 10mg、西咪替丁 50mg 和苯海拉明 50mg 静脉滴注；②卡铂：可引起超敏反应，主要治疗措施为脱敏给药、预防用药如组胺剂、激素及 H_2 拮抗剂，可改用其他铂类药物，但注意交叉过敏；③博莱霉素：化疗前给予引哚美辛 25mg 口服，或 1/3 塞肛；④依托泊苷：应避免静脉推注。临床一旦发生过敏性休克，应立即停药，输液，给予抗组胺药、血管加压药、激素和支气管扩张药等。对过敏性患者是否再次化疗，应个体化。对发生严重支气管痉挛、低血压和喉头水肿，停止化疗；其他慎用情况下，严密观察下再化疗。

鉴于所有抗肿瘤药物均为剧毒性药，医生须了解这些药物的药代动力学特点、药物之间相互作用、是否有器官特异性毒性，须谨慎、合理应用，避免发生严重不良反应，并根据循证医学、规范化和个体化的原则减少失误，使患者获益（表 28-2，表 28-3）。

表 28-1　抗癌药物急性及亚急性毒性反应分度标准（WHO）

项目	0 度	Ⅰ度（+）	Ⅱ度（++）	Ⅲ度（+++）	Ⅳ度（++++）
血液系					
血红蛋白（$\times 10^9$g/L）	≥ 110	95~109	80~94	65~79	< 65
白细胞（$\times 10^9$/L）	≥ 4.0	3~3.9	2.0~2.9	1.0~1.9	< 1.0
红细胞（$\times 10^{12}$/L）	≥ 2.0	1.5~1.9	1.0~1.4	0.5~0.9	< 0.5
血小板（$\times 10^9$/L）	≥ 100	75~99	50~74	25~49	< 25
出血	无	淤点	轻度失血	明显失血	严重失血
消化系					
胆红素	≤ 1.25N	1.26~2.5N	2.6~5N	5.1~10N	> 10N
谷草转氨酶 / 谷丙转氨酶	≤ 1.25N	1.26~2.5N	2.6~5N	5.1~10N	> 10N

续表

项目	0 度	Ⅰ度(+)	Ⅱ度(++)	Ⅲ度(+++)	Ⅳ度(++++)
碱性磷酸酶	≤1.25N	1.26~2.5N	2.6~5N	5.1~10N	>10N
口腔	无	红斑、疼痛	红斑、溃疡,可进食	溃疡,只进流食	不能进食
恶心、呕吐腹泻	无	恶心	暂时性呕吐	呕吐、需治疗	难控制的呕吐
肾、膀胱	无	暂时性(<2天)	能耐受(>2天)	不能耐受,需治疗	血性便
尿素氮	≤1.25N	1.26~2.5N	2.6~5N	5.1~10N	>10N
肌酐	≤1.25N	1.26~2.5N	2.6~5N	5.1~10N	>10N
蛋白尿	无	+,<3g/L	++~+++,(3~10g/L)	++++,(>10g/L)	肾病综合征
血尿	无	镜下血尿	严重血尿	严重血尿,血块	泌尿道梗阻
肺	无	症状轻微	活动后呼吸困难	休息时呼吸困难	需完全卧床
药物热	无	<38℃	38~40℃	>40℃	发热伴低血压
过敏	无	水肿	支气管痉挛,无须治疗	支气管痉挛,需治疗	过敏反应
皮肤	无	红斑	干性脱皮,水疱瘙痒	湿性皮炎,溃疡完全脱发	剥脱皮炎,坏死,需手术
脱发	无	轻微脱发	中度脱发,斑秃	可再生	完全脱发,不能再生
感染	无	轻度感染	中度感染	重度感染	重度感染伴低血压
心脏节律	正常	窦性心动过速,休息时心率110次/min	单灶室性期前收缩,房性心律失常	多灶性室性期前收缩	窦性心律不齐
心功能	正常	无症状,但有异常心脏体征	有症状,心功能不足,但无需治疗	有症状,心功能不足,治疗有效	有症状,心功能不足,治疗无效
心包炎	无	有心包积液,无症状	有症状,但不需抽水	心包填塞,需抽水	心包填塞,需手术治疗
神经系					
神志	清醒	暂时嗜睡	嗜睡,时间不到清醒的50%	嗜睡时间多于清醒50%	昏迷
周围神经	正常	感觉异常和/或腱反射减退	严重感觉异常和/或轻度无力	不能耐受的感觉异和/或显著运动障碍	瘫痪
便秘	无	轻度	中度	重度,腹胀	腹胀,呕吐
疼痛	无	轻	中	重	难治

表28-2 Karnofsky（KPS）体力状况评分标准

分值	患者身体状况
100	正常、无症状及体征
90	能进行正常活动,有轻微症状及体征
80	勉强可进行正常活动,有一定症状或体征
70	生活可自理,但不能维持正常生活或工作
60	有时需人扶助,但大多数时间可自理
50	常需人照料
40	生活不能自理,需特别照顾
30	生活严重不能自理
20	病重、需住院积极支持治疗
10	病危,临近死亡
0	死亡

表28-3 不同指标的肾功能损害时抗癌药物剂量调整

肾功能损害程度	顺铂	氨甲蝶呤	其他药物
肌酐清除率 >70ml/min,血清肌酐 <132.6μmol/L,尿素氮 <7.2mmol/L	100%	100%	100%
肌酐清除率 50~70ml/min,血清肌酐 132.6~176.8μmol/L,尿素氮 7.2~14.3mmol/L	50%	50%	75%
肌酐清除率 <50ml/min,血清肌酐 >176.8μmol/L,尿素氮 >14.3mmol/L	0	20%	50%

注:其他药物包含博莱霉素、环磷酰胺、依托泊苷、卡铂、丝裂霉素等,蛋白尿 ≥ 3g/h 也应调整剂量。

（王建六）

第二节 妇科恶性肿瘤放射治疗

一、概述

利用放射线治疗肿瘤已有一个多世纪的历史,近 20 年,随科学技术进展,放射治疗从传统的二维放射治疗过渡到三维精确放疗。放射治疗是妇科恶性肿瘤治疗的重要手段之一,具体方法包括体外放疗和近距离放疗。

1. 体外放疗（external beam radiation） 是放射源位于体外一定距离,集中照射人体某一部位的放疗技术。现代多使用直线加速器、CT 及 MRI 模拟定位机、治疗计划系统(三维)、体位固定设施、治疗计划和体位验证系统即影像引导的放疗（image guided radiotherapy,IGRT）等进行精确定位、精确计划及精确摆位,即三维适形和调强放疗。放疗高剂量区分布的形状在三维方向上与病变(靶区)的形状一致为三维适形放疗（three dimensional conformal radiation therapy,3DCRT),在适形放疗的基础上再满足每一放射野内诸点的射线强度能按要求进行调整为调强适形放疗（intensity modulated radiation therapy,MIRT）。现代放疗技术提高了疗效,同时正常组织得到更好保护。

2. 近距离放疗（intracavitary brachytherapy） 在妇科肿瘤治疗中主要应用腔内和组织间照射,即将放射源密封,直接放入肿瘤组织内(插植)或天然体腔内(如宫腔内)进行治疗。20 世纪 70 年代以前以镭疗为主,70 年代以后逐步进展为使用高、中、低剂量率后装治疗机,采用 192Ir（铱）、60Co（钴）、137Cs（铯）等放射源。所谓后装腔内放射治疗是指先将空载的放射容器置于体腔内病变部位,然后在有防护屏蔽的条件下远距离地将放射源通过管道传输到容器内进行治疗。

二、宫颈癌放射治疗

所有期别的宫颈癌均可用放射治疗,体外照射与近距离照射相结合是目前国内外公认的宫颈癌根治性放射治疗的较好方法。

1. 早期宫颈癌　放疗和手术疗效相似。ⅠB~ⅡA宫颈癌,根治手术5年生存率83%~91%,单纯根治性放疗5年生存率74%~91%;但是对以下情况,要慎重选择放疗。①早期患者特别是要求保留生育功能者,最好选择手术;②宫颈癌局部晚期患者及颈管型者,可选择术前放化疗,然后行根治性手术;③组织学类型为腺癌、腺鳞癌、透明细胞癌和分化不良者,对放疗敏感性不高,应选用手术或综合治疗。

宫颈癌术后放疗适应证:①原发病灶大于4cm、宫颈间质浸润深度大于1/2、脉管间隙受侵,可行术后盆腔放疗 ± 含铂类的同步化疗;②术后病理有下列情况之一者,淋巴结阳性、手术切缘阳性、宫旁组织阳性,应选择盆腔放疗 + 含铂类的同步化疗 ± 阴道近距离放疗;③髂总淋巴结阳性、腹主动脉旁淋巴结阳性者,盆腔放疗 + 腹主动脉旁淋巴结引流区放疗 + 含铂类的同步化疗 + 阴道近距离放疗。

2. 晚期宫颈癌　ⅡB~ⅣA期宫颈癌以同步放化疗(concurrent chemoradiotherapy)为主,盆腔放疗 + 含铂类的同步化疗 + 阴道近距离放疗。腹主动脉旁淋巴结阳性者,延伸野放疗 + 同步含铂类的化疗 + 近距离放疗。ⅣB期宫颈癌行全身治疗 / 个体化放疗。

3. 放疗方法　近年随体外放疗多采用适形和调强技术,根治性放疗(radical radiation therapy)中,盆腔中间挡铅四野照射在部分医院已较少应用,全盆适形放疗量增加,盆腔剂量40~50Gy,20~30次,5~6周;近距离治疗量减少,一般为高剂量率30~45Gy,5~8次。宫颈旁照射剂量为80~85Gy(近距离治疗量以低剂量率等效剂量计算)。

术后放疗多以体外放疗为主,阴道残端有癌者可给予腔内放疗。一般于术后2~4周开始,盆腔剂量45~50Gy,25~28次,5~6周。阴道局部放疗加量视患者具体情况而定,近距离治疗一般以阴道黏膜下5mm处为剂量参考点,剂量18~20Gy,3次,2~3周,或采用适形放疗体外照射,剂量10~20Gy,5~10次,1~2周。

三、子宫内膜癌放疗

子宫内膜癌单纯放疗生存率较手术低,所以单纯放疗仅适用于伴有严重内科并发症、高龄早期患者或无法手术切除的晚期患者。

1. 术前放疗　由于术前放疗影响手术分期及其后的综合治疗,且增加并发症的发生率,在1988年开始应用手术病理分期以后多不主张术前放疗。

术前评价手术有困难或ⅢB期阴道侵犯较重患者可进行术前放疗。术前放疗以腔内放疗为主,放射剂量一般为常规全量腔内放疗的1/3~1/2。宫颈旁照射剂量、宫体照射剂量20~30Gy,每周1次,共2~3次,放疗后10~14天手术,或全量放疗,放疗后8~12周手术。

2. 术后放疗　根据术后复发危险因素将早期患者分为低危、中危和高危进行个体化治疗。

(1)低危组(ⅠA G1~G2和ⅠB G1):如无淋巴血管间隙浸润(LVSI)不需要放疗,LVSI阳性可行单纯阴道近距离放疗。

(2)中危组(ⅠA G3,ⅠB G2):年轻患者行单纯阴道近距离放疗,年龄 >60 岁尤其伴有 LVSI 仍建议行体外盆腔放疗。

(3)高危组(ⅠB G3,Ⅱ期):体外盆腔放疗 ± 近距离治疗。

3. 晚期子宫内膜癌(Ⅲ、Ⅳ期)放疗　根据病情可行盆腔放疗、扩大野放疗(盆腔 + 腹主动脉旁)、同时放化疗、单纯病灶放疗等。全盆外照射:剂量40~50Gy,4~6周;腹主动脉旁扩大野照射:剂量45~50Gy,5~6周,残留病灶适形放疗加量;腔内照射:黏膜下5mm处剂量18~20Gy,3次,2~3周,或采用适形放疗体外照射局部加量,剂量10~20Gy,5~10次,1~2周。

四、外阴癌和阴道癌放疗

外阴癌有效治疗剂量在55~60Gy以上,而外阴正常组织耐受量为40~45Gy,因此,放疗除少数早期范围小的病例可行单纯放疗外,放疗处于辅助地位。

由于阴道癌多为年老患者,再考虑解剖原因,大多数患者选择放射治疗,治疗原则强调个体化,单纯腔内放疗、体外照射及联合放化疗等。

五、放射治疗副反应

妇科肿瘤放疗中常见骨髓抑制、食欲缺乏、腹泻、腹部不适,少数患者可有恶心呕吐、泌尿系不适或感染,一般给予对症治疗。晚期放疗损伤常见放射性肠炎、膀胱炎,少数患者可发生较严重并发症,如肠梗阻、肠出血及穿孔等,需专科医生治疗。

(王建六)

中英文名词对照索引

509